詳説 再生医療法

再生医療等の安全性の確保等に関する法律

序

　2012年のノーベル生理学・医学賞を京都大学iPS細胞研究所所長の山中伸弥教授が受賞されたことを契機として、これまでの医療では治療が困難であった、組織の欠損等に起因する疾病等の治療が可能になるのではないかという期待がにわかに高まり、iPS細胞のような万能細胞を使って、人の失われた機能を再建したり、修復する医療技術に注目が集まりました。

　それまで我が国で再生医療を提供しようとする場合には、「ヒト幹細胞を用いる臨床研究に関する指針（平成22年厚生労働省告示第380号）」や「医療機関における自家細胞・組織を用いた再生・細胞医療の実施について（平成22年3月30日医政発0330第2号）」に従って行うものとされていましたが、これらは法律ではないことから規制の実効性が十分ではなく、また、再生医療の実態を把握することが難しい等の問題がありました。

　そこで、再生医療の実用化を推進し、国民が迅速かつ安全に再生医療を受けることができるようにするためには、実効性のあるルールづくりが必要であると認識されるようになりました。

　再生医療に関する法整備を行うにあたっては、医療法の改正により手当てするという考え方もありますが、安全性等の観点から個別の医療に対して規制を設けるという考え方は、医療法においてなされていません。他方、再生医療で用いる細胞加工物に関する規制を「医薬品、医療機器等の品質、有効性及び安全性の確保等に関する法律（昭和35年法律第145号）」（いわゆる薬機法）の中に整備するという考え方もありますが、細胞の加工業務は医療の一環として行われるものなので、薬機法の法体系にはなじみません。

　そこで、再生医療に関する規制は、医療法改正や薬機法改正により対応するのではなく、再生医療法、すなわち「再生医療等の安全性の確保等に関する法律（平成25年法律第85号）」が新たに制定されました。

　再生医療法は、①医療機関において提供される再生医療等の規制、②再生医療等に用いる細胞加工物を製造する細胞培養加工施設の規制の二つを整備することにより、再生医療等の迅速かつ安全な提供及び普及の促進を図ることを目的とした法律ですが、けっこうややこしい内容となっており、なかなか理解しづらい面があると思います。

　本書が再生医療に携わる皆様にとって一助となるよう切に願っております。

平成27年　冬
株式会社ドーモ
代表取締役　團野　浩

目 次

凡例 ……………………………………………………………………… 8

〔本編〕

再生医療法

  第一章 総則

第一条（目的）……………………………………………………………… 11
第二条（定義）……………………………………………………………… 14
 第 2 条第 1 項 14
 第 2 条第 2 項 17
 第 2 条第 3 項 24
 第 2 条第 4 項 25
 第 2 条第 5 項 26
 第 2 条第 6 項 29
 第 2 条第 7 項 31
 第 2 条第 8 項 32

  第二章 再生医療等の提供
   第一節 再生医療等提供基準

第三条 ……………………………………………………………………… 33
 第 3 条第 1 項 33
 第 3 条第 2 項 34
 第 3 条第 3 項 49

   第二節 再生医療等の提供の開始、変更及び中止の手続
    第一款 通則

第四条（再生医療等提供計画の提出）…………………………………… 50
 第 4 条第 1 項 50
 第 4 条第 2 項 58
 第 4 条第 3 項 59
第五条（再生医療等提供計画の変更）…………………………………… 64
 第 5 条第 1 項 64

第5条第2項　　66

　　第5条第3項　　67

第六条(再生医療等の提供の中止) ……………………………………………… 68

　　　第二款　第一種再生医療等の提供に関する特則

第七条(第一種再生医療等提供計画に記載される認定再生医療等委員会の要件) ………… 69

第八条(第一種再生医療等提供計画の変更命令等) ……………………………… 70

　　第8条第1項　　70

　　第8条第2項　　71

　　第8条第3項　　72

第九条(第一種再生医療等の提供の制限) ………………………………………… 73

第十条(準用) …………………………………………………………………………… 74

　　第10条第1項　　74

　　第10条第2項　　75

　　　第三款　第二種再生医療等の提供に関する特則

第十一条 ……………………………………………………………………………… 76

　　　第三節　再生医療等の適正な提供に関する措置

第十二条(特定細胞加工物の製造の委託) ………………………………………… 77

第十三条(再生医療等提供計画の確認) …………………………………………… 79

第十四条(再生医療等に関する説明及び同意) …………………………………… 81

　　第14条第1項　　81

　　第14条第2項　　83

第十五条(再生医療等に関する個人情報の保護) ………………………………… 85

第十六条(再生医療等に関する記録及び保存) …………………………………… 87

　　第16条第1項　　87

　　第16条第2項　　89

第十七条(認定再生医療等委員会への疾病等の報告) …………………………… 91

　　第17条第1項　　91

　　第17条第2項　　93

第十八条(厚生労働大臣への疾病等の報告) ……………………………………… 94

第十九条(厚生科学審議会への報告) ……………………………………………… 95

　　第19条第1項　　95

　　第19条第2項　　96

第二十条(認定再生医療等委員会への定期報告) ………………………………… 97

目次

 第 20 条第 1 項 97

 第 20 条第 2 項 98

第二十一条（厚生労働大臣への定期報告）……………………………………99

 第 21 条第 1 項 99

 第 21 条第 2 項 100

第二十二条（緊急命令）……………………………………………………………101

第二十三条（改善命令等）…………………………………………………………103

 第 23 条第 1 項 103

 第 23 条第 2 項 104

第二十四条（立入検査等）…………………………………………………………106

 第 24 条第 1 項 106

 第 24 条第 2 項 107

 第 24 条第 3 項 113

 第 24 条第 4 項 114

第二十五条（厚生労働省令への委任）……………………………………………115

第三章 認定再生医療等委員会

第二十六条（再生医療等委員会の認定）…………………………………………117

 第 26 条第 1 項 117

 第 26 条第 2 項 123

 第 26 条第 3 項 126

 第 26 条第 4 項 129

 第 26 条第 5 項 134

第二十七条（変更の認定等）………………………………………………………135

 第 27 条第 1 項 135

 第 27 条第 2 項 137

 第 27 条第 3 項 137

 第 27 条第 4 項 138

 第 27 条第 5 項 140

第二十八条（認定の有効期間等）…………………………………………………141

 第 28 条第 1 項 141

 第 28 条第 2 項 141

 第 28 条第 3 項 142

 第 28 条第 4 項 142

 第 28 条第 5 項 143

第 28 条第 6 項　　143
　第二十九条（秘密保持義務）・・・　144
　第三十条（認定再生医療等委員会の廃止）・・・・・・・・・・・・・・・・・・・・・・・・・・・・・・・・・・・・・・　145
　　第 30 条第 1 項　　145
　　第 30 条第 2 項　　146
　第三十一条（報告の徴収）・・・　147
　第三十二条（適合命令及び改善命令）・・　148
　　第 32 条第 1 項　　148
　　第 32 条第 2 項　　149
　第三十三条（認定の取消し）・・　150
　　第 33 条第 1 項　　150
　　第 33 条第 2 項　　151
　第三十四条（厚生労働省令への委任）・・・　152

第四章　特定細胞加工物の製造

　第三十五条（特定細胞加工物の製造の許可）・・・・・・・・・・・・・・・・・・・・・・・・・・・・・・・・・　158
　　第 35 条第 1 項　　158
　　第 35 条第 2 項　　160
　　第 35 条第 3 項　　165
　　第 35 条第 4 項　　166
　　第 35 条第 5 項　　169
　第三十六条（許可の更新）・・・　170
　　第 36 条第 1 項　　170
　　第 36 条第 2 項　　170
　第三十七条（変更の届出）・・・　171
　第三十八条（機構による調査の実施）・・　173
　　第 38 条第 1 項　　173
　　第 38 条第 2 項　　175
　　第 38 条第 3 項　　176
　　第 38 条第 4 項　　176
　　第 38 条第 5 項　　177
　第三十九条（外国における特定細胞加工物の製造の認定）・・・・・・・・・・・・・・・・・・　178
　　第 39 条第 1 項　　178
　　第 39 条第 2 項　　180
　第四十条（特定細胞加工物の製造の届出）・・・・・・・・・・・・・・・・・・・・・・・・・・・・・・・・・　185

第40条第1項　　185

　　　第40条第2項　　189

　　　第40条第3項　　191

　第四十一条(廃止の届出) ……………………………………………………… 192

　第四十二条(構造設備の基準) ………………………………………………… 193

　第四十三条(管理者の設置) …………………………………………………… 198

　第四十四条(特定細胞加工物製造事業者の遵守事項) ……………………… 199

　第四十五条(特定細胞加工物の製造に関する記録及び保存) ……………… 222

　第四十六条(厚生労働大臣への定期報告) …………………………………… 223

　第四十七条(緊急命令) ………………………………………………………… 224

　第四十八条(改善命令等) ……………………………………………………… 225

　　　第48条第1項　　225

　　　第48条第2項　　226

　第四十九条(許可の取消し等) ………………………………………………… 227

　第五十条(認定の取消し等) …………………………………………………… 229

　　　第50条第1項　　229

　　　第50条第2項　　231

　　　第50条第3項　　231

　第五十一条(停止命令) ………………………………………………………… 232

　第五十二条(立入検査等) ……………………………………………………… 234

　　　第52条第1項　　234

　　　第52条第2項　　235

　　　第52条第3項　　236

　第五十三条(機構による立入検査等の実施) ………………………………… 237

　　　第53条第1項　　237

　　　第53条第2項　　237

　　　第53条第3項　　238

　第五十四条(厚生労働省令への委任) ………………………………………… 239

　　第五章　雑則

　第五十五条(厚生科学審議会の意見の聴取) ………………………………… 240

　第五十六条(権限の委任) ……………………………………………………… 242

　　　第56条第1項　　242

　　　第56条第2項　　245

　第五十七条(手数料) …………………………………………………………… 246

第57条第1項　246
　　　第57条第2項　247
　　　第57条第3項　248
　第五十八条(経過措置) ･･･ 249

　　第六章　罰則

第五十九条 ･･ 250
第六十条 ･･ 250
第六十一条 ･･ 252
第六十二条 ･･ 253
第六十三条 ･･ 254
第六十四条 ･･ 255

諸規則 ･･ 256

〔補編〕

再生医療等製品の規制法
　○医薬品、医療機器等の品質、有効性及び安全性の確保等に関する法律 ･･････ 261
　　　薬機法第1章(総則)　261
　　　薬機法第2章(地方薬事審議会)　267
　　　薬機法第6章(再生医療等製品の製造販売業及び製造業)　268
　　　薬機法第7章第3節(再生医療等製品の販売業)　300
　　　薬機法第8章(再生医療等製品の基準及び検定)　304
　　　薬機法第9章第6節(再生医療等製品の取扱い)　307
　　　薬機法第10章(再生医療等製品の広告)　313
　　　薬機法第11章(再生医療等製品の安全対策)　315
　　　薬機法第13章(監督)　329
　　　薬機法第15章(希少疾病用再生医療等製品の指定等)　354
　　　薬機法第16章(雑則)　358
　　　薬機法第17章(罰則)　389

ヒトES細胞の樹立手続
　○ヒトES細胞の樹立に関する指針 ････････････････････････････････ 399
　　　樹立指針第1章(総則)　399

樹立指針第 2 章第 1 節(樹立の要件等)　403
　　樹立指針第 2 章第 2 節(樹立等の体制)　405
　　樹立指針第 2 章第 3 節(樹立の手続)　411
　　樹立指針第 3 章第 1 節(第一種樹立に必要なヒト受精胚の提供)　416
　　樹立指針第 3 章第 2 節(第二種樹立に必要な未受精卵等の提供)　423
　　樹立指針第 3 章第 3 節(第二種樹立に必要なヒトの体細胞の提供)　426
　　樹立指針第 4 章第 1 節(分配の要件)　429
　　樹立指針第 4 章第 2 節(海外使用機関に対する分配)　430
　　樹立指針第 5 章(雑則)　433

関係法令
　○再生医療を国民が迅速かつ安全に受けられるようにするための施策の
　　総合的な推進に関する法律 ………………………………………………………… 437
　○再生医療等の安全性の確保等に関する法律 ……………………………………… 440
　○再生医療等の安全性の確保等に関する法律施行令 ……………………………… 456
　○再生医療等の安全性の確保等に関する法律施行規則 …………………………… 459
　○医療法 …………………………………………………………………………………… 492
　○医療法施行令 …………………………………………………………………………… 540
　○医療法施行規則 ………………………………………………………………………… 559
　○遺伝子治療等臨床研究に関する指針 ………………………………………………… 655
　○ヒト ES 細胞の分配及び使用に関する指針 ………………………………………… 674
　○人を対象とする医学系研究に関する倫理指針 ……………………………………… 687

索引 ………………………………………………………………………………………… 710

凡 例

再生医療法、法──平成 25 年 11 月 27 日法律第 85 号「再生医療等の安全性の確保等に関する法律」

再生医療法施行令、令──平成 26 年 8 月 8 日政令第 278 号「再生医療等の安全性の確保等に関する法律施行令」

再生医療法施行規則、則──平成 26 年 9 月 26 日厚生労働省令第 110 号「再生医療等の安全性の確保等に関する法律施行規則」

再生医療推進法──平成 25 年 5 月 10 日法律第 13 号「再生医療を国民が迅速かつ安全に受けられるようにするための施策の総合的な推進に関する法律」

薬機法──昭和 35 年 8 月 10 日法律第 145 号「医薬品、医療機器等の品質、有効性及び安全性の確保等に関する法律」

薬機法施行令──昭和 36 年 1 月 26 日政令第 11 号「医薬品、医療機器等の品質、有効性及び安全性の確保等に関する法律施行令」

薬機法施行規則──昭和 36 年 2 月 1 日厚生省令第 1 号「医薬品、医療機器等の品質、有効性及び安全性の確保等に関する法律施行規則」

樹立指針──平成 26 年 11 月 25 日文部科学省・厚生労働省告示第 2 号「ヒト ES 細胞の樹立に関する指針」

統合指針──平成 26 年 12 月 22 日文部科学省・厚生労働省告示第 3 号「人を対象とする医学系研究に関する倫理指針」

再生医療法

第一章　総則

第一条（目的）

> この法律は、再生医療等に用いられる再生医療等技術の安全性の確保及び生命倫理への配慮（以下「安全性の確保等」という。）に関する措置その他の再生医療等を提供しようとする者が講ずべき措置を明らかにするとともに、特定細胞加工物の製造の許可等の制度を定めること等により、再生医療等の迅速かつ安全な提供及び普及の促進を図り、もって医療の質及び保健衛生の向上に寄与することを目的とする。

趣旨

　本規定は、「再生医療等の安全性の確保等に関する法律」（いわゆる再生医療等安全性確保法、再生医療新法、再生医療法）の目的を明記したものである。

　再生医療等技術を用いて行われる医療は、必要な措置及び規制が行われなければ、十分な安全性を確保すること及び生命倫理からの逸脱を防ぐことが難しいものであることから、再生医療法では、所要の規制等を定めることとしている。

解説

1　再生医療等の安全性や倫理性を確保するためには、再生医療等のリスクの程度に応じて、安全性等を確保するための事前審査や実施医療機関の制限等の規制を行うとともに、細胞培養加工業務を行う事業者に対しても当該業務の安全性を確保する観点から、必要な基準を整備することは必要といえる。

　このうち、再生医療等の安全性等を確保するための事前審査や実施医療機関の制限等については、医療機関に対する規制という点では医療法と共通しているため、医療法改正により手当てするという考え方もあるが、現行の医療法においては、安全性等の観点から個別の医療に対して規制を設けるという趣旨の規定は存在していない。

　また、再生医療等の安全性を確保する上では、人に投与される細胞の培養加工業務の安全性を確保することが重要となるが、このような業務は医療機関以外の外部の事業者に委託して行われることが想定され、委託者である医療機関に対する規制だけでは、細胞培養加工業務の安全性を確保することは困難である。そのためには、再生医療等を実施する医療機関だけでなく、細胞培養加工業務を行う事業者に対しても直接規制を行う必要があるが、医療行為をしない事業者を対象とする規制は、医療法の範疇を超えるものである。

　他方、細胞を培養加工した物を用いるという点では薬機法と共通しているため、薬機法改正により手当てするという考え方もあるが、薬機法は、市場に流通する製品の品質、有効性及び安全性を確保するために必要な規制を行うものであり、医療機関における医

療の一環として細胞加工業務を受託する細胞加工施設に対する規制をその中に組み込むことは適切とはいえない。

　このような考え方を踏まえ、医療法改正や薬機法改正により対応するのではなく、新法として再生医療法が制定されるに至った。

2　再生医療法の制定以前において、再生医療を臨床研究として実施する場合は、平成22年厚生労働省告示第380号「ヒト幹細胞を用いる臨床研究に関する指針」に基づいて行われていた。一方、臨床研究ではなく自由診療として実施する場合にあっては、平成22年3月30日医政発0330第2号「医療機関における自家細胞・組織を用いた再生・細胞医療の実施について」に従って行われるものとされていた。しかし、これは通知であることから、規制の実効性が十分ではなく、また、再生医療の実態を把握することが難しい等の問題があった。

　そこで、再生医療の実用化を推進し、国民が迅速かつ安全に再生医療を受けることができるようにするためには、再生医療の実施や再生医療の実施状況の把握にあたり、実効性のあるルール設定が必要であると認識され、必要な措置及び規制を定めることを目的とした再生医療法が制定された。

　なお、再生医療法のように、個別の医療を法的な枠組みを設けて規制する法律は、学問・研究に連なる臨床研究の自由（憲法第23条）、国民の医療を受ける権利（憲法第13条）、及び職業選択の自由に連なる医療の裁量性（憲法第22条1項）の制限につながるおそれがあるため、移植に用いる造血幹細胞の適切な提供の推進に関する法律を除き、日本ではほとんど例がない。

　　＊「ヒト幹細胞を用いる臨床研究に関する指針」は、平成26年11月24日に廃止された。
　　＊「医療機関における自家細胞・組織を用いた再生・細胞医療の実施について」は、平成26年11月24日に廃止された。
　　＊「移植に用いる造血幹細胞の適切な提供の推進に関する法律」は、平成24年法律第90号をいう。

3　再生医療等については、機能不全となった細胞や組織を再生させ、これまで有効な治療法のなかった疾患が治療できるようになるなど、国民の医療の質の向上に寄与するものとして、患者の期待が高まっており、我が国における再生医療等を適切に推進し、国民が再生医療等を迅速かつ安全に受けることができるようにすることが求められている。

　とはいえ、再生医療等は新しい医療であることから、安全性は必ずしも確立されておらず、また、場合によっては倫理面での課題が想定される一方、その実施にあたっての法規制がないことから、再生医療等の安全性の確保等の確保を図る必要がある。

　このような状況をかんがみ、再生医療法の目的が本規定のとおり明記された。

4 　再生医療法は、医療機関において提供される再生医療等を規制するとともに、当該再生医療等に用いる細胞加工物を製造する細胞培養加工施設を規制する法律である。
　　医療機関に対する規制が再生医療等の一連の過程全体の規制であるのに対し、細胞培養加工施設に対する規制は特定細胞加工物の製造という一部の過程の規制と位置づけることができる。

<再生医療法による規制の概念図>

```
┌─────────────────────────────────────┐
│ A　医療の提供における規制範囲           │
│ ┌─────────────────────────────────┐ │
│ │ B　細胞培養加工における規制範囲     │ │
│ │                                 │ │
│ └─────────────────────────────────┘ │
└─────────────────────────────────────┘
```

A：医療の提供における規制範囲＝第一種再生医療等技術＋第二種再生医療等技術＋第三種再生医療等技術
B：細胞培養加工における規制範囲＝再生医療等技術に用いる細胞加工物−（承認を受けた再生医療等製品＋治験で用いる加工細胞等）

5 　「医療」とは、一般的には医学の臨床応用を意味するとされており、また、一般的には医療は対個人的な医学行為であるとされている。このように考えると、細胞加工物の製造及び品質管理については、「医療」そのものには該当しないと考えられる。ただし、細胞加工物の製造及び品質管理が適切になされない場合には、再生医療等を適切に行うことができなくなる。つまり、細胞加工物の製造及び品質管理は、再生医療等の付帯業務というべきものであり、これらを適切に行うための基準、すなわち細胞加工物の製造方法の基準、細胞加工物の品質管理の方法の基準は、再生医療等の提供のために必要な基準と考えられる。

6 　「再生医療等」については、法第2条第1項を参照のこと

7 　「再生医療等技術」については、法第2条第2項を参照のこと

8 　「特定細胞加工物」については、法第2条第4項を参照のこと

9 　政府は、再生医療法の施行後5年以内に、この法律の施行の状況、再生医療等を取り巻く状況の変化等を勘案し、この法律の規定に検討を加え、必要があると認めるときは、その結果に基づいて所要の措置を講ずるものとする。〈法附則第2条〉

　＊再生医療法の施行日：平成26年11月25日

第二条（定義）

■第2条第1項■

> この法律において「再生医療等」とは、再生医療等技術を用いて行われる医療（医薬品、医療機器等の品質、有効性及び安全性の確保等に関する法律（昭和三十五年法律第百四十五号。以下「医薬品医療機器等法」という。）第八十条の二第二項に規定する治験に該当するものを除く。）をいう。

趣旨

本規定は、再生医療等の定義を定めたものである。

解説

1　この法律が制定される以前において、"再生医療"とよばれる医療の中には組織の再生が行われていないものもあり、また、"再生医療"に対する期待が過度なものになりつつあり、患者（国民）に混乱又は誤解を生じる可能性があることを考慮し、「再生医療等」を法律用語として明確に定義することとなった。

2　再生医療法は、人又は動物の細胞に培養その他の加工を施したものを用いて行われる医療の安全性の確保等を図ることを目的とした法律であり、そうした細胞加工物を用いて行われる医療のすべてをいったん射程に置いている。その上で、既に安全性等が確立していると考えられる医療や他の法令で安全性の確保等が図られる医療については、この法律の対象とする必要がないことから、その適用を除外している。仮に『特定再生医療等』とした場合、この法律の規制対象が再生医療等の一部しか射程に置いていないとの誤解を生じさせるおそれがあるため、単に、「再生医療等」としている。

3　「医薬品、医療機器等の品質、有効性及び安全性の確保等に関する法律」（医薬品医療機器等法、医薬品医療機器法、薬機法）は、昭和35年法律第145号の新しい題名である。平成25年法律第84号「薬事法等の一部を改正する法律案」の成立に伴い、「薬事法」という題名からこのように改められた。

4　「治験」とは、医薬品、医療機器及び再生医療等製品の製造販売の承認を申請する際に提出すべき資料のうち、臨床試験の試験成績に関する資料の収集を目的とする試験の実施をいう。〈薬機法第2条第17項〉

⇒　「臨床試験」とは、薬物、機械器具等又は加工細胞等の効果を確かめたり、既存の医薬品、医療機器及び再生医療等製品の効果を調べるために、患者や健常人を被験者として行う試験をいう。つまり、承認審査の際に必要となるデータを取得するために行う臨床試験が「治験」ということになる。

5　「第八十条の二第二項に規定する治験」は、薬物、機械器具等又は加工細胞等であって、厚生労働省令で定めるものを対象とするものに限られる。

⇒ 「薬物であって厚生労働省令で定めるもの」は、次のとおりである。ただし、次の(ｱ)から(ｶ)までの薬物にあっては、生物学的な同等性を確認する試験を行うものを除く。〈薬機法施行規則第268条〉

(ｱ) 日本薬局方に収められている医薬品及び既に製造販売の承認を与えられている医薬品と有効成分が異なる薬物

(ｲ) 日本薬局方に収められている医薬品及び既に製造販売の承認を与えられている医薬品と有効成分が同一の薬物であって投与経路が異なるもの

(ｳ) 日本薬局方に収められている医薬品及び既に製造販売の承認を与えられている医薬品と有効成分が同一の薬物であってその有効成分の配合割合又はその効能、効果、用法もしくは用量が異なるもの((ｱ)及び(ｲ)並びに医師もしくは歯科医師によって使用され又はこれらの者の処方箋によって使用されることを目的としないものを除く。)

(ｴ) 日本薬局方に収められている医薬品及び既に製造販売の承認を与えられている医薬品と有効成分が異なる医薬品として製造販売の承認を与えられた医薬品であってその製造販売の承認のあった日後再審査のための調査期間(延長が行われたときは、その延長後の期間)を経過していないものと有効成分が同一の薬物

(ｵ) 生物由来製品となることが見込まれる薬物((ｱ)から(ｴ)までを除く。)

(ｶ) 遺伝子組換え技術を応用して製造される薬物((ｱ)から(ｵ)までを除く。)

⇒ 「機械器具等であって厚生労働省令で定めるもの」は、次のとおりである。〈薬機法施行規則第274条〉

(ｱ) 既に製造販売の承認又は認証を与えられている医療機器と構造、使用方法、効能、効果、性能等が異なる機械器具等(既に製造販売の承認又は認証を与えられている医療機器と構造、使用方法、効能、効果、性能等が同一性を有すると認められるもの、人の身体に直接使用されることがないもの、製造販売の届出を要する医療機器並びに基準適合性認証の対象となる高度管理医療機器及び管理医療機器その他これらに準ずるものを除く。)

(ｲ) 既に製造販売の承認又は認証を与えられている医療機器と構造、使用方法、効能、効果、性能等が明らかに異なる医療機器として製造販売の承認を与えられた医療機器であってその製造販売の承認のあった日後使用成績評価のための調査期間(延長が行われたときは、その延長後の期間)を経過していないものと構造、使用方法、効能、効果、性能等が同一性を有すると認められる機械器具等

(ｳ) 生物由来製品となることが見込まれる機械器具等((ｱ)及び(ｲ)を除く。)

(ｴ) 遺伝子組換え技術を応用して製造される機械器具等((ｱ)から(ｳ)までを除く。)

⇒ 「加工細胞等であって厚生労働省令で定めるもの」は、再生医療等製品となることが見込まれる加工細胞等である。〈薬機法施行規則第275条の2〉

6 「治験に該当するものを除く」とあるが、これは、治験については薬機法による厳格な規制を受けており、二重規制となることを考慮して、再生医療法による規制の対象か

ら除外したものである。

⇒ 「薬機法による厳格な規制」とは、おおよそ次のようなものである。
　(a) 治験を依頼しようとする者は、治験実施計画書を作成し、実施医療機関の長に提出すること
　(b) 実施医療機関の長は、治験を行うことの適否等に係る調査審議を治験審査委員会に行わせること
　(c) 治験計画は、あらかじめ、厚生労働大臣に届出をしなければならず、届出後30日を経過した後でなければ治験を実施してはならないこと
　(d) その他、治験に係る被験者への説明、記録の保存、副作用等の報告義務があること

■第2条第2項■

> この法律において「再生医療等技術」とは、次に掲げる医療に用いられることが目的とされている医療技術であって、細胞加工物を用いるもの(細胞加工物として再生医療等製品(医薬品医療機器等法第二十三条の二十五又は第二十三条の三十七の承認を受けた再生医療等製品をいう。第四項において同じ。)のみを当該承認の内容に従い用いるものを除く。)のうち、その安全性の確保等に関する措置その他のこの法律で定める措置を講ずることが必要なものとして政令で定めるものをいう。
> 一 人の身体の構造又は機能の再建、修復又は形成
> 二 人の疾病の治療又は予防

趣旨

本規定は、再生医療等技術の定義を定めたものである。

解説

1 「細胞加工物」については、法第2条第4項を参照のこと
2 「再生医療等製品」とは、次に掲げる物であって、政令で定めるものをいう。〈薬機法第2条第9項〉
   (ア) 次に掲げる医療又は獣医療に使用されることが目的とされている物のうち、人又は動物の細胞に培養その他の加工を施したもの
      ① 人又は動物の身体の構造又は機能の再建、修復又は形成
      ② 人又は動物の疾病の治療又は予防
   (イ) 人又は動物の疾病の治療に使用されることが目的とされている物のうち、人又は動物の細胞に導入され、これらの体内で発現する遺伝子を含有させたもの
⇒ 「政令で定めるもの」として、次のものが定められている。〈薬機法施行令第1条の2、別表第二〉
   (ア) ヒト細胞加工製品
      ① ヒト体細胞加工製品(②及び④を除く。)
      ② ヒト体性幹細胞加工製品(④を除く。)
      ③ ヒト胚性幹細胞加工製品
      ④ ヒト人工多能性幹細胞加工製品
   (イ) 動物細胞加工製品
      ① 動物体細胞加工製品(②及び④を除く。)
      ② 動物体性幹細胞加工製品(④を除く。)
      ③ 動物胚性幹細胞加工製品
      ④ 動物人工多能性幹細胞加工製品

(ｳ) 遺伝子治療用製品
　　① プラスミドベクター製品
　　② ウイルスベクター製品
　　③ 遺伝子発現治療製品（①及び②を除く。）

3 　再生医療等製品（薬機法による規定）の『等』とは、細胞治療製品と遺伝子治療製品を意味しているが、再生医療等技術（再生医療法による規定）の『等』とは、細胞治療技術のみを意味し、遺伝子治療技術は含まれない。

⇒　上記の「細胞治療製品」は、再生医療製品と同様に、生きた細胞に加工を施して製造され、不均一性、感染症やがん化のリスク等の特性を有するものであることから、再生医療製品と同一の定義に含めて、同一の規制下に置かれている。例えば、活性化リンパ球（がん免疫細胞療法に使用）がこれに該当する。

⇒　上記の「遺伝子治療製品」は、再生医療製品や細胞治療製品と同様に、生きた細胞に加工を施して（遺伝子を導入して）製造され、不均一性、感染症やがん化のリスクなど同様の特性を有するものであることから、再生医療製品及び細胞治療製品と同一の定義に含めて、同一の規制下に置かれている。例えば、遺伝欠損した酵素遺伝子を組み込んだプラスミドがこれに該当する。

　　＊「遺伝子の導入」とは、生体外に取り出された遺伝子を細胞内に取り込むことをいう。
　　＊「遺伝子の発現」とは、遺伝子がもつ遺伝情報を元に、薬理作用を有する蛋白質等を生み出すことをいう。

4 　「承認」とは、申請に係る物が有効かつ安全で、その品質及び性状等が適切であって、再生医療等製品として適当な物であるとした公認行為のことをいう。薬機法において、承認を受けていない再生医療等製品の製造販売は禁止されている。

5 　「医薬品医療機器等法第二十三条の二十五の承認」とは、再生医療等製品の製造販売の承認をさす。

⇒　「製造販売」とは、その製造（他に委託して製造をする場合を含み、他から委託を受けて製造をする場合を除く。）をし、又は輸入をした再生医療等製品を、販売し、もしくは授与することをいう。〈薬機法第2条第13項〉

6 　「第二十三条の三十七の承認」とは、外国製造再生医療等製品を選任製造販売業者に製造販売させることの承認、すなわち再生医療等製品の外国特例承認をさす。

⇒　「外国製造再生医療等製品」とは、外国において製造（他に委託して製造をする場合を含み、他から委託を受けて製造をする場合を除く。）される再生医療等製品であって、本邦に輸出されるものをいう。

7 　「当該承認」とは、次に掲げるものをいう。
　① 再生医療等製品の承認（薬機法第23条の25）
　② 再生医療等製品の条件・期限付承認（薬機法第23条の25、第23条の26）
　③ 再生医療等製品の特例承認（薬機法第23条の25、第23条の28）

④ 再生医療等製品の外国特例承認(薬機法第 23 条の 37)
⑤ 再生医療等製品の外国特例の条件・期限付承認(薬機法第 23 条の 37、第 23 条の 26)
⑥ 再生医療等製品の外国特例の特例承認(薬機法第 23 条の 37、第 23 条の 40)

⇒ 上記②及び⑤に「条件・期限付承認」とあるが、再生医療等製品は、人又は動物の細胞を用いるものであることから、由来する細胞の個人差又は個体差を反映し、個々の品質が不均一なものとなる特性を有するため、その有効性を確認するためには、均一な製品に比べて治験段階でより多くの症例数が必要となり、これを確保するために相当の時間を要することになる。このような特性から、再生医療等製品の承認審査について、従前の医薬品の承認審査制度をそのまま当てはめ、医薬品の場合と同水準の有効性及び安全性を承認前において確認することは、開発に要する期間及び費用の観点からみても極めて難しいものと考えられたため、再生医療等製品の実用化に対応した承認制度の構築されることとなった。

この承認制度においては、少数例による治験データから安全性が確認され、有効性が推定された段階で『条件・期限付承認』を与えることにより市販可能とし、患者のアクセスをより早く行えるようにしている。この暫定的な承認の後、有効性及びさらなる安全性を検証し、期限内にあらためて承認申請を行うこととし、その結果、『いわゆる正規の承認』又は『条件・期限付承認の失効』が行われることとなる。

⇒ 上記③及び⑥の「特例承認」の『特例』とは、その再生医療等製品が緊急に必要であるものとして通常の申請に必要な資料の緩和等の措置を講ずることによって特例的に承認を受けることを意味する。

⇒ 上記④から⑥までの「外国特例」の『特例』とは、自らは製造販売しないものの、他の製造販売業者に製造販売させることを条件として特例的に承認を受けることを意味する。

8 「当該承認の内容に従い用いるものを除く」とあるように、細胞加工物には再生医療等製品も含まれるが、当該再生医療等製品をその承認の内容に従って用いる場合は再生医療法の対象とならない。

9 括弧書に「細胞加工物として再生医療等製品(医薬品医療機器等法第二十三条の二十五又は第二十三条の三十七の承認を受けた再生医療等製品をいう。第四項において同じ。)のみを当該承認の内容に従い用いるものを除く。」とあるが、次にように整理することができる。

(ア) 再生医療等製品のみを承認の内容に従い使用する再生医療等技術については、細胞加工物を用いる医療技術ではあるが、次のような理由により、再生医療法の対象としていない。

① 薬機法による承認は用法用量も含めて行われ、添付文書には「使用及び取扱い上の必要な注意」の記載が義務づけられている。また、流通上のトレーサビリティー(追跡可能性)、使用にあたってのインフォームド・コンセントが確保されている。このように、再生医療等製品を使用する医師又は歯科医師の行為は実質的に規制されて

おり、その行為を規制するという観点から再生医療法の適用対象とする必要はないと考えられること

② 仮に医療機関において再生医療等製品の不適切な使用が行われ、患者に健康被害が生じている場合には、医師法又は歯科医師法により業務停止、報告徴収、立入検査等の対応を行うことが可能であり、再生医療等製品について、再生医療法による上乗せ規制をするだけの理由が認められないこと

(ウ) 承認を受けた再生医療等製品と受けていない製品を一の医療技術の中で併用するケースも想定されるが、このような場合、一の医療技術として提供される以上、承認を受けた再生医療等製品と受けていない製品を切り分けることは困難であり、全体として安全性を確保せざる得ないため、再生医療法の対象としている。

(エ) 承認を受けた再生医療等製品を承認の内容と異なる方法で使用するケースも想定されるが、このような場合は再生医療法の対象としている。

10　法第2条第1項及び第2項による定義により、再生医療法の規制対象となる「医療の提供」と「細胞培養加工」について、次のように整理することができる。

(1) 次に該当する医療には、再生医療法が適用されない。

① 薬機法の規定による治験の届出をし、当該治験として行われる医療

② 薬機法の規定による承認を受けた再生医療等製品のみを当該承認の内容に従って用いる医療技術によって行われる医療

(2) 次に掲げるもののみを製造する施設には、再生医療法が適用されない。

① 薬機法の規定による治験の届出をし、当該治験のための加工細胞等

② 薬機法の規定による承認を受けた再生医療等製品

<再生医療法の規制対象>

		医療の提供	細胞培養加工
治験に用いる加工細胞等		×	×
承認を受けた再生医療等製品	承認どおりに使用	×	×
	適応外使用	○	×
未承認製品		○	○

○　再生医療法の規制対象　　×　再生医療法の対象外

11　「安全性の確保等」とは、安全性の確保及び生命倫理への配慮をいう。〈法第1条〉

12　再生医療法の対象となる再生医療等については、医療技術に着目し、政令で定めることとしているが、政令で定める医療技術の安全性を確保するためには、単に医師又は歯科医師が用いる医療技術自体の安全性を確保するだけでなく、その前提として患者への説明等が適切に行われることも重要であり、これらが一体となって安全性の確保が図られるよう、「その安全性の確保等に関する措置その他のこの法律で定める措置を講ずることが必要なもの」という文言を明記している。

13 「政令で定めるもの」は、法第2条第2項に掲げる医療に用いられることが目的とされている医療技術であって、細胞加工物を用いるもの(細胞加工物として再生医療等製品のみを当該承認の内容に従い用いるものを除く。)のうち、次に掲げる医療技術以外の医療技術とする。〈令第1条〉

(ア) 細胞加工物を用いる輸血(その性質を変える操作を加えた血球成分又は人もしくは動物の細胞から作製された血球成分を用いるもの((ウ)に掲げる医療技術を除く。)を除く。)

　　＊「血球成分」とは、赤血球、白血球又は血小板をいう。

(イ) 移植に用いる造血幹細胞の適切な提供の推進に関する法律第2条第2項に規定する造血幹細胞移植(その性質を変える操作を加えた造血幹細胞又は人もしくは動物の細胞から作製された造血幹細胞を用いるもの((ウ)に掲げる医療技術を除く。)を除く。)

(ウ) 人の精子又は未受精卵に培養その他の加工を施したものを用いる医療技術(人から採取された人の精子及び未受精卵から樹立された胚性幹細胞又は当該胚性幹細胞に培養その他の加工を施したものを用いるもの(当該胚性幹細胞から作製された人の精子もしくは未受精卵又は当該精子もしくは未受精卵に培養その他の加工を施したものを用いるものを除く。)を除く。)

　　＊「精子」には、精細胞及びその染色体の数が精子の染色体の数に等しい精母細胞が含まれる。
　　＊「未受精卵」とは、未受精の卵細胞及びその染色体の数が未受精の卵細胞の染色体の数に等しい卵母細胞をいう。

⇒ 上記(ア)に「その性質を変える操作を加えた血球成分」とあるように、遺伝子導入など血球成分の性質を変える操作を加えた血球成分を用いる輸血については、再生医療法の対象となる。

⇒ 上記(ア)に「人もしくは動物の細胞から作製された血球成分」とあるように、iPS細胞等から作製された血球成分を用いた輸血については、再生医療法の対象となる。一方、血球成分を含まない輸血については、そもそもの要件である「細胞加工物を用いるもの」ではないため、再生医療法の対象とならない。

⇒ 上記(イ)に「その性質を変える操作を加えた造血幹細胞」とあるように、遺伝子導入など造血幹細胞の性質を変える操作を加えた造血幹細胞を用いる造血幹細胞移植については、再生医療法の対象となる。

⇒ 上記(イ)に「人もしくは動物の細胞から作製された造血幹細胞」とあるように、iPS細胞等を用いて造血幹細胞自体を作製し、その造血幹細胞を移植する技術については、再生医療法の対象となる。

⇒ 上記(ウ)に「人の精子又は未受精卵に培養その他の加工を施したもの」とあるように、いわゆる生殖補助医療を目的とした医療技術については、再生医療法の対象とならない。

　　＊「未受精卵」とは、未受精の卵細胞及び卵母細胞(その染色体の数が卵細胞の染色体の数に等しいものに限る。〈クローン技術規制法第2条第1項第3号〉

⇒ 上記(ウ)の「人から採取された人の精子及び未受精卵から樹立された胚性幹細胞」は、

ヒトES細胞とよばれる。

⇒ 上記(ウ)に「人から採取された人の精子及び未受精卵から樹立された胚性幹細胞又は当該胚性幹細胞に培養その他の加工を施したものを用いるもの」とあるように、人の受精胚から樹立されたヒトES細胞又は当該ヒトES細胞から作製された細胞加工物を用いる医療技術については、再生医療法の対象となる。一方、人クローン胚から樹立されたヒトES細胞を用いる医療技術については、再生医療法の対象とならない。

　　＊「ヒト除核卵」とは、ヒトの未受精卵又は一の細胞であるヒト受精胚若しくはヒト胚分割胚であって、除核されたものをいう。〈クローン技術規制法第2条第23号〉
　　＊人クローン胚を胎内に移植することは禁止されている。〈クローン技術規制法第2条第1項第3号〉

⇒ 上記(ウ)に「当該胚性幹細胞から作製された人の精子もしくは未受精卵又は当該精子もしくは未受精卵に培養その他の加工を施したもの」とあるように、ヒトES細胞から作製した生殖細胞又は当該生殖細胞から作製された細胞加工物を用いる医療技術については、再生医療法の対象とならない。

14 厚生労働大臣は、本規定の政令の制定又は改廃の立案をしようとするときは、あらかじめ、厚生科学審議会の意見を聴かなければならない。〈法第55条第1号〉

＜第1号＞

15 本号に該当する医療は、再生医療とよばれる。これには美容目的の豊胸手術やしわ取りも含まれるが、これらは『治療』とはいえないため、『再生治療』ではなく、「再生医療」としている。

16 「身体の構造又は機能の再建、修復又は形成」とあるが、具体的には次のようなケースが考えられる。

(ア) 構造と機能
① 再建──全損した膝関節における軟骨構造及び機能の再生
② 修復──一部欠損した膝関節における軟骨構造及び機能の再生
③ 形成──脂肪細胞と乳腺細胞による美容豊胸及び乳汁分泌能の付与

(イ) 構造のみ
① 再建──全損した乳房の脂肪細胞による構造の再生
② 修復──一部欠損した乳房の脂肪細胞による構造の再生
③ 形成──脂肪細胞による美容豊胸

(ウ) 機能のみ
① 再建──無インスリン分泌状態におけるインスリン産生細胞による分泌能の再生
② 修復──低下した心機能の心筋シートによる機能の再生
③ 形成──アルコール分解酵素を分泌する肝臓細胞による下戸の改善

＜第2号＞

17 本号に該当する医療は、細胞治療とよばれる。なお、「治療」としているが、これには疾病の「治療」だけではなく、「予防」を目的としたものも含まれる。

18 人の疾病の予防として、例えば、がんのリスクが高い人への樹状細胞の予防的投与が考えられる。

<再生医療等の範囲>

| 再生医療
［人の身体の構造又は機能の再建、修復又は形成］

・美容目的の医療
　（豊胸手術、しわ取り） | ・iPS細胞、ES細胞を用いた医療
・体性幹細胞を用いた医療 | 細胞治療
［人の疾病の治療又は予防］

・リンパ球活性化療法
・樹状細胞療法 |

＜再生医療等技術の範囲＞
19 再生医療等技術の範囲について、次のとおり示されている。〈H26/11/21 医政局研究開発振興課事務連絡〉

(ｱ) 臓器移植──範囲外 ［理由：細胞加工物を用いていないため］

(ｲ) サイトカイン療法──範囲外 ［理由：サイトカインのみを投与する場合、細胞加工物を用いていないため］

(ｳ) 歯科インプラントと多血小板血漿(PRP)を併用して用いる場合──再生医療等技術の範囲内 ［理由：PRPは細胞加工物であるため］

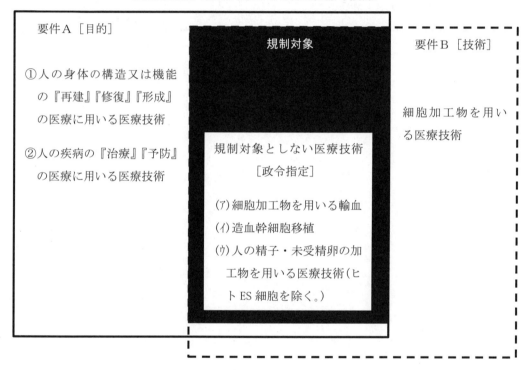

＜再生医療法の規制対象となる再生医療等技術＞

■第２条第３項■

この法律において「細胞」とは、細胞加工物の原材料となる人又は動物の細胞をいう。

趣 旨

本規定は、細胞の定義を定めたものである。

■第2条第4項■

> この法律において「細胞加工物」とは、人又は動物の細胞に培養その他の加工を施したものをいい、「特定細胞加工物」とは、再生医療等に用いられる細胞加工物のうち再生医療等製品であるもの以外のものをいい、細胞加工物について「製造」とは、人又は動物の細胞に培養その他の加工を施すことをいい、「細胞培養加工施設」とは、特定細胞加工物の製造をする施設をいう。

【趣旨】
　本規定は、細胞加工物、特定細胞加工物、製造及び細胞培養加工施設の定義を定めたものである。

【解説】
1　細胞加工物のうち再生医療等製品以外のものを、別途、「特定細胞加工物」と定義している理由は、再生医療等製品の製造所については薬機法による規制がかかっており、再生医療法に基づき規制を重ねてかけることを避け、再生医療等製品を除く細胞加工物の概念を設ける必要があるためである。

2　製造者側の細胞培養加工施設にとっては、その製造する『物』を判別することができるが、当該『物』の使い途である『医療』については判別できる範囲を超えている。そこで、細胞培養加工施設を『医療機関において提供される再生医療等のための細胞加工物を製造する施設』と定義することができず、単に、「特定細胞加工物の製造をする施設」としている。

3　「加工」とは、細胞・組織の人為的な増殖・分化、細胞の株化、細胞の活性化等を目的とした薬剤処理、生物学的特性改変、非細胞成分との組み合わせ又は遺伝子工学的改変等を施すことをいう。
　一方、組織の分離、組織の細切、細胞の分離、特定細胞の単離（薬剤等による生物学的・化学的な処理により単離するものを除く。）、抗生物質による処理、洗浄、ガンマ線等による滅菌、冷凍、解凍等は「加工」とみなさないものとする（ただし、本来の細胞と異なる構造・機能を発揮することを目的として細胞を使用するものについてはこの限りでない。）。〈H26/10/31 医政研発1031第1号〉

⇒　脂肪組織から脂肪組織間質細胞を採取し、酵素処理を行い、遠心分離を行うことは「加工」に該当する。〈H26/11/21 医政局研究開発振興課事務連絡〉

4　「細胞培養加工施設」とあるが、細胞を加工せず保存のみを行う施設はこれに該当しない。

■第2条第5項■

> この法律において「第一種再生医療等技術」とは、人の生命及び健康に与える影響が明らかでない又は相当の注意をしても人の生命及び健康に重大な影響を与えるおそれがあることから、その安全性の確保等に関する措置その他のこの法律で定める措置を講ずることが必要なものとして厚生労働省令で定める再生医療等技術をいい、「第一種再生医療等」とは、第一種再生医療等技術を用いて行われる再生医療等をいう。

趣旨

本規定は、第一種再生医療等技術及び第一種再生医療等の定義を定めたものである。

解説

1　再生医療等に用いる細胞や技術によりリスクの程度が異なることから、再生医療法においては、一律の安全対策を求めるのではなく、想定されるリスクの程度に応じた安全確保のための仕組みを設けることとしている。なお、リスクの程度を評価する際には、投与細胞によるリスクと投与部位や投与方法等によるリスクが総合的に考慮される。

⇒　「投与細胞によるリスク」は、次のように分類して考えることができる。

(ｱ) iPS細胞やES細胞のように、これまで我が国では臨床応用されておらず、未知の領域が多く残っていることから、腫瘍化や予測不能な重篤な有害事象の発生の可能性があるもの

(ｲ) 体性幹細胞のように、既に臨床研究として一定の症例数が積み上がっており、有害事象の発生について一定の予見が可能であるもの

(ｳ) 体細胞のように、腫瘍化等の有害事象の発生の可能性は低いが、細胞固有のリスクを依然有するもの

＊「体細胞」とは、哺乳綱に属する種の個体(死体を含む。)もしくは胎児(死胎を含む。)から採取された細胞(生殖細胞を除く。)又は当該細胞の分裂により生ずる細胞であって、胚又は胚を構成する細胞でないものをいう。〈クローン技術規制法第2条第1項第4号〉

⇒　「投与部位や投与方法等によるリスク」とは、再生医療等に用いる細胞が同じであっても、投与部位や投与方法、投与量、自己移植か同種移植か、相同利用か否か等の違いによって、再生医療等の安全性確保に関して検討又は留意すべき内容、確認すべき情報等が異なることを踏まえたものである。

2　第一種再生医療等技術には、我が国では臨床応用されていない、あるいは未知の領域が多く残っていることから、腫瘍化や予測不能な重篤な有害事象の発生の可能性があるものを用いた再生医療等技術が該当する。(例：iPS細胞、ES細胞由来の細胞加工物を用いる再生医療等技術)

3　「厚生労働省令で定める再生医療等技術」、すなわち第一種再生医療等技術は、次のいずれかに該当する医療技術とする。〈則第2条〉

(ｱ) 人の胚性幹細胞、人工多能性幹細胞又は人工多能性幹細胞様細胞に培養その他の加工を施したものを用いる医療技術
　　＊「幹細胞」とは、自己複製能(自己と同一の能力を有する細胞を複製する能力をいう。)及び多分化能(異なる系列の細胞に分化する能力をいう。)を有する細胞をいう。〈則第1条第1号〉
　　＊「人工多能性幹細胞」とは、人工的に多能性(内胚葉、中胚葉及び外胚葉の細胞に分化する性質をいう。)を誘導された幹細胞をいう。〈則第1条第2号〉
　　＊「人工多能性幹細胞様細胞」とは、人工多能性幹細胞以外の細胞であって人工多能性幹細胞と類似の性質を有する細胞をいう。〈則第1条第3号〉
(ｲ) 遺伝子を導入する操作を行った細胞又は当該細胞に培養その他の加工を施したものを用いる医療技術((ｱ)に掲げるものを除く。)
(ｳ) 動物の細胞に培養その他の加工を施したものを用いる医療技術((ｱ)及び(ｲ)に掲げるものを除く。)
(ｴ) 投与を受ける者以外の人の細胞に培養その他の加工を施したものを用いる医療技術((ｱ)から(ｳ)までに掲げるものを除く。)

⇒　上記(ｱ)の「人の胚性幹細胞」とは、人の受精胚から採取された細胞又は当該細胞の分裂により生ずる細胞であって、胚でないもののうち、多能性を有し、かつ、自己複製能力を維持しているもの又はそれに類する能力を有することが推定されるものをいう。〈H26/10/31 医政研発1031第1号〉

⇒　上記(ｱ)の「人工多能性幹細胞」としては、iPS細胞のように、遺伝子導入・タンパク質導入・薬剤処理等により人工的に多能性を誘導された幹細胞であり、ES細胞とほぼ同様の能力を持つ細胞が挙げられる。〈H26/10/31 医政研発1031第1号〉

⇒　上記(ｱ)の「人工多能性幹細胞様細胞」は、人工的に限定された分化能を誘導された細胞であり、例えば、皮膚の線維芽細胞からiPS細胞を経ずに直接作製された神経幹細胞が挙げられる。〈H26/10/31 医政研発1031第1号〉

⇒　上記(ｲ)の「遺伝子を導入する操作を行った細胞又は当該細胞に培養その他の加工を施したものを用いる医療技術」とは、生体の外に取り出した細胞に遺伝子を導入し、それを体内に投与する治療法をいうものであり、例えば、悪性腫瘍に対するリンパ球活性化療法のうちリンパ球に遺伝子を導入するような技術が挙げられる。なお、遺伝子発現を介さずに直接標的に作用するオリゴ核酸である核酸医薬を用いた技術は、遺伝子を導入した細胞を用いた医療技術に含まれない。〈H26/10/31 医政研発1031第1号〉

⇒　上記(ｲ)について、遺伝子ノックダウンを行った細胞を作製するために、例えば、ウイルスベクターやプラスミドを用いて遺伝子を導入する操作を行わない場合は、「遺伝子を導入する操作を行った細胞」に該当しない。〈H26/11/21 医政局研究開発振興課事務連絡〉

⇒　上記(ｳ)の「動物の細胞に培養その他の加工を施したものを用いる医療技術」には、動物の細胞を構成細胞として含む細胞加工物を投与する場合が該当する。加工の過程において動物の細胞を共培養する目的で用いる場合は該当しない。〈H26/10/31 医政研発1031第1号〉

⇒　上記(エ)の「投与を受ける者以外の人の細胞に培養その他の加工を施したものを用いる医療技術」とは、同種の場合をいう。〈H26/10/31 医政研発1031第1号〉
　＊「同種」とは、再生医療等を受ける者以外の者の細胞を利用する場合をいう。
4　厚生労働大臣は、本規定の厚生労働省令を制定し、又は改廃しようとするときは、あらかじめ、厚生科学審議会の意見を聴かなければならない。〈法第55条第2号〉
⇒　第一種再生医療等技術、第二種再生医療等技術、第三種再生医療等技術のいずれに該当することになるかは、規制の厳しさに直結することから、個別の再生医療等技術がいずれの分類に該当するかについて可能な限り条文に明示しておくべきかもしれない。しかしながら、再生医療等のリスクは、そのときの科学技術水準、実績等により異なってくるものであることから、リスク分類の考え方を法文上明確にしつつも、個々の医療がいずれに該当するかについては、専門家の意見を取り入れつつ判断できる仕組みにしている。

■第2条第6項■

> この法律において「第二種再生医療等技術」とは、相当の注意をしても人の生命及び健康に影響を与えるおそれがあることから、その安全性の確保等に関する措置その他のこの法律で定める措置を講ずることが必要なものとして厚生労働省令で定める再生医療等技術(第一種再生医療等技術に該当するものを除く。)をいい、「第二種再生医療等」とは、第二種再生医療等技術を用いて行われる再生医療等をいう。

趣旨

本規定は、第二種再生医療等技術及び第二種再生医療等の定義を定めたものである。

解説

1　第二種再生医療等技術には、既に臨床研究として一定の症例数が積み上がっており、有害事象の発生について一定の予見が可能であるもの、人の体性幹細胞のうち採取した部位と同じ部位に投与するような再生医療等技術が該当する。(例:脂肪幹細胞を用いた乳房再建術)

2　「厚生労働省令で定める再生医療等技術」、すなわち第二種再生医療等技術は、第一種再生医療等技術以外であって、次のいずれかに該当する医療技術とする。〈則第3条〉

(ア) 培養した幹細胞又は当該細胞に培養その他の加工を施したものを用いる医療技術

(イ) 培養した細胞又は当該細胞に培養その他の加工を施したものを用いる医療技術のうち人の身体の構造又は機能の再建、修復又は形成を目的とする医療技術((ア)に掲げるものを除く。)

(ウ) 細胞の相同利用ではない医療技術((ア)及び(イ)に掲げるものを除く。)

  ＊「相同利用」とは、採取した細胞が再生医療等を受ける者の再生医療等の対象となる部位の細胞と同様の機能を持つ細胞の投与方法をいう。〈則第1条第4号〉

⇒　上記(ア)の「幹細胞」として、例えば、造血幹細胞、神経幹細胞、間葉系幹細胞といったヒト体性幹細胞が挙げられる。〈H26/10/31 医政研発1031第1号〉

  ＊「造血幹細胞」とは、各種血液細胞に分化するものをいう。
  ＊「神経幹細胞」とは、神経細胞又はグリア細胞に分化するものをいう。
  ＊「間葉系幹細胞」とは、骨芽細胞、軟骨細胞、脂肪細胞等に分化するものをいう。
  ＊「ヒト体性幹細胞」とは、人の身体の中に存在する幹細胞で、限定した分化能を保有する細胞をいう。

⇒　上記(ア)の「培養した幹細胞を用いる医療技術」とは、細胞を体外で一定期間培養し、これを体内に投与するものをいう。これに該当しないものとしては、例えば、細胞を分離し、これを培養することなく短期間で体内に投与する医療技術が挙げられる。
〈H26/10/31 医政研発1031第1号〉

⇒　上記(イ)の「培養した細胞又は当該細胞に培養その他の加工を施したものを用いる医療技術のうち人の身体の構造又は機能の再建、修復又は形成を目的とする医療技術」に該当しないものとして、例えば、悪性腫瘍の治療目的でリンパ球活性化療法を行う場合が

挙げられる。〈H26/10/31 医政研発 1031 第 1 号〉

⇒ 上記(ｳ)の「相同利用」について、例えば、腹部から脂肪細胞を採取し、当該細胞から脂肪組織由来幹細胞を分離して、乳癌の術後の患部に乳房再建目的で投与することは相同利用に該当する。一方、脂肪組織由来幹細胞を糖尿病の治療目的で経静脈的に投与することは、脂肪組織の再建を目的としていないため相同利用には該当しない。また、末梢血を遠心分離し培養せずに用いる医療技術については、皮膚や口腔内への投与は相同利用に該当するが、関節腔内など血流の乏しい組織への投与は相同利用に該当しない。

3 厚生労働大臣は、本規定の厚生労働省令を制定し、又は改廃しようとするときは、あらかじめ、厚生科学審議会の意見を聴かなければならない。〈法第 55 条第 2 号〉

■第2条第7項■

> この法律において「第三種再生医療等技術」とは、第一種再生医療等技術及び第二種再生医療等技術以外の再生医療等技術をいい、「第三種再生医療等」とは、第三種再生医療等技術を用いて行われる再生医療等をいう。

趣旨

本規定は、第三種再生医療等技術及び第三種再生医療等の定義を定めたものである。

解説

1　第三種再生医療等技術には、人の分化細胞(幹細胞を除く。)のように自己増殖能を有さないため腫瘍化等の有害事象の発生の可能性は低いが、細胞固有のリスクを依然有する再生医療等技術が該当する。(例:活性化リンパ球を用いたがん免疫細胞療法)

⇒　「細胞固有のリスク」とは、どのような細胞であっても、これを投与した場合には、例えば、細菌又はウイルス等の伝播リスクを有することを意味している。

2　相同利用について、次のとおり示されている。

(ア) 癌免疫療法において、培養したリンパ球等を静脈内投与ではなく、皮下注射又は腹腔内投与する場合も相同利用となり、第三種再生医療等技術に該当する。ただし、遺伝子を導入する操作を行った細胞や他家細胞等を用いる場合は、第一種再生医療等技術に該当する。〈H26/11/21 医政局研究開発振興課事務連絡〉

(イ) 培養せずに製造された脂肪組織間質細胞を血管新生のために用いる場合は、相同利用ではないため、第二種再生医療等技術に該当する。ただし、遺伝子を導入する操作を行った細胞や他家細胞等を用いる場合は、第一種再生医療等技術に該当する。〈H26/11/21 医政局研究開発振興課事務連絡〉

(ウ) 骨髄から採取した間質細胞を培養せずに血管新生に用いる場合は、相同利用ではないため、第二種再生医療等技術に該当する。なお、遺伝子を導入する操作を行った細胞や他家細胞等を用いる場合は、第一種再生医療等技術に該当する。〈H27/6/18 医政局研究開発振興課事務連絡〉

(エ) 自己臍帯血から採取した細胞を培養せずに脳性麻痺の治療に用いる場合は、相同利用でないため、第二種再生医療等技術に該当する。なお、遺伝子を導入する操作を行った細胞を用いる場合は、第一種再生医療等技術に該当する。〈H27/6/18 医政局研究開発振興課事務連絡〉

分類	医療技術の内容	
再生医療法の対象とならない医療技術〔政令指定〕	細胞加工物を用いる輸血	
	造血幹細胞移植	
	人の精子・未受精卵の加工物を用いる医療技術（ヒトES細胞を除く。）	
第一種再生医療等技術	「人の胚性幹細胞」「人工多能性幹細胞」「人工多能性幹細胞様細胞」を用いる医療技術	
	「遺伝子の導入操作をした細胞」を用いる医療技術	
	「動物の細胞」を用いる医療技術	
	「投与を受ける者以外の細胞」を用いる医療技術	
第二種再生医療等技術	第一種再生医療等技術以外のもの	「幹細胞」を用いる医療技術。ただし、幹細胞を培養せず相同利用で用いる場合は第三種再生医療等技術。
		「人の身体の構造又は機能の再建、修復又は形成」を目的とする医療技術。ただし、細胞を培養せず相同利用で用いる場合は第三種再生医療等技術。
		細胞を「相同利用しない」で用いる医療技術
第三種再生医療等技術	第一種再生医療等技術及び第二種再生医療等技術以外のもの	

■第2条第8項■

> この法律において「特定細胞加工物製造事業者」とは、第三十五条第一項の許可若しくは第三十九条第一項の認定を受けた者又は第四十条第一項の規定による届出をした者をいう。

趣旨

本規定は、特定細胞加工物製造事業者の定義を定めたものである。

解説

1　次に掲げる者を総称して、「特定細胞加工物製造事業者」という。
　① 特定細胞加工物の製造の許可を受けた者(法第35条第1項)
　② 特定細胞加工物の外国製造の認定を受けた者(法第39条第1項)
　③ 特定細胞加工物の製造の届出をした者(法第40条第1項)

第二章　再生医療等の提供

第一節　再生医療等提供基準

第三条

■第3条第1項■

> 厚生労働大臣は、厚生労働省令で、再生医療等の提供に関する基準(以下「再生医療等提供基準」という。)を定めなければならない。

趣旨

本規定は、再生医療等の提供に関する基準については、省令で定める旨を明示したものである。

解説

1 再生医療等は新しい医療であり、安全性が確立した分野でないため、その提供するにあたっては、提供する医療機関の要件、特定細胞加工物の製造の方法や品質管理の方法等について統一的な基準を定め、この基準に従って提供することが再生医療等の安全性を確保する上で重要であることから、本規定が設けられている。

2 厚生労働大臣は、再生医療等提供基準を定め、又は変更しようとするときは、あらかじめ、厚生科学審議会の意見を聴かなければならない。〈法第55条第3号〉

3 再生医療等提供基準は、則第5条から第26条までにおいて定められている。〈則第4条〉

⇒ 第一種再生医療等技術及び第二種再生医療等技術については、則第5条から第26条までに掲げる事項が遵守されなければならない。

⇒ 第三種再生医療等技術については、則第7条から第26条までに掲げる事項が遵守されなければならない。

■第3条第2項■

　再生医療等提供基準は、第一種再生医療等、第二種再生医療等及び第三種再生医療等のそれぞれにつき、次に掲げる事項(第三種再生医療等にあっては、第一号に掲げる事項を除く。)について定めるものとする。
一　再生医療等を提供する病院(医療法(昭和二十三年法律第二百五号)第一条の五第一項に規定する病院をいう。以下同じ。)又は診療所(同条第二項に規定する診療所をいう。以下同じ。)が有すべき人員及び構造設備その他の施設に関する事項
二　再生医療等に用いる細胞の入手の方法並びに特定細胞加工物の製造及び品質管理の方法に関する事項
三　前二号に掲げるもののほか、再生医療等技術の安全性の確保等に関する措置に関する事項
四　再生医療等に用いる細胞を提供する者及び再生医療等(研究として行われる場合その他の厚生労働省令で定める場合に係るものに限る。)を受ける者に対する健康被害の補償の方法に関する事項
五　その他再生医療等の提供に関し必要な事項

趣旨

　本規定は、第一種再生医療等、第二種再生医療等及び第三種再生医療等のそれぞれにつき、再生医療等提供基準において定める事項を明示したものである。

解説

〈第1号〉

1　「病院」とは、医師又は歯科医師が、公衆又は特定多数人のため医業又は歯科医業を行う場所であって、20人以上の患者を入院させるための施設を有するものをいう。病院は、傷病者が、科学的でかつ適正な診療を受けることができる便宜を与えることを主たる目的として組織され、かつ、運営されるものでなければならない。〈医療法第1条の5第1項〉

2　「診療所」とは、医師又は歯科医師が、公衆又は特定多数人のため医業又は歯科医業を行う場所であって、患者を入院させるための施設を有しないもの又は19人以下の患者を入院させるための施設を有するものをいう。〈医療法第1条の5第2項〉

3　人員に関する基準として、次のとおり定められている。〈則第5条〉

(ア)　第一種再生医療等又は第二種再生医療等の提供を行う再生医療等提供機関は、当該第一種再生医療等又は第二種再生医療等に関する業務の実施を統括するため、実施責任者を置かなければならない。

　　＊「実施責任者」とは、第一種再生医療等又は第二種再生医療等に関する業務に係る責任者をいう。

(イ)　実施責任者は、医師又は歯科医師であって、実施する第一種再生医療等又は第二種

再生医療等の対象となる疾患及び当該疾患に関連する分野について、十分な科学的知見並びに医療に関する経験及び知識を有していなければならない。
- (ｳ) 第一種再生医療等又は第二種再生医療等を共同研究として行う再生医療等提供機関は、当該共同研究として行う再生医療等に係る業務を統括するため、共同研究を行う再生医療等提供機関の実施責任者の中から、統括責任者を選任しなければならない。

⇒ 上記(ｱ)の「実施責任者」とは、再生医療等提供機関において、再生医療等を行う医師又は歯科医師に必要な指示を行うほか、再生医療等が再生医療等提供計画に従って行われていることの確認など、再生医療等の実施に係る業務を統括する者をいう。実施責任者は、1つの再生医療等提供計画について、再生医療等提供機関ごとに1名が置かれ、再生医療等提供計画の中止又は暫定的な措置を講ずることとされている。〈H26/10/31 医政研発1031第1号〉

⇒ 上記(ｳ)の「統括責任者」は、1つの共同研究として行う再生医療等提供計画につき1名が置かれ、再生医療等提供計画の中止又は暫定的な措置を講ずることとされている。〈H26/10/31 医政研発1031第1号〉

4 第一種再生医療等又は第二種再生医療等に係る再生医療等提供機関は、当該再生医療等提供機関において再生医療等を受ける者に対し、救急医療に必要な施設又は設備を有していなければならない。ただし、他の医療機関と連携することにより、当該者に対し、救急医療を行うために必要な体制があらかじめ確保されている場合には、この限りでない。〈則第6条〉

　　＊「医療機関」とは、医療法第1条の5第1項に規定する病院又は同条第2項に規定する診療所をいう。

⇒ 上記の規定は、第一種再生医療等又は第二種再生医療等を受ける者に救急医療が必要となった場合に、適切に救急医療が受けられるようにすることを確保する趣旨のものであり、救急医療を行う施設又は設備については、原則として再生医療等提供機関自らが有していることが望ましい。〈H26/10/31 医政研発1031第1号〉

⇒ 「救急医療に必要な施設又は設備」は、提供する再生医療等の内容に応じたものでなければならないが、例えば、エックス線装置、心電計、輸血及び輸液のための設備、救急医療を受ける者のために優先的に使用される病床等が該当する。〈H26/10/31 医政研発1031第1号〉

⇒ 「必要な体制があらかじめ確保されている場合」とは、再生医療等を受ける者に対して救急医療が必要となった場合に、救急医療を行うために必要な施設又は設備を有する他の医療機関と、当該医療機関において患者を受け入れることについてあらかじめ合意がされている場合をいう。なお、この場合には、再生医療等提供計画をあらかじめ共有するなど、救急医療を適切に行うことのできる体制の確保に努める必要がある。〈H26/10/31 医政研発1031第1号〉

〈第2号〉

5 本号は、薬機法に基づく GQP（品質管理の基準）及び GCTP（製造管理及び品質管理の基準）を念頭に置いたものであり、細胞の採取から投与までの一連の品質管理の方法に関する事項のほか、特に、特定細胞加工物の製造の体制や手順書等に関する事項について定めている。

* 「GQP」(Good Quality Practice)として、平成 16 年厚生労働省令第 136 号「医薬品、医薬部外品、化粧品及び再生医療等製品の品質管理の基準に関する省令」が定められている。
* 「GCTP」(Good Cell/Tissue Practice(Good Gene,Cellular and Tissue-based Products Practice))として、平成 26 年厚生労働省令第 93 号「再生医療等製品の製造管理及び品質管理の基準に関する省令」が定められている。

6 再生医療等を行う医師又は歯科医師は、再生医療等に用いる細胞が、次に掲げる要件を満たすことを確認し、必要に応じ検査等を行い、当該細胞を再生医療等に用いることが適切であることを確認しなければならない。〈則第 7 条〉

① 次に掲げる要件を満たした医療機関等において細胞の提供又は動物の細胞の採取が行われたこと

* 「細胞の提供」とあるが、細胞提供者からの細胞の提供に限られる。
* 「細胞提供者」とは、再生医療等に用いる細胞（再生医療等製品の構成細胞を除く。以下同じ。）が人の受精胚である場合には当該受精胚を作製する人の精子を提供する男性及び人の未受精卵を提供する女性並びに再生医療等に用いる細胞が人の受精胚以外の人の細胞である場合には当該細胞を採取される者をいう。〈則第 1 条第 5 号〉

（i）適切に細胞の提供を受け又は動物の細胞の採取をし、当該細胞の保管にあたり必要な管理を行っていること

（ii）細胞の提供を受けること又は動物の細胞の採取をすること並びに当該細胞の保管に関する十分な知識及び技術を有する者を有していること

② 細胞の提供を受ける際に、細胞提供者の健康状態、年齢その他の事情を考慮した上で、当該細胞提供者の選定がなされたこと

③ 細胞の提供を受ける際に、細胞提供者が細胞の提供を行うのに十分な適格性を有するかどうかの判定をするために、利用の目的に応じて、既往歴の確認、診察、検査等を行ったこと

④ 細胞の提供を受けた後に、感染症の感染後、検査をしても感染を証明できない期間があることを勘案し、検査方法、検査項目等に応じて、可能な範囲で、適切な時期に再検査を実施していること

⑤ 死亡した者から細胞を採取する場合にあっては、礼意を失わないように注意し、遺族に対して、細胞の使途その他細胞の採取に関し必要な事項について、できる限り平易な表現を用い、文書により適切な説明を行い、文書により同意を得ていること。

⑥ 細胞の提供を受ける際に、細胞提供者に対し、次に掲げる事項について、できる限り平易な表現を用い、文書により適切な説明を行い、文書により同意を得ていること。

（i）当該細胞の使途

（ii）当該細胞の提供により予期される危険及び不利益

(ⅲ) 細胞提供者となることは任意であること

(ⅳ) 同意の撤回に関する事項

(ⅴ) 当該細胞の提供をしないこと又は当該細胞の提供に係る同意を撤回することにより不利益な取扱いを受けないこと

(ⅵ) 当該細胞の提供に係る費用に関する事項

(ⅶ) 当該細胞の提供による健康被害に対する補償に関する事項

(ⅷ) 細胞提供者の個人情報の保護に関する事項

(ⅸ) 当該細胞を用いる再生医療等に係る特許権、著作権その他の財産権又は経済的利益の帰属に関する事項

(ⅹ) その他当該細胞を用いる再生医療等の内容に応じ必要な事項

⑦ 細胞の提供を受ける際に、細胞提供者の代諾者の同意を得る場合にあっては、当該代諾者に対し、次に掲げる事項について、できる限り平易な表現を用い、文書により適切な説明を行い、文書により同意を得ていること

＊「代諾者」とは、細胞を採取される者又は再生医療等の提供を受ける者の親権を行う者、配偶者、後見人その他これらに準じる者をいう。〈則第1条第6号〉

(ⅰ) 当該細胞の使途

(ⅱ) 当該細胞の提供により予期される危険及び不利益

(ⅲ) 代諾者となることは任意であること。

(ⅳ) 代諾者の同意の撤回に関する事項

(ⅴ) 代諾者の同意を行わないこと又は代諾者の同意を撤回することにより不利益な取扱いを受けないこと

(ⅵ) 当該細胞の提供に係る費用に関する事項

(ⅶ) 当該細胞の提供による健康被害に対する補償に関する事項

(ⅷ) 細胞提供者及び代諾者の個人情報の保護に関する事項

(ⅸ) 当該細胞を用いる再生医療等に係る特許権、著作権その他の財産権又は経済的利益の帰属に関する事項

(ⅹ) その他当該細胞を用いる再生医療等の内容に応じ必要な事項

⑧ 細胞の提供を受ける際に、代諾者の同意を得た場合には、代諾者の同意に関する記録及び代諾者と細胞提供者との関係についての記録が作成されていること

⑨ 細胞提供者が当該細胞を再生医療等に用いることについて同意した場合であって、当該細胞に培養その他の加工が行われるまでの間について、当該細胞提供者が同意を撤回することができる機会が確保されていること

⑩ 人の受精胚の提供を受ける場合にあっては、当該細胞の提供に係る同意があった後、少なくとも30日間は人の胚性幹細胞の樹立に供することなく医療機関において当該細胞を保管し、細胞提供者に対し、当該者が同意を撤回することができる機会が確保されていること

⑪ 人の受精胚の提供を受ける場合にあっては、次に掲げる要件を満たしたものであること
　(ⅰ) 生殖補助医療に用いる目的で作成された受精胚であって、当面当該目的に用いる予定がないもののうち、当該受精胚を滅失させることについて提供者の意思が確認できたものであること
　(ⅱ) 凍結保管がされているものであること
　(ⅲ) 凍結保管されている期間を除き、受精後14日以内のものであること
　(ⅳ) その他人の胚性幹細胞の樹立の適正な実施のために必要な手続を経たものであること
⑫ 細胞の提供が無償で行われたこと。ただし、細胞の提供に際し発生した交通費その他の実費に相当するものについてはこの限りでない。
⑬ 細胞の提供を受ける際に、その過程における微生物等による汚染を防ぐために必要な措置が講じられていること
⑭ 細胞の提供を受けた当該細胞について、微生物等による汚染及び微生物等の存在に関する適切な検査を行い、これらが検出されないことを、必要に応じ、確認したものであること
⑮ 細胞の採取を行う場合にあっては、細胞の採取を優先し、医学的処置、手術及びその他の治療の方針を変更することにより採取された細胞でないこと
⑯ 動物の細胞を用いる場合にあっては、細胞の採取にあたり、次に掲げる要件を満たしていること
　(ⅰ) 細胞を採取される動物の状態その他の事情を考慮した上で、当該動物の選定がなされたこと
　(ⅱ) 細胞の採取の際に、当該動物が細胞を採取されるにつき十分な適格性を有するかどうかの判定をするために、利用の目的に応じて既往歴の確認、診察、検査等を行ったこと
　(ⅲ) 動物の細胞の採取の過程における微生物等における汚染を防ぐために必要な措置が講じられていること

⇒　上記の「再生医療等に用いる細胞」とは、細胞加工物の構成細胞となる細胞をいう。〈H26/10/31 医政研発1031第1号〉

⇒　上記①(ⅰ)の「適切に細胞の提供を受け又は動物の細胞の採取をし、当該細胞の保管にあたり必要な管理を行っていること」とは、細胞の提供又は動物の細胞の採取時における安全かつ清潔な操作、品質の保持が適切になされるために必要な設備及び体制が整っており、適切な衛生管理がなされていることをいう。〈H26/10/31 医政研発1031第1号〉

⇒　上記③について、提供する再生医療等が同種の場合には、細胞提供者について、次に掲げる方法により、細胞提供者としての適格性を判断しなければならない。〈H26/10/31 医政研発1031第1号〉

(A) 次に掲げる既往歴を確認するとともに、輸血又は移植を受けた経験の有無等から、適格性の判断を行うこと。ただし、適格性の判断時に確認できなかった既往歴について後日確認可能となった場合は、再確認することとする。
　(a1) 梅毒トレポネーマ、淋菌、結核菌等の細菌による感染症
　(a2) 敗血症及びその疑い
　(a3) 悪性腫瘍
　(a4) 重篤な代謝内分泌疾患
　(a5) 膠原病及び血液疾患
　(a6) 肝疾患
　(a7) 伝達性海綿状脳症及びその疑い並びに認知症
　(a8) 特定の遺伝性疾患及び当該疾患に係る家族歴
(B) 特に次に掲げるウイルスについては、問診及び検査(血清学的試験、核酸増幅法等を含む。(C)において同じ。)により感染していないことを確認すること
　(b1) B型肝炎ウイルス(HBV)
　(b2) C型肝炎ウイルス(HCV)
　(b3) ヒト免疫不全ウイルス(HIV)
　(b4) ヒトT細胞白血病ウイルス1型(HTLV-1)
　(b5) パルボウイルスB19(ただし、必要な場合に限る。)
(C) 免疫抑制状態の再生医療等を受ける者に特定細胞加工物の投与を行う場合は、必要に応じて、サイトメガロウイルス、EBウイルス及びウエストナイルウイルスについて検査により感染していないことを確認すること。〈H26/10/31 医政研発1031第1号〉

⇒⇒ ヒトES細胞の樹立の用に供される人の受精胚の提供者においては、ヒトES細胞の樹立及び使途に関する説明を行い同意を得た後に、(A)から(C)までの事項について可能な範囲で問診及び検査を行うものとする。なお、検査方法及び検査項目については、その時点で最も適切な方法及び項目を選定するものとし、感染症等に関する新たな知見及び科学技術の進歩を踏まえ、随時見直しを行う。再生医療等を受ける者の細胞を用いる場合は、必ずしも当該者のスクリーニングを必要としないが、製造工程中での交さ汚染の防止、製造を行う者への安全対策等の観点から(B)の問診及び検査の実施を考慮する必要がある。〈H26/10/31 医政研発1031第1号〉

⇒ 上記⑤の「遺族」とは、死亡した者の配偶者、成人の子、父母、成人の兄弟姉妹もしくは孫、祖父母、同居の親族又はそれらの近親者に準ずると考えられる者とする。遺族に対する説明内容は、細胞提供者が生存している場合における当該者に対する説明内容と基本的に同様とする。〈H26/10/31 医政研発1031第1号〉

⇒ 上記⑥に基づく説明については、医師又は歯科医師以外に当該説明を行う者として適切な者がある場合には、医師又は歯科医師の指示の下に、当該者が説明を行うことができるが、当該者は、適切な教育又は研修を受け、当該再生医療等を熟知した者でなけれ

ばならない。ただし、再生医療等に用いる細胞がヒト受精胚である場合においては、文部科学大臣及び厚生労働大臣が別途定めるヒト ES 細胞の樹立に関する手続にも従う必要がある。〈H26/10/31 医政研発 1031 第 1 号〉

　　＊「ヒト ES 細胞の樹立に関する手続」は、平成 26 年文部科学省・厚生労働省告示第 2 号「ヒト ES 細胞の樹立に関する指針」において定められている。

⇒　上記⑥(i)の「細胞の使途」は、当該細胞を用いる再生医療等の目的及び意義、再生医療等の提供方法、再生医療等提供機関の名称など、細胞を提供する時点で明らかとなっている情報について、できる限り具体的なものとする。〈H26/10/31 医政研発 1031 第 1 号〉

⇒　上記⑥(iv)の「同意の撤回に関する事項」として、例えば、提供された細胞について、細胞の提供を受けた医療機関等から細胞培養加工施設に輸送が必要な場合には、少なくとも発送までの間は同意の撤回をする機会が確保されること、及び同意の撤回ができる具体的な期間を記載することが挙げられる。〈H26/10/31 医政研発 1031 第 1 号〉

⇒　上記⑥(vi)の「費用に関する事項」は、細胞の提供は必要な経費を除き無償で行われるものであることを含むものである。〈H26/10/31 医政研発 1031 第 1 号〉

⇒　上記⑥(viii)の「個人情報の保護に関する事項」は、細胞提供者の既往歴等の情報が提供される場合の個人情報の保護の具体的な方法に係る事項を含むものである。〈H26/10/31 医政研発 1031 第 1 号〉

⇒　上記⑥(x)の「その他当該細胞を用いる再生医療等の内容に応じ必要な事項」として、例えば、次に掲げる事項が挙げられる。〈H26/10/31 医政研発 1031 第 1 号〉

　(a) 提供しようとする再生医療等が研究として行われる場合において、当該研究から得られた研究成果については、細胞提供者について個人が特定されない形で学会等において公開される可能性があること

　(b) ヒトゲノム・遺伝子解析を行う場合において、その旨及び解析した遺伝情報の開示に関する事項。なお、研究の過程において当初は想定していなかった細胞提供者及び血縁者の生命に重大な影響を与える偶発的所見(incidental findings)が発見された場合における遺伝情報の開示に関する方針についても検討を行い、細胞提供者(当該提供者の代諾者を含む。)から細胞の提供に係る同意を得る際には、その方針を説明し、理解を得るように努めること。ただし、再生医療等に用いる細胞がヒト受精胚である場合においては、文部科学大臣及び厚生労働大臣が別途定めるヒト ES 細胞の樹立に関する手続に従うものとする。

⇒　上記⑨の「当該細胞に培養その他の加工が行われるまで」とあるが、細胞提供者から細胞の提供を受ける医療機関等と当該細胞に培養その他の加工を施す者が異なる場合には、細胞提供者から細胞の提供を受けた医療機関等から細胞が発送されるまでをいう。〈H26/10/31 医政研発 1031 第 1 号〉

⇒　上記⑪(iv)の「その他人の胚性幹細胞の樹立の適正な実施のために必要な手続」とは、文部科学大臣及び厚生労働大臣が別途定めるヒト ES 細胞の樹立に関する手続をいう。外

国で樹立されたヒトES細胞を再生医療等に用いる場合についても、当該手続と同等の基準に基づき樹立されたものと認められるものである必要がある。〈H26/10/31 医政研発1031第1号〉

⇒ 上記⑫の規定は、細胞提供者に対して、交通費その他の実費に相当するものを除き、細胞の提供に係る対価を支払ってはならないこととしたものであり、再生医療等を行う医師又は歯科医師が特定細胞加工物製造事業者から特定細胞加工物を入手する場合において、当該特定細胞加工物製造事業者に対して加工の対価を支払うことは差し支えない。なお、再生医療等に用いる細胞を外国から入手する場合においても、当該細胞を入手するにあたっては、細胞提供者から無償で当該細胞の提供を受けたことを文書等により確認する必要がある。〈H26/10/31 医政研発1031第1号〉

⇒ 上記⑯の「動物の細胞を用いる場合」とは、人以外の細胞を構成細胞として含む細胞加工物を再生医療等を受ける者に投与する場合をいう。なお、加工の過程で動物の細胞を共培養する目的で用いる場合は該当しない。〈H26/10/31 医政研発1031第1号〉

7 特定細胞加工物の製造及び品質管理の方法に関する基準として、次のとおり定められている。〈則第8条〉

(ｱ) 提供機関管理者は、再生医療等に特定細胞加工物を用いる場合においては、特定細胞加工物概要書を作成しなければならない。

　＊「提供機関管理者」とは、再生医療等提供機関の管理者をいう。〈則第1条第7号〉
　＊「特定細胞加工物概要書」とは、当該特定細胞加工物の名称、構成細胞及び製造方法等を記載した概要書をいう。

(ｲ) 提供機関管理者は、再生医療等に特定細胞加工物を用いる場合においては、特定細胞加工物製造事業者に、法第44条に規定する特定細胞加工物製造事業者の業務に関し遵守すべき事項に従って細胞培養加工施設における特定細胞加工物の製造及び品質管理を行わせなければならない。

⇒ 上記(ｱ)の「特定細胞加工物概要書」には、次に掲げる事項を記載しなければならない。〈H26/10/31 医政研発1031第1号〉

(A) 特定細胞加工物を用いる再生医療等に関する事項
　(a1) 再生医療等の名称
　(a2) 再生医療等提供機関の名称、所在地及び連絡先
　(a3) 再生医療等提供計画の実施責任者又は再生医療等を行う医師もしくは歯科医師の氏名
　(a4) 再生医療等の概要(内容、適応疾患、期待される効果、非臨床試験等の安全性及び妥当性についての検討内容、当該再生医療等の国内外の実施状況等)

(B) 特定細胞加工物に関する事項
　(b1) 特定細胞加工物の名称
　(b2) 特定細胞加工物の概要(特定細胞加工物の特性及び規格、規格の設定根拠、外観等)

(b3) 特定細胞加工物の原料等及び原料等の規格

(b4) その他特定細胞加工物の使用上の注意及び留意事項

(C) 特定細胞加工物の製造及び品質管理に関する事項

(c1) 特定細胞加工物を製造する予定の細胞培養加工施設の名称及び所在地並びに委託の範囲

(c2) 製造・品質管理の方法の概要、原料の検査及び判定基準、製造工程における検査、判定基準及び判定基準の設定根拠、特定細胞加工物の検査及び判定基準

(c3) 特定細胞加工物の取扱いの決定方法

(c4) 特定細胞加工物の表示事項

(c5) 特定細胞加工物の保管条件及び投与可能期間

(c6) 特定細胞加工物の輸送の方法

(c7) その他製造・品質管理に係る事項(製造手順に関する事項、検査手順に関する事項、記録に関する事項、衛生管理、製造管理、品質管理に関する事項等)

⇒ 上記(イ)の「法第44条に規定する特定細胞加工物製造事業者の業務に関し遵守すべき事項に従って細胞培養加工施設における特定細胞加工物の製造及び品質管理を行わせなければならない」とあるが、具体的には、各種手順書等の確認、手順書等を変更しようとする場合や手順書等からの逸脱が生じた場合において必要な指示を行うことをいう。また、特定細胞加工物の原料等の供給者管理については、特定細胞加工物製造事業者と再生医療等を行う医師又は歯科医師とが相談の上当該供給者について検討し、医師又は歯科医師が決定するものとする。

<第3号>

8 本号は、薬機法に基づくGVP(製造販売後安全管理の基準)を念頭に置いたものであり、再生医療等の提供にあたって緊急時の対応等の安全対策、その体制や手順書等に関する事項について定めている。

* 「GVP」(Good Vigilance Practice)として、平成16年厚生労働省令第135号「医薬品、医薬部外品、化粧品、医療機器及び再生医療等製品の製造販売後安全管理の基準に関する省令」が定められている。

9 再生医療等を行う医師又は歯科医師は、当該再生医療等を行うために必要な専門的知識及び十分な臨床経験を有する者でなければならない。〈則第9条〉

10 再生医療等を行う際の責務として、次のとおり定められている。〈則第10条〉

(ア) 医師又は歯科医師は、再生医療等を行う際には、その安全性及び妥当性について、科学的文献その他の関連する情報又は十分な実験の結果に基づき、倫理的及び科学的観点から十分検討しなければならない。

(イ) 医師又は歯科医師は、再生医療等に特定細胞加工物を用いる場合においては、特定細胞加工物製造事業者に特定細胞加工物の製造を行わせる際に、特定細胞加工物概要書に従った製造が行われるよう、必要な指示をしなければならない。

(ウ) 医師又は歯科医師は、再生医療等に特定細胞加工物を用いる場合においては、再生医療等を受ける者に対し、特定細胞加工物の投与を行う際に、当該特定細胞加工物が特定細胞加工物概要書に従って製造されたものか確認する等により、当該特定細胞加工物の投与の可否について決定しなければならない。

⇒ 上記(ア)の「科学的文献その他の関連する情報」として、例えば、研究論文や学術集会の発表が挙げられる。〈H26/10/31 医政研発1031第1号〉

⇒ 上記(ア)の「十分な実験の結果」として、例えば、投与される細胞加工物の非臨床試験等が挙げられる。当該細胞加工物の安全性や妥当性については、その時点での科学的水準に基づき可能な範囲で検討されていなければならない。培養した幹細胞又は当該細胞に培養その他の加工を施したものを用いる再生医療等であって、前例のないものを提供する場合は、造腫瘍性の評価を含む安全性に対する配慮をしなければならない。〈H26/10/31 医政研発1031第1号〉

⇒ 上記(ア)の「妥当性」として、例えば、当該再生医療等の提供による利益が不利益を上回ることが十分予測されることが挙げられる。〈H26/10/31 医政研発1031第1号〉

11 医師又は歯科医師は、環境に影響を及ぼすおそれのある再生医療等を行う場合には、環境へ悪影響を及ぼさないよう必要な配慮をしなければならない。〈則第11条〉

⇒ 上記の「環境に影響を及ぼすおそれのある再生医療等」として、例えば、組換えウイルスベクター等を用いて体外で細胞に遺伝子を導入して人に投与するex vivo遺伝子治療が挙げられる。このような再生医療等を行うにあたっては、平成15年法律第97号「遺伝子組換え生物等の使用等の規制による生物の多様性の確保に関する法律」等の関係法規を遵守して適正に実施しなければならない。〈H26/10/31 医政研発1031第1号〉

12 医師又は歯科医師は、研究として再生医療等を行う際には、病状、年齢その他の事情を考慮した上で、再生医療等を受けることとなる者の選定をしなければならない。〈則第12条〉

13 再生医療等を受ける者に対する説明及び同意に関し、次のとおり定められている。〈則第13条〉

(ア) 再生医療等を行う医師又は歯科医師は、再生医療等を受ける者に対し、当該再生医療等について、文書により同意を得なければならない。

(イ) 再生医療等を行う医師又は歯科医師は、(ア)の同意を得るに際し、次に掲げる事項について、できる限り平易な表現を用い、文書により再生医療等を受ける者に説明を行わなければならない。

① 提供される再生医療等の内容
② 当該再生医療等の実施により予期される効果及び危険
③ 他の治療法の有無、内容、他の治療法により予期される効果及び危険との比較
④ 再生医療等を受けることを拒否することは任意であること
⑤ 再生医療等を受けることを拒否すること又は同意を撤回することにより不利益な

取扱いを受けないこと
　　⑥ 同意の撤回に関する事項
　　⑦ 当該再生医療等の実施による健康被害に対する補償に関する事項（研究として行われる再生医療等に係るものに限る。）
　　⑧ 再生医療等を受ける者の個人情報の保護に関する事項
　　⑨ 当該再生医療等の実施に係る費用に関する事項
　　⑩ その他当該再生医療等の提供に関し必要な事項

⇒　上記(イ)に基づく説明については、再生医療等を行う医師又は歯科医師以外に当該説明を行う者として適切な者がある場合には、医師又は歯科医師の指示の下に、当該者が説明を行うことができるが、当該者は、適切な教育又は研修を受け、当該再生医療等を熟知した者でなければならない。〈H26/10/31 医政研発1031第1号〉

⇒　上記(イ)①について、研究として再生医療等を行う際には、「提供される再生医療等の内容」に当該研究の目的並びに意義及び研究方法を含める必要がある。〈H26/10/31 医政研発1031第1号〉

⇒　上記(イ)②の「当該再生医療等の実施により予期される効果及び危険」には、その判断理由を含める必要がある。〈H26/10/31 医政研発1031第1号〉

⇒　上記(イ)⑨の「費用に関する事項」とは、再生医療等を受ける者が支払う費用をいう。〈H26/10/31 医政研発1031第1号〉

⇒　上記(イ)⑩の「その他当該再生医療等の提供に関し必要な事項」として、例えば、次に掲げる事項が挙げられる。〈H26/10/31 医政研発1031第1号〉
　　(a) 再生医療等が研究として行われる場合に、当該研究における資金源、起こり得る利害の衝突及び研究者等の関連組織との関わり等の利益相反に関する事項
　　(b) 再生医療等が研究として行われる場合に、当該研究から得られた研究成果については、再生医療等を受ける者について個人が特定されない形で学会等において公開される可能性があること

14　再生医療等を受ける者の代諾者に対する説明及び同意に関し、次のとおり定められている。〈則第14条〉
　(ア) 再生医療等を受ける者の代諾者に対する説明及び同意については、則第13条の規定を準用する。この場合において、同条中「再生医療等を受ける者に」とあるのは「代諾者に」と、「再生医療等を受けること」とあるのは「代諾者の同意」と、「再生医療等を受ける者の個人情報」とあるのは「再生医療等を受ける者及び代諾者の個人情報」と読み替えるものとする。
　(イ) 再生医療等を行う医師又は歯科医師は、再生医療等を受ける者の代諾者の同意を得た場合には、代諾者の同意に関する記録及び代諾者と再生医療等を受ける者との関係についての記録を作成しなければならない。

15　再生医療等を行う医師又は歯科医師は、細胞提供者又は細胞を採取した動物の遅発性

感染症の発症の疑いその他の当該細胞の安全性に関する疑義が生じたことを知った場合には、再生医療等の安全性の確保等を図るために必要な措置をとらなければならない。〈則第15条〉

16 試料の保管に関する基準として、次のとおり定められている。〈則第16条〉
  (ア) 提供機関管理者は、再生医療等を受ける者が感染症を発症した場合等の原因の究明のため、細胞提供者又は細胞を採取した動物の細胞の一部等の適当な試料について、採取を行った日から一定期間保存しなければならない。ただし、保存しないこと又は保存できないことについて、採取した細胞が微量である場合その他合理的な理由がある場合には、この限りでない。
  (イ) 提供機関管理者は、再生医療等を受ける者が感染症を発症した場合等の原因の究明のため、当該再生医療等に用いた細胞加工物の一部について、再生医療等を行った日から一定期間保存しなければならない。ただし、保存しないこと又は保存できないことについて、細胞加工物が微量である場合その他合理的な理由がある場合には、この限りでない。

⇒ 上記(ア)の「一定期間」は、再生医療等の内容に応じ、適切な期間を設定する必要がある。〈H26/10/31 医政研発1031第1号〉

⇒ 上記(ア)の「その他合理的な理由」として、例えば、採取時の細胞を保存しない場合でも、細胞加工物の一部を保存することで(ア)の目的が達成できる場合が挙げられる。〈H26/10/31 医政研発1031第1号〉

⇒ 上記(イ)の「一定期間」は、再生医療等の内容に応じ、適切な期間を設定する必要がある。〈H26/10/31 医政研発1031第1号〉

⇒ 上記(イ)の「その他合理的な理由」として、例えば、細胞提供者が再生医療等を受ける者と同一であって、細胞加工物について培養工程を伴わず、短時間の操作で人体への特定細胞加工物の投与が行われる場合が挙げられる。〈H26/10/31 医政研発1031第1号〉

⇒⇒ 上記の「培養工程を伴わず、短時間の操作で人体への特定細胞加工物の投与が行われる場合」として、例えば、多血小板血漿(PRP)が該当する。〈H26/11/21 医政局研究開発振興課事務連絡〉

17 疾病等の発生の場合の措置として、次のとおり定められている。〈則第17条〉
  (ア) 再生医療等を行う医師又は歯科医師は、再生医療等の提供によるものと疑われる疾病等の発生を知ったときは、次に掲げる場合の区分に応じ、それぞれに定める者に対し、速やかにその旨を報告しなければならない。
    ＊「疾病等の発生」とは、疾病、障害、もしくは死亡又は感染症の発生をいう。
    ① 第一種再生医療等又は第二種再生医療等を行っている場合(②に掲げる場合を除く。)——提供機関管理者及び実施責任者
    ② 第一種再生医療等又は第二種再生医療等を共同研究として行っている場合
      ——提供機関管理者、実施責任者及び統括責任者

③ ①及び②に掲げる場合以外の場合——提供機関管理者

(イ) (ア)③に掲げる場合であって、再生医療等を共同研究として行っているときは、(ア)の報告を受けた提供機関管理者は、当該報告の内容を共同研究を行っている他の提供機関管理者に報告しなければならない。

(ウ) (ア)又は(イ)の報告を受けた提供機関管理者、実施責任者又は統括責任者は、当該再生医療等を行う医師又は歯科医師に対し、当該再生医療等の中止その他の必要な措置を講ずるよう指示しなければならない。

(エ) (ア)又は(イ)の報告を受けた提供機関管理者、実施責任者又は統括責任者は、次に掲げる場合の区分に応じ、それぞれに定める者に対し、発生した事態及び講じた措置について速やかに通知しなければならない。

① 特定細胞加工物を用いた再生医療等を行っていた場合——当該再生医療等に用いる特定細胞加工物を製造した特定細胞加工物製造事業者

② 再生医療等製品を用いた再生医療等を行っていた場合——当該再生医療等に用いる再生医療等製品の製造販売業者(当該再生医療等製品が外国特例承認を受けている場合にあっては、選任製造販売業者)

⇒ 上記(ウ)の「その他の必要な措置」として、例えば、疾病等の発生の原因の分析や、発生した事態が細胞加工物に起因するものであるかの検討が挙げられる。〈H26/10/31 医政研発1031 第1号〉

18 再生医療等を行う医師又は歯科医師は、再生医療等の提供を終了した後においても、安全性及び科学的妥当性の確保の観点から、再生医療等の提供による疾病等の発生についての適当な期間の追跡調査、効果についての検証その他の必要な措置を講ずるよう努めなければならない。また、その結果については、則第17条第1項に掲げる場合の区分に応じ、それぞれに定める者に対し、報告しなければならない。〈則第18条〉

⇒ 上記の「適当な期間の追跡調査」は、提供される再生医療等の内容ごとに、疾病等が発生し得る期間を考慮して実施するべきものである。例えば、投与された特定細胞加工物に由来する腫瘍の発生が懸念される場合には、長期の経過観察が求められる。〈H26/10/31 医政研発1031 第1号〉

19 再生医療等を行う医師又は歯科医師は、再生医療等の提供に起因するものと疑われる疾病等の発生の場合に当該疾病等の情報を把握できるよう、及び細胞加工物に問題が生じた場合に再生医療等を受けた者の健康状態等が把握できるよう、あらかじめ適切な措置を講じなければならない。〈則第19条〉

⇒ 上記の「適切な措置」として、例えば、必要な経過観察期間を設定することや、経過観察期間終了後であっても再生医療等を受けた者の連絡先を把握しておくことが挙げられる。〈H26/10/31 医政研発1031 第1号〉

20 実施状況の確認について、次のとおり定められている。〈則第20条〉

(ア) 次に掲げる場合の区分に応じてそれぞれに定める者は、再生医療等が再生医療等提

供計画及び再生医療等提供基準に従い、適正に実施されていることを随時確認するとともに、再生医療等の適正な実施を確保するために必要な指示をしなければならない。
① 第一種再生医療等又は第二種再生医療等を行っている場合（②に掲げる場合を除く。）――提供機関管理者及び実施責任者
② 第一種再生医療等又は第二種再生医療等を共同研究として行っている場合――提供機関管理者、実施責任者及び統括責任者
③ ①及び②に掲げる場合以外の場合――提供機関管理者

(ｲ) 実施責任者は、提供機関管理者に対して、再生医療等の提供の状況について、随時報告しなければならない。

<第4号>

21　再生医療等は新しい医療であり、安全性等が確立した分野ではないことから、その適切な提供を推進していくためには、あらかじめ患者にリスク等について適切に説明することに加え、患者保護の観点から健康被害が生じた場合に必要な補償がなされることが望ましい。

22　リスクの高さを考慮し、第一種再生医療等技術及び第二種再生医療等技術を用いて行われる再生医療等の提供を受ける者及びこれらに用いる細胞を提供する者を一律に補償の対象とするべきかもしれないが、リスクの高い医療であっても、そのリスクを認識した上で医療の提供を受ける場合にまで、補償の義務を一律に医療機関側に課すことは、その高額な費用が患者側に転嫁されることから妥当とはいえない。

　補償の措置の要否については、再生医療等技術のリスクの高さによって一律に決めるべきではなく、むしろ、臨床研究を行う研究者側と、その研究のために自らの身体を提供する被験者との特別な関係を前提とするべき性質のものである。また、臨床研究の場合は、通常、患者に治療費の負担がないので、補償のための費用負担も、現在の臨床研究の場合と同様、研究費から支弁されるべきものともいえる。

　このような考え方に基づき、現時点においては、補償の措置は臨床研究として行われる場合に限られている。ただし、再生医療等の進展に伴い、リスクの評価が定まった場合には、補償の対象が広がることは十分に考えられる。

23　「厚生労働省令で定める場合」は、研究として行われる場合とする。〈則第21条〉

24　細胞提供者等に対する補償に関し、次のとおり定められている。〈則第22条〉
(ｱ) 提供機関管理者又は再生医療等に用いる細胞の提供を受ける者は、細胞提供者が再生医療等を受ける者以外の者である場合には、当該細胞の提供に伴い生じた健康被害の補償のために、保険への加入その他の必要な措置を講じておかなければならない。
(ｲ) 提供機関管理者は、再生医療等（研究として行われる場合に限る。）の実施にあたっては、当該再生医療等の実施に伴い生じた健康被害の補償のために、保険への加入その他の必要な措置を講じておかなければならない。

⇒　上記(ｱ)及び(ｲ)の「その他の必要な措置」として、例えば、健康被害に対する医療の

提供が挙げられる。〈H26/10/31 医政研発 1031 第 1 号〉

25 「補償」とは、違法な行為によって生じた損害を補填する『賠償』とは異なり、実施した行為との因果関係があれば、過失がなくても損害を補填するものをいう。

<第 5 号>

26 細胞提供者及び再生医療等を受ける者に関する個人情報を保有する者は、当該個人情報について匿名化を行う場合にあっては、連結可能匿名化した上で、当該個人情報を取り扱わなければならない。〈則第 23 条〉

　　＊「連結可能匿名化」とは、必要な場合に特定の個人を識別できる情報を保有しつつ行う匿名化をいう。

27 提供機関管理者は、個人情報取扱実施規程を定めなければならない。〈則第 24 条〉

　　＊「個人情報取扱実施規程」とは、個人情報の適正な取扱いの方法を具体的に定めた実施規程をいう。

⇒ 上記の「個人情報取扱実施規程」は、次に掲げる事項を含むものである。〈H26/10/31 医政研発 1031 第 1 号〉

(a) 個人情報の適正な取得に関する事項

(b) 保有する個人情報の漏洩、滅失又はき損の防止その他の安全管理に関する事項

(c) 保有する個人情報を取り扱う者に対する指導及び管理に関する事項

(d) 保有する個人情報の開示等に関する事項研究として再生医療等を行う場合には、平成 20 年厚生労働省告示第 415 号「臨床研究に関する倫理指針」の個人情報の保護に係る責務等を参考とすること

　　＊「臨床研究に関する倫理指針」については、平成 19 年文部科学省・厚生労働省告示第 1 号「疫学研究に関する倫理指針」と統合して、平成 26 年文部科学省・厚生労働省告示第 3 号「人を対象とする医学系研究に関する倫理指針」に改められた。

28 教育又は研修に関し、次のとおり定められている。〈則第 25 条〉

(ｱ) 提供機関管理者又は実施責任者は、再生医療等を適正に実施するために定期的に教育又は研修の機会を確保しなければならない。

(ｲ) 再生医療等を行う医師又は歯科医師その他の再生医療等の提供に係る関係者は、再生医療等を適正に実施するために定期的に適切な教育又は研修を受け、情報収集に努めなければならない。

⇒ 上記(ｱ)の「教育又は研修の機会」の確保は、外部機関が実施する教育もしくは研修又は学術集会への参加の機会を確保することでも差し支えない。〈H26/10/31 医政研発 1031 第 1 号〉

29 提供機関管理者は、苦情及び問合せに適切かつ迅速に対応するため、苦情及び問合せを受け付けるための窓口の設置、苦情及び問合せの対応の手順の策定その他の必要な体制の整備に努めなければならない。〈則第 26 条〉

第2章第1節 再生医療等提供基準(第3条)

■第3条第3項■

再生医療等は、再生医療等提供基準に従って提供されなければならない。

趣旨

本規定は、再生医療等技術を用いて行われる医療は、再生医療等提供基準に従って提供されなければならない旨を定めたものである。

解説

1 再生医療法の施行の際現に再生医療等を提供している病院又は診療所が提供する当該再生医療等については、この法律の施行日(平成26年11月25日)から起算して1年を経過する日(平成27年11月24日)までの間(当該期間内に当該再生医療等が記載された再生医療等提供計画の提出があったときは、当該提出の日までの間)は、本規定は適用しない。
〈法附則第3条第1項〉

⇒ 特定細胞加工物製造事業者が、法附則第3条の経過措置の規定に基づき、再生医療等提供計画を一定期間提出せずに引き続き再生医療等を提供する機関から特定細胞加工物の製造の委託を受けることは可能である。〈H26/11/21 医政局研究開発振興課事務連絡〉

⇒ 特定細胞加工物製造事業者は、法附則第3条の経過措置の規定に基づき、再生医療等提供計画を提出する前の医療機関が用いた特定細胞加工物については、厚生労働大臣への定期報告(法第46条)から除外して差し支えない。〈H27/6/18 医政局研究開発振興課事務連絡〉

第二節　再生医療等の提供の開始、変更及び中止の手続

第一款　通則

第四条（再生医療等提供計画の提出）

■第4条第1項■

　再生医療等を提供しようとする病院又は診療所（医療法第五条第一項に規定する医師又は歯科医師の住所を含む。第三号を除き、以下同じ。）の管理者（同項に規定する医師又は歯科医師を含む。以下この章及び次章において同じ。）は、厚生労働省令で定めるところにより、あらかじめ、第一種再生医療等、第二種再生医療等及び第三種再生医療等のそれぞれにつき厚生労働省令で定める再生医療等の区分ごとに、次に掲げる事項（第二号に掲げる再生医療等が第三種再生医療等である場合にあっては、第三号に掲げる事項を除く。）を記載した再生医療等の提供に関する計画（以下「再生医療等提供計画」という。）を厚生労働大臣に提出しなければならない。

一　当該病院又は診療所の名称及び住所並びに当該管理者の氏名
二　提供しようとする再生医療等及びその内容
三　前号に掲げる再生医療等について当該病院又は診療所の有する人員及び構造設備その他の施設
四　第二号に掲げる再生医療等に用いる細胞の入手の方法並びに当該再生医療等に用いる特定細胞加工物の製造及び品質管理の方法（特定細胞加工物の製造を委託する場合にあっては、委託先の名称及び委託の内容）
五　前二号に掲げるもののほか、第二号に掲げる再生医療等に用いる再生医療等技術の安全性の確保等に関する措置
六　第二号に掲げる再生医療等に用いる細胞を提供する者及び当該再生医療等（研究として行われる場合その他の厚生労働省令で定める場合に係るものに限る。）を受ける者に対する健康被害の補償の方法
七　第二号に掲げる再生医療等について第二十六条第一項各号に掲げる業務を行う認定再生医療等委員会（同条第五項第二号に規定する認定再生医療等委員会をいう。以下この章において同じ。）の名称及び委員の構成
八　その他厚生労働省令で定める事項

趣　旨

　本規定は、再生医療等を提供しようとする医療機関の管理者は、第一種再生医療等、第二種再生医療等及び第三種再生医療等のそれぞれにつき、再生医療等の区分ごとに、あらかじ

め、再生医療等提供計画を厚生労働大臣に提出しなければならない旨を定めたものである。

解説

1 本規定において、病院又は診療所の管理者に再生医療等提供計画の提出義務が課されており、当該管理者が再生医療等の提供に必要な手続きや実施に関する監督等の責任を負うことになる。これは、次のような点を考慮したものである。

　(ア) 管理者は、病院又は診療所における法律上の責任者であり、医師又は歯科医師でなければならないこと

　(イ) 再生医療等の提供の方法等については、医師又は歯科医師である管理者の権限に属する事項であること

　(ウ) 管理者には、勤務する医師又は歯科医師等への監督義務があること

2 「医療法第五条第一項」は、公衆又は特定多数人のため往診のみによって診療に従事する医師又は歯科医師にあっては、それぞれその住所をもって診療所とみなすこととしている。

3 「同項に規定する医師又は歯科医師を含む。」とあるように、公衆又は特定多数人のため往診のみによって診療に従事する医師又は歯科医師は、診療所の管理者とみなされる。

⇒ 往診のみに従事する医師又は歯科医師は、医療法上、管理者に関する規定が適用されないが、再生医療法では、これらの医師又は歯科医師についても再生医療等提供計画の提出義務を課すこととしている。

4 「厚生労働省令で定める再生医療等の区分」は、再生医療等技術の区分とする。〈則第27条第3項〉

⇒ 上記の「再生医療等の区分」は、細胞加工物の加工の工程及び投与方法が同じか否かによって判断されるものである。〈H26/10/31 医政研発1031第1号〉

5 癌免疫療法において、樹状細胞とT細胞などの複数の特定細胞加工物を、同時又は異なる時期に提供する一連の再生医療等技術として計画する場合であって、提供される当該特定細胞加工物の種類及び投与方法が変更されないときは、一の再生医療等提供計画として提出しても差し支えない。〈H27/6/18 医政局研究開発振興課事務連絡〉

6 「厚生労働大臣」とあるが、第二種再生医療等及び第三種再生医療等に係るものに限っては、地方厚生局長に権限委任が行われている。〈則第118条第1項第1号〉

7 「あらかじめ」、「提出しなければならない」とあるように、再生医療等提供計画は、一律の禁止行為の解除たる『許可制』ではなく、単に『事前提出制』となっている。

　現在、禁止されている医療行為として、①生殖を不能にすることを目的として手術又はレントゲン照射を行うこと(母体保護法第28条)、②人クローン胚等を人又は動物の胎内に戻すこと(クローン技術規制法第3条)が挙げられる。

　一方、再生医療等については、様々な問題を孕んでいるものの、その医療行為の目的自体は正当であり、おおよそ医療行為の範疇での安全性を問題としているものである。また、安全性に問題があるとはいえ、必ず健康被害を生じるわけでもない。そもそも医

療自体が常に一定のリスクを孕むものであり、他のリスクの高い医療行為と比較しても、再生医療等を取りあげて禁止行為とすることは妥当ではない。

したがって、再生医療等については、一律に禁止行為として個々に『許可』を与えるという性質のものではなく、専門性を有する医師又は歯科医師の判断と、それを基礎とした患者の選択に委ねることを原則としつつ、未知のリスク、細胞の培養加工工程に特有のリスク等を勘案して安全性の確保等の基準を設定し、当該基準を守るために必要な規制を設けるとした法の目的を達成する上で必要最小限の規制としては、『事前提出制』とすることが妥当と考えられる。

8 再生医療等提供計画の提出は、様式第一による計画を提出して行う。当該計画書の提出を行ったときは、速やかにその旨を当該再生医療等提供計画に記載された認定再生医療等委員会に通知しなければならない。〈則第27条第1項、第2項〉

9 再生医療等提供機関は、再生医療等提供計画を、再生医療等技術ごとに作成し提出しなければならないが、当該再生医療等を共同研究として行う場合にあっては、共同研究を統括する医療機関の管理者が代表して1つの再生医療等提供計画について認定再生医療等委員会の意見を聴き、厚生労働大臣又は地方厚生局長に提出することとする。その場合、各共同研究機関の管理者は、再生医療等提供計画の内容について事前に協議を行った上で当該計画を作成し、かつ、それぞれの医療機関において共同研究を統括する医療機関の管理者が当該計画を提出することにつき、了承を得る必要がある。〈H26/10/31医政研発1031第1号〉

10 再生医療法の施行の際現に再生医療等を提供している病院又は診療所が提供する当該再生医療等については、この法律の施行日(平成26年11月25日)から起算して1年を経過する日までの間(当該期間内に当該再生医療等が記載された再生医療等提供計画の提出があったときは、当該提出の日までの間)は、本規定は適用しない。〈法附則第3条第1項〉

⇒ 経過措置(平成27年11月24日)の終了後において、再生医療等提供計画の提出をせずに、再生医療等を提供している 場合は、法第4条第1項に違反することになる。

11 本規定に違反して、第一種再生医療等提供計画を提出せず、又はこれに記載すべき事項を記載せず、もしくは虚偽の記載をしてこれを提出して、第一種再生医療等を提供した者は、1年以下の懲役又は100万円以下の罰金に処される。〈法第60条第1号〉

また、いわゆる両罰規定の対象となっており、法人の代表者又は法人もしくは人の代理人、使用人その他の従業者が、その法人又は人の業務に関し、本規定の違反行為をしたときは、行為者を罰するほか、その法人又は人に対しても100万円の罰金刑を科される。〈法第64条〉

12 本規定に違反して、再生医療等提供計画を提出せず、又はこれに記載すべき事項を記載せず、もしくは虚偽の記載をしてこれを提出して、再生医療等を提供した者(法第60条第1号の規定に該当する者を除く。)は、50万円以下の罰金に処される。〈法第62条第1号〉

また、いわゆる両罰規定の対象となっており、法人の代表者又は法人もしくは人の代理人、使用人その他の従業者が、その法人又は人の業務に関し、本規定の違反行為をしたときは、行為者を罰するほか、その法人又は人に対しても50万円の罰金刑を科される。
〈法第64条〉

　　＊「法第60条第1号の規定に該当する者」とは、法第4条第1項の規定に違反して、第一種再生医療等提供計画を提出せず、又はこれに記載すべき事項を記載せず、もしくは虚偽の記載をしてこれを提出して、第一種再生医療等を提供した者をさす。

<第6号>

13　「厚生労働省令で定める場合」は、研究として行われる場合とする。〈則第27条第4項〉

<第8号>

14　「厚生労働省令で定める事項」は、次に掲げる事項とする。〈則第27条第5項〉
① 共同研究機関に関する事項
　　＊「共同研究機関」とは、共同研究として再生医療等を行う再生医療等提供機関をいう。
② 再生医療等製品を用いる場合にあっては、再生医療等製品に関する事項
③ 審査等業務を行う認定再生医療等委員会の認定番号
　　＊「審査等業務」とは、法第26条第1項に規定する審査等業務をいう。
④ 細胞提供者及び再生医療等を受ける者に関する個人情報の取扱いの方法
⑤ 教育又は研修の方法
⑥ 苦情及び問合せへの対応に関する体制の整備状況

<再生医療等提供計画の記載要領>

15　則様式第一の再生医療等提供計画の記載にあたっては、添付書類に詳細を記したことをもって各欄の記載を省略するのではなく、当該様式における記載をもって提供しようとする再生医療等の概要がわかるよう、各欄において簡潔に記載すること。なお、各欄で記載内容が一部重複する場合であっても、それぞれの欄に当該内容について簡潔に記載すること。なお、「再生医療等提供機関の名称、住所、管理者の氏名」欄の記載にあたっては、再生医療等を共同研究として行う場合は、共同研究を統括する医療機関の管理者が所属する医療機関の名称、住所及び当該管理者の氏名を記載する。〈H27/8/21 医政局研究開発振興課事務連絡〉

(1)　「提供しようとする再生医療等及びその内容」欄
　(ア)　「提供しようとする再生医療等の名称」欄については、再生医療等技術の内容が明確に判別できるように、用いる特定細胞加工物の種類及び実施する目的を含み、かつ簡潔な名称とする。
　(イ)　「再生医療等の分類」欄の「判断理由」欄については、提供しようとする再生医療等の内容及び再生医療等に用いる特定細胞加工物の特性を簡潔に記載し、分類を判断した理由について、次に掲げる「第一種・第二種・第三種再生医療等技術のリスク分類」に基づき、どのような検討を経て、どのように図中で分類を判断したかについて判断の結果を含め記載する。

第一種・第二種・第三種再生医療等技術のリスク分類

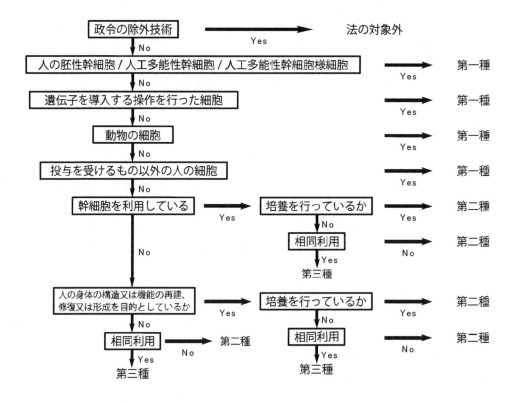

(ｹ) 「再生医療等の内容」欄には、次に掲げる事項を含める。

① 再生医療等の対象疾患等

② 再生医療等を受ける者の基準再生医療等を受ける者の主な選択基準、除外基準を記載する。

③ 再生医療等に用いる細胞(細胞加工物の構成細胞となる細胞)

④ 原料となる細胞の採取の方法採取部位、採取方法(用いる器具、採取する量、麻酔方法等)を記載する。

⑤ 細胞の加工の方法細胞に対し施す加工の内容を簡潔に記載する。

⑥ 細胞加工物の投与の方法投与を行う場所(例：手術室)及び投与方法を記載する。

⑦ 研究の場合にあっては次に掲げる事項

(i) 研究目的・意義

国内における研究の対象となる疾患の患者数、研究の対象となる疾患の治療法の現状と今回行う予定の治療法が従来の治療法と比べて優れていると考えられる理由を簡潔に記載する。

(ii) 研究方法の概要(研究デザイン、評価項目等)

・研究デザイン

単施設か多施設か、盲検か非盲検か、ランダム化の有無、科学的妥当性を

示すにあたって対照群をどのように設定するのか、設定しないのであればどのように科学的妥当性を評価するのか等について記載する。
- 評価項目
  主要評価項目と副次評価項目を記載する。
 (ⅲ) 研究期間
  例：提供開始から3年、ただし登録期間2年、経過観察期間1年
 (ⅳ) 対象患者数
  例：50例、被験者群25例、対照群25例（設定数の根拠についても記載する）
 (エ) 「再生医療等を行う医師又は歯科医師に関する事項」欄について、再生医療等を行う医師又は歯科医師（非常勤を含む。）が複数名の場合は、「氏名」から「役職」までの欄を増やして、当該再生医療等を行う全ての医師又は歯科医師に関して記載する。
(2)「人員及び構造設備その他の施設（第一種再生医療等又は第二種再生医療等を提供する場合のみ必須）」欄については、第一種再生医療等又は第二種再生医療等を提供する場合は必ず記載すること。また、「救急医療に必要な施設又は設備」欄の「救急医療に必要な施設又は設備の内容（他の医療機関の場合はその医療機関の名称及び施設又は設備の内容）」欄については、救急医療のために確保している病床数、設備の内容（エックス線装置、心電図、輸血及び輸液のための装置等）について記載する。
(3)「共同研究機関に関する事項」欄
 (ア)「共同研究機関」欄について、複数の共同研究機関がある場合は、「名称」から「救急医療に必要な施設又は設備（第一種再生医療等又は第二種再生医療等を提供する場合のみ必須）」までの欄を研究機関の数に合わせて増やし記載する。
 (イ)「再生医療等を行う医師又は歯科医師に関する事項」欄について、再生医療等を行う医師又は歯科医師（非常勤を含む。）が複数名の場合は、共同研究機関欄を追加し、「氏名」から「役職」までの欄に、当該再生医療等を行うすべての医師又は歯科医師に関して記載する。
 (ウ)「救急医療に必要な施設又は設備」欄の「救急医療に必要な施設又は設備の内容（他の医療機関の場合はその医療機関の名称及び施設又は設備の内容）」欄については、救急医療のために確保している病床数、設備の内容（エックス線装置、心電図、輸血及び輸液のための装置等）について記載する。
(4)「再生医療等に用いる細胞の入手の方法並びに特定細胞加工物の製造及び品質管理の方法（特定細胞加工物を用いる場合のみ記載）」欄
 (ア)「細胞の入手の方法」欄の「細胞提供者から細胞の提供を受ける医療機関等の名称（動物の細胞を用いる場合にあっては当該細胞の採取を行う機関等の名称）」欄について、細胞の提供を受ける医療機関等が、再生医療等を提供する医療機関と同一である場合には、「再生医療等提供機関と同じ。」と記載すること。共同研究機関で細胞の提供を受ける医療機関等が異なる場合は、共同研究機関ごとに記載する。
 (イ)「細胞の入手の方法」欄の「細胞提供者の選定方法（動物の細胞を用いる場合にあってはドナー動物の選定方法）」欄については、次に掲げる事項（ドナー動物につい

てはこれに準ずる事項)について記載する。
　① 細胞提供者の健康状態
　② 細胞提供者の年齢
(ｳ) 「細胞の入手の方法」欄の「細胞提供者の適格性の確認方法(動物の細胞を用いる場合にあってはドナー動物の適格性の確認方法)」欄については、細胞提供者を選定した後に行う適格性の確認事項、例えば、既往歴、診察内容、検査項目、検査方法について記載すること。ただし、再生医療等を受ける者の細胞を用いる場合であって、当該者のスクリーニングを行わない場合は、その旨を記載する。
(ｴ) 「特定細胞加工物の製造及び品質管理の方法」欄について、複数の細胞培養加工施設で特定細胞加工物の製造を行う場合は、「製造及び品質管理の方法の概要」から「細胞培養加工施設」までの欄を細胞培養加工施設の数に合わせて増やし記載する。
(ｵ) 「特定細胞加工物の製造及び品質管理の方法」欄の「製造及び品質管理の方法の概要」欄については、採取した細胞の加工の方法、特定細胞加工物等の保管方法(保管場所、保管条件及び保管期間)、試験検査の方法等について簡潔に記載する。

(5) 「再生医療等製品に関する事項(再生医療等製品を用いる場合のみ記載)」欄
(ｱ) 「再生医療等製品の名称」欄については、再生医療等製品の添付文書に記載されている再生医療等製品の販売名及び一般的名称を記載する。
(ｲ) 「再生医療等製品の製造販売業者の名称」欄については、再生医療等製品の製造販売業者の正式名称を記載する。
(ｳ) 「再生医療等製品の承認の内容(用法、用量もしくは使用方法又は効能、効果もしくは性能に関する事項)」欄については、再生医療等製品の添付文書の内容うち、用法、用量もしくは使用方法又は効能、効果もしくは性能に関する事項を簡潔に記載する。

(6) 「再生医療等技術の安全性の確保等に関する措置」欄
(ｱ) 「再生医療等を行うにあたっての医師又は歯科医師の責務」欄の「提供する再生医療等の安全性についての検討内容」欄については、検討の過程で用いた科学的文献その他の関連する情報(研究論文や学術集会の発表等)や実験結果(動物実験等)も含め、検討の概要を記載すること。同様の再生医療等技術の国内外の実施状況について、具体的な実施件数、報告例等を簡潔に記載すること。文献報告があれば(筆頭著者名,雑誌名,巻号,ページ、発行年)を記載する。
(ｲ) 「再生医療等を行うにあたっての医師又は歯科医師の責務」欄の「提供する再生医療等の妥当性についての検討内容」欄については、検討の過程で用いた科学的文献その他の関連する情報(研究論文や学術集会の発表等)や実験結果(動物実験等)を含め、提供する再生医療等の利益及び不利益について検討の概要を記載する。
(ｳ) 「再生医療等を行うにあたっての医師又は歯科医師の責務」欄の「特定細胞加工物の投与の可否の決定の方法(特定細胞加工物を用いる場合のみ必須)」欄については、特定細胞加工物の投与の可否の決定方法について、次に掲げる事項を記載する。
　① 決定を行う時期
　② 決定を行う者

③ その他
(エ) 「再生医療等を受ける者の選定基準(研究として行う場合のみ必須)」欄については、再生医療等を受ける者の選定の際に、次に掲げる事項を含め、適切に考慮を行った上で基準を設けたことがわかるように記載すること。特に社会的に弱い立場にある者等の特別な配慮を必要とする者を研究対象者とする場合にあっては、当該配慮を行った上で基準を設けたことがわかるよう記載する。
① 再生医療等を受ける者の病状
② 再生医療等を受ける者の年齢
③ その他
(オ) 「疾病等の発生における報告体制の内容」欄については、再生医療等を行う医師又は歯科医師が、疾病等の発生を知った場合の報告体制(報告先や報告方法等)について記載する。
(カ) 「再生医療等の提供終了後の措置の内容(疾病等の発生についての適当な期間の追跡調査、効果についての検証の内容)」欄については、再生医療等を受けた個々の患者の定期検査やフォローアップを行う期間や方法等について記載する。
(7) 「細胞提供者及び再生医療等を受ける者に対する健康被害の補償の方法」欄
(ア) 「細胞提供者について(特定細胞加工物を用いる場合のみ必須)」欄の「補償の内容(保険への加入等の具体的内容)」欄について、細胞提供者が再生医療等を受ける者以外の者である場合には、保険に加入予定の場合はその名称や内容について記載すること。健康被害に対する医療を提供する場合は、その旨を記載する。
(イ) 「再生医療等を受ける者について(研究として行われる場合のみ必須)」欄の「補償の内容(保険への加入等の具体的内容)」欄について、保険に加入予定の場合はその名称や内容について記載すること。健康被害に対する医療を提供する場合は、その旨を記載する。
(8) 「その他」欄
(ア) 「細胞提供者及び再生医療等を受ける者に関する個人情報の取扱いの方法」欄については、細胞提供者及び再生医療等を受ける者に関する個人情報について、匿名化の有無等の個人情報の取扱いの方法の概要を記載する。
(イ) 「教育又は研修の方法」欄については、再生医療等の提供に係る関係者の教育又は研修の方法(内容や頻度等)を記載すること。外部機関が実施する教育もしくは研修又は学術集会への参加の機会を確保する場合は、その内容及び方法について記載する。
(ウ) 「苦情及び問合せへの対応に関する体制の整備状況」欄については、例えば、苦情及び問合せを受けるための窓口、対応の手順について記載する。

■第4条第2項■

> 再生医療等を提供しようとする病院又は診療所の管理者は、前項の規定により再生医療等提供計画を提出しようとするときは、当該再生医療等提供計画が再生医療等提供基準に適合しているかどうかについて、あらかじめ、当該再生医療等提供計画に記載される認定再生医療等委員会の意見を聴かなければならない。

趣旨

本規定は、医療機関の管理者は、再生医療等提供計画を提出しようとするときは、当該計画が再生医療等提供基準に適合しているかどうかについて、あらかじめ、認定再生医療等委員会の意見を聴かなければならない旨を定めたものである。

解説

1 認定再生医療等委員会は、倫理的・科学的観点から再生医療及び細胞治療を審査する能力を有するとともに、第三者性が担保される委員から構成される。その審査は、審査事項及び審査基準を明確に定めた再生医療等提供基準への適合性について倫理的かつ科学的観点から行われることとなる。

2 認定再生医療等委員会が審査等業務に必要と判断し、審査を受けようとする再生医療等提供計画を提出した者に対して、再生医療等提供計画及び添付書類以外の書類の追加の提出を求めることは、双方で合意がなされている場合において可能である。

〈H26/11/21 医政局研究開発振興課事務連絡〉

■第4条第3項■

> 第一項の再生医療等提供計画には、次に掲げる書類を添付しなければならない。
> 一　再生医療等提供計画に記載された認定再生医療等委員会が述べた第二十六条第一項第一号の意見の内容を記載した書類
> 二　その他厚生労働省令で定める書類

趣旨

本規定は、再生医療等提供計画の提出の際に必要となる添付書類について明示したものである。

解説

<第1号>

1　「第二十六条第一項第一号の意見」とは、再生医療等を提供しようとする医療機関又は提供機関管理者から再生医療等提供計画について意見を求められた場合において、再生医療等の提供の適否及び提供にあたって留意すべき事項について、認定再生医療等委員会が述べた意見をさす。

2　再生医療等提供計画に記載された認定再生医療等委員会が述べた意見の内容を記載した書類には、当該計画に関する審査の過程に関する記録を添付する必要がある。
〈H26/10/31 医政研発1031第1号〉

<第2号>

3　「厚生労働省令で定める書類」は、次に掲げる書類とする。〈則第27条第6項〉
　① 提供する再生医療等の詳細を記した書類
　② 実施責任者及び再生医療等を行う医師又は歯科医師の氏名、所属、役職及び略歴（研究に関する実績がある場合には、当該実績を含む。）を記載した書類
　③ 再生医療等に用いる細胞の提供を受ける場合にあっては、細胞提供者又は代諾者に対する説明文書及び同意文書の様式
　④ 再生医療等を受ける者に対する説明文書及び同意文書の様式
　⑤ 再生医療等提供計画に記載された再生医療等と同種又は類似の再生医療等に関する国内外の実施状況を記載した書類
　⑥ 特定細胞加工物を用いる場合にあっては、再生医療等提供計画に記載された再生医療等に用いる細胞に関連する研究を記載した書類
　⑦ 特定細胞加工物を用いる場合にあっては、特定細胞加工物概要書、特定細胞加工物標準書、衛生管理基準書、製造管理基準書及び品質管理基準書
　⑧ 再生医療等製品を用いる場合にあっては、当該再生医療等製品の添付文書等
　　＊「添付文書等」とは、薬機法第65条の3に規定する添付文書等をいう。

⑨ 再生医療等提供計画に記載された再生医療等の内容をできる限り平易な表現を用いて記載したもの
⑩ 特定細胞加工物の製造を委託する場合にあっては、委託契約書の写しその他これに準ずるもの
⑪ 個人情報取扱実施規程

⇒ 上記①の「提供する再生医療等の詳細を記した書類」には、提供する再生医療等が研究の場合においては研究方法等の詳細、その他の場合においては実施方法等の詳細が含まれる。また、当該書類には、次に掲げるものを含むものとする。〈H26/10/31 医政研発1031 第1号〉

(A) 細胞の入手の方法(則第7条)
　(a1) 細胞の提供を受けた後に、感染症の感染後、検査をしても感染を証明できない期間があることを勘案し、検査方法、検査項目等に応じて、再検査を実施する場合にあっては、その方法
　(a2) 細胞の提供を受ける際(動物の細胞を用いる場合を含む。)の、その過程における微生物等による汚染を防ぐために必要な措置
　(a3) 細胞の提供を受けた当該細胞について、微生物等による汚染及び微生物等の存在に関する適切な検査を行う場合においてはその内容
　(a4) ヒトES細胞を用いる場合にあって、文部科学大臣及び厚生労働大臣が別途定めるヒトES細胞の樹立に関する手続を経たものである場合には、その旨を証する書類

(B) 環境への配慮(則第11条)
　環境に影響を及ぼすおそれのある再生医療等を行う場合には、環境へ悪影響を及ぼさないために講じる配慮の内容

(C) 細胞の安全性に関する疑義が生じた場合の措置(則第15条)
　細胞提供者又は細胞を採取した動物の遅発性感染症の発症の疑いその他の当該細胞の安全性に関する疑義が生じたことを知った場合における、再生医療の安全性の確保等を図るための措置の内容

(D) 再生医療等を受ける者に関する情報の把握(則第19条)
　再生医療等の提供に起因するものと疑われる疾病等の発生の場合に当該疾病等の情報を把握できるよう、及び細胞加工物に問題が生じた場合に再生医療等を受けた者の健康状態等を把握できるよう、あらかじめ講じる措置の内容

(E) ex vivo 遺伝子治療を行う場合には、平成14年3月27日文科振第144号・科発第0327001号「遺伝子治療臨床研究に関する指針について」の実施施設の施設設備の状況に準ずるもの
　　＊「遺伝子治療臨床研究に関する指針」は廃止され、平成27年厚生労働省告示第344号「遺伝子治療等臨床研究に関する指針」が新たに制定された。

⇒ 上記⑤の「再生医療等提供計画に記載された再生医療等と同種又は類似の再生医療等に関する国内外の実施状況を記載した書類」として、例えば、当該再生医療等と同種又は類似の再生医療等に関する国内外の研究論文が挙げられる。

なお、再生医療法の施行の際現に平成 16 年文部科学省・厚生労働大臣告示第 2 号「遺伝子治療臨床研究に関する指針」に基づき厚生労働大臣が意見を述べた遺伝子治療臨床研究を実施している者は、当該厚生労働大臣の意見と当該意見を求めるにあたって提出した書類一式を添付する。法の施行の際現に平成 24 年 7 月 31 日医政発 0731 第 2 号・薬食発 0731 第 2 号・保発 0731 第 7 号「厚生労働大臣の定める先進医療及び施設基準の制定等に伴う実施上の留意事項及び先進医療に係る届出等の取扱い」に基づき先進医療を実施している者は、厚生労働大臣に提出している書類一式を添付する。法の施行の際現に平成 25 年厚生労働大臣告示第 317 号「ヒト幹細胞を用いる臨床研究に関する指針」に基づき厚生労働大臣が意見を述べたヒト幹細胞臨床研究を実施している者は、当該厚生労働大臣の意見と当該意見を求めるにあたって提出した書類一式を添付する必要がある。
〈H26/10/31 医政研発 1031 第 1 号〉

* 「ヒト幹細胞を用いる臨床研究に関する指針」は、ヒト幹細胞を用いる臨床研究が再生医療法の対象となることを踏まえ、平成 26 年 11 月 24 日をもって廃止された。ただし、経過措置として、平成 26 年 11 月 24 日以前に着手したヒト幹細胞を用いる臨床研究については、再生医療法第 4 条第 1 項の規定による再生医療等提供計画の提出の日までは従前の例による。

⇒ 上記⑥の「再生医療等提供計画に記載された再生医療等に用いる細胞に関連する研究を記載した書類」として、例えば、当該再生医療等に用いる細胞に関連する研究論文が挙げられる。〈H26/10/31 医政研発 1031 第 1 号〉

⇒ 上記⑨の「再生医療等提供計画に記載された再生医療等の内容をできる限り平易な表現を用いて記載したもの」には、当該再生医療等の内容を簡潔に図解したものが含まれることが望ましい。〈H26/10/31 医政研発 1031 第 1 号〉

⇒ 上記⑩の「その他これに準ずるもの」として、例えば、契約締結前の仮契約書の写しが挙げられる。〈H26/10/31 医政研発 1031 第 1 号〉

<再生医療等提供計画の添付書類>

4 再生医療等提供計画の添付書類について、次のとおり示されている。〈H27/8/21 医政局研究開発振興課事務連絡〉

(ア) 認定再生医療等委員会意見書

再生医療等提供計画に記載した認定再生医療等委員会が述べた意見書(別紙様式第 5)の写し、審査の過程がわかる記録の写し及び当該認定再生医療等委員会が記載した再生医療等提供基準チェックリストの写しを添付する。

* 「通知様式第 5」とは、H26 年 10 月 31 日医政研発 1031 第 1 号の様式第 5 をさす。
* 「再生医療等提供基準チェックリスト」とは、平成 27 年 8 月 21 日医政局研究開発振興課事務連絡の別紙 4 をさす。

(イ) 提供する再生医療等の詳細を記した書類

研究の場合は研究実施計画書、研究以外の場合は再生医療等の提供方法等の詳細 6 及び次に掲げる事項が記載されたものを添付する。

① 細胞の入手の方法

(i) 細胞の提供を受けた後に再検査を行う場合はその方法

　　　　(ⅱ) 細胞の提供を受ける際の微生物等による汚染を防ぐための措置

　　　　(ⅲ) 採取した細胞について微生物等の存在に関する検査を行う場合はその内容

　　　　(ⅳ) 厚生労働大臣が定める ES 細胞の樹立に関する手続きを経たものである場合は、その旨を証明する書類

　　② 環境への配慮の内容(環境に影響を及ぼすおそれのある再生医療等を行う場合)

　　③ 細胞の安全性に関する疑義が生じた場合の安全性の確保等を図るための措置の内容

　　④ 再生医療等を受ける者の健康状態等を把握するための把握の内容

(ｹ) 実施責任者及び再生医療等を行う医師又は歯科医師の氏名、所属、役職及び略歴(研究に関する実績がある場合には、当該実績を含む。)を記載した書類

　　略歴は、学歴、職歴、資格、臨床経験(特に提供する再生医療等に関する臨床経験)及び研究に関する実績がある場合は研究実績を A4 用紙 1～2 枚に記載する。

(ｴ) 再生医療等に用いる細胞の提供を受ける場合にあっては、細胞提供者又は代諾者に対する説明文書及び同意文書の様式

　　インフォームド・コンセントを取得する際に使用する予定の説明文書及び同意文書を添付する。

(ｵ) 再生医療等を受ける者に対する説明文書及び同意文書の様式

　　インフォームド・コンセントを取得する際に使用する予定の説明文書及び同意文書を添付する。

(ｶ) 再生医療等提供計画に記載された再生医療等と同種又は類似の再生医療等に関する国内外の実施状況を記載した書類

　① 再生医療等と同種又は類似の再生医療等に関する国内外の研究論文等及びその概要(提供しようとする再生医療等との関連性についても明記したもの)を添付する。

　② 再生医療法の施行の際現に平成25年厚生労働大臣告示第317号「ヒト幹細胞を用いる臨床研究に関する指針」に基づき厚生労働大臣が意見を述べたヒト幹細胞臨床研究を実施している者は、当該厚生労働大臣の意見と当該意見を求めるにあたって提出した書類一式を添付する。

　③ 再生医療法の施行の際現に平成16年文部科学省・厚生労働大臣告示第2号「遺伝子治療臨床研究に関する指針」に基づき厚生労働大臣が意見を述べた遺伝子治療臨床研究を実施している者は、当該厚生労働大臣の意見と当該意見を求めるにあたって提出した書類一式を添付する。

　④ 再生医療法の施行の際現に平成24年医政発0731第2号・薬食発0731第2号、保発0731第7号「厚生労働大臣の定める先進医療及び施設基準の制定等に伴う実施上の留意事項及び先進医療に係る届出等の取扱い」に基づき先進医療を実施している者は、厚生労働大臣に提出している書類一式を添付する。

(ｷ) 再生医療等に用いる細胞に関連する研究を記載した書類

使用する細胞に関連する研究論文等及びその概要（提供しようとする再生医療等との関連性についても明記したもの。）を添付する。

(ケ) 特定細胞加工物概要書、特定細胞加工物標準書、衛生管理基準書、製造管理基準書及び品質管理基準書

特定細胞加工物を用いる場合は、特定細胞加工物を製造する際の特定細胞加工物概要書、特定細胞加工物標準書、衛生管理基準書、製造管理基準書及び品質管理基準書を添付すること。複数の細胞培養加工施設を利用して特定細胞加工物の製造を行う場合は、それぞれの施設における標準書と各基準書を添付すること。共同研究として行う場合は、共同研究機関ごとの概要書、細胞培養加工施設ごとの標準書及び基準書を添付する。

(ケ) 再生医療等製品の添付文書等

再生医療等製品を用いる場合は、再生医療等製品の承認の内容が分かる文書（添付文書等）又は文書の写しを添付する。

(コ) 再生医療等の内容をできる限り平易な表現を用いて記載したもの

再生医療等の内容について図等を用い、できる限り平易な表現を用いて記載したもの（一般の立場の者が理解できるようなものであって、可能な限り1枚でまとめた概要であることが望ましい）を添付する。

(サ) 委託契約書の写しその他これに準ずるもの

特定細胞加工物の製造を委託する場合は、委託契約書の写し又は契約締結前の契約の様式等の契約者及びその内容が分かる書類を添付する。

(シ) 個人情報取扱実施規程

再生医療等提供機関で定めた個人情報取扱実施規程の写しを添付する。

(ス) その他

① 認定再生医療等委員会における審査時に、当該認定再生医療等委員会から提出を求められた書類等がある場合、これを添付する。

② 再生医療等提供計画の情報の公表に関する同意書に署名し添付する。

⇒ 再生医療等を共同研究として行う際に、共同研究機関ごとに異なる文書がある場合は、それらをすべて添付する。ただし、その差異が医療機関名のみであるなど軽微である場合は、その違いを説明した文書を添付することでも差し支えない。〈H27/8/21 医政局研究開発振興課事務連絡〉

第五条（再生医療等提供計画の変更）

■第5条第1項■

再生医療等提供計画の変更（厚生労働省令で定める軽微な変更を除く。次項において同じ。）をしようとする病院又は診療所の管理者は、厚生労働省令で定めるところにより、あらかじめ、その変更後の再生医療等提供計画を厚生労働大臣に提出しなければならない。

趣旨

本規定は、医療機関の管理者は、再生医療等提供計画の変更をしようとするときは、あらかじめ、変更後の当該計画を厚生労働大臣に提出しなければならない旨を定めたものである。

解説

1 再生医療等提供計画については、軽微なものを除き、それが変更される場合には、提供される医療の内容が変わってしまうことから、あらためて、提出がなされるものとし、その安全性の確保等について確認することとしている。

2 「厚生労働省令で定める軽微な変更」は、次に掲げる変更以外の変更とする。〈則第29条〉

① 当該再生医療等の安全性に影響を与える再生医療等の提供方法の変更

② 特定細胞加工物を用いる場合にあっては、当該再生医療等の安全性に影響を与える特定細胞加工物の製造及び品質管理の方法の変更

③ 再生医療等製品を用いる場合にあっては、当該再生医療等製品に係る薬機法施行規則第137条の28第4号に掲げる変更

　＊「薬機法施行規則第137条の28第4号」は、再生医療等製品の承認事項に係る変更のうち、用法、用量もしくは使用方法又は効能、効果もしくは性能に関する追加、変更又は削除をさす。

④ 再生医療等が研究として行われる場合にあっては、研究の実施方法の変更

⑤ ①から④までに掲げる変更のほか、当該再生医療等の安全性に影響を与えるもの

⇒ 上記①の「当該再生医療等の安全性に影響を与える再生医療等の提供方法の変更」として、例えば、細胞加工物の投与方法の変更が挙げられる。〈H26/10/31 医政研発1031第1号〉

⇒ 上記②の「当該再生医療等の安全性に影響を与える特定細胞加工物の製造及び品質管理の方法の変更」として、例えば、特定細胞加工物製造事業者の変更が挙げられる。〈H26/10/31 医政研発1031第1号〉

⇒ 上記④の「研究の実施方法の変更」として、例えば、対象疾患等の範囲、対象患者の範囲、対象患者数、主要評価項目の変更、研究の実施責任者又は統括責任者の変更が挙げられる。〈H26/10/31 医政研発1031第1号〉

3 「厚生労働大臣」とあるが、第二種再生医療等及び第三種再生医療等に係るものに限っては、地方厚生局長に権限委任が行われている。〈則第118条第1項第2号〉

4 再生医療等提供計画の変更は、変更後の再生医療等提供計画及び様式第二による届書を提出して行う。〈則第28条〉

5 本規定に違反して、変更後の第一種再生医療等提供計画を提出せず、又はこれに記載すべき事項を記載せず、もしくは虚偽の記載をしてこれを提出して、第一種再生医療等を提供した者は、1年以下の懲役又は100万円以下の罰金に処される。〈法第60条第2号〉

　また、いわゆる両罰規定の対象となっており、法人の代表者又は法人もしくは人の代理人、使用人その他の従業者が、その法人又は人の業務に関し、本規定の違反行為をしたときは、行為者を罰するほか、その法人又は人に対しても100万円の罰金刑を科される。〈法第64条〉

6 本規定に違反して、変更後の再生医療等提供計画を提出せず、又はこれに記載すべき事項を記載せず、もしくは虚偽の記載をしてこれを提出して、再生医療等を提供した者（法第60条第2号の規定に該当する者を除く。）は、50万円以下の罰金に処される。〈法第62条第2号〉

　また、いわゆる両罰規定の対象となっており、法人の代表者又は法人もしくは人の代理人、使用人その他の従業者が、その法人又は人の業務に関し、本規定の違反行為をしたときは、行為者を罰するほか、その法人又は人に対しても50万円の罰金刑を科される。〈法第64条〉

　　＊「法第60条第2号の規定に該当する者」とは、法第5条第1項の規定に違反して、変更後の第一種再生医療等提供計画を提出せず、又はこれに記載すべき事項を記載せず、もしくは虚偽の記載をしてこれを提出して、第一種再生医療等を提供した者をさす。

■第5条第2項■

> 前条第二項及び第三項の規定は、再生医療等提供計画の変更について準用する。ただし、同項第二号に掲げる書類については、既に厚生労働大臣に提出されている当該書類の内容に変更がないときは、その添付を省略することができる。

趣旨

　本規定は、再生医療等提供計画を変更する際には、再生医療等提供計画の提出に関する規定(法第4条第2項、第3項)を準用して適用する旨を定めたものである。

解説

1　「変更」とあるが、厚生労働省令で定める軽微な変更は除かれる。〈法第5条第1項〉

＜本規定により準用する法第4条第2項＞

2　再生医療等を提供しようとする病院又は診療所の管理者は、再生医療等提供計画を変更しようとするときは、変更後の再生医療等提供計画が再生医療等提供基準に適合しているかどうかについて、あらかじめ、当該再生医療等提供計画に記載される認定再生医療等委員会の意見を聴かなければならない。

＜本規定により準用する法第4条第3項＞

3　変更後の再生医療等提供計画には、次に掲げる書類を添付しなければならない。

① 再生医療等提供計画に記載された認定再生医療等委員会が述べた法第26条第1項第1号の意見の内容を記載した書類

② その他厚生労働省令で定める書類

　　＊「厚生労働省令で定める書類」は、則第27条第6項に掲げる書類をさす。

■第5条第3項■

> 第一項の厚生労働省令で定める再生医療等提供計画の軽微な変更をした病院又は診療所の管理者は、厚生労働省令で定めるところにより、その変更の日から十日以内に、その旨を、再生医療等提供計画に記載された認定再生医療等委員会に通知するとともに、厚生労働大臣に届け出なければならない。

趣旨

本規定は、医療機関の管理者は、再生医療等提供計画の軽微な変更をしたときは、10日以内に、認定再生医療等委員会に通知するとともに、厚生労働大臣に届出しなければならない旨を定めたものである。

解説

1　「厚生労働大臣」とあるが、第二種再生医療等及び第三種再生医療等に係るものに限っては、地方厚生局長に権限委任が行われている。〈則第118条第1項第2号〉

2　再生医療等提供計画の軽微な変更の届出は、様式第三による届書を提出して行う。〈則第30条〉

第六条（再生医療等の提供の中止）

> 再生医療等提供機関（第四条第一項又は前条第一項の規定により提出された再生医療等提供計画に係る病院又は診療所をいう。以下同じ。）の管理者は、再生医療等提供計画に記載された再生医療等の提供を中止したときは、厚生労働省令で定めるところにより、その中止の日から十日以内に、その旨を、再生医療等提供計画に記載された認定再生医療等委員会に通知するとともに、厚生労働大臣に届け出なければならない。

【趣旨】

本規定は、提供機関管理者は、再生医療等提供計画に記載された再生医療等の提供を中止したときは、10日以内に、認定再生医療等委員会に通知するとともに、厚生労働大臣に届出しなければならない旨を定めたものである。

【解説】

1　再生医療等提供計画に基づき提供される再生医療等が中止された場合には、実効的かつ効率的な監督の観点から厚生労働大臣はその事実を把握しておく必要があるため、提出した再生医療等提供計画に係る再生医療等の提供を中止した場合に届出義務を課すこととしている。再生医療等が中止された場合には認定再生医療等委員会にも通知することとしているが、同委員会が再生医療等の提供の状況についてフォローアップを行っている事情を踏まえると当然といえよう。

2　「厚生労働大臣」とあるが、第二種再生医療等及び第三種再生医療等に係るものに限っては、地方厚生局長に権限委任が行われている。〈則第118条第1項第3号〉

3　再生医療等の提供の中止の届出は、様式第四による届書を提出して行う。〈則第31条〉

第二款　第一種再生医療等の提供に関する特則

第七条（第一種再生医療等提供計画に記載される認定再生医療等委員会の要件）

> 第一種再生医療等提供計画（第一種再生医療等に係る再生医療等提供計画をいう。以下同じ。）に記載される第一種再生医療等について第二十六条第一項各号に掲げる業務を行う認定再生医療等委員会は、特定認定再生医療等委員会（認定再生医療等委員会であって、同条第四項各号に掲げる要件のいずれにも適合するものをいう。第十一条において同じ。）でなければならない。

趣旨

本規定は、第一種再生医療等提供計画に記載される認定再生医療等委員会は、特定認定再生医療等委員会でなければならない旨を定めたものである。

解説

1　第一種再生医療等は再生医療等の中でも最も安全性の確保が必要であり、第一種再生医療等提供計画に基づき提供される再生医療等が提供基準を満たしているかどうか審査を行う再生医療等委員会については、一定の質が担保されたものである必要がある。

　このため、第一種再生医療等提供計画について審査を行う再生医療等委員会にあっては、特定認定再生医療等委員会であることを要件としている。

第八条（第一種再生医療等提供計画の変更命令等）

■第8条第1項■

> 厚生労働大臣は、第四条第一項の規定による第一種再生医療等提供計画の提出があった場合において、当該第一種再生医療等提供計画に記載された第一種再生医療等が再生医療等提供基準に適合していないと認めるときは、その提出があった日から起算して九十日以内に限り、当該第一種再生医療等提供計画に係る再生医療等提供機関の管理者に対し、当該第一種再生医療等提供計画の変更その他必要な措置をとるべきことを命ずることができる。

【趣 旨】

本規定は、厚生労働大臣は、第一種再生医療等提供計画に記載された第一種再生医療等が再生医療等提供基準に適合していないと認めるときは、90日以内に限り、提供機関管理者に対し、当該計画の変更命令を下すことができる旨を定めたものである。

【解 説】

1　再生医療等提供計画については事前提出制としているが、第一種再生医療等については、安全性確保の観点から特に重点的な注意が必要なものであり、国においても事前に安全性の確認をしておく必要がある。

　そこで、第一種再生医療等提供計画を提出してから一定期間は実施を認めず、その間に国において、安全性の確保等の観点から再生医療等提供基準に適合しているかどうかを確認し、安全性の確保等の観点から必要があると認められるときは、提出した者に対し、当該計画の変更その他必要な措置をとるべきことを命ずることができることとし、この命令に違反する場合は罰則を科すこととしている。

2　厚生労働大臣は、第一種再生医療等提供計画の変更を命令しようとするときは、あらかじめ、厚生科学審議会の意見を聴かなければならない。〈法第55条第4号〉

⇒　厚生労働大臣は、第一種再生医療等提供計画の提出後、安全性確保が十分でない場合には、当該計画の変更その他必要な措置をとるべきことを命ずることができるとしているが、その命令に係る判断が恣意的なものとならないよう、厚生科学審議会の意見を聴くことが義務づけられている。

3　本規定による命令に違反した者は、1年以下の懲役又は100万円以下の罰金に処される。〈法第60条第3号〉

　また、いわゆる両罰規定の対象となっており、法人の代表者又は法人もしくは人の代理人、使用人その他の従業者が、その法人又は人の業務に関し、本規定の違反行為をしたときは、行為者を罰するほか、その法人又は人に対しても100万円の罰金刑を科される。〈法第64条〉

第 2 章第 2 節第 2 款　第一種再生医療等の提供に関する特則（第 7 条—第 10 条）

■第 8 条第 2 項■

　厚生労働大臣は、第四条第一項の規定による第一種再生医療等提供計画の提出があった場合において、前項の期間内に同項の命令をすることができない合理的な理由があるときは、同項の期間を延長することができる。この場合においては、同項の期間内に、当該第一種再生医療等提供計画に係る再生医療等提供機関の管理者に対し、その旨、延長後の期間及び延長する理由を通知しなければならない。

趣 旨

　本規定は、厚生労働大臣は、第一種再生医療等提供計画の提出日から 90 日の期間内に当該計画の変更命令を下すことができない合理的な理由があるときは、その期間を延長できる旨を定めたものである。

解 説

1　「合理的な理由」として、例えば、安全性等の確認のために必要な追加の資料の提出を求めたにもかかわらず、速やかな提出がなされず、90 日の期間を経過してしまう場合が挙げられる。

■第8条第3項■

　厚生労働大臣は、第四条第一項の規定による第一種再生医療等提供計画の提出があった場合において、当該第一種再生医療等提供計画に記載された第一種再生医療等が再生医療等提供基準に適合していると認めるときは、第一項の期間を短縮することができる。この場合においては、当該第一種再生医療等提供計画に係る再生医療等提供機関の管理者に対し、遅滞なく、短縮後の期間を通知しなければならない。

趣　旨

　本規定は、厚生労働大臣は、第一種再生医療等提供計画に記載された第一種再生医療等が再生医療等提供基準に適合していると認めるときは、当該計画の変更命令を下すことができる90日という期間を短縮できる旨を定めたものである。

解　説

1　「遅滞なく」とは、時間的に『すぐに』という趣旨を表す表現であるが、「速やかに」という文言よりも即時性は弱い。また、「直ちに」と法文上で規定されている場合と比べると、正当な又は合理的な理由に基づく遅れは許容される余地がより大きいと解される。

第２章第２節第２款　第一種再生医療等の提供に関する特則（第７条―第10条）

第九条（第一種再生医療等の提供の制限）

> 第四条第一項の規定により提出された第一種再生医療等提供計画に係る再生医療等提供機関の管理者は、前条第一項の期間（同条第二項又は第三項の規定による通知があったときは、その通知に係る期間）を経過した後でなければ、当該第一種再生医療等提供計画に記載された第一種再生医療等を提供してはならない。

趣旨

本規定は、提供機関管理者は、第一種再生医療等提供計画の提出日から90日（期間が延長又は短縮されたときは、その期間）を経過した後でなければ、当該計画に記載された第一種再生医療等を提供してはならない旨を定めたものである。

解説

1　第一種再生医療等については、提供計画の提出後、その第一種再生医療等が再生医療等提供基準を満たすものかどうか厚生労働大臣が確認することとし、当該基準に適合していないと認めるときは、第一種再生医療等提供計画の変更命令を下すことができる制度としている。

　このような制度を採用していることを踏まえれば、厚生労働大臣が第一種再生医療等提供計画の基準適合性の確認を行っている間は、当該計画に係る第一種再生医療等の提供を認めることは適当でないため、その間の実施制限を課すこととしている。

2　再生医療等の提供にあたっては、一定の基準を満たした上で計画の提出という手続が課されている。中でも、未知のリスクを有すること等により安全性の確保の観点からとりわけ注意が必要な第一種再生医療等に限り、計画の提出に加え、安全に実施できるかを確認するまでの一定期間、その提供が制限されている。

　これらの規制は、憲法上の『学問の自由』や『営業の自由』に抵触するものではなく、『公共の福祉』の観点から最小限度のものと考えられる。

3　再生医療法の施行の際現に第一種再生医療等を提供している病院又は診療所が提供する当該第一種再生医療等であって、施行日（平成26年11月25日）から起算して１年を経過する日（平成27年11月24日）までの間に法第４条第１項の規定により提出された第一種再生医療等提供計画に記載されたものについては、本規定は、適用しない。〈法附則第３条第２項〉

4　本規定に違反した者は、１年以下の懲役又は100万円以下の罰金に処される。〈法第60条第４号〉

　また、いわゆる両罰規定の対象となっており、法人の代表者又は法人もしくは人の代理人、使用人その他の従業者が、その法人又は人の業務に関し、本規定の違反行為をしたときは、行為者を罰するほか、その法人又は人に対しても100万円の罰金刑を科される。〈法第64条〉

第十条（準用）

■第10条第1項■

> 前二条の規定は、第一種再生医療等提供計画の変更（第五条第一項の厚生労働省令で定める軽微な変更を除く。）について準用する。この場合において、必要な技術的読替えは、政令で定める。

趣旨

本規定は、第一種再生医療等提供計画を変更する際には、第一種再生医療等提供計画の変更命令等の規定（法第8条）及び第一種再生医療等の提供制限の規定（法第9条）を準用して適用する旨を定めたものである。

解説

＜本規定により準用する法第8条第1項＞

1　厚生労働大臣は、変更後の第一種再生医療等提供計画の提出があった場合において、当該計画に記載された第一種再生医療等が再生医療等提供基準に適合していないと認めるときは、その提出があった日から起算して90日以内に限り、当該計画に係る提供機関管理者に対し、当該計画の変更その他必要な措置をとるべきことを命ずることができる。〈令第2条〉

⇒　厚生労働大臣は、変更後の第一種再生医療等提供計画の変更を命令しようとするときは、あらかじめ、厚生科学審議会の意見を聴かなければならない。〈法第55条第4号〉

＜本規定により準用する法第8条第2項＞

2　厚生労働大臣は、変更後の第一種再生医療等提供計画の提出があった場合において、90日の期間内に変更命令をすることができない合理的な理由があるときは、その期間を延長することができる。この場合においては、90日の期間内に、当該計画に係る提供機関管理者に対し、その旨、延長後の期間及び延長する理由を通知しなければならない。〈令第2条〉

＜本規定により準用する法第8条第3項＞

3　厚生労働大臣は、変更後の第一種再生医療等提供計画の提出があった場合において、当該計画に記載された第一種再生医療等が再生医療等提供基準に適合していると認めるときは、90日の期間を短縮することができる。この場合においては、当該計画に係る提供機関管理者に対し、遅滞なく、短縮後の期間を通知しなければならない。〈令第2条〉

＜本規定により準用する法第9条＞

4　変更後の第一種再生医療等提供計画に係る提供機関管理者は、当該計画の提出日から起算して90日（期間の延長又は短縮の通知があったときは、その通知に係る期間）を経過した後でなければ、当該計画に記載された第一種再生医療等を提供してはならない。〈令第2条〉

第2章第2節第2款　第一種再生医療等の提供に関する特則(第7条—第10条)

■**第10条第2項**■

> 第一種再生医療等提供計画の変更をする再生医療等提供機関の管理者は、前項において準用する前条の規定にかかわらず、同条に規定する期間が経過する日までの間、第一種再生医療等(変更前の第一種再生医療等提供計画に従って行われていたものに限る。)を提供することができる。

趣旨

本規定は、変更後の第一種再生医療等提供計画に係る提供機関管理者は、当該計画の提出日から90日(期間が延長又は短縮されたときは、その期間)を経過した後でなければ、当該計画に記載された第一種再生医療等を提供してはならないが、その期間が経過する日までの間、変更前の計画に従った第一種再生医療等に限って提供することができる旨を定めたものである。

解説

1 変更後の再生医療等提供計画については提供制限期間が設けられているが、患者が継続的に医療を受けることができるよう、変更後の提供計画に記載された手法で行われる再生医療等が実施可能となるまでは、変更前の提供計画に記載された手法で行われるものを提供できることとしている。

2 再生医療等提供計画は、第一種再生医療等、第二種再生医療等及び第三種再生医療等の区分ごとに提出することとされている。再生医療等の区分は、細胞加工物の加工の工程及び投与方法が同じか否かによって判断されるものであり、再生医療等技術の区分ごとに定められる(則第27条第3項)が、今後の技術の進展によっては、複数の医療技術を含む区分となることもあり得るであろう。

これらを踏まえると、提供計画が変更されるケースとして、次のような場合が考えられる。

(ｱ) 手法の変更——提供している医療技術は変更しないが、用いる細胞の採取方法や加工方法を変更する場合

(ｲ) 医療技術の変更——再生医療等の同一区分に、医療技術Aと医療技術Bが含まれている場合において、Aの提供を止め、Bに変更するとき

上記(ｱ)及び(ｲ)に掲げるケースのうち、本規定が適用され、再生医療等提供計画の変更時に提供制限の対象とならないものは、次のようになる。

① (ｱ)の場合においては、変更前から実施していた手法により採取し、加工した細胞を用いる再生医療等

② (ｲ)の場合においては、医療技術Aを用いる再生医療等

第三款　第二種再生医療等の提供に関する特則

第十一条

> 　第二種再生医療等提供計画(第二種再生医療等に係る再生医療等提供計画をいう。第二十六条第四項第一号において同じ。)に記載される第二種再生医療等について同条第一項各号に掲げる業務を行う認定再生医療等委員会は、特定認定再生医療等委員会でなければならない。

趣旨

　本規定は、第二種再生医療等提供計画に記載される認定再生医療等委員会は、特定認定再生医療等委員会でなければならない旨を定めたものである。

解説

1　第二種再生医療等については、第一種再生医療等とは異なり、一定程度臨床応用されている医療であることから、厚生労働大臣への計画提出後の実施制限は課されない。とはいえ、安全性の確保等の必要度が高い医療であることを踏まえれば、第二種再生医療等提供計画に基づき提供される第二種再生医療等が再生医療等提供基準を満たしているかどうか審査を行う再生医療等委員会については、一定の質が担保されたものである必要がある。

　このため、第二種再生医療等提供計画について審査を行う再生医療等委員会にあっては、特定認定再生医療等委員会であることを要件としている。

計画の種類	委員会の種類	計画の提出先
第一種再生医療等提供計画	特定認定再生医療等委員会	(地方厚生局長を経由して)厚生労働大臣
第二種再生医療等提供計画	特定認定再生医療等委員会	地方厚生局長
第三種再生医療等提供計画	認定再生医療等委員会	地方厚生局長

第三節　再生医療等の適正な提供に関する措置

第十二条（特定細胞加工物の製造の委託）

> 再生医療等提供機関の管理者は、特定細胞加工物の製造を委託しようとするときは、特定細胞加工物製造事業者に委託しなければならない。

趣旨

本規定は、特定細胞加工物の製造委託は、特定細胞加工物製造事業者に対して行うことを義務づけたものである。

解説

1 「特定細胞加工物の製造」は、それ自体は医療行為ではないので外部への委託が禁止されているものではないが、特定細胞加工物は最終的には人に投与されるものであるため、その安全性等を確保する観点から、委託先を適切に実施できる者として特定細胞加工物製造事業者に限定することとしている。

2 本規定においては、単に「製造」としており、『製造業』とはしていない。これは、患者に投与するため、医師又は歯科医師の指示又は責任の下で、医療機関内で行われる特定細胞加工物の製造については、事業の遂行とみることは困難であり、『業』にあたらないためである。

⇒ 『業』とは、ある者の同種の行為の反覆的継続的遂行が、社会通念上事業の遂行とみることができる程度のものである場合をさす。行為自体は一回限りとみられるものであっても、相当多数が行われる場合には、個々の使用行為が反覆継続するものとして、これに相当する。なお、営利の要素は必要でなく、無償の行為であっても該当するものと解される。〈S31/11/1 薬発第407号〉

⇒ 病院の製剤室で医薬品を製造する行為は、それが当該病院の患者に使用するためのものである限りにおいては、『業』として医薬品を製造する行為には該当しない。〈S36/9/19 薬収第670号〉

3 再生医療等を提供する医療機関は、その提供する再生医療等について、特定細胞加工物の製造方法も含めて再生医療等提供計画を作成し、当該計画に従って実施する。この場合、特定細胞加工物の製造を委託する場合には、再生医療等提供計画に委託先や委託業務の内容を記載することとされている。

このように、再生医療等提供計画に基づいて行われる特定細胞加工物の製造の委託については、医療機関と受託製造者の関係が再生医療等提供計画において明確になり、医師又は歯科医師の指示又は責任の下で行われる仕組みとなることから、薬機法に基づく製造業の許可は不要となる。

⇒　特定細胞加工物の製造業務が再生医療等提供計画に沿って行われていない場合は、医師又は歯科医師の指示又は責任の下で行われていないことになるため、薬機法上の無許可製造に該当し、取締りの対象となる。

4　「委託」とあるが、医療法の解釈上、医療機関の業務のうち『医療の提供そのもの』以外の業務は外部に委託できるものとされている。

5　医療機関の外部委託が可能な業務のうち、医師又は歯科医師の診療に著しい影響を与えるものについては、委託先は当該業務を適正に行う能力のある者に限定されている（医療法第15条の2）。

　このような考え方を踏まえ、再生医療法において、特定細胞加工物の製造業務の委託先を「細胞加工物製造事業者」に限定することとしている。

⇒　再生医療法においては、特定細胞加工の製造に関する諸規定（法第35条から第54条まで）を設けているため、再生医療等の提供に関する規制の一覧性を確保する観点から、本規定を医療法ではなく、本法に規定している。

6　「特定細胞加工物製造事業者」については、法第2条第8項を参照のこと

第十三条（再生医療等提供計画の確認）

> 医師又は歯科医師は、再生医療等を行おうとするときは、次に掲げる事項を確認しなければならない。
> 一　当該再生医療等が第四条第一項又は第五条第一項の規定により提出された再生医療等提供計画に記載された再生医療等であること。
> 二　当該再生医療等が第一種再生医療等である場合にあっては、当該第一種再生医療等が記載された第一種再生医療等提供計画について第九条（第十条第一項において準用する場合を含む。）に規定する期間が経過していること。

趣旨

本規定は、医師又は歯科医師に対し、再生医療等を行おうとするときは、①再生医療等提供計画に記載されたものであること、②第一種再生医療等にあっては第一種再生医療等提供計画の提出日から90日（期間が延長又は短縮されたときは、その期間）が経過していることの確認を義務づけたものである。

解説

1　再生医療等の提供に必要な手続きや実施に関する監督等の責任については、病院又は診療所の管理者が担うこととしているが、管理者のあずかり知らないところで再生医療等提供計画を提出しないまま、医師又は歯科医師が再生医療等を行うこともあり得る。

　このような場合、管理者の監督責任が問われることとなるが、医療法第15条は、あくまで管理者の総括的な注意義務に言及した訓示規定であり、違反した場合であっても罰則が科されることもない。患者にどのような医療行為を行うかについて、専門性を背景とした医師又は歯科医師の裁量に委ねられていることを踏まえれば、管理者の管理義務違反を取りあげ、罰則を適用することは困難といえる。

　そこで、再生医療等を行おうとする医師又は歯科医師に対し、その実施にあたっては、提出された再生医療等提供計画に記載されたものであるかを確認する義務を課し、違反時には罰則を科すこととしている。

2　本規定は、再生医療等提供計画の提出がなされていない再生医療等を実施することを防止するためのものである。このような趣旨を踏まえれば、医師又は歯科医師は、一の提出計画に係る再生医療等を実施する度に確認する必要はなく、最初の実施時に確認すれば十分である。

3　再生医療法の施行の際現に再生医療等を提供している病院又は診療所が提供する当該再生医療等については、この法律の施行日（平成26年11月25日）から起算して1年を経過する日（平成27年11月24日）までの間（当該期間内に当該再生医療等が記載された再生医療等提供計画の提出があったときは、当該提出の日までの間）は、本規定は適用しない。

〈法附則第3条第1項〉

4 再生医療法の施行の際現に第一種再生医療等を提供している病院又は診療所が提供する当該第一種再生医療等であって、施行日から起算して1年を経過する日までの間に法第4条第1項の規定により提出された第一種再生医療等提供計画に記載されたものについては、本規定(第2号に係る部分に限る。)は、適用しない。〈法附則第3条第2項〉

5 再生医療等を行う医師又は歯科医師は、研究として再生医療等を行う場合には、研究を開始する前にあらかじめ、公開データベースに当該研究に係る臨床研究計画を登録しなければならない。なお、第一種再生医療等及び第二種再生医療等を研究で行う場合にあっては実施責任者が登録する。また、再生医療等を共同研究として行う場合にあっては、共同研究を統括する医療機関の管理者が代表して登録を行うことで差し支えない。ただし、知的財産等の問題により研究の実施に著しく支障が生じるものとして、提供機関管理者が許可した登録内容については、この限りではない。〈H26/10/31 医政研発1031第1号〉

　　＊「公開データベース」は、国立大学附属病院長会議、一般財団法人日本医薬情報センター、公益社団法人日本医師会が設置したものに限られる。

6 本規定に違反して再生医療等を行った者(法第60条第5号の規定に該当する者を除く。)は、50万円以下の罰金に処される。〈法第62条第3号〉

　　また、いわゆる両罰規定の対象となっており、法人の代表者又は法人もしくは人の代理人、使用人その他の従業者が、その法人又は人の業務に関し、本規定の違反行為をしたときは、行為者を罰するほか、その法人又は人に対しても50万円の罰金刑を科される。〈法第64条〉

　　＊「法第60条第5号の規定に該当する者」とは、法第13条の規定に違反して第一種再生医療等を行った者をさす。

7 本規定に違反して第一種再生医療等を行った者は、1年以下の懲役又は100万円以下の罰金に処される。〈法第60条第5号〉

　　また、いわゆる両罰規定の対象となっており、法人の代表者又は法人もしくは人の代理人、使用人その他の従業者が、その法人又は人の業務に関し、本規定の違反行為をしたときは、行為者を罰するほか、その法人又は人に対しても100万円の罰金刑を科される。〈法第64条〉

＜第1号＞

8 本号の確認事項は、行おうとする再生医療等が提出(変更に係る提出を含む。)された再生医療等提供計画に記載されたものであることである。

＜第2号＞

9 本号の確認事項は、行おうとする再生医療等が第一種再生医療等提供計画(変更後のものを含む。)に記載された第一種再生医療等である場合にあっては、提供制限期間が経過していることである。

第十四条（再生医療等に関する説明及び同意）

■第１４条第１項■

> 医師又は歯科医師は、再生医療等を行うに当たっては、疾病のため本人の同意を得ることが困難な場合その他の厚生労働省令で定める場合を除き、当該再生医療等を受ける者に対し、当該再生医療等に用いる再生医療等技術の安全性の確保等その他再生医療等の適正な提供のために必要な事項について適切な説明を行い、その同意を得なければならない。

趣旨

本規定は、医師又は歯科医師に対し、再生医療等を行うにあたっては、原則、再生医療等を受ける者に当該再生医療等の適正な提供のために必要な事項について適切な説明を行い、同意を得ることを義務づけたものである。

解説

1　患者への説明は、再生医療等が先進的な技術であるものの未解明な部分があり、感染症や将来的な腫瘍化のリスクも否定できないため、これらのリスクの理解を十分に求めるために行うものである。組織が再生するかどうか等の想定される効果について、患者の誤解を招かないよう、科学的な根拠を持って適切な表現で説明がなされるべきであり、被験者の保護という観点から補償に関する説明も含まれるべきであろう。

2　「厚生労働省令で定める場合」は、次に掲げる場合とする。〈則第32条〉

(ｱ) 単独で説明を受け、同意を与えることが困難な者に対し、再生医療等を行う場合であって、次に掲げる場合のいずれかに該当する場合

① 当該再生医療等を行うことに合理的理由があることについて、認定再生医療等委員会の審査を受けた場合であって、次の(i)から(v)までのいずれも満たす場合

(i) 当該再生医療等を受けることとなる者に緊急かつ明白な生命の危険が生じていること

(ii) その他の治療方法では十分な効果が期待できないこと

(iii) 当該再生医療等を受けることにより生命の危険が回避できる可能性が十分にあると認められること

(iv) 当該再生医療等を受けることとなる者に対する予測される不利益が必要な最小限度のものであること

(v) 代諾者となるべき者と直ちに連絡を取ることができないこと

② ①の場合以外の場合であって、当該再生医療等を行うことに合理的理由があることについて、認定再生医療等委員会の審査を受けており、当該再生医療等を受けることとなる者の代諾者の同意を得ている場合

(ｲ) 16歳未満の者に対し、再生医療等を行う場合であって、次に掲げる場合のいずれか

に該当する場合((ｱ)に掲げる場合を除く。)
① 当該再生医療等を受けることとなる者が再生医療等を受けることについての説明を十分理解できる能力を有しており、当該者の理解を得ている場合であって、(ｱ)①の(i)から(v)までのいずれも満たす場合
② ①の場合以外の場合であって、当該再生医療等を受けることとなる者が再生医療等を受けることについての説明を十分理解できる能力を有し、かつ、当該者の理解を得ており、当該再生医療等を受けることとなる者の代諾者の同意を得ている場合

第2章第3節　再生医療等の適正な提供に関する措置（第12条—第25条）

■**第１４条第２項**■

> 医師又は歯科医師は、再生医療等を受ける者以外の者から再生医療等に用いる細胞の採取を行うに当たっては、疾病のため本人の同意を得ることが困難な場合その他の厚生労働省令で定める場合を除き、当該細胞を提供する者に対し、採取した細胞の使途その他当該細胞の採取に関し必要な事項について適切な説明を行い、その同意を得なければならない。

趣旨

本規定は、医師又は歯科医師に対し、再生医療等を受ける者以外の者から再生医療等に用いる細胞の採取を行うにあたっては、原則、細胞提供者にその細胞の採取に関し必要な事項について適切な説明を行い、同意を得ることを義務づけたものである。

解説

1　再生医療等を行うためには、円滑な細胞の入手が重要になることはいうまでもないが、例えば、ヒトES細胞は、"人の生命の萌芽"たる受精卵を滅失して樹立されるものであるため、その取り扱いにあたっては生命倫理面のきわめて慎重な配慮が必要となる。再生医療等に用いる細胞の提供者に適切な説明を行い、十分な理解を求めることは当然といえよう。

2　「再生医療等に用いる」とあるように、『当該再生医療等に用いる』とはしていない。これは、特定の再生医療等に用いる細胞の採取に関する規定ではないためである。

3　「厚生労働省令で定める場合」は、次に掲げる場合とする。〈則第33条〉

(ｱ) 単独で説明を受け、同意を与えることが困難な者から再生医療等に用いる細胞の採取を行う場合であって、次に掲げる場合のいずれかに該当する場合

① 当該採取を行うことに合理的理由があることについて、認定再生医療等委員会の審査を受けた場合であって、次の(i)及び(ii)を満たす場合

　(i) 当該細胞を採取されることとなる者が、あらかじめ、再生医療等に用いられるために自らの細胞を提供する意思を表示していること

　(ii) 代諾者となるべき者と直ちに連絡を取ることができないこと

② ①の場合以外の場合であって、当該採取を行うことに合理的理由があることについて、認定再生医療等委員会の審査を受けており、当該細胞を採取されることとなる者の代諾者の同意を得ている場合

(ｲ) 16歳未満の者から再生医療等に用いる細胞の採取を行う場合であって、次に掲げる場合のいずれかに該当する場合（(ｱ)に掲げる場合を除く。）

① 当該細胞を採取されることとなる者が当該細胞の採取を行うことについての説明を十分理解できる能力を有しており、当該者の理解を得ている場合であって、(ｱ)①の(i)及び(ii)を満たす場合

② ①の場合以外の場合であって、当該細胞を採取されることとなる者が当該細胞の採取を行うことについての説明を十分理解できる能力を有し、かつ、当該者の理解を得ており、当該細胞を採取されることとなる者の代諾者の同意を得ている場合

第十五条（再生医療等に関する個人情報の保護）

> 再生医療等提供機関の管理者は、再生医療等に用いる細胞を提供する者及び再生医療等を受ける者の個人情報（個人に関する情報であって、当該情報に含まれる氏名、生年月日その他の記述等により特定の個人を識別することができるもの（他の情報と照合することにより、特定の個人を識別することができることとなるものを含む。）をいう。以下この条において同じ。）の漏えい、滅失又は毀損の防止その他の個人情報の適切な管理のために必要な措置を講じなければならない。

趣旨

本規定は、提供機関管理者に対し、再生医療等に用いる細胞の提供者及び再生医療等を受ける者の個人情報の漏えい防止のために必要な措置を講じることを義務づけたものである。

解説

1. 「再生医療等に用いる細胞を提供する者」とあるように、再生医療等に用いる細胞には自己の細胞以外のものを用いる場合があるため、細胞提供者の個人情報（個人遺伝情報含む。）についても保護の対象としている。

2. 個人情報保護法において「個人情報」とは、『<u>生存する</u>個人に関する情報であって、当該情報に含まれる氏名、生年月日その他の記述等により特定の個人を識別することができるもの（他の情報と<u>容易に</u>照合することができ、それにより特定の個人を識別することができることとなるものを含む。）』と定義されている。〈個人情報保護法第2条第1項〉

   一方、再生医療法においては、本規定のとおり、『個人に関する情報であって、当該情報に含まれる氏名、生年月日その他の記述等により特定の個人を識別することができるもの（他の情報と照合することにより、特定の個人を識別することができることとなるものを含む。）』を「個人情報」としており、個人情報保護法による定義よりも対象範囲が広くなっている。

3. 個人情報保護法において、①死者に関する情報、②学術研究（臨床研究）目的の場合における個人情報、③小規模医療機関が保有する個人情報を対象としていないため、これらの情報については、再生医療法による個人情報保護規定が意味を持つことになる。

   一方、これらの情報以外の情報については、再生医療法と個人情報保護法による規制が重複してかかることになる。そのため、重複を排除するための除外規定を明文化しておく必要性も考えられたが、あえてそのような規定を置く実益がないこと、他法令においても除外規定を置いていないことから、再生医療法においても重複を残したままとしている。

4. 「漏えい」とは、特定の者の故意の行為により物が外部に漏れることをいう。よく似

た用語に『流出』があるが、これは単に物が所持者の支配を離れることを意味し、漏えい、滅失、紛失及び遺失を含む広い概念として用いられる。

5 「滅失」とは、物の存在自体が失われることを意味し、後に発見されることはない。よく似た用語に『紛失』『遺失』があるが、これらは物の存在自体が失われているか否かを問わず、物が所持者の支配を離れることを意味するため、後に発見されることはあり得る。なお、『紛失』はその物が特定の原因によらずに所持者の支配を離れること、『遺失』はその物が何らかの原因(例:置き忘れ)により支配を離れることをいう。

6 「毀損」とは、物に損傷を生じ、その価値が減じることをいう。

7 「講じなければならない」とあるように、再生医療法における個人情報保護規定は、『努力義務』ではなく、『義務』となっている。これは、既に個人情報保護法が制定され、個人情報保護の必要性が高まっている現時点において、本規定を努力義務にとどめることに合理性がないこと、提供機関管理者には保有個人情報の漏えい、滅失又は毀損の防止その他の個人情報の適切な管理のために、①当該保有個人情報を取り扱う医師又は歯科医師等に対する監督及び研修、②細胞加工物の製造を委託する場合の委託先に対する監督、③個人情報の漏えい等の問題が発生した場合における報告連絡体制の構築等の措置を講ずる必要があることから『義務』としたものである。

8 再生医療法の施行の際現に再生医療等を提供している病院又は診療所が提供する当該再生医療等については、この法律の施行日(平成26年11月25日)から起算して1年を経過する日(平成27年11月24日)までの間(当該期間内に当該再生医療等が記載された再生医療等提供計画の提出があったときは、当該提出の日までの間)は、本規定中「再生医療等提供機関」とあるのは、『再生医療等を提供する病院又は診療所』とする。〈法附則第3条第1項〉

第十六条（再生医療等に関する記録及び保存）

■第１６条第１項■

> 医師又は歯科医師は、再生医療等を行ったときは、厚生労働省令で定めるところにより、当該再生医療等を行った日時及び場所、当該再生医療等の内容その他の厚生労働省令で定める事項に関する記録を作成しなければならない。

趣旨

本規定は、医師又は歯科医師に対し、再生医療等を行ったときは、当該再生医療等に関する記録の作成を義務づけたものである。

解説

1　再生医療等は新しい医療であり、原細胞の提供者の情報、どのような経過をたどったかといった情報のトレーサビリティー（追跡可能性）を確保することが重要である。このため、医師及び歯科医師に対して、再生医療等を行った日時、場所等の関係記録の作成及び保存の義務を課すこととしている。

2　医師又は歯科医師が診療したときは、医師法第24条又は歯科医師法第23条により、診療録の記載及び保存が義務づけられており、再生医療等についても医療であることから、当然、再生医療等に関する記録及び保存の義務が生じることになる。

　しかしながら、再生医療等を提供し、相当期間経過した後に遺伝子に起因する重大疾患がみつかるなどの可能性があるため、医師法第24条又は歯科医師法第23条に規定する５年間の保存では不十分といえ、相当程度の期間、実施された内容をたどることができるよう記録し、保存しておく必要がある。また、医師法又は歯科医師法で義務づけられている記載事項に加え、再生医療等に特有の事項として、細胞の入手先や細胞加工の委託先を記録しておくことが求められている。

　このように、再生医療法による記録と医師法又は歯科医師法による診療録は概念上異なるものであり、別個に記録及び保存しておくべきものであるが、運用上、診療録が再生医療法による記録を兼ねることは可能とされている。

3　再生医療等に関する記録は、再生医療等を受けた者ごとに作成しなければならない。〈則第34条第１項〉

⇒　再生医療等に関する記録については、当該記録を独立したものとすることが望ましいが、再生医療等に関する記録を診療録内に作成しても差し支えない。ただし、診療録に記録を作成する場合においても、当該記録は法定年数（則第34条第３項）保存しなければならない。〈H26/11/21 医政局研究開発振興課事務連絡〉

4　「厚生労働省令で定める事項」は、次に掲げる事項とする。〈則第34条第２項〉

① 再生医療等を受けた者の住所、氏名、性別及び生年月日

② 病名及び主要症状

③ 使用した特定細胞加工物又は再生医療等製品の種類、投与方法その他の再生医療等の内容及び評価

④ 再生医療等に用いる細胞に関する情報

⑤ 特定細胞加工物の製造を委託した場合は委託先及び委託業務の内容

⑥ 再生医療等を行った年月日

⑦ 再生医療等を行った医師又は歯科医師の氏名

⇒ 上記③の「評価」として、例えば、再生医療等を受ける者についての再生医療等の提供前後の状態の比較が挙げられる。〈H26/10/31 医政研発 1031 第 1 号〉

⇒ 上記④の「再生医療等に用いる細胞に関する情報」として、例えば、当該細胞の提供又は採取が行われた場所や年月日、当該細胞提供者の適格性の確認の結果及び当該細胞についての適切性を確認した検査の結果等が挙げられる。〈H26/10/31 医政研発 1031 第 1 号〉

5 本規定による記録の保存義務は、後になって当該再生医療等の安全性が確立し、再生医療法の対象から外れた場合であっても、引き続き適用されるものである。

再生医療法の対象から外れた後に実施された医療については、本規定の記録及び保存の義務が課せられないのはいうまでもない。

6 本規定に違反して記録を作成せず、又は虚偽の記録を作成した者は、50 万円以下の罰金に処される。〈法第 62 条第 4 号〉

また、いわゆる両罰規定の対象となっており、法人の代表者又は法人もしくは人の代理人、使用人その他の従業者が、その法人又は人の業務に関し、本規定の違反行為をしたときは、行為者を罰するほか、その法人又は人に対しても 50 万円の罰金刑を科される。
〈法第 64 条〉

■第16条第2項■

> 前項の記録は、再生医療等提供機関の管理者が、厚生労働省令で定めるところにより、保存しなければならない。

趣旨

　本規定は、提供機関管理者に対し、再生医療等を行ったときは、当該再生医療等に関する所定の記録の保存を義務づけたものである。

解説

1　提供機関管理者は、再生医療等が行われたときは、再生医療等に関する記録を、再生医療等提供計画、同意に係る文書及び特定細胞加工物概要書とともに、次に掲げる場合に応じ、それぞれに掲げる期間、保存しなければならない。〈則第34条第3項〉

① 指定再生医療等製品（薬機法第68条の7第3項に規定する指定再生医療等製品であって、同法第23条の25又は第23条の37の承認の内容に従わずに用いるものに限る。以下同じ。）又は指定再生医療等製品の原料と類似の原料から成る特定細胞加工物を用いる場合――30年間

　＊「同法第23条の25又は第23条の37の承認」とは、再生医療等製品の製造販売の承認又は外国特例承認をさす。

② ①に掲げる指定再生医療等製品又は特定細胞加工物以外の細胞加工物を用いる場合――10年間

⇒　上記①に「薬機法第68条の7第3項に規定する指定再生医療等製品」とあるが、これは、ともすれば患者の生命に深刻な影響をあたえかねず、重大な健康被害を与えるおそれがあるとの知見が新たに見つかったような場合には緊急に対応することが求められる再生医療等製品のことであり、市販後の安全対策に係る特別の措置として使用対象者をあらかじめ把握しておく仕組みが設けられている。具体的には、再生医療等製品のうちマウス生細胞を含有するものが指定されている。〈H26/8/6 厚生労働省告示第318号〉

⇒　上記①の「指定再生医療等製品の原料と類似の原料から成る特定細胞加工物」とは、同種もしくは動物の細胞又はヒト血液を原料等として用いる特定細胞加工物（培地成分、添加物等としてのみ使用され、又は極めて高度な処理を受けていることにより、十分なクリアランスが確保され、感染症の発症リスクが極めて低いものを除く。）をいう。なお、ヒト血液を原料等として用いる特定細胞加工物として、例えば、ヒト血清アルブミンを用いて培養した特定細胞加工物が挙げられる。〈H26/10/31 医政研発1031第1号〉

2　再生医療法の施行の際現に再生医療等を提供している病院又は診療所が提供する当該再生医療等については、この法律の施行日（平成26年11月25日）から起算して1年を経過する日（平成27年11月24日）までの間（当該期間内に当該再生医療等が記載された再生医療等提供計画の提出があったときは、当該提出の日までの間）は、本規定中「再生医療等

提供機関」とあるのは、『再生医療等を提供する病院又は診療所』とする。〈法附則第3条第1項〉

3　本規定に違反して記録を保存しなかった者は、50万円以下の罰金に処される。〈法第62条第5号〉

　また、いわゆる両罰規定の対象となっており、法人の代表者又は法人もしくは人の代理人、使用人その他の従業者が、その法人又は人の業務に関し、本規定の違反行為をしたときは、行為者を罰するほか、その法人又は人に対しても50万円の罰金刑を科される。〈法第64条〉

第十七条（認定再生医療等委員会への疾病等の報告）

■第１７条第１項■

> 再生医療等提供機関の管理者は、再生医療等提供計画に記載された再生医療等の提供に起因するものと疑われる疾病、障害若しくは死亡又は感染症の発生を知ったときは、厚生労働省令で定めるところにより、その旨を再生医療等提供計画に記載された認定再生医療等委員会に報告しなければならない。

趣旨

本規定は、提供機関管理者に対し、再生医療等の提供に起因するものと疑われる疾病等の発生を知ったときは、認定再生医療等委員会への報告を義務づけたものである。

解説

1　再生医療等の安全性の確保等を図るため、認定再生医療等委員会には、再生医療等提供計画の審査のみならず、その後の実施状況についても把握し、必要に応じ改善策等について意見を述べることが求められている。

認定再生医療等委員会がこのような役割を果たすためには、再生医療等の提供に起因するものと疑われる疾病等の有害事象について、重篤なものに限らず幅広く報告を受ける体制としておくことが重要であるため、本規定が設けられている。

2　「起因するものと疑われる」とあるように、結果として再生医療等技術その他再生医療等の提供に起因するといえないまでも、そのおそれがある疾病等については広く本規定の報告の対象となっている。

3　提供機関管理者は、再生医療等提供計画に記載された再生医療等の提供について、次に掲げる事項を知ったときは、それぞれに定める期間内に当該事項を、再生医療等提供計画に記載された認定再生医療等委員会に報告しなければならない。〈則第35条〉

(ｱ) 次に掲げる疾病等の発生のうち、当該再生医療等の提供によるものと疑われるもの又は当該再生医療等の提供によるものと疑われる感染症によるもの――7日
　① 死亡
　② 死亡につながるおそれのある症例

(ｲ) 次に掲げる疾病等の発生のうち、当該再生医療等の提供によるものと疑われるもの又は当該再生医療等の提供によるものと疑われる感染症によるもの――15日
　① 治療のために医療機関への入院又は入院期間の延長が必要とされる症例
　② 障害
　③ 障害につながるおそれのある症例
　④ 重篤である症例
　⑤ 後世代における先天性の疾病又は異常

(ｳ) 再生医療等の提供によるものと疑われる又は当該再生医療等の提供によると疑われる感染症による疾病等の発生（(ｱ)及び(ｲ)に掲げるものを除く。）――再生医療等提供計画を厚生労働大臣に提出した日から起算して 60 日ごとに当該期間満了後 10 日以内

⇒ 上記の認定再生医療等委員会への「報告」は、別紙様式第 1 による報告書を提出して行うものとする。〈H26/10/31 医政研発 1031 第 1 号〉

⇒ 　上記(ｲ)④の「重篤」とは、(ｲ)①から③までに掲げる症例に準ずるものをいう。〈H26/10/31 医政研発 1031 第 1 号〉

第2章第3節　再生医療等の適正な提供に関する措置(第12条—第25条)

■第１７条第２項■

> 前項の場合において、認定再生医療等委員会が意見を述べたときは、再生医療等提供機関の管理者は、当該意見を尊重して必要な措置をとらなければならない。

趣 旨

　本規定は、提供機関管理者が再生医療等の提供に起因するものと疑われる疾病等の発生を認定再生医療等委員会に報告した場合において、提供機関管理者に対し、認定再生医療等委員会の意見を尊重して必要な措置をとるべきことを義務づけたものである。

解 説

1　提供機関管理者と認定再生医療等委員会の権能を明確なものとし、再生医療等の提供に起因するものと疑われる疾病等が発生した場合において、提供機関管理者の経営方針により保健衛生上支障を生じるような措置がなされることを防止するために本規定が設けられている。「当該意見を尊重して」とあるが、これは、認定再生医療等委員会の意見に法的根拠を付与することを意図したものである。

第十八条（厚生労働大臣への疾病等の報告）

> 再生医療等提供機関の管理者は、再生医療等提供計画に記載された再生医療等の提供に起因するものと疑われる疾病、障害若しくは死亡又は感染症の発生に関する事項で厚生労働省令で定めるものを知ったときは、厚生労働省令で定めるところにより、その旨を厚生労働大臣に報告しなければならない。

趣旨

本規定は、提供機関管理者に対し、再生医療等の提供に起因するものと疑われる疾病等の発生を知ったときは、厚生労働大臣への報告を義務づけたものである。

解説

1. 再生医療等は新しい医療であり、いったんは安全と評価されても、その後に人体に危害を及ぼすリスクが判明することもあり得る。再生医療等の安全性を確保するためには、リスク情報を国として迅速に情報収集し、適切な対応を図ることができるようにしておくことが重要といえ、そのような考え方の下、本規定が設けられている。
2. 法第17条第1項に基づく認定再生医療等委員会への報告については軽度なものも含め幅広い疾病等が対象となるが、本規定に基づく厚生労働大臣への報告にあっては再生医療等の安全性の確保の観点から把握する必要性の高い死亡や重篤な症状が発生した場合を対象としている。
3. 「厚生労働大臣」とあるが、第二種再生医療等及び第三種再生医療等に係るものに限っては、地方厚生局長に権限委任が行われている。〈則第118条第1項第4号〉
4. 提供機関管理者は、再生医療等提供計画に記載された再生医療等の提供について、次に掲げる事項を知ったときは、それぞれに定める期間内に当該事項を、厚生労働大臣に報告しなければならない。〈則第36条〉
   (ｱ) 次に掲げる疾病等の発生のうち、当該再生医療等の提供によるものと疑われるもの又は当該再生医療等の提供によるものと疑われる感染症によるもの――7日
      ① 死亡
      ② 死亡につながるおそれのある症例
   (ｲ) 次に掲げる疾病等の発生のうち、当該再生医療等の提供によるものと疑われるもの又は当該再生医療等の提供によるものと疑われる感染症によるもの――15日
      ① 治療のために医療機関への入院又は入院期間の延長が必要とされる症例
      ② 障害
      ③ 障害につながるおそれのある症例
      ④ 重篤である症例
      ⑤ 後世代における先天性の疾病又は異常
   ⇒ 上記の厚生労働大臣への「報告」は、別紙様式第2による報告書を提出して行うものとする。〈H26/10/31 医政研発1031第1号〉

第十九条（厚生科学審議会への報告）

■第19条第1項■

> 厚生労働大臣は、毎年度、前条の規定による報告の状況について厚生科学審議会に報告し、必要があると認めるときは、その意見を聴いて、再生医療等の提供による保健衛生上の危害の発生又は拡大を防止するために必要な措置をとるものとする。

【趣旨】

本規定は、厚生労働大臣は、再生医療等の提供に起因するものと疑われる疾病等の発生に係る提供機関管理者からの報告の状況について、毎年度、厚生科学審議会に報告する旨を定めたものである。厚生労働大臣は、必要があると認めるときは、厚生科学審議会の意見を聴いて、保健衛生上の危害の発生又は拡大を防止するための措置をとるものとしている。

【解説】

1　厚生労働大臣が報告を受けた再生医療等の提供に起因するものと疑われる疾病等の情報については、評価分析し、必要に応じて適切な措置を講ずることが求められる。また、その評価分析にあたっては、再生医療等について専門的知見を有する者の意見を聴くことが重要といえる。そのため、本規定では当該情報の厚生科学審議会への及びそれを受けて必要な措置をとるべきことを定めている。

2　「厚生科学審議会」は、厚生労働省設置法8条を設置根拠としており、次に掲げる事務を司るものとされている。

(ア) 厚生労働大臣の諮問に応じて次に掲げる重要事項を調査審議すること
　① 疾病の予防及び治療に関する研究その他所掌事務に関する科学技術に関する重要事項
　② 公衆衛生に関する重要事項

(イ) (ア)②に掲げる重要事項に関し、厚生労働大臣又は関係行政機関に意見を述べること

(ウ) 厚生労働大臣又は文部科学大臣の諮問に応じて保健師、助産師、看護師、准看護師、理学療法士、作業療法士、あん摩マッサージ指圧師、はり師、きゅう師又は柔道整復師の学校又は養成所もしくは養成施設の指定又は認定に関する重要事項を調査審議すること

(エ) 再生医療法、感染症の予防及び感染症の患者に対する医療に関する法律、予防接種法、検疫法、生活衛生関係営業の運営の適正化及び振興に関する法律及び難病の患者に対する医療等に関する法律の規定によりその権限に属させられた事項を処理すること

　＊「感染症の予防及び感染症の患者に対する医療に関する法律」は、平成10年法律第114号をいう。
　＊「生活衛生関係営業の運営の適正化及び振興に関する法律及び難病の患者に対する医療等に関する法律」は、平成26年法律第50号をいう。

3 「必要な措置」として、例えば、再生医療等を提供する医療機関に対する注意喚起のための情報提供が挙げられる。

■第19条第2項■

> 厚生科学審議会は、前項の規定による措置のほか、再生医療等の提供による保健衛生上の危害の発生又は拡大を防止するために必要な措置について、調査審議し、必要があると認めるときは、厚生労働大臣に意見を述べることができる。

趣 旨

　本規定は、厚生科学審議会は、保健衛生上の危害の発生又は拡大を防止するために必要な措置について、調査審議することができる旨を定めたものである。また、必要があると認めるときは、保健衛生上の危害の発生又は拡大を防止するために必要な措置について、厚生労働大臣に意見を述べることができるとしている。

第二十条(認定再生医療等委員会への定期報告)

■第20条第1項■

再生医療等提供機関の管理者は、再生医療等提供計画に記載された再生医療等の提供の状況について、厚生労働省令で定めるところにより、定期的に、再生医療等提供計画に記載された認定再生医療等委員会に報告しなければならない。

趣旨

本規定は、提供機関管理者に対し、再生医療等の提供状況について、認定再生医療等委員会への定期報告を義務づけたものである。

解説

1 再生医療等の安全性の確保等を図るため、認定再生医療等委員会には、再生医療等提供計画の審査のみならず、その後の実施状況についても把握し、必要に応じ改善策等について意見を述べることが求められている。

　認定再生医療等委員会がこのような役割を果たすためには、再生医療等の提供の状況について、有害事象が発生した場合だけでなく、定期的に状況報告を受けることが重要であるため、本規定が設けられている。

2 認定再生医療等委員会への定期報告について、次のとおり定められている。〈則第37条〉

　(ア) 提供機関管理者は、再生医療等の提供の状況について、再生医療等提供計画に記載された再生医療等技術ごとに、次に掲げる事項について、当該再生医療等提供計画に記載された認定再生医療等委員会に報告しなければならない。

　　① 当該再生医療等を受けた者の数
　　② 当該再生医療等に係る疾病等の発生状況及びその後の経過
　　③ 当該再生医療等の安全性及び科学的妥当性についての評価
　　④ 当該再生医療等の提供を終了した場合にあっては、終了した日

　(イ) (ア)の報告は、再生医療等提供計画を厚生労働大臣に提出した日から起算して、1年ごとに、当該期間満了後90日以内に行わなければならない。

⇒ 上記の認定再生医療等委員会への「定期報告」は、別紙様式第3による報告書を提出して行うものとする。〈H26/10/31 医政研発1031第1号〉

■第20条第2項■

> 前項の場合において、認定再生医療等委員会が意見を述べたときは、再生医療等提供機関の管理者は、当該意見を尊重して必要な措置をとらなければならない。

趣 旨

本規定は、提供機関管理者が再生医療等の提供状況を認定再生医療等委員会に定期報告した場合において、提供機関管理者に対し、認定再生医療等委員会の意見を尊重して必要な措置をとるべきことを義務づけたものである。

第二十一条（厚生労働大臣への定期報告）

■第２１条第１項■

> 再生医療等提供機関の管理者は、再生医療等提供計画に記載された再生医療等の提供の状況について、厚生労働省令で定めるところにより、定期的に、厚生労働大臣に報告しなければならない。

趣旨

本規定は、提供機関管理者に対し、再生医療等の提供状況について、厚生労働大臣への定期報告を義務づけたものである。

解説

1　再生医療等は新しい医療であり、その適切な提供を推進していく上では、国が再生医療等の提供状況を定期的に把握し、国の医療政策に反映できる仕組みにしておくことが必要である。また、国として提供状況を把握するのみならず、その概要について広く情報提供することは再生医療等に対する国民の理解の促進にも資することになるため、本条が設けられている。

2　「厚生労働大臣」とあるが、第二種再生医療等及び第三種再生医療等に係るものに限っては、地方厚生局長に権限委任が行われている。〈則第118条第１項第５号〉

3　厚生労働大臣への定期報告について、次のとおり定められている。〈則第38条〉

(ｱ) 提供機関管理者は、再生医療等の提供の状況について、再生医療等提供計画に記載された再生医療等技術ごとに、次に掲げる事項について、厚生労働大臣に報告しなければならない。

　① 当該再生医療等を受けた者の数
　② 当該再生医療等に係る疾病等の発生状況及びその後の経過
　③ 当該再生医療等の安全性及び科学的妥当性についての評価
　④ 当該再生医療等の提供を終了した場合にあっては、終了した日

(ｲ) 提供機関管理者は、(ｱ)の報告の際には、認定再生医療等委員会への定期報告に対し当該認定再生医療等委員会が意見を述べた場合には、当該意見を添えなければならない。

(ｳ) (ｱ)の報告は、再生医療等提供計画を厚生労働大臣に提出した日から起算して、１年ごとに、当該期間満了後90日以内に行わなければならない。

⇒　上記の厚生労働大臣への「定期報告」は、別紙様式第４による報告書を提出して行うものとする。〈H26/10/31 医政研発1031第１号〉

■第21条第2項■
> 厚生労働大臣は、前項の規定による報告を取りまとめ、その概要を公表しなければならない。

趣旨
本規定は、厚生労働大臣は、再生医療等の提供状況に係る定期報告を取りまとめ、その概要を公表しなければならない旨を定めたものである。

解説
1 再生医療等は、多くの国民にとって夢の治療法のように思われている節があるが、因果関係は明確でないものの死亡事故が起こった事例も報告されている。このように専門家と国民との知見の乖離が大きいことをかんがみ、国民が正しく理解し、適切な医療を享受できるようにするため、国は提供機関管理者からの定期的な報告によって最新の提供状況を収集し、これを公表することによって国民との情報共有を図ることとしている。
2 「公表」とは、広く世間に発表することを意味する。なお、公機関が公表する場合は『公示』という。

第二十二条（緊急命令）

> 厚生労働大臣は、再生医療等の提供による保健衛生上の危害の発生又は拡大を防止するため必要があると認めるときは、再生医療等を提供する病院又は診療所の管理者に対し、当該再生医療等の提供を一時停止することその他保健衛生上の危害の発生又は拡大を防止するための応急の措置をとるべきことを命ずることができる。

趣旨

本規定は、厚生労働大臣は、保健衛生上の危害の発生又は拡大を防止するため必要があると認めるときは、再生医療等を提供する医療機関の管理者に対して緊急命令を下すことができる旨を定めたものである。

解説

1　一般に行政は、客観的な基準を設けてその基準に違反したものを取締りの対象とし、相応の処分を下すという監視指導を行っている。とはいえ、再生医療等の安全性に関する重大な情報に接した場合、その情報を客観的に分析し、最終的な評価の確定を待って監視指導を始めるのでは、いたずらに保健衛生上の危害の発生・拡大を許してしまうことにもなりかねない。そこで、一般的な監視指導方法では危害の発生・拡大を防ぐことができないと認められる場合にあっては、最終的な評価が確定するまでの間、直ちに再生医療等の提供の一時停止等の応急の措置をとることができよう、本規定により緊急展開可能な手段を設けることとしている。

2　再生医療等を提供しようとする病院又は診療所には、再生医療等計画を厚生労働大臣に提出することが罰則付きで義務づけられており（法第4条第1項）、提出された再生医療等提供計画に係る病院又は診療所は『再生医療等提供機関』と呼ばれている（法第6条）。

本規定においては、『再生医療等提供機関の管理者』とせずに、「再生医療等を提供する病院又は診療所の管理者」としているが、これは、再生医療等計画を提出することなく違法に再生医療等を実施している医療機関についても、緊急命令の対象に含めることを示している。

3　「応急の措置」とは、あくまで最終的な評価が確定するまでの間の措置をいう。最終的な評価の結果、保健衛生上の危害の発生・拡大のおそれがないと判明すれば、再生医療等の提供の一時停止等の応急の措置が解除される。一方、危害の発生・拡大のおそれがあると判明すれば、改善命令等の措置に移行することになる。

4　緊急命令が発動されるケースとして、例えば、次のような場合が挙げられる。

(ｱ)　特定の細胞が人体に危害を及ぼす可能性があることが判明した場合であって、当該細胞を使用して再生医療等を実施するすべての病院又は診療所に対して、当該再生医療等の提供を一時停止させる必要があるとき

(イ) 特定の医療機関における再生医療等の提供が、人の生命の保護の観点から問題があり、当該再生医療等の提供を一時停止させる必要がある場合であって、改善命令(法第23条第1項)による対応では遅いとき

5 本規定による命令に違反した者は、3年以下の懲役もしくは300万円以下の罰金に処し、又はこれを併科される。〈法第59条〉

また、いわゆる両罰規定の対象となっており、法人の代表者又は法人もしくは人の代理人、使用人その他の従業者が、その法人又は人の業務に関し、本規定の違反行為をしたときは、行為者を罰するほか、その法人又は人に対しても300万円の罰金刑を科される。〈法第64条〉

第二十三条（改善命令等）

■第23条第1項■

> 厚生労働大臣は、再生医療等技術の安全性の確保等その他再生医療等の適正な提供のため必要があると認めるときは、この章の規定の施行に必要な限度において、再生医療等提供機関の管理者に対し、再生医療等提供計画の変更その他再生医療等の適正な提供に関し必要な措置をとるべきことを命ずることができる。

趣旨

本規定は、厚生労働大臣は、再生医療等が適正に提供されていない場合においては、提供機関管理者に対して改善命令を下すことができる旨を定めたものである。

解説

1　再生医療法に基づく規制の遵守を担保し、再生医療等の適正な実施を確保するために本規定が設けられている。

2　本規定の改善命令は、あくまで自主的な改善を目的として再生医療等提供計画の変更等を命ずるものであって、直ちに現在実施されている再生医療等の提供を制限する趣旨のものではない。

　直ちに再生医療等の提供を停止させなければならない喫緊のケースについては、本規定ではなく、緊急命令(法第22条)による対応が図られる。そこまでの緊急性のない事案については、行政指導を行い、それに従わない場合に改善命令(法第23条第1項)を下し、さらに従わないときは提供制限命令(法第23条第2項)が発動されると整理できる。

3　「厚生労働大臣」とあるが、地方厚生局長に権限委任が行われている。ただし、厚生労働大臣がこの権限を自ら行うことを妨げない。〈則第118条第1項第6号〉

4　「この章」とは、第2章『再生医療等の提供』をさす。第2章は、第1節『再生医療等提供基準(法第3条)、第2節『再生医療等の提供の開始、変更及び中止の手続(法第4条から第11条まで)』及び第3節『再生医療等の適正な提供に関する措置(法第12条から第25条まで)』より構成されている。

5　「必要な限度において」とあるように、本規定による改善命令は、あくまで再生医療等の適正な提供のために必要な範囲に限られており、そのような認識の上で運用すべきものである。

6　再生医療等の実施手続、再生医療等を行う医師又は歯科医師の監督等は、医療機関の開設者ではなく、管理者の権限に属する事項であることから、再生医療法では、再生医療等の実施に関する手続きや安全性の確保の責任を管理者に負わせている。そのため、本規定の改善命令の対象を「再生医療等提供機関の管理者」としている。

7　改善命令が発動されるケースとして、例えば、計画提出後の病院における体制の変更等により、当該計画に記載された方法で再生医療等を提供する能力がないと認められる場合が挙げられる。

■第23条第2項■

> 厚生労働大臣は、再生医療等提供機関の管理者が前項の規定による命令に従わないときは、当該管理者に対し、期間を定めて再生医療等提供計画に記載された再生医療等の全部又は一部の提供を制限することを命ずることができる。

趣旨

本規定は、厚生労働大臣は、提供機関管理者が改善命令に従わないとき、提供機関管理者に対し、再生医療等の提供の制限命令を下すことができる旨を定めたものである。

解説

1　再生医療等が適正に提供されていない場合、まずは、行政指導や改善命令により是正を図ることが求められる。それでも改善が見られないときに、本規定による再生医療等の提供の制限命令が発動され、この命令にも従わなかったときに初めて罰則が科されることとなる。これは、安全性が確保されない再生医療等が行われている場合において、改善命令にも従わないという例外的なときに限り、その改善を促す目的で、計画に基づく再生医療等の提供という提供機関管理者の権限に属する範囲において、期間を定めて行われるものであるため、極めて例外的に発動される最終的な措置といえる。

2　「厚生労働大臣」とあるが、地方厚生局長に権限委任が行われている。ただし、厚生労働大臣がこの権限を自ら行うことを妨げない。〈則第118条第1項第6号〉

3　病院又は診療所の管理者は、医師又は歯科医師であって、病院又は診療所における管理の責任者とされており、医療の提供に関する事項や病院内の従業者に対し、法令を遵守させる義務は管理者の権限に属している。そのため、再生医療法では、再生医療等の実施に関する手続きや安全性の確保の責任を管理者に負わせており、本規定の制限命令の対象も「当該管理者」としている。

4　「再生医療等提供計画に記載された再生医療等」とあるように、本規定の制限命令は、提出された再生医療等提供計画に係る再生医療等を制限するものであって、再生医療等以外の医療、異なる再生医療等提供計画に基づく再生医療等の提供を制限するものではない。

5　提供制限命令が発動されるケースとして、例えば、次のような場合が挙げられる。

(ア)　重篤な疾病の治療を目的とした再生医療等を記載した再生医療等提供計画を提出した病院において、当該計画に記載したものとは異なる方法（例：異なる投与量、記載された安全対策がとられていない等）で再生医療等を行った結果、患者の死亡が発生した状況において、病院の管理者に対し、当該計画に従って実施するよう命じたにもかかわらず、改善されず、その再生医療等の提供が継続されている場合

(イ)　再生医療等提供計画に基づき患者を受け入れている診療所において、再生医療法で

規定する基準に違反して特定細胞加工物の製造を行った結果、重篤な症状が発生した状況において、診療所の管理者に対し、製造方法の改善を命じたにもかかわらず、改善されず、その再生医療等の提供が継続されている場合

6 医師法第19条第1項において、『診療に従事する医師は、診察治療の求があつた場合には、正当な事由がなければ、これを拒んではならない。』歯科医師法第19条第1項において、『診療に従事する歯科医師は、診察治療の求があつた場合には、正当な事由がなければ、これを拒んではならない。』と規定されている。これは、医師又は歯科医師に対して診療に応じる義務(応召義務)を課したものであるが、特定の医療の提供を個々の医師又は歯科医師に義務づけているわけではない。

　本規定の制限命令は、特定の再生医療等が安全に実施されない限りその提供を制限するという性質のものであるため、医師又は歯科医師の応召義務に抵触するものではない。

7 本規定(第一種再生医療等に係る部分に限る。)による命令に違反した者は、1年以下の懲役又は100万円以下の罰金に処される。〈法第60条第6号〉

　また、いわゆる両罰規定の対象となっており、法人の代表者又は法人もしくは人の代理人、使用人その他の従業者が、その法人又は人の業務に関し、本規定の違反行為をしたときは、行為者を罰するほか、その法人又は人に対しても100万円の罰金刑を科される。〈法第64条〉

8 本規定(第一種再生医療等に係る部分を除く。)による命令に違反した者は、50万円以下の罰金に処される。〈法第62条第6号〉

　また、いわゆる両罰規定の対象となっており、法人の代表者又は法人もしくは人の代理人、使用人その他の従業者が、その法人又は人の業務に関し、本規定の違反行為をしたときは、行為者を罰するほか、その法人又は人に対しても50万円の罰金刑を科される。〈法第64条〉

第二十四条（立入検査等）

■第24条第1項■

> 厚生労働大臣は、この章の規定の施行に必要な限度において、再生医療等提供機関の管理者若しくは開設者（医療法第五条第一項に規定する医師又は歯科医師を含む。次項及び第二十六条第一項において同じ。）に対し、必要な報告をさせ、又は当該職員に、再生医療等提供機関に立ち入り、その構造設備若しくは帳簿、書類その他の物件を検査させ、若しくは関係者に質問させることができる。

【趣旨】

本規定は、厚生労働大臣は、提供機関管理者又は再生医療等提供機関の開設者に対し、①必要な報告をさせ、②当該職員に、再生医療等提供機関に立ち入り、その構造設備又は帳簿書類を検査させ、関係者に質問させることができる旨を定めたものである。

【解説】

1 「厚生労働大臣」とあるが、地方厚生局長に権限委任が行われている。ただし、厚生労働大臣がこの権限を自ら行うことを妨げない。〈則第118条第1項第7号〉

2 「医療法第五条第一項に規定する医師又は歯科医師を含む。」とあるように、公衆又は特定多数人のため往診のみによって診療に従事する医師又は歯科医師は、再生医療等を提供する診療所の開設者とみなすこととしている。

3 厚生労働大臣は、必要な報告をさせるときは、その理由を通知するものとする。〈則第114条〉

4 「当該職員」は、厚生労働省の職員をさす。なお、当該職員には司法警察権が与えられていないため、司法処分を必要と認めるときは、検察当局へ告発する必要がある。

5 「立ち入り」とあるが、これには立入先の同意を必要としない。

6 本規定の報告をせず、もしくは虚偽の報告をし、本規定による立入検査を拒み、妨げ、もしくは忌避し、又は本規定による質問に対し、正当な理由なしに答弁せず、もしくは虚偽の答弁をした者は、50万円以下の罰金に処される。〈法第62条第7号〉

　また、いわゆる両罰規定の対象となっており、法人の代表者又は法人もしくは人の代理人、使用人その他の従業者が、その法人又は人の業務に関し、本規定の違反行為をしたときは、行為者を罰するほか、その法人又は人に対しても50万円の罰金刑を科される。〈法第64条〉

第2章第3節　再生医療等の適正な提供に関する措置（第12条—第25条）

■第24条第2項■

> 　厚生労働大臣は、前項に定めるもののほか、病院若しくは診療所の管理者がこの章の規定若しくはこの章の規定に基づく命令若しくは処分に違反していると認めるとき、又は再生医療等技術の安全性の確保等その他再生医療等の適正な提供のため必要があると認めるときは、病院若しくは診療所の管理者若しくは開設者に対し、必要な報告をさせ、又は当該職員に、病院若しくは診療所に立ち入り、その構造設備若しくは帳簿、書類その他の物件を検査させ、若しくは関係者に質問させることができる。

趣旨

　本規定は、厚生労働大臣は、医療機関の管理者が再生医療等の提供に関する諸規定に違反しているとき、再生医療等の適正な提供のため必要があるときは、医療機関の管理者もしくは開設者に対し、①必要な報告をさせ、②当該職員に、医療機関に立ち入り、その構造設備又は帳簿書類を検査させ、関係者に質問させることができる旨を定めたものである。

解説

1　本規定においては、『再生医療等提供機関』とせずに、「病院若しくは診療所」としている。これから明らかなように、法第24条第1項は再生医療等提供計画の提出をして再生医療等を提供している病院又は診療所を対象としたものであり、本規定の立入検査等は再生医療等提供計画を提出することなく違法に再生医療等を実施している医療機関を対象としている。

2　「厚生労働大臣」とあるが、地方厚生局長に権限委任が行われている。ただし、厚生労働大臣がこの権限を自ら行うことを妨げない。〈則第118条第1項第7号〉

3　厚生労働大臣は、必要な報告をさせるときは、その理由を通知するものとする。〈則第114条〉

4　本規定の報告をせず、もしくは虚偽の報告をし、本規定による立入検査を拒み、妨げ、もしくは忌避し、又は本規定による質問に対し、正当な理由なしに答弁せず、もしくは虚偽の答弁をした者は、50万円以下の罰金に処される。〈法第62条第7号〉

　また、いわゆる両罰規定の対象となっており、法人の代表者又は法人もしくは人の代理人、使用人その他の従業者が、その法人又は人の業務に関し、本規定の違反行為をしたときは、行為者を罰するほか、その法人又は人に対しても50万円の罰金刑を科される。〈法第64条〉

＜医療機関の広告規制＞

5　再生医療等を提供しようとする病院又は診療所の管理者には、再生医療等提供計画を厚生労働大臣に提出することが義務づけられている（法第4条第1項）が、当該計画の届出をしている旨を広告することはできない。これは次に掲げる理由による。

(1) 安全性の確保等に配慮が必要な医療を行う場合に、一律に再生医療等提供計画の届出義務を課しており、当該届出をしたことをもって、その再生医療等の安全性等を保証する性格のものではないため

(2) 仮に再生医療等提供計画の届出をしている旨の広告を認めた場合、かえって当該届出に係る再生医療等が他の医療に比べて安全であるかのような誤認を与えるおそれがあり、患者の適切な選択に資するものとはいえないため

6 再生医療等が法令で定められた手続きを踏んでいる旨については、当然のことであり、患者の適切な医療機関の選択に資するものではないことから、これを広告することはできない。〈医療法第6条の5第4項、医療法施行規則第1条の9第2号〉

7 再生医療等の効能については、対象となる患者の状態等による影響も大きく、患者の適切な医療機関の選択に資するものとみなされないことから、これを広告することはできない。〈医療法第6条の5第4項、医療法施行規則第1条の9第3号〉

8 医業もしくは歯科医業又は病院もしくは診療所に関しては、文書その他いかなる方法によるを問わず、何人も次に掲げる事項を除くほか、これを広告してはならない。〈医療法第6条の5第1項第2号、第7号、第11号、第13号〉

① 診療科名

② 当該病院又は診療所において診療に従事する医療従事者の氏名、年齢、性別、役職、略歴その他の当該医療従事者に関する事項であって医療を受ける者による医療に関する適切な選択に資するものとして厚生労働大臣が定めるもの

③ 当該病院又は診療所において提供される医療の内容に関する事項(検査、手術その他の治療の方法については、医療を受ける者による医療に関する適切な選択に資するものとして厚生労働大臣が定めるものに限る。)

④ その他前各号に掲げる事項に準ずるものとして厚生労働大臣が定める事項

⇒ 上記①の「診療科名」は、医業及び歯科医業につき政令で定める診療科名並びに当該診療科名以外の診療科名であって当該診療に従事する医師又は歯科医師が厚生労働大臣の許可を受けたものとする。〈医療法第6条の6第1項〉

⇒⇒ 上記の「政令で定める診療科名」は、次のとおりとする。

[1] 医業については、次に掲げるとおりとする。〈医師法施行令第3条の2第1項〉

(A) 内科

(B) 外科

(C) 内科又は外科と次に定める事項とを厚生労働省令で定めるところにより組み合わせた名称(医学的知見及び社会通念に照らし不合理な組み合わせとなるものとして厚生労働省令で定めるものを除く。)

(c1) 頭頸部、胸部、腹部、呼吸器、消化器、循環器、気管食道、肛門、血管、心臓血管、腎臓、脳神経、神経、血液、乳腺、内分泌もしくは代謝又はこれらを構成する人体の部位、器官、臓器もしくは組織もしくはこれら人体の器官、臓器もし

くは組織の果たす機能の一部であって、厚生労働省令で定めるもの
- (c2) 男性、女性、小児もしくは老人又は患者の性別もしくは年齢を示す名称であつて、これらに類するものとして厚生労働省令で定めるもの
- (c3) 整形、形成、美容、心療、薬物療法、透析、移植、光学医療、生殖医療もしくは疼痛緩和又はこれらの分野に属する医学的処置のうち、医学的知見及び社会通念に照らし特定の領域を表す用語として厚生労働省令で定めるもの
- (c4) 感染症、腫瘍、糖尿病もしくはアレルギー疾患又はこれらの疾病もしくは病態に分類される特定の疾病もしくは病態であって、厚生労働省令で定めるもの

(D) (A)から(C)までに掲げる診療科名のほか、次に掲げるもの
- (d1) 精神科、アレルギー科、リウマチ科、小児科、皮膚科、泌尿器科、産婦人科、眼科、耳鼻いんこう科、リハビリテーション科、放射線科、病理診断科、臨床検査科又は救急科
  - ＊「産婦人科」は、産科又は婦人科に代えることができる。
  - ＊「放射線科」は、放射線診断科又は放射線治療科に代えることができる。
- (d2) (d1)に掲げる診療科名と(c1)から(c4)までに定める事項とを厚生労働省令で定めるところにより組み合わせた名称(医学的知見及び社会通念に照らし不合理な組み合わせとなるものとして厚生労働省令で定めるものを除く。)

[2] 歯科医業については、次に掲げるとおりとする。

(A) 歯科

(B) 歯科と次に定める事項とを厚生労働省令で定めるところにより組み合わせた名称(歯科医学的知見及び社会通念に照らし不合理な組み合わせとなるものとして厚生労働省令で定めるものを除く。)
- (b1) 小児又は患者の年齢を示す名称であつて、これに類するものとして厚生労働省令で定めるもの
- (b2) 矯正もしくは口腔外科又はこれらの分野に属する歯科医学的処置のうち、歯科医学的知見及び社会通念に照らし特定の領域を表す用語として厚生労働省令で定めるもの

⇒⇒⇒ 上記[1](C)について、内科又は外科と(c1)から(c4)までに定める事項とを組み合わせるにあたっては、当該事項又は当該事項のうち異なる複数の区分に属する事項とを組み合わせることができる。この場合において、同一の区分に属する事項同士を組み合わせることはできない。〈医療法施行規則第1条の9の2第1項〉

⇒⇒⇒ 上記[1](C)について、厚生労働省令で定める不合理な組み合わせとなる名称は、次に掲げる診療科名の区分に応じ、それぞれに定める事項とを組み合わせたものとする。〈医療法施行規則第1条の9の4第1項〉

(i) 内科――整形又は形成
(ii) 外科――心療

⇒⇒⇒　上記[1](c1)の「厚生労働省令で定めるもの」は、頭部、頸部、気管、気管支、肺、食道、胃腸、十二指腸、小腸、大腸、肝臓、胆のう、膵臓、心臓、脳又は脂質代謝とする。〈医療法施行規則第1条の9の3第1項〉

⇒⇒⇒　上記[1](c2)の「厚生労働省令で定めるもの」は、周産期、新生児、児童、思春期、老年又は高齢者とする。〈医療法施行規則第1条の9の3第2項〉

⇒⇒⇒　上記[1](c3)の「厚生労働省令で定めるもの」は、漢方、化学療法、人工透析、臓器移植、骨髄移植、内視鏡、不妊治療、緩和ケア又はペインクリニツクとする。〈医療法施行規則第1条の9の3第3項〉

⇒⇒⇒　上記[1](c4)の「厚生労働省令で定めるもの」は、性感染症又はがんとする。〈医療法施行規則第1条の9の3第4項〉

⇒⇒⇒　上記[1](d2)について、(d1)に掲げる診療科名と(c1)から(c4)までに定める事項とを組み合わせるにあたっては、当該事項又は当該事項のうち異なる複数の区分に属する事項とを組み合わせることができる。この場合において、同一の区分に属する事項同士を組み合わせることはできない。〈医療法施行規則第1条の9の2第2項〉

⇒⇒⇒　上記[1](d2)について、厚生労働省令で定める不合理な組み合わせとなる名称は、次に掲げる診療科名の区分に応じ、それぞれに定める事項とを組み合わせたものとする。〈医療法施行規則第1条の9の4第2項〉

(i)　アレルギー科——アレルギー疾患

(ii)　小児科——小児、老人、老年又は高齢者

(iii)　皮膚科——呼吸器、消化器、循環器、気管食道、心臓血管、腎臓、脳神経、気管、気管支、肺、食道、胃腸、十二指腸、小腸、大腸、肝臓、胆のう、膵臓、心臓又は脳

(iv)　泌尿器科——頭頸部、胸部、腹部、呼吸器、消化器、循環器、気管食道、心臓血管、脳神経、乳腺、頭部、頸部、気管、気管支、肺、食道、胃腸、十二指腸、小腸、大腸、肝臓、胆のう、膵臓、心臓又は脳

(v)　産婦人科——男性、小児又は児童

(vi)　眼科——胸部、腹部、呼吸器、消化器、循環器、気管食道、肛門、心臓血管、腎臓、乳腺、内分泌、頸部、気管、気管支、肺、食道、胃腸、十二指腸、小腸、大腸、肝臓、胆のう、膵臓又は心臓

(vii)　耳鼻いんこう科——胸部、腹部、消化器、循環器、肛門、心臓血管、腎臓、乳腺、内分泌、胃腸、十二指腸、小腸、大腸、肝臓、胆のう、膵臓又は心臓

⇒⇒⇒　上記[2](B)について、歯科と(b1)及び(b2)に定める事項とを組み合わせるにあたっては、当該事項又は当該事項のうち異なる複数の区分に属する事項とを組み合わせることができる。この場合において、同一の区分に属する事項同士を組み合わせることはできない。〈医療法施行規則第1条の9の5〉

⇒⇒⇒⇒　上記①に関する諸規定のとおり、再生医療等を行う医療機関であっても、例えば、『再生医療科』といった診療科名を標榜することはできない。

第2章第3節　再生医療等の適正な提供に関する措置(第12条—第25条)

⇒　上記②の「厚生労働大臣が定めるもの」は、次のとおりとする。〈H19/3/30厚生労働省告示第108号・第1条〉
- (A) 当該病院又は診療所において診療に従事する医師、歯科医師、薬剤師、看護師その他の医療従事者の氏名、年齢、性別、役職及び略歴
- (B) 次に掲げる研修体制、試験制度その他の事項に関する基準に適合するものとして厚生労働大臣に届け出た団体が行う医師、歯科医師、薬剤師、看護師その他の医療従事者の専門性に関する認定を受けた旨
  - (b1) 学術団体として法人格を有していること
  - (b2) 会員数が1,000人以上であり、かつ、その8割以上が当該認定に係る医療従事者であること
  - (b3) 一定の活動実績を有し、かつ、その内容を公表していること
  - (b4) 外部からの問い合わせに対応できる体制が整備されていること
  - (b5) 資格の取得条件を公表していること
    - ＊「資格」とは、認定に係る医療従事者の専門性に関する資格をいう。
  - (b6) 資格の認定に際して、医師、歯科医師、薬剤師においては5年以上、看護師その他の医療従事者においては3年以上の研修の受講を条件としていること
  - (b7) 資格の認定に際して適正な試験を実施していること
  - (b8) 資格を定期的に更新する制度を設けていること
  - (b9) 会員及び資格を認定した医療従事者の名簿が公表されていること

⇒⇒　上記②に関する規定のとおり、所定の外形基準を満たす団体が厚生労働大臣に届出を行った場合に限り、当該団体が認定する専門性資格を有する旨を広告することができる。例えば、『再生医療専門医』といった標榜が可能となる。

⇒　上記③の「厚生労働大臣が定めるもの」は、次のとおりとする。〈H19/3/30厚生労働省告示第108号・第2条〉
- (a) 平成20年厚生労働省告示第59号「厚生労働大臣の定める診療報酬の算定方法」に規定する検査、手術その他の治療の方法
- (b) 平成18年厚生労働省告示第495号「厚生労働大臣の定める評価療養及び選定療養」に規定する検査、手術その他の治療の方法
- (c) 分娩((a)に係るものを除く。)
- (d) 医療保険各法等の給付の対象とならない検査、手術その他の治療の方法のうち、(a)又は(b)の方法と同様の検査、手術その他の治療の方法(ただし、医療保険各法等の給付の対象とならない旨及び標準的な費用を併記する場合に限る。)
  - ＊「医療保険各法等の給付」とは、昭和57年法律第80号「高齢者の医療の確保に関する法律」第7条第1項に規定する医療保険各法及び同法に基づく療養等の給付並びに公費負担医療に係る給付をいう。
- (e) 医療保険各法等の給付の対象とならない検査、手術その他の治療の方法のうち、薬機法に基づく承認もしくは認証を受けた医薬品、医療機器又は再生医療等製品を用い

る検査、手術その他の治療の方法(ただし、医療保険各法等の給付の対象とならない旨及び標準的な費用を併記する場合に限る。)

⇒ 上記④の「厚生労働大臣が定める事項」は、次のとおりとする。〈H19/3/30 厚生労働省告示第 108 号・第 4 条〉

  (a) 健康保険病院、健康保険診療所、社会保険病院又は社会保険診療所である旨
  (b) 船員保険病院又は船員保険診療所である旨
  (c) 国民健康保険病院又は国民健康保険診療所である旨
  (d) 法令の規定又は国の定める事業を実施する病院又は診療所である旨
  (e) 当該病院又は診療所における医師、歯科医師、薬剤師、看護師その他の医療従事者(第一条第一号の医療従事者)以外の従業者の氏名、年齢、性別、役職及び略歴
  (f) 健康診査の実施
  (g) 保健指導又は健康相談の実施
  (h) 予防接種の実施
  (i) 薬機法第 2 条第 17 項に規定する治験に関する事項
  (j) 介護保険法に基づく介護サービスを提供するための事業所もしくは施設又は医療法人の付帯業務を専ら行うための施設であり、かつ、病院又は診療所の同一敷地内に併設されているものの名称及び提供する介護サービス又は医療法人の付帯業務
     ＊「医療法人の付帯業務」とは、介護保険法第 42 条第 1 項各号(第 3 号を除く。)に掲げる業務をいう。
  (k) 患者の受診の便宜を図るためのサービス
  (l) 開設者に関する事項
  (m) 外部監査を受けている旨
  (n) 財団法人日本医療機能評価機構が行う医療機能評価の結果(個別の審査項目に係るものを含む。)
     ＊「財団法人日本医療機能評価機構」とは、平成 7 年 7 月 27 日に財団法人日本医療機能評価機構という名称で設立された法人をいう。
  (o) 財団法人日本医療機能評価機構が定める産科医療補償制度標準補償約款と同一の産科医療補償約款を定め、それに基づく補償を実施している旨
  (p) 財団法人日本適合性認定協会の認定を受けた審査登録機関に登録をしている旨
     ＊「財団法人日本適合性認定協会」とは、平成 5 年 11 月 1 日に財団法人日本適合性認定協会という名称で設立された法人をいう。
  (q) (a)から(p)に定めるもののほか、都道府県知事の定める事項

第２章第３節　再生医療等の適正な提供に関する措置（第12条—第25条）

■第２４条第３項■

> 前二項の規定により職員が立ち入るときは、その身分を示す証明書を携帯し、関係者に提示しなければならない。

趣旨
本規定は、厚生労働省の職員が立入検査等をする場合には、身分証明書を携帯し、これを提示しなければならない旨を定めたものである。

解説
1 『関係人の請求があったときは、これを提示しなければならない。』とせずに、単に「関係者に提示しなければならない。」としていることから、たとえ立入先の求めがなくても身分証明書を提示すべきであろう。
2 「その身分を示す証明書」は、様式第三〇によるものとする。〈則第113条〉

■**第24条第4項**■

> 第一項及び第二項の規定による権限は、犯罪捜査のために認められたものと解してはならない。

趣旨

　本規定は、関係者から報告を求め、厚生労働省の職員に立入検査等をさせることができるとした厚生労働大臣の権限は、再生医療等が適正に提供されているかどうかを検査するためのものであって、犯罪捜査のために認められたものではないことを明示したものである。

解説

1　憲法第35条第1項において、『何人も、その住居、書類及び所持品について、侵入、捜索及び押収を受けることのない権利は、現行犯として逮捕される場合を除いては、正当な理由に基いて発せられ、且つ捜索する場所及び押収する物を明示する令状がなければ、侵されない。』とし、その第2項において、『捜索又は押収は、権限を有する司法官憲が発する各別の令状により、これを行ふ。』としている。とはいえ、住居の不可侵を定めたこの憲法条文は、住居侵入を伴う捜査は裁判所の令状に基づくものでなければならないという刑事手続きに関する規定であり、行政手続きに直接適用されるものではないと解釈されている。

2　「第一項及び第二項の規定による権限」とは、立入先の同意もなく、また、裁判所の令状もなく、強制的に、厚生労働省の職員に医療機関に立ち入り、構造設備又は帳簿書類を検査させ、関係者に質問させる権限である。

3　「解釈してはならない。」とあるように、本規定は、再生医療等の適正な提供を図る見地から行われるべき立入検査等は、犯罪捜査のためのものではないことを入念に確認したものである。

第２章第３節　再生医療等の適正な提供に関する措置(第12条—第25条)

第二十五条（厚生労働省令への委任）

> この章に定めるもののほか、再生医療等の提供に関し必要な手続その他の事項は、厚生労働省令で定める。

趣旨
本規定は、再生医療等の提供に関し必要な手続等の事項については、省令で定める旨を明示したものである。

解説
1　提供機関管理者は、法第4条第2項の規定により認定再生医療等委員会（当該再生医療等提供機関の開設者が設置したものを除く。）に意見を聴くときは、当該認定再生医療等委員会の審査等業務に関する規程及び委員名簿を入手しなければならない。〈則第39条〉

2　提供機関管理者は、認定再生医療等委員会（当該再生医療等提供機関の開設者が設置した認定再生医療等委員会及び当該再生医療等提供機関を有する法人が設置したものを除く。）に審査等業務を行わせることとする場合には、あらかじめ、次に掲げる事項を記載した文書により認定委員会設置者との契約を締結しなければならない。〈則第40条〉
　＊「認定委員会設置者」とは、法第26条第5項第1号に規定する認定委員会設置者をいう。
① 当該契約を締結した年月日
② 当該再生医療等提供機関及び当該認定再生医療等委員会の名称及び所在地
③ 当該契約に係る業務の手順に関する事項
④ 当該認定再生医療等委員会が意見を述べるべき期限
⑤ 細胞提供者及び再生医療等を受ける者の秘密の保全に関する事項
⑥ その他必要な事項

⇒　上記について、再生医療等を提供しようとする医療機関の管理者には、当該再生医療等提供機関の開設者が設置した認定再生医療等委員会及び当該再生医療等提供機関を有する法人が設置したものに意見を聴く場合を除き、当該認定再生医療等委員会の設置者と契約を締結することが義務づけられている。

　再生医療等を提供しようとする医療機関の管理者は、再生医療等提供計画に記載される認定再生医療等委員会に意見を聴くときは、提供しようとする再生医療等が　第一種再生医療等である場合は厚生労働大臣、第二種再生医療等又は第三種再生医療等の場合は地方厚生局長に提出することとなる書類一式を当該認定再生医療等委員会に提出することとする。なお、ex vivo 遺伝子治療を行う場合、再生医療等を提供しようとする医療機関の管理者は、遺伝子治療臨床研究に関する指針に係る臨床研究を審査する体制と同等な審査を行えるような認定再生医療等委員会に意見を聴く必要がある。〈H26/10/31 医政研発1031第1号〉

3 提供機関管理者は、認定再生医療等委員会から法第26条第1項各号に規定する意見を述べられた場合には、当該意見を受けて講じた再生医療等提供計画の変更その他の措置について、当該認定再生医療等委員会に対し報告を行わなければならない。〈則第41条〉

＜研究する際の留意事項＞

4 再生医療法に基づき実施される再生医療等については、研究として実施される場合であっても統合指針の対象外とされているが、次に掲げる統合指針の規定については、再生医療等においても留意されることが望ましい。〈H27/9/15 医政研発0915第1号〉

*「統合指針」とは、平成26年文部科学省・厚生労働省告示第3号「人を対象とする医学系研究に関する倫理指針」をいう。

(ア) 利益相反の管理

① 研究者等は、研究を実施するときは、個人の収益等、当該研究に係る利益相反に各殿関する状況について、その状況を研究責任者に報告し、透明性を確保するよう適切に対応しなければならない。

② 研究責任者は、医薬品又は医療機器の有効性又は安全性に関する研究等、商業活動に関連し得る研究を実施する場合には、当該研究に係る利益相反に関する状況を把握し、研究計画書に記載しなければならない。

③ 研究者等は、②の規定により研究計画書に記載された利益相反に関する状況を、統合指針に規定するインフォームド・コンセントを受ける手続において研究対象者等に説明しなければならない。

(2) モニタリング及び監査の実施

① 研究責任者は、研究の信頼性の確保に努めなければならず、侵襲（軽微な侵襲を除く。）を伴う研究であって介入を伴うものを実施する場合には、研究機関の長の許可を受けた研究計画書（モニタリング及び監査の実施体制及び実施手順を記載）に定めるところにより、モニタリング及び必要に応じて監査を実施しなければならない。

② 研究責任者は、研究機関の長の許可を受けた研究計画書に定めるところにより適切にモニタリング及び監査が行われるよう、モニタリングに従事する者及び監査に従事する者に対して必要な指導・管理を行わなければならない。

③ 研究責任者は、監査の対象となる研究の実施に携わる者及びそのモニタリングに従事する者に、監査を行わせてはならない。

④ モニタリングに従事する者は、当該モニタリングの結果を研究責任者に報告しなければならない。また、監査に従事する者は、当該監査の結果を研究責任者及び研究機関の長に報告しなければならない。

⑤ モニタリングに従事する者及び監査に従事する者は、その業務上知り得た情報を正当な理由なく漏らしてはならない。その業務に従事しなくなった後も同様とする。

⑥ 研究機関の長は、①によるモニタリング及び監査の実施に協力するとともに、当該実施に必要な措置を講じなければならない。

第三章　認定再生医療等委員会

第二十六条（再生医療等委員会の認定）

■第26条第1項■

　再生医療等に関して識見を有する者から構成される委員会であって、次に掲げる業務（以下「審査等業務」という。）を行うもの（以下この条において「再生医療等委員会」という。）を設置する者（病院若しくは診療所の開設者又は医学医術に関する学術団体その他の厚生労働省令で定める団体（法人でない団体にあっては、代表者又は管理人の定めのあるものに限る。）に限る。）は、その設置する再生医療等委員会が第四項各号に掲げる要件（当該再生医療等委員会が第三種再生医療等提供計画（第三種再生医療等に係る再生医療等提供計画をいう。以下同じ。）のみに係る審査等業務を行う場合にあっては、同項第一号（第三種再生医療等提供計画に係る部分を除く。）に掲げる要件を除く。）に適合していることについて、厚生労働大臣の認定を受けなければならない。

一　第四条第二項（第五条第二項において準用する場合を含む。）の規定により再生医療等を提供しようとする病院若しくは診療所又は再生医療等提供機関の管理者から再生医療等提供計画について意見を求められた場合において、当該再生医療等提供計画について再生医療等提供基準に照らして審査を行い、当該管理者に対し、再生医療等の提供の適否及び提供に当たって留意すべき事項について意見を述べること。

二　第十七条第一項の規定により再生医療等提供機関の管理者から再生医療等の提供に起因するものと疑われる疾病、障害若しくは死亡又は感染症の発生に関する事項について報告を受けた場合において、必要があると認めるときは、当該管理者に対し、その原因の究明及び講ずべき措置について意見を述べること。

三　第二十条第一項の規定により再生医療等提供機関の管理者から再生医療等の提供の状況について報告を受けた場合において、必要があると認めるときは、当該管理者に対し、その再生医療等の提供に当たって留意すべき事項若しくは改善すべき事項について意見を述べ、又はその再生医療等の提供を中止すべき旨の意見を述べること。

四　前三号に掲げる場合のほか、再生医療等技術の安全性の確保等その他再生医療等の適正な提供のため必要があると認めるときは、当該再生医療等委員会の名称が記載された再生医療等提供計画に係る再生医療等提供機関の管理者に対し、当該再生医療等提供計画に記載された事項に関し意見を述べること。

趣旨

　本規定は、医療機関の開設者又は医学医術に関する学術団体等が設置する再生医療等委員会の業務及び厚生労働大臣の認定について定めたものである。

> 解 説

1　認定再生医療等委員会は、安全性の確保等の観点から再生医療等提供計画の審査を行うとともに、当該計画に基づき提供される再生医療等について必要に応じて意見を述べる役割を担っている。

　再生医療法においては、認定再生医療等委員会の業務、認定要件、監督規定を定めておく必要があるが、これらは病院又は診療所において行われる再生医療等の提供とは別個のものであるため、第2章「再生医療等の提供」とは独立して第3章を設け、ここに認定再生医療等委員会に関する諸規定を収めることとしている。

2　再生医療等は新しい医療であり、安全性が確立した分野ではないことから、再生医療等提供計画について事前に専門家から構成される合議制の機関が審査するとともに、当該機関がその後の実施状況についても定期的に報告を受け、必要に応じ改善策等について意見を述べる体制を構築しておくことが重要となる。

　このように、認定再生医療等委員会は再生医療等の安全性の確保等のために重大な役割を担うものであることをかんがみると、当該委員会の業務を再生医療法において明確に位置づけ、その実効性を確保しておく必要があり、本規定が設けられている。

3　「を設置する者」とあるように、『設置しようとする者』とはしていない。これは、認定再生医療等委員会を既に設置した者が、別の再生医療等委員会の認定を受ける場合があり得ることを考慮したものである。

4　「診療所の開設者」とあるが、公衆又は特定多数人のため往診のみによって診療に従事する医師又は歯科医師は、再生医療等を提供する診療所の開設者とみなすこととしている。〈法第24条第1項〉

5　「厚生労働大臣」とあるが、特定認定再生医療等委員会以外の認定再生医療等委員会に係るものに限っては、地方厚生局長に権限委任が行われている。〈則第118条第1項第8号〉

6　「認定」とは、一定の事実の存否又は当否を有権的に確認する行政庁の行為をいう。

7　「医学医術に関する学術団体」とあるが、これは、医療法第6条の6第2項において『厚生労働大臣は、前項の政令の制定又は改廃の立案をしようとするときは、医学医術に関する学術団体及び医道審議会の意見を聴かなければならない。』と規定されているものである。当該団体として、例えば、日本医師会、日本歯科医師会、日本医学会、日本歯科医学会が挙げられる。

8　再生医療等委員会を設置できる団体について、次のとおり定められている。〈則第42条〉
　(ア)　「厚生労働省令で定める団体」は、次に掲げる団体とする。
　　① 医学医術に関する学術団体
　　② 一般社団法人又は一般財団法人
　　③ 特定非営利活動法人
　　④ 学校法人(医療機関を有するものに限る。)
　　　＊「学校法人」とは、私立学校の設置を目的として、この法律の定めるところにより設立さ

⑤ 独立行政法人(医療の提供等を主な業務とするものに限る。)
   ＊「独立行政法人」とは、国民生活及び社会経済の安定等の公共上の見地から確実に実施されることが必要な事務及び事業であって、国が自ら主体となって直接に実施する必要のないもののうち、民間の主体に委ねた場合には必ずしも実施されないおそれがあるもの又は一の主体に独占して行わせることが必要であるものを効果的かつ効率的に行わせるため、中期目標管理法人、国立研究開発法人又は行政執行法人として、この法律及び個別法の定めるところにより設立される法人をいう。〈独立行政法人通則法第2条第1項〉

⑥ 国立大学法人(医療機関を有するものに限る。)
   ＊「国立大学法人」とは、国立大学を設置することを目的として、この法律の定めるところにより設立される法人をいう。〈国立大学法人法第2条第1項〉

⑦ 地方独立行政法人(医療機関を有するものに限る。)
   ＊「地方独立行政法人」とは、住民の生活、地域社会及び地域経済の安定等の公共上の見地からその地域において確実に実施されることが必要な事務及び事業であって、地方公共団体が自ら主体となって直接に実施する必要のないもののうち、民間の主体にゆだねた場合には必ずしも実施されないおそれがあるものと地方公共団体が認めるものを効率的かつ効果的に行わせることを目的として、この法律の定めるところにより地方公共団体が設立する法人をいう。〈地方独立行政法人法第2条第1項〉

(イ) 再生医療等委員会を(ア)の①から③までに掲げる団体が設置する場合は、当該者は次に掲げる要件を満たすものでなければならない。

① 定款その他これに準ずるものにおいて、再生医療等委員会を設置する旨の定めがあること

② その役員(いかなる名称によるかを問わず、これと同等以上の職権又は支配力を有する者を含む。③において同じ。)のうちに医師、歯科医師、薬剤師、看護師その他の医療関係者が含まれていること

③ その役員に占める次に掲げる者の割合が、それぞれ3分の1以下であること
   (i) 特定の医療機関の職員その他の当該医療機関と密接な関係を有する者
   (ii) 特定の法人の役員又は職員その他の当該法人と密接な関係を有する者

④ 再生医療等委員会の設置及び運営に関する業務を適確に遂行するに足りる財産的基礎を有していること

⑤ 財産目録、貸借対照表、損益計算書、事業報告書その他の財務に関する書類をその事務所に備えて置き、一般の閲覧に供していること。

⑥ その他再生医療等委員会の業務の公正かつ適正な遂行を損なうおそれがないこと

⇒ 公益財団法人についても認定再生医療等委員会を設置できる。〈H26/11/21 医政局研究開発振興課事務連絡〉

⇒ 上記(ア)③の「特定非営利活動法人」とは、特定非営利活動を行うことを主たる目的とし、次のいずれにも該当する団体であって、この法律の定めるところにより設立された法人をいう。〈特定非営利活動促進法第2条第2項〉

(A) 次のいずれにも該当する団体であって、営利を目的としないものであること
   (a1) 社員の資格の得喪に関して、不当な条件を付さないこと

(a2) 役員のうち報酬を受ける者の数が、役員総数の3分の1以下であること
(B) その行う活動が次のいずれにも該当する団体であること
(b1) 宗教の教義を広め、儀式行事を行い、及び信者を教化育成することを主たる目的とするものでないこと
(b2) 政治上の主義を推進し、支持し、又はこれに反対することを主たる目的とするものでないこと
(b3) 特定の公職の候補者（当該候補者になろうとする者を含む。）もしくは公職にある者又は政党を推薦し、支持し、又はこれらに反対することを目的とするものでないこと
　　＊「公職」とは、衆議院議員、参議院議員並びに地方公共団体の議会の議員及び長の職をいう。〈公職選挙法第3条〉

⇒ 上記(イ)①について、医学医術に関する学術団体、一般社団法人、一般財団法人、特定非営利活動法人が設置する再生医療等委員会にあっては、公益事業又は特定非営利活動に係る事業等として行われるべきものであり、収益事業として行われるべきではないことから、定款その他これに準ずるものにおいて、認定再生医療等委員会を設置及び運営する旨を公益事業又は特定非営利活動に係る事業等として明記していること。認定再生医療等委員会の設置及び運営が一般社団法人等、特定非営利活動法人の目的を達成するために必要な事業であるか否かは、あらかじめ、それぞれ当該法人の主務官庁又は所轄庁に確認しておく必要がある。〈H26/10/31 医政研発1031第1号〉

⇒ 上記(イ)③(i)の「その他の当該医療機関と密接な関係を有する者」には、当該医療機関を設置する者（法人である場合は、その役員）、当該医療機関の長その他当該医療機関と雇用関係のある者などが含まれる。〈H26/10/31 医政研発1031第1号〉

⇒ 上記(イ)③(ii)の「特定の法人」には、営利法人のみならず、一般社団法人等、特定非営利活動法人その他の非営利法人が含まれる。〈H26/10/31 医政研発1031第1号〉

⇒ 上記(イ)③(ii)の「当該法人と密接な関係を有する者」には、当該法人の役員及び職員のほか、当該法人の子会社の役員、職員等当該法人に対し、従属的地位にある者が含まれる。〈H26/10/31 医政研発1031第1号〉

⇒ 上記(イ)④について、認定委員会設置者のうち医学医術に関する学術団体、一般社団法人、一般財団法人又は特定非営利活動法人は、会費収入、財産の運用収入、恒常的な賛助金収入等の安定した収入源を有するものであること。なお、細胞加工物に係る業界団体等からの賛助金（物品の贈与、便宜の供与等を含む。）等については、認定再生医療等委員会における審査等業務の公正かつ適正な遂行に影響が及ばないと一般的に認められる範囲にとどめる必要がある。〈H26/10/31 医政研発1031第1号〉

⇒ 上記(イ)⑥の「その他再生医療等委員会の業務の公正かつ適正な遂行を損なうおそれがないこと」には、次に掲げる事項が含まれる。〈H26/10/31 医政研発1031第1号〉
(A) 認定委員会設置者が収益事業を行う場合においては、当該収益事業は、次に掲げる

第3章　認定再生医療等委員会(第26条—第34条)

　条件を満たす必要があること
- (a1) 認定再生医療等委員会の設置及び運営に必要な財産、資金、要員、施設等を圧迫するものでないこと
- (a2) 収益事業の経営は健全なものであること
- (a3) 収益事業からの収入については、一般社団法人等、特定非営利活動法人又は医学医術に関する学術団体の健全な運営のための資金等に必要な額を除き、認定再生医療等委員会の設置及び運営を含む公益事業、特定非営利活動に係る事業等に用いること
- (b) 認定再生医療等委員会が手数料を徴収する場合においては、対価の引下げ、認定再生医療等委員会の質の向上のための人的投資等により収入と支出の均衡を図り、一般社団法人等、特定非営利活動法人又は医学医術に関する学術団体の健全な運営に必要な額以上の利益を生じないようにすること

9　本規定により認定された再生医療等委員会は、認定再生医療等委員会とよばれる。〈法第26条第5項第2号〉

＜第1号＞

10　本号の業務は、関係医療機関の管理者からの求めに応じて、再生医療等提供計画の審査を行い、再生医療等の提供の適否及び提供にあたっての留意事項について意見を述べることである。

11　「第四条第二項(第五条第二項において準用する場合を含む。)の規定により再生医療等を提供しようとする病院若しくは診療所」とは、再生医療等提供計画(変更した再生医療等提供計画を含む。)を厚生労働大臣に提出しようとする医療機関をさす。

12　「再生医療等提供機関」とは、提出された再生医療等提供計画に係る病院又は診療所をいう。〈法第6条〉

13　認定再生医療等委員会は、再生医療等を提供しようとする医療機関の管理者から再生医療等提供計画について意見を求められた場合においては、再生医療等提供基準に照らして審査を行い、別紙様式第5により当該管理者に意見を通知すること。再生医療等提供計画について認定再生医療等委員会が意見を述べるときは、当該再生医療等提供計画に関する審査の過程に関する記録を添付する必要がある。〈H26/10/31 医政研発1031第1号〉

＜第2号＞

14　本号の業務は、提供機関管理者から再生医療等の提供に起因するものと疑われる疾病等に関する事項について報告を受けた場合において、その原因の究明及び対応措置について意見を述べることである。

＜第3号＞

15　本号の業務は、提供機関管理者から再生医療等の提供の状況について報告を受けた場合において、留意事項や改善事項について意見を述べ、又はその提供を中止すべき旨の意見を述べることをいう。

<第4号>
16 本号の業務は、再生医療等の適正な提供のため必要がある場合において、当該再生医療等提供計画に記載された事項に関し意見を述べることである。

<審査等業務の留意事項>
17 認定再生医療等委員会において、次に掲げる書類が添付された再生医療等提供計画について審査等業務を行う場合においては、当該再生医療等が再生医療法の施行前より実施されていることにかんがみ、添付された書類等の内容を勘案し、迅速かつ適正な審査等業務を行うものとする。〈H26/11/25 医政研発 1125 第 4 号〉

① 平成 16 年文部科学省・厚生労働大臣告示第 2 号「遺伝子治療臨床研究に関する指針」に基づき厚生労働大臣が述べた意見及び当該意見を求めるにあたって提出した書類一式

② 平成 24 年医政発 0731 第 2 号・薬食発 0731 第 2 号、保発 0731 第 7 号「厚生労働大臣の定める先進医療及び施設基準の制定等に伴う実施上の留意事項及び先進医療に係る届出等の取扱い」に基づき厚生労働大臣に提出している書類一式

③ 平成 25 年厚生労働大臣告示第 317 号「ヒト幹細胞を用いる臨床研究に関する指針」に基づき厚生労働大臣が述べた意見及び当該意見を求めるにあたって提出した書類一式

委員会の区分	審査等業務の範囲	認定の申請先
特定認定再生医療等委員会	第一種再生医療等提供計画 第二種再生医療等提供計画 第三種再生医療等提供計画	（地方厚生局長を経由して）厚生労働大臣
第三種再生医療等提供計画のみに係る審査等業務を行う認定再生医療等委員会	第三種再生医療等提供計画	地方厚生局長

第3章　認定再生医療等委員会(第26条—第34条)

■第26条第2項■

　前項の認定を受けようとする者は、厚生労働省令で定めるところにより、次に掲げる事項を記載した申請書を厚生労働大臣に提出しなければならない。
一　氏名又は名称及び住所並びに法人にあっては、その代表者(法人でない団体で代表者又は管理人の定めのあるものにあっては、その代表者又は管理人)の氏名
二　当該再生医療等委員会の名称
三　当該再生医療等委員会の委員の氏名及び職業
四　当該再生医療等委員会が第三種再生医療等提供計画のみに係る審査等業務を行う場合にあっては、その旨
五　審査等業務を行う体制に関する事項
六　審査等業務に関し手数料を徴収する場合にあっては、当該手数料の算定の基準
七　その他厚生労働省令で定める事項

趣旨

　本規定は、再生医療等委員会の認定の申請書の記載事項について明示したものである。

解説

1　「厚生労働大臣」とあるが、特定認定再生医療等委員会以外の認定再生医療等委員会に係るものに限っては、地方厚生局長に権限委任が行われている。〈則第118条第1項第8号〉
2　再生医療等委員会の認定の申請は、様式第五による申請書を提出して行う。〈則第43条第1項〉

〈第6号〉

3　手数料を徴収するかどうかは認定委員会設置者の自由に任されているが、徴収する場合は実費を勘案した合理的なものとするため、本号が設けられている。

〈第7号〉

4　「厚生労働省令で定める事項」は、再生医療等委員会の所在地及び再生医療等委員会の連絡先とする。〈則第43条第2項〉

〈認定申請書の記載要領〉

5　則様式第五の再生医療等委員会の認定申請書の記載要領について、次のとおり示されている。〈H27/8/21 医政局研究開発振興課事務連絡〉
　(1)　「再生医療等委員会に関する事項」欄
　　(ｱ)　「審査等業務を行う体制」欄については、次に掲げる事項等について記載する。
　　　①　再生医療等委員会の開催頻度等の実施の方法
　　　②　審査等に関する規程の公表方法
　　　③　審査等業務が適正かつ公平に行えるよう、その活動の自由及び独立が保障されて

いること。例えば、学術団体が設置する場合は、設置者と委員の関係や委員の適正性について要約を記載すること。また、自由及び独立が保障されていることについては、当該団体の運営が特定の医療機関と利害関係がなく、独立した組織であること等を記載する。

④ 審査等業務を継続的に実施できること。例えば、設置者の財政的な基盤やこれまでの運営状況、今後の方針(廃止の場合の他の認定再生医療等委員会の紹介やその他適切な措置に関する事項を含む)について記載する。

(イ)「手数料の算定の基準(手数料を徴収する場合のみ記載)」欄については、次に掲げる事項を記載する。

① 手数料の額は、審査等業務の対象となる再生医療等技術の種類等によって手数料が異なる場合はそれぞれの額を記載する。

② 手数料の額は、提供前の提供計画の審査、疾病等報告に係る審査、提供の状況の報告に係る審査、変更に係る審査等によって手数料が異なる場合はそれぞれの額を記載すること。手数料を徴収しない場合も、その旨を記載する。

③ 手数料の算定方法は、手数料の額を定めるにあたって算定の基礎となったもの(例えば交通費や委員への謝金)を記載する。

(2)「委員名簿」欄

(ア)「委員の構成要件の該当性」欄の「特定認定再生医療等委員会の場合」欄について、設置しようとする再生医療等委員会が特定認定再生医療等委員会である場合は、留意事項6のうち、該当する数字(①から⑧まで)をそれぞれの欄に記載する。

＊「留意事項6」とあるが、特定認定再生医療等委員会の場合は、次に掲げるとおりである。
①分子生物学等──分子生物学、細胞生物学、遺伝学、臨床薬理学又は病理学の専門家
②再生医療等──再生医療等について十分な科学的知見及び医療上の識見を有する者
③臨床医──臨床医(現に診療に従事している医師又は歯科医師)
④細胞培養加工──細胞培養加工に関する識見を有する者
⑤法律──法律に関する専門家
⑥生命倫理──生命倫理に関する識見を有する者
⑦生物統計等──生物統計その他の臨床研究に関する識見を有する者
⑧一般──①から⑦までに掲げる者以外の一般の立場の者

(イ)「委員の構成要件の該当性」欄の「第三種再生医療等提供計画のみに係る審査等業務を行う場合」欄について、設置しようとする再生医療等委員会が第三種再生医療等提供計画のみに係る審査等業務を行う認定再生医療等委員会である場合は、留意事項6のうち、該当する文字(aからcまで)をそれぞれの欄に記載する。

＊「留意事項6」とあるが、第三種再生医療等提供計画のみに係る審査等業務を行う場合は、次に掲げるとおりである。
a 医学・医療──再生医療等について十分な科学的知見及び医療上の識見を有する者を含む2名以上の医学又は医療の専門家
b 法律・生命倫理──法律に関する専門家又は生命倫理に関する識見を有する者その他の人文・社会科学の有識者
c 一般──a及びbに掲げる者以外の一般の立場の者

第 3 章　認定再生医療等委員会(第 26 条—第 34 条)

(ｳ)　「委員の構成要件の該当性」欄の「職業(所属及び役職)」欄について、所属及び役職を記載するとともに、委員が医師又は歯科医師である場合は、その旨を記載する。

⇒　再生医療等委員会の認定申請を行う際は、認定申請書の提出時に、返信用として A4 サイズの用紙を折らずに投函できる封筒(角形 2 号)に切手 570 円分(簡易書留となる)を貼付し、宛名を記載したものを併せて提出する。〈H27/8/21 医政局研究開発振興課事務連絡〉

■第26条第3項■

> 前項の申請書には、次に掲げる書類を添付しなければならない。
> 一 当該再生医療等委員会の委員の略歴を記載した書類
> 二 当該再生医療等委員会の審査等業務に関する規程
> 三 その他厚生労働省令で定める書類

【趣旨】

本規定は、再生医療等委員会の認定の申請書の添付書類について明示したものである。

【解説】

＜第2号＞

1 「規程」とは、事務処理規程や服務規程等のように一定の目的のために定められた一連の条項の総体をいう。

2 認定再生医療等委員会の行う審査等業務の範囲について、例えば、規程により循環器疾患のみに限定することも可能である。〈H26/11/21 医政局研究開発振興課事務連絡〉

＜第3号＞

3 「厚生労働省令で定める書類」は、次に掲げる場合に応じ、それぞれに定める書類とする。〈則第43条第3項〉

(ｱ) 医学医術に関する学術団体、一般社団法人、一般財団法人、特定非営利活動法人が認定の申請をしようとする場合
　① 再生医療等委員会を設置する者に関する証明書類
　② 再生医療等委員会を設置する者が再生医療等委員会を設置する旨を定めた定款その他これに準ずるもの
　③ 「役員のうちに医師、歯科医師、薬剤師、看護師その他の医療関係者が含まれていること」及び「役員に占める『特定の医療機関の職員その他の当該医療機関と密接な関係を有する者』、『特定の法人の役員又は職員その他の当該法人と密接な関係を有する者』の割合が、それぞれ3分の1以下であること」の要件を満たすことを証明する書類
　④ 財産的基礎を有していることを証明する書類

(ｲ) 医療機関の開設者、学校法人（医療機関を有するものに限る。）、独立行政法人（医療の提供等を主な業務とするものに限る。）、国立大学法人（医療機関を有するものに限る。）又は地方独立行政法人（医療機関を有するものに限る。）が認定の申請をしようとする場合――再生医療等委員会を設置する者に関する証明書類

＜認定申請書の添付書類＞

4 再生医療等委員会の認定申請書の添付書類について、次のとおり示されている。

第3章　認定再生医療等委員会(第26条—第34条)

〈H27/8/21 医政局研究開発振興課事務連絡〉
(ア) 再生医療等委員会のすべての委員の略歴を、通知 Ⅵ(8)から(18)までを確認の上で各構成要件に該当することが明らかにわかるように記載すること。なお、委員1名につき A4 用紙1～2枚程度で記載する。
　＊「通知」とは、平成26年10月31日医政研発1031第1号をさす。
(イ) 再生医療等委員会の審査等業務に関する規程
　「審査等業務に関する規程」には、次に掲げる事項が含まれる。
　＊　その他、規程に盛り込むべき事項についてはチェックリスト(略)を参照する。
　① 再生医療等委員会の運営に関する事項(手数料を徴収する場合にあっては、当該手数料の額を含む。)
　② 提供中の再生医療等の継続的な審査に関する事項例えば、意見を述べた提供計画について、当該計画に係る再生医療の提供を終了する日まで、定期報告、疾病等報告及び変更に関する審査等を行うことを規定することが挙げられる。
　③ 会議の記録に関する事項(審査等業務の過程の記録とその公表の方法)
　④ 記録の保存に関する事項
　⑤ 審査等業務に関して知り得た情報の管理及び秘密の保持の方法
　⑥ 委員会の委員や職員への教育の機会の確保の方法
(ウ) 再生医療等委員会を設置する者に関する証明書類
　(病院等の開設許可証又は開設証明証、法人の現在事項全部証明書等)
(エ) 再生医療等委員会の設置者が、医学医術に関する学術団体、一般社団法人又は一般財団法人、又は特定非営利活動法人である場合は、(ア)から(ウ)までの書類に加え、次に掲げる書類を添付しなければならない。
　① 設置者が認定再生医療等委員会を設置する旨を定めた定款その他これに準ずるもの
　② 役員(いかなる名称によるかを問わず、これと同等以上の職権等を有する者を含む)のうちに、医師、歯科医師、薬剤師、看護師その他の医療関係者が含まれていること。また、役員に占める特定の医療機関の職員その他の当該医療機関と密接な関係を有する者、特定の法人の役員又は職員その他の当該法人と密接な関係者を有する者の割合がそれぞれ、3分の1以下であることを満たすことを確認できる書類
　③ 財産的基礎を有していることを確認できる書類(例えば、財産目録、貸借対照表、損益計算書や、会費収入、財産の運用収入、恒常的な賛助金収入等の安定した収入源を有することが分かる書類)
(オ) その他(本文中に掲載しきれない説明書類等)
　① 特定認定再生医療等委員会申請書チェックリスト又は認定再生医療等委員会申請書チェックリストのうち、申請に該当するチェックリストの各項目の内容が申請書に記載されていることを確認し、内容確認欄にチェックしたものを添付する。

＊「特定認定再生医療等委員会申請書チェックリスト」とは、平成 27 年 8 月 21 日医政局研究開発振興課事務連絡の別紙 6 をさす。
＊「認定再生医療等委員会申請書チェックリスト」とは、平成 27 年 8 月 21 日医政局研究開発振興課事務連絡の別紙 7 をさす。
② 認定生成医療等委員会の情報の公表に関する同意書に署名し添付する。

第3章 認定再生医療等委員会(第26条—第34条)

■**第26条第4項**■

> 厚生労働大臣は、第一項の認定の申請があった場合において、その申請に係る再生医療等委員会が次に掲げる要件(当該再生医療等委員会が第三種再生医療等提供計画のみに係る審査等業務を行う場合にあっては、第一号(第三種再生医療等提供計画に係る部分を除く。)に掲げる要件を除く。)に適合すると認めるときは、その認定をするものとする。
> 一 第一種再生医療等提供計画、第二種再生医療等提供計画及び第三種再生医療等提供計画について、第一種再生医療等、第二種再生医療等及び第三種再生医療等のそれぞれの再生医療等提供基準に照らして審査等業務を適切に実施する能力を有する者として医学又は法律学の専門家その他の厚生労働省令で定める者から構成されるものであること。
> 二 その委員の構成が、審査等業務の公正な実施に支障を及ぼすおそれがないものとして厚生労働省令で定める基準に適合すること。
> 三 審査等業務の実施の方法、審査等業務に関して知り得た情報の管理及び秘密の保持の方法その他の審査等業務を適切に実施するための体制が整備されていること。
> 四 審査等業務に関し手数料を徴収する場合にあっては、当該手数料の算定の基準が審査等業務に要する費用に照らし、合理的なものとして厚生労働省令で定める基準に適合するものであること。
> 五 前各号に掲げるもののほか、審査等業務の適切な実施のために必要なものとして厚生労働省令で定める基準に適合するものであること。

趣旨

本規定は、再生医療等委員会の認定の要件について明示したものである。

解説

1 「厚生労働大臣」とあるが、特定認定再生医療等委員会以外の認定再生医療等委員会に係るものに限っては、地方厚生局長に権限委任が行われている。〈則第118条第1項第8号〉

2 厚生労働大臣は、再生医療等委員会の認定をしたときは、認定を申請した者に対し、様式第六による認定証を交付しなければならない。〈則第50条〉

3 厚生労働大臣は、再生医療等委員会の認定に関する台帳を備え、次に掲げる事項を記載するものとする。〈則第62条〉
① 認定番号及び認定年月日
② 認定委員会設置者の氏名又は名称及び住所並びに法人にあっては、その代表者の氏名
③ 認定再生医療等委員会の名称及び所在地

<第1号>

4 認定に係る要件として、すべての再生医療等提供計画の審査を行う機関とリスクの比

較的低い第三種再生医療等提供計画の審査のみを行う機関とでは、本号で要求される専門性の要件が異なることを考慮し別のものとしている。

5 「第一種再生医療等提供計画」とは、第一種再生医療等に係る再生医療等提供計画をいう。〈法第7条〉

6 「第二種再生医療等提供計画」とは、第二種再生医療等に係る再生医療等提供計画をいう。〈法第11条〉

7 「第三種再生医療等提供計画」とは、第三種再生医療等に係る再生医療等提供計画をいう。〈法第26条第1項〉

8 「厚生労働省令で定める者」として、次のとおり定められている。

(ｱ) 第一種再生医療等提供計画又は第二種再生医療等提供計画に係る審査等業務を行う再生医療等委員会については、委員の構成要件を次に掲げる者とする。ただし、それぞれの枠に掲げる者は当該枠以外に掲げる者を兼ねることができない。〈則第44条〉

① 分子生物学、細胞生物学、遺伝学、臨床薬理学又は病理学の専門家
② 再生医療等について十分な科学的知見及び医療上の識見を有する者
③ 臨床医

＊「臨床医」とは、現に診療に従事している医師又は歯科医師をいう。

④ 細胞培養加工に関する識見を有する者
⑤ 法律に関する専門家
⑥ 生命倫理に関する識見を有する者
⑦ 生物統計その他の臨床研究に関する識見を有する者
⑧ ①から⑦までに掲げる者以外の一般の立場の者

(ｲ) 第三種再生医療等提供計画のみに係る審査等業務を行う再生医療等委員会については、委員の構成要件を次に掲げる者とする。ただし、それぞれの枠に掲げる者は当該枠以外に掲げる者を兼ねることができない。〈則第45条〉

① 再生医療等について十分な科学的知見及び医療上の識見を有する者を含む2名以上の医学又は医療の専門家(ただし、所属機関が同一でない者が含まれ、かつ、少なくとも1名は医師又は歯科医師であること)
② 法律に関する専門家又は生命倫理に関する識見を有する者その他の人文・社会科学の有識者
③ ①及び②に掲げる者以外の一般の立場の者

⇒ 上記(ｱ)の但書に「それぞれの枠に掲げる者は当該枠以外に掲げる者を兼ねることができない」とあるが、複数の認定委員会の委員を兼務することは可能である。〈H26/11/21 医政局研究開発振興課事務連絡〉

⇒ 上記(ｱ)について、特定認定再生医療等委員会の構成に必要な委員の数は、少なくとも8名となるが、認定に必要な要件を満たした上で、委員の数がこれよりも多い場合には、(ｱ)①から⑧までに規定する特定の区分の委員の数に偏りがあることのないよう配慮す

第3章　認定再生医療等委員会(第26条—第34条)

　　る必要がある。〈H26/10/31 医政研発1031第1号〉
⇒　上記(ア)①の「分子生物学、細胞生物学、遺伝学、臨床薬理学又は病理学の専門家」とは、当該領域に関する専門的知識・経験に基づき、教育又は研究を行っている者を意味する。〈H26/10/31 医政研発1031第1号〉
⇒　上記(ア)②の「再生医療等について十分な科学的知見及び医療上の識見を有する者」とは、再生医療等に関する専門的知識・経験に基づき、診療、教育又は研究を行っている者を意味する。〈H26/10/31 医政研発1031第1号〉
⇒　上記(ア)③の「臨床医」とは、現に診療に従事している医師又は歯科医師であって、審査等業務を行うにあたって、医学的専門知識に基づいて評価・助言を与えることができる者を意味する。〈H26/10/31 医政研発1031第1号〉
⇒　上記(ア)④の「細胞培養加工に関する識見を有する者」とは、細胞培養加工に関する教育もしくは研究を行っている者又は細胞培養加工施設における細胞培養加工に関する業務に携わっている者を意味する。〈H26/10/31 医政研発1031第1号〉
⇒　上記(ア)⑤の「法律に関する専門家」とは、法律学に関する専門的知識に基づいて、教育、研究又は業務を行っている者を意味する。〈H26/10/31 医政研発1031第1号〉例えば、弁護士又は司法書士として業務を行っている者又は大学において法律学の教育もしくは研究を行っている教員が該当する。〈H26/11/21 医政局研究開発振興課事務連絡〉
⇒　上記(ア)⑥の「生命倫理に関する識見を有する者」とは、生命倫理に関する専門的知識に基づいて、教育又は研究を行っている者を意味する。なお、医療機関内の倫理審査委員会の委員の経験者であることのみをもって、これに該当するとみなすことはできない。〈H26/10/31 医政研発1031第1号〉
⇒　上記(ア)⑥の「生命倫理に関する識見を有する者」として、例えば、大学において生命倫理の教育又は研究を行っている教員が該当する。〈H26/11/21 医政局研究開発振興課事務連絡〉
⇒　上記(ア)⑦の「生物統計その他の臨床研究に関する識見を有する者」とは、生物統計等の臨床研究の方法論に関する専門的知識に基づいて、教育、研究又は業務を行っている者を意味する。〈H26/10/31 医政研発1031第1号〉
⇒　上記(ア)⑧の「一般の立場の者」とは、再生医療等の内容及び説明並びに同意文書が一般的に理解できる内容であるか等、再生医療等を受ける者の立場から意見を述べることができる者を意味する。〈H26/10/31 医政研発1031第1号〉
⇒　上記(イ)②の「その他の人文・社会科学の有識者」とは、人文・社会科学の専門的知識に基づいて、教育又は研究を行っている者を意味する。〈H26/10/31 医政研発1031第1号〉

<第2号>
9　「厚生労働省令で定める基準」として、次のとおり定められている。
　(ア)　第一種再生医療等提供計画又は第二種再生医療等提供計画に係る審査等業務を行う再生医療等委員会については、委員の構成基準を次のとおりとする。〈則第46条〉

① 男性及び女性がそれぞれ2名以上含まれていること
　　② 再生医療等委員会を設置する者と利害関係を有しない者が含まれていること
　　③ 同一の医療機関(当該医療機関と密接な関係を有するものを含む。)に所属している者が半数未満であること
　(ｲ) 第三種再生医療等提供計画のみに係る審査等業務を行う再生医療等委員会については、委員の構成基準を次のとおりとする。〈則第47条〉
　　① 委員が5名以上であること
　　② 男性及び女性がそれぞれ1名以上含まれていること
　　③ 再生医療等委員会を設置する者と利害関係を有しない者が含まれていること
⇒　上記(ｱ)②及び(ｲ)③の「利害関係」とは、金銭の授受や雇用関係などをさす。例えば、再生医療等委員会を設置する者の役員、職員又は会員等が該当する。〈H26/10/31 医政研発1031第1号〉
⇒　上記(ｱ)③の「当該医療機関と密接な関係を有するもの」として、例えば、同一法人内において当該医療機関と財政的な関係を有するものが挙げられる。なお、医療機関が複数の学部を有する大学の附属病院である場合に、他学部(法学部等)の教員で実施医療機関と業務上の関係のない者は、「同一の医療機関(当該　医療機関と密接な関係を有するものを含む。)に所属している者」には該当しない。〈H26/10/31 医政研発1031第1号〉
⇒　上記(ｲ)について、第三種再生医療等提供計画のみに係る審査等業務を行う認定再生医療等委員会の構成に必要となる委員の数は、少なくとも5名となるが、認定に必要な要件を満たした上で、委員の数がこれよりも多い場合には、(ｲ)①から③までに規定する特定の区分の委員の数に偏りがあることのないよう配慮する必要がある。〈H26/10/31 医政研発1031第1号〉

＜第4号＞

10　再生医療等委員会の審査等業務の公平性を維持する観点からも、その手数料の額は審査等業務に要する費用に照らして合理的と認められるものでなければならないため、本号に規定し認定要件としている。

11　「厚生労働省令で定める基準」は、再生医療等委員会が、審査等業務に関して徴収する手数料の額を、委員への報酬の支払等、当該再生医療等委員会の健全な運営に必要な経費を賄うために必要な範囲内とし、かつ、公平なものとなるよう定めていることとする。〈則第48条〉

⇒　上記の「公平なもの」でない場合として、例えば、再生医療等委員会を設置する者と利害関係を有するか否かで、合理的な範囲を超えて手数料の差額を設ける場合が挙げられる。〈H26/10/31 医政研発1031第1号〉

＜第5号＞

12　「厚生労働省令で定める基準」は、次のとおりとする。〈則第49条〉
　① 審査等業務が適正かつ公正に行えるよう、その活動の自由及び独立が保障されている

こと
② 審査等業務に関する規程が定められ、かつ、公表されていること
③ 審査等業務を継続的に実施できる体制を有すること

⇒ 上記②の「審査等業務に関する規程」には、次に掲げる事項が含まれる。〈H26/10/31 医政研発1031第1号〉

(a) 再生医療等委員会の運営に関する事項(手数料を徴収する場合にあっては、当該手数料の額を含む。)
(b) 提供中の再生医療等の継続的な審査に関する事項
(c) 会議の記録に関する事項
(d) 記録の保存に関する事項
(e) 審査等業務に関して知り得た情報の管理及び秘密の保持の方法
(f) その他必要な事項

⇒⇒ 上記(f)の「その他必要な事項」として、例えば、委員会の委員や職員への教育の機会の確保の方法が該当する。〈H26/11/21 医政局研究開発振興課事務連絡〉

■第26条第5項■

> 厚生労働大臣は、前項の規定により認定をしたときは、次に掲げる事項を公示しなければならない。
> 一 当該認定を受けた者(以下「認定委員会設置者」という。)の氏名又は名称及び住所
> 二 当該認定に係る再生医療等委員会(以下「認定再生医療等委員会」という。)の名称
> 三 当該再生医療等委員会が第三種再生医療等提供計画のみに係る審査等業務を行うものとして認定された場合には、その旨

趣旨

　本規定は、厚生労働大臣は、再生医療等委員会の認定をしたときは、所定の事項を公示しなければならない旨を定めたものである。

解説

1 認定再生医療等委員会による審査は、再生医療等提供計画の提出にあたって必須の手続となっているため、再生医療等を提供しようとする病院や診療所の管理者は、どこに認定再生医療等委員会があるかを知る必要がある。そこで、認定再生医療等委員会の名称、認定を受けた者の氏名、当該認定に係る審査等業務を行う事務所の所在地等を公示することとしている。

　また、特定認定再生医療等委員会以外の認定再生医療等委員会は、第一種再生医療等提供計画及び第二種再生医療等提供計画に係る審査等業務を行うことができないため、「当該該再生医療等委員会が第三種再生医療等提供計画のみに係る審査等業務を行うものとして認定された場合には、その旨」も公示の対象としている。

2 認定再生医療等委員会は、再生医療等を行う医療機関以外の第三者に何らかの法的効果をもたらす権能を有していないとともに、私人間の権利関係を変動させる強い権限を与えられているわけでもなく、再生医療等提供計画の審査という手続上の機関に過ぎないともいうことができる。また、当事者である医療機関は、専門職団体であり、再生医療等提供計画の作成段階において、当然に認定再生医療等委員会であるかどうかを確認するため、公示の内容をチェックするものと考えられる。さらにいえば、仮に認定を受けていない者が認定再生医療等委員会を装って審査等の業務を行ったとしても、再生医療等提供計画を提出する段階において形式的要件の不備により受理されず、当該再生医療等の提供を未然に防止することができる。

　そのようなことから、認定再生医療等委員会の真贋の担保については、「公示」することで足り、『名称制限』、『事務所の掲示』に関する規定までは設けられていない。

3 「厚生労働大臣」とあるが、特定認定再生医療等委員会以外の認定再生医療等委員会に係るものに限っては、地方厚生局長に権限委任が行われている。〈則第118条第1項第8号〉

4 「公示」とは、公機関が広く世間に発表することをいう。

第二十七条(変更の認定等)

■第27条第1項■

> 認定委員会設置者は、前条第二項第三号、第五号又は第六号に掲げる事項を変更しようとするときは、厚生労働大臣の認定を受けなければならない。ただし、厚生労働省令で定める軽微な変更については、この限りでない。

趣旨

本規定は、認定委員会設置者は、認定再生医療等委員会の本質事項について変更しようとするときは、軽微な変更を除き、厚生労働大臣の認定を受けなければならない旨を定めたものである。

解説

1 認定再生医療等委員会の委員や審査等業務を行う体制が変更される場合には、改めて委員や体制が認定要件を満たしているかどうか確認する必要があることから、その変更について認定を受けなければならないこととしている。

2 「認定委員会設置者」とは、申請に係る再生医療等委員会について、厚生労働大臣の認定を受けた者をいう。〈法第26条第5項〉

3 「前条第二項第三号、第五号又は第六号に掲げる事項」は、次のとおりである。
① 認定再生医療等委員会の委員の氏名及び職業
② 審査等業務を行う体制に関する事項
③ 審査等業務に関し手数料を徴収する場合にあっては、当該手数料の算定の基準

4 「厚生労働省令で定める軽微な変更」は、次に掲げる変更とする。〈則第52条〉
① 認定再生医療等委員会の委員の氏名の変更であって、委員の変更を伴わないもの
② 認定再生医療等委員会の委員の職業の変更であって、委員の構成要件を満たさなくなるもの以外のもの
　＊「委員の構成要件」とは、則第44条及び第45条に規定する要件をいう。
③ 認定再生医療等委員会の委員の増減に関する変更であって、委員の構成要件を満たさなくなるもの以外のもの
④ 審査等業務を行う体制に関する事項の変更であって、審査等業務の適切な実施に支障を及ぼすおそれのないもの

⇒ 上記①の「認定再生医療等委員会の委員の氏名の変更であって、委員の変更を伴わないもの」として、例えば、当該委員の婚姻状態の変更に伴う氏名の変更であって、委員は変わらないものが挙げられる。〈H26/10/31 医政研発1031第1号〉

⇒ 上記②の「認定再生医療等委員会の委員の職業の変更であって、委員の構成要件を満たさなくなるもの以外のもの」として、例えば、当該委員の所属機関の変更に伴う職名

の変更によるものが挙げられる。〈H26/10/31 医政研発 1031 第 1 号〉

⇒ 上記③の「認定再生医療等委員会の委員の増減に関する変更であって、委員の構成要件を満たさなくなるもの以外のもの」として、例えば、委員を増員するものが挙げられる。〈H26/10/31 医政研発 1031 第 1 号〉

⇒ 上記④の「審査等業務を行う体制に関する事項の変更であって、審査等業務の適切な実施に支障を及ぼすおそれのないもの」として、例えば、再生医療等委員会の開催頻度が多くなるよう変更を行うものが挙げられる。〈H26/10/31 医政研発 1031 第 1 号〉

5 「厚生労働大臣」とあるが、特定認定再生医療等委員会以外の認定再生医療等委員会に係るものに限っては、地方厚生局長に権限委任が行われている。〈則第 118 条第 1 項第 9 号〉

6 変更の認定の申請は、変更後の様式第五による申請書及び様式第七による申請書を厚生労働大臣に提出して行う。〈則第 51 条〉

第3章 認定再生医療等委員会(第26条—第34条)

■第27条第2項■

認定委員会設置者は、前項ただし書の厚生労働省令で定める軽微な変更をしたときは、遅滞なく、その旨を厚生労働大臣に届け出なければならない。

趣 旨

本規定は、認定委員会設置者は、認定再生医療等委員会について軽微な変更をしたときは、厚生労働大臣に届出しなければならない旨を定めたものである。

解 説

1 「厚生労働大臣」とあるが、特定認定再生医療等委員会以外の認定再生医療等委員会に係るものに限っては、地方厚生局長に権限委任が行われている。〈則第118条第1項第9号〉
2 軽微な変更の届出は、様式第八による届書を提出して行う。〈則第53条〉

■第27条第3項■

前条第二項から第四項までの規定は、第一項の変更の認定について準用する。

趣 旨

本規定は、認定再生医療等委員会の本質事項について、変更の認定を申請する際には、再生医療等委員会の認定に関する規定(法第26条第2項から第4項まで)を準用して適用する旨を定めたものである。

■第27条第4項■

> 認定委員会設置者は、前条第二項第一号、第二号若しくは第七号に掲げる事項又は同条第三項各号に掲げる書類に記載した事項に変更があったとき（当該変更が厚生労働省令で定める軽微なものであるときを除く。）は、遅滞なく、その旨を厚生労働大臣に届け出なければならない。

趣旨

本規定は、認定委員会設置者は、認定再生医療等委員会の形式事項について変更があったときは、厚生労働大臣に届出しなければならない旨を定めたものである。

解説

1 「前条第二項第一号、第二号若しくは第七号に掲げる事項」は、次のとおりである。
① 認定委員会設置者の氏名又は名称及び住所並びに法人にあっては、その代表者の氏名
② 認定再生医療等委員会の名称
③ 認定再生医療等委員会の所在地及び連絡先

2 「同条第三項各号に掲げる書類」は、次のとおりである。
① 認定再生医療等委員会の委員の略歴を記載した書類
② 認定再生医療等委員会の審査等業務に関する規程
③ 認定委員会設置者に関する証明書類
④ 医学医術に関する学術団体、一般社団法人、一般財団法人、特定非営利活動法人にあっては、次に掲げる書類
　（i）認定委員会設置者が再生医療等委員会を設置する旨を定めた定款その他これに準ずるもの
　（ii）「役員のうちに医師、歯科医師、薬剤師、看護師その他の医療関係者が含まれていること」及び「役員に占める『特定の医療機関の職員その他の当該医療機関と密接な関係を有する者』、『特定の法人の役員又は職員その他の当該法人と密接な関係を有する者』の割合が、それぞれ3分の1以下であること」の要件を満たすことを証明する書類
　（iii）財産的基礎を有していることを証明する書類

3 「厚生労働省令で定める軽微なもの」は、次に掲げる変更とする。〈則第54条〉
① 地域の名称の変更又は地番の変更に伴う変更
② 認定再生医療等委員会の委員の略歴の追加に関する変更
③ 再生医療等委員会を設置する旨の定めをした定款その他これに準ずるものの変更であって、次に掲げるもの
　（i）法その他の法令の制定又は改廃に伴い当然必要とされる規定の整理

（ⅱ）①及び③(ⅰ)に掲げるもののほか、用語の整理、条、項又は号の繰上げ又は繰下げその他の形式的な変更

⇒ 上記①の「地域の名称の変更又は地番の変更に伴う変更」とは、認定再生医療等委員会の所在地は変わらず、所在地の地域の名称の変更又は地番の変更に伴うものをいう。〈H26/10/31 医政研発 1031 第 1 号〉

4 「厚生労働大臣」とあるが、特定認定再生医療等委員会以外の認定再生医療等委員会に係るものに限っては、地方厚生局長に権限委任が行われている。〈則第 118 条第 1 項第 9 号〉

5 再生医療等委員会の形式事項の変更の届出について、次のとおり定められている。〈則第 55 条〉

(ｱ) 変更の届出は、様式第九による届書を提出して行う。

(ｲ) 法第 26 条第 3 項各号に掲げる書類に記載した事項に変更があった場合には、(ｱ)の届書に、変更後の書類を添えなければならない。

■第27条第5項■

> 前条第五項の規定は、同項第一号又は第二号に掲げる事項について前項の規定による届出があった場合について準用する。

趣旨

本規定は、厚生労働大臣は、認定再生医療等委員会の形式事項のうち公示事項の変更の届出があったときは、これを公示しなければならない旨を定めたものである。

解説

1　認定委員会設置者の住所等の公示された事項に変更があった場合は、病院又は診療所の管理者の便宜性を考慮し、その内容を公示することとしている。

2　「同項第一号又は第二号に掲げる事項」は、次のとおりである。
　① 認定委員会設置者の氏名又は名称及び住所
　② 認定再生医療等委員会の名称

3　認定委員会設置者は、認定証の記載事項に変更を生じたときは、様式第一〇による申請書及び認定証を厚生労働大臣に提出してその書換えを申請することができる。〈則第56条〉

⇒　上記に「厚生労働大臣」とあるが、特定認定再生医療等委員会以外の認定再生医療等委員会に係るものに限っては、地方厚生局長に権限委任が行われている。〈則第118条第2項〉

4　認定再生医療等委員会の認定証の再交付について、次のとおり定められている。〈則第57条〉

　(ｱ) 認定委員会設置者は、認定再生医療等委員会の認定証を破り、汚し、又は失ったときは、様式第一一による申請書を厚生労働大臣に提出してその再交付を申請することができる。この場合において、認定証を破り、又は汚した認定委員会設置者は、申請書に当該認定証を添えなければならない。

　(ｲ) 認定委員会設置者は、認定証の再交付を受けた後、失った認定証を発見したときは、遅滞なく、厚生労働大臣にこれを返納しなければならない。

⇒　上記に「厚生労働大臣」とあるが、特定認定再生医療等委員会以外の認定再生医療等委員会に係るものに限っては、地方厚生局長に権限委任が行われている。〈則第118条第2項〉

第二十八条（認定の有効期間等）

■第28条第1項■

> 第二十六条第一項の認定の有効期間は、当該認定の日から起算して三年とする。

趣旨

本規定は、再生医療等委員会の認定に有効期間を設け、これを3年としたものである。

解説

1　認定再生医療等委員会については、定期的に認定要件の該当性を確認することが適当と考えられることから、その認定を更新制としている。

■第28条第2項■

> 前項の有効期間の満了後引き続き認定再生医療等委員会を設置しようとする認定委員会設置者は、その有効期間の更新を受けなければならない。

趣旨

本規定は、認定後においても認定要件等の遵守状況及び審査等業務の実施状況を定期的に確認し、認定再生医療等委員会の審査等の水準を維持するという趣旨に基づき、再生医療等委員会の認定の有効期間を更新制としたものである。

解説

1　厚生労働大臣は、再生医療等委員会の認定の有効期間の更新をしたときは、その更新を申請した者に対し、様式第六による認定証を交付しなければならない。〈則第50条〉

■第28条第3項■

> 前項の有効期間の更新を受けようとする認定委員会設置者は、第一項の有効期間の満了の日の九十日前から六十日前までの間（以下この項において「更新申請期間」という。）に、厚生労働大臣に有効期間の更新の申請をしなければならない。ただし、災害その他やむを得ない事由により更新申請期間にその申請をすることができないときは、この限りでない。

趣旨

　本規定は、認定委員会設置者に対し、再生医療等委員会の認定の有効期間の更新は、災害等やむを得ない場合を除き、更新申請期間に行うことを義務づけたものである。

解説

1　「厚生労働大臣」とあるが、特定認定再生医療等委員会以外の認定再生医療等委員会に係るものに限っては、地方厚生局長に権限委任が行われている。〈則第118条第1項第10号〉

■第28条第4項■

> 前項の申請があった場合において、第一項の有効期間の満了の日までにその申請に対する処分がされないときは、従前の認定は、同項の有効期間の満了後もその処分がされるまでの間は、なお効力を有する。

趣旨

　一般的には、従前の認定の有効期間が経過した後において審査等業務を行うことは、再生医療等委員会の認定を受けないで行ったことになる。とはいえ、更新申請に係る審査が長引き、有効期間の満了日までに当該申請に対する処分がされないこともあり得るものであり、そのような場合には、関係者に想定外の不利益を生じさせることになりかねない。そこで、「なおその効力を有する」とあるように、本規定は、審査の都合により認定の有効期間内に申請に対する処分がされないときは、従前の認定の有効期間の効力が持続していることとしたものである。

■第２８条第５項■

前項の場合において、第二項の有効期間の更新がされたときは、その認定の有効期間は、従前の認定の有効期間の満了の日の翌日から起算するものとする。

趣旨

法第28条第4項において、審査の都合により再生医療等委員会の認定の有効期間の満了日までにその申請に対する処分がなされないときは、特例として、従前の認定の有効期間の効力を有することとしている。本規定は、そのような特例措置が講じられた場合であっても、認定の新たな有効期間は、本来の有効期間の満了日の翌日から起算することを明示したものである。

■第２８条第６項■

第二十六条（第一項を除く。）の規定は、第二項の有効期間の更新について準用する。ただし、同条第三項各号に掲げる書類については、既に厚生労働大臣に提出されている当該書類の内容に変更がないときは、その添付を省略することができる。

趣旨

本規定は、認定再生医療等委員会の認定の有効期間の更新を申請する際には、再生医療等委員会の認定に関する規定（法第26条第2項から第5項まで）を準用して適用する旨を定めたものである。

解説

1　再生医療等委員会の認定の更新の申請について、次のとおり定められている。〈則第58条〉

（ア）更新の申請は、様式第一二による申請書を提出して行う。

（イ）前項の申請書には、申請に係る認定証を添えなければならない。

第二十九条（秘密保持義務）

> 認定再生医療等委員会の委員若しくは認定再生医療等委員会の審査等業務に従事する者又はこれらの者であった者は、正当な理由がなく、当該審査等業務に関して知り得た秘密を漏らしてはならない。

趣旨

本規定は、認定再生医療等委員会の委員又は審査等業務に従事する者に対し、秘密保持義務を課したものである。

解説

1　国家公務員たる者に秘密漏えいの行為があった場合は、国家公務員法第100条第1項の『職員は、職務上知ることのできた秘密を漏らしてはならない。その職を退いた後といえども同様とする。』とした規定により処罰される。また、地方公務員たる者に秘密漏えいの行為があった場合は、地方公務員法第34条第1項の『職員は、職務上知り得た秘密を漏らしてはならない。その職を退いた後も、また、同様とする。』とした規定のより厳重に処罰されることとなる。

再生医療等の審査等業務に関与する者は、その職務を果たす上で秘密を知り得ることが多いものの、公務員にあたらないため、再生医療法の中に守秘義務に関する規定を設けたものである。

2　「これらの者であった者」とあるように、現職にある者だけでなく、過去に当該業務に従事していた者であっても、守秘義務の対象としている。

3　「秘密」とは、公に知られていない事実であって、実質的に保護する対象として値するものをさす。具体的にどの情報が秘密に該当するものであるかは、行政が指定することにより決められるものではなく、個々に裁判所が判断することになろう。なお、当事者間の契約で任意に決めることのできる秘密情報については、本規定の「秘密」には該当しないが、当該契約により保秘されることとなる。

4　本規定に違反して秘密を漏らした者は、1年以下の懲役又は100万円以下の罰金に処される。〈法第60条第7号〉

第3章　認定再生医療等委員会(第26条—第34条)

第三十条(認定再生医療等委員会の廃止)

■第30条第1項■

> 認定委員会設置者は、その設置する認定再生医療等委員会を廃止しようとするときは、厚生労働省令で定めるところにより、あらかじめ、その旨を厚生労働大臣に届け出なければならない。

趣旨

本規定は、認定委員会設置者がその認定再生医療等委員会を廃止しようとするときは、あらかじめ、届出しなければならない旨を定めたものである。

解説

1　認定再生医療等委員会の廃止の届出があった場合には、病院又は診療所の管理者の便宜性を考慮し、その旨を公示することとしている。

2　「厚生労働大臣」とあるが、特定認定再生医療等委員会以外の認定再生医療等委員会に係るものに限っては、地方厚生局長に権限委任が行われている。〈則第118条第1項第11号〉

3　認定再生医療等委員会の廃止について、次のとおり定められている。〈則第59条〉

(ｱ)　廃止の届出は、様式第一三による届書を提出して行う。

(ｲ)　認定委員会設置者が(ｱ)の届出を行おうとするときは、あらかじめ、当該認定再生医療等委員会に再生医療等提供計画を提出していた再生医療等提供機関に、その旨を通知しなければならない。

4　認定再生医療等委員会の廃止後の手続について、次のとおり定められている。〈則第60条〉

(ｱ)　認定委員会設置者は、その設置する認定再生医療等委員会を廃止したときは、速やかに、その旨を当該認定再生医療等委員会に再生医療等提供計画を提出していた再生医療等提供機関に通知しなければならない。

(ｲ)　(ｱ)の場合において、認定委員会設置者は、当該認定再生医療等委員会に再生医療等提供計画を提出していた再生医療等医療機関に対し、当該再生医療等提供機関における再生医療等の提供の継続に影響を及ぼさないよう、他の認定再生医療等委員会を紹介することその他の適切な措置を講じなければならない。

⇒　上記(ｲ)の「その他の適切な措置」とは、認定委員会設置者が、当該認定再生医療等委員会に再生医療等提供計画を提出していた再生医療等提供機関に対し、他の認定再生医療等委員会を紹介することに加え、当該再生医療等提供機関が当該他の認定再生医療等委員会と契約を締結する際には、審査等業務に必要な書類等を提供することをいう。〈H26/10/31 医政研発1031第1号〉

5 　認定委員会設置者は、当該認定再生医療等委員会を廃止したときは、遅滞なく、厚生労働大臣に認定証を返納しなければならない。〈則第61条〉

■第３０条第２項■

> 　厚生労働大臣は、前項の規定による届出があったときは、その旨を公示しなければならない。

■趣　旨■

　本規定は、厚生労働大臣は、認定再生医療等委員会の廃止の届出があったときは、公示しなければならない旨を定めたものである。

■解　説■

1 　「厚生労働大臣」とあるが、特定認定再生医療等委員会以外の認定再生医療等委員会に係るものに限っては、地方厚生局長に権限委任が行われている。〈則第118条第1項第11号〉

第三十一条（報告の徴収）

> 　厚生労働大臣は、認定再生医療等委員会の審査等業務の適切な実施を確保するため必要があると認めるときは、認定委員会設置者に対し、当該審査等業務の実施状況について報告を求めることができる。

趣旨

　本規定は、厚生労働大臣は、認定委員会設置者に対し、審査等業務の実施状況について報告を求めることができる旨を定めたものである。

解説

1 　「厚生労働大臣」とあるが、特定認定再生医療等委員会以外の認定再生医療等委員会に係るものに限っては、地方厚生局長に権限委任が行われている。ただし、厚生労働大臣がこの権限を自ら行うことを妨げない。〈則第118条第1項第12号〉
2 　「必要があると認めるとき」としていることから、本規定による権限は、むやみに行使されるべきものではない。あくまで厚生労働大臣が再生医療等の適正な実施を確保する見地から必要と認めるときに限定されるべきものである。
3 　厚生労働大臣は、報告を求めるときは、その理由を通知するものとする。〈則第114条〉

第三十二条（適合命令及び改善命令）

■第32条第1項■

> 厚生労働大臣は、認定再生医療等委員会が第二十六条第四項各号に掲げる要件（当該認定再生医療等委員会が第三種再生医療等提供計画のみに係る審査等業務を行う場合にあっては、同項第一号（第三種再生医療等提供計画に係る部分を除く。）に掲げる要件を除く。）のいずれかに適合しなくなったと認めるときは、認定委員会設置者に対し、これらの要件に適合するために必要な措置をとるべきことを命ずることができる。

【趣旨】

本規定は、厚生労働大臣は、認定委員会設置者に対し、その認定要件への適合命令を下すことができる旨を定めたものである。

【解説】

1 認定再生医療等委員会は、再生医療等提供計画の審査のみならず、実施状況の定期的なフォローアップの役割を担うことから、その業務運営に問題があった場合には、単に認定の取消を行うのではなく、できる限り改善を促し、当初より審査に携わった認定再生医療等委員会に引き続きフォローアップを担わせることが適当といえる。

　このため、認定再生医療等委員会が認定要件に適合しなくなったと認められるときは、その要件に適合するために必要な命令を発動できるよう本規定が設けられている。

2 「厚生労働大臣」とあるが、特定認定再生医療等委員会以外の認定再生医療等委員会に係るものに限っては、地方厚生局長に権限委任が行われている。ただし、厚生労働大臣がこの権限を自ら行うことを妨げない。〈則第118条第1項第13号〉

第3章　認定再生医療等委員会(第26条—第34条)

■第32条第2項■

> 厚生労働大臣は、前項に定めるもののほか、認定委員会設置者がこの章の規定又はこの章の規定に基づく命令若しくは処分に違反していると認めるとき、その他当該認定再生医療等委員会の審査等業務の適切な実施を確保するため必要があると認めるときは、当該認定委員会設置者に対し、当該審査等業務を行う体制の改善、当該審査等業務に関する規程の変更その他必要な措置をとるべきことを命ずることができる。

趣旨

本規定は、厚生労働大臣は、認定委員会設置者に対し、再生医療等委員会の審査等業務の改善命令を下すことができる旨を定めたものである。

解説

1　本規定は、再生医療等委員会の認定後においても、その審査等業務の適切な実施を確保するために設けられている。
2　「厚生労働大臣」とあるが、特定認定再生医療等委員会以外の認定再生医療等委員会に係るものに限っては、地方厚生局長に権限委任が行われている。ただし、厚生労働大臣がこの権限を自ら行うことを妨げない。〈則第118条第1項第13号〉
3　「この章」とは、第3章『認定再生医療等委員会(法第26条から第34条まで)』をさす。

第三十三条（認定の取消し）

■第33条第1項■

> 厚生労働大臣は、認定委員会設置者について、次の各号のいずれかに該当するときは、第二十六条第一項の認定を取り消すことができる。
> 一　偽りその他不正の手段により第二十六条第一項の認定、第二十七条第一項の変更の認定又は第二十八条第二項の有効期間の更新を受けたとき。
> 二　その設置する認定再生医療等委員会が第二十六条第四項各号に掲げる要件（当該認定再生医療等委員会が第三種再生医療等提供計画のみに係る審査等業務を行う場合にあっては、同項第一号（第三種再生医療等提供計画に係る部分を除く。）に掲げる要件を除く。）のいずれかに適合しなくなったとき。
> 三　前二号に掲げるもののほか、この章の規定又はこの章の規定に基づく命令若しくは処分に違反したとき。

趣旨

本規定は、認定再生医療等委員会の認定の取消しの基準について明示したものである。

解説

1　再生医療等委員会の認定後においても、その認定要件が遵守され、また、不適と考えられる認定再生医療等委員会を排除するため、本規定が設けられている。

2　「厚生労働大臣」とあるが、特定認定再生医療等委員会以外の認定再生医療等委員会に係るものに限っては、地方厚生局長に権限委任が行われている。ただし、厚生労働大臣がこの権限を自ら行うことを妨げない。〈則第118条第1項第14号〉

3　「次の各号」として列挙される基準は、認定という行政行為の撤回根拠を明示したものである。

4　「取消」とは、法律行為の効力を一方的意思表示によって消滅させることをいう。公法上は、成立に瑕疵（かし）がなく、その後発生した事由により、その効力を持続させることが適当でない場合に将来に向かってその効力を失わせることで、『撤回』と同義である。本規定により認定を取り消された場合は、認定の効力が消滅し、その審査等業務を継続する場合には無認定で行ったものとみなされる。

5　認定委員会設置者は、認定再生医療等委員会の認定の取消を受けたときは、遅滞なく、厚生労働大臣に認定証を返納しなければならない。〈則第61条〉

＜第1号＞

6　本号は、不正の手段により再生医療等委員会に係る認定、変更の認定又は認定の有効期間の更新を受けたときは、認定の取り消し根拠に該当するものとしている。

＜第2号＞

7 本号は、認定再生医療等委員会が認定要件に適合しなくなったときは、認定の取り消し根拠に該当するものとしている。

<第3号>

8 「この章」とは、第3章『認定再生医療等委員会(法第26条から第34条まで)』をさす。

■第33条第2項■

> 厚生労働大臣は、前項の規定により第二十六条第一項の認定を取り消したときは、その旨を公示しなければならない。

趣旨
本規定は、厚生労働大臣は、認定再生医療等委員会の認定を取り消したときは、公示しなければならない旨を定めたものである。

解説

1 「厚生労働大臣」とあるが、特定認定再生医療等委員会以外の認定再生医療等委員会に係るものに限っては、地方厚生局長に権限委任が行われている。ただし、厚生労働大臣がこの権限を自ら行うことを妨げない。〈則第118条第1項第14号〉

第三十四条（厚生労働省令への委任）

> この章に定めるもののほか、認定再生医療等委員会に関し必要な事項は、厚生労働省令で定める。

趣旨

本規定は、認定再生医療等委員会に関し必要な事項については、省令で定める旨を明示したものである。

解説

1 本規定に基づく省令では、会議の成立要件及び記録等に関する事項が定められている。
2 第一種再生医療等提供計画又は第二種再生医療等提供計画に係る審査等業務について、次のとおり定められている。〈則第63条〉
(ｱ) 認定再生医療等委員会が、第一種再生医療等提供計画又は第二種再生医療等提供計画に係る審査等業務を行う際には、次に掲げる要件を満たさなければならない。
① 過半数の委員が出席していること
② 男性及び女性の委員がそれぞれ2名以上出席していること
③ 次に掲げる者がそれぞれ1名以上出席していること
　(ⅰ) 再生医療等について十分な科学的知見及び医療上の識見を有する者（則第44条第2号）
　(ⅱ) 細胞培養加工に関する識見を有する者（則第44条第4号）
　(ⅲ) 法律に関する専門家又は生命倫理に関する識見を有する者（則第44条第5号、第6号）
　(ⅳ) 一般の立場の者（則第44条第8号）
　(ⅴ) 技術専門委員（再生医療等について十分な科学的知見及び医療上の識見を有する者（則第44条第2号）又は臨床医（則第44条第3号）に掲げる者が、審査等業務の対象となる再生医療等の対象疾患等に対する専門知識を有する場合には、当該者）
　　＊「技術専門委員」とは、審査等業務の対象となる再生医療等の対象疾患等に対する専門的知識を有する者をいう。
④ 出席した委員の中に、審査等業務の対象となる再生医療等提供計画を提出した医療機関（当該医療機関と密接な関係を有するものを含む。）と利害関係を有しない委員が過半数含まれていること
⑤ 認定委員会設置者と利害関係を有しない委員が含まれていること
(ｲ) 認定再生医療等委員会は、第一種再生医療等提供計画又は第二種再生医療等提供計画の変更に係る審査であって、次に掲げる要件を満たすものを行う場合には、(ｱ)にかかわらず、当該認定再生医療等委員会における審査等業務に関する規程に定める方法により、これを行うことができる。

① 当該再生医療等提供計画の変更が、認定再生医療等委員会の審査を経て指示を受けたものである場合
② 当該再生医療等提供計画の変更が、再生医療等の提供に重要な影響を与えないものである場合

⇒ 上記(ア)①について、審査等業務を行う際に必要な「過半数の委員」とは、則第44条第1号から第8号の委員のうちの過半数であり、技術専門委員は含まれない。〈H26/10/31 医政研発1031第1号〉

⇒ 上記(ア)③(v)の「技術専門委員」とは、審査等業務の対象となる再生医療等の対象疾患等に対する専門的知識を有する者として、診療、教育又は研究を行っている者を意味する。再生医療等の審査等業務にあたって選出された技術専門委員は、原則として当該審査等業務の開始から終了に至るまで一貫して関わることのできる者とする。当該再生医療等の審査等業務の開始から終了までの間に、当該技術専門委員が異動や退職等の理由により、技術専門委員を辞退する場合には、当該審査等業務の対象となる再生医療等の対象疾患等に対する専門的知識を有する者であれば、交代することができる。技術専門委員は、やむを得ない理由により出席できない場合にあっては、審査等業務の対象となる再生医療等について、あらかじめ意見書を提出することができる。意見書を提出した場合にあっては、当該技術専門委員は出席したものとみなされる。〈H26/10/31 医政研発1031第1号〉

⇒ 上記(ア)④の「利害関係」の判断にあっては、審査の中立性、公平性及び透明性を確保するため、薬事分科会審議参加規程(平成20年12月19日薬事・食品衛生審議会薬事分科会)や医学研究のCOIマネジメントに関するガイドライン(平成23年2月日本医学会臨床部会利益相反委員会)等を目安とする。〈H26/10/31 医政研発1031第1号〉

⇒ 上記(ア)⑤の「利害関係」とは、金銭の授受や雇用関係などをさす。例えば、再生医療等委員会を設置する者の役員、職員又は会員等が該当する。〈H26/10/31 医政研発1031第1号〉

⇒ 上記(イ)②の「再生医療等の提供に重要な影響を与えないもの」とは、則第29条に該当するもの(次に掲げるもの)をいう。〈H26/10/31 医政研発1031第1号〉
(a) 当該再生医療等の安全性に影響を与える再生医療等の提供方法の変更
(b) 特定細胞加工物を用いる場合にあっては、当該再生医療等の安全性に影響を与える特定細胞加工物の製造及び品質管理の方法の変更
(c) 再生医療等製品を用いる場合にあっては、当該再生医療等製品の承認事項に係る変更のうち、用法、用量もしくは使用方法又は効能、効果もしくは性能に関する追加、変更又は削除
(d) 再生医療等が研究として行われる場合にあっては、研究の実施方法の変更
(e) (a)から(d)までに掲げる変更のほか、当該再生医療等の安全性に影響を与えるもの

3 第三種再生医療等提供計画に係る審査等業務について、次のとおり定められている。

〈則第64条〉
(ア) 認定再生医療等委員会が、第三種再生医療等提供計画に係る審査等業務を行う際には、次に掲げる要件を満たさなければならない。
① 過半数の委員が出席していること
② 5名以上の委員が出席していること
③ 男性及び女性の委員がそれぞれ1名以上出席していること
④ 次に掲げる者がそれぞれ1名以上出席していること。ただし(i)に掲げる者が医師又は歯科医師である場合にあっては、(ii)を兼ねることができる。
　(i) 再生医療等について十分な科学的知見及び医療上の識見を有する者を含む2名以上の医学又は医療の専門家(則第45条第1号)のうち再生医療等について十分な科学的知見及び医療上の識見を有する者
　(ii) 再生医療等について十分な科学的知見及び医療上の識見を有する者を含む2名以上の医学又は医療の専門家(則第45条第1号)のうち医師又は歯科医師
　(iii) 法律に関する専門家又は生命倫理に関する識見を有する者その他の人文・社会科学の有識者(則第45条第2号)
　(iv) 一般の立場の者(則第45条第3号)
⑤ 出席した委員の中に、審査等業務の対象となる再生医療等提供計画を提出した医療機関(当該医療機関と密接な関係を有するものを含む。)と利害関係を有しない委員が2名以上含まれていること
⑥ 認定委員会設置者と利害関係を有しない委員が含まれていること
(イ) 認定再生医療等委員会は、第三種再生医療等提供計画の変更に係る審査であって、次に掲げる要件を満たすものを行う場合には、(ア)にかかわらず、当該認定再生医療等委員会における審査等業務に関する規程に定める方法により、これを行うことができる。
① 当該再生医療等提供計画の変更が、認定再生医療等委員会の審査を経て指示を受けたものである場合
② 当該再生医療等提供計画の変更が、再生医療等の提供に重要な影響を与えないものである場合

⇒ 上記(ア)①について、第三種再生医療等提供計画のみに係る審査等業務を行う認定再生医療等委員会における審査等業務を行う際に必要な「過半数の委員」とは、省令第45条第1号から第3号の委員のうちの過半数であり、技術専門委員は含まれない。〈H26/10/31 医政研発1031第1号〉

⇒ 上記(ア)⑤の「利害関係」の判断にあっては、審査の中立性、公平性及び透明性を確保するため、薬事分科会審議参加規定(平成20年12月19日薬事・食品衛生審議会薬事分科会)や医学研究のCOIマネジメントに関するガイドライン(平成23年2月日本医学会臨床部会利益相反委員会)等を目安とする。〈H26/10/31 医政研発1031第1号〉

⇒ 上記(イ)②の「再生医療等の提供に重要な影響を与えないもの」とは、則第29条に該

当するものをいう。〈H26/10/31 医政研発 1031 第 1 号〉

4 認定再生医療等委員会の判断及び意見について、次のとおり定められている。〈則第 65 条〉

(ｱ) 審査等業務の対象となる再生医療等提供計画を提出した提供機関管理者、当該再生医療等提供計画に記載された再生医療等を行う医師又は歯科医師及び実施責任者（実施責任者を置いている場合に限る。）並びに認定再生医療等委員会の運営に関する事務に携わる者は、当該認定再生医療等委員会の審査等業務に参加してはならない。ただし、認定再生医療等委員会の求めに応じて、当該認定再生医療等委員会において説明することを妨げない。

(ｲ) 認定再生医療等委員会における審査等業務に係る結論を得るにあたっては、原則として、出席委員（技術専門委員が出席する場合にあっては、当該委員を除く。以下(ｲ)において同じ。）の全員一致をもって行うよう努めなければならない。ただし、認定再生医療等委員会において議論を尽くしても、出席委員全員の意見が一致しないときは、出席委員の大多数の同意を得た意見を当該認定再生医療等委員会の結論とすることができる。

⇒ 上記(ｲ)の「出席委員の大多数」とは、出席委員の 4 分の 3 以上の多数である場合をいう。〈H26/10/31 医政研発 1031 第 1 号〉

5 認定委員会設置者は、当該認定再生医療等委員会が再生医療等提供計画に記載された再生医療等の提供を継続することが適当でない旨の意見を述べたときは、遅滞なく、厚生労働大臣にその旨を報告しなければならない。〈則第 66 条〉

⇒ 上記の厚生労働大臣への「報告」は、別紙様式第 6 により行うものとする。〈H26/10/31 医政研発 1031 第 1 号〉

6 帳簿の備付け等について、次のとおり定められている。〈則第 67 条〉

(ｱ) 認定委員会設置者は、審査等業務（法第 26 条第 1 項各号に掲げる業務）に関する事項を記録するための帳簿を備えなければならない。

(ｲ) 認定委員会設置者は、(ｱ)の帳簿を、最終の記載の日から 10 年間、保存しなければならない。

⇒ 上記(ｱ)の「帳簿」には、次に掲げる場合に応じて、それぞれに掲げる事項を記載する。〈H26/10/31 医政研発 1031 第 1 号〉

(A) 法第 26 条第 1 項第 1 号の意見を述べた場合

　(a1) 審査の対象となった医療機関の名称

　(a2) 審査を行った年月日

　(a3) 審査の対象となった再生医療等提供計画の概要

　(a4) 述べた意見の内容

　(a5) 審査の対象となった医療機関が厚生労働大臣又は地方厚生局長に当該再生医療等提供計画を提出した年月日（則第 27 条第 2 項の通知により把握した提出年月日）

(B) 法第26条第1項第2号の意見を述べた場合
　(b1) 報告をした再生医療等提供機関の名称
　(b2) 報告があった年月日
　(b3) 再生医療等提供機関からの報告の内容
　(b4) 述べた意見の内容

(C) 法第26条第1項第3号の意見を述べた場合
　(c1) 報告をした再生医療等提供機関の名称
　(c2) 報告があった年月日
　(c3) 再生医療等提供機関からの報告の内容
　(c4) 述べた意見の内容

(D) 法第26条第1項第4号の意見を述べた場合
　(d1) 意見を述べた再生医療等提供機関の名称
　(d2) 意見を述べた年月日
　(d3) 再生医療等技術の安全性の確保等その他再生医療等の適正な提供のために必要があると判断した理由
　(d4) 述べた意見の内容

7 認定委員会設置者は、当該認定再生医療等委員会の審査等業務に関する規程及び委員名簿を公表しなければならない。〈則第68条〉

⇒ 上記の「委員名簿」には、委員の氏名、委員の構成要件の該当性及び認定委員会設置者との利害関係が分かる内容が含まれる。〈H26/10/31 医政研発1031第1号〉

8 認定委員会設置者は、認定再生医療等委員会の運営に関する事務を行う者を選任しなければならない。〈則第69条〉

⇒ 認定委員会設置者は、認定再生医療等委員会の事務を行う者を選任し、認定再生医療等委員会事務局を設ける必要がある。なお、認定委員会設置者が、倫理審査委員会等を設置している場合、認定再生医療等委員会の事務を行う者が、倫理審査委員会の事務を兼任することは差し支えない。〈H26/10/31 医政研発1031第1号〉

9 認定委員会設置者は、認定再生医療等委員会の委員の教育又は研修の機会を確保しなければならない。〈則第70条〉

⇒ 認定委員会設置者は、再生医療等の安全性の確保及び生命倫理への配慮の観点から、再生医療等提供基準に照らして適切な審査ができるようにするために、委員に対し教育又は研修の機会を設ける必要がある。なお、教育又は研修については、外部機関が実施する教育又は研修への参加の機会を確保することでも差し支えない。〈H26/10/31 医政研発1031第1号〉

10 認定再生医療等委員会の審査等業務の記録等について、次のとおり定められている。〈則第71条〉

　(ｱ) 認定委員会設置者は、当該認定再生医療等委員会における審査等業務の過程に関す

第3章　認定再生医療等委員会(第26条—第34条)

　　る記録を作成し、個人情報、研究の独創性及び知的財産権の保護に支障を生じるおそれのある事項を除き、これを公表しなければならない。
　(イ)　認定委員会設置者は、審査等業務に係る再生医療等提供計画及び前項の記録を、当該計画に係る再生医療等の提供が終了した日から少なくとも10年間保存しなければならない。
⇒　上記(ア)について、認定委員会設置者は、次に掲げる事項を含む審査等業務の過程に関する記録を作成する必要がある。〈H26/10/31 医政研発1031第1号〉
　(a)　開催日時
　(b)　開催場所
　(c)　議題
　(d)　再生医療等提供計画を提出した医療機関の名称
　(e)　審査等業務の対象となった再生医療等提供計画を受け取った年月日
　(f)　審査等業務に出席した者の氏名
　(g)　結果を含む議論の概要(議論の概要については、質疑応答などのやりとりの分かる内容を記載する。)
⇒　上記(ア)について、認定委員会設置者は、認定再生医療等委員会の開催ごとの審査等業務の過程に関する概要を、当該認定再生医療等委員会のホームページで公表することが望ましいが、ホームページを有しない場合には、事務所に備えて置くこと等により一般の閲覧に供していることでも差し支えない。〈H26/10/31 医政研発1031第1号〉

第四章　特定細胞加工物の製造

第三十五条（特定細胞加工物の製造の許可）

■第３５条第１項■

> 特定細胞加工物の製造をしようとする者（第四十条第一項の規定に該当する者を除く。）は、厚生労働省令で定めるところにより、細胞培養加工施設ごとに、厚生労働大臣の許可を受けなければならない。

趣旨

本規定は、特定細胞加工物の製造については、細胞培養加工施設ごとに、厚生労働大臣の許可を受けなければならない旨を定めたものである。

解説

1　特定細胞加工物の製造の許可制度は、再生医療等に使用する細胞の安全性の確保を前提として、その培養・加工を実施する施設の基準等を明確にするために設けられたものである。当該制度は、医療機関以外の施設に特定細胞加工物の製造を委託することを可能とし、これが専門的な人員確保や設備の整備など特定細胞加工物の製造に係る医療機関の負担軽減につながり、安全性を確保しつつ、より効率的に再生医療等の医療の推進に資するものと考えられる。また、細胞培養加工に関連する様々な産業の活性化及び育成につながり、我が国の再生医療等の発展に資することが期待される。

2　再生医療等の提供にあたっては、人又は動物の細胞に培養その他の加工を施したもの等が用いられるが、誰の責任の下で細胞加工が施されるかによって、法律上の扱いを異なるものとしている。医師又は歯科医師の責任の下に細胞に加工を施す場合は、再生医療法の中に必要な規制を設けることとし、この細胞加工の行為を『特定細胞加工物の製造』としている。一方、提供機関管理者の責任によらず、企業の責任において細胞に加工を施す場合にあっては、必要な規制を薬機法に委ねることとし、この細胞加工の行為を『再生医療等製品の製造』としている。

補足すれば、当該細胞加工物による再生医療等の有効性及び安全性が未確立の段階において、医師又は歯科医師の臨床研究に用いられる物、あるいは自由診療として医師又は歯科医師の責任（診療権、処方権）の下で特定の患者に使用される物を『特定細胞加工物』といい、その一方、治験等により一定の品質、有効性及び安全性が確認されている物であって、不特定の患者への使用を目的として製品化されたものを『再生医療等製品』ということができる。

3　「特定細胞加工物」については、法第２条第４項を参照のこと

4　「製造」については、法第２条第４項を参照のこと

5　「特定細胞加工物の製造」とは、入手した細胞から特定細胞加工物が作製されるまでの間に施される加工のことをいう。細胞を加工せず保存のみを行う場合は含まれない。

第4章　特定細胞加工物の製造（第35条—第54条）

6　「第四十条第一項の規定に該当する者」とは、次に掲げる施設で特定細胞加工物の製造をしようとする者をさす。なお、これらの者は、届出該当者とよばれる。
　① 病院又は診療所に設置される施設
　② 再生医療等製品の製造業の許可（包装等のみを行う区分を除く。）を受けた製造所に該当する施設
　③ 臍帯血供給事業の許可を受けた者が臍帯血供給事業の用に供する施設

7　「第四十条第一項の規定に該当する者を除く」とあるように、届出該当者については、特定細胞加工物の製造の許可を受ける必要はなく、厚生労働大臣に届出すればよいこととされている。

8　「細胞培養加工施設」については、法第2条第4項を参照のこと

9　「細胞培養加工施設ごとに」とあるが、これは当該施設の構造設備の状況を審査する必要があるため、特定細胞加工物の製造の許可を細胞培養加工施設ごとに与えることとしたものである。例えば、細胞培養加工施設を移転しようとするとき、あるいは増産のために別の施設でも特定細胞加工物の製造をしようとするときは、許可をあらためて受けなければならない。また、細胞培養加工施設を全面的に改築したときは、施設の同一性が失われたものとみなされ、特定細胞加工物の製造の許可を受けなおす必要がある。

10　一の特定細胞加工物製造事業者の細胞培養加工施設の全部又はその一部について、他の特定細胞加工物製造事業者が許可もしくは認定を受け、又は届出を行うことはできない。〈H26/11/21 医政局研究開発振興課事務連絡〉

11　「厚生労働大臣」とあるが、地方厚生局長に権限委任が行われている。〈則第118条第1項第15号〉

12　「許可」とは、一般的に禁止されている行為について、特定の場合に解除する行政庁の行為をいう。

13　再生医療法の施行の際現に特定細胞加工物の製造をしている者（法第40条第1項の規定に該当する者を除く。）については、施行日（平成26年11月25日）から起算して6月を経過する日までの間（その者が当該期間内に法第35条第1項の許可の申請をした場合において、当該期間内に許可の拒否の処分があったときは当該処分のあった日までの間、当該期間を経過したときは当該申請について許可又は許可の拒否の処分があるまでの間）は、本規定の許可を受けないで、引き続き特定細胞加工物の製造をすることができる。〈法附則第4条〉

⇒　経過措置（平成27年5月24日）の終了後において、必要な許可等を受けずに引き続き製造を行った場合は、法第35条第1項に違反することになる。

14　本規定に違反して許可を受けないで特定細胞加工物の製造をした者は、6月以下の懲役又は30万円以下の罰金に処される。〈法第61条第1号〉
　　また、いわゆる両罰規定の対象となっており、法人の代表者又は法人もしくは人の代理人、使用人その他の従業者が、その法人又は人の業務に関し、本規定の違反行為をしたときは、行為者を罰するほか、その法人又は人に対しても30万円の罰金刑を科される。〈法第64条〉

■第35条第2項■

> 前項の許可を受けようとする者は、厚生労働省令で定めるところにより、次に掲げる事項を記載した申請書に細胞培養加工施設の構造設備に関する書類その他厚生労働省令で定める書類を添付して、厚生労働大臣に提出しなければならない。
> 一 氏名又は名称及び住所並びに法人にあっては、その代表者の氏名
> 二 細胞培養加工施設の管理者の氏名及び略歴
> 三 製造をしようとする特定細胞加工物の種類
> 四 その他厚生労働省令で定める事項

趣旨

本規定は、特定細胞加工物の製造の許可の申請書の記載事項及び添付書類について明示したものである。

解説

1 特定細胞加工物は、最終的に人に移植又は投与されるものであるため、その製造業務の安全性を確保することは重要である。
　このため、特定細胞加工物の製造を許可制とし、その製造を行う細胞培養加工施設の構造設備が基準に該当しているかどうか事前に確認することとしている。

2 「細胞培養加工施設の構造設備に関する書類」には、次に掲げる図面が含まれる。〈H26/10/31 医政研発1031第1号〉
　(a) 施設付近略図(周囲の状況がわかるもの(航空写真でも可)を必要に応じて提出。更新申請の場合は省略可)
　(b) 施設敷地内の建物の配置図(細胞培養加工施設と同一敷地内にある建物はすべて記載)
　(c) 施設平面図(次の例により表示)
　　例:窓、出入口、事務室、秤量室、調製室(混合、溶解、ろ過等)、充てん室、閉そく室、包装室、試験検査室、原料等の倉庫等製造工程に必要な室名及び面積が識別できるものであること)
　(d) その他参考となる図面

3 「厚生労働省令で定める書類」は、次に掲げる書類とする。〈則第72条第3項〉
　① 申請者が法人である場合は、登記事項証明書
　② 製造をしようとする特定細胞加工物の一覧表
⇒ 上記②の「特定細胞加工物の一覧表」とは、特定細胞加工物の名称の一覧を記載するものである。〈H26/10/31 医政研発1031第1号〉
⇒⇒ 「特定細胞加工物の名称」は、特定細胞加工物の特徴が的確に判別できる名称とする

ことが望ましい。例えば、構成細胞として用いられる iPS 細胞由来細胞、脂肪組織由来幹細胞、樹状細胞等を含む名称が挙げられる。〈H26/11/21 医政局研究開発振興課事務連絡〉

4 「厚生労働大臣」とあるが、地方厚生局長に権限委任が行われている。〈則第 118 条第 1 項第 15 号〉

5 特定細胞加工物の製造の許可の申請は、様式第一四による申請書(正副二通)を提出して行う。〈則第 72 条第 1 項〉

6 厚生労働大臣は、特定細胞加工物の製造の許可をしたときは、許可を申請した者に対し、様式第一五による許可証を交付しなければならない。〈則第 73 条前段〉

7 厚生労働大臣は、特定細胞加工物の製造の許可に関する台帳を備え、次に掲げる事項を記載するものとする。〈則第 80 条〉
① 施設番号及び許可年月日
② 許可事業者の氏名又は名称及び住所並びに法人にあっては、その代表者の氏名
　＊「許可事業者」とは、特定細胞加工物の製造の許可を受けた者をいう。
③ 細胞培養加工施設の名称及び所在地
④ 施設管理者の氏名
　＊「施設管理者」とは、特定細胞加工物の製造を実地に管理するために細胞培養加工施設ごとに置かれる者をいう。〈則第 1 条第 8 号〉

<第 4 号>

8 「厚生労働省令で定める事項」は、次に掲げる事項とする。〈則第 72 条第 2 項〉
① 細胞培養加工施設の名称及び所在地
② 申請者が法人である場合は、その業務を行う役員の氏名
③ 申請者(申請者が法人である場合は、その業務を行う役員を含む。)の欠格条項に関する事項
④ 申請者の連絡先

<登録免許税>

9 特定細胞加工物の製造の許可に係る登録免許税について、次のとおり定められている。〈H26/11/19 医政研発 1119 第 1 号〉
(ｱ) 特定細胞加工物の製造の許可を受ける者は、この法律により登録免許税を納める義務がある。ただし、国及び次に掲げる者が自己のために受ける登記等については、登録免許税を課さない。〈登録免許税法第 3 条前段、第 4 条第 1 項〉
① 国立大学法人
② 大学共同利用機関法人
③ 地方公共団体
④ 地方独立行政法人
⑤ 独立行政法人(その資本金の額又は出資の金額の全部が国又は地方公共団体の所有に属しているもののうち財務大臣が指定をしたものに限る。)

⑥ その他

(イ) 特定細胞加工物の製造の許可(更新の許可を除く。)について、納税額は1件につき90,000円とする。〈登録免許税法別表第1第77号の2(1)〉

(ウ) 特定細胞加工物の製造の許可を受ける者は、許可につき課される登録免許税の額に相当する登録免許税を国に納付し、当該納付に係る領収証書を申請書に貼り付けて提出しなければならない。〈登録免許税法第21条〉

(エ) 特定細胞加工物の製造の許可を受ける者は、その税額に相当する金銭に納付書を添えて、これを日本銀行(国税の収納を行う代理店を含む。)又はその国税の収納を行う税務署の職員に納付しなければならない。〈国税通則法第34条第1項本文〉

⇒ 上記(エ)の「日本銀行(国税の収納を行う代理店を含む。)」とは、日本銀行の本店、支店、一般代理店、歳入代理店(郵便局を含む。)をさす。

⇒ 上記(エ)の「その国税の収納を行う税務署」は、次のとおり、それぞれの地方厚生局の所在地を管轄する税務署となる。〈H26/11/19 医政研発1119第1号〉

① 北海道厚生局──札幌北税務署(税務署番号 00037034)
② 東北厚生局──仙台北税務署(税務署番号 00039001)
③ 関東信越厚生局──浦和税務署(税務署番号 00033018)
④ 東海北陸厚生局──名古屋東税務署(税務署番号 00041036)
⑤ 近畿厚生局──東税務署(税務署番号 00035019)
⑥ 中国四国厚生局──広島東税務署(税務署番号 00045013)
⑦ 九州厚生局──博多税務署(税務署番号 00049054)

<登録免許税に係る事務処理>

10 登録免許税に係る事務処理について、次のとおり示されている。〈H26/11/19 医政研発1119第1号〉

(ア) 申請書を受け付けたときは、次に掲げるとおり、登録免許税の納付の確認を行うこと
① 登録免許税に係る領収証書が貼付されていること
② 領収証書が消印されていないこと
③ 課されるべき登録免許税が納付されていること。納付金額に不足があった場合は、不足分の追加納付を求めること

(イ) 領収証書を貼付した申請書について、領収証書の納付金額に過不足がないことを確認した上で、速やかに領収証書に消印すること。消印の方法は、消印のおおむね4分の1ないし2分の1が領収証書にかかるようにすること

(ウ) 厚生労働大臣は、前年度にした登録免許税の納付額を、その年7月31日までに財務大臣に通知しなければならない(登録免許税法第32条)ことから、厚生労働省より各地方厚生局に対して、登録の区分ごとに前年度の登録件数及び登録免許税の納付に係る情報を求めることになるため、当該情報の管理を適正に行うこと

＊「前年度」とは、その年の前年4月1日からその年3月31日までの期間内をいう。

第4章　特定細胞加工物の製造(第35条—第54条)

<許可申請書の記載要領>

11 則様式第一四の特定細胞加工物の製造の許可申請書の記載要領について、次のとおり示されている。なお、申請者が法人にあっては、登記事項証明書に記載されている名称・主たる事務所と代表者の氏名を記載する。〈H27/8/21 医政局研究開発振興課事務連絡〉

(ア) 「細胞培養加工施設の名称」、「細胞培養加工施設の所在地」欄

施設の名称については、事業者名を付記することが望ましい。

細胞培養加工施設の所在地については、例えば、建物の一部を細胞培養加工施設として用いる場合、細胞培養加工施設のある階数まで記載する。

(イ) 「施設管理者に関する事項」欄

施設管理者の略歴については、医師又は歯科医師の場合は、それを示す資格及び略歴を簡潔に記載すること。それ以外の場合は、職歴、実務経験、管理経験、取得資格、著書、研究実績等のうちから、特定細胞加工物に係る生物学的知識を有することを示す主なものを記載する。

(ウ) 「業務を行う役員の氏名(法人の場合)」欄

申請者が法人の場合は、次に掲げる場合に応じて当該者の氏名を記載する。

① 合名会社にあっては、定款に別段の定めがないときは社員全員

② 合資会社にあっては、定款に別段の定めがないときは無限責任社員全員

③ 合同会社にあっては、定款に別段の定めがないときは社員全員

④ 株式会社(特例有限会社を含む。)にあっては、会社を代表する取締役及び特定細胞加工物の製造の許可に係る業務を担当する取締役。ただし、委員会設置会社にあっては、代表執行役及び特定細胞加工物の製造に係る業務を担当する執行役

⑤ 外国会社にあっては、会社法第817条にいう代表者

⑥ 医療法人・公益法人・協同組合等(学校法人、独立行政法人等を含む)にあっては理事全員。ただし、特定細胞加工物の製造の許可に係る業務を担当しない理事を除く。

(エ) 「申請者(法人にあっては、その業務を行う役員を含む。)の欠格条項」欄

「関係法令又はこれに基づく処分に違反したこと」欄に該当する関係法令には、平成24年法律第90号「移植に用いる造血幹細胞の適切な提供の推進に関する法律」、薬機法その他薬事に関する法令で再生医療法施行令第3条各号に定める法令(大麻取締法、毒劇及び劇物取締法等)が挙げられる。

(オ) 「製造しようとする特定細胞加工物の種類」欄

特定細胞加工物の製造に使用する細胞に応じて、該当する項目をチェックする。

なお、「動物の細胞に培養その他の加工を施した特定細胞加工物」とは、動物の細胞を構成細胞として含む特定細胞加工物が該当し、加工の過程で動物の細胞を共培養する目的で用いる場合はこの限りではない。

(カ) その他

① 収入印紙貼付欄には収入印紙を貼り付けずに、90,000円分の登録免許税の領収証

書を添付する。
　② 正副二通を提出し、正副ともに押印する。
　③ 別途、則様式第二〇の「特定細胞加工物製造許可／許可の更新調査申請書」を提出し、調査手数料の振込金受取書(写)を添付する。

<許可申請書の添付書類>

12 特定細胞加工物の製造の許可申請書の添付書類について、次のとおり示されている。
〈H27/8/21 医政局研究開発振興課事務連絡〉

(ｱ) 細胞培養加工施設の構造設備に関する書類
　細胞培養加工施設の構造設備に関する書類には、次の図面が含まれる。
　① 細胞培養加工施設付近略図
　　　周囲の状況がわかるものであること。例えば、航空写真が挙げられる。
　② 細胞培養加工施設の敷地内の建物の配置図又は建物の平面図
　　　細胞培養加工施設と同一敷地内にある建物をすべて記載するものであるが、例えば、建物の一部を細胞培養加工施設として用いる場合、当該建物のフロアのどの位置に細胞培養加工施設が所在しているかを示す図面は必要であるが、細胞培養加工施設と関連のない部分の詳細な図面は含めなくても差し支えない。
　③ 細胞培養加工施設平面図
　　　許可申請に係る細胞培養加工施設の範囲を明示し、製造工程、試験検査及び保管に必要な室名及び面積が識別できるものであること。例えば、表示例として、窓、出入口、事務室、秤量室、調製室(混合、溶解、ろ過等)、充てん室、閉そく室、包装室、試験検査室、原料等の倉庫等製造工程に必要な室名を表示すること。また清浄度管理区域及び無菌操作等区域を図示する。
　④ その他参考となる図面
　　　その他参考となる図面としては、主要な製造用機器器具と試験用機器器具の配置を含む図面が挙げられる。また、製造しようとする特定細胞加工物の製造工程のフロー図を含めること。他に厚生局で指示する書類として、例えば、薬機法第23条の22第1項の許可を受けた製造所に係る平面図が挙げられる。

(ｲ) 登記事項証明書
　法人の場合、法人の履歴事項全部証明書又は現在事項全部証明書を提出する。

(ｳ) その他
　細胞培養加工施設(許可)の情報の公表に関する同意書に署名し添付する。

■第35条第3項■

> 厚生労働大臣は、第一項の許可の申請に係る細胞培養加工施設の構造設備が第四十二条の基準に適合していないと認めるときは、同項の許可をしてはならない。

趣旨

　本規定は、特定細胞加工物の製造の許可申請について、絶対的な不許可の基準を明示したものである。

解説

1　「許可をしてはならない」とあるように、細胞培養加工施設の構造設備の基準に適合していると認められるときでなければ、厚生労働大臣は、特定細胞加工物の製造の許可を与えることはできない。このように、特定細胞加工物の製造の許可にあたり、細胞培養加工施設の構造設備の基準適合性については、厚生労働大臣の裁量行為に属するものではなく、羈束(きそく)行為に属している。

　　＊「裁量行為」とは、行政行為の要件及び内容が法規により厳格には拘束されておらず、行政庁に裁量の自由がある行政行為をいう。

　　＊「羈束行為」とは、行政行為の要件及び内容が法規により厳格に拘束され、行政庁に裁量の自由がない行政行為をいう。

■第35条第4項■

　厚生労働大臣は、申請者が、次の各号のいずれかに該当するときは、第一項の許可をしないことができる。
一　第四十九条の規定により許可を取り消され、その取消しの日から三年を経過しない者（当該許可を取り消された者が法人である場合においては、当該取消しの処分に係る行政手続法（平成五年法律第八十八号）第十五条の規定による通知があった日前六十日以内に当該法人の役員（業務を執行する社員、取締役、執行役又はこれらに準ずる者をいい、相談役、顧問その他いかなる名称を有する者であるかを問わず、法人に対し業務を執行する社員、取締役、執行役又はこれらに準ずる者と同等以上の支配力を有するものと認められる者を含む。第四号において同じ。）であった者で当該取消しの日から三年を経過しないものを含む。）
二　禁錮以上の刑に処せられ、その執行を終わり、又は執行を受けることがなくなった日から三年を経過しない者
三　前二号に該当する者を除くほか、この法律、移植に用いる造血幹細胞の適切な提供の推進に関する法律（平成二十四年法律第九十号）若しくは医薬品医療機器等法その他薬事に関する法令で政令で定めるもの又はこれらに基づく処分に違反し、その違反行為があった日から二年を経過しない者
四　法人であって、その業務を行う役員のうちに前三号のいずれかに該当する者があるもの

趣　旨

　本規定は、特定細胞加工物の製造の許可を受けようとする者の相対的な欠格条項を明示したものである。

解　説

1　「許可をしないことができる」とあるように、本規定の欠格条項に該当する者には、特定細胞加工物の製造の許可は与えられない。とはいえ、絶対に許可が与えられないという性格のものではなく、特定細胞加工物の製造に要求している法の趣旨に照らし、欠格条項に該当する事柄が個々に判断されることになる。

＜第1号＞

2　過去に特定細胞加工物の製造の許可を取り消された者については、当該業務を適正に行う能力や体制を欠く可能性があるため、許可を受けようとする者の欠格事由としている。

＜第2号＞

3　犯した犯罪の内容によっては、特定細胞加工物の製造を適正に行う能力を欠く可能性があり、かつ、再生医療法を遵守して製造を行うことが期待できない場合もあるため、

第 4 章　特定細胞加工物の製造（第 35 条—第 54 条）

許可を受けようとする者の欠格事由としている。

4　「禁錮以上の刑に処せられ」とあるが、これは禁錮以上の刑の判決が確定した者をさす。公判中の者又は控訴もしくは上告中の者は除外される。

5　「執行を終わり」とは、刑の執行が完了したときをさす。刑の執行猶予中又は仮出獄等の場合は、刑の執行が終わったことにはならない。

6　「執行を受けることがなくなった日」とは、時効、大赦等により刑の執行が免除された日をさす。

7　刑の執行猶予の言い渡しを取り消されることなく猶予の期間を経過した者は、刑の言い渡し自体が効力を失うので、本号に該当しない。

<第3号>

8　過去に薬事に関する法令に違反した者は、その違反行為があった特定細胞加工物の製造を適正に行う能力を欠く可能性があり、かつ、再生医療法を遵守して製造を行うことが期待できない場合もあるため、許可を受けようとする者の欠格事由としている。

9　単に違反行為があれば本号に該当し、違反行為について司法上又は行政上の処分がなされたことを必要としない。

10　「政令で定めるもの」は、次に掲げる法令とする。〈令第3条〉
① 大麻取締法（昭和 23 年法律第 124 号）
② 毒物及び劇物取締法（昭和 25 年法律第 303 号）
③ 覚せい剤取締法（昭和 26 年法律第 252 号）
④ 麻薬及び向精神薬取締法（昭和 28 年法律第 14 号）
⑤ あへん法（昭和 29 年法律第 71 号）
⑥ 安全な血液製剤の安定供給の確保等に関する法律（昭和 31 年法律第 160 号）
⑦ 薬剤師法（昭和 35 年法律第 146 号）
⑧ 有害物質を含有する家庭用品の規制に関する法律（昭和 48 年法律第 112 号）
⑨ 化学物質の審査及び製造等の規制に関する法律（昭和 48 年法律第 117 号）
⑩ 国際的な協力の下に規制薬物に係る不正行為を助長する行為等の防止を図るための麻薬及び向精神薬取締法等の特例等に関する法律（平成 3 年法律第 94 号）
⑪ 独立行政法人医薬品医療機器総合機構法（平成 14 年法律第 192 号）
⑫ 遺伝子組換え生物等の使用等の規制による生物の多様性の確保に関する法律（平成 15 年法律第 97 号）

<第4号>

11　法人又は団体については、役員がその業務執行に責任を負っており、これらの者が欠格条項に該当している場合には、当該法人又は団体に対して特定細胞加工物の製造の許可を与えないことができるようにするため、本号が設けられている。

12　「業務を行う役員」とあるが、これには次の者が該当し、監査にあたる者は含まれないと考えられる。

① 合名会社にあっては、定款に別段の定めがないときは社員全員
　　＊「合名会社」においては、社員の全部が無限責任社員である。
② 合資会社にあっては、定款に別段の定めがないときは無限責任社員全員
　　＊「合資会社」においては、社員の一部を無限責任社員とし、その他の社員を有限責任社員としている。
③ 合同会社にあっては、定款に別段の定めがないときは社員全員
　　＊「合同会社」においては、社員の全部が有限責任社員である。
④ 株式会社(特例有限会社を含む。)にあっては、会社を代表する取締役及び薬機法の許可に係る業務を担当する取締役。ただし、委員会設置会社にあっては、代表執行役及び薬機法の許可に係る業務を担当する執行役
⑤ 外国会社にあっては、会社法第817条にいう代表者
⑥ 民法法人及び協同組合にあっては、理事全員。ただし、業務を担当しない理事を除く。
　　＊「民法法人」とは、一般社団法人、公益社団法人、一般財団法人及び公益財団法人をいう。

⇒　上記⑤に「会社法第817条にいう代表者」とあるが、これについては次のとおり定められている。

(ⅰ) 外国会社は、日本において取引を継続してしようとするときは、日本における代表者を定めなければならない。この場合において、その日本における代表者のうち1人以上は、日本に住所を有する者でなければならない。

(ⅱ) 外国会社の日本における代表者は、当該外国会社の日本における業務に関する一切の裁判上又は裁判外の行為をする権限を有する。なお、この権限に加えた制限は、善意の第三者に対抗することができない。

(ⅲ) 外国会社は、その日本における代表者がその職務を行うについて第三者に加えた損害を賠償する責任を負う。

第 4 章　特定細胞加工物の製造(第 35 条—第 54 条)

■**第３５条第５項**■

厚生労働大臣は、第一項の許可の申請があったときは、当該申請に係る細胞培養加工施設の構造設備が第四十二条の基準に適合するかどうかについての書面による調査又は実地の調査を行うものとする。

趣旨

本規定は、特定細胞加工物の製造の許可の申請があったときは、当該申請に係る細胞培養加工施設の構造設備調査が行われる旨を定めたものである。

解説

1　「厚生労働大臣」とあるが、地方厚生局長に権限委任が行われている。〈則第 118 条第 1 項第 15 号〉

2　「書面による調査」とは、申請書の添付書類のうち細胞培養加工施設の構造設備に関する書類等に関して行われる調査を意味する。

3　「実地の調査」とは、行政庁の担当職員が細胞培養加工施設等を訪問して行われる調査を意味する。

第三十六条（許可の更新）

■第３６条第１項■

> 前条第一項の許可は、三年を下らない政令で定める期間ごとにその更新を受けなければ、その期間の経過によって、その効力を失う。

【趣旨】

　本規定は、許可後においても細胞培養加工施設の構造設備の状況を定期的に確認し、製造水準を維持するという趣旨に基づき、特定細胞加工物の製造の許可を更新制としたものである。

【解説】

1　「政令で定める期間」は、5年とする。〈令第4条〉
2　「更新」とは、許可の有効期間の満了に際して、従前の許可に代えて同一の内容をもつ新たな許可の処分をすることをいう。実質的には新規の許可と同一であり、単にその手続が簡素化されたものにすぎない。従前の許可が失効した後において引き続き特定細胞加工物を製造することは、許可を受けないで行ったことになる。
3　厚生労働大臣は、特定細胞加工物の製造の許可の更新をしたときは、更新の許可を申請した者に対し、様式第一五による許可証を交付しなければならない。〈則第73条後段〉

■第３６条第２項■

> 前条（第一項を除く。）の規定は、前項の許可の更新について準用する。

【趣旨】

　本規定は、特定細胞加工物の製造の許可の更新を申請する際には、特定細胞加工物の製造の許可に関する規定（法第35条第2項から第5項まで）を準用して適用する旨を定めたものである。

【解説】

1　特定細胞加工物の製造の許可の更新の申請について、次のとおり定められている。〈則第78条〉
　(ｱ)　許可の更新の申請は、様式第一九による申請書（正副二通）を厚生労働大臣に提出して行う。
　(ｲ)　(ｱ)の申請書には、申請に係る許可証を添えなければならない。

第4章　特定細胞加工物の製造(第35条—第54条)

第三十七条(変更の届出)

第三十五条第一項の許可を受けた者(以下「許可事業者」という。)は、当該許可に係る細胞培養加工施設について構造設備その他厚生労働省令で定める事項を変更したときは、三十日以内に、その旨を厚生労働大臣に届け出なければならない。

趣旨
本規定は、許可事業者は、細胞培養加工施設の構造設備等を変更したときは、30日以内に厚生労働大臣に届出しなければならない旨を定めたものである。

解説
1　「厚生労働省令で定める事項」は、次に掲げる事項とする。〈則第74条〉
　① 許可事業者の氏名又は名称及び住所並びに法人にあっては、その代表者の氏名
　② 細胞培養加工施設の名称及び所在地
　③ 施設管理者の氏名
　④ 許可事業者が法人である場合は、その業務を行う役員の氏名
　⑤ 許可事業者(許可事業者が法人である場合は、その業務を行う役員を含む。)の欠格条項に関する事項
　⑥ 製造をしようとする特定細胞加工物の種類
　⑦ 許可事業者の連絡先
2　「厚生労働大臣」とあるが、地方厚生局長に権限委任が行われている。〈則第118条第1項第16号〉
3　細胞培養加工施設の構造設備等の変更の届出は、様式第一六による届書を提出して行う。〈則第75条〉
4　特定細胞加工物の製造の許可証の書換え交付の申請について、次のとおり定められている。〈則第76条〉
　(ア) 許可事業者は、特定細胞加工物の製造の許可証の記載事項に変更を生じたときは、様式第一七による申請書及び許可証を厚生労働大臣に提出してその書換えを申請することができる。
　(イ) (ア)の申請をする者は、2,000円の手数料を納めなければならない。この場合において、手数料は、申請書に収入印紙を貼って納めるものとする。
　⇒　上記(ア)に「厚生労働大臣」とあるが、地方厚生局長に権限委任が行われている。〈則第118条第2項〉
5　特定細胞加工物の製造の許可証の再交付について、次のとおり定められている。〈則第77条〉
　(ア) 許可事業者は、特定細胞加工物の製造の許可証を破り、汚し、又は失ったときは、

様式第一八による申請書を厚生労働大臣に提出してその再交付を申請することができる。この場合において、許可証を破り、又は汚した特定細胞加工物製造事業者は、申請書に当該許可証を添えなければならない。

(ｲ) (ｱ)の申請をする者は、2,000円の手数料を納めなければならない。この場合において、手数料は、申請書に収入印紙を貼って納めるものとする。

(ｳ) 特定細胞加工物製造事業者は、特定細胞加工物の製造の許可証の再交付を受けた後、失った許可証を発見したときは、遅滞なく、厚生労働大臣にこれを返納しなければならない。

　　＊「特定細胞加工物製造事業者」については、法第2条第8項を参照のこと

⇒ 上記(ｱ)及び(ｳ)に「厚生労働大臣」とあるが、地方厚生局長に権限委任が行われている。〈則第118条第2項〉

＜手数料に係る事務処理＞

6 手数料の納付の確認に係る事務処理ついて、次のとおり示されている。〈H26/11/19医政研発1119第1号〉

(ｱ) 申請書を受け付けた時は、次に掲げるとおり、手数料の納付の確認を行うこと
　① 手数料に係る収入印紙が貼付されていること
　② 収入印紙が消印されていないこと
　③ 課されるべき手数料が納付されていること。納付金額に不足があった場合は、不足分の追加納付を求めること

(ｲ) 収入印紙を貼付した申請書について、収入印紙の納付金額に過不足がないことを確認した上で、速やかに収入印紙に消印すること。消印の方法は、消印のおおむね4分の1ないし2分の1が収入印紙にかかるようにすること

＜許可に係る地位の承継＞

7 再生医療等製品の承認を承継する場合には、保健衛生上の危害の発生を防止する観点から、当該承認に係るすべての関係資料が同一の者に承継されることを担保するため、承継に関する規定(薬機法第23条の33)が設けられている。

　一方、特定細胞加工物については、品目として行政庁が承認するものではなく、細胞培養加工施設の基準、許可申請者の欠格条項及び申請手続を定め、これらをクリアした者に対して特定細胞加工物の製造の許可を与えているものである。そのため、許可に係る地位の承継があった場合に、品目としての効力を実質的に担保する規定を上乗せで設ける必要性はなく、再生医療法において特定細胞加工物の製造の許可に係る承継の規定は上乗せで設けられていないが、民法及び商法の一般原則によって、特定細胞加工物の製造の許可に係る地位を承継することはできる。

　これは、特定細胞加工物の外国製造の認定(法第39条)、特定細胞加工物の製造の届出(法第40条)に係る地位の承継においても同様である。

第4章　特定細胞加工物の製造（第35条―第54条）

第三十八条（機構による調査の実施）

■第38条第1項■

厚生労働大臣は、独立行政法人医薬品医療機器総合機構（以下「機構」という。）に第三十五条第五項（第三十六条第二項において準用する場合を含む。）の調査（以下この条において単に「調査」という。）を行わせることができる。

趣旨

本規定は、厚生労働大臣は、特定細胞加工物の製造の許可申請に係る細胞培養加工施設の構造設備調査を機構に行わせることができる旨を定めたものである。

解説

1　機構は、厚生労働大臣の委託を受け、薬機法に基づく製造業の許可に関する調査や製造販売承認の審査業務を従前より行っているため、細胞培養加工施設の構造設備や業務について一定の知見を有しており、また、調査に必要な体制が既に構築されている。

　そこで、細胞培養加工施設の構造設備調査を円滑に行うため、厚生労働大臣は、機構にこれを行わせることができるとしている。

2　「独立行政法人」とは、国民生活及び社会経済の安定等の公共上の見地から確実に実施されることが必要な事務及び事業であって、国が自ら主体となって直接に実施する必要のないもののうち、民間の主体に委ねた場合には必ずしも実施されないおそれがあるもの又は一の主体に独占して行わせることが必要であるものを効率的かつ効果的に行わせることを目的として、独立行政法人通則法及び個別法の定めるところにより設立される法人をさす。〈独立行政法人通則法第2条第1項〉

3　「独立行政法人医薬品医療機器総合機構」は、許可医薬品等の副作用又は許可生物由来製品等を介した感染等による健康被害の迅速な救済を図り、並びに医薬品等の品質、有効性及び安全性の向上に資する審査等の業務を行い、もって国民保健の向上に資することを目的とした独立行政法人であり、その業務の範囲は、次のとおりである。〈機構法第15条〉

(ｱ)　機構は、機構法第3条の目的を達成するため、次の業務を行う。

　① 許可医薬品等の副作用による健康被害の救済に関する次に掲げる業務

　　（ⅰ）許可医薬品等の副作用による疾病、障害又は死亡につき、副作用救済給付を行うこと

　　（ⅱ）医療費・医療手当及び障害年金に係る救済給付の支給を受ける者並びに障害児養育年金に係る救済給付の支給を受ける者に養育される障害の状態にある18歳未満の者について保健福祉事業を行うこと

　　（ⅲ）拠出金を徴収すること

            (iv) (i)から(iii)までに掲げる業務に附帯する業務を行うこと
        ② 許可生物由来製品等を介した感染等による健康被害の救済に関する次に掲げる業務
            (i) 許可生物由来製品等を介した感染等による疾病、障害又は死亡につき、感染救済給付を行うこと
            (ii) 医療費・医療手当及び障害年金に係る救済給付の支給を受ける者並びに障害児養育年金に係る救済給付の支給を受ける者に養育される障害の状態にある18歳未満の者について保健福祉事業を行うこと
            (iii) 拠出金を徴収すること
            (iv) (i)から(iii)までに掲げる業務に附帯する業務を行うこと
        ③ 医薬品、医薬部外品、化粧品、医療機器及び再生医療等製品に関する次に掲げる業務
            (i) 行政庁の委託を受けて、薬機法に基づく所定の報告又は届出を受理すること
            (ii) 民間において行われる治験その他医薬品等の安全性に関する試験等の実施、医薬品等の使用の成績等の調査の実施及び薬機法の規定による承認の申請に必要な資料の作成に関し指導及び助言を行うこと
            (iii) 医薬品等の品質、有効性及び安全性に関する情報を収集し、整理し、及び提供し、並びにこれらに関し相談に応じることその他医薬品等の品質、有効性及び安全性の向上に関する業務を行うこと((ii)に掲げる業務及び厚生労働省の所管する他の独立行政法人の業務に属するものを除く。)
            (iv) (i)及び(ii)に掲げる業務(これらに附帯する業務を含み、政令で定める業務を除く。)に係る手数料を徴収すること
            (v) (iii)に掲げる業務(これに附帯する業務を含み、政令で定める業務を除く。)に係る拠出金を徴収すること
            (vi) (i)から(v)までに掲げる業務に附帯する業務を行うこと
        ④ 予防接種に関する次に掲げる業務
            (i) 予防接種法の規定による所定の情報の整理及び調査を行うこと
            (ii) (i)に掲げる業務に附帯する業務を行うこと
        ⑤ 再生医療等に関する次に掲げる業務
            (i) 再生医療法第38条第1項(同法第39条第2項において準用する場合を含む。)の調査を行うこと
            (ii) (i)に掲げる業務に附帯する業務を行うこと
    (イ) 機構は、(ア)の業務のほか、次の業務を行う。
        ① 薬機法の規定による所定の立入検査、質問及び収去
        ② 遺伝子組換え生物等の使用等の規制による生物の多様性の確保に関する法律の規定による所定の立入り、質問、検査及び収去

第4章　特定細胞加工物の製造（第35条―第54条）

　　＊「遺伝子組換え生物等の使用等の規制による生物の多様性の確保に関する法律」とは、平成15年法律第97号をいう。
　③　再生医療法第53条第1項の規定による立入検査及び質問
4　機構に対する特定細胞加工物の製造の許可又は許可の更新に係る調査の申請について、次のとおり定められている。〈則第81条〉
　(ア)　厚生労働大臣が機構に細胞培養加工施設の構造設備調査を行わせることとしたときは、特定細胞加工物の製造の許可又は許可の更新の申請者は、機構に当該調査の申請をしなければならない。
　(イ)　(ア)の申請は、様式第二〇による申請書を、特定細胞加工物の製造の許可又は許可の更新の申請書に添付して地方厚生局長を経由して行う。
⇒　上記(イ)の「様式第二〇による申請書」には、次に掲げるものを添付する。〈H26/10/31医政研発1031第1号〉
　(a)　当該許可又は許可の更新に係る調査の申請の日から過去2年間に実施された特定細胞加工物の製造の許可又は許可の更新に係る調査に係る結果通知書の写し（調査が実施されている場合に限る。）
　(b)　その他機構が必要とする資料

■第38条第2項■

　厚生労働大臣は、前項の規定により機構に調査を行わせるときは、当該調査を行わないものとする。この場合において、厚生労働大臣は、第三十五条第一項の許可又は第三十六条第一項の許可の更新をするときは、機構が第四項の規定により通知する調査の結果を考慮しなければならない。

趣旨

　本規定は、特定細胞加工物の製造の許可権者である厚生労働大臣は、機構に申請に係る細胞培養加工施設の構造設備調査を行わせたときは、重複して当該調査を行わず、許可を行うかどうかの判断にあたっては、機構の当該調査の結果を考慮しなければならない旨を定めたものである。

■第38条第3項■

　厚生労働大臣が第一項の規定により機構に調査を行わせることとしたときは、第三十五条第一項の許可又は第三十六条第一項の許可の更新の申請者は、機構が行う当該調査を受けなければならない。

趣旨

　本規定は、許可権者である厚生労働大臣が、機構に申請に係る細胞培養加工施設の構造設備調査を行わせることとしたときは、特定細胞加工物の製造の許可の申請者は、機構が行う当該調査を受けなければならない旨を定めたものである。

■第38条第4項■

　機構は、調査を行ったときは、遅滞なく、当該調査の結果を厚生労働省令で定めるところにより厚生労働大臣に通知しなければならない。

趣旨

　本規定は、機構は、構造設備調査を行ったときは、遅滞なく、当該調査の結果を厚生労働大臣に通知しなければならない旨を定めたものである。

解説

1　「遅滞なく」とあるが、これは、許可申請者の利益のために迅速な審査が求められる旨を明示したものである。
2　「通知」とは、ある一定の事実、処分又は意見を特定の相手方に知らせることを意味する。
3　機構による構造設備調査の結果の通知は、様式第二一による通知書によって行う。〈則第82条〉

第4章 特定細胞加工物の製造(第35条―第54条)

■第38条第5項■

> 機構が行う調査に係る処分(調査の結果を除く。)又はその不作為については、厚生労働大臣に対し、行政不服審査法(昭和三十七年法律第百六十号)による審査請求をすることができる。

趣旨

本規定は、特定細胞加工物の製造の許可申請に係る細胞培養加工施設の構造設備調査の結果以外で、当該調査に関して機構が行った処分又は不作為については、厚生労働大臣に対して審査請求をすることができる旨を定めたものである。

解説

1 「調査の結果を除く」とあるように、構造設備調査の結果についての行政不服審査法の適用を排除しているが、これは、当該調査に係る処分が純粋に科学的な手法によってなされるものであるという性格から、行政不服審査法による不服申立てになじまないと考えられるためである。

2 「行政不服審査法」は、行政庁の違法又は不当な処分その他公権力の行使にあたる行為に関し、国民に対して広く行政庁に対する不服申立ての途(みち)を開くことによって、簡易迅速な手続きによる国民の権利利益の救済を図るとともに、行政の適正な運営を確保することを目的とした法律である。

3 「審査請求」とは、不服申立ての一つで、処分をした行政庁又は不作為に係る行政庁以外の行政庁に対して行われるものである。行政庁の違法又は不当な処分その他公権力の行使にあたる行為については、国民に対して広く行政庁に対する不服申立ての途が開かれており、簡易迅速な手続きによりこれを行うことができる。なお、処分をした行政庁又は不作為に係る行政庁に対して行われる不服申立てについては、意義申立てとよばれる。〈行政不服審査法第3条第1項〉

⇒ 上記に「処分をした行政庁又は不作為に係る行政庁以外の行政庁」とあるが、通常、当該行政庁の上級行政庁に対して行われる。

第三十九条（外国における特定細胞加工物の製造の認定）

■第３９条第１項■

> 外国において、本邦において行われる再生医療等に用いられる特定細胞加工物の製造をしようとする者は、厚生労働省令で定めるところにより、細胞培養加工施設ごとに、厚生労働大臣の認定を受けることができる。

趣旨

本規定は、特定細胞加工物の外国製造については、細胞培養加工施設ごとに、厚生労働大臣の認定を受けなければならない旨を定めたものである。

解説

1　「本邦」は、日本国をさす。

2　「外国において、本邦において行われる再生医療等に用いられる特定細胞加工物の製造をしようとする者」が国内の許可事業者と同等の製造能力を備えていることを担保するため、本規定により特定細胞加工物の外国製造の認定制度が設けられている。

3　医療機関が外国に特定細胞加工物の製造業務を委託するインセンティブとして、①国内よりも安価な業者を利用することによってコスト削減を図ること、②外国でしかできない特殊な技術による細胞培養加工を行う必要があること等が挙げられる。

⇒　①のケースでは、安全性が確保されない業者に製造委託される可能性があるため、細胞培養加工の質を本認定制度により担保しておく必要がある。

⇒　②のケースでは、特殊な細胞培養加工技術を持つ外国業者が日本に施設を整備しない限り日本では最先端の医療を受けることができない、といった事態が生じないように本認定制度を設けておく必要がある。

4　外国に特定細胞加工物の製造を委託する場合であっても、これはあくまで再生医療等提供計画に沿って行われるものであり、当該外国製造は医師又は歯科医師の指示及び責任の下で行われる仕組みとなる。

5　外国に対しては日本の主権が及ばない。それゆえ、日本の行政権者たる厚生労働大臣は、外国人たる外国製造業者に権限を行使し、又は罰則を適用することができないため、『許可』ではなく、「認定」としている。「認定」とは、一定の事実の存否又は当否を有権的に確認する行政庁の行為をいう。

6　医療機関に設置される細胞培養加工施設において特定細胞加工物の製造を行う場合は、『許可』を受ける必要はなく、単に『届出』すればよいこととしている。これは、国内の医療機関については、医療法により、病院又は診療所の管理者に対して監督義務や清潔保持義務が課せられており、これらの義務が果たされていない場合には、必要に応じて立入検査や使用制限命令で対応することが可能であることから、『届出』でよいこと

としているものである。

　一方、外国の医療機関については、国内法である医療法の規定が適用されないことから、『届出』でよいこととはせず、特定細胞加工物の外国製造の「認定」を受ける必要があるとしている。

7　薬機法に基づく再生医療等製品の製造業の許可を受けた者が特定細胞加工物の製造を受託する場合は、『許可』を受ける必要はなく、単に『届出』すればよいこととしている。これは、当該製造業の許可を受けた者であれば、再生医療法に基づく細胞培養加工施設の構造設備基準を満たしていると考えられ、許可を重ねる必要がないためである。また、薬機法により、既に厚生労働大臣への報告や製造記録等に関する義務が課せられており、これらの義務が果たされていない場合には、必要に応じて監督権を行使することが可能であることから、『届出』でよいこととしているものである。

　一方、薬機法に基づく再生医療等製品の認定外国製造業者については、罰則を適用できないなど行政権限の行使が限られたものとなることから、『届出』でよいこととはせず、特定細胞加工物の外国製造の「認定」を受ける必要があるとしている。

8　外国製造された特定細胞加工物を輸入する際の通関においては、仕入書(invoice)において、輸入しようとする物品が「再生医療等の安全性の確保等に関する法律に基づき使用される特定細胞加工物である。」旨を明記する必要がある。〈H26/11/25 医政研発 1125 第5号〉

■第39条第2項■

> 第三十五条(第一項を除く。)及び前三条の規定は、前項の認定について準用する。この場合において、これらの規定中「許可」とあるのは、「認定」と読み替えるものとするほか、必要な技術的読替えは、政令で定める。

趣旨

本規定は、特定細胞加工物の外国製造の認定については、製造の許可に関する規定を準用して適用する旨を定めたものである。

解説

<本規定により準用する法第35条第2項>

1　特定細胞加工物の外国製造の認定を受けようとする者は、厚生労働省令で定めるところにより、次に掲げる事項を記載した申請書に細胞培養加工施設の構造設備に関する書類その他厚生労働省令で定める書類を添付して、厚生労働大臣に提出しなければならない。
① 氏名又は名称及び住所並びに法人にあっては、その代表者の氏名
② 細胞培養加工施設の管理者の氏名及び略歴
③ 外国製造をしようとする特定細胞加工物の種類
④ その他厚生労働省令で定める事項

⇒　特定細胞加工物の外国製造の認定の申請は、様式第二二による申請書(正副二通)を厚生労働大臣に提出して行う。〈則第83条第1項〉

⇒　上記の「厚生労働省令で定める書類」は、次に掲げる書類とする。〈則第83条第2項〉
① 施設管理者の履歴書
② 製造をしようとする特定細胞加工物の一覧表

⇒⇒　上記②の「特定細胞加工物の一覧表」とは、特定細胞加工物の名称の一覧を記載するものである。〈H26/10/31 医政研発1031第1号〉

⇒　厚生労働大臣は、特定細胞加工物の外国製造の認定をしたときは、認定を申請した者に対し、様式第二三による認定証を交付しなければならない。〈則第84条により準用する第73条前段〉

⇒　厚生労働大臣は、特定細胞加工物の外国製造の認定に関する台帳を備え、次に掲げる事項を記載するものとする。〈則第84条により準用する第80条〉
① 施設番号及び認定年月日
② 認定事業者の氏名又は名称及び住所並びに法人にあっては、その代表者の氏名
　＊「認定事業者」とは、特定細胞加工物の外国製造の認定を受けた者をいう。
③ 細胞培養加工施設の名称及び所在地
④ 施設管理者の氏名

⇒　上記④の「厚生労働省令で定める事項」は、次に掲げる事項とする。〈則第72条第2項〉

① 細胞培養加工施設の名称及び所在地

② 申請者が法人である場合は、その業務を行う役員の氏名

③ 申請者(申請者が法人である場合は、その業務を行う役員を含む。)の欠格条項に関する事項

④ 申請者の連絡先

2 特定細胞加工物の外国製造の認定に係る登録免許税について、次のとおり定められている。〈H26/11/19 医政研発 1119 第 1 号〉

(ア) 特定細胞加工物の外国製造の認定を受ける者は、この法律により登録免許税を納める義務がある。ただし、国及び次に掲げる者が自己のために受ける登記等については、登録免許税を課さない。〈登録免許税法第 3 条前段、第 4 条第 1 項〉

① 国立大学法人

② 大学共同利用機関法人

③ 地方公共団体

④ 地方独立行政法人

⑤ 独立行政法人(その資本金の額又は出資の金額の全部が国又は地方公共団体の所有に属しているもののうち財務大臣が指定をしたものに限る。)

⑥ その他

(イ) 特定細胞加工物の外国製造の認定(更新の認定を除く。)について、納税額は 1 件につき 90,000 円とする。〈登録免許税法別表第 1 第 77 号の 2(2)〉

(ウ) 特定細胞加工物の外国製造の認定を受ける者は、認定につき課される登録免許税の額に相当する登録免許税を国に納付し、当該納付に係る領収証書を申請書に貼り付けて提出しなければならない。〈登録免許税法第 21 条〉

(エ) 特定細胞加工物の外国製造の認定を受ける者は、その税額に相当する金銭に納付書を添えて、これを日本銀行(国税の収納を行う代理店を含む。)又はその国税の収納を行う税務署の職員に納付しなければならない。〈国税通則法第 34 条第 1 項本文〉

⇒ 上記(エ)の「その国税の収納を行う税務署」は、厚生労働省の所在地を管轄する税務署(麹町税務署(税務署番号 00031017))となる。〈H26/11/19 医政研発 1119 第 1 号〉

＜本規定により準用する法第 35 条第 3 項＞

3 厚生労働大臣は、特定細胞加工物の外国製造の認定の申請に係る細胞培養加工施設の構造設備が基準(法第 42 条)に適合していないと認めるときは、外国製造の認定をしてはならない。

＜本規定により準用する法第 35 条第 4 項＞

4 厚生労働大臣は、申請者が、次のいずれかに該当するときは、特定細胞加工物の外国製造の認定をしないことができる。

① 法第 50 条第 1 項の規定により認定を取り消され、その取消しの日から 3 年を経過しない者

② 禁錮以上の刑に処せられ、その執行を終わり、又は執行を受けることがなくなった日から3年を経過しない者

③ ①及び②に該当する者を除くほか、再生医療法、移植に用いる造血幹細胞の適切な提供の推進に関する法律もしくは薬機法その他薬事に関する法令で政令で定めるもの又はこれらに基づく処分に違反し、その違反行為があった日から2年を経過しない者

④ 法人であって、その業務を行う役員のうちに①から③までのいずれかに該当する者があるもの

⇒ 上記③の「政令で定めるもの」は、次に掲げる法令とする。〈令第3条〉

① 大麻取締法(昭和23年法律第124号)

② 毒物及び劇物取締法(昭和25年法律第303号)

③ 覚せい剤取締法(昭和26年法律第252号)

④ 麻薬及び向精神薬取締法(昭和28年法律第14号)

⑤ あへん法(昭和29年法律第71号)

⑥ 安全な血液製剤の安定供給の確保等に関する法律(昭和31年法律第160号)

⑦ 薬剤師法(昭和35年法律第146号)

⑧ 有害物質を含有する家庭用品の規制に関する法律(昭和48年法律第112号)

⑨ 化学物質の審査及び製造等の規制に関する法律(昭和48年法律第117号)

⑩ 国際的な協力の下に規制薬物に係る不正行為を助長する行為等の防止を図るための麻薬及び向精神薬取締法等の特例等に関する法律(平成3年法律第94号)

⑪ 独立行政法人医薬品医療機器総合機構法(平成14年法律第192号)

⑫ 遺伝子組換え生物等の使用等の規制による生物の多様性の確保に関する法律(平成15年法律第97号)

<本規定により準用する法第35条第5項>

5 厚生労働大臣は、特定細胞加工物の外国製造の認定の申請があったときは、当該申請に係る細胞培養加工施設の構造設備が基準(法第42条)に適合するかどうかについての書面による調査又は実地の調査を行うものとする。

<本規定により準用する法第36条第1項>

6 特定細胞加工物の外国製造の認定は、3年を下らない政令で定める期間ごとにその更新を受けなければ、その期間の経過によって、その効力を失う。

⇒ 「政令で定める期間」は、5年とする。〈令第4条〉

⇒ 厚生労働大臣は、特定細胞加工物の外国製造の認定の更新をしたときは、更新の認定を申請した者に対し、様式第二三による認定証を交付しなければならない。〈則第84条により準用する第73条後段〉

<本規定により準用する法第36条第2項>

7 特定細胞加工物の外国製造の認定に関する規定(法第39条第2項により準用する法第35条第2項から第5項まで)は、認定の更新について準用する。

第4章　特定細胞加工物の製造(第35条—第54条)

⇒　特定細胞加工物の外国製造の認定の更新の申請について、次のとおり定められている。
〈則第84条により準用する第78条〉
(ｱ)　認定の更新の申請は、様式第二五による申請書(正副二通)を厚生労働大臣に提出して行う。
(ｲ)　(ｱ)の申請書には、申請に係る認定証を添えなければならない。

<本規定により準用する法第37条>
8　特定細胞加工物の外国製造の認定を受けた者は、当該認定に係る細胞培養加工施設について構造設備その他厚生労働省令で定める事項を変更したときは、30日以内に、その旨を厚生労働大臣に届け出なければならない。
⇒　上記の「厚生労働省令で定める事項」は、次に掲げる事項とする。〈則第84条により準用する第74条〉
①　認定事業者の氏名又は名称及び住所並びに法人にあっては、その代表者の氏名
②　細胞培養加工施設の名称及び所在地
③　施設管理者の氏名
④　認定事業者が法人である場合は、その業務を行う役員の氏名
⑤　認定事業者(認定事業者が法人である場合は、その業務を行う役員を含む。)の欠格条項に関する事項
⑥　外国製造をしようとする特定細胞加工物の種類
⑦　認定事業者の連絡先
⇒　細胞培養加工施設の構造設備等の変更の届出は、様式第二四による届書を提出して行う。〈則第84条により準用する第75条〉
⇒　特定細胞加工物の外国製造の認定証の書換え交付の申請について、次のとおり定められている。〈則第84条により準用する第76条〉
(ｱ)　認定事業者は、特定細胞加工物の外国製造の認定証の記載事項に変更を生じたときは、様式第一七による申請書及び認定証を厚生労働大臣に提出してその書換えを申請することができる。
(ｲ)　(ｱ)の申請をする者は、2,400円の手数料を納めなければならない。この場合において、手数料は、申請書に収入印紙を貼って納めるものとする。
⇒　特定細胞加工物の外国製造の認定証の再交付について、次のとおり定められている。〈則第84条により準用する第77条〉
(ｱ)　認定事業者は、特定細胞加工物の外国製造の認定証を破り、汚し、又は失ったときは、様式第一八による申請書を厚生労働大臣に提出してその再交付を申請することができる。この場合において、認定証を破り、又は汚した特定細胞加工物製造事業者は、申請書に当該認定証を添えなければならない。
(ｲ)　(ｱ)の申請をする者は、2,400円の手数料を納めなければならない。この場合において、手数料は、申請書に収入印紙を貼って納めるものとする。

(ウ) 特定細胞加工物製造事業者は、特定細胞加工物の外国製造の認定証の再交付を受けた後、失った認定証を発見したときは、遅滞なく、厚生労働大臣にこれを返納しなければならない。

＜本規定により準用する法第38条第1項＞

9　厚生労働大臣は、機構に特定細胞加工物の外国製造の認定の申請に係る細胞培養加工施設の構造設備調査を行わせることができる。

⇒　機構に対する特定細胞加工物の外国製造の認定又は認定の更新に係る調査の申請について、次のとおり定められている。〈則第84条により準用する第81条〉

(ア) 厚生労働大臣が機構に細胞培養加工施設の構造設備調査を行わせることとしたときは、特定細胞加工物の外国製造の認定又は認定の更新の申請者は、機構に当該調査の申請をしなければならない。

(イ) (ア)の申請は、様式第二六による申請書を、特定細胞加工物の外国製造の認定又は認定の更新の申請書に添付して厚生労働大臣を経由して行う。

＜本規定により準用する法第38条第2項＞

10　厚生労働大臣は、機構に細胞培養加工施設の構造設備調査を行わせるときは、当該調査を行わないものとする。この場合において、厚生労働大臣は、特定細胞加工物の外国製造の認定又は認定の更新をするときは、機構が通知する構造設備調査の結果を考慮しなければならない。

＜本規定により準用する法第38条第3項＞

11　厚生労働大臣が機構に構造設備調査を行わせることとしたときは、特定細胞加工物の外国製造の認定又は認定の更新の申請者は、機構が行う当該調査を受けなければならない。

＜本規定により準用する法第38条第4項＞

12　機構は、構造設備調査を行ったときは、遅滞なく、当該調査の結果を厚生労働省令で定めるところにより厚生労働大臣に通知しなければならない。

⇒　機構による構造設備調査の結果の通知は、様式第二一による通知書によって行う。〈則第84条により準用する第82条〉

＜本規定により準用する法第38条第5項＞

13　機構が行う構造設備調査に係る処分（調査の結果を除く。）又はその不作為については、厚生労働大臣に対し、行政不服審査法による審査請求をすることができる。

第四十条（特定細胞加工物の製造の届出）

■第４０条第１項■

　細胞培養加工施設（病院若しくは診療所に設置されるもの、医薬品医療機器等法第二十三条の二十二第一項の許可（厚生労働省令で定める区分に該当するものに限る。）を受けた製造所に該当するもの又は移植に用いる造血幹細胞の適切な提供の推進に関する法律第三十条の臍帯血供給事業の許可を受けた者が臍帯血供給事業の用に供するものに限る。以下この条において同じ。）において特定細胞加工物の製造をしようとする者は、厚生労働省令で定めるところにより、細胞培養加工施設ごとに、次に掲げる事項を厚生労働大臣に届け出なければならない。
一　氏名又は名称及び住所並びに法人にあっては、その代表者の氏名
二　細胞培養加工施設の管理者の氏名及び略歴
三　製造をしようとする特定細胞加工物の種類
四　その他厚生労働省令で定める事項

趣旨

　本規定は、細胞培養加工施設（医療機関に設置されるもの等に限る。）において特定細胞加工物の製造をしようとする者は、細胞培養加工施設ごとに、厚生労働大臣に届出しなければならない旨を定めたものである。

解説

1　特定細胞加工物の製造については、法第35条第１項により許可制となっており、細胞培養加工施設ごとに、厚生労働大臣の許可を受けなければならない。このような定めにかかわらず、医療機関に設置される胞培養加工施設等において特定細胞加工物の製造をしようとする場合については、『許可』を受ける必要はなく、単に「届出」をすればよいこととしている。

2　「病院若しくは診療所に設置されるもの」とあるように、病院又は診療所に設置される施設で特定細胞加工物の製造をしようとする者は届出該当者となる。これは、細胞培養加工施設が病院又は診療所に設置される場合、病院又は診療所の管理者には、医療法上、病院又は診療所における適切な業務遂行の体制を確保する義務、医療の安全を確保するための措置を講ずる義務が課せられていることを踏まえたものである。

3　「医薬品医療機器等法第二十三条の二十二第一項の許可(略)を受けた製造所に該当するもの」とあるように、再生医療等製品の製造業の許可を受けた製造所に該当する施設で特定細胞加工物の製造をしようとする者は届出該当者となる。これは、当該製造所が薬機法に基づく構造設備基準を満たしており、これと同等の基準となる再生医療法に基づく細胞培養加工施設の構造設備基準の適合性について、事前の確認を行う必要性が低

いことを踏まえたものである。

4 「厚生労働省令で定める区分」は、再生医療等製品の製造工程の全部又は一部を行う区分(再生医療等製品の製造工程のうち包装、表示又は保管のみを行うものを除く。)とする。〈則第85条第2項〉

5 「移植に用いる造血幹細胞の適切な提供の推進に関する法律」は、平成24年法律第90号をいう。これは、移植に用いる造血幹細胞の適切な提供の推進に関し、基本理念を定め、国の責務等を明らかにし、及び移植に用いる造血幹細胞の適切な提供の推進に関する施策の基本となる事項について定めるとともに、骨髄・末梢血幹細胞提供あっせん事業及び臍帯血供給事業について必要な規制及び助成を行うこと等により、移植に用いる造血幹細胞の適切な提供の推進を図り、もって造血幹細胞移植の円滑かつ適正な実施に資することを目的とした法律である。

6 「臍帯血供給事業の許可を受けた者が臍帯血供給事業の用に供するもの」とあるように、臍帯血供給事業の許可を受けた者が臍帯血供給事業の用に供する施設で特定細胞加工物の製造をしようとする者は届出該当者となる。これは、当該施設については、移植に用いる造血幹細胞の適切な提供の推進に関する法律に基づく構造設備基準を満たしており、これと同等の基準となる再生医療法に基づく細胞培養加工施設の構造設備基準の適合性について、事前の確認を行う必要性が低いことを踏まえたものである。

7 「厚生労働大臣」とあるが、地方厚生局長に権限委任が行われている。〈則第118条第1項第17号〉

8 「届出」とは、一定の事柄を公の機関に知らせることをいう。

9 手術室又は処置室で特定細胞加工物の製造を行う場合においても、特定細胞加工物の製造の届出は必要である。〈H26/11/21 医政局研究開発振興課事務連絡〉

10 本規定により、次に掲げる細胞培養加工施設においては、特定細胞加工物の製造の許可を受ける必要はなく、厚生労働大臣に届出すればよいこととなる。
① 病院又は診療所に設置される細胞培養加工施設
② 再生医療等製品の製造業の許可(再生医療等製品の製造工程の全部又は一部を行う区分(再生医療等製品の製造工程のうち包装、表示又は保管のみを行うものを除く。)に限る。)を受けた製造所に該当する細胞培養加工施設
③ 臍帯血供給事業の許可を受けた者が臍帯血供給事業の用に供する細胞培養加工施設

11 特定細胞加工物の製造の届出は、様式第二七による届書を提出して行う。〈則第85条第1項〉

12 再生医療法の施行の際現に特定細胞加工物の製造をしている者(法第40条第1項の規定に該当する者に限る。)については、施行日(平成26年11月25日)から起算して6月を経過する日までの間は、本規定の届出をしないで、引き続き特定細胞加工物の製造をすることができる。〈法附則第5条〉
⇒ 経過措置(平成27年5月24日)の終了後において、必要な届出等をせずに引き続き製造

第4章　特定細胞加工物の製造（第35条—第54条）

を行った場合は、法第40条第1項に違反することになる。

13 本規定に違反して、届出をしないで、又は虚偽の届出をして、特定細胞加工物の製造をした者は、20万円以下の罰金に処される。〈法第63条第1号〉

また、いわゆる両罰規定の対象となっており、法人の代表者又は法人もしくは人の代理人、使用人その他の従業者が、その法人又は人の業務に関し、本規定の違反行為をしたときは、行為者を罰するほか、その法人又は人に対しても20万円の罰金刑を科される。〈法第64条〉

＜第4号＞

14　「厚生労働省令で定める事項」は、次に掲げる事項とする。〈則第85条第3項〉

① 届出をする者の区分

② 細胞培養加工施設の名称及び所在地

③ 届出をする者が法人である場合は、その業務を行う役員の氏名

④ 届出をする者（届出をする者が法人である場合には、その業務を行う役員を含む。）の停止事由に係る事項

⑤ 届出をする者の連絡先

＜届出書の記載要領＞

15　則様式第二七の特定細胞加工物の製造の届出書の記載要領について、次のとおり示されている。なお、届出者が法人にあっては、登記事項証明書に記載されている名称・主たる事務所と代表者の氏名を記載する。〈H27/8/21 医政局研究開発振興課事務連絡〉

(ア) 「届出をする者の区分」

「病院に設置されるもの」、「診療所に設置されるもの」、「薬機法第23条の22第1項の許可を受けた製造所」、「移植に用いる造血幹細胞の適切な提供の推進に関する法律第30条の臍帯血供給事業の許可を受けた者であって、臍帯血供給事業の用に供するもの」のいずれかをチェックする。

(イ) 「細胞培養加工施設の名称」、「細胞培養加工施設の所在地」欄

病院又は診療所の手術室等を細胞培養加工施設とする場合は、例えば、医療機関名に手術室を付記する。

細胞培養加工施設の所在地は、例えば、建物の一部を細胞培養加工施設として用いる場合、細胞培養加工施設のある階数まで記載する。

(ウ) 「施設管理者に関する事項」欄に

施設管理者の略歴については、医師又は歯科医師の場合は、それを示す資格及び略歴を簡潔に記載すること。それ以外の場合は、特定細胞加工物に係る生物学的知識を有することを示す職歴、実務経験、管理経験、取得資格、著書、研究実績等を記載する。

(エ) 「業務を行う役員の氏名（法人の場合）」欄

① 合名会社にあっては、定款に別段の定めがないときは社員全員

② 合資会社にあっては、定款に別段の定めがないときは無限責任社員全員

③ 合同会社にあっては、定款に別段の定めがないときは社員全員
④ 株式会社(特例有限会社を含む。)にあっては、会社を代表する取締役及び特定細胞加工物の製造の届出に係る業務を担当する取締役。ただし、委員会設置会社にあっては、代表執行役及び特定細胞加工物の製造の届出に係る業務を担当する執行役
⑤ 外国会社にあっては、会社法第817条にいう代表者
⑥ 医療法人・公益法人・協同組合等(学校法人、独立行政法人等を含む)にあっては理事全員。ただし、特定細胞加工物の製造に係る業務を担当しない理事を除く。

(オ) 「届出をする者(法人にあっては、その業務を行う役員を含む。)の停止事由」欄

「関係法令又はこれに基づく処分に違反したこと」欄に該当する関係法令には、平成24年法律第90号「移植に用いる造血幹細胞の適切な提供の推進に関する法律」、薬機法その他薬事に関する法令で再生医療法施行令第3条各号に定める法令(大麻取締法、毒劇及び劇物取締法等)が挙げられる。

(カ) 「製造しようとする特定細胞加工物の種類」欄

特定細胞加工物の製造に使用する細胞に応じて、該当する項目をチェックする。

なお、「動物の細胞に培養その他の加工を施した特定細胞加工物」とは、動物の細胞を構成細胞として含む特定細胞加工物が該当し、加工の過程で動物の細胞を共培養する目的で用いる場合はこの限りではない。

区分	手続	申請・届出先
国内で特定細胞加工物の製造をしようとする者(届出該当者を除く。)	許可	地方厚生局長
国外で特定細胞加工物の製造をしようとする者	認定	厚生労働大臣
国内で特定細胞加工物の製造をしようとする届出該当者 [届出該当者] ① 病院又は診療所 ② 再生医療等製品の製造業の許可(包装等のみを行う区分を除く。)を受けた製造所 ③ 臍帯血供給事業の許可を受けた者	届出	地方厚生局長

第4章 特定細胞加工物の製造(第35条—第54条)

■第40条第2項■

前項の規定による届出には、当該届出に係る細胞培養加工施設の構造設備に関する書類その他厚生労働省令で定める書類を添付しなければならない。

趣旨

本規定は、特定細胞加工物の製造の届書の添付書類について明示したものである。

解説

1 「細胞培養加工施設の構造設備に関する書類」には、次に掲げる図面が含まれる。〈H26/10/31 医政研発1031第1号〉
  (a) 施設付近略図(周囲の状況がわかるもの(航空写真でも可)を必要に応じて提出。更新申請の場合は省略可)
  (b) 施設敷地内の建物の配置図(細胞培養加工施設と同一敷地内にある建物はすべて記載)
  (c) 施設平面図(次の例により表示)
      例:窓、出入口、事務室、秤量室、調製室(混合、溶解、ろ過等)、充てん室、閉そく室、包装室、試験検査　室、原料等の倉庫等製造工程に必要な室名及び面積が識別できるものであること。)
  (d) その他参考となる図面

2 「厚生労働省令で定める書類」は、次に掲げる書類とする。〈則第85条第4項〉
  ① 届出をする者が法人であるときは、登記事項証明書
  ② 製造をしようとする特定細胞加工物の一覧表
  ③ 届出をする者が再生医療等製品の製造業の許可(再生医療等製品の製造工程の全部又は一部を行う区分に該当するものに限る。)を受けている場合にあっては、当該許可証の写し
  ④ 届出をする者が臍帯血供給事業の許可を受けている場合にあっては、当該許可証の写し
  ⇒ 上記②の「特定細胞加工物の一覧表」とは、特定細胞加工物の名称の一覧を記載するものである。〈H26/10/31 医政研発1031第1号〉

<届出書の添付書類>

3 特定細胞加工物の製造の届出書の添付書類について、次のとおり示されている。〈H27/8/21 医政局研究開発振興課事務連絡〉
  (ア) 細胞培養加工施設の構造設備に関する書類
     細胞培養加工施設の構造設備に関する書類には、次に掲げる図面が含まれる。
     ① 細胞培養加工施設付近略図」周囲の状況がわかるものであること。例えば、航空写

真が挙げられる。
② 細胞培養加工施設の敷地内の建物の配置図又は建物の平面図
　　細胞培養加工施設と同一敷地内にある建物をすべて記載するものであるが、例えば、建物の一部を細胞培養加工施設として用いる場合、当該建物のフロアのどの位置に細胞培養加工施設が所在しているかを示す図面は必要であるが、細胞培養加工施設と関連のない部分の詳細な図面は含めなくても差し支えない。また、例えば、建物の一部を占める診療所内に細胞培養加工施設を設置する場合、当該建物中にある診療所と関連のない部分の図面は含めなくても差し支えない。
③ 細胞培養加工施設平面図
　　製造工程に必要な室名及び面積が識別できるものであること。例えば、表示例として、窓、出入口、事務室、秤量室、調製室（混合、溶解、ろ過等）、充てん室、閉そく室、包装室、試験検査室、原料等の倉庫等製造工程に必要な室名を表示すること。また、清浄度管理区域及び無菌操作等区域を図示する。
④ その他参考となる図面
　　その他参考となる図面として、主要な製造用機器器具と試験用機器器具の配置を含む図面が挙げられる。また、製造しようとする特定細胞加工物の製造工程のフロー図を含めること。他に厚生局で指示する書類として、例えば、病院の開設届に係る平面図、薬機法第23条の22第1項の許可を受けた製造所に係る平面図が挙げられる。

(イ) 登記事項証明書
　　法人の場合、法人の履歴事項全部証明書又は現在事項全部証明書を提出する。

(ウ) 許可証の写し
　　薬機法第23条の22第1項の許可又は平成24年法律第90号「移植に用いる造血幹細胞の適切な提供の推進に関する法律」第30条の許可を受けている場合は、添付する。
　＊「薬機法第23条の22第1項の許可」とは、再生医療等製品の製造業の許可をさす。
　＊「第30条の許可」とは、臍帯血供給事業の許可をさす。

(エ) その他
　　細胞培養加工施設（届出）の情報の公表に関する同意書に署名し添付する。

第4章　特定細胞加工物の製造(第35条―第54条)

■第40条第3項■

> 第一項の規定による届出をした者は、当該届出に係る細胞培養加工施設について構造設備その他厚生労働省令で定める事項を変更したときは、三十日以内に、その旨を厚生労働大臣に届け出なければならない。

趣旨

本規定は、届出事業者は、細胞培養加工施設の構造設備等を変更したときは、30日以内に厚生労働大臣に届出しなければならない旨を定めたものである。

解説

1　「厚生労働省令で定める事項」は、次に掲げる事項とする。〈則第86条〉
　① 届出事業者の氏名又は名称及び住所並びに法人にあっては、その代表者の氏名
　　＊「届出事業者」とは、特定細胞加工物の製造の届書をした者をいう。
　② 届出事業者の区分
　③ 細胞培養加工施設の名称及び所在地
　④ 施設管理者の氏名
　⑤ 届出事業者が法人である場合は、その業務を行う役員の氏名
　⑥ 届出事業者(届出事業者が法人である場合は、その業務を行う役員を含む。)の停止事由に関する事項
　⑦ 製造をしようとする特定細胞加工物の種類
　⑧ 届出事業者の連絡先

2　「厚生労働大臣」とあるが、地方厚生局長に権限委任が行われている。〈則第118条第1項第17号〉

3　細胞培養加工施設の構造設備等の変更の届出は、様式第二八による届書を提出して行う。〈則第87条〉

第四十一条（廃止の届出）

> 特定細胞加工物製造事業者は、特定細胞加工物の製造を廃止したときは、厚生労働省令で定めるところにより、三十日以内に、その旨を厚生労働大臣に届け出なければならない。

趣旨

本規定は、特定細胞加工物製造事業者は、特定細胞加工物の製造を廃止したときは、30日以内に厚生労働大臣に届出しなければならない旨を定めたものである。

解説

1　特定細胞加工物製造事業者がその業務を廃止した場合には、実効的かつ効率的な監督の観点からもその事実を把握しておく必要性があるため、厚生労働大臣への届出義務を課すこととしている。

2　「厚生労働大臣」とあるが、地方厚生局長に権限委任が行われている。〈則第118条第1項第18号〉

3　特定細胞加工物の製造の廃止の届出は、様式第二九による届書を提出して行う。〈則第88条〉

4　特定細胞加工物の製造の許可事業者は、特定細胞加工物の製造の業務を廃止したときは、遅滞なく、厚生労働大臣に許可証を返納しなければならない。〈則第79条〉

5　特定細胞加工物の外国製造の認定事業者は、特定細胞加工物の外国製造の業務を廃止したときは、遅滞なく、厚生労働大臣に認定証を返納しなければならない。〈則第84条により準用する第79条〉

第四十二条（構造設備の基準）

> 細胞培養加工施設の構造設備は、厚生労働省令で定める基準に適合したものでなければならない。

趣旨

本規定は、細胞培養加工施設の構造設備は基準に適合していなければならない旨を定めたものである。

解説

1 特定細胞加工物の製造の許可又は認定の際には、細胞培養加工施設の構造設備の基準適合性が審査される。他方、特定細胞加工物の製造の届出時において、この基準に適合していない施設である場合には当該届出は受理されないことになる。

2 「厚生労働省令で定める基準」は、次のとおりとする。〈則第89条〉

① 当該細胞培養加工施設において特定細胞加工物を製造するのに必要な設備及び器具を備えていること

② 特定細胞加工物等及び資材の混同並びに汚染を防止し、円滑かつ適切な作業を行うのに支障のないよう配置されており、かつ、清掃及び保守が容易なものであること

　＊「資材」とは、特定細胞加工物の容器、被包及び表示物をいう。〈則第1条第9号〉

③ 手洗設備及び更衣を行う場所、その他必要な衛生設備を有すること

④ 原料の受入れ、特定細胞加工物の保管等を行う区域は、特定細胞加工物の製造を行う他の区域から区分されていること

⑤ 原料の受入れ、特定細胞加工物の保管等を行う区域は、これらを行うために必要な構造及び設備を有すること

⑥ 作業所は、次に掲げる要件に適合するものであること

　＊「作業所」とは、製造作業を行う場所をいう。〈則第1条第10号〉

　（i）照明及び換気が適切であり、かつ、清潔であること

　（ii）常時居住する場所及び不潔な場所から明確に区別されていること

　（iii）作業を行うのに支障のない面積を有すること

　（iv）防じん、防虫及び防そのための構造又は設備を有すること

　（v）廃水及び廃棄物の処理に要する設備又は器具を備えていること

　（vi）特定細胞加工物等により有毒ガスを取り扱う場合には、その処理に要する設備を有すること

⑦ 作業所のうち、作業室は、次に掲げる要件に適合するものであること

　（i）屋外に直接面する出入口（非常口を除く。）がないこと。ただし、屋外からの汚染を防止するのに必要な構造及び設備を有している場合においては、この限りでない。

　（ii）出入口及び窓は、閉鎖することができるものであること

(ⅲ) 室内の排水設備は、作業室の汚染を防止するために必要な構造であること

(ⅳ) 作業室の天井は、ごみの落ちるおそれのないような構造であること

(ⅴ) 室内のパイプ、ダクト等の設備は、表面にごみがたまらないような構造であること。ただし、清掃が容易である場合においてはこの限りでない。

⑧ 作業所のうち作業室又は作業管理区域は、温度及び必要に応じて湿度を維持管理できる構造及び設備を有すること

 * 「作業管理区域」とは、作業室及び廊下等から構成されていて、全体が同程度に清浄の維持ができるように管理される区域をいう。

⑨ 作業所のうち、清浄度管理区域は、次に掲げる要件に適合するものであること

(ⅰ) 天井、壁及び床の表面は、なめらかでひび割れがなく、かつ、じんあいを発生しないものであること。また、清掃が容易で、消毒液等による噴霧洗浄に耐えるものであること

(ⅱ) 設備及び器具は、滅菌又は消毒が可能なものであること

(ⅲ) 排水設備は、有害な廃水による汚染を防止するために適切な構造のものであること

(ⅳ) 排水口を設置していないこと。ただし、やむを得ないと認められる場合には、作業室の汚染を防止するために必要な構造であること

⑩ 作業所のうち、無菌操作等区域は、次に定めるところに適合するものであること

(ⅰ) 天井、壁及び床の表面は、なめらかでひび割れがなく、かつ、じんあいを発生しないものであること。また、清掃が容易で、消毒液等による噴霧洗浄に耐えるものであること。ただし、無菌操作が閉鎖式操作で行われ無菌性が確保できる場合は、この限りではない。

(ⅱ) 設備及び器具は、滅菌又は消毒が可能なものであること

(ⅲ) 排水設備は、有害な廃水による汚染を防止するために適切な構造のものであること

(ⅳ) 排水口を設置していないこと

(ⅴ) 流しを設置していないこと

⑪ 作業所のうち、動物又は微生物を用いる試験を行う区域及び特定細胞加工物の製造に必要のない動物組織又は微生物を取り扱う区域は、当該特定細胞加工物の製造を行う他の区域から明確に区別されており、かつ、空気処理システムが別系統にされていること

⑫ 作業所のうち、無菌操作を行う区域は、フィルターにより処理された清浄な空気を供し、かつ、適切な差圧管理を行うために必要な構造及び設備を有すること。ただし、無菌操作が閉鎖式操作で行われ無菌性が確保できる場合は、この限りではない。

⑬ 作業所のうち、病原性を持つ微生物等を取り扱う区域は、適切な陰圧管理を行うために必要な構造及び設備を有すること

⑭ 無菌操作等区域で使用した器具の洗浄、消毒及び滅菌のための設備並びに廃液等の処理のための設備を有すること
⑮ 空気処理システムは、微生物等による特定細胞加工物等の汚染を防止するために適切な構造のものであること
⑯ 配管、バルブ及びベント・フィルターは、使用の目的に応じ、容易に清掃又は滅菌ができる構造のものであること
⑰ 使用動物を管理する施設は、次に定めるところに適合するものであること
　＊「使用動物」とは、製造又は試験検査に使用する動物（ドナー動物を含む。）をいう。
　＊「ドナー動物」とは、再生医療等に用いる細胞を提供する動物をいう。〈則第1条第15号〉
　（i）使用動物を検査するための区域は、他の区域から隔離されていること
　（ii）害虫の侵入のおそれのない飼料の貯蔵設備を有していること
　（iii）製造に使用する動物の飼育室と試験検査に使用する動物の飼育室をそれぞれ有していること
　（iv）使用動物の飼育室は、他の区域と空気処理システムが別系統にされていること。ただし、野外での飼育が適当と認められる動物については、この限りでない。
　（v）使用動物に抗原等を接種する場合には、接種室を有していること。この場合、接種室は動物の剖検室と分離されていること
⑱ 特定細胞加工物等及び資材を区分して、衛生的かつ安全に貯蔵するために必要な設備を有すること
⑲ 貯蔵設備は、恒温装置、温度計その他必要な計器を備えたものであること
⑳ 次に掲げる試験検査の設備及び器具を備えていること。ただし、当該特定細胞加工物製造事業者の他の試験検査設備又は他の試験検査機関を利用して自己の責任において当該試験検査を行う場合であって、支障がないと認められるときは、この限りでない。
　（i）密封状態検査を行う必要がある場合には、密封状態検査の設備及び器具
　（ii）異物検査の設備及び器具
　（iii）特定細胞加工物等及び資材の理化学試験の設備及び器具
　（iv）無菌試験の設備及び器具
　（v）発熱性物質試験を行う必要がある場合には、発熱性物質試験の設備及び器具
　（vi）生物学的試験を行う必要がある場合には、生物学的試験の設備及び器具
⇒　上記②の「円滑かつ適切な作業を行うのに支障のないよう配置されており、かつ、清掃及び保守が容易なものであること」とは、次に掲げることをいう。〈H26/10/31 医政研発1031第1号〉
　① 作業室の配置・設備及び器具が、作業中における特定細胞加工物等及び資材の混同並びに汚染を防止し、円滑かつ適正な作業を行うのに支障のないよう配置されており、かつ、清掃及び保守が容易にできるように配慮されたものであること
　② 構造設備は、特定細胞加工物等及び資材の汚染防止の観点から製造方法に応じて清掃

及び保守が容易な建材を使用したものであり、かつ、製造方法に応じた広さを有するものであること

⇒ 上記③に「更衣を行う場所」とあるが、必ずしも更衣のための専用の部屋の設置を求めるものではない。〈H26/10/31 医政研発1031第1号〉

⇒ 上記⑨の「清浄度管理区域」は、製造する特定細胞加工物の製造工程によって決定されるものである。〈H26/10/31 医政研発1031第1号〉

⇒ 上記⑨(ⅲ)の「有害な廃水」として、例えば、不活性化前の病原体(BSL2 以上)等を含む廃液その他人体や環境への影響がある廃水が挙げられる。〈H26/10/31 医政研発1031第1号〉

⇒ 上記⑨(ⅲ)の「有害な廃水による汚染を防止するために適切な構造」として、例えば、排水トラップ等を備えた排水口が挙げられる。〈H26/10/31 医政研発1031第1号〉

⇒ 上記⑨(ⅳ)の「排水口を設置しないこと」とは、既存の構造設備に既に排水口が設けられている場合には排水口を撤去することをいう。〈H26/10/31 医政研発1031第1号〉

⇒ 上記⑨(ⅳ)の「作業室の汚染を防止するために必要な構造」とは、清掃が容易な排水トラップ(消毒を行うことができる構造であること)及び逆流の防止装置等を有するものをいう。〈H26/10/31 医政研発1031第1号〉

⇒ 上記⑩の「無菌操作等区域」について、培養工程を伴わず、短時間の操作で人体への特定細胞加工物の投与が行われる場合であって無菌操作が閉鎖式操作で行われない場合は、バイオセーフティ対策用キャビネット等を使用し操作の無菌性及び操作者の安全性の確保に努める必要がある。〈H26/10/31 医政研発1031第1号〉

⇒⇒ 上記の「バイオセーフティ対策用キャビネット等」には、クリーンベンチも含まれる。〈H26/11/21 医政局研究開発振興課事務連絡〉

⇒ 上記⑩(ⅰ)の「無菌操作が閉鎖式操作で行われ無菌性が確保できる場合」とは、無菌操作が閉鎖式操作のみで行われ、培養工程を伴わず、短時間の操作で人体への特定細胞加工物の投与が行われる場合であって操作の無菌性が確保される場合をいう。〈H26/10/31 医政研発1031第1号〉

⇒ 上記⑩(ⅳ)の「排水口を設置しないこと」とは、既存の構造設備に既に排水口が設けられている場合には排水口を撤去することをいう。ただし、撤去が困難な場合においては、例外的に、製造作業中に排水口を密閉することができる構造とした上で汚染防止措置を採ることによって対応することでも差し支えない。また、バイオセーフティ対策用キャビネット又はアイソレータ内に設けられたアスピレータ等の用に供する排水口(外部と直接接続されておらず、作業室を汚染しない構造のものに限る。)については、汚染及び交さ汚染を防止するために適切に管理されていることでも差し支えないが、そのための手順についてあらかじめ衛生管理基準書等に規定しておく必要がある。〈H26/10/31 医政研発1031第1号〉

⇒ 上記⑫の「無菌操作が閉鎖式操作で行われ無菌性が確保できる場合」とは、無菌操作

が閉鎖式操作のみで行われ、培養工程を伴わず、短時間の操作で人体への特定細胞加工物の投与が行われる場合であって操作の無菌性が確保される場合をいう。〈H26/10/31 医政研発 1031 第 1 号〉

⇒ 上記⑬の「病原性を持つ微生物等を取り扱う区域」には、特定細胞加工物を製造する過程で病原体を取り扱う区域のほか、病原体が混入しているおそれのある物を取り扱う区域であって封じ込めを行わなければ特定細胞加工物等の汚染又は交さ汚染のおそれがある場所も含まれる。〈H26/10/31 医政研発 1031 第 1 号〉

⇒ 上記⑬の「適切な陰圧管理を行うために必要な構造及び設備」として、例えば、病原性を持つ微生物等を取り扱う区域を、密閉式の建屋構造とし、前室、廊下等に対して陰圧（必ずしも外気に対して陰圧であることを要しない。）の環境とすることが挙げられる。なお、病原性を持つ微生物等については封じ込め要件に従って取り扱うことが必要であり、「国立感染症研究所病原体等安全管理規程」、平成 12 年 2 月 14 日医薬監第 14 号「生物学的製剤等の製造所におけるバイオセーフティの取扱いについて」その他関連する規程等を参考にする。〈H26/10/31 医政研発 1031 第 1 号〉

⇒ 上記⑮の「空気処理システム」は、無菌操作等区域のみならず、その他の区域についても微生物等による特定細胞加工物等の汚染を防止するために適切な構造のものでなければならない。ただし、バイオセーフティ対策用キャビネット等を使用する場合など、合理的な理由がある場合についてはこの限りではない。〈H26/10/31 医政研発 1031 第 1 号〉

⇒ 上記⑮の「微生物等による特定細胞加工物等の汚染を防止するために適切な構造のもの」とは、必要に応じて、次のようなものをいう。〈H26/10/31 医政研発 1031 第 1 号〉
① 病原性を持つ微生物等を取り扱う場合においては、当該微生物等の空気拡散を防止するために適切な構造のもの
② 病原性を持つ微生物等を取り扱う区域（試験検査において病原性を持つ微生物等を使用する区域を含む。）から排出される空気を、高性能エアフィルターにより当該微生物等を除去した後に排出する構造のもの

⇒ 上記⑰(i)の規定は、新たに使用動物を受け入れる場合において、当該動物が感染している病原因子等により、飼育中の使用動物等を通じて特定細胞加工物等が汚染され、又は交さ汚染されることのないよう、使用動物を検査するための区域は使用動物の飼育室その他の区域から隔離することを目的としている。〈H26/10/31 医政研発 1031 第 1 号〉

⇒ 上記⑱の「区分」とは、線引き、ついたて等により一定の場所や物を分けることをいう。具体的にどのような形態によって「区分」を実現すべきかは、個々の事例においてその目的に応じて判断されるべきものである。〈H26/10/31 医政研発 1031 第 1 号〉

3 病院又は診療所の手術室等で細胞培養加工を行う場合であっても、細胞培養加工施設の構造設備基準を満たさなければならない。〈H26/10/31 医政研発 1031 第 1 号〉

第四十三条（管理者の設置）

> 特定細胞加工物製造事業者は、厚生労働省令で定めるところにより、特定細胞加工物の製造を実地に管理させるために、細胞培養加工施設ごとに、特定細胞加工物に係る生物学的知識を有する者その他の厚生労働省令で定める基準に該当する者を置かなければならない。

趣旨

本規定は、特定細胞加工物の製造の管理は、細胞培養加工施設ごとに、生物学的知識を有する者等の専門家によって実地になされなければならない旨を定めたものである。

解説

1. 細胞培養加工施設において、特定細胞加工物の製造を実地に管理するためには、当該業務を適切に遂行することができる知識及び経験を有することが必要であることから、省令において必要な基準を定めることとしている。
2. 「実地」とは、現場で直接かつ専従にということを意味する。
3. 「管理」とは、特定細胞加工物の取扱い等に関する技術的事務をさす。当該事業の経済的側面に関する事務は含まれない。
4. 「特定細胞加工物に係る生物学的知識を有する者」として、例えば、細胞培養加工施設の特定細胞加工物の製造に係る教育、研究又は業務の経験を有する者又は医師もしくは歯科医師が該当する。〈H26/11/21 医政局研究開発振興課事務連絡〉
5. 「厚生労働省令で定める基準」は、特定細胞加工物に係る生物学的知識を有する者であることとする。〈則第90条第1項〉
6. 施設管理者は、細胞培養加工施設ごとに1名置かなければならない。〈則第90条第2項〉

第四十四条(特定細胞加工物製造事業者の遵守事項)

　厚生労働大臣は、厚生労働省令で、細胞培養加工施設における特定細胞加工物の製造及び品質管理の方法、試験検査の実施方法、保管の方法並びに輸送の方法その他特定細胞加工物製造事業者がその業務に関し遵守すべき事項を定めることができる。

趣旨
　本規定は、厚生労働大臣は、特定細胞加工物を製造する者がその業務に関し遵守すべき事項を省令で定めることができる旨を明示したものである。

解説
1　特定細胞加工物の製造業務の適正を確保するためには、細胞培養加工施設の管理者が実地に管理するだけではなく、再生医療法における各種手続の義務を課せられている特定細胞加工物製造事業者が業務の適正を確保するために必要な事項を定め、これを遵守させることが必要であるため、本規定が設けられている。

2　法第3条の「再生医療等提供基準」と本規定の「特定細胞加工物製造事業者の遵守事項」の関係について、次のように整理することができる。

(1) 提供機関管理者と特定細胞加工物を製造する者との関係を整理すると、次のようになる。

　① 再生医療法は、細胞の培養加工の委託も含め、提供機関管理者の指示及び責任の下で行われる再生医療等を対象としたものである。

　② 特定細胞加工物の品質は、細胞の採取から投与まで一貫して担保される必要があるため、その製造の方法、品質管理の方法、試験検査の実施方法、保管の方法、輸送の方法等の責任主体を提供機関管理者に集約しておく必要がある。

　③ 再生医療法においては、再生医療等提供基準を定め、これに従って再生医療等を提供する義務を提供機関管理者に課している。当該基準には細胞加工物の製造に関する義務も含まれている。

　④ 特定細胞加工物の製造は細胞培養施設で行われることから、これを製造する者についても、提供機関管理者の指示の下、再生医療等提供基準の関連規定を遵守する必要がある。

(2) 再生医療等提供基準と特定細胞加工物を製造する者の遵守事項の関係を整理すると、次のようになる。

　① 提供機関管理者が再生医療等の提供にあたって従うべき基準として、再生医療等提供基準が定められており、これには細胞加工物の製造に関する基準も含まれている。

　② 特定細胞加工物を製造する者は、提供機関管理者の指示に従って再生医療等提供基準を遵守する者である。これを明確にするため、再生医療等提供基準において、特

定細胞加工物を製造する者は提供機関管理者の指示に従う必要があることを明確にしている。

⇒ 上記(1)及び(2)を踏まえ、特定細胞加工物を製造する者がその業務を適切に遂行できるよう、法第44条において、特定細胞加工物を製造する者の遵守事項を省令で定めることとしている。

3 特定細胞加工物製造事業者は、製造管理及び品質管理を行う際に、品質リスクマネジメントの活用を考慮するものとする。〈則第92条〉

＊「品質リスクマネジメント」とは、特定細胞加工物の品質に対するリスクについて適切な手続に従い評価、管理等を行うことをいう。

⇒ 上記の「品質リスクマネジメント」とは、例えば、リスクアセスメント、リスクコントロール、リスクコミュニケーション、リスクレビュー等の手続に従い、特定細胞加工物の品質に対するリスクについて評価、管理等を行うことをいう。特定細胞加工物に係る品質リスクマネジメントについては、特定細胞加工物を投与する医師又は歯科医師が行う品質リスクマネジメントと、特定細胞加工物を製造する特定細胞加工物製造事業者が行う品質リスクマネジメントがあるが、特定細胞加工物製造事業者が行う品質リスクマネジメントについては、必要に応じて、製造する特定細胞加工物を投与することとなる医師又は歯科医師の指示を仰ぐ必要がある。〈H26/10/31 医政研発1031第1号〉

⇒ 上記の「品質リスクマネジメント」として、例えば、平成18年9月1日薬食審査発第0901004号・薬食審査発第0901005号「品質リスクマネジメントに関するガイドライン」が参考となる。〈H26/11/21 医政局研究開発振興課事務連絡〉

4 製造部門及び品質部門について、次のとおり定められている。〈則第93条〉

(ｱ) 特定細胞加工物製造事業者は、細胞培養加工施設ごとに、施設管理者の監督の下に、製造部門及び品質部門を置かなければならない。

＊「製造部門」とは、製造管理に係る部門をいう。
＊「品質部門」とは、品質管理に係る部門をいう。

(ｲ) 品質部門は、製造部門から独立していなければならない。

⇒ 上記(ｲ)について、やむを得ない場合においては、細胞培養加工施設の規模に応じ、品質部門の機能が適切に維持されている場合にあっては品質部門と製造部門の担当者が同一であっても差し支えないが、当該担当者は同時に両部門の業務を行ってはならない。〈H26/10/31 医政研発1031第1号〉

⇒ 施設管理者は、品質部門の担当者と同一であっても差し支えない。〈H26/11/21 医政局研究開発振興課事務連絡〉

5 施設管理者について、次のとおり定められている。〈則第94条〉

(ｱ) 施設管理者は、次に掲げる業務を行わなければならない。

① 製造・品質管理業務を統括し、その適正かつ円滑な実施が図られるよう管理監督すること

＊「製造・品質管理業務」とは、製造管理及び品質管理に係る業務をいう。

②　品質不良その他特定細胞加工物の品質に重大な影響が及ぶおそれがある場合においては、所要の措置が速やかに採られていること及びその進捗状況を確認し、必要に応じ、再生医療等提供機関の医師又は歯科医師へ報告し、得られた指示に基づき、改善等所要の措置を採るよう指示すること

(ｲ)　特定細胞加工物製造事業者は、施設管理者が業務を行う際に支障を生ずることがないようにしなければならない。

⇒　上記(ｲ)の「支障を生ずることがないようにしなければならない」とは、特定細胞加工物製造事業者は、施設管理者が業務を遂行するにあたり必要となるものに対する支援を行わなければならないことを求めたのである。〈H26/10/31 医政研発1031第1号〉

6　職員について、次のとおり定められている。〈則第95条〉

(ｱ)　特定細胞加工物製造事業者は、業務責任者を、細胞培養加工施設の組織、規模及び業務の種類等に応じ、適切に置かなければならない。
　　＊「業務責任者」とは、製造・品質管理業務を適正かつ円滑に実施し得る能力を有する責任者をいう。

(ｲ)　特定細胞加工物製造事業者は、細胞培養加工施設の組織、規模及び業務の種類等に応じ、適切な人数の業務責任者を配置しなければならない。

(ｳ)　特定細胞加工物製造事業者は、製造・品質管理業務を適切に実施し得る能力を有する人員を十分に確保しなければならない。

(ｴ)　特定細胞加工物製造事業者は、製造・品質管理業務に従事する職員（施設管理者及び業務責任者を含む。）の責務及び管理体制を文書により適切に定めなければならない。

⇒　上記(ｱ)の「業務責任者」は、責任を負う業務の種類等と実務経験、教育訓練等とを照らし合わせた上でその業務を適正かつ円滑に実施し得る能力を有するものと特定細胞加工物製造事業者が判断した者である。〈H26/10/31 医政研発1031第1号〉

⇒　上記(ｴ)の「文書」として、例えば、製造・品質管理業務に従事する職員の責務及び管理体制が記載された組織図が挙げられる。〈H26/10/31 医政研発1031第1号〉

7　特定細胞加工物製造事業者は、特定細胞加工物ごとに、次に掲げる事項について記載した特定細胞加工物標準書を当該特定細胞加工物の製造に係る細胞培養加工施設ごとに作成し、保管するとともに、品質部門の承認を受けるものとしなければならない。〈則第96条〉

① 特定細胞加工物概要書記載事項
② 製造手順（①に掲げる事項を除く。）
③ 品質に関する事項（①及び②に掲げる事項を除く。）
④ その他所要の事項

⇒　上記の「特定細胞加工物標準書」に記載する事項は、当該細胞培養加工施設が行う製造工程及び保管に係る製造・品質管理業務の内容をいう。必ずしも当該特定細胞加工物のすべての製造工程に関する内容が求められているものではない。〈H26/10/31 医政研発

1031第1号〉

⇒ 上記①の「特定細胞加工物概要書記載事項」とは、特定細胞加工物概要書に記載された事項のうち、次に掲げるものをいう。〈H26/10/31 医政研発1031第1号〉

(A) 特定細胞加工物を使用する再生医療等技術に関する事項
　(a1) 再生医療等の名称
　(a2) 再生医療等提供計画の概要(内容、適応疾患等、期待される効果、安全性及び妥当性についての検討内容、当該再生医療等の国内外の実施状況等)

(B) 特定細胞加工物に関する事項
　(b1) 特定細胞加工物の名称
　(b2) 特定細胞加工物の概要(特定細胞加工物の特性及び規格の設定根拠、外観)
　(b3) 特定細胞加工物の原料等及び規格
　(b4) その他特定細胞加工物の使用上の注意及び留意事項

(C) 特定細胞加工物の製造及び品質管理に関する事項
　(c1) 特定細胞加工物を製造する予定の細胞培養加工施設の名称及び所在地並びに委託の範囲
　(c2) 製造・品質管理の方法の概要、原料の検査及び判定基準、製造工程における検査、判定基準及び設定根拠、特定細胞加工物の検査及び判定基準
　(c3) 特定細胞加工物の取扱いの決定方法
　(c4) 特定細胞加工物への表示事項
　(c5) 特定細胞加工物の保管条件及び投与可能期間
　(c6) 特定細胞加工物の輸送の方法
　(c7) その他製造・品質管理に係る事項(製造手順に関する事項、検査手順に関する事項、記録に関する事項、衛生管理、製造管理、品質管理に関する事項等)

⇒ 上記②の「製造手順」及び③の「品質に関する事項」とは、①に掲げる以外のものであって、特定細胞加工物概要書を踏まえ、特定細胞加工物製造事業者が定めるものである。〈H26/10/31 医政研発1031第1号〉

8　手順書等について、次のとおり定められている。〈則第97条〉
　(ｱ) 特定細胞加工物製造事業者は、細胞培養加工施設ごとに、構造設備の衛生管理、職員の衛生管理その他必要な事項について記載した衛生管理基準書を作成し、これを保管しなければならない。
　(ｲ) 特定細胞加工物製造事業者は、細胞培養加工施設ごとに、特定細胞加工物等の保管、製造工程の管理その他必要な事項について記載した製造管理基準書を作成し、これを保管しなければならない。
　(ｳ) 特定細胞加工物製造事業者は、細胞培養加工施設ごとに、検体の採取方法、試験検査結果の判定方法その他必要な事項を記載した品質管理基準書を作成し、これを保管しなければならない。

(エ) 特定細胞加工物製造事業者は、(ア)から(ウ)までに定めるもののほか、製造管理及び品質管理を適正かつ円滑に実施するため、手順書を細胞培養加工施設ごとに作成し、これを保管しなければならない。

なお、「手順書」とは、次に掲げる手順に関する文書をいう。

① 細胞培養加工施設からの特定細胞加工物の提供の管理に関する手順
② 則第102条の検証又は確認に関する手順
③ 特定細胞加工物の品質の照査に関する手順
④ 則第104条の変更の管理に関する手順
⑤ 則第105条の逸脱の管理に関する手順
⑥ 品質等に関する情報及び品質不良等の処理に関する手順
⑦ 重大事態報告等に関する手順
⑧ 自己点検に関する手順
⑨ 教育訓練に関する手順
⑩ 文書及び記録の管理に関する手順
⑪ その他製造管理及び品質管理を適正かつ円滑に実施するために必要な手順

(オ) 特定細胞加工物製造事業者は、手順書等を細胞培養加工施設に備え付けなければならない。

＊「手順書等」とは、特定細胞加工物標準書、衛生管理基準書、製造管理基準書、品質管理基準書及び手順書をいう。

⇒ 上記(ア)の「衛生管理基準書」には、試験検査業務(製造工程に係る試験検査業務及び品質管理に係る試験検査業務を含む。)等において衛生管理が必要な場合はその内容が含まれる。〈H26/10/31 医政研発1031第1号〉

⇒ 上記(ア)の「構造設備の衛生管理、職員の衛生管理」として、例えば、次に掲げる事項が挙げられる。〈H26/10/31 医政研発1031第1号〉

(A) 構造設備の衛生管理に関する事項
　(a1) 清浄を確保すべき構造設備に関する事項
　(a2) 清浄作業の頻度に関する事項
　(a3) 清浄作業の手順に関する事項
　(a4) 構造設備(試験検査に関するものを除く。)の微生物等による汚染の防止措置に関する事項
　(a5) その他構造設備の衛生管理に必要な事項
(B) 職員の衛生管理に関する事項
　(b1) 職員の更衣に関する事項
　(b2) 手洗いの方法に関する事項
　(b3) その他職員の衛生管理に必要な事項

⇒ 上記(イ)の「製造管理基準書」は、則第99条に規定する製造管理に係る業務を適切に

遂行するための事項を定めたものである。〈H26/10/31 医政研発1031第1号〉
⇒ 上記(イ)の「特定細胞加工物等の保管、製造工程の管理」として、例えば、次に掲げる事項が挙げられる。〈H26/10/31 医政研発1031第1号〉
 (a) 構造設備の点検整備、計器の校正等に関する事項
 (b) 原料となる細胞の微生物等による汚染の防止措置に関する事項
 (c) 原料となる細胞の確認等(輸送の経過の確認を含む。)に関する事項
 (d) 特定細胞加工物等及び資材の保管及び出納に関する事項
 (e) 特定細胞加工物等及び資材の管理項目の設定及び管理に関する事項
 (f) 細胞の混同及び交さ汚染の防止措置に関する事項
 (g) 特定細胞加工物等の微生物等による汚染の防止措置に関する事項
 (h) 微生物等により汚染された物品等の処置に関する事項
 (i) 輸送において特定細胞加工物等の品質の確保のために必要な措置等に関する事項
 (j) 製造工程の管理が適切に行われていることの確認及びその結果の品質部門に対する報告に関する事項
 (k) 重大事態発生時における措置に関する事項
⇒ 上記(ウ)の「品質管理基準書」は、則第100条に規定する品質管理に係る業務を適切に遂行するための事項を定めたものである。〈H26/10/31 医政研発1031第1号〉
⇒ 上記(ウ)の「検体の採取方法、試験検査結果の判定方法」として、例えば、次に掲げる事項が挙げられる。なお、外部試験検査機関等を利用して試験検査を行う場合においては、検体の送付方法及び試験検査結果の判定方法等を品質管理基準書に記載しておく必要がある。〈H26/10/31 医政研発1031第1号〉
 (a) 試験検査に関する設備及び器具の点検整備、計器の校正等に関する事項
 (b) 特定細胞加工物等及び資材の試験検査における検体の採取等に関する事項(採取場所の指定を含む。)
 (c) 検体の識別及び区分の方法に関する事項
 (d) 採取した検体の試験検査に関する事項
 (e) 提供先となる再生医療等機関からの求めに応じ実施する試験検査の結果の判定等に関する事項
 (f) 提供先となる再生医療等機関からの求めに応じ実施する試験検査の結果の記録の作成及び保管に関する事項
 (g) 原料等の供給者管理に関する事項
 (h) 製造管理に係る確認の結果について、製造部門から報告された場合における当該結果についての取扱いに関する事項
⇒ 上記(エ)①の「細胞培養加工施設からの特定細胞加工物の提供の管理に関する手順」に関する文書は、則第101条に規定する特定細胞加工物の取扱いに関する業務を適切に遂行するための内容となる。〈H26/10/31 医政研発1031第1号〉

⇒　上記(エ)②の「検証又は確認に関する手順」に関する文書は、則第102条に規定する検証・確認に関する業務を適切に遂行するための内容となる。〈H26/10/31 医政研発1031第1号〉

⇒　上記(エ)③の「特定細胞加工物の品質の照査に関する手順」に関する文書は、則第103条に規定する特定細胞加工物の品質の照査に関する業務を適切に遂行するための内容となる。〈H26/10/31 医政研発1031第1号〉

⇒　上記(エ)④の「則第104条の変更の管理に関する手順」に関する文書は、則第104条に規定する変更の管理に関する業務を適切に遂行するための内容となる。〈H26/10/31 医政研発1031第1号〉

⇒　上記(エ)⑤の「則第105条の逸脱の管理に関する手順」に関する文書は、則第105条に規定する逸脱の管理に関する業務を適切に遂行するための内容となる。〈H26/10/31 医政研発1031第1号〉

⇒　上記(エ)⑥の「品質等に関する情報及び品質不良等の処理に関する手順」に関する文書は、則第106条に規定する品質に関する情報及び品質不良等の処理に関する業務を適切に遂行するための内容となる。〈H26/10/31 医政研発1031第1号〉

⇒　上記(エ)⑦の「重大事態報告等に関する手順」に関する文書は、則第107条に規定する重大事態報告等に関する業務を適切に遂行するための内容となる。〈H26/10/31 医政研発1031第1号〉

⇒　上記(エ)⑧の「自己点検に関する手順」に関する文書は、則第108条に規定する自己点検に関する業務を適切に遂行するための内容となる。〈H26/10/31 医政研発1031第1号〉

⇒　上記(エ)⑨の「教育訓練に関する手順」に関する文書は、則第109条に規定する教育訓練に関する業務を適切に遂行するための内容となる。〈H26/10/31 医政研発1031第1号〉

⇒　上記(エ)⑩の「文書及び記録の管理に関する手順」に関する文書は、則第110条に規定する文書及び記録の管理に関する業務を適切に遂行するための内容となる。〈H26/10/31 医政研発1031第1号〉

9　細胞培養加工施設の構造設備は、製造する特定細胞加工物の内容に応じ、適切なものでなければならない。〈則第98条〉

10　製造管理について、次のとおり定められている。〈則第99条〉

(ア)　特定細胞加工物製造事業者は、製造部門に、手順書等に基づき、次に掲げる製造管理に係る業務を適切に行わせなければならない。

①　製造工程における指示事項、注意事項その他必要な事項を記載した製造指図書を作成し、これを保管すること

②　製造指図書に基づき特定細胞加工物を製造すること

③　特定細胞加工物の製造に関する記録をロットごとに作成し、これを保管すること
＊「ロットごと」とあるが、ロットを構成しない特定細胞加工物については製造番号ごとと する。

＊「ロット」とは、一の製造期間内に一連の製造工程により均質性を有するように製造された特定細胞加工物等の一群をいう。〈則第1条第11号〉
　　＊「特定細胞加工物等」とは、特定細胞加工物及び原料をいう。〈則第1条第11号〉
④ 特定細胞加工物の資材についてロットごとにそれが適正である旨を確認するとともに、その結果に関する記録を作成し、これを保管すること
⑤ 特定細胞加工物等についてはロットごとに、資材については管理単位ごとに適正に保管し、出納を行うとともに、その記録を作成し、これを保管すること
　　＊「管理単位」とは、同一性が確認された資材の一群をいう。〈則第1条第12号〉
⑥ 構造設備の清浄を確認するとともに、その結果に関する記録を作成し、これを保管すること
⑦ 構造設備を定期的に点検整備するとともに、その記録を作成し、これを保管すること。また、計器の校正を適切に行うとともに、その記録を作成し、これを保管すること
⑧ 製造、保管及び出納並びに衛生管理に関する記録により製造管理が適切に行われていることを確認し、その結果を品質部門に対して文書により報告すること
⑨ 作業室又は作業管理区域については、製造する特定細胞加工物の種類、構造、特性、製造工程及び当該作業室又は作業管理区域で行う作業内容等に応じて、清浄の程度等作業環境の管理の程度を適切に設定し、管理すること
⑩ 特定細胞加工物等及び資材については、製造する特定細胞加工物の種類、構造、特性及び製造工程等に応じて、微生物等の数等必要な管理項目を適切に設定し、管理すること
⑪ 製造工程において、特定細胞加工物等及び資材の微生物等による汚染等を防止するために必要な措置を採ること
⑫ 製造する特定細胞加工物の種類、構造、特性及び製造工程等に応じて、特定細胞加工物の微生物等による汚染を回避するために重要な工程等については、工程管理のために必要な管理値を適切に定め、管理すること
⑬ 製造用水については、その用途に応じ、所要の微生物学的項目及び物理化学的項目に係る管理値を適切に定め、管理すること
⑭ 製造工程において、特定細胞加工物等に含まれる微生物等を不活化し、又は除去する場合においては、当該不活化又は除去が行われていない特定細胞加工物等による汚染を防止するために必要な措置を採ること
⑮ 製造工程において、培養槽中に連続的に培地を供給し、かつ、連続的に培養液を排出させる培養方式を用いる場合においては、培養期間中の当該培養槽における培養条件を維持するために必要な措置を採ること
⑯ 微生物等により汚染されたすべての物品（製造の過程において汚染されたものに限る。）等を、保健衛生上の支障が生ずるおそれのないように処置すること
⑰ 製造に使用する細胞の株の取扱いについて、次に掲げる事項に関する記録を作成し、

第4章 特定細胞加工物の製造(第35条—第54条)

これを保管すること
 (i) 細胞の株の名称及び容器ごとに付された番号
 (ii) 譲受けの年月日並びに相手方の氏名及び住所(法人にあっては、名称及び所在地)
 (iii) 生物学的性状及びその検査年月日
 (iv) 継代培養の状況
⑱ 特定細胞加工物生物由来原料については、当該特定細胞加工物生物由来原料が当該特定細胞加工物の特定細胞加工物標準書に照らして適切なものであることを確認するとともに、その結果に関する記録を作成し、これを保管すること
　＊「特定細胞加工物生物由来原料」とは、特定細胞加工物の製造に使用する生物(植物を除く。)に由来する原料をいう。
⑲ ⑧及び⑱の記録を、製造する特定細胞加工物のロットごとに作成し、これを保管すること
⑳ 異なる細胞提供者又はドナー動物から採取した細胞を取り扱う場合においては、当該細胞の混同及び交さ汚染を防止するために必要な措置を採ること
㉑ 再生医療等に用いる細胞について、受入れ時に、次に掲げる事項に関する記録により、当該特定細胞加工物の特定細胞加工物標準書に照らして適切なものであることを確認するとともに、その結果に関する記録を作成し、これを保管すること
 (i) 当該細胞の提供又は動物の細胞の採取が行われた施設
 (ii) 当該細胞の提供又は動物の細胞の採取が行われた年月日
 (iii) 当該細胞が人に係るものである場合においては、ドナースクリーニングのための細胞提供者の問診、検査等による診断の状況
　＊「ドナースクリーニング(人)」とは、細胞提供者について、問診、検査等による診断を行い、再生医療等に用いる細胞を提供するにつき十分な適格性を有するかどうかを判定することをいう。
 (iv) 当該細胞が動物に係るものである場合においては、ドナー動物の受入れの状況並びにドナースクリーニングのためのドナー動物の試験検査及び飼育管理の状況
　＊「ドナースクリーニング(動物)」とは、ドナー動物について、試験検査及び飼育管理を行い、再生医療等に用いる細胞を提供するにつき十分な適格性を有するかどうかを判定することをいう。
 (v) 当該細胞の提供又は動物の細胞の採取に係る作業の経過
 (vi) 当該細胞の輸送の経過
 (vii) (i)から(vi)までに掲げるもののほか、特定細胞加工物の品質の確保に関し必要な事項
㉒ ドナー動物から細胞を採取する場合においては、採取の過程における微生物等による汚染を防止するために必要な措置を採るとともに、当該措置の記録を作成し、これを保管すること
㉓ 特定細胞加工物について、特定細胞加工物ごとに、当該特定細胞加工物の提供先の

施設名、提供日及びロットを把握するとともに、その記録を作成し、これを保管すること

㉔ 輸送について、特定細胞加工物の品質の確保のために必要な措置を採るとともに、当該措置の記録を作成し、これを保管すること

㉕ ㉑から㉔までの記録を、ロット(㉓の記録にあっては、特定細胞加工物)ごとに作成し、これを保管すること

㉖ 次に定めるところにより、職員の衛生管理を行うこと

　(ⅰ) 製造作業に従事する職員以外の者の作業所への立入りをできる限り制限すること

　(ⅱ) 現に作業が行われている清浄度管理区域又は無菌操作等区域への職員の立入りをできる限り制限すること

　　＊「清浄度管理区域」とは、作業所のうち、特定細胞加工物等(無菌操作により取り扱う必要のあるものを除く。)の調製作業を行う場所及び滅菌される前の容器等が作業所内の空気に触れる場所をいう。〈則第1条第13号〉
　　＊「無菌操作等区域」とは、作業所のうち、無菌操作により取り扱う必要がある特定細胞加工物等の調製作業を行う場所、滅菌された容器等が作業所内の空気に触れる場所及び無菌試験等の無菌操作を行う場所をいう。〈則第1条第14号〉

　(ⅲ) 人もしくは動物の細胞又は微生物等の培養その他の加工等(その製造工程において現に原料等として使用されているものを除く。)に係る作業に従事する職員による汚染の防止のための厳重な手順を定め、これを遵守する場合を除き、特定細胞加工物の作業室又は作業管理区域に立入りさせないこと

　(ⅳ) 製造作業に従事する職員を、使用動物(その製造工程において現に使用されているものを除く。)の管理に係る作業に従事させないこと

㉗ 次に定めるところにより、清浄度管理区域又は無菌操作等区域で作業する職員の衛生管理を行うこと

　(ⅰ) 製造作業に従事する職員に、消毒された作業衣、作業用のはき物、作業帽、作業マスク及び作業手袋を着用させること

　(ⅱ) 製造作業に従事する職員が清浄度管理区域又は無菌操作等区域へ立ち入る際には、当該区域の管理の程度に応じて、更衣等を適切に行わせること

　(ⅲ) 職員が特定細胞加工物等を微生物等により汚染するおそれのある疾病にかかっていないことを確認するために、職員に対し、定期的に健康診断を行うこと

　(ⅳ) 職員が特定細胞加工物等を微生物等により汚染するおそれのある健康状態にある場合(皮膚もしくは毛髪の感染症もしくは風邪にかかっている場合、負傷している場合又は下痢もしくは原因不明の発熱等の症状を呈している場合を含む。)においては、当該職員を清浄度管理区域又は無菌操作等区域における作業に従事させないこと

　(ⅴ) 職員が細胞の採取又は加工の直前に細胞を汚染するおそれのある微生物等を取

り扱っている場合においては、当該職員を清浄度管理区域又は無菌操作等区域における作業に従事させないこと

(vi) ㉖及び(i)から(v)までの記録を作成し、これを保管すること

㉘ その他製造管理のために必要な業務

(ｲ) (ｱ)に規定する特定細胞加工物に係る記録は、製造に使用した特定細胞加工物生物由来原料に関する記録から当該特定細胞加工物生物由来原料を使用して製造された特定細胞加工物に関する記録までの一連のものを適切に確認できるように保管されなければならない。

⇒ 上記(ｱ)①の「製造工程における指示事項、注意事項その他必要な事項」とは、次に掲げる事項をいう。〈H26/10/31 医政研発 1031 第 1 号〉
(a) 指図者及び指図年月日
(b) 特定細胞加工物の名称及びロット番号又は製造番号の記載方法
(c) 使用する原料
(d) 各製造工程における作業上の指示

⇒ 上記(ｱ)①の「製造指図書」は、原則としてロットごと(ロットを構成しない特定細胞加工物にあっては、製造番号ごと)に作成しなければならない。〈H26/10/31 医政研発 1031 第 1 号〉

⇒ 上記(ｱ)③の「特定細胞加工物の製造に関する記録」とは、いわゆる製造記録であり、次に掲げる事項が記録されていなければならない。〈H26/10/31 医政研発 1031 第 1 号〉
(a) 特定細胞加工物の名称及びロット番号又は製造番号
(b) 作業年月日(必要に応じ時刻)及び作業者名
(c) 原料等の名称、特記事項(細胞提供者又はドナー動物に関する情報)及び使用量
(d) 製造部門による製造工程における試験検査の結果及びその結果が不適であった場合において採られた措置
(e) 品質部門による試験検査の結果が不適であった場合において採られた措置
(f) 記録者名及び記録年月日
(g) 品質部門が特定細胞加工物の取扱いを決定した内容
(h) その他特定細胞加工物の製造に関する記録として必要な事項

⇒ 上記(ｱ)⑪の「特定細胞加工物等及び資材の微生物等による汚染等を防止するために必要な措置」として、例えば、特定細胞加工物の混同、汚染及び交さ汚染を防止する観点から、原則として、同一培養装置内において、異なる細胞提供者又はドナー動物から採取した細胞を同時に取り扱わないことが挙げられる。ただし、取り違え防止と交さ汚染に対し十分に配慮し、識別情報を付与した気密容器等を使用するなどの措置を行う場合は上記の措置を要しない。〈H26/10/31 医政研発 1031 第 1 号〉

⇒ 上記(ｱ)⑬について、製造用水を直接特定細胞加工物等に触れない部分に用いる場合は、微生物学的項目及び物理化学的項目に係る管理値を適切に定める代わりに、適切な品質

を有した製造用水をオートクレーブ等による滅菌水で対応しても差し支えない。〈H26/10/31 医政研発 1031 第 1 号〉

⇒ 上記(ｱ)⑰の「製造に使用する細胞の株」として、例えば、特定細胞加工物の原料となる細胞株、プラスミドベクター又はウイルスベクターをトランスフェクトさせるパッケージング細胞株、フィーダー細胞として用いられる細胞株が挙げられる。〈H26/10/31 医政研発 1031 第 1 号〉

⇒ 上記(ｱ)⑳の規定は、細胞の混同や細菌、真菌、ウイルス等による交さ汚染を防止するために、異なる細胞提供者又はドナー動物から採取した細胞を同一の場所で同時に取り扱わないこと（ただし、同一の場所であっても別々の無菌操作等区域で取り扱う場合にあってはこの限りではない。）、混同又は交さ汚染のリスクがある不適切な保管を行わないこと等の必要な措置を採ることを求めたものである。〈H26/10/31 医政研発 1031 第 1 号〉

⇒ 上記(ｱ)⑳の「当該細胞の混同及び交さ汚染を防止するために必要な措置」として、例えば、次に掲げる措置が挙げられる。〈H26/10/31 医政研発 1031 第 1 号〉

(a) 細胞を、ドナー識別情報により管理すること。ドナー識別情報は、匿名化された場合にあっては細胞提供者の氏名及び住所等の個人情報を特定できない記号、番号等とし、混同を起こす可能性のある紛らわしいものではないこと

　＊「ドナー識別情報」とは、細胞提供者又はドナー動物を識別し、かつ、混同を確実に防止するために適切な情報をいう。

(b) 製造工程にある細胞は、混同を確実に防止するために最低限度必要なドナー識別情報の表示（培養容器等には直接表示すること）がなされた状態で移動等の取扱いを行うこと

(c) 異なる細胞提供者又はドナー動物から採取した細胞を同時に取り扱う場合においては、細胞とそれに係るドナー識別情報とが常に適正な対応関係で移動することを確保し、混同を確実に防止するために、次に掲げる事項に留意し、必要な措置を採ること

　細胞の培養に係る作業を開始するにあたっては、培養装置ごと（同一培養装置内に複数の容器がある場合にはその容器ごと）に、ドナー識別情報（必要に応じ採取部位等の識別に係るものを含む。）を分かりやすく表示すること。この表示については、混同の原因とならないように適切な時期に廃棄すること

(d) 培養装置の使用にあたっては、混同を確実に防止するために必要な情報の記録を作成し、これを保管すること

⇒ 上記(ｱ)㉔の「輸送について、特定細胞加工物の品質の確保のために必要な措置」として、例えば、特定細胞加工物の輸送の過程において、運搬容器、運搬手順（温度管理、輸送時間管理等を含む。）等の輸送の条件が遵守され、特定細胞加工物標準書に規定された条件が維持されていることを確認することが挙げられる。〈H26/10/31 医政研発 1031 第 1 号〉

⇒ 上記(ｱ)㉖(iii)の「厳重な手順」として、例えば、病原体による感染のおそれのある職員に、適切なワクチンの接種等を受けさせ、必要な場合においては、定期的な検査を

⇒ 上記(ｱ)㉗(iv)の「清浄度管理区域又は無菌操作等区域における作業」とは、清浄度管理区域又は無菌操作等区域において、特定細胞加工物を製造する作業をいう。〈H26/10/31 医政研発1031第1号〉

⇒ 上記(ｲ)の規定は、特定細胞加工物の製造にあっては、特定細胞加工物等又は資材に何らかの問題が発見された場合及び特定細胞加工物の安全性の確保に重大な影響を及ぼすおそれがある事態が発生した場合において、直ちに原因の調査を可能とするために、特定細胞加工物の原料から、特定細胞加工物等に接触した物の取扱い、特定細胞加工物の細胞培養加工施設から再生医療等提供機関への提供までのすべての段階に関する記録を追跡できるように管理することを求めたものである。〈H26/10/31 医政研発1031第1号〉

11　品質管理について、次のとおり定められている。〈則第100条〉

(ｱ) 特定細胞加工物製造事業者は、品質部門に、手順書等に基づき、次に掲げる特定細胞加工物の品質管理に係る業務を計画的かつ適切に行わせなければならない。

① 特定細胞加工物等についてはロットごとに、資材については管理単位ごとに試験検査を行うのに必要な検体を採取するとともに、その記録を作成し、これを保管すること

② 採取した検体について、ロットごと又は管理単位ごとに試験検査を行うとともに、その記録を作成し、これを保管すること

　＊「試験検査」には、当該特定細胞加工物製造事業者の他の試験検査設備又は他の試験検査機関を利用して自己の責任において行う試験検査であって、当該利用につき支障がないと認められるものが含まれる。

③ 試験検査に関する設備及び器具を定期的に点検整備するとともに、その記録を作成し、これを保管すること。また、試験検査に関する計器の校正を適切に行うとともに、その記録を作成し、これを保管すること

④ ②の試験検査の結果の判定を行い、その結果を製造部門に対して文書により報告すること

⑤ 検体の混同及び交さ汚染を防止するために、検体を適切な識別表示により区分すること

⑥ 品質管理上重要であり、かつ、特定細胞加工物では実施することができない試験検査については、製造工程の適切な段階で実施すること

⑦ 微生物等により汚染されたすべての物品（試験検査の過程において汚染されたものに限る。）等を、保健衛生上の支障が生ずるおそれのないように処置すること

⑧ 試験検査に細胞の株を使用する場合においては、次に掲げる事項に関する記録を作成し、これを保管すること

　(i) 細胞の株の名称及び容器ごとに付された番号

(ⅱ) 譲受けの年月日並びに相手方の氏名及び住所(法人にあっては、名称及び所在地)
(ⅲ) 生物学的性状及びその検査年月日
(ⅳ) 継代培養の状況
⑨ 試験検査結果の記録を、製造する特定細胞加工物のロットごとに作成し、これを保管すること
⑩ ドナー動物の受入れ時及び受入れ後の試験検査を行うことその他必要な業務を自ら行い、又は当該業務の内容に応じてあらかじめ指定した者に行わせること
⑪ ⑩に規定する業務の記録を作成し、これを保管すること
⑫ その他の品質管理のために必要な業務

(ｲ) (ｱ)に規定する特定細胞加工物に係る記録は、製造に使用した特定細胞加工物生物由来原料に関する記録から当該特定細胞加工物生物由来原料を使用して製造された特定細胞加工物に関する記録までの一連のものを適切に確認できるように保管されなければならない。

(ｳ) 特定細胞加工物製造事業者は、品質部門に、手順書等に基づき、則第99条第1項第8号の規定により製造部門から報告された製造管理に係る確認の結果をロットごとに確認させなければならない。

　＊「則第99条第1項第8号」とは、製造部門は、製造、保管及び出納並びに衛生管理に関する記録により製造管理が適切に行われていることを確認し、その結果を品質部門に対して文書により報告することとした規定である。

⇒　上記(ｱ)①の検体の採取について、品質部門は、その責任において、その承認した適切な方法により、必要な教育訓練を受けた製造部門の者を指定して実際の採取作業を行わせること。細胞提供者への侵襲性が高く採取可能な検体が少ない場合その他必要な検体採取が困難な場合においては、特定細胞加工物が適切なことがわかるような方法を採ること。検体の採取にあたっては、次に掲げる事項に留意する必要がある。ただし、培養工程を伴わず、短時間の操作で細胞の採取から投与までの一連の行為が手術室又は処置室等で行われる場合は、必要に応じ実施する。〈H26/10/31 医政研発1031第1号〉

(a) 採取する検体がそのロット(ロットを構成しない特定細胞加工物にあっては、製造番号)又は管理単位を代表するものとなるようにすること
(b) 検体の採取は、あらかじめ定められた場所において、採取した特定細胞加工物等及び資材の汚染並びに他の特定細胞加工物等及び資材その他の物との交さ汚染を防止するような手順により行うものとすること
(c) 検体が採取された特定細胞加工物等及び資材の容器は、検体が採取された旨を表示するものとすること

⇒　上記(ｱ)①について、検体採取記録は、次に掲げる事項が記載されていること。ただし、それらの事項が試験検査記録に記載されている場合には、検体採取記録を別に作成する

必要はない。〈H26/10/31 医政研発 1031 第 1 号〉
＊「検体採取記録」とは、検体の採取の記録をいう。
(a) 検体名
(b) ロット番号もしくは製造番号又は管理番号
(c) 検体採取年月日及び採取した者の氏名

⇒ 上記(ア)②について、試験検査の記録には、次に掲げる事項が記載されていなければならない。〈H26/10/31 医政研発 1031 第 1 号〉
(a) 検体名
(b) ロット番号もしくは製造番号又は管理番号
(c) 試験検査項目、試験検査実施年月日、試験検査を行った者の氏名及び試験検査の結果
(d) 試験検査の結果の判定の内容、判定をした年月日及び判定を行った者の氏名

⇒ 上記(ア)②について、試験検査記録は、外部試験検査機関等を利用して試験検査を行う場合においては、当該試験検査に係る特定細胞加工物の製造作業を行う細胞培養加工施設において作成しなければならない。この場合において、「試験検査を行った者の氏名」に関してはそれに代えて『外部試験検査機関等の名称』を記載し、「試験検査実施年月日」及び「判定をした年月日」に関してはそれらに加えて『試験検査依頼年月日』及び『試験検査結果の受理年月日』を併記する。〈H26/10/31 医政研発 1031 第 1 号〉

⇒ 上記(ア)②の「当該特定細胞加工物製造事業者等の他の試験検査設備又は他の試験検査機関を利用して自己の責任において行う試験検査」を行うこととは、当該特定細胞加工物製造事業者等の職員に外部試験検査機関等を利用して試験検査を行わせること又は当該特定細胞加工物製造事業者等の自己の責任で外部試験検査機関等に試験検査を依頼しその結果を判定することを意味する。これらの方法により試験検査を行う場合においては、あらかじめ外部試験検査機関等と、相互の連絡方法、当該試験検査の委託に関し必要な技術的条件、検体の運搬時における品質管理の方法等必要な事項について取り決めておくほか、次に措置を採る必要がある。〈H26/10/31 医政研発 1031 第 1 号〉
(A) 特定細胞加工物等又は資材ごとに試験検査依頼品目・特定細胞加工物リストを作成し、保存すること。なお、当該リストの記載事項に変更があったときには、その都度修正すること
(B) 試験検査依頼に際しては、試験検査依頼書とともに検体の規格及び試験検査の方法に関する情報を提供し、必要な量の検体を送付すること。なお、送付する検体については、次の事項を表示すること
  (b1) 検体名
  (b2) ロット番号もしくは製造番号又は管理番号
  (b3) 細胞培養加工施設の名称
  (b4) 保管上の注意事項

(b5) その他必要な事項
⇒ 上記(ｱ)②の試験検査結果に関する記録について、特定細胞加工物の使用により疾病等が発生したときに原因究明を行うために必要な記録を保管する必要がある。〈H26/10/31 医政研発1031第1号〉
⇒ 上記(ｱ)④の規定は、試験検査の結果の判定及びその結果の製造部門への文書による報告について定めたものである。なお、原料の試験検査が長い日数を要するものである場合において、手順書等に当該試験検査の結果の取扱いが規定されている場合は、品質部門が当該試験検査の結果を文書で製造部門に報告することを待たずに、当該原料を製造に用いることとしても差し支えない。〈H26/10/31 医政研発1031第1号〉

12　特定細胞加工物の取扱いについて、次のとおり定められている。〈則第101条〉
(ｱ) 特定細胞加工物製造事業者は、品質部門に、手順書等に基づき、製造管理及び品質管理の結果を適切に評価し、その結果を踏まえ、製造した特定細胞加工物の取扱いについて決定する業務を行わせなければならない。
(ｲ) (ｱ)の業務を行う者は、当該業務を適正かつ円滑に実施し得る能力を有する者でなければならない。
(ｳ) 特定細胞加工物製造事業者は、(ｱ)の業務を行う者が当該業務を行う際に支障が生ずることがないようにしなければならない。

⇒ 細胞培養加工施設からの特定細胞加工物の提供については、試験検査の結果が判明し、医師又は歯科医師が提供の可否の決定をした後に行うことが原則となる。ただし、無菌試験のような実施に一定の日数を要する試験検査の結果の判明を待たずに医師又は歯科医師が提供の可否の決定を行わざるを得ない場合において、特定細胞加工物の提供後に規格外の試験検査結果が得られた場合において採るべき措置（当該特定細胞加工物の提供先となる再生医療等提供機関との連絡を含む。）があらかじめ手順書等に規定されている場合、例外的に、当該試験検査の結果の判明を待たずに提供の可否の決定を行っても差し支えない。〈H26/10/31 医政研発1031第1号〉
⇒ 上記(ｱ)の「製造管理及び品質管理の結果を適切に評価し、その結果を踏まえ、製造した特定細胞加工物の取扱いについて決定する」とは、製造された特定細胞加工物について、製造管理状況及び品質管理状況を正確に把握した上で医師又は歯科医師が提供の可否を決定した後に、品質部門が当該特定細胞加工物の取扱いを決定することであり、この決定がなされていない特定細胞加工物を特定細胞加工物製造事業者等は提供してはならないということである。〈H26/10/31 医政研発1031第1号〉
⇒ 上記(ｲ)の「業務を適正かつ円滑に実施し得る能力を有する」とは、業務の内容と実務経験及び教育訓練等とを照らし合わせた上でその業務を適正かつ円滑に実施しうる能力を有する者であることを特定細胞加工物製造事業者として判断していることを求めたものである。〈H26/10/31 医政研発1031第1号〉

13　検証又は確認について、次のとおり定められている。〈則第102条〉

第4章 特定細胞加工物の製造(第35条―第54条)

(ア) 特定細胞加工物製造事業者は、あらかじめ指定した者に、手順書等に基づき、次に掲げる業務を行わせなければならない。この場合において、特定細胞加工物製造事業者は、必要に応じ、再生医療等提供機関の医師又は歯科医師の指示を受けるものとする。

① 次に掲げる場合において製造手順等が期待される結果を与えることを検証し、これを文書とすること又は製造手順等が期待される結果を与えたことを確認し、これを文書とすること

＊「製造手順等」とは、細胞培養加工施設の構造設備並びに手順、工程その他の製造管理及び品質管理の方法をいう。

(i) 当該細胞培養加工施設において新たに特定細胞加工物の製造を開始する場合
(ii) 製造手順等に特定細胞加工物の品質に大きな影響を及ぼす変更がある場合
(iii) その他特定細胞加工物の製造管理及び品質管理を適切に行うために必要と認められる場合

② ①の検証又は確認の計画及び結果を品質部門に対して文書により報告すること

(イ) 特定細胞加工物製造事業者は、(ア)①の検証又は確認の結果に基づき、製造管理又は品質管理に関し改善が必要な場合においては、所要の措置を採るとともに、当該措置の記録を作成し、これを保管しなければならない。

⇒ 上記の規定は、特定細胞加工物製造事業者が、あらかじめ指定した者に、検証又は確認に関する業務を行わせなければならないこととしている。〈H26/10/31 医政研発1031第1号〉

⇒ 上記(ア)の「あらかじめ指定した者」とは、当該業務の内容を熟知した職員のうち当該業務の責任者としてあらかじめ指定した者をいう。当該職員の責務等については則第97条第4項第2号の文書において適切に規定しておく必要がある。〈H26/10/31 医政研発1031第1号〉

⇒ 上記(ア)①(i)の「新たに特定細胞加工物の製造を開始する場合」とは、当該細胞培養加工施設においてその特定細胞加工物の製造を初めて行おうとする場合をいう。〈H26/10/31 医政研発1031第1号〉

⇒ 上記(ア)①(ii)の「特定細胞加工物の品質に大きな影響を及ぼす変更がある場合」とは、原料、資材、製造工程、構造設備等について、特定細胞加工物の品質に大きな影響を及ぼすことが予想される変更を行おうとする場合をいう。〈H26/10/31 医政研発1031第1号〉

14 特定細胞加工物の品質の照査について、次のとおり定められている。〈則第103条〉

＊「照査」とは、設定された目標を達成する上での妥当性及び適切性を判定することをいう。〈則第1条第16号〉

(ア) 特定細胞加工物製造事業者は、あらかじめ指定した者に、手順書等に基づき、次に掲げる業務を行わせなければならない。

① 製造工程の一貫性及び特定細胞加工物等の規格の妥当性について検証することを目的として、定期的に又は随時、特定細胞加工物の品質の照査を行うこと

② ①の照査の結果を品質部門に対して文書により報告し、確認を受けること

(イ) 特定細胞加工物製造事業者は、品質部門に、手順書等に基づき、(ア)②の確認の記録を作成させ、保管させるとともに、施設管理者に対して文書により適切に報告させなければならない。

(ウ) 特定細胞加工物製造事業者は、(ア)①の照査の結果に基づき、製造管理もしくは品質管理に関し改善が必要な場合又は則第102条第1項第1号の検証もしくは確認を行うことが必要な場合においては、必要に応じて再生医療等提供機関の医師又は歯科医師の指示を受け、所要の措置を採るとともに、当該措置に関する記録を作成し、これを保管しなければならない。

＊「則第102条第1項第1号の検証もしくは確認を行うことが必要な場合」とは、①当該細胞培養加工施設において新たに特定細胞加工物の製造を開始する場合、②製造手順等に特定細胞加工物の品質に大きな影響を及ぼす変更がある場合、③その他特定細胞加工物の製造管理及び品質管理を適切に行うために必要と認められる場合をいう。

⇒ 特定細胞加工物の品質の照査は、定期的に又は随時、特定細胞加工物の製造工程又は品質に関する結果、状況等について、適切な指標を用いて分析を行うことにより、特定細胞加工物が適切に管理された状態で製造されているか、又は改善の余地があるかを確認するために実施するものである。〈H26/10/31 医政研発1031第1号〉

⇒ 上記(ア)の「あらかじめ指定した者」とは、当該業務の内容を熟知した職員のうち当該業務の責任者としてあらかじめ指定した者をいう。当該職員の責務等については則第97条第4項第3号の文書において適切に規定しておく必要がある。〈H26/10/31 医政研発1031第1号〉

15 変更の管理について、次のとおり定められている。〈則第104条〉

(ア) 特定細胞加工物製造事業者は、製造手順等について、特定細胞加工物の品質に影響を及ぼすおそれのある変更を行う場合においては、あらかじめ指定した者に、手順書等に基づき、次に掲げる業務を行わせなければならない。この場合において、特定細胞加工物製造事業者は、必要に応じ、再生医療等提供機関の医師又は歯科医師の指示を受けるものとする。

① 当該変更による特定細胞加工物の品質への影響を評価し、その評価の結果をもとに変更を行うことについて品質部門の承認を受けるとともに、その記録を作成し、これを保管すること

② ①の規定により品質部門の承認を受けて変更を行うときは、関連する文書の改訂、職員の教育訓練その他所要の措置を採ること

(イ) 特定細胞加工物製造事業者は、品質部門に、手順書等に基づき、(ア)①の承認の記録を作成させ、保管させるとともに、施設管理者に対して文書により適切に報告させなければならない。

(ウ) 特定細胞加工物製造事業者は、(イ)の報告を受けた施設管理者に、当該報告の内容について、当該製造した特定細胞加工物の提供先の再生医療等提供機関に対して報告させなければならない。

⇒　上記の規定は、細胞培養加工施設の構造設備並びに手順、製造工程その他の製造管理及び品質管理の方法に係る、特定細胞加工物の品質に影響を及ぼすおそれのある変更に適用される。〈H26/10/31 医政研発1031第1号〉

⇒　上記(ｱ)の「あらかじめ指定した者」とは、当該業務の内容を熟知した職員のうち当該業務の責任者としてあらかじめ指定した者をいう。当該職員の責務等については則第97条第4項第4号の文書において適切に規定しておく必要がある。〈H26/10/31 医政研発1031第1号〉

⇒　上記(ｱ)②の規定は、品質部門の承認を受けた変更を行うにあたって、当該変更によって影響を受けるすべての文書の改訂(旧版及びその写しが使用されないようにすることを含む。)を確実に行い、関連する職員に適切な教育訓練を行い、その他所要の措置を採ることによって、当該変更を適切かつ着実に実施することを求めたものである。この場合において、特定細胞加工物製造事業者は、必要に応じ、再生医療等提供機関の医師又は歯科医師の指示を受けるものとする。〈H26/10/31 医政研発1031第1号〉

16　逸脱の管理について、次のとおり定められている。〈則第105条〉

(ｱ)　特定細胞加工物製造事業者は、逸脱が生じた場合においては、あらかじめ指定した者に、手順書等に基づき、次に掲げる業務を行わせなければならない。この場合において、特定細胞加工物製造事業者は、必要に応じ、再生医療等提供機関の医師又は歯科医師の指示を受けるものとする。

　　＊「逸脱」とは、製造手順等からの逸脱をいう。

　①　逸脱の内容を記録すること

　②　重大な逸脱が生じた場合においては、次に掲げる業務を行うこと

　　(i)　逸脱による特定細胞加工物の品質への影響を評価し、所要の措置を採ること

　　(ii)　(i)に規定する評価の結果及び措置について記録を作成し、保管するとともに、品質部門に対して文書により報告すること

　　(iii)　(ii)の規定により報告された評価の結果及び措置について、品質部門の確認を受けること

(ｲ)　特定細胞加工物製造事業者は、品質部門に、手順書等に基づき、(ｱ)②(iii)により確認した記録を作成させ、保管させるとともに、(ｱ)②(ii)の記録とともに、施設管理者に対して文書により適切に報告させなければならない。

(ｳ)　特定細胞加工物製造事業者は、(ｲ)の報告を受けた施設管理者に、当該報告の内容について、当該特定細胞加工物製造事業者が製造した特定細胞加工物の提供先の再生医療等提供機関に対して報告させなければならない。

⇒　上記の規定は、特定細胞加工物製造事業者が、あらかじめ指定した者に、製造手順等からの逸脱の管理に関する業務を行わせなければならないことを定めたものであり、細胞培養加工施設の構造設備並びに手順、工程その他の製造管理及び品質管理の方法からの逸脱に適用される。〈H26/10/31 医政研発1031第1号〉

⇒ 上記(ｱ)の「あらかじめ指定した者」とは、当該業務の内容を熟知した職員のうち当該業務の責任者としてあらかじめ指定した者をいう。当該職員の責務等については則第97条第4項第5号の文書において適切に規定しておく必要がある。〈H26/10/31 医政研発1031第1号〉

⇒ 上記(ｱ)②の規定は、特定細胞加工物製造事業者が、製造手順等からの逸脱の発生を的確に把握した上で、生じた逸脱が重大なものであると判断した場合において行うべき業務を明示したものである。〈H26/10/31 医政研発1031第1号〉

17 品質等に関する情報及び品質不良等の処理について、次のとおり定められている。〈則第106条〉

(ｱ) 特定細胞加工物製造事業者は、品質情報を得たときは、その品質情報に係る事項が当該細胞培養加工施設に起因するものでないことが明らかな場合を除き、あらかじめ指定した者に、手順書等に基づき、次に掲げる業務を行わせなければならない。この場合において、特定細胞加工物製造事業者は、必要に応じ、再生医療等提供機関の医師又は歯科医師の指示を受けるものとする。

＊「品質情報」とは、特定細胞加工物に係る品質等に関する情報をいう。

① 当該品質情報に係る事項の原因を究明し、製造管理又は品質管理に関し改善が必要な場合においては、所要の措置を採ること
② 当該品質情報の内容、原因究明の結果及び改善措置を記載した記録を作成し、保管するとともに、品質部門に対して文書により速やかに報告すること
③ ②の報告について、品質部門の確認を受けること

(ｲ) 特定細胞加工物製造事業者は、(ｱ)③の確認により品質不良又はそのおそれが判明した場合には、品質部門に、手順書等に基づき、当該事項を施設管理者に対して文書により報告させなければならない。

(ｳ) 特定細胞加工物製造事業者は、(ｲ)の報告を受けた施設管理者に、当該報告の内容について、当該特定細胞加工物製造事業者が製造した特定細胞加工物の提供先の再生医療等提供機関に対して報告させなければならない。

⇒ 上記の規定は、特定細胞加工物製造事業者が、あらかじめ指定した者に、品質等に関する情報及び品質不良等の処理に関する業務を行わせなければならないこととしたものである。〈H26/10/31 医政研発1031第1号〉

⇒ 上記(ｱ)の「あらかじめ指定した者」とは、当該業務の内容を熟知した職員のうち当該業務の責任者としてあらかじめ指定した者をいう。当該職員の責務等については則第97条第4項第6号の文書において適切に規定しておく必要がある。〈H26/10/31 医政研発1031第1号〉

18 重大事態報告等について、次のとおり定められている。〈則第107条〉

(ｱ) 特定細胞加工物製造事業者は、特定細胞加工物の安全性の確保に重大な影響を及ぼすおそれがある事態が生じた場合には、必要な措置を講じるとともに、その旨を速や

かに当該特定細胞加工物製造事業者が製造した特定細胞加工物の提供先の再生医療等提供機関及び厚生労働大臣に報告しなければならない。

(イ) (ア)の措置に係る特定細胞加工物を保管する場合においては、当該特定細胞加工物を区分して一定期間保管した後、適切に処理しなければならない。

⇒ 上記(ア)に「厚生労働大臣」とあるが、地方厚生局長に権限委任が行われている。〈則第118条第2項〉

⇒ 上記(ア)の厚生労働大臣又は地方厚生局長への報告は、別紙様式第7による報告書を提出して行うものとする。〈H26/10/31 医政研発1031第1号〉

19 自己点検について、次のとおり定められている。〈則第108条〉

(ア) 特定細胞加工物製造事業者は、あらかじめ指定した者に、手順書等に基づき、次に掲げる業務を行わせなければならない。

① 当該細胞培養加工施設における特定細胞加工物の製造管理及び品質管理について定期的に自己点検を行うこと

② 自己点検の結果を施設管理者に対して文書により報告すること

③ 自己点検の結果の記録を作成し、これを保管すること

(イ) 特定細胞加工物製造事業者は、(ア)①の自己点検の結果に基づき、製造管理又は品質管理に関し改善が必要な場合においては、所要の措置を採るとともに、当該措置の記録を作成し、これを保管すること

⇒ 上記の規定は、特定細胞加工物製造事業者が、あらかじめ指定した者に、自己点検に関する業務を行わせなければならないこととしたものである。〈H26/10/31 医政研発1031第1号〉

⇒ 上記(ア)の「あらかじめ指定した者」とは、当該業務の内容を熟知した職員のうち当該業務の責任者としてあらかじめ指定した者をいう。当該職員の責務等については則第97条第4項第8号の文書において適切に規定しておく必要がある。〈H26/10/31 医政研発1031第1号〉

⇒ 上記(ア)②の施設管理者への文書による報告には、次に掲げる事項が含まれる。〈H26/10/31 医政研発1031第1号〉

(a) 実施年月日

(b) 自己点検の結果に基づくすべての指摘事項及び判定

(c) 改善が必要な場合においては改善の提案

⇒ 上記(ア)③の「記録」には、自己点検の結果に基づき採られた措置に関する記述が含まれる。〈H26/10/31 医政研発1031第1号〉

20 特定細胞加工物製造事業者は、あらかじめ指定した者に、手順書等に基づき、次に掲げる業務を行わせなければならない。〈則第109条〉

① 製造・品質管理業務に従事する職員に対して、製造管理及び品質管理に関する必要な教育訓練を計画的に実施すること

② 製造又は試験検査に従事する職員に対して、特定細胞加工物の製造のために必要な衛生管理、微生物学、医学その他必要な教育訓練を実施すること

③ 清浄度管理区域及び無菌操作等区域等での作業に従事する職員並びに特定細胞加工物の製造に使用する人もしくは動物の細胞又は微生物等の培養その他の加工等に係る作業に従事する職員に対して、微生物等による汚染を防止するために必要な措置に関する教育訓練を実施すること

④ 教育訓練の実施状況を施設管理者に対して文書により報告すること

⑤ 教育訓練の実施の記録を作成し、これを保管すること

⇒ 上記の規定は、特定細胞加工物製造事業者が、あらかじめ指定した者に、教育訓練に関する業務を行わせなければならないこととしたものである。〈H26/10/31 医政研発1031第1号〉

⇒ 上記の「あらかじめ指定した者」とは、教育訓練に係る業務の内容を熟知した職員のうち当該業務の責任者としてあらかじめ指定した者をいう。当該職員の責務等については則第97条第4項第9号の文書において適切に規定しておく必要がある。〈H26/10/31 医政研発1031第1号〉

⇒ 上記①の「製造・品質管理業務に従事する職員」には、特定細胞加工物の品質等に影響を及ぼす可能性のある者(保守及び清掃作業員を含む。)が含まれる。〈H26/10/31 医政研発1031第1号〉

21　特定細胞加工物製造事業者は、第4章に規定する文書及び記録について、あらかじめ指定した者に、手順書等に基づき、次に掲げる事項を行わせなければならない。〈則第110条〉

＊「第4章」とは、特定細胞加工物の製造に関する規定(則第72条から第112条まで)をいう。

① 文書を作成し、又は改訂する場合においては、手順書等に基づき、承認、配付、保管等を行うこと

② 手順書等を作成し、又は改訂する場合においては、当該手順書等にその日付を記載するとともに、それ以前の改訂に係る履歴を保管すること

③ 第4章に規定する文書及び記録を、作成の日(手順書等については使用しなくなった日)から次に掲げる期間(教育訓練に係る記録にあっては、5年間)保管すること

(i) 指定再生医療等製品の原料と類似の原料からなる特定細胞加工物にあっては、30年間

(ii) (i)に規定する特定細胞加工物以外の特定細胞加工物にあっては、10年間

⇒ 上記の規定は、特定細胞加工物製造事業者が、あらかじめ指定した者に、再生医療法施行規則に規定する文書及び記録の管理に関する業務を行わせなければならないこととしたものである。〈H26/10/31 医政研発1031第1号〉

⇒ 上記の「あらかじめ指定した者」とは、当該業務の内容を熟知した職員のうち当該業務の責任者としてあらかじめ指定した者をいう。当該職員の責務等については則第97条第4項第10号の文書において適切に規定しておく必要がある。〈H26/10/31 医政研発

1031 第 1 号〉

⇒　上記①の規定は、文書の作成又は改訂にあたっては、手順書等に基づき、承認、配付、保管等を行うことを求めたものである。文書は、その内容等に応じて定期的に確認され、更新されるものとする。使用されなくなった文書については適切に保管する必要がある。〈H26/10/31 医政研発 1031 第 1 号〉

⇒　上記②の規定は、手順書等の作成又は改訂にあたっては、当該手順書等に作成又は改訂の日付のほか、その責任者、内容及び理由を記載するとともに、当該改訂以前の改訂に係る履歴を保管し、最新の改訂状況を識別することができるようにしておくことを求めたものある。なお、手順書等の写し(正本との混同等を防止するために識別表示等の措置を講じること)が存在する場合において、当該手順書等を改訂するときには、正本を改訂すると同時に写しの配布及び差替えを行う等、すべての写しが確実に改訂されるようにする必要がある。〈H26/10/31 医政研発 1031 第 1 号〉

⇒　上記③の規定は、特定細胞加工物による感染症、腫瘍化等が万一発生した場合における調査等を可能とするため、指定再生医療等製品の原料と類似の原料からなる特定細胞加工物にあっては 30 年間、その他の特定細胞加工物にあっては、10 年間記録を保管することを求めたものである。手順書等の改訂に係る履歴も本規定に含まれる。なお、使用されなくなった文書については適切に保管する必要がある。〈H26/10/31 医政研発 1031 第 1 号〉

⇒　上記③(i)の「指定再生医療等製品の原料と類似の原料からなる特定細胞加工物」とは、同種もしくは動物の細胞又はヒト血液を原料等として用いる特定細胞加工物(培地成分、添加物等としてのみ使用され、又は極めて高度な処理を受けていることにより、十分なクリアランスが確保され、感染症の発症リスクが極めて低いものを除く。)をいう。ヒト血液を原料等として用いる特定細胞加工物として、例えば、ヒト血清アルブミンを用いて培養した特定細胞加工物が挙げられる。〈H26/10/31 医政研発 1031 第 1 号〉

第四十五条（特定細胞加工物の製造に関する記録及び保存）

> 特定細胞加工物製造事業者は、厚生労働省令で定めるところにより、製造をした特定細胞加工物の種類、当該製造の経過その他の厚生労働省令で定める事項に関する記録を作成し、これを保存しなければならない。

趣旨

本規定は、特定細胞加工物製造事業者に対し、特定細胞加工物に関する記録の作成及び保存を義務づけたものである。

解説

1　再生医療等は新しい医療であり、後になって遺伝子に起因する重大疾患がみつかる等の可能性があるため、製造の経過等をたどることができるようにしておく必要がある。
　そこで、再生医療等を行った医師又は歯科医師に加え、特定細胞加工物製造事業者についても製造に関する記録の作成及び保存の義務を課すこととしている。

2　「厚生労働省令で定める事項」は、次のとおりとする。〈則第111条第1項〉
　① 製造をした特定細胞加工物の種類
　② 特定細胞加工物の提供先の再生医療等提供機関の名称及び住所
　③ 委託を受けて製造をした場合には、委託元及び委託業務の内容
　④ 再生医療等に用いる細胞の種類
　⑤ 再生医療等に用いる細胞の提供が行われた医療機関等の名称及び細胞の提供が行われた年月日
　⑥ 再生医療等に用いる細胞が適切なものであることを検査等により確認した結果
　⑦ 特定細胞加工物の製造の経過
　⑧ 特定細胞加工物が再生医療等に用いるために適切なものであることを検査等により確認した結果
　⑨ 特定細胞加工物の輸送の方法及び輸送業者
　⑩ 特定細胞加工物の提供日

3　特定細胞加工物製造事業者は、次に掲げる期間、記録を保存しなければならない。〈則第111条第2項〉
　① 指定再生医療等製品の原料と類似の原料からなる特定細胞加工物に係る記録にあっては、その提供日から起算して少なくとも30年間
　② ①に掲げる特定細胞加工物以外の特定細胞加工物に係る記録にあっては、その提供日から起算して少なくとも10年間

4　複数の種類の特定細胞加工物の製造を行う細胞培養加工施設の場合、記録は同一の場所に保管されていなくても、容易に特定が可能な状態であれば差し支えない。
　〈H26/11/21 医政局研究開発振興課事務連絡〉

第四十六条（厚生労働大臣への定期報告）

> 特定細胞加工物製造事業者は、特定細胞加工物の製造の状況について、厚生労働省令で定めるところにより、定期的に、厚生労働大臣に報告しなければならない。

趣旨

本規定は、特定細胞加工物製造事業者に対し、特定細胞加工物の製造の状況について、厚生労働大臣への定期報告を義務づけたものである。

解説

1　特定細胞加工物の製造業務の適正を確保するためには、行政が製造の状況を定期的に把握し、必要に応じて追加で報告を求めること等を可能にしておく必要があるが、特定細胞加工物の製造業務の実施状況については、再生医療等の提供を行う医療機関からの定期報告では把握できないことから、本規定が設けられている。

2　「厚生労働大臣」とあるが、地方厚生局長に権限委任が行われている。〈則第118条第1項第19号〉

3　定期報告について、次のとおり定められている。〈則第112条〉

(ｱ) 特定細胞加工物の製造の状況について、次に掲げる事項を報告しなければならない。

① 特定細胞加工物の製造件数

② 苦情の処理状況

③ 特定細胞加工物の提供先の再生医療等提供機関から則第17条第4項第1号の規定により通知を受けた疾病等の発生に係る次に掲げる情報

＊「則第17条第4項第1号」は、再生医療等の提供によるものと疑われる疾病等の発生の報告を受けた提供機関管理者等は、特定細胞加工物を用いた再生医療等を行っていた場合にあっては、当該再生医療等に用いる特定細胞加工物を製造した特定細胞加工物製造事業者に対し、発生した事態及び講じた措置について速やかに通知しなければならないとした規定である。

（ｉ）疾病等の発生があった年月日

（ⅱ）疾病等の発生に対する措置状況

（ⅲ）特定細胞加工物製造事業者による対策等

(ｲ) (ｱ)の報告は、特定細胞加工物の製造の許可もしくは特定細胞加工物の外国製造の認定を受けた日又は特定細胞加工物の製造の届出をした日から起算して、1年ごとに、当該期間満了後60日以内に行わなければならない。

⇒　上記(ｱ)①の「製造件数」とは、特定細胞加工物ごとの製造件数をいう。〈H26/10/31 医政研発1031第1号〉

⇒　上記(ｲ)の厚生労働大臣又は地方厚生局長への定期報告は、別紙様式第8による報告書を提出して行うものとする。〈H26/10/31 医政研発1031第1号〉

第四十七条（緊急命令）

> 厚生労働大臣は、特定細胞加工物の製造による保健衛生上の危害の発生又は拡大を防止するため必要があると認めるときは、特定細胞加工物の製造をする者に対し、当該特定細胞加工物の製造を一時停止することその他保健衛生上の危害の発生又は拡大を防止するための応急の措置をとるべきことを命ずることができる。

趣 旨

本規定は、厚生労働大臣は、保健衛生上の危害の発生又は拡大を防止するため必要があると認めるときは、特定細胞加工物の製造をする者に対して緊急命令を下すことができる旨を定めたものである。

解 説

1　特定細胞加工物に関する情報や知見の集積により、現に行われている特定細胞加工物の安全性に問題があることが相当の根拠をもって判明したような場合には、その時点で直ちに学問的評価が最終的に確定するまでの間、当該特定細胞加工物の製造の一時停止等の現状凍結を図ることが危害の発生又は拡大を防止するうえで必要不可欠であるとの認識に立って設けられている。法第22条の解説を参照のこと

2　本規定においては、『許可事業者又は届出事業者に対し』とせずに、「特定細胞加工物の製造をする者に対し」としているが、これは、製造の許可を受けず、又は届出をしないで違法に特定細胞加工物の製造をしている者についても、緊急命令の対象に含めることを示している。なお、『認定事業者』については、厚生労働大臣の命令の及ばない外国の者であるため、緊急命令の対象に含まれない。

3　緊急命令として、例えば、特定の細胞について人体に危害を及ぼす可能性があることが判明した場合に、当該細胞を取り扱っているすべての細胞培養加工施設に対して、その製造の一時停止を命じることが挙げられる。

4　本規定による命令に違反した者は、6月以下の懲役又は30万円以下の罰金に処される。
　〈法第61条第2号〉

　また、いわゆる両罰規定の対象となっており、法人の代表者又は法人もしくは人の代理人、使用人その他の従業者が、その法人又は人の業務に関し、本規定の違反行為をしたときは、行為者を罰するほか、その法人又は人に対しても30万円の罰金刑を科される。
　〈法第64条〉

第4章　特定細胞加工物の製造(第35条―第54条)

第四十八条(改善命令等)

■第48条第1項■

> 厚生労働大臣は、許可事業者又は第四十条第一項の規定による届出をした者(以下「届出事業者」という。)が設置する当該許可又は届出に係る細胞培養加工施設の構造設備が第四十二条の基準に適合していないときは、当該許可事業者又は届出事業者に対し、その構造設備の改善を命じ、又はその改善を行うまでの間当該細胞培養加工施設の全部若しくは一部の使用を禁止することができる。

趣旨

　本規定は、厚生労働大臣は、細胞培養加工施設の構造設備が基準に適合していないときは、許可事業者又は届出事業者に対して改善命令を下すことができる旨を定めたものである。

解説

1　特定細胞加工物の製造の許可を受けた後又は特定細胞加工物の製造の届出をした後においても、細胞培養加工施設の構造設備の基準適合性(法第42条)を担保するために本規定が設けられている。

2　「厚生労働大臣」とあるが、地方厚生局長に権限委任が行われている。ただし、厚生労働大臣がこの権限を自ら行うことを妨げない。〈則第118条第1項第20号〉

3　「許可事業者又は届出事業者に対し」とあるように、本規定は国内事業者のみを対象とする。認定事業者については、他の規定(法第50条第2項により準用する第48条第1項)の対象となる。

4　細胞培養加工施設の構造設備が基準に適合していない場合、まずは、行政指導や改善命令により是正が求められ、又は改善が行われるまでの間当該施設の使用禁止の処分が行われる。この処分に従わなかったときに罰則が科されることとなる。

5　本規定による細胞培養加工施設の使用禁止の処分に違反した者(許可事業者に限る。)は、6月以下の懲役又は30万円以下の罰金に処される。〈法第61条第3号〉

　また、いわゆる両罰規定の対象となっており、法人の代表者又は法人もしくは人の代理人、使用人その他の従業者が、その法人又は人の業務に関し、本規定の違反行為をしたときは、行為者を罰するほか、その法人又は人に対しても30万円の罰金刑を科される。〈法第64条〉

6　本規定による細胞培養加工施設の使用禁止の処分に違反した者(許可事業者を除く。)は、20万円以下の罰金に処される。〈法第63条第2号〉

　また、いわゆる両罰規定の対象となっており、法人の代表者又は法人もしくは人の代理人、使用人その他の従業者が、その法人又は人の業務に関し、本規定の違反行為をしたときは、行為者を罰するほか、その法人又は人に対しても20万円の罰金刑を科される。〈法第64条〉

■**第48条第2項**■

> 厚生労働大臣は、許可事業者又は届出事業者にこの章の規定又はこの章の規定に基づく命令若しくは処分に違反する行為があった場合において、再生医療等技術の安全性の確保等その他再生医療等の適正な提供のため必要があると認めるときは、当該許可事業者又は届出事業者に対し、その業務の運営の改善に必要な措置をとるべきことを命ずることができる。

趣旨

　本規定は、厚生労働大臣は、許可事業者又は届出事業者が特定細胞加工物の製造に係る諸規定に違反する行為があった場合において、再生医療等の適正な提供のため必要があると認めるときは、許可事業者又は届出事業者に対して改善命令を下すことができる旨を定めたものである。

解説

1　本規定は、特定細胞加工物の製造に係る再生医療法の諸規定が遵守されることを担保するために設けられている。

2　「厚生労働大臣」とあるが、地方厚生局長に権限委任が行われている。ただし、厚生労働大臣がこの権限を自ら行うことを妨げない。〈則第118条第1項第20号〉

3　「この章」とは、第4章『特定細胞加工物の製造(法第35条から第54条まで)』をさす。

4　「当該許可事業者又は届出事業者に対し」とあるように、本規定は国内事業者のみを対象とする。認定事業者については、他の規定(法第50条第2項により準用する第48条第2項)の対象となる。

5　特定細胞加工物が再生医療法に基づく規制を遵守して製造されていない場合、まずは、行政指導や改善命令により是正が求められ、この命令に従わなかったときに罰則が科されることとなる。

6　本規定による命令に違反した者(許可事業者に限る。)は、6月以下の懲役又は30万円以下の罰金に処される。〈法第61条第4号〉

　　また、いわゆる両罰規定の対象となっており、法人の代表者又は法人もしくは人の代理人、使用人その他の従業者が、その法人又は人の業務に関し、本規定の違反行為をしたときは、行為者を罰するほか、その法人又は人に対しても30万円の罰金刑を科される。〈法第64条〉

7　本規定による命令に違反した者(許可事業者を除く。)は、20万円以下の罰金に処される。〈法第63条第3号〉

　　また、いわゆる両罰規定の対象となっており、法人の代表者又は法人もしくは人の代理人、使用人その他の従業者が、その法人又は人の業務に関し、本規定の違反行為をしたときは、行為者を罰するほか、その法人又は人に対しても20万円の罰金刑を科される。〈法第64条〉

第4章　特定細胞加工物の製造(第35条—第54条)

第四十九条（許可の取消し等）

> 　厚生労働大臣は、許可事業者が次の各号のいずれかに該当するときは、その許可を取り消し、又は期間を定めて特定細胞加工物の製造の業務の全部若しくは一部の停止を命ずることができる。
> 一　当該許可に係る細胞培養加工施設の構造設備が第四十二条の基準に適合しなくなったとき。
> 二　第三十五条第四項各号のいずれかに該当するに至ったとき。
> 三　前二号に掲げる場合のほか、この法律、移植に用いる造血幹細胞の適切な提供の推進に関する法律若しくは医薬品医療機器等法その他薬事に関する法令で政令で定めるもの又はこれらに基づく処分に違反したとき。

趣旨

　本規定は、特定細胞加工物の製造の許可の取消し、又は許可事業者の製造業務の停止命令の基準について定めたものである。

解説

1　許可事業者は、許可要件を満たしている場合に厚生労働大臣の許可を受けて、特定細胞加工物の製造を行う者である。したがって、許可後にその要件を満たさなくなった場合、又は要件を満たしているか否かにかかわらず当該製造の業務を行わせることが不適当と認められるに至った場合には、まずは改善命令により改善を促すことが適当である。それにもかかわらず改善がみられないなど、当該細胞培養加工施設において引き続き製造業務を行わせることが適当でない場合には、許可を取り消し、又は製造業務を停止させる必要があるため、本規定が設けられている。

2　「厚生労働大臣」とあるが、地方厚生局長に権限委任が行われている。ただし、厚生労働大臣がこの権限を自ら行うことを妨げない。〈則第118条第1項第21号〉

3　「許可事業者」とあるように、特定細胞加工物の製造の許可を受けた者のみが本規定の対象となる。『届出事業者』については、「許可」を受けているわけではないため、当然ながら取消し処分は行われることはなく、別の規定（法第51条）により製造業務の停止命令のみが下されることなる。他方、『認定事業者』については、他の規定（法第50条）の対象となる。

4　「次の各号」として列挙される条件は、許可という行政行為の撤回根拠又は製造業務の停止命令の発動根拠を明示したものである。

5　「ことができる」とあるように、許可の取消し根拠又は業務停止命令の発動根拠に該当したからといって、必ずしも許可を取り消さねばならず、又は業務停止命令を下さなければならないというものではない。個々の事例ごとに厚生労働大臣が判断すべきこと

となる。

6　特定細胞加工物の製造の許可事業者は、特定細胞加工物の製造の許可の取消を受けたときは、遅滞なく、厚生労働大臣に許可証を返納しなければならない。〈則第79条〉

7　本規定による命令に違反した者は、6月以下の懲役又は30万円以下の罰金に処される。〈法第61条第5号〉

　　また、いわゆる両罰規定の対象となっており、法人の代表者又は法人もしくは人の代理人、使用人その他の従業者が、その法人又は人の業務に関し、本規定の違反行為をしたときは、行為者を罰するほか、その法人又は人に対しても30万円の罰金刑を科される。〈法第64条〉

<第1号>

8　本号は、細胞培養加工施設が構造設備基準に適合しなくなったときは、許可の取消し根拠又は製造業務の停止命令の発動根拠に該当することとしている。

<第2号>

9　本号は、許可事業者が許可申請者の欠格事項に該当するに至ったときは、許可の取消し根拠又は製造業務の停止命令の発動根拠に該当することとしている。

<第3号>

10　本号は、許可事業者が薬事に関する法令に違反したときは、許可の取消し根拠又は製造業務の停止命令の発動根拠に該当することとしている。

11　「政令で定めるもの」は、令第3条各号に掲げる法令とする。〈令第6条〉　法第第35条第4項の解説を参照のこと

第五十条（認定の取消し等）

■第５０条第１項■

> 　厚生労働大臣は、第三十九条第一項の認定を受けた者（以下この条において「認定事業者」という。）が次の各号のいずれかに該当するときは、その者が受けた同項の認定の全部又は一部を取り消すことができる。
> 一　厚生労働大臣が、必要があると認めて、当該認定事業者に対し、厚生労働省令で定めるところにより必要な報告を求めた場合において、その報告がされず、又は虚偽の報告がされたとき。
> 二　厚生労働大臣が、必要があると認めて、当該職員に、当該認定事業者の当該認定に係る細胞培養加工施設又は事務所においてその構造設備又は帳簿、書類その他の物件を検査させ、関係者に質問させようとした場合において、その検査が拒まれ、妨げられ、若しくは忌避され、又はその質問に対し、正当な理由なしに答弁がされず、若しくは虚偽の答弁がされたとき。
> 三　次項において準用する第四十八条の規定による請求に応じなかったとき。
> 四　この法律、移植に用いる造血幹細胞の適切な提供の推進に関する法律若しくは医薬品医療機器等法その他薬事に関する法令で政令で定めるもの又はこれらに基づく処分に違反したとき。

【趣旨】

　本規定は、特定細胞加工物の外国製造の認定の取消しの基準について定めたものである。

【解説】

1　認定事業者が遵守すべき業務については、厚生労働大臣が必要に応じて直接報告を徴収し、立入検査を行うことによってその適正な履行が確保されている。とはいえ、認定事業者に違法行為があったとしても罰則を適用することができないなど、行政権限の行使は限られたものとなる。そこで、認定事業者の業務の適正な履行を担保するため、その違法行為に対しては、制裁的な意味合いを含めて、本規定によりその認定を取り消し得ることとしている。

2　「次の各号」として列挙される条件は、認定という行政行為の撤回根拠を明示したものである。

3　特定細胞加工物の外国製造の認定事業者は、特定細胞加工物の外国製造の認定の取消を受けたときは、遅滞なく、厚生労働大臣に認定証を返納しなければならない。〈則第84条により準用する第79条〉

＜第１号＞

4　本号は、認定事業者が厚生労働大臣の報告徴収の求めに応じなかったときをさしてい

る。報告の求めに対して国内の事業者が報告の拒否等を行ったときは、相応の罰則が適用されることになる。しかし、認定事業者にに対しては罰則を科すことができないので、報告の拒否等に対しては認定の取消しをもって罰則の代わりとしている。

5 　厚生労働大臣は、必要な報告を求めるときは、その理由を通知するものとする。〈則第114条〉

＜第2号＞

6 　本号は、厚生労働大臣がその職員に、認定事業者の細胞培養加工施設等の立入検査等をさせようとした場合において、検査妨害等をされたときをさしている。立入検査等に対して国内の事業者が検査妨害等を行ったときは、相応の罰則が適用されることになる。しかし、認定事業者に対しては罰則を科すことができないので、検査妨害等に対しては認定の取消しをもって罰則の代わりとしている。

＜第3号＞

7 　本号は、認定事業者が厚生労働大臣の請求に応じなかったときをさしている。認定事業者が厚生労働大臣の改善命令等に従わなかったときは、相応の罰則が適用されることになる。しかし、認定事業者に対しては罰則を科すことができないので、改善請求等の不遵守に対しては認定の取消しをもって罰則の代わりとしている。

8 　「請求」とは、ある行為をするように相手方に求めることをいう。外国に対しては日本の主権が及ばず、行政権者たる厚生労働大臣は、外国人たる外国承認取得者に対して『命じる』ことはできないので、単に「請求」としている。

＜第4号＞

9 　本号は、認定事業者が薬事に関する法令に違反したときは、認定の取消し根拠に該当することとしている。

10 　「政令で定めるもの」は、令第3条各号に掲げる法令とする。〈令第6条〉　法第第35条第4項の解説を参照のこと

■第50条第2項■

　第四十八条の規定は、認定事業者について準用する。この場合において、同条第一項中「許可又は届出」とあるのは「認定」と、「命じ、又はその改善を行うまでの間当該細胞培養加工施設の全部若しくは一部の使用を禁止する」とあるのは「請求する」と、同条第二項中「命ずる」とあるのは「請求する」と読み替えるものとする。

趣旨
　本規定は、認定事業者については、許可事業者又届出事業者に対する改善命令等に関する規定を準用して適用する旨を定めたものである。

解説
＜本規定により準用する法第48条第1項＞
1　厚生労働大臣は、認定事業者が設置する当該認定に係る細胞培養加工施設の構造設備が基準に適合していないときは、当該認定事業者に対し、その構造設備の改善を請求することができる。

＜本規定により準用する法第48条第2項＞
2　厚生労働大臣は、認定事業者にこの章の規定又はこの章の規定に基づく請求に違反する行為があった場合において、再生医療等技術の安全性の確保等その他再生医療等の適正な提供のため必要があると認めるときは、当該認定事業者に対し、その業務の運営の改善に必要な措置をとるべきことを請求することができる。

■第50条第3項■

　厚生労働大臣は、機構に、第一項第二号の規定による検査又は質問を行わせることができる。この場合において、機構は、当該検査又は質問をしたときは、厚生労働省令で定めるところにより、当該検査又は質問の結果を厚生労働大臣に通知しなければならない。

趣旨
　本規定は、厚生労働大臣は、認定事業者に対する立入検査等を機構に行わせることができる旨を定めたものである。この場合、機構は、厚生労働大臣に立入検査等の結果を通知しなければならない。

解説
1　検査又は質問の結果の通知は、様式第三一による通知書により行う。〈則第115条〉

第五十一条（停止命令）

> 厚生労働大臣は、届出事業者が次の各号のいずれかに該当するときは、期間を定めて特定細胞加工物の製造の業務の全部又は一部の停止を命ずることができる。
> 一　当該届出に係る細胞培養加工施設の構造設備が第四十二条の基準に適合しなくなったとき。
> 二　第三十五条第四項各号のいずれかに該当するに至ったとき。
> 三　前二号に掲げる場合のほか、この法律、移植に用いる造血幹細胞の適切な提供の推進に関する法律若しくは医薬品医療機器等法その他薬事に関する法令で政令で定めるもの又はこれらの規定に基づく処分に違反したとき。

趣旨

本規定は、届出事業者の製造業務の停止命令の基準について定めたものである。

解説

1　届出事業者が設置する細胞培養加工施設の構造設備が基準に適合しない場合、まずは改善命令により改善を促すことが適当であるが、それにもかかわらず改善がみられないなど、当該細胞培養加工施設において引き続き製造業務を行わせることが適当でない場合には、製造業務を停止させる必要があるため、本規定が設けられている。

2　「厚生労働大臣」とあるが、地方厚生局長に権限委任が行われている。ただし、厚生労働大臣がこの権限を自ら行うことを妨げない。〈則第118条第1項第22号〉

3　「次の各号」として列挙される条件は、届出事業者に対する製造事業の停止命令の発動根拠を明示したものである。

4　本規定による命令に違反した者は、20万円以下の罰金に処される。〈法第63条第4号〉
　　また、いわゆる両罰規定の対象となっており、法人の代表者又は法人もしくは人の代理人、使用人その他の従業者が、その法人又は人の業務に関し、本規定の違反行為をしたときは、行為者を罰するほか、その法人又は人に対しても20万円の罰金刑を科される。
　　〈法第64条〉

<第1号>

5　本号は、細胞培養加工施設が構造設備基準に適合しなくなったときは、製造業務の停止命令の発動根拠に該当することとしている。

<第2号>

6　本号は、届出事業者が許可申請者の欠格事項(法第35条第4項)に該当するに至ったときは、製造業務の停止命令の発動根拠に該当することとしている。

<第3号>

7　本号は、届出事業者が薬事に関する法令に違反したときは、製造業務の停止命令の発

動根拠に該当することとしている。

8 「政令で定めるもの」は、令第3条各号に掲げる法令とする。〈令第6条〉 法第第35条第4項の解説を参照のこと

第五十二条（立入検査等）

■第52条第1項■

> 厚生労働大臣は、許可事業者又は届出事業者が設置する当該許可又は届出に係る細胞培養加工施設の構造設備が第四十二条の基準に適合しているかどうかを確認するため必要があると認めるときは、当該許可事業者若しくは届出事業者に対し、必要な報告をさせ、又は当該職員に、当該細胞培養加工施設若しくは事務所に立ち入り、その構造設備若しくは帳簿、書類その他の物件を検査させ、若しくは関係者に質問させることができる。

【趣旨】

本規定は、厚生労働大臣は、細胞培養加工施設の構造設備の基準適合性を確認するため、許可事業者又は届出事業者に対し、①必要な報告をさせ、②当該職員に、細胞培養加工施設又は事務所に立ち入り、その構造設備又は帳簿書類を検査させ、関係者に質問させることができる旨を定めたものである。

【解説】

1　「厚生労働大臣」とあるが、地方厚生局長に権限委任が行われている。ただし、厚生労働大臣がこの権限を自ら行うことを妨げない。〈則第118条第1項第23号〉

2　厚生労働大臣は、必要な報告をさせるときは、その理由を通知するものとする。〈則第114条〉

3　本規定の報告をせず、もしくは虚偽の報告をし、本規定による立入検査（法第53条第1項の規定により機構が行うものを含む。）を拒み、妨げ、もしくは忌避し、又は本規定による質問（法第53条第1項の規定により機構が行うものを含む。）に対し、正当な理由なしに答弁せず、もしくは虚偽の答弁をした者は、20万円以下の罰金に処される。〈法第63条第5号〉

また、いわゆる両罰規定の対象となっており、法人の代表者又は法人もしくは人の代理人、使用人その他の従業者が、その法人又は人の業務に関し、本規定の違反行為をしたときは、行為者を罰するほか、その法人又は人に対しても20万円の罰金刑を科される。〈法第64条〉

■第52条第2項■

> 厚生労働大臣は、前項に定めるもののほか、細胞培養加工施設においてこの章の規定若しくはこの章の規定に基づく命令若しくは処分に違反する特定細胞加工物の製造が行われていると認めるとき、又は再生医療等技術の安全性の確保等その他再生医療等の適正な提供のため必要があると認めるときは、特定細胞加工物の製造をする者に対し、必要な報告をさせ、又は当該職員に、細胞培養加工施設若しくは事務所に立ち入り、その構造設備若しくは帳簿、書類その他の物件を検査させ、若しくは関係者に質問させることができる。

趣旨

　本規定は、厚生労働大臣は、特定細胞加工物の製造に関する諸規定に違反する特定細胞加工物の製造が行われているとき、再生医療等の適正な提供のため必要があるときは、特定細胞加工物の製造をする者に対し、①必要な報告をさせ、②当該職員に、細胞培養加工施設又は事務所に立ち入り、その構造設備又は帳簿書類を検査させ、関係者に質問させることができる旨を定めたものである。

解説

1　本規定においては、『許可事業者又は届出事業者』とせずに、「特定細胞加工物の製造をする者」としているが、これは、許可を受けることなく、又は届出をすることなく違法に特定細胞加工物の製造を行っている者についても、立入検査等の対象に含めることを示している。なお、認定事業者については、他の規定(法第50条第1項第2号)の対象となる。

2　「厚生労働大臣」とあるが、地方厚生局長に権限委任が行われている。ただし、厚生労働大臣がこの権限を自ら行うことを妨げない。〈則第118条第1項第23号〉

3　厚生労働大臣は、必要な報告をさせるときは、その理由を通知するものとする。〈則第114条〉

4　本規定の報告をせず、もしくは虚偽の報告をし、本規定による立入検査(法第53条第1項の規定により機構が行うものを含む。)を拒み、妨げ、もしくは忌避し、又は本規定による質問(法第53条第1項の規定により機構が行うものを含む。)に対し、正当な理由なしに答弁せず、もしくは虚偽の答弁をした者は、20万円以下の罰金に処される。〈法第63条第5号〉

　また、いわゆる両罰規定の対象となっており、法人の代表者又は法人もしくは人の代理人、使用人その他の従業者が、その法人又は人の業務に関し、本規定の違反行為をしたときは、行為者を罰するほか、その法人又は人に対しても20万円の罰金刑を科される。〈法第64条〉

■第５２条第３項■

> 第二十四条第三項の規定は前二項の規定による立入検査について、同条第四項の規定は前二項の規定による権限について準用する。

趣旨

本規定は、細胞培養加工施設への立入検査等については、再生医療等提供機関等への立入検査等に関する規定を準用して適用する旨を定めたものである。

解説

<法第52条第3項により準用する第24条第3項>

1　法第52条第1項及び第2項の規定により職員が立ち入るときは、その身分を示す証明書を携帯し、関係者に提示しなければならない。

⇒　「その身分を示す証明書」は、様式第三〇によるものとする。〈則第113条〉

<法第52条第3項により準用する第24条第4項>

2　法第52条第1項及び第2項の規定による権限は、犯罪捜査のために認められたものと解してはならない。

第4章　特定細胞加工物の製造(第35条—第54条)

第五十三条(機構による立入検査等の実施)

■第53条第1項■

厚生労働大臣は、機構に、前条第一項又は第二項の規定による立入検査又は質問を行わせることができる。

趣旨

本規定は、厚生労働大臣は、細胞培養加工施設への立入検査等を機構に行わせることができる旨を定めたものである。

解説

1　細胞培養加工施設への立入検査等は、相当の労力及び時間を必要とするが、当該検査を遅滞なく行うため、厚生労働大臣は、機構にこれを行わせることができるとしている。

2　「立入検査又は質問」とあるように、細胞培養加工施設や事務所に立ち入り、その構造設備、帳簿、書類等を検査させ、関係者に質問させる事務が機構に委任される。『報告』の徴収事務については、それほどの実務を伴うものではないため、機構に委任されず、厚生労働大臣が自ら行うこととしている。

■第53条第2項■

機構は、前項の規定による立入検査又は質問をしたときは、厚生労働省令で定めるところにより、当該立入検査又は質問の結果を厚生労働大臣に通知しなければならない。

趣旨

本規定は、機構は、細胞培養加工施設への立入検査等を行ったときは、遅滞なく、その結果を厚生労働大臣に通知しなければならない旨を定めたものである。

解説

1　機構による立入検査等の結果の通知は、様式第三二による通知書により行う。〈則第116条〉

■第53条第3項■

> 第一項の規定により機構の職員が立入検査又は質問をするときは、その身分を示す証明書を携帯し、関係者に提示しなければならない。

趣旨
本規定は、機構の職員が立入検査等をする場合には、身分証明書を携帯し、これを提示しなければならない旨を定めたものである。

解説
1 「その身分を示す証明書」は、様式第三三によるものとする。〈則第117条〉

第4章　特定細胞加工物の製造（第35条―第54条）

第五十四条（厚生労働省令への委任）

> この章に定めるもののほか、特定細胞加工物の製造に関し必要な手続その他の事項は、厚生労働省令で定める。

趣旨
本規定は、特定細胞加工物の製造に関し必要な手続等の事項については、省令で定める旨を明示したものである。

解説
1　再生医療等製品の製造業に関し必要な事項は『政令』で定めること（薬機法第23条の42）とされているが、これは都道府県の事務が含まれているため、地方分権の観点から『政令』に委任していたものである。特定細胞加工物の製造に関しては、すべてが国の事務となっているため、『政令』ではなく、「省令」で定めることとしている。

第五章　雑則

第五十五条（厚生科学審議会の意見の聴取）

　厚生労働大臣は、次に掲げる場合には、あらかじめ、厚生科学審議会の意見を聴かなければならない。
一　第二条第二項の政令の制定又は改廃の立案をしようとするとき。
二　第二条第五項又は第六項の厚生労働省令を制定し、又は改廃しようとするとき。
三　再生医療等提供基準を定め、又は変更しようとするとき。
四　第八条第一項（第十条第一項において準用する場合を含む。）の規定による命令をしようとするとき。

趣旨

　本規定は、厚生労働大臣が厚生科学審議会の意見を聴かなければならない場合について定めたものである。

解説

1　再生医療等は新しい医療であり、その技術は日進月歩であることから、再生医療等技術や再生医療等提供基準を定めるにあたって、その時代の最新の知見を取り入れることが必要である。
　また、第一種再生医療等については、第一種再生医療等提供計画の提出があった後、厚生労働大臣が提供基準の適合性を確認し、適合していないと認めるときは、当該計画の変更命令等を下すことができるとしているが、その基準適合性の確認についても、再生医療等について識見を有する専門家の意見を聴くことが適当といえる。
　そこで、厚生労働大臣が再生医療等に関し、高度な専門的知見を必要とする判断を行うような場合においては、厚生科学審議会の意見を聴取することとしている。

2　再生医療法において、厚生科学審議会の必要的付議事項とされているものは、本条各号に示されている。

　　＊「必要的付議事項」とは、法令により当該組織の職権と明示されている事項をいう。なお、法令を根拠とせずに付議するものは任意的付議事項とよばれる。

＜第1号＞

3　本号は、再生医療等技術の範囲を定める政令（法第2条第2項、令第1条）の制定又は改廃の立案をしようとするときを必要的付議事項としている。

＜第2号＞

4　本号は、第一種再生医療等技術の範囲を定める省令（法第2条第5項、則第2条）、第二種再生医療等技術の範囲を定める省令（法第2条第6項、則第3条）の制定又は改廃しようとするときを必要的付議事項としている。

<第3号>

5 本号は、再生医療等提供基準(法第3条第1項、則第5条から第26条まで)の設定又は変更しようとするときを必要的付議事項としている。

<第4号>

6 本号は、第一種再生医療等提供計画の変更命令(法第8条第1項)をしようとするとき、変更された第一種再生医療等提供計画の変更命令(法第10条第1項により準用する第8条第1項)をしようとするときを必要的付議事項としている。

第五十六条（権限の委任）

■第５６条第１項■

> この法律に規定する厚生労働大臣の権限は、厚生労働省令で定めるところにより、地方厚生局長に委任することができる。

趣 旨

権限の委任とは、法令の定める行政庁の権限を変更するものであるから、法令に特別の規定がない限りこれを委任することはできない。

本規定は、再生医療法に規定する厚生労働大臣の権限については、省令によって地方厚生局長に委任できる旨を定めたものである。

解 説

1　再生医療法に基づく事務は、大きく分けると、①医療機関が実施する再生医療等提供計画について厚生労働大臣への提出に関する事務、②再生医療等委員会について厚生労働大臣の認定に関する事務、③特定細胞の製造に係る厚生労働大臣の許可及び厚生労働大臣への届出に関する事務がある。

これらの事務については、件数そのものが多いこと、全国の医療機関た細胞培養加工施設に実地の調査を行うここと等をかんがみると、そのすべてを厚生労働大臣が直接執行することは効率的ではない。

そこで、所定の事務については、国民のより身近なところで国民生活の安全と安心等を担う厚生行政の政策実施機関たる地方厚生(支)局で行うこととしている。

2　「権限」の「委任」とは、行政庁が法令上定められた自己の権限を他の行政庁に移譲することをいい、主として下級の行政庁に対して行われる。権限の委任は、代理権の授与ではなく、職権の授与であることから、委任を受けた行政庁はその権限に属する事務を自己の職権として行うこととなる。

3　平成11年の中央省庁等改革関係法施行法の制定に伴い、厚生労働省の地方支分部局として地方厚生局が置かれている。地方厚生局の所在地及び管轄区域は、次に掲げるとおりである。

①　北海道厚生局(北海道札幌市北区北八条西 2-1-1)──北海道

②　東北厚生局(宮城県仙台市青葉区花京院 1-1-20)──青森県、岩手県、宮城県、秋田県、山形県、福島県

③　関東信越厚生局(埼玉県さいたま市中央区新都心 1-1)──茨城県、栃木県、群馬県、埼玉県、千葉県、東京都、神奈川県、新潟県、山梨県、長野県

④　東海北陸厚生局(愛知県名古屋市東区白壁 1-15-1)──富山県、石川県、岐阜県、静岡県、愛知県、三重県

⑤ 近畿厚生局(大阪府大阪市中央区大手前 4-1-76)――福井県、滋賀県、京都府、大阪府、兵庫県、奈良県、和歌山県

⑥ 中国四国厚生局(広島県広島市中区上八丁掘 6-30)――鳥取県、島根県、岡山県、広島県、山口県、徳島県、香川県、愛媛県、高知県

⑦ 九州厚生局(福岡県福岡市博多区博多駅前 3-2-8)――福岡県、佐賀県、長崎県、熊本県、大分県、宮崎県、鹿児島県、沖縄県

4 再生医療法の定める厚生労働大臣の権限のうち、次に掲げるものは地方厚生局長に委任する。ただし、厚生労働大臣が⑥、⑦、⑫から⑭まで及び⑳から㉓までに掲げる権限を自ら行うことを妨げない。〈則第118条第1項〉

① 再生医療等提供計画を受理する権限(法第 4 条第 1 項)
　＊第二種再生医療等及び第三種再生医療等に係るものに限る。

② 変更された再生医療等提供計画を受理する権限(法第 5 条第 1 項)、再生医療等提供計画の軽微な変更の届出を受理する権限(法第 5 条第 3 項)
　＊第二種再生医療等及び第三種再生医療等に係るものに限る。

③ 再生医療等の提供中止の届出を受理する権限(法第 6 条)
　＊第二種再生医療等及び第三種再生医療等に係るものに限る。

④ 再生医療等の提供に起因するものと疑われる疾病等の報告を受理する権限(法第18条)
　＊第二種再生医療等及び第三種再生医療等に係るものに限る。

⑤ 再生医療等の提供状況の定期報告を受理する権限(法第21条第1項)
　＊第二種再生医療等及び第三種再生医療等に係るものに限る。

⑥ 再生医療等提供計画の改善の命令権限(法第23条第1項)、再生医療等の提供制限の命令権限(法第23条第2項)

⑦ 再生医療等提供機関の立入検査権限(法第24条第1項)、再生医療等を実施する医療機関の立入検査権限(法第24条第2項)

⑧ 再生医療等委員会の認定権限(法第26条第1項、第4項)、再生医療等委員会の認定申請を受理する権限(法第26条第2項)、認定再生医療等委員会の公示権限(法第26条第5項)、再生医療等委員会の変更の認定権限(法第27条第3項)、再生医療等委員会の本質事項の変更の認定申請書を受理する権限(法第27条第3項)、認定再生医療等委員会の変更の公示権限(法第27条第5項)
　＊特定認定再生医療等委員会以外の認定再生医療等委員会に係るものに限る。

⑨ 再生医療等委員会の変更の認定権限(法第27条第1項)、再生医療等委員会の軽微な変更を受理する権限(法第27条第2項)、再生医療等委員会の形式事項の変更の届出を受理する権限(法第27条第4項)
　＊特定認定再生医療等委員会以外の認定再生医療等委員会に係るものに限る。

⑩ 再生医療等委員会の認定の有効期間の更新申請を受理する権限(法第28条第3項)
　＊特定認定再生医療等委員会以外の認定再生医療等委員会に係るものに限る。

⑪ 認定再生医療等委員会の廃止の届出を受理する権限(法第30条第1項)、認定再生医療

等委員会の廃止の公示権限(法第30条第2項)
　＊特定認定再生医療等委員会以外の認定再生医療等委員会に係るものに限る。
⑫ 審査等業務の実施状況の報告の徴収権限(法第31条)
　＊特定認定再生医療等委員会以外の認定再生医療等委員会に係るものに限る。
⑬ 認定再生医療等委員会の要件適合の命令権限(法第32条第1項)、認定再生医療等委員会の審査等業務改善の命令権限(法第32条第2項)
　＊特定認定再生医療等委員会以外の認定再生医療等委員会に係るものに限る。
⑭ 再生医療等委員会の認定の取消権限(法第33条第1項)、再生医療等委員会の認定取消の公示権限(法第33条第2項)
　＊特定認定再生医療等委員会以外の認定再生医療等委員会に係るものに限る。
⑮ 特定細胞加工物の製造の許可権限(法第35条第1項)、特定細胞加工物の製造の許可申請の受理する権限(法第35条第2項)、許可申請に係る細胞培養加工施設の構造設備調査を実施する権限(法第35条第5項)、特定細胞加工物の製造の許可の更新権限(法第36条第2項)、特定細胞加工物の製造の許可更新の申請の受理する権限(法第36条第2項)、許可更新の申請に係る細胞培養加工施設の構造設備調査を実施する権限(法第36条第2項)
⑯ 許可に係る細胞培養加工施設の構造設備の変更の届出を受理する権限(法第37条)
⑰ 特定細胞加工物の製造の届出を受理する権限(法第40条第1項)、届出に係る細胞培養加工施設の構造設備の変更の届出を受理する権限(法第40条第3項)
⑱ 特定細胞加工物の製造廃止の届出を受理する権限(法第41条)
⑲ 特定細胞加工物の製造状況の定期報告を受理する権限(法第46条)
⑳ 細胞培養加工施設の構造設備の改善の命令権限(法第48条第1項)、特定細胞加工物の製造業務の改善の命令権限(法第48条第2項)
㉑ 特定細胞加工物の製造の許可の取消権限(法第49条)
㉒ 届出事業者の製造業務の停止の命令権限(法第51条)
㉓ 許可又は届出に係る細胞培養加工施設の立入検査権限(法第52条第1項)、特定細胞加工物を製造する者に係る細胞培養加工施設の立入検査権限(法第52条第2項)

5 再生医療法施行規則の定める厚生労働大臣の権限のうち、次に掲げるものは地方厚生局長に委任する。〈則第118条第2項〉
① 再生医療等委員会の認定証の書換え交付の申請を受理する権限(則第56条)
　＊特定認定再生医療等委員会以外の認定再生医療等委員会に係るものに限る。
② 再生医療等委員会の認定証の再交付の申請を受理する権限(則第57条第1項)、再生医療等委員会の認定証の返納を受ける権限(則第57条第2項)
　＊特定認定再生医療等委員会以外の認定再生医療等委員会に係るものに限る。
③ 特定細胞加工物の製造の許可証の書換え交付の申請を受理する権限(則第76条第1項)
④ 特定細胞加工物の製造の許可証の再交付の申請を受理する権限(則第77条第1項)、特定細胞加工物の製造の許可証の返納を受ける権限(則第77条第3項)

⑤ 特定細胞加工物に係る重大事態報告を受理する権限(則第107条第1項)

■**第５６条第２項**■

> 前項の規定により地方厚生局長に委任された権限は、厚生労働省令で定めるところにより、地方厚生支局長に委任することができる。

趣旨

　本規定は、厚生労働大臣から地方厚生局長に委任された権限について、省令によって地方厚生支局長に委任できる旨を定めたものである。

解説

1　平成11年の中央省庁等改革関係法施行法の制定に伴い、厚生労働省の地方支分部局として地方厚生支局が置かれている。地方厚生支局の所在地及び管轄区域は、次に掲げるとおりである。

　四国厚生支局(香川県高松市サンポート3-33)——徳島県、香川県、愛媛県、高知県

第五十七条（手数料）

■第５７条第１項■

次の各号に掲げる者は、それぞれ当該各号の申請に対する審査に要する実費の額を考慮して政令で定める額の手数料を納めなければならない。
一　第三十六条第一項の許可の更新を申請する者
二　第三十九条第二項において準用する第三十六条第一項の認定の更新を申請する者

趣旨

本規定は、再生医療法の規定に基づく申請を厚生労働大臣に対して行う者は、国に手数料を納付しなければならない旨を定めたものである。

解説

1　特定細胞加工物の製造の許可等の審査においては、実地の調査を伴うことから、相当程度の人件費及び物件費の発生が見込まれる。これらの費用については、許可等を受けることにより事業が可能となる申請者が負担することが適当であるため、本規定が設けられている。

2　「実費の額を考慮して」とあるように、本規定に係る手数料の額は、審査を担当する厚生労働省の都合により決められるものではなく、あくまで当該審査に必要となる人件費及び経費等の要素を踏まえ、政令により定められる。

3　本規定各号から確認できるとおり、特定細胞加工物の製造の許可等については、当該許可等の更新時にのみ手数料が徴収される。これは、最初の許可等の際には登録免許税を納付しなければならないことを考慮し、手数料の納付義務を許可等の更新時に限定したものである。

4　「政令で定める額」は、次のとおり定められている。〈令第 7 条〉

(ｱ)　特定細胞加工物の製造の許可の更新を申請する者（法第 57 条第 1 項第 1 号）が国に納めなければならない手数料の額は、8,200 円とする。

(ｲ)　特定細胞加工物の外国製造の認定の更新を申請する者（法第 57 条第 1 項第 2 号）が国に納めなければならない手数料の額は、10,100 円とする。

5　許可又は認定の更新を受ける者は、許可又は認定の更新につき課される手数料の額に相当する額の収入印紙を申請書に貼り付けて提出しなければならない。〈H26/11/19 医政研発 1119 第 1 号〉

第5章　雑則(第55条―第58条)

■**第57条第2項**■

> 機構が行う第三十八条第一項(第三十九条第二項において準用する場合を含む。)の調査を受けようとする者は、当該調査に要する実費の額を考慮して政令で定める額の手数料を機構に納めなければならない。

趣旨

本規定は、再生医療法の規定に基づく申請を機構に対して行う者は、機構に手数料を納付しなければならない旨を定めたものである。

解説

1　特定細胞加工物の製造の許可等に係る調査については、機構に委託できることとしていることから、機構が細胞培養加工施設の構造設備調査を実施する場合には、機構への手数料の納付義務を課している。

2　「政令で定める額」は、次のとおり定められている。〈令第8条〉

(ア)　許可に係る細胞培養加工施設の構造設備調査を受けようとする者が、機構に納めなければならない手数料の額は、次に掲げる許可の区分に応じ、それぞれに定める額とする。

① 実地の調査を伴う許可――144,000円

② 実地の調査を伴わない許可――98,200円

(イ)　許可更新に係る細胞培養加工施設の構造設備調査を受けようとする者が、機構に納めなければならない手数料の額は、次に掲げる許可の更新の区分に応じ、それぞれに定める額とする。

① 実地の調査を伴う許可の更新――97,100円

② 実地の調査を伴わない許可の更新――48,600円

(ウ)　認定に係る細胞培養加工施設の構造設備調査を受けようとする者が、機構に納めなければならない手数料の額は、次に掲げる許可の区分に応じ、それぞれに定める額とする。

① 実地の調査を伴う認定――120,500円に機構職員の旅費相当額を加算した額

　＊「機構職員の旅費相当額」とは、当該調査のため機構の職員2人が出張することとした場合における機構が定めるところにより支給すべきこととなる旅費の額に相当する額をいう。

② 実地の調査を伴わない認定――54,200円

(エ)　認定更新に係る細胞培養加工施設の構造設備調査を受けようとする者が、機構に納めなければならない手数料の額は、次に掲げる許可の更新の区分に応じ、それぞれに定める額とする。

① 実地の調査を伴う認定の更新――56,500円に機構職員の旅費相当額を加算した額

② 実地の調査を伴わない認定の更新――37,100円

3　機構による構造設備調査を受ける者は、金融機関に設けられた機構の指定口座に払い込むことによって納付し、当該納付に係る「振込金受取書(写)」を機構宛の申請書の裏

面に貼り付けて提出しなければならない。〈H26/11/19 医政研発 1119 第 1 号〉

■第５７条第３項■

前項の規定により機構に納められた手数料は、機構の収入とする。

趣旨

本規定は、機構に納められた手数料は、機構の収入となる旨を明示したものである。

解説

1　本規定に明示されていないが、法第 57 条第 1 項の規定により厚生労働省に収められた手数料は、国庫の収入となる。

第五十八条（経過措置）

> この法律の規定に基づき政令又は厚生労働省令を制定し、又は改廃する場合においては、それぞれ、政令又は厚生労働省令で、その制定又は改廃に伴い合理的に必要と判断される範囲内において、所要の経過措置（罰則に関する経過措置を含む。）を定めることができる。

趣旨

本規定は、再生医療法に基づく規制の制定又は改廃に際し、合理的な範囲内において、ある程度の猶予期間をおく必要があると考えられるものについては、罰則を含め、所要の経過措置を定めることができることとしたものである。

第六章　罰則

第五十九条

> 　　第二十二条の規定による命令に違反した者は、三年以下の懲役若しくは三百万円以下の罰金に処し、又はこれを併科する。

趣旨

　本規定は、再生医療等を提供する病院又は診療所の管理者が、緊急命令に違反した場合に、3年以下の懲役又は300万円以下の罰金に処することとしている。

第六十条

> 　　次の各号のいずれかに該当する者は、一年以下の懲役又は百万円以下の罰金に処する。
> 一　第四条第一項の規定に違反して、第一種再生医療等提供計画を提出せず、又はこれに記載すべき事項を記載せず、若しくは虚偽の記載をしてこれを提出して、第一種再生医療等を提供した者
> 二　第五条第一項の規定に違反して、変更後の第一種再生医療等提供計画を提出せず、又はこれに記載すべき事項を記載せず、若しくは虚偽の記載をしてこれを提出して、第一種再生医療等を提供した者
> 三　第八条第一項(第十条第一項において準用する場合を含む。)の規定による命令に違反した者
> 四　第九条(第十条第一項において準用する場合を含む。)の規定に違反した者
> 五　第十三条の規定に違反して第一種再生医療等を行った者
> 六　第二十三条第二項(第一種再生医療等に係る部分に限る。)の規定による命令に違反した者
> 七　第二十九条の規定に違反して秘密を漏らした者

趣旨

　本規定は、次に掲げる場合に、1年以下の懲役又は100万円以下の罰金に処することとしている。
　① 病院又は診療所の管理者が、第一種再生医療等提供計画の提出の規定に違反して、その提出をせず、又はこれに記載すべき事項を記載せず、虚偽の記載をしてこれを提出

して、第一種再生医療等を提供した場合
② 第一種再生医療等提供計画に変更(軽微な変更を除く。)が生じたときは、第一種再生医療等を提供するときと同様の手続を踏んで提出しなければならないにもかかわらず、当該規定に違反して、病院又は診療所の管理者が、その提出をせず、又は記載すべき事項を記載せず、虚偽の記載をしてこれを提出して、第一種再生医療等を提供した場合
③ 病院又は診療所の管理者が、第一種再生医療等提供計画の変更命令に従わなかった場合
④ 病院又は診療所の管理者が、提供制限期間の規定に違反して第一種再生医療等を提供した場合
⑤ 医師又は歯科医師が、提出された第一種再生医療等提供計画に記載された再生医療等であること及び提供制限期間が経過していることを確認せずに第一種再生医療等を行った場合
⑥ 第一種再生医療等提供計画を提出した病院又は診療所の管理者が、医療の提供制限命令に従わなかった場合
⑦ 認定再生医療等委員会の委員もしくは認定再生医療等委員会の審査等業務に従事する者又はこれらの者であった者が、審査等業務に関して知り得た秘密を漏らした場合

第六十一条

次の各号のいずれかに該当する者は、六月以下の懲役又は三十万円以下の罰金に処する。
一　第三十五条第一項の規定に違反して許可を受けないで特定細胞加工物の製造をした者
二　第四十七条の規定による命令に違反した者
三　第四十八条第一項の規定による細胞培養加工施設の使用禁止の処分に違反した者(許可事業者に限る。)
四　第四十八条第二項の規定による命令に違反した者(許可事業者に限る。)
五　第四十九条の規定による命令に違反した者

趣　旨

本規定は、次に掲げる場合に、6月以下の懲役又は30万円以下の罰金に処することとしている。

① 許可を受けないで特定細胞加工物の製造を行った場合
② 特定細胞加工物の製造をする者が緊急命令に違反した場合
③ 許可事業者が細胞培養加工施設の使用禁止の処分に違反した場合
④ 許可事業者が改善命令に違反した場合
⑤ 許可事業者が業務停止命令に違反した者

第六十二条

> 次の各号のいずれかに該当する者は、五十万円以下の罰金に処する。
> 一　第四条第一項の規定に違反して、再生医療等提供計画を提出せず、又はこれに記載すべき事項を記載せず、若しくは虚偽の記載をしてこれを提出して、再生医療等を提供した者(第六十条第一号の規定に該当する者を除く。)
> 二　第五条第一項の規定に違反して、変更後の再生医療等提供計画を提出せず、又はこれに記載すべき事項を記載せず、若しくは虚偽の記載をしてこれを提出して、再生医療等を提供した者(第六十条第二号の規定に該当する者を除く。)
> 三　第十三条の規定に違反して再生医療等を行った者(第六十条第五号の規定に該当する者を除く。)
> 四　第十六条第一項の規定に違反して記録を作成せず、又は虚偽の記録を作成した者
> 五　第十六条第二項の規定に違反して記録を保存しなかった者
> 六　第二十三条第二項(第一種再生医療等に係る部分を除く。)の規定による命令に違反した者
> 七　第二十四条第一項若しくは第二項の報告をせず、若しくは虚偽の報告をし、同条第一項若しくは第二項の規定による立入検査を拒み、妨げ、若しくは忌避し、又は同条第一項若しくは第二項の規定による質問に対し、正当な理由なしに答弁せず、若しくは虚偽の答弁をした者

趣旨

本規定は、次に掲げる場合に、50万円以下の罰金に処することとしている。

① 病院又は診療所の管理者が、再生医療等提出計画の提出の規定に違反して、その提出をせず、又は記載すべき事項を記載せず、虚偽の記載をしてこれを提出して、第二種再生医療等提出計画又は第三種再生医療等提出計画を提供した場合

② 第二種再生医療等提出計画又は第三種再生医療等提出計画に変更(軽微な変更を除く。)が生じたときは、第二種再生医療等提出計画又は第三種再生医療等提出計画を提出するときと同様の手続を踏んで提出しなければならないにもかかわらず、当該規定に違反して、病院又は診療所の管理者が、その提出をせず、又は記載すべき事項を記載せず、虚偽の記載をしてこれを提出して、第二種再生医療等又は第三種再生医療等を提供した場合

③ 医師又は歯科医師が、提出された第二種再生医療等提出計画又は第三種再生医療等提出計画に記載された再生医療等であることを確認せずに第二種再生医療等又は第三種再生医療等を行った場合

④ 医師又は歯科医師が、再生医療等に係る記録を作成せず、又は虚偽の記録を作成した場合

⑤ 病院又は診療所の管理者が、再生医療等の記録を保存しなかった場合
⑥ 第二種再生医療等提出計画又は第三種再生医療等提出計画を提出した病院又は診療所の管理者が、医療の提供制限命令に従わなかった場合
⑦ 再生医療等を提供する病院又は診療所の管理者が、厚生労働大臣から求められた報告をせず、もしくは虚偽の報告をし、立入検査を拒み、妨げ、もしくは忌避し、又は質問に対して、正当な理由なしに答弁せず、もしくは虚偽の答弁をした場合

第六十三条

> 次の各号のいずれかに該当する者は、二十万円以下の罰金に処する。
> 一 第四十条第一項の規定に違反して、届出をしないで、又は虚偽の届出をして、特定細胞加工物の製造をした者
> 二 第四十八条第一項の規定による細胞培養加工施設の使用禁止の処分に違反した者(許可事業者を除く。)
> 三 第四十八条第二項の規定による命令に違反した者(許可事業者を除く。)
> 四 第五十一条の規定による命令に違反した者
> 五 第五十二条第一項若しくは第二項の報告をせず、若しくは虚偽の報告をし、同条第一項若しくは第二項の規定による立入検査(第五十三条第一項の規定により機構が行うものを含む。)を拒み、妨げ、若しくは忌避し、又は第五十二条第一項若しくは第二項の規定による質問(第五十三条第一項の規定により機構が行うものを含む。)に対し、正当な理由なしに答弁せず、若しくは虚偽の答弁をした者

趣旨

本規定は、次に掲げる場合に、20万円以下の罰金に処することとしている。
① 特定細胞加工物の製造の届出を行わないで、又は虚偽の届出をして、特定細胞加工物の製造をした場合
② 届出事業者が細胞培養加工施設の使用禁止処分に違反した場合
③ 届出事業者が改善命令に違反した場合
④ 第五十一条の規定による命令に違反した者
⑤ 特定細胞加工物の製造をする者が、厚生労働大臣から求められた報告をせず、もしくは虚偽の報告をし、立入検査(機構が行うものを含む。)を拒み、妨げ、もしくは忌避し、又は質問(機構が行うものを含む。)に対して、正当な理由なしに答弁せず、もしくは虚偽の答弁をした場合

第六十四条

> 法人の代表者又は法人若しくは人の代理人、使用人その他の従業者が、その法人又は人の業務に関して第五十九条、第六十条(第七号を除く。)又は前三条の違反行為をしたときは、行為者を罰するほか、その法人又は人に対しても各本条の罰金刑を科する。

趣旨

　本規定は、両罰規定を定めたものである。法人の代表者又は法人もしくは人の代理人、使用人その他の従業者が、その法人又は人の業務に関し、法第59条、第60条(第7号を除く。)又は第61条から第63条までの違反行為をしたときは、行為者を罰するほか、その法人又は人に対しても各本条の罰金刑を科することとしている。

諸規則

＜邦文記載＞

1 厚生労働大臣又は機構に提出する計画、申請書、届書その他の書類は、邦文で記載されていなければならない。ただし、特別の事情により邦文をもって記載することができない書類であって、その翻訳文が添付されているものについては、この限りでない。〈則第119条〉

＜フレキシブルディスク＞

2 フレキシブルディスクによる手続について、次のとおり定められている。〈則第120条〉

(ア) 次に掲げる書類については、これらの書類の各欄に掲げる事項を記録したフレキシブルディスク等をもってこれらの書類に代えることができる。

　　＊「フレキシブルディスク等」とは、フレキシブルディスクその他これに準ずる物として厚生労働大臣が定めたもの並びに提出を行う者、申請者又は届出をする者の氏名及び住所並びに提出、申請又は届出の趣旨及びその年月日を記載した書類をいう。

- 様式第一による計画（則第27条第1項）
- 様式第二による届書（則第28条）
- 様式第三による届書（則第30条）
- 様式第四による届書（則第31条）
- 様式第五による申請書（則第43条第1項）
- 様式第七による申請書（則第51条）
- 様式第八による届書（則第53条）
- 様式第九による届書（則第55条第1項）
- 様式第一〇による申請書（則第56条）
- 様式第一一による申請書（則第57条第1項）
- 様式第一二による申請書（則第58条第1項）
- 様式第一三による申請書（則第59条第1項）
- 様式第一四による申請書（則第72条第1項）
- 様式第一六による届書（則第75条）
- 様式第一七による申請書（則第76条第1項（第84条において準用する場合を含む。））
- 様式第一八による申請書（則第77条第1項（第84条において準用する場合を含む。））
- 様式第一九による申請書（則第78条第1項）
- 様式第二〇による申請書（則第81条第2項）
- 様式第二二による申請書（則第83条第1項）
- 様式第二四による届書（則第84条において準用する第75条）
- 様式第二五による申請書（則第84条において準用する第78条）

○ 様式第二六による申請書(則第84条において準用する第81条第2項)

○ 様式第二七による届書(則第85条第1項)

○ 様式第二八による届書(則第87条)

○ 様式第二九による届書(則第88条)

(イ) (ア)に掲げる書類に代えてフレキシブルディスク等が提出される場合においては、当該フレキシブルディスク等は当該書類とみなす。

3 フレキシブルディスクは、日本工業規格X六二二三号に適合する90ミリメートルフレキシブルディスクカートリッジでなければならない。〈則第121条〉

4 フレキシブルディスクへの記録は、次に掲げる方式に従ってしなければならない。〈則第122条〉

① トラックフォーマットについては、日本工業規格X六二二四号又は日本工業規格X六二二五号に規定する方式

② ボリューム及びファイル構成については、日本工業規格X〇六〇五号に規定する方式

5 フレキシブルディスクには、日本工業規格X六二二三号に規定するラベル領域に、次に掲げる事項を記載した書面を貼り付けなければならない。〈則第123条〉

① 提出者、申請者又は届出をする者の氏名

② 提出年月日、申請年月日又は届出年月日

<電子情報処理組織>

6 次の書類の添付は電子情報処理組織を用いて入力し、送信することをもってこれらの書類に代えることができる。〈則第124条〉

＊「電子情報処理組織」とは、厚生労働省の使用に係る電子計算機と、書類に添付をしようとする者の使用に係る入出力装置とを電気通信回線で接続した電子情報処理組織をいう。

① 再生医療等提供計画の提出に係る添付書類(法第4条第3項(第5条第2項において準用する場合を含む。))

② 再生医療等委員会の認定申請に係る添付書類(法第26条第3項(第27条第3項及び第28条第6項において準用する場合を含む。))

③ 特定細胞加工物の製造の許可申請に係る添付書類(法第35条第2項(第36条第2項及び第39条第2項において準用する場合を含む。))

再生医療等製品の規制法

再生医療等製品の規制法

　再生医療等製品に関する規制は、昭和35年法律第145号「医薬品、医療機器等の品質、有効性及び安全性の確保等に関する法律」（薬機法）において定められている。

○医薬品、医療機器等の品質、有効性及び安全性の確保等に関する法律

昭和三十五年八月十日

法律第百四十五号

（最近改正：平成二七年六月二六日法律第五〇号）

第一章　総則

（目的）

第一条　この法律は、医薬品、医薬部外品、化粧品、医療機器及び再生医療等製品（以下「医薬品等」という。）の品質、有効性及び安全性の確保並びにこれらの使用による保健衛生上の危害の発生及び拡大の防止のために必要な規制を行うとともに、指定薬物の規制に関する措置を講ずるほか、医療上特にその必要性が高い医薬品、医療機器及び再生医療等製品の研究開発の促進のために必要な措置を講ずることにより、保健衛生の向上を図ることを目的とする。

（昭五四法五六・平五法二七・平一四法九六・平一八法六九・平二五法八四・一部改正）

* 本条は、「医薬品、医療機器等の品質、有効性及び安全性の確保等に関する法律」（いわゆる医薬品医療機器法、薬機法）の目的を明記したものである。再生医療等製品は、必要な規制及び措置が行われなければ、国民の健康に極めて大きな影響を及ぼすものであることから、薬機法では、所要の規制等を定めることとしている。
* 「薬事」とは、一般に、医薬品に関する事項、麻薬、覚醒剤、大麻その他の薬物に関する事項、毒物及び薬物に関する事項、薬剤師に関する事項などを意味する用語であり、医薬部外品及び化粧品に関する事項、指定薬物に関する事項も、この概念に含まれ得るものである。しかし、麻薬等に関する事項、毒物・薬物に関する事項、薬剤師に関する事項は、薬事の概念に含まれているにもかかわらず、『薬事法』の対象範囲となっていない。他方、医療機器に関する事項は、薬事の概念に含まれないにも拘わらず、従前より『薬事法』の対象範囲とされてきた。また、再生医療等製品に関する事項も薬事の概念に含まれない。法律の題名は、呼びやすさとともに、その内容を一応推察させ、その内容を誤解させず、他との紛れも生じさせないようにしなければならないという要請があるが、『薬事法』の実際の対象範囲からみて、もはやこのような要請を満たすことが困難となっていることから、平成25年の法改正を機に、その題名が「薬事法」から「医薬品、医療機器等の品質、有効性及び安全性の確保等に関する法律」に改められることとなった。

(国の責務)

第一条の二 国は、この法律の目的を達成するため、医薬品等の品質、有効性及び安全性の確保、これらの使用による保健衛生上の危害の発生及び拡大の防止その他の必要な施策を策定し、及び実施しなければならない。

(平二五法八四・追加)

＊ 本条は、国の責務を明示したものである。「その他の必要な施策」には、指定薬物の規制、希少疾病用再生医療等製品の研究開発の促進に関する施策も含まれる。

(都道府県等の責務)

第一条の三 都道府県、地域保健法(昭和二十二年法律第百一号)第五条第一項の政令で定める市(以下「保健所を設置する市」という。)及び特別区は、前条の施策に関し、国との適切な役割分担を踏まえて、当該地域の状況に応じた施策を策定し、及び実施しなければならない。

(平二五法八四・追加)

＊ 本条は、都道府県、保健所設置市及び特別区の責務を明示したものである。「地域の状況に応じた施策」として、例えば、地方薬事審議会の活用、販売業者の資質向上の取組みが挙げられる。

(医薬品等関連事業者等の責務)

第一条の四 医薬品等の製造販売、製造(小分けを含む。以下同じ。)、販売、貸与若しくは修理を業として行う者、第四条第一項の許可を受けた者(以下「薬局開設者」という。)又は病院、診療所若しくは飼育動物診療施設(獣医療法(平成四年法律第四十六号)第二条第二項に規定する診療施設をいい、往診のみによつて獣医師に飼育動物の診療業務を行わせる者の住所を含む。以下同じ。)の開設者は、その相互間の情報交換を行うことその他必要な措置を講ずることにより、医薬品等の品質、有効性及び安全性の確保並びにこれらの使用による保健衛生上の危害の発生及び拡大の防止に努めなければならない。

(平二五法八四・追加)

＊ 本条は、医薬品等関連事業者等の責務を明示したものである。「必要な措置」として、例えば、情報の提供等(薬機法第 68 条の 2)、危害の防止(薬機法第 68 条の 9)、副作用等の報告(薬機法第 68 条の 10)に関連した措置が挙げられる。

(医薬関係者の責務)

第一条の五 医師、歯科医師、薬剤師、獣医師その他の医薬関係者は、医薬品等の有効性及び安全性その他これらの適正な使用に関する知識と理解を深めるとともに、これらの使用の対象者(動物への使用にあつては、その所有者又は管理者。第六十八条の四、第六十八条の七第三項及び第四項、第六十八条の二十一並びに第六十八条の二十二第三項及び第四項において同じ。)及びこれらを購入し、又は譲り受けようとする者に対し、これらの適正な使用に関する事項に関する正確かつ適切な情報の提供に努めなければならない。

(平二五法八四・追加)

* 本条は、医薬関係者の責務を明示したものである。「正確かつ適切な情報の提供」として、例えば、医師が患者に再生医療等製品を使用する場合に必要な情報提供を行うことが該当し、再生医療等製品に係る説明等(薬機法第68条の4)に関連した措置が挙げられる。

（国民の役割）

第一条の六 国民は、医薬品等を適正に使用するとともに、これらの有効性及び安全性に関する知識と理解を深めるよう努めなければならない。

（平二五法八四・追加）

* 本条は、一般の生活者たる国民の役割を示したものである。

（定義）

第二条 この法律で「医薬品」とは、次に掲げる物をいう。
一 日本薬局方に収められている物
二 人又は動物の疾病の診断、治療又は予防に使用されることが目的とされている物であつて、機械器具等（機械器具、歯科材料、医療用品、衛生用品並びにプログラム（電子計算機に対する指令であつて、一の結果を得ることができるように組み合わされたものをいう。以下同じ。）及びこれを記録した記録媒体をいう。以下同じ。）でないもの（医薬部外品及び再生医療等製品を除く。）
三 人又は動物の身体の構造又は機能に影響を及ぼすことが目的とされている物であつて、機械器具等でないもの（医薬部外品、化粧品及び再生医療等製品を除く。）

2 この法律で「医薬部外品」とは、次に掲げる物であつて人体に対する作用が緩和なものをいう。
一 次のイからハまでに掲げる目的のために使用される物（これらの使用目的のほかに、併せて前項第二号又は第三号に規定する目的のために使用される物を除く。）であつて機械器具等でないもの
  イ 吐きけその他の不快感又は口臭若しくは体臭の防止
  ロ あせも、ただれ等の防止
  ハ 脱毛の防止、育毛又は除毛
二 人又は動物の保健のためにするねずみ、はえ、蚊、のみその他これらに類する生物の防除の目的のために使用される物（この使用目的のほかに、併せて前項第二号又は第三号に規定する目的のために使用される物を除く。）であつて機械器具等でないもの
三 前項第二号又は第三号に規定する目的のために使用される物（前二号に掲げる物を除く。）のうち、厚生労働大臣が指定するもの

3 この法律で「化粧品」とは、人の身体を清潔にし、美化し、魅力を増し、容貌を変え、又は皮膚若しくは毛髪を健やかに保つために、身体に塗擦、散布その他これらに類似する方法で使用されることが目的とされている物で、人体に対する作用が緩和なものをいう。ただし、これらの使用目的のほかに、第一項第二号又は第三号に規定する用途に使

用されることも併せて目的とされている物及び医薬部外品を除く。

4　この法律で「医療機器」とは、人若しくは動物の疾病の診断、治療若しくは予防に使用されること、又は人若しくは動物の身体の構造若しくは機能に影響を及ぼすことが目的とされている機械器具等（再生医療等製品を除く。）であつて、政令で定めるものをいう。

5　この法律で「高度管理医療機器」とは、医療機器であつて、副作用又は機能の障害が生じた場合（適正な使用目的に従い適正に使用された場合に限る。次項及び第七項において同じ。）において人の生命及び健康に重大な影響を与えるおそれがあることからその適切な管理が必要なものとして、厚生労働大臣が薬事・食品衛生審議会の意見を聴いて指定するものをいう。

6　この法律で「管理医療機器」とは、高度管理医療機器以外の医療機器であつて、副作用又は機能の障害が生じた場合において人の生命及び健康に影響を与えるおそれがあることからその適切な管理が必要なものとして、厚生労働大臣が薬事・食品衛生審議会の意見を聴いて指定するものをいう。

7　この法律で「一般医療機器」とは、高度管理医療機器及び管理医療機器以外の医療機器であつて、副作用又は機能の障害が生じた場合においても、人の生命及び健康に影響を与えるおそれがほとんどないものとして、厚生労働大臣が薬事・食品衛生審議会の意見を聴いて指定するものをいう。

8　この法律で「特定保守管理医療機器」とは、医療機器のうち、保守点検、修理その他の管理に専門的な知識及び技能を必要とすることからその適正な管理が行われなければ疾病の診断、治療又は予防に重大な影響を与えるおそれがあるものとして、厚生労働大臣が薬事・食品衛生審議会の意見を聴いて指定するものをいう。

9　この法律で「再生医療等製品」とは、次に掲げる物（医薬部外品及び化粧品を除く。）であつて、政令で定めるものをいう。

　　＊　本項は、再生医療等製品の定義を定めたものである。
　　＊「政令で定めるもの」として、次のものが定められている。〈薬機法施行令第1条の2、別表第二〉
　　　（ア）ヒト細胞加工製品
　　　　　① ヒト体細胞加工製品（②及び④を除く。）
　　　　　② ヒト体性幹細胞加工製品（④を除く。）
　　　　　③ ヒト胚性幹細胞加工製品
　　　　　④ ヒト人工多能性幹細胞加工製品
　　　（イ）動物細胞加工製品
　　　　　① 動物体細胞加工製品（②及び④を除く。）
　　　　　② 動物体性幹細胞加工製品（④を除く。）
　　　　　③ 動物胚性幹細胞加工製品
　　　　　④ 動物人工多能性幹細胞加工製品
　　　（ウ）遺伝子治療用製品
　　　　　① プラスミドベクター製品
　　　　　② ウイルスベクター製品
　　　　　③ 遺伝子発現治療製品（①及び②を除く。）

一　次に掲げる医療又は獣医療に使用されることが目的とされている物のうち、人又は動物の細胞に培養その他の加工を施したもの

　　イ　人又は動物の身体の構造又は機能の再建、修復又は形成

　　　　＊　本号は、再生医療製品とよばれるものである。例えば、培養した皮膚が挙げられる。

　　ロ　人又は動物の疾病の治療又は予防

　　　　＊　本号は、細胞治療製品とよばれ、「再生医療等製品」の『等』の中に含まれるものである。例えば、活性化リンパ球が挙げられる。

二　人又は動物の疾病の治療に使用されることが目的とされている物のうち、人又は動物の細胞に導入され、これらの体内で発現する遺伝子を含有させたもの

　　　＊　本号は、細胞に導入された遺伝子が人又は動物の体内で発現して生成する蛋白質等により薬理作用を及ぼすもので、遺伝子治療製品とよばれ、「再生医療等製品」の『等』の中に含まれるものである。例えば、遺伝欠損した酵素遺伝子を組み込んだプラスミドが挙げられる。

10　この法律で「生物由来製品」とは、人その他の生物（植物を除く。）に由来するものを原料又は材料として製造をされる医薬品、医薬部外品、化粧品又は医療機器のうち、保健衛生上特別の注意を要するものとして、厚生労働大臣が薬事・食品衛生審議会の意見を聴いて指定するものをいう。

11　この法律で「特定生物由来製品」とは、生物由来製品のうち、販売し、貸与し、又は授与した後において当該生物由来製品による保健衛生上の危害の発生又は拡大を防止するための措置を講ずることが必要なものであつて、厚生労働大臣が薬事・食品衛生審議会の意見を聴いて指定するものをいう。

12　この法律で「薬局」とは、薬剤師が販売又は授与の目的で調剤の業務を行う場所（その開設者が医薬品の販売業を併せ行う場合には、その販売業に必要な場所を含む。）をいう。ただし、病院若しくは診療所又は飼育動物診療施設の調剤所を除く。

13　この法律で「製造販売」とは、その製造（他に委託して製造をする場合を含み、他から委託を受けて製造をする場合を除く。以下「製造等」という。）をし、又は輸入をした医薬品（原薬たる医薬品を除く。）、医薬部外品、化粧品、医療機器若しくは再生医療等製品を、それぞれ販売し、貸与し、若しくは授与し、又は医療機器プログラム（医療機器のうちプログラムであるものをいう。以下同じ。）を電気通信回線を通じて提供することをいう。

　　＊　本項は、製造販売の定義を定めたものである。製造販売は、製品たる再生医療等製品の責任のあり方を示す重要な用語といえる。「他に委託して製造をする場合を含み、他から委託を受けて製造をする場合を除く。」とあるように、「製造等」には、自ら製造する場合以外に、他に委託して製造する場合も製造販売に含まれる。一方で他から委託されて製造する場合は含まれない。つまり自社製造品又は委託製造品を販売等することが製造販売といえる。また、「輸入をした」とあるように、「製造等」したもののほか、外国からの輸入製品を国内で販売等することも製造販売に含まれる。

14　この法律で「体外診断用医薬品」とは、専ら疾病の診断に使用されることが目的とされている医薬品のうち、人又は動物の身体に直接使用されることのないものをいう。

15 この法律で「指定薬物」とは、中枢神経系の興奮若しくは抑制又は幻覚の作用（当該作用の維持又は強化の作用を含む。以下「精神毒性」という。）を有する蓋然性が高く、かつ、人の身体に使用された場合に保健衛生上の危害が発生するおそれがある物（大麻取締法（昭和二十三年法律第百二十四号）に規定する大麻、覚せい剤取締法（昭和二十六年法律第二百五十二号）に規定する覚醒剤、麻薬及び向精神薬取締法（昭和二十八年法律第十四号）に規定する麻薬及び向精神薬並びにあへん法（昭和二十九年法律第七十一号）に規定するあへん及びけしがらを除く。）として、厚生労働大臣が薬事・食品衛生審議会の意見を聴いて指定するものをいう。

16 この法律で「希少疾病用医薬品」とは、第七十七条の二第一項の規定による指定を受けた医薬品を、「希少疾病用医療機器」とは、同項の規定による指定を受けた医療機器を、「希少疾病用再生医療等製品」とは、同項の規定による指定を受けた再生医療等製品をいう。

　＊本項は、希少疾病用再生医療等製品の定義を定めたものである。①本邦における対象者数が5万人未満であること、②特に優れた使用価値を有するものとなることのいずれにも該当する物を製造販売をしようとする者から申請があったときは、厚生労働大臣は、薬事・食品衛生審議会の意見を聴いて、希少疾病用再生医療等製品として指定することができる。希少疾病用の指定を受けた開発品目については、開発資金の確保が配慮され、また、承認審査を優先的に受けることができる等、様々な優遇措置の対象となる。

17 この法律で「治験」とは、第十四条第三項（同条第九項及び第十九条の二第五項において準用する場合を含む。）、第二十三条の二の五第三項（同条第十一項及び第二十三条の二の十七第五項において準用する場合を含む。）又は第二十三条の二十五第三項（同条第九項及び第二十三条の三十七第五項において準用する場合を含む。）の規定により提出すべき資料のうち臨床試験の試験成績に関する資料の収集を目的とする試験の実施をいう。

　＊ 本項は、治験の定義を定めたものである。加工細胞等の効果を確かめたり、既存の再生医療等製品の効果を調べるために、患者や健常人を被験者として行うことを臨床試験というが、再生医療等製品の承認審査の際に必要とするデータを取得するために行う臨床試験のことを、特に治験という。
　＊「第二十三条の二十五第三項（略）の規定により提出すべき資料」とは、再生医療等製品の承認（外国特例承認、一変承認を含む。）の申請書の添付資料をいう。

18 この法律にいう「物」には、プログラムを含むものとする。
（平四法四六・平五法二七・平八法一〇四・平一一法一六〇・平一四法九六・平一八法六九・平二五法八四・平二六法一二二・一部改正）

第二章　地方薬事審議会

（平一一法一〇二・改称）

第三条　都道府県知事の諮問に応じ、薬事（医療機器及び再生医療等製品に関する事項を含む。以下同じ。）に関する当該都道府県の事務及びこの法律に基づき当該都道府県知事の権限に属する事務のうち政令で定めるものに関する重要事項を調査審議させるため、各都道府県に、地方薬事審議会を置くことができる。

* 本項は、地方薬事審議会の設置根拠を定めたものである。地方薬事審議会は、都道府県知事の諮問機関として薬事に関する重要事項につき学識経験者、関係業界等の意見をきき、適切な行政運営を行なうためのものであるので、法律上は任意設置とされているが、なるべく審議会を設置することが望ましい。〈S36/2/8 薬発第44号〉
* 「都道府県知事の権限に属する事務のうち政令で定めるもの」とあるが、現在のところ定められたものはない。

2　地方薬事審議会の組織、運営その他地方薬事審議会に関し必要な事項は、当該都道府県の条例で定める。

* 本項は、地方薬事審議会のに関し必要な事項は、地方自治の地方自治の尊重の理念から条例で定めることとしている。

（平一一法一六〇・一部改正、平一四法九六・旧第四条繰上・一部改正、平二五法八四・一部改正）

第三章　薬局　略

第四章　医薬品、医薬部外品及び化粧品の製造販売業及び製造業　略

第五章　医療機器及び体外診断用医薬品の製造販売業及び製造業等　略

第六章　再生医療等製品の製造販売業及び製造業

（平二五法八四・追加）

（製造販売業の許可）

第二十三条の二十　再生医療等製品は、厚生労働大臣の許可を受けた者でなければ、業として、製造販売をしてはならない。

- ＊　本項は、再生医療等製品の製造販売業については、厚生労働大臣の許可がない限り、禁止される旨を定めたものである。
- ＊　再生医療等製品の製造販売業の許可の申請は、申請者の住所地の都道府県知事を経由して行わなければならない。〈法第23条の41第1項〉
- ＊　申請書には、次の書類を添えなければならない。〈薬機法施行規則第137条の2第2項本文〉
  - ①　申請者が法人であるときは、登記事項証明書
  - ②　申請者に係る精神の機能の障害又は申請者が麻薬、大麻、あへんもしくは覚醒剤の中毒者であるかないかに関する医師の診断書
  - ③　申請者が現に製造販売業の許可を受けている場合にあっては、当該製造販売業の許可証の写し
  - ④　申請者が法人であるときは、その組織図
  - ⑤　申請者以外の者がその総括製造販売責任者であるときは、雇用契約書の写しその他申請者のその総括製造販売責任者に対する使用関係を証する書類
  - ⑥　総括製造販売責任者ががその要件(薬機法第23条の34第1項)に該当する者であることを証する書類
  - ⑦　品質管理に係る体制に関する書類
  - ⑧　製造販売後安全管理に係る体制に関する書類
- ＊　厚生労働大臣は、製造販売業の許可台帳を備え、次の事項を記載する。〈薬機法施行令第43条の7第1項、則第137条の7〉
  - ①　許可番号及び許可年月日
  - ②　製造販売業者の氏名及び住所
  - ③　主たる機能を有する事務所の名称及び所在地
  - ④　総括製造販売責任者の氏名及び住所
  - ⑤　当該製造販売業者が他の種類の製造販売業の許可を受けている場合にあっては、当該許可の種類及び許可番号

2　前項の許可は、三年を下らない政令で定める期間ごとにその更新を受けなければ、その期間の経過によつて、その効力を失う。

- ＊　本項は、許可後においても再生医療等製品の製造販売業者の状況を定期的に確認し、その品質管理及び製造販売後安全管理の水準を維持するという趣旨に基づき、製造販売業の許可を更新制としたものである。
- ＊　「政令で定める期間」は、5年である。〈薬機法施行令第43条の2〉
- ＊　再生医療等製品の製造販売業の許可の更新申請は、申請者の住所地の都道府県知事を経由して行わなければならない。〈薬機法第23条の41第1項〉
- ＊　更新の申請は、申請書に許可証を添えなければならない。〈薬機法施行規則第137条の6第2項〉

（平二五法八四・追加）

（許可の基準）

第二十三条の二十一 次の各号のいずれかに該当するときは、前条第一項の許可を与えないことができる。

＊ 本条は、再生医療等製品の製造販売業の許可申請について、不許可の基準を明示したものである。

一 申請に係る再生医療等製品の品質管理の方法が、厚生労働省令で定める基準に適合しないとき。
　＊ 本号は、品質管理の方法の基準に適合していることを求めたものである。

二 申請に係る再生医療等製品の製造販売後安全管理の方法が、厚生労働省令で定める基準に適合しないとき。
　＊ 本号は、製造販売後安全管理の方法の基準に適合していることを求めたものである。

三 申請者が、第五条第三号イからへまでのいずれかに該当するとき。
　＊ 本号は、申請者が欠格事項に該当してないことを求めたものである。

（平二五法八四・追加）

（製造業の許可）

第二十三条の二十二 再生医療等製品の製造業の許可を受けた者でなければ、業として、再生医療等製品の製造をしてはならない。

＊ 本項は、再生医療等製品の製造業については、厚生労働大臣の許可がない限り、禁止される旨を定めたものである。
＊ 再生医療等製品の製造の許可制度は、再生医療等に用いる細胞加工の業務について、医師の責任での下でなくても、企業が当該業務を行うことを可能としたものである。専門的な人員確保や設備の整備など、細胞加工に係る医療機関の負担軽減につながり、また、細胞加工に関連する産業の活性化及び育成に資するものといえよう。
＊ 再生医療等製品の製造業の許可の申請は、製造所の所在地の都道府県知事を経由して行わなければならない。〈薬機法第23条の41第2項〉
＊ 申請書には、次の書類を添えなければならない。〈薬機法施行規則第137条の8第2項本文〉
　① 申請者が法人であるときは、登記事項証明書
　② 申請者が欠格事項（薬機法第5条第3号ホ及びへ）に該当しないことを疎明する書類
　③ 申請者以外の者がその製品製造管理者であるときは、雇用契約書の写しその他申請者のその製造管理者に対する使用関係を証する書類
　④ 製造管理者が承認（薬機法第23条の34第3項）を受けた者であることを証する書類
　⑤ 製造所の構造設備に関する書類
　⑥ 製造しようとする品目の一覧表及び製造工程に関する書類
　⑦ 申請者が他の製造業の許可もしくは登録又は特定細胞加工物の製造の許可（再生医療法第35条第1項）を受けている場合にあっては、当該製造業の許可証もしくは登録証又は当該特定細胞加工物の製造の許可証の写し
＊ 厚生労働大臣は、製造業の許可台帳を備え、次の事項を記載する。〈薬機法施行令第43条の14、則第137条の15〉
　① 許可番号及び許可年月日
　② 許可の区分
　③ 製造業者の氏名及び住所
　④ 製造所の名称及び所在地
　⑤ 当該製造所の製造管理者の氏名及び住所

⑥ 当該製造業者が他の製造業の許可もしくは登録又は特定細胞加工物の製造の許可を受けている場合にあっては、当該製造業の許可の区分及び許可番号もしくは登録番号又は当該特定細胞加工物の製造の許可番号

2 前項の許可は、厚生労働省令で定める区分に従い、厚生労働大臣が製造所ごとに与える。
　　＊ 本項は、再生医療等製品の製造業の許可は、許可区分に従い、製造所ごとに与えられる旨を定めたものである。
　　＊「厚生労働省令で定める区分」は、次のとおりである。〈薬機法施行規則第137条の9〉
　　　（ア）再生医療等製品の製造工程の全部又は一部を行うもの（（イ）を除く。）
　　　（イ）再生医療等製品の製造工程のうち包装、表示又は保管のみを行うもの

3 第一項の許可は、三年を下らない政令で定める期間ごとにその更新を受けなければ、その期間の経過によつて、その効力を失う。
　　＊ 本項は、許可後においても製造所の構造設備の状況を定期的に確認し、再生医療等製品の製造水準を維持するという趣旨に基づき、その製造業の許可を更新制としたものである。
　　＊「政令で定める期間」は、5年である。〈薬機法施行令第43条の9〉
　　＊ 再生医療等製品の製造業の許可の更新申請は、製造所の所在地の都道府県知事を経由して行わなければならない。〈薬機法第23条の41第2項〉
　　＊ 更新の申請は、申請書に許可証を添えなければならない。〈薬機法施行規則第137条の13第2項〉

4 次の各号のいずれかに該当するときは、第一項の許可を与えないことができる。
　　＊ 本項は、再生医療等製品の製造業の許可申請について、不許可の基準を明示したものである。
　一　その製造所の構造設備が、厚生労働省令で定める基準に適合しないとき。
　　＊ 本号は、構造設備基準に適合していることを求めたものである。
　　＊「厚生労働省令で定める基準」は、昭和36年2月1日厚生省令第2号「薬局等構造設備規則」において定められている。

　二　申請者が、第五条第三号イからヘまでのいずれかに該当するとき。
　　＊ 本号は、申請者が欠格事項に該当してないことを求めたものである。

5 厚生労働大臣は、第一項の許可又は第三項の許可の更新の申請を受けたときは、前項第一号の基準に適合するかどうかについての書面による調査又は実地の調査を行うものとする。
　　＊ 本項は、再生医療等製品の製造業の許可又は当該許可の更新が申請されたときは、その製造所の構造設備調査が行われる旨を定めたものである。

6 第一項の許可を受けた者は、当該製造所に係る許可の区分を変更し、又は追加しようとするときは、厚生労働大臣の許可を受けなければならない。
　　＊ 本項は、再生医療等製品の製造業の許可区分の変更又は追加については、厚生労働大臣の許可を受けなければならない旨を定めたものである。
　　＊ 再生医療等製品の製造業の許可区分の変更又は追加の許可の申請は、製造所の所在地都道府県知事を経由して行わなければならない。〈薬機法第23条の41第2項〉
　　＊ 申請書には、次の書類を添えなければならない。〈薬機法施行規則第137条の14第2項本文〉
　　　① 許可証
　　　② 変更又は追加に係る製造品目の一覧表及び製造工程に関する書類
　　　③ 変更し、又は追加しようとする許可の区分に係る製造所の構造設備に関する書類

7 前項の許可については、第一項から第五項までの規定を準用する。

再生医療等製品の規制法　薬機法第6章(再生医療等製品の製造販売業及び製造業)

　　＊　本項は、再生医療等製品の製造業の許可区分の変更又は追加に関する規制は、再生医療等製品の製造業の許可に関する規制を準用する旨を定めたものである。

(平二五法八四・追加)

(機構による調査の実施)
第二十三条の二十三　厚生労働大臣は、機構に、再生医療等製品(専ら動物のために使用されることが目的とされているものを除く。以下この条において同じ。)のうち政令で定めるものに係る前条第一項若しくは第六項の許可又は同条第三項(同条第七項において準用する場合を含む。以下この条において同じ。)の許可の更新についての同条第五項(同条第七項において準用する場合を含む。)に規定する調査を行わせることができる。

　　＊　本項は、厚生労働大臣は、再生医療等製品の申請に係る製造所の構造設備調査を機構に行わせることができる旨を定めたものである。
　　＊　「政令で定めるもの」は、再生医療等製品(動物用再生医療等製品を除く。)の全部である。〈薬機法施行令第43条の15〉

2　厚生労働大臣は、前項の規定により機構に調査を行わせるときは、当該調査を行わないものとする。この場合において、厚生労働大臣は、前条第一項若しくは第六項の許可又は同条第三項の許可の更新をするときは、機構が第四項の規定により通知する調査の結果を考慮しなければならない。

　　＊　本項は、再生医療等製品の製造業の許可権者たる厚生労働大臣は、機構に申請に係る製造所の構造設備調査を行わせたときは、重複して構造設備調査を行わず、許可を行うかどうかの判断にあたっては、機構の当該調査の結果を考慮しなければならない旨を定めたものである。

3　厚生労働大臣が第一項の規定により機構に調査を行わせることとしたときは、同項の政令で定める再生医療等製品に係る前条第一項若しくは第六項の許可又は同条第三項の許可の更新の申請者は、機構が行う当該調査を受けなければならない。

　　＊　本項は、許可権者たる厚生労働大臣が、機構に申請に係る製造所の構造設備調査を行わせることとしたときは、再生医療等製品の製造業の許可の申請者は、機構が行う当該調査を受けなければならない旨を定めたものである。

4　機構は、前項の調査を行つたときは、遅滞なく、当該調査の結果を厚生労働省令で定めるところにより厚生労働大臣に通知しなければならない。

　　＊　本項は、機構は、構造設備調査を行ったときは、遅滞なく、当該調査の結果を厚生労働大臣に通知しなければならない旨を定めたものである。

5　機構が行う調査に係る処分(調査の結果を除く。)又はその不作為については、厚生労働大臣に対して、行政不服審査法による審査請求をすることができる。

　　＊　本項は、再生医療等製品の製造業の許可申請に係る製造所の構造設備調査の結果以外で、当該調査に関して機構が行った処分又は不作為については、厚生労働大臣に対して審査請求をすることができる旨を定めたものである。

(平二五法八四・追加)

(再生医療等製品外国製造業者の認定)

第二十三条の二十四 外国において本邦に輸出される再生医療等製品を製造しようとする者(以下「再生医療等製品外国製造業者」という。)は、厚生労働大臣の認定を受けることができる。

* 本項は、再生医療等製品の外国製造業者については、厚生労働大臣の認定を受けなければならない旨を定めたものである。
* 本項の規制対象となる再生医療等製品は、薬機法の効力の及ばない外国において製造されるものであるから、本法が定める製造業の許可制度を適用することができない。そのため、外国製造業者が国内の製造業者と同等の製造能力を備えていることを担保するため、本項による認定制度が設けられている。
* 申請書には、次の書類を添えなければならない。〈薬機法施行規則第137条の18第2項本文〉
  ① 申請者が欠格事項(薬機法第5条第3号ホ及びヘ)に該当しないことを疎明する書類
  ② 製造所の責任者の履歴書
  ③ 製造品目の一覧表及び製造工程に関する書類
  ④ 製造所の構造設備に関する書類
  ⑤ 当該外国製造業者が存する国が再生医療等製品の製造販売業の許可、製造業の許可、製造販売の承認の制度又はこれに相当する制度を有する場合においては、当該国の政府機関等が発行する当該制度に係る許可証等の写し
* 厚生労働大臣は、外国製造業者の認定台帳を備え、次の事項を記載する。〈薬機法施行令第43条の21、則第137条の20第1項により準用する第137条の15〉
  ① 認定番号及び認定年月日
  ② 認定の区分
  ③ 外国製造業者の氏名及び住所
  ④ 製造所の名称及び所在地
  ⑤ 当該製造所の責任者の氏名及び住所
  ⑥ 当該外国製造業者が他の外国製造業者の認定又は登録を受けている場合にあっては、当該認定の区分及び認定番号又は登録番号

2　前項の認定は、厚生労働省令で定める区分に従い、製造所ごとに与える。

* 本項は、再生医療等製品の外国製造業者の認定は、認定区分に従い、製造所ごとに与えられる旨を定めたものである。
* 「厚生労働省令で定める区分」は、次のとおり定められている。〈薬機法施行規則第137条の19〉
  (ｱ) 再生医療等製品の製造工程の全部又は一部を行うもの((ｲ)を除く。)
  (ｲ) 再生医療等製品の製造工程のうち包装、表示又は保管のみを行うもの

3　第一項の認定については、第二十三条の二十二第三項から第七項まで及び前条の規定を準用する。この場合において、第二十三条の二十二第三項から第六項までの規定中「許可」とあるのは「認定」と、同条第七項中「許可」とあるのは「認定」と、「第一項」とあるのは「第二項」と、前条第一項中「前条第一項若しくは第六項の許可又は同条第三項(同条第七項において準用する場合を含む。以下この条において同じ。)の許可の更新についての同条第五項(同条第七項」とあるのは「次条第一項若しくは同条第三項において準用する前条第六項の認定又は次条第三項において準用する前条第三項(次条第三項において準用する前条第七項において準用する場合を含む。以下この条において同じ。)の認定の更新についての次条第三項において準用する前条第五項(次条第三項において準用する前条第七項」と、同条第二項及び第三項中「前条第一項若しくは第六項の許可又は同条第三項の許可の更新」とあるのは「次条第一項若しくは同条第三項において準用

する前条第六項の認定又は次条第三項において準用する前条第三項の認定の更新」と読み替えるものとする。
* 本項は、再生医療等製品の外国製造業者の認定に関する規制は、再生医療等製品の製造業の許可に関する規制を準用する旨を定めたものである。

(平二五法八四・追加)

(再生医療等製品の製造販売の承認)
第二十三条の二十五 再生医療等製品の製造販売をしようとする者は、品目ごとにその製造販売についての厚生労働大臣の承認を受けなければならない。
* 本項は、再生医療等製品の製造販売にあたっては、厚生労働大臣の承認を受けなければならない旨を定めたものである。
* 申請書には、次の書類を添えなければならない。〈薬機法施行規則第137条の21第2項本文〉
  ① 当該品目に係る製造販売業の許可証の写し
  ② 特例承認を申請しようとするときは、申請者が製造販売しようとする物が、その要件(薬機法第23条の28第1項第2号)に該当することを明らかにする書類その他必要な書類
* 厚生労働大臣は、承認台帳を備え、次の事項を記載する。〈薬機法施行令第43条の22、則第137条の30〉
  ① 承認番号及び承認年月日
  ② 承認を受けた者の氏名及び住所
  ③ 承認を受けた者の製造販売業の許可の種類及び許可番号
  ④ 当該品目の製造所の名称及び所在地
  ⑤ 当該品目の製造所が受けている製造業者の許可の区分及び許可番号又は外国製造業者の認定の区分及び認定番号
  ⑥ 当該品目の名称
  ⑦ 当該品目の成分及び分量又は形状、構造及び原理
  ⑧ 当該品目の効能、効果又は使用目的
  ⑨ 当該品目の用法及び用量又は使用方法
  ⑩ 当該品目の規格及び試験方法

2 次の各号のいずれかに該当するときは、前項の承認は、与えない。
* 本項は、再生医療等製品の製造販売の承認申請について、承認拒否事由を明示したものである。

一 申請者が、第二十三条の二十第一項の許可を受けていないとき。
* 本号は、申請者が再生医療等製品の製造販売業者であることを、再生医療等製品の製造販売の承認要件としたものである。

二 申請に係る再生医療等製品を製造する製造所が、第二十三条の二十二第一項の許可(申請をした品目について製造ができる区分に係るものに限る。)又は前条第一項の認定(申請をした品目について製造ができる区分に係るものに限る。)を受けていないとき。
* 本号は、申請に係る再生医療等製品を製造する製造所が、当該申請品目に応じた区分の製造業の許可を受けていることを、再生医療等製品の製造販売の承認要件としたものである。また、外国製造する場合にあっては、その製造所が、当該申請品目に該当する区分の外国製造業者の認定を受けていることを製造販売の承認要件としている。

三 申請に係る再生医療等製品の名称、構成細胞、導入遺伝子、構造、用法、用量、使用方法、効能、効果、性能、副作用その他の品質、有効性及び安全性に関する事項の

審査の結果、その物が次のイからハまでのいずれかに該当するとき。

　　＊　本号は、申請に係る再生医療等製品が、①申請どおりの効能、効果又は性能を有すると認められないとき、②その効能、効果又は性能に比べて、著しく有害な作用を有し、使用価値がないと認められるとき、③再生医療等製品として不適当なものとして厚生労働省令で定める場合に該当するときのいずれにも該当しないことを、再生医療等製品の製造販売の承認要件としたものである。

　　イ　申請に係る効能、効果又は性能を有すると認められないとき。
　　ロ　申請に係る効能、効果又は性能に比して著しく有害な作用を有することにより、再生医療等製品として使用価値がないと認められるとき。
　　ハ　イ又はロに掲げる場合のほか、再生医療等製品として不適当なものとして厚生労働省令で定める場合に該当するとき。

　　　＊「厚生労働省令で定める場合」は、申請に係る再生医療等製品の性状又は品質が保健衛生上著しく不適当な場合である。〈薬機法施行規則第137条の22〉

　四　申請に係る再生医療等製品の製造所における製造管理又は品質管理の方法が、厚生労働省令で定める基準に適合していると認められないとき。

　　＊　本号は、申請に係る再生医療等製品の製造所における製造管理又は品質管理の方法が基準に適合していることを、再生医療等製品の製造販売の承認要件としたものである。
　　＊「厚生労働省令で定める基準」は、平成26年厚生労働省令第93号「再生医療等製品の製造管理及び品質管理の基準に関する省令」により定められており、GCTP(Good Cell/Tissue Practice(Good Gene,Cellular and Tissue-based Products Practice))とよばれる。

3　第一項の承認を受けようとする者は、厚生労働省令で定めるところにより、申請書に臨床試験の試験成績に関する資料その他の資料を添付して申請しなければならない。この場合において、当該資料は、厚生労働省令で定める基準に従つて収集され、かつ、作成されたものでなければならない。

　　＊　本項は、再生医療等製品の製造販売の承認を受けようとする者は、申請書に臨床試験の試験成績に関する資料等を添付して申請しなければならない旨を定めたものである。なお、申請書には、申請資料の信頼性の基準に従って収集・作成された当該資料等を添付しなければならないものとしている。
　　＊　申請書に添付すべき資料は、①起原又は発見の経緯及び外国における使用状況等に関する資料、②製造方法並びに規格及び試験方法等に関する資料、③安定性に関する資料、④効能、効果又は性能に関する資料、⑤体内動態に関する資料、⑥非臨床安全性に関する資料、⑦臨床試験等の試験成績に関する資料、⑧リスク分析に関する資料、⑨添付文書等記載事項(薬機法第65条の3)に関する資料である。〈薬機法施行規則第137条の23第1項〉
　　　なお、特例承認を受けて製造販売しようとする再生医療等製品について、「①から⑥まで、⑧及び⑨」の資料を添付できないと厚生労働大臣が認めるときは、相当の期間その提出が猶予される。〈薬機法施行規則第137条の24〉
　　＊　添付資料の項目と資料概要との関係については、平成26年8月12日薬食発0812第30号において示されている。
　　＊　承認申請書の添付資料について、当該申請に係る事項が医学薬学上公知であると認められる場合その他資料の添付を必要としない合理的理由がある場合においては、その資料を添付することを要しない。ただし、新再生医療等製品とその構成細胞、導入遺伝子、用法、用量、使用方法、効能、効果及び性能が同一性を有すると認められる再生医療等製品の再審査期間中は、当該新再生医療等製品の承認申請において資料を添付することを要しないとされたもの以外は、医学薬学上公知であると認められない。〈薬機法施行規則第137条の23第2項〉

＊ 承認審査につき必要と認めて当該再生医療等製品の見本品その他の資料の提出を求めたときは、申請者は、当該資料を提出しなければならない。〈薬機法施行規則第137条の23第5項〉
＊「厚生労働省令で定める基準」は、申請資料の信頼性の基準のことであり、GLP、GCP及びGPSPのほか、次の基準をいう。〈薬機法施行規則第137条の25〉
　(ア) 当該資料は、これを作成することを目的として行われた調査又は試験において得られた結果に基づき正確に作成されたものであること
　(イ) (ア)の調査又は試験において、申請に係る再生医療等製品についてその申請に係る品質、有効性又は安全性を有することを疑わせる調査結果、試験成績等が得られた場合には、当該調査結果、試験成績等についても検討及び評価が行われ、その結果は当該資料に記載されていること
　(ウ) 当該資料の根拠になった資料は、製造販売の承認(条件・期限付承認を除く。)を与える又は与えない旨の処分の日まで保存されていること。ただし、資料の性質上その保存が著しく困難であると認められるものにあってはこの限りではない。
＊ 承認申請書の添付資料を作成するために必要とされる試験は、試験成績の信頼性を確保するために必要な施設、機器、職員等を有し、かつ、適正に運営管理されていると認められる試験施設等において実施されなければならない。〈薬機法施行規則第137条の23第3項〉
　また、申請者は、申請品目がその申請に係る品質、有効性又は安全性を有することを疑わせる資料については、当該資料を作成するために必要とされる試験が、上記の「試験施設等」において実施されたものでない場合であっても、これを厚生労働大臣に提出しなければならない。〈薬機法施行規則第137条の23第4項〉

4　第一項の承認の申請に係る再生医療等製品が、第八十条の六第一項に規定する原薬等登録原簿に収められている原薬等を原料又は材料として製造されるものであるときは、第一項の承認を受けようとする者は、厚生労働省令で定めるところにより、当該原薬等が同条第一項に規定する原薬等登録原簿に登録されていることを証する書面をもって前項の規定により添付するものとされた資料の一部に代えることができる。

＊ 本項は、承認申請に係る再生医療等製品が、原薬等登録原簿に収載されている原薬等を原材料として製造されるものであるときは、当該原薬等が原薬等登録原簿に登録されていることを証する書面をもって、添付資料の一部に代えることができる旨を定めたものである。
＊ 承認の申請をしようとする者は、当該原薬の登録証の写し及び原薬等登録業者との契約書その他の当該原薬等を申請に係る品目に使用することを証する書類をもって、則第137条の23第1項第2号から第4号までに掲げる資料の一部に代えることができる。〈薬機法施行規則第137条の26〉

5　第二項第三号の規定による審査においては、当該品目に係る申請内容及び第三項前段に規定する資料に基づき、当該品目の品質、有効性及び安全性に関する調査(既にこの条又は第二十三条の三十七の承認(次条第一項(第二十三条の三十七第五項において準用する場合を含む。)の規定により条件及び期限を付したものを除く。第八項において同じ。)を与えられている品目との構成細胞、導入遺伝子、構造、用法、用量、使用方法、効能、効果、性能等の同一性に関する調査を含む。)を行うものとする。この場合において、あらかじめ、当該品目に係る資料が第三項後段の規定に適合するかどうかについての書面による調査又は実地の調査を行うものとする。

＊ 本項は、申請に係る再生医療等製品の名称、構成細胞、導入遺伝子、構造、用法、用量、使用方法、効能、効果、性能及び副作用等に関する事項の審査においては、その申請内容及び添付資料に基づき、品質、有効性及び安全性に関する調査が行われる旨を定めたものである。なお、この調査にあたっては、あらかじめ、当該添付資料が、申請資料の信頼性の基準に従って収集・作成されたものであるかどうかについて信頼性調査が行われるものとしている。

6　第一項の承認を受けようとする者又は同項の承認を受けた者は、その承認に係る再生医療等製品の製造所における製造管理又は品質管理の方法が第二項第四号に規定する厚生労働省令で定める基準に適合しているかどうかについて、当該承認を受けようとするとき、及び当該承認の取得後三年を下らない政令で定める期間を経過するごとに、厚生労働大臣の書面による調査又は実地の調査を受けなければならない。

　　＊　本項は、再生医療等製品の製造販売の承認を受けようとする者は、その製造所における製造管理又は品質管理の方法がGCTPに適合しているかどうかについて、当該承認を受けようとするとき、GCTP調査を受けなければならない旨を定めたものである。また、既に承認を受けている者は、その製造所における製造管理又は品質管理の方法が基準に適合しているかどうかについて、一定の期間ごとにGCTP調査を受けなければならないとしている。
　＊「政令で定める期間」は、5年である。〈薬機法施行令第43条の23〉
　＊　申請書には、次の書類を添えなければならない。〈薬機法施行規則第137条の31第2項〉
　　①　当該調査に係る品目の製造管理及び品質管理に関する資料
　　②　当該調査に係る製造所の製造管理及び品質管理に関する資料
　＊　厚生労働大臣は、GCTP調査台帳を備え、次の事項を記載する。〈薬機法施行令第43条の26第1項、則第137条の33〉
　　①　調査結果及び結果通知年月日
　　②　当該品目の名称
　　③　当該品目に係る製造販売の承認を受けようとする者又は承認を受けた者の氏名及び住所
　　④　承認番号及び承認年月日(③の者が既に当該品目に係る製造販売の承認を受けている場合に限る。)
　　⑤　製造所の名称及び所在地
　　⑥　製造業者又は外国製造業者の氏名及び住所
　　⑦　⑥の製造業者が受けている製造業の許可番号及び許可年月日又は外国製造業者の認定番号及び認定年月日

7　厚生労働大臣は、第一項の承認の申請に係る再生医療等製品が、希少疾病用再生医療等製品その他の医療上特にその必要性が高いと認められるものであるときは、当該再生医療等製品についての第二項第三号の規定による審査又は前項の規定による調査を、他の再生医療等製品の審査又は調査に優先して行うことができる。

　　＊　本項は、申請に係る再生医療等製品が希少疾病用等であるときは、①品質、有効性及び安全性に関する事項の審査、②製造所における製造管理又は品質管理の方法の適合性調査を、他の再生医療等製品の審査又は調査に優先して行うことができる旨を定めたものである。

8　厚生労働大臣は、第一項の承認の申請があつた場合において、申請に係る再生医療等製品が、既にこの条又は第二十三条の三十七の承認を与えられている再生医療等製品と構成細胞、導入遺伝子、構造、用法、用量、使用方法、効能、効果、性能等が明らかに異なるときは、同項の承認について、あらかじめ、薬事・食品衛生審議会の意見を聴かなければならない。

　　＊　本項は、厚生労働大臣は、申請に係る物が、新再生医療等製品であるときは、その製造販売の承認について、あらかじめ、薬事・食品衛生審議会の意見を聴かなければならない旨を定めたものである。

9　第一項の承認を受けた者は、当該品目について承認された事項の一部を変更しようとするとき(当該変更が厚生労働省令で定める軽微な変更であるときを除く。)は、その変更について厚生労働大臣の承認を受けなければならない。この場合においては、第二項か

再生医療等製品の規制法　薬機法第6章（再生医療等製品の製造販売業及び製造業）

ら前項までの規定を準用する。
* 本項は、再生医療等製品の製造販売の承認を受けた者は、承認事項の一部を変更（一変）しようとするときは、その変更の承認を受けなければならない旨を定めたものである。なお、この場合においては、新規承認に関する規定が準用されるととしている。
* 「厚生労働省令で定める軽微な変更」は、次の変更以外のものである。〈薬機法施行規則第137条の28〉
  ① 当該品目の本質、特性、性能及び安全性に影響を与える製造方法等の変更
  ② 規格及び試験方法に掲げる事項の削除及び規格の変更
  ③ 病原因子の不活化又は除去方法に関する変更
  ④ 用法、用量もしくは使用方法又は効能、効果もしくは性能に関する追加、変更又は削除
  ⑤ ①から④までの変更のほか、製品の品質、有効性及び安全性に影響を与えるおそれのあるもの
* 変更の申請は、特例承認にあっては、その要件（薬機法第23条の28第1項第2号）に該当することを明らかにする書類その他必要な書類を申請書に添えなければならない。〈薬機法施行規則第137条の27第2項〉

10　第一項の承認を受けた者は、前項の厚生労働省令で定める軽微な変更について、厚生労働省令で定めるところにより、厚生労働大臣にその旨を届け出なければならない。
* 本項は、再生医療等製品の一変承認を受ける必要のない軽微な変更については、厚生労働大臣への届出でよいこととしたものである。
* 軽微な変更の届出は、その変更後30日以内に行わなければならない。〈薬機法施行規則第137条の29第2項〉

11　第一項及び第九項の承認の申請（政令で定めるものを除く。）は、機構を経由して行うものとする。
* 本項は、再生医療等製品の製造販売の承認申請及び一変承認の申請は、機構を経由して行う旨を定めたものである。
* 「政令で定めるもの」は、動物用再生医療等製品についての承認の申請である。〈薬機法施行令第43条の28〉

（平二五法八四・追加）

（条件及び期限付承認）
第二十三条の二十六　前条第一項の承認の申請者が製造販売をしようとする物が、次の各号のいずれにも該当する再生医療等製品である場合には、厚生労働大臣は、同条第二項第三号イ及びロの規定にかかわらず、薬事・食品衛生審議会の意見を聴いて、その適正な使用の確保のために必要な条件及び七年を超えない範囲内の期限を付してその品目に係る同条第一項の承認を与えることができる。
* 本項は、再生医療等製品の製造販売の承認申請に係る物が、①均質でないこと、②申請どおりの効能、効果又は性能を有すると推定されるものであること、③効能、効果又は性能に比して著しく有害な作用を有することにより再生医療等製品として使用価値がないと推定されるものでないことのいずれにも該当する場合には、厚生労働大臣は、再生医療等製品の承認要件（薬機法第23条の25第2項第3号イ及びロ）を満たしていなくても、薬事・食品衛生審議会の意見を聴いて、条件・期限付承認を与えることができる旨を定めたものである。
* 再生医療等製品は、人又は動物の細胞を用いるものであることから、由来する細胞の個人差又は個体差を反映し、個々の品質が不均一なものとなる特性を有するため、その有効性を確認するためには、均一な製品に比べて治験段階でより多くの症例数が必要となり、これを確保するために相当の時間を要することになる。このような特性から、再生医療等製品の承認審査につ

いて、従前の医薬品の承認審査制度をそのまま当てはめ、医薬品の場合と同水準の有効性及び安全性を承認前において確認することは、開発に要する期間及び費用の観点からみても極めて難しいものと考えられたため、再生医療等製品の実用化に対応した承認制度の構築されることとなった。この承認制度においては、少数例による治験データから安全性が確認され、有効性が推定された段階で『条件・期限付承認』を与えることにより市販可能とし、患者のアクセスをより早く行えるようにした。この暫定的な承認の後、有効性及びさらなる安全性を検証し、期限内にあらためて承認申請を行うこととし、その結果、『いわゆる正規の承認』又は『条件・期限付承認の失効』が行われることとなる。

　＊「必要な条件」として、例えば、当該製品の販売先を一定の体制を有する医療機関に限定することが挙げられる。これは、再生医療等製品は、高度な治療技術が必要であり、また、感染症のリスクがあるため、これを使用する医師、歯科医師の手技や設備が整備されているかどうかが重要であることによる。

一　申請に係る再生医療等製品が均質でないこと。

　＊　本号は、申請対象物の品質に係る要件である。再生医療等製品は、人又は動物の細胞を用いることから、その個人差又は個体差を反映して品質が不均一となることを考慮し、「再生医療等製品が均質でないこと」を条件・期限付承認が与えられる要件の一としている。

二　申請に係る効能、効果又は性能を有すると推定されるものであること。

　＊　本号は、申請対象物の有効性に係る要件である。再生医療等製品は、その品質が不均一となるため、有効性を確認するためのデータの収集及び評価に長時間を要することを考慮し、一定数の限られた症例から「効能、効果又は性能を有する」と推定されることを条件・期限付承認が与えられる要件の一としている。

三　申請に係る効能、効果又は性能に比して著しく有害な作用を有することにより再生医療等製品として使用価値がないと推定されるものでないこと。

　＊　本号は、申請対象物の安全性に係る要件である。再生医療等製品は、その品質が不均一となるため、安全性を確認するためのデータの収集及び評価に長時間を要することを考慮し、急性期の副作用など短期間で評価を行うことが可能なものから「効能、効果又は性能に比して著しく有害な作用を有することにより再生医療等製品として使用価値がない」と推定されないことを条件・期限付承認が与えられる要件の一としている。

2　厚生労働大臣は、第五項の申請に係る前条第二項第三号の規定による審査を適正に行うため特に必要があると認めるときは、薬事・食品衛生審議会の意見を聴いて、前項の期限を、三年を超えない範囲内において延長することができる。

　＊　条件・期限付承認を受けた者は、その期限内に、いわゆる正規の承認を申請する必要がある。本項は、当該承認申請に係る再生医療等製品の品質、有効性及び安全性に係る承認審査を適正に行うため、厚生労働大臣は、特に必要があると認めるときは、薬事・食品衛生審議会の意見を聴いて、当該申請の期限を延長できる旨を定めたものである。

3　第一項の規定により条件及び期限を付した前条第一項の承認を受けた者は、厚生労働省令で定めるところにより、当該再生医療等製品の使用の成績に関する調査その他厚生労働省令で定める調査を行い、その結果を厚生労働大臣に報告しなければならない。

　＊　本項は、条件・期限付承認を受けた者に対し、再生医療等製品の使用成績調査等の実施及びその結果の厚生労働大臣への報告を義務づけたものである。
　＊「厚生労働省令で定める調査」は、当該期限（延長が行われたときは、その延長後の期限）までの期間、当該再生医療等製品の不具合等その他の使用の成績等について行う。〈薬機法施行規則第137条の35第1項〉
　＊　厚生労働大臣に対する報告は、次の事項について行う。〈薬機法施行規則第137条の35第2項〉

① 当該再生医療等製品の名称
② 承認番号及び承認年月日
③ 調査期間及び調査症例数
④ 当該再生医療等製品の出荷数量
⑤ 調査結果の概要及び解析結果
⑥ 不具合等の種類別発現状況
⑦ 不具合等の発現症例一覧

＊ 厚生労働大臣に対する報告は、当該調査に係る再生医療等製品の製造販売の承認を受けた日から起算して1年（厚生労働大臣が指示する再生医療等製品にあっては、厚生労働大臣が指示する期間）ごとに、その期間の満了後2月以内に行わなければならない。〈薬機法施行規則第137条の35第3項〉

4　第一項の規定により条件及び期限を付した前条第一項の承認を受けた者が同条第九項の承認の申請をした場合における同項において準用する同条第二項の規定の適用については、同項第三号イ中「認められない」とあるのは「推定されない」と、同号ロ中「認められる」とあるのは「推定される」とする。

＊ 本項は、条件・期限付承認の一変申請について、承認拒否事由を明示したものである。

5　第一項の規定により条件及び期限を付した前条第一項の承認を受けた者は、その品目について、当該承認の期限（第二項の規定による延長が行われたときは、その延長後のもの）内に、改めて同条第一項の承認の申請をしなければならない。この場合における同条第三項の規定の適用については、同項中「臨床試験の試験成績に関する資料その他の」とあるのは、「その再生医療等製品の使用成績に関する資料その他厚生労働省令で定める」とする。

＊ 本項は、条件・期限付承認を受けた者は、その承認に付された期限内（期限が延長されたときは、その延長後の期限内）に、いわゆる正規の承認を申請しなければならない旨を定めたものである。なお、申請書には、申請資料の信頼性の基準に従って収集・作成された当該資料等を添付しなければならないものとしている。

6　前項の申請があつた場合において、同項に規定する期限内にその申請に対する処分がされないときは、第一項の規定により条件及び期限を付した前条第一項の承認は、当該期限の到来後もその処分がされるまでの間は、なおその効力を有する。

＊ 一般的には、条件・期限付承認が失効した後において当該事項を行うことは、当該承認を受けないで行ったことになる。とはいえ、条件・期限付承認の後にあらためて行われる承認申請に係る審査が長引き、その期限内に申請に対する処分がされないこともあり得るものであり、そのような場合には、関係者に想定外の不利益を生じさせることになりかねない。そこで、「なおその効力を有する。」とあるように、本項は、審査の都合により期限内に申請に対する処分がされないときは、条件・期限付承認の効力が持続していることとしたものである。

7　再生医療等製品を取り扱う医師その他の医療関係者（以下「再生医療等製品取扱医療関係者」という。）は、第三項に規定する調査又は第五項の規定により読み替えて適用される前条第三項後段に規定する資料の収集に協力するよう努めなければならない。

＊ 再生医療等製品の使用成績調査等の実施にあたっては、医師等の全面的な協力が不可欠であるという現実を考慮し、本項により、再生医療等製品取扱医療関係者に対し、これに協力するよう努めることを求めたものである。

（平二五法八四・追加）

(機構による再生医療等製品審査等の実施)

第二十三条の二十七 厚生労働大臣は、機構に、再生医療等製品(専ら動物のために使用されることが目的とされているものを除く。以下この条において同じ。)のうち政令で定めるものについての第二十三条の二十五の承認のための審査並びに同条第五項及び第六項(これらの規定を同条第九項において準用する場合を含む。)の規定による調査(以下「再生医療等製品審査等」という。)を行わせることができる。

＊ 本項は、厚生労働大臣は、再生医療等製品審査等を機構に行わせることができる旨を定めたものである。

2 厚生労働大臣は、前項の規定により機構に再生医療等製品審査等を行わせるときは、当該再生医療等製品審査等を行わないものとする。この場合において、厚生労働大臣は、第二十三条の二十五の承認をするときは、機構が第五項の規定により通知する再生医療等製品審査等の結果を考慮しなければならない。

＊ 本項は、再生医療等製品の製造販売の承認権者たる厚生労働大臣は、機構に再生医療等製品審査等を行わせたときは、重複して再生医療等製品審査等を行わない旨を定めたものである。なお、承認を行うかどうかの判断にあたっては、機構の当該審査等の結果を考慮しなければならないとしている。

3 厚生労働大臣が第一項の規定により機構に再生医療等製品審査等を行わせることとしたときは、同項の政令で定める再生医療等製品について第二十三条の二十五の承認の申請者又は同条第六項(同条第九項において準用する場合を含む。)の調査の申請者は、機構が行う再生医療等製品審査等を受けなければならない。

＊ 本項は、承認権者たる厚生労働大臣が機構に再生医療等製品審査等を行わせることとしたときは、再生医療等製品の製造販売の承認申請者は、機構が行う当該審査等を受けなければならない旨を定めたものである。また、製造管理又は品質管理の方法の適合性調査の申請者は、機構が行うGCTP調査を受けなければならない。

4 厚生労働大臣が第一項の規定により機構に審査を行わせることとしたときは、同項の政令で定める再生医療等製品についての第二十三条の二十五第十項の規定による届出をしようとする者は、同項の規定にかかわらず、機構に届け出なければならない。

＊ 本項は、承認権者たる厚生労働大臣が、機構に再生医療等製品の製造販売の承認(一変承認を含む。)のための審査を行わせることとしたときは、承認事項の軽微な変更の届出をしようとする者は、厚生労働大臣ではなく、機構に行わなければならない旨を定めたものである。

5 機構は、再生医療等製品審査等を行つたとき、又は前項の規定による届出を受理したときは、遅滞なく、当該再生医療等製品審査等の結果又は届出の状況を厚生労働省令で定めるところにより厚生労働大臣に通知しなければならない。

＊ 本項は、機構は、再生医療等製品審査等を行ったときは、遅滞なく、当該審査等の結果を厚生労働大臣に通知しなければならない旨を定めたものである。また、再生医療等製品の承認事項の軽微な変更の届出を受理したときは、遅滞なく、当該届出の状況を厚生労働大臣に通知しなければならないとしている。

6 機構が行う再生医療等製品審査等に係る処分(再生医療等製品審査等の結果を除く。)又はその不作為については、厚生労働大臣に対して、行政不服審査法による審査請求を

することができる。
* 本項は、再生医療等製品審査等の結果以外で当該審査等に関して機構が行った処分又は不作為については、厚生労働大臣に対して審査請求をすることができる旨を定めたものである。

(平二五法八四・追加)

(特例承認)
第二十三条の二十八 第二十三条の二十五の承認の申請者が製造販売をしようとする物が、次の各号のいずれにも該当する再生医療等製品として政令で定めるものである場合には、厚生労働大臣は、同条第二項、第五項、第六項及び第八項の規定にかかわらず、薬事・食品衛生審議会の意見を聴いて、その品目に係る同条の承認を与えることができる。
* 本項は、再生医療等製品の製造販売の承認申請に係る物が、①健康被害の拡大を防止するため緊急に使用されることが必要なものであり、かつ、当該再生医療等製品の使用以外に適当な方法がないこと、②その用途に関し、外国において、販売等することが認められている再生医療等製品であることのいずれにも該当する場合には、厚生労働大臣は、法第23条の25第2項、第5項、第6項及び第8項の規定にかかわらず、薬事・食品衛生審議会の意見を聴いて、特例承認を与えることができる旨を定めたものである。
* 国民の生命及び健康を保全するため、安全性の問題を考慮しても迅速供給の必要性が優る再生医療等製品の申請があった場合、承認の審査段階において、申請に必要な資料の緩和等の特例措置を講ずることによって審査期間の短縮を図り、迅速な供給が行われるよう、特例承認制度が設けられている。

一 国民の生命及び健康に重大な影響を与えるおそれがある疾病のまん延その他の健康被害の拡大を防止するため緊急に使用されることが必要な再生医療等製品であり、かつ、当該再生医療等製品の使用以外に適当な方法がないこと。
* 本号は、健康被害の拡大を防止するため緊急に使用されることが必要な再生医療等製品であり、かつ、当該再生医療等製品の使用以外に適当な方法がないことを、特例承認が与えられる要件の一としている。

二 その用途に関し、外国(再生医療等製品の品質、有効性及び安全性を確保する上で本邦と同等の水準にあると認められる再生医療等製品の製造販売の承認の制度又はこれに相当する制度を有している国として政令で定めるものに限る。)において、販売し、授与し、又は販売若しくは授与の目的で貯蔵し、若しくは陳列することが認められている再生医療等製品であること。
* 本号は、その用途に関し、外国において、販売等することが認められている再生医療等製品であることを、特例承認が与えられる要件の一としている。

2 厚生労働大臣は、保健衛生上の危害の発生又は拡大を防止するため必要があると認めるときは、前項の規定により第二十三条の二十五の承認を受けた者に対して、当該承認に係る品目について、当該品目の使用によるものと疑われる疾病、障害又は死亡の発生を厚生労働大臣に報告することその他の政令で定める措置を講ずる義務を課することができる。
* 本項は、厚生労働大臣は、必要があると認めるときは、再生医療等製品の製造販売の特例承認を受けた者に対し、当該特例承認に係る品目の使用によるものと疑われる疾病等の発生を厚生労働大臣に報告すること等の措置を講ずる義務を課することができる旨を定めたものである。

* 「政令で定める措置」は、次のとおりである。〈薬機法施行令第43条の30〉
  ① 当該品目の使用の成績その他その品質、有効性及び安全性に関する調査を行い、その結果を厚生労働大臣に報告する措置
  ② 当該品目の使用によるものと疑われる疾病、障害又は死亡の発生を知ったときは、速やかに、その旨を厚生労働大臣に報告する措置
  ③ 特例承認を受けている旨がこれを一般に購入し、又は使用する者に説明され、かつ、理解されるために必要な措置
  ④ ①から③までの措置のほか、当該品目の販売又は授与の相手方及びこれらの相手方ごとの販売数量又は授与数量を厚生労働大臣に報告する措置その他の保健衛生上の危害の発生・拡大を防止するために必要な措置として厚生労働省令で定める措置

（平二五法八四・追加）

（新再生医療等製品等の再審査）

第二十三条の二十九 次の各号に掲げる再生医療等製品につき第二十三条の二十五の承認（第二十三条の二十六第一項の規定により条件及び期限を付したものを除く。以下この条において同じ。）を受けた者は、当該再生医療等製品について、当該各号に定める期間内に申請して、厚生労働大臣の再審査を受けなければならない。

* 本項は、新再生医療等製品の製造販売の承認を受けた者に対し、指示された期間内に申請して厚生労働大臣の再審査を受けることを義務づけたものである。
* 再生医療等製品は、厳格な審査を経て承認されるものであるが、それでも治験の症例数には限りがあり、市販後に広い範囲で使用されるようになると、発現頻度が低い副作用が新たに見つかることがある。また、医療の現場では、承認審査の際に予見できない使われ方がされることも考えられる。そこで、当該品目の安全性等を市販後にあらためて確認することとした再審査制度が設けられている。

一　既に第二十三条の二十五の承認又は第二十三条の三十七の承認（同条第五項において準用する第二十三条の二十六第一項の規定により条件及び期限を付したものを除く。以下この項において同じ。）を与えられている再生医療等製品と構成細胞、導入遺伝子、構造、用法、用量、使用方法、効能、効果、性能等が明らかに異なる再生医療等製品として厚生労働大臣がその承認の際指示したもの（以下「新再生医療等製品」という。）次に掲げる期間（以下この条において「調査期間」という。）を経過した日から起算して三月以内の期間（次号において「申請期間」という。）

イ　希少疾病用再生医療等製品その他厚生労働省令で定める再生医療等製品として厚生労働大臣が薬事・食品衛生審議会の意見を聴いて指定するものについては、その承認のあつた日後六年を超え十年を超えない範囲内において厚生労働大臣の指定する期間

* 本号の「厚生労働省令で定める再生医療等製品」は、その製造販売の承認（条件・期限付承認を除く。）のあった日後6年を超える期間当該再生医療等製品の不具合等その他の使用の成績等に関する調査が必要であると認められる希少疾病用再生医療等製品以外の再生医療等製品である。〈薬機法施行規則第137条の39第1項〉

ロ　既に第二十三条の二十五の承認又は第二十三条の三十七の承認を与えられている再生医療等製品と効能、効果又は性能のみが明らかに異なる再生医療等製品（イに掲

げる再生医療等製品を除く。)その他厚生労働省令で定める再生医療等製品として厚生労働大臣が薬事・食品衛生審議会の意見を聴いて指定するものについては、その承認のあつた日後六年に満たない範囲内において厚生労働大臣の指定する期間

> ＊ 本号の「厚生労働省令で定める再生医療等製品」は、既に製造販売の承認を与えられている再生医療等製品と用法(投与経路を除く。)、用量又は使用方法が明らかに異なる再生医療等製品であって構成細胞又は導入遺伝子及び投与経路が同一のもの(本号イに掲げる再生医療等製品を除く。)その他既に製造販売の承認(条件・期限付承認を除く。)を与えられている再生医療等製品との相違が軽微であると認められる再生医療等製品(本号イに掲げる再生医療等製品を除く。)である。〈薬機法施行規則第137条の39第2項〉

ハ　イ又はロに掲げる再生医療等製品以外の再生医療等製品については、その承認のあつた日後六年

二　新再生医療等製品(当該新再生医療等製品につき第二十三条の二十五の承認又は第二十三条の三十七の承認のあつた日後調査期間(次項の規定による延長が行われたときは、その延長後の期間)を経過しているものを除く。)と構成細胞、導入遺伝子、構造、用法、用量、使用方法、効能、効果、性能等が同一性を有すると認められる再生医療等製品として厚生労働大臣がその承認の際指示したもの　当該新再生医療等製品に係る申請期間(同項の規定による調査期間の延長が行われたときは、その延長後の期間に基づいて定められる申請期間)に合致するように厚生労働大臣が指示する期間

> ＊ 本号は、おっかけ新再生医療等製品についても再審査の対象とするものとしている。おっかけ新再生医療等製品の調査期間は、先行する新再生医療等製品の調査期間の残存期間となり、また、その承認を受けようとする者は、調査期間終了後、先行する新再生医療等製品と同じ申請期間に再審査を申請しなければならない。

2　厚生労働大臣は、新再生医療等製品の再審査を適正に行うため特に必要があると認めるときは、薬事・食品衛生審議会の意見を聴いて、調査期間を、その承認のあつた日後十年を超えない範囲内において延長することができる。

> ＊ 本項は、厚生労働大臣は、必要があると認めるときは、薬事・食品衛生審議会の意見を聴いて、新再生医療等製品の再審査のための調査期間を延長できる旨を定めたものである。

3　厚生労働大臣の再審査は、再審査を行う際に得られている知見に基づき、第一項各号に掲げる再生医療等製品が第二十三条の二十五第二項第三号イからハまでのいずれにも該当しないことを確認することにより行う。

> ＊ 本項は、新再生医療等製品の再審査は、再審査を行う際に得られている知見に基づき、対象品目が品質・有効性・安全性に係る承認拒否事由に該当しないことを確認することにより行う旨を定めたものである。

4　第一項の申請は、申請書にその再生医療等製品の使用成績に関する資料その他厚生労働省令で定める資料を添付してしなければならない。この場合において、当該申請に係る再生医療等製品が厚生労働省令で定める再生医療等製品であるときは、当該資料は、厚生労働省令で定める基準に従つて収集され、かつ、作成されたものでなければならない。

> ＊ 本項は、新再生医療等製品の再審査の申請者は、申請資料の信頼性の基準に従って収集・作成された、使用成績に関する資料等を添付しなければならない旨を定めたものである。
> ＊「厚生労働省令で定める資料」は、申請に係る再生医療等製品の使用成績に関する資料その他当

該再生医療等製品の効能、効果又は性能及び安全性に関しその製造販売の承認(条件・期限付承認を除く。)後に得られた研究報告に関する資料である。〈薬機法施行規則第137条の40第1項〉

* 「厚生労働省令で定める再生医療等製品」は、再審査の対象となる再生医療等製品(薬機法第23条の29第1項各号)である。〈薬機法施行規則第137条の41〉
* 「厚生労働省令で定める基準」は、GLP、GCP及びGPSPのほか、次の基準をいう。〈薬機法施行規則第137条の42により準用する第137条の25〉
  (ア) 当該資料は、これを作成することを目的として行われた調査又は試験において得られた結果に基づき正確に作成されたものであること
  (イ) (ア)の調査又は試験において、申請に係る再生医療等製品についてその申請に係る品質、有効性又は安全性を有することを疑わせる調査結果、試験成績等が得られた場合には、当該調査結果、試験成績等についても検討及び評価が行われ、その結果は当該資料に記載されていること
  (ウ) 当該資料の根拠になった資料は、再審査の終了の日まで保存されていること。ただし、資料の性質上その保存が著しく困難であると認められるものにあってはこの限りではない。

5　第三項の規定による確認においては、第一項各号に掲げる再生医療等製品に係る申請内容及び前項前段に規定する資料に基づき、当該再生医療等製品の品質、有効性及び安全性に関する調査を行うものとする。この場合において、第一項各号に掲げる再生医療等製品が前項後段に規定する厚生労働省令で定める再生医療等製品であるときは、あらかじめ、当該再生医療等製品に係る資料が同項後段の規定に適合するかどうかについての書面による調査又は実地の調査を行うものとする。

* 本項は、再審査申請に係る再生医療等製品について、これが承認拒否事由に該当しないことの確認は、その申請内容及び添付資料に基づき、品質、有効性及び安全性に関する調査が行われる旨を定めたものである。なお、この調査にあたっては、あらかじめ、当該添付資料が、申請資料の信頼性の基準に従って収集・作成されたものであるかどうかについて信頼性調査が行われるものとしている。

6　第一項各号に掲げる再生医療等製品につき第二十三条の二十五の承認を受けた者は、厚生労働省令で定めるところにより、当該再生医療等製品の使用の成績に関する調査その他厚生労働省令で定める調査を行い、その結果を厚生労働大臣に報告しなければならない。

* 本項は、新再生医療等製品の製造販売の承認を受けた者に対し、使用成績調査等の実施及びその結果の厚生労働大臣への報告を義務づけたものである。
* 次の再生医療等製品につき承認(条件・期限付承認を除く。)を受けた者が行う使用成績調査等は、それぞれの期間、当該再生医療等製品の不具合等その他の使用の成績等について行う。〈薬機法施行規則第137条の43第1項〉
  (ア) 新再生医療等製品――調査期間(薬機法第23条の29第1項第1号)
  (イ) おっかけ新再生医療等製品――その製造販売の承認を受けた日から指示期間(薬機法第23条の29第1項第2号)の開始の日の前日まで
* 厚生労働大臣への報告は、次の事項について行う。〈薬機法施行規則第137条の43第2項〉
  ① 当該再生医療等製品の名称
  ② 承認番号及び承認年月日
  ③ 調査期間及び調査症例数
  ④ 当該再生医療等製品の出荷数量
  ⑤ 調査結果の概要及び解析結果
  ⑥ 不具合等の種類別発現状況
  ⑦ 不具合等の発現症例一覧
* 厚生労働大臣への報告は、製造販売の承認(条件・期限付承認を除く。)を受けた日から起算して

1年(厚生労働大臣が指示する再生医療等製品にあっては、厚生労働大臣が指示する期間)ごとに、その期間の満了後2月以内に行わなければならない。〈薬機法施行規則第137条の43第3項〉

7 　第四項後段に規定する厚生労働省令で定める再生医療等製品につき再審査を受けるべき者、同項後段に規定する資料の収集若しくは作成の委託を受けた者又はこれらの役員若しくは職員は、正当な理由なく、当該資料の収集又は作成に関しその職務上知り得た人の秘密を漏らしてはならない。これらの者であつた者についても、同様とする。

　　＊ 本項は、新再生医療等製品の再審査を受けるべき者又は添付資料の収集・作成の委託を受けた者に対し、秘密保持義務を課したものである。

(平二五法八四・追加)

(準用)
第二十三条の三十 　再生医療等製品(専ら動物のために使用されることが目的とされているものを除く。以下この条において同じ。)のうち政令で定めるものについての前条第一項の申請、同条第三項の規定による確認及び同条第五項の規定による調査については、第二十三条の二十五第十一項及び第二十三条の二十七(第四項を除く。)の規定を準用する。この場合において、必要な技術的読替えは、政令で定める。

　　＊ 本項は、機構による新再生医療等製品の再審査の実施に関する準用規定について定めたものである。
　　＊ 「政令で定めるもの」は、再審査指示を受けた再生医療等製品(動物用再生医療等製品を除く。)である。〈薬機法施行令第43条の31〉

2 　前項において準用する第二十三条の二十七第一項の規定により機構に前条第三項の規定による確認を行わせることとしたときは、前項において準用する第二十三条の二十七第一項の政令で定める再生医療等製品についての前条第六項の規定による報告をしようとする者は、同項の規定にかかわらず、機構に報告しなければならない。この場合において、機構が当該報告を受けたときは、厚生労働省令で定めるところにより、厚生労働大臣にその旨を通知しなければならない。

　　＊ 本項は、厚生労働大臣が、機構に再審査に係る確認及び調査を行わせることとしたときは、再審査の申請者は、使用成績調査等の結果の報告を機構に行うこととし、また、当該結果の報告を受けたときは、厚生労働大臣への通知を機構に義務づけたものである。

(平二五法八四・追加)

(再生医療等製品の再評価)
第二十三条の三十一 　第二十三条の二十五の承認(第二十三条の二十六第一項の規定により条件及び期限を付したものを除く。)を受けている者は、厚生労働大臣が薬事・食品衛生審議会の意見を聴いて再生医療等製品の範囲を指定して再評価を受けるべき旨を公示したときは、その指定に係る再生医療等製品について、厚生労働大臣の再評価を受けなければならない。

　　＊ 本項は、再評価を受けるべき旨の公示が行われたときは、当該公示に係る承認を受けている者に対し、厚生労働大臣の再評価を受けることを義務づけたものである。

＊ 再生医療等製品の評価は、あくまでその時代の科学水準を基礎として決められるものであり、その時代では有用である旨の評価を受けたとしても、その後の医学、薬学等の科学技術の進展次第では、有用とはいえなくなることもあり得るため、再評価制度が設けられている。再審査制度が、新再生医療等製品について、その効能又は効果の見直しを図るものであるのに対し、再評価制度は、使用経験の長い再生医療等製品について、現在の科学水準及び再生医療等製品に求められる現在の役割に照らし合わせて、有効性及び安全性の見直しを図ることを目的としている。

2　厚生労働大臣の再評価は、再評価を行う際に得られている知見に基づき、前項の指定に係る再生医療等製品が第二十三条の二十五第二項第三号イからハまでのいずれにも該当しないことを確認することにより行う。

＊ 本項は、再生医療等製品の再評価は、再評価を行う際に得られている知見に基づき、対象品目が品質・有効性・安全性に係る承認拒否事由に該当しないことを確認することにより行う旨を定めたものである。

3　第一項の公示は、再評価を受けるべき者が提出すべき資料及びその提出期限を併せ行うものとする。

＊ 再評価の範囲を知らせ、再評価を受けるべき旨を対象品目の承認取得者に伝えるために公示が行われる。本項は、当該公示には再生医療等製品の範囲指定に加え、再評価を受けるべき者が提出すべき資料及びその提出期限に関する事項が記載される旨を明示したものである。

4　第一項の指定に係る再生医療等製品が厚生労働省令で定める再生医療等製品であるときは、再評価を受けるべき者が提出する資料は、厚生労働省令で定める基準に従つて収集され、かつ、作成されたものでなければならない。

＊ 本項は、再生医療等製品の再評価を受けるべき者が提出する資料は、申請資料の信頼性の基準に従って収集・作成されたものとする旨を定めたものである。
＊「厚生労働省令で定める再生医療等製品」は、厚生労働大臣の指定（薬機法第 23 条の 31 第 1 項）に係る再生医療等製品である。〈薬機法施行規則第 137 条の 46 第 4 項〉
＊「厚生労働省令で定める基準」は、GLP、GCP 及び GPSP のほか、次の基準をいう。〈薬機法施行規則第 137 条の 46 第 5 項により準用する第 137 条の 25〉
　(ｱ) 当該資料は、これを作成することを目的として行われた調査又は試験において得られた結果に基づき正確に作成されたものであること
　(ｲ) (ｱ)の調査又は試験において、申請に係る再生医療等製品についてその申請に係る品質、有効性又は安全性を有することを疑わせる調査結果、試験成績等が得られた場合には、当該調査結果、試験成績等についても検討及び評価が行われ、その結果は当該資料に記載されていること
　(ｳ) 当該資料の根拠になった資料は、再評価の終了の日まで保存されていること。ただし、資料の性質上その保存が著しく困難であると認められるものにあってはこの限りではない。

5　第二項の規定による確認においては、再評価を受けるべき者が提出する資料に基づき、第一項の指定に係る再生医療等製品の品質、有効性及び安全性に関する調査を行うものとする。この場合において、同項の指定に係る再生医療等製品が前項に規定する厚生労働省令で定める再生医療等製品であるときは、あらかじめ、当該再生医療等製品に係る資料が同項の規定に適合するかどうかについての書面による調査又は実地の調査を行うものとする。

＊ 本項は、再評価に係る再生医療等製品について、これが承認拒否事由に該当しないことの確認は、再評価を受けるべき者が提出する資料に基づき、品質、有効性及び安全性に関する調査が

6 　第四項に規定する厚生労働省令で定める再生医療等製品につき再評価を受けるべき者、同項に規定する資料の収集若しくは作成の委託を受けた者又はこれらの役員若しくは職員は、正当な理由なく、当該資料の収集又は作成に関しその職務上知り得た人の秘密を漏らしてはならない。これらの者であつた者についても、同様とする。

　　＊　本項は、再生医療等製品の再評価を受けるべき者又は提出資料の収集・作成の委託を受けた者に対し、秘密保持義務を課したものである。

（平二五法八四・追加）

（準用）

第二十三条の三十二　再生医療等製品（専ら動物のために使用されることが目的とされているものを除く。以下この条において同じ。）のうち政令で定めるものについての前条第二項の規定による確認及び同条第五項の規定による調査については、第二十三条の二十七（第四項を除く。）の規定を準用する。この場合において、必要な技術的読替えは、政令で定める。

　　＊　本項は、機構による再生医療等製品の再評価の実施に関する準用規定について定めたものである。
　　＊　「政令で定めるもの」は、再評価に係る再生医療等製品（動物用再生医療等製品を除く。）である。
　　　〈薬機法施行令第43条の33〉

2 　前項において準用する第二十三条の二十七第一項の規定により機構に前条第二項の規定による確認を行わせることとしたときは、前項において準用する第二十三条の二十七第一項の政令で定める再生医療等製品についての前条第四項の規定による資料の提出をしようとする者は、同項の規定にかかわらず、機構に提出しなければならない。

　　＊　本項は、厚生労働大臣が、機構に再生医療等製品の再評価に係る確認を行わせることとしたときは、再評価を受けるべき者は、再評価を受けるべき旨の公示により指定された資料を機構に提出しなければならない旨を定めたものである。

（平二五法八四・追加）

（承継）

第二十三条の三十三　第二十三条の二十五の承認を受けた者（以下この条において「再生医療等製品承認取得者」という。）について相続、合併又は分割（当該品目に係る厚生労働省令で定める資料及び情報（以下この条において「当該品目に係る資料等」という。）を承継させるものに限る。）があつたときは、相続人（相続人が二人以上ある場合において、その全員の同意により当該再生医療等製品承認取得者の地位を承継すべき相続人を選定したときは、その者）、合併後存続する法人若しくは合併により設立した法人又は分割により当該品目に係る資料等を承継した法人は、当該再生医療等製品承認取得者の地位を承継する。

　　＊　本項は、再生医療等製品の製造販売の承認に係る効果の承継について定めたものであり、再生

医療等製品の承認取得者について相続又は合併があったときは、その相続人又は合併後存続する法人等は、承認取得者の地位を承継する旨を定めたものである。また、分割があったときについては、当該承認に係る資料やデータが引き継がれる者に限り、承認取得者の地位を承継するものとしている。
- ＊「当該品目に係る資料等」として、次のものが定められている。〈薬機法施行規則第 137 条の 49 第 1 項〉
    ① 製造業の許可又は外国製造業者の認定の申請に際して提出した資料
    ② 承認の申請(一変申請を含む。)に際して提出した資料及びその根拠となった資料
    ③ 条件・期限付承認に係る定期報告に際して提出した資料及びその根拠となった資料
    ④ 再審査の申請に際して提出した資料及びその根拠となった資料
    ⑤ 再審査に係る定期報告に際して提出した資料及びその根拠となった資料
    ⑥ 再評価の申請に際して提出した資料及びその根拠となった資料
    ⑦ 再生医療等製品に関する記録及び当該記録に関連する資料(薬機法第68条の7第1項)
    ⑧ 品質管理の業務に関する資料及び情報
    ⑨ 製造販売後安全管理の業務に関する資料及び情報
    ⑩ その他品質、有効性及び安全性に関する資料及び情報

2　再生医療等製品承認取得者がその地位を承継させる目的で当該品目に係る資料等の譲渡しをしたときは、譲受人は、当該再生医療等製品承認取得者の地位を承継する。
- ＊　本項は、相続、合併又は分割以外の場合の再生医療等製品の製造販売の承認に係る効果の承継について定めたものであり、再生医療等製品の製造販売の承認に係る重要な資料等のすべてが譲渡された場合に限り、それらの資料等の譲受人は、当該承認取得者の地位を承継するものとしている。

3　前二項の規定により再生医療等製品承認取得者の地位を承継した者は、相続の場合にあつては相続後遅滞なく、相続以外の場合にあつては承継前に、厚生労働省令で定めるところにより、厚生労働大臣にその旨を届け出なければならない。
- ＊　本項は、再生医療等製品の承認取得者の地位を承継した者に対し、厚生労働大臣への届出を義務づけたものである。
- ＊　届書には、承認取得者の地位を承継する者であることを証する書類を添えなければならない。〈薬機法施行規則第137条の49第3項〉

(平二五法八四・追加)

(再生医療等製品総括製造販売責任者等の設置)

第二十三条の三十四　再生医療等製品の製造販売業者は、厚生労働省令で定めるところにより、再生医療等製品の品質管理及び製造販売後安全管理を行わせるために、医師、歯科医師、薬剤師、獣医師その他の厚生労働省令で定める基準に該当する技術者を置かなければならない。
- ＊　本項は、再生医療等製品の製造販売業者に対し、総括製造販売責任者の設置を義務づけたものである。
- ＊「厚生労働省令で定める基準」は、次のいずれかである。〈薬機法施行規則第137条の50〉
    ① 大学等で医学、歯学、薬学、獣医学又は生物学に関する専門の課程を修了した者
    ② 旧制中学もしくは高校又はこれと同等以上の学校で、医学、歯学、薬学、獣医学又は生物学に関する専門の課程を修了した後、医薬品、医療機器又は再生医療等製品の品質管理又は製造販売後安全管理に関する業務に3年以上従事した者
    ③ 厚生労働大臣が①及び②の者と同等以上の知識経験を有すると認めた者

2　前項の規定により品質管理及び製造販売後安全管理を行う者(以下「再生医療等製品総括製造販売責任者」という。)が遵守すべき事項については、厚生労働省令で定める。
　　＊　総括製造販売責任者が遵守すべき事項は、次のとおりである。〈薬機法施行規則第137条の51〉
　　(ア)品質管理及び製造販売後安全管理業務に関する法令及び実務に精通し、公正かつ適正に当該業務を行うこと
　　(イ)当該業務を公正かつ適正に行うために必要があると認めるときは、製造販売業者に対し文書により必要な意見を述べ、その写しを5年間保存すること
　　(ウ)品質保証責任者及び安全管理責任者との相互の密接な連携を図ること

3　再生医療等製品の製造業者は、厚生労働大臣の承認を受けて自らその製造を実地に管理する場合のほか、その製造を実地に管理させるために、製造所ごとに、厚生労働大臣の承認を受けて、再生医療等製品に係る生物学的知識を有する者その他の技術者を置かなければならない。
　　＊　本項は、再生医療等製品の製造業者に対し、製造管理者の製造所ごとの設置を義務づけたものである。
　　＊　製造管理者の承認の申請は、製造所の所在地の都道府県知事を経由して行わなければならない。〈薬機法第23条の41第2項〉
　　＊　申請書には、製造管理者になろうとする者の履歴書を添えなければならない。〈薬機法施行規則第137条の52第2項〉
　　＊　製造管理者は、製造及び試験に関する記録その他当該製造所の管理に関する記録を作成し、かつ、これを3年間(当該記録に係る再生医療等製品に関して有効期間の記載が義務付けられている場合には、その有効期間に1年を加算した期間)保管しなければならない。〈薬機法施行規則第137条の54本文〉

4　前項の規定により再生医療等製品の製造を管理する者(以下「再生医療等製品製造管理者」という。)については、第七条第三項及び第八条第一項の規定を準用する。この場合において、第七条第三項中「その薬局の所在地の都道府県知事」とあるのは、「厚生労働大臣」と読み替えるものとする。
　　＊　本項は、再生医療等製品製造管理者は製造所以外の場所で兼務している者であってはならず、また、製造所の従業者の監督並びに構造設備及び再生医療等製品等の管理を職掌とする旨を定めたものである。

(平二五法八四・追加)

(再生医療等製品の製造販売業者等の遵守事項等)
第二十三条の三十五　厚生労働大臣は、厚生労働省令で、再生医療等製品の製造管理若しくは品質管理又は製造販売後安全管理の実施方法、再生医療等製品総括製造販売責任者の義務の遂行のための配慮事項その他再生医療等製品の製造販売業者がその業務に関し遵守すべき事項を定めることができる。
　　＊　本項は、再生医療等製品の製造販売業者の遵守事項として、①製造管理又は品質管理の実施方法、②製造販売後安全管理の実施方法、③総括製造販売責任者の義務の遂行のための配慮事項等については、省令で定める旨を明示したものである。
　　＊　製造販売業者が遵守すべき事項は、次のとおりである。〈薬機法施行規則第137条の55〉
　　(ア)薬事に関する法令に従い適正に製造販売が行われるよう必要な配慮をすること
　　(イ)製造販売しようとする製品の品質管理を適正に行うこと
　　(ウ)製造販売しようとする製品の製造販売後安全管理を適正に行うこと

（エ）総括製造販売責任者、品質保証責任者及び安全管理責任者のいずれもその製造販売する品目の特性に関する専門的知識を有しない場合にあっては、総括製造販売責任者を補佐する者として当該専門的知識を有する者を置くこと
　　（オ）総括製造販売責任者、品質保証責任者及び安全管理責任者がそれぞれ相互に連携協力し、その業務を行うことができるよう必要な配慮をすること
　　（カ）総括製造販売責任者がその責務を果たすために必要な配慮をすること
　　（キ）総括製造販売責任者の意見を尊重すること
　＊ 製造販売のために再生医療等製品を、業として、輸入しようとする製造販売業者は、通関のときまでに、次の事項を厚生労働大臣に届け出なければならない。〈薬機法施行規則第137条の56第1項〉
　　① 製造販売業者の氏名及び住所
　　② 製造販売業の許可の種類、許可番号及び許可年月日
　　③ 輸入しようとする品目の名称
　　④ 当該品目を製造する製造所の名称及び所在地
　　⑤ ④の製造所が受けている外国製造業者の認定の区分、認定番号及び認定年月日

2　厚生労働大臣は、厚生労働省令で、製造所における再生医療等製品の試験検査の実施方法、再生医療等製品製造管理者の義務の遂行のための配慮事項その他再生医療等製品の製造業者又は再生医療等製品外国製造業者がその業務に関し遵守すべき事項を定めることができる。
　＊ 本項は、再生医療等製品の製造業者又は外国製造業者の遵守事項として、①製造所における再生医療等製品の試験検査の実施方法、②再生医療等製品製造管理者の義務の遂行のための配慮事項については、省令で定める旨を明示したものである。
　＊ 製造のために再生医療等製品を、業として、輸入しようとする製造業者は、通関のときまでに、次の事項を厚生労働大臣に届け出なければならない。〈薬機法施行規則第137条の57第1項〉
　　① 製造業者の氏名及び住所
　　② 製造業の許可の区分、許可番号及び許可年月日
　　③ 輸入しようとする品目の名称
　　④ 当該品目を製造する製造所の名称及び所在地
　　⑤ ④の製造所が受けている外国製造業者の認定の区分、認定番号及び認定年月日
　＊ 再生医療等製品の製造業者又は認定外国製造業者は、その製造所における製造管理又は品質管理の方法をGCTPに適合させなければならない。〈薬機法施行規則第137条の58〉

3　再生医療等製品の製造販売業者は、製造販売後安全管理に係る業務のうち厚生労働省令で定めるものについて、厚生労働省令で定めるところにより、その業務を適正かつ確実に行う能力のある者に委託することができる。
　＊ 本項は、再生医療等製品の製造販売業者が行うべき製造販売後安全管理に係る業務の一部については、委託可能とする旨を定めたものである。
　＊「厚生労働省令で定めるもの」は、次のとおりである。〈薬機法施行規則第137条の59〉
　　① 再生医療等製品の安全管理情報の収集
　　② 安全管理情報の解析
　　③ 安全管理情報の検討の結果に基づく必要な措置の実施
　　④ 収集した安全管理情報の保存その他の①から③までに附帯する業務
　＊ 再委託の範囲について、次のとおり定められている。〈薬機法施行規則第137条の60〉
　　（ア）製造販売業者は、受託者に、当該製造販売後安全管理業務を再委託させてはならない。
　　（イ）（ア）にかかわらず、再生医療等製品の製造販売業者は、機械器具等と一体的に製造販売するものとして承認を受けた再生医療等製品（コンビネーション製品）に関する製造販売後安全管理業務を当該機械器具等を供給する医療機器の製造販売業者に委託する場合には、受託者に、当該安全管理業務を再委託させることができる。

(ウ) 製造販売業者は、製造販売後安全管理業務を再受託する者に、当該製造販売後安全管理業務をさらに委託させてはならない。
＊ 委託の方法について、次のとおり定められている。〈薬機法施行規則第137条の61〉
(ア) 製造販売業者が再生医療等製品の製造販売後安全管理業務のうち則第137条の59第1号から第3号までの業務を委託する場合においては、当該業務の受託者は、次の要件を満たさなければならない。
　① 委託安全確保業務を適正かつ円滑に遂行しうる能力を有する者であること
　② 受託安全管理実施責任者を置いていること
　③ 製造販売後安全管理業務手順書等の写しを委託安全確保業務を行う事務所に備え付けていること
(イ) 製造販売業者は、再生医療等製品の製造販売後安全管理業務のうち則第137条の59第1号から第3号までの業務を委託する場合においては、次の手順を記載した委託安全確保業務に係る製造販売後安全管理業務手順書を作成しなければならない。
　① 安全管理情報の収集に関する手順
　② 安全管理情報の検討及びその結果に基づく安全確保措置の立案に関する手順
　③ 安全確保措置の実施に関する手順
　④ 受託安全管理実施責任者から安全管理責任者への報告に関する手順
　⑤ 市販直後調査に関する手順
　⑥ 委託の手順
　⑦ 委託安全確保業務に係る記録の保存に関する手順
　⑧ 品質保証責任者その他の再生医療等製品の製造販売に係る業務の責任者との相互の連携に関する手順
　⑨ その他委託安全確保業務を適正かつ円滑に行うために必要な手順
(ウ) 製造販売業者は、再生医療等製品の製造販売後安全管理業務のうち則第137条の59第1号から第3号までの業務を委託する場合においては、製造販売後安全管理業務手順書等に基づき、次の事項を記載した文書により受託者との契約を締結し、その契約書を保存しなければならない。
　① 委託安全確保業務の範囲
　② 受託安全管理実施責任者の設置及び当該者の実施する委託安全確保業務の範囲に関する事項
　③ 委託安全確保業務に係る手順(則第137条の61第2項各号(第6号を除く。))に関する事項
　④ 委託安全確保業務の実施の指示に関する事項
　⑤ 報告(同第4項第3号)及び確認(同第4項第4号)に関する事項
　⑥ 指示(同第7項)及び確認(同第8項)に関する事項
　⑦ 情報提供(同第9項)に関する事項
　⑧ その他必要な事項
(エ) 製造販売業者は、再生医療等製品の製造販売後安全管理業務のうち則第137条の59第1号から第3号までの業務を委託する場合においては、製造販売後安全管理業務手順書等及び契約書に基づき、次の業務を安全管理責任者に行わせなければならない。
　① 委託安全確保業務を統括すること
　② 受託安全管理実施責任者に委託安全確保業務の実施につき文書により指示するとともに、その写しを保存すること(則第137条の59第1号の業務を委託する場合を除く。)
　③ 受託安全管理実施責任者に委託安全確保業務に関する記録を作成させ、文書により報告させること
　④ 受託者が委託安全確保業務を適正かつ円滑に行っているかどうかを確認し、その記録を作成すること
　⑤ ③の報告及び④の記録を保存するとともに、製造販売業者及び総括製造販売責任者に文書により報告すること
(オ) 製造販売業者は、市販直後調査に係る業務であって再生医療等製品の製造販売後安全管理業務のうち則第137条の59第1号から第3号までの業務を委託する場合においては、製造

販売後安全管理業務手順書等及び市販直後調査実施計画書に基づき、次の業務を安全管理責任者に行わせなければならない。
① 受託安全管理実施責任者に委託安全確保業務に関する記録を作成させ、文書により報告させること
② ①の文書を保存すること
(カ) 製造販売業者は、再生医療等製品の製造販売後安全管理業務のうち則第137条の59第4号の業務を委託する場合においては、当該委託安全確保業務を適正かつ円滑に遂行しうる能力を有する者に委託しなければならない。この場合において、製造販売業者は、製造販売後安全管理業務手順書等に基づき、次の事項を記載した文書により受託者との契約を締結し、その契約書を保存しなければならない。
① 委託安全確保業務の範囲
② その他必要な事項
(キ) 製造販売業者は、安全管理責任者に委託安全確保業務の改善の必要性について検討させ、その必要性があるときは、製造販売後安全管理業務手順書等及び契約書に基づき、受託者に所要の措置を講じるよう文書により指示し、その文書を保存しなければならない。
(ク) 製造販売業者は、上記の指示を行った場合においては、当該措置が講じられたことを確認し、その記録を保存しなければならない。
(ケ) 製造販売業者は、委託安全確保業務を行う上で必要な情報を受託者に提供しなければならない。

* 委託安全確保業務に係る記録の保存期間は、次の再生医療等製品について、それぞれに定める期間となる。〈薬機法施行規則第137条の62第1項〉
  (ア) 再生医療等製品((イ)を除く。)に係る記録——利用しなくなった日から10年間
  (イ) 指定再生医療等製品に係る記録——利用しなくなった日から30年間
* 製造販売業者は、記録を保存しなければならないとされている者に代えて、製造販売業者が指定する者に、当該記録を保存させることができる。〈薬機法施行規則第137条の62第2項〉
* 再委託の方法について、次のとおり定められている。〈薬機法施行規則第137条の63〉
  (ア) 受託者が再生医療等製品の製造販売後安全管理業務のうち則第137条の59第1号から第3号までの業務を再委託する場合においては、当該業務の再受託者は、次の要件を満たさなければならない。
  ① 再委託安全確保業務を適正かつ円滑に遂行しうる能力を有する者であること
  ② 再受託安全管理実施責任者を置いていること
  ③ 製造販売後安全管理業務手順書等の写しを再委託安全確保業務を行う事務所に備え付けていること
  (イ) 委託元である製造販売業者は、受託者が再生医療等製品の製造販売後安全管理業務のうち則第137条の59第1号から第3号までの業務を再委託する場合においては、受託者に、次の手順を記載した再委託安全確保業務に係る製造販売後安全管理業務手順書を作成させなければならない。
  ① 安全管理情報の収集に関する手順
  ② 安全管理情報の検討及びその結果に基づく安全確保措置の立案に関する手順
  ③ 安全確保措置の実施に関する手順
  ④ 再受託安全管理実施責任者から受託安全管理実施責任者への報告に関する手順
  ⑤ 市販直後調査に関する手順
  ⑥ 再委託の手順
  ⑦ 再委託安全確保業務に係る記録の保存に関する手順
  ⑧ 受託者の国内品質業務運営責任者その他の再生医療等製品の製造販売に係る業務の責任者との相互の連携に関する手順
  ⑨ その他再委託安全確保業務を適正かつ円滑に行うために必要な手順
  (ウ) 委託元である製造販売業者は、受託者が再生医療等製品の製造販売後安全管理業務のうち則第137条の59第1号から第3号までの業務を再委託する場合においては、受託者に、製造販売後安全管理業務手順書等に基づき、次の事項を記載した文書により再受託者との契約

を締結させ、その契約書を保存させなければならない。
① 再委託安全確保業務の範囲
② 再受託安全管理実施責任者の設置及び当該者の実施する再委託安全確保業務の範囲に関する事項
③ 再委託安全確保業務に係る手順(則第137条の63第2項各号(第6号を除く。))に関する事項
④ 再委託安全確保業務の実施の指示に関する事項
⑤ 報告(同第4項第3号)及び確認(同第4項第4号)に関する事項
⑥ 指示(同第7項)及び確認(同第8項)に関する事項
⑦ 情報提供(同第9項)に関する事項
⑧ その他必要な事項

(エ) 委託元である製造販売業者は、受託者が再生医療等製品の製造販売後安全管理業務のうち則第137条の59第1号から第3号までの業務を再委託する場合においては、受託者が、製造販売後安全管理業務手順書等及び契約書に基づき、次の業務を受託安全管理実施責任者に行わせることを確認しなければならない。
① 再委託安全確保業務を統括すること
② 再受託安全管理実施責任者に再委託安全確保業務の実施につき文書により指示するとともに、その写しを保存すること(則第137条の59第1号の業務を委託する場合を除く。)
③ 再受託安全管理実施責任者に再委託安全確保業務に関する記録を作成させ、文書により報告させること
④ 再受託者が再委託安全確保業務を適正かつ円滑に行っているかどうかを確認し、その記録を作成すること
⑤ ③の報告及び④の記録を保存するとともに、受託者及び受託者の総括製造販売責任者に文書により報告すること

(オ) 委託元である製造販売業者は、受託者が市販直後調査に係る業務であって再生医療等製品の製造販売後安全管理業務のうち則第137条の59第1号から第3号までの業務を再委託する場合においては、受託者が、製造販売後安全管理業務手順書等及び市販直後調査実施計画書に基づき、次の業務を受託安全管理実施責任者に行わせることを確認しなければならない。
① 再受託安全管理実施責任者に再委託安全確保業務に関する記録を作成させ、文書により報告させること
② ①の文書を保存すること

(カ) 委託元である製造販売業者は、受託者が再生医療等製品の製造販売後安全管理業務のうち則第137条の59第4号の業務を再委託する場合においては、当該再委託安全確保業務を適正かつ円滑に遂行しうる能力を有する者に再委託させなければならない。この場合において、委託元である製造販売業者は、受託者に、製造販売後安全管理業務手順書等に基づき、次の事項を記載した文書により再委託者との契約を締結させ、その契約書を保存させなければならない。
① 再委託安全確保業務の範囲
② その他必要な事項

(キ) 委託元である製造販売業者は、受託者に、その受託安全管理実施責任者に再委託安全確保業務の改善の必要性について検討させ、その必要性があるときは、製造販売後安全管理業務手順書等及び契約書に基づき、再受託者に所要の措置を講じるよう文書により指示させ、その文書を保存させなければならない。

(ク) 委託元である製造販売業者は、受託者が(キ)の指示を行った場合においては、受託者に当該措置が講じられたことを確認させ、その記録を保存させなければならない。

(ケ) 受託者は、再委託安全確保業務を行う上で必要な情報を再受託者に提供しなければならない。

＊ 再委託安全確保業務等に係る記録の保存期間は、則第137条の62を準用して適用する。〈薬機法施行規則第137条の64前段〉

(平二五法八四・追加)

(休廃止等の届出)

第二十三条の三十六 再生医療等製品の製造販売業者は、その事業を廃止し、休止し、若しくは休止した事業を再開したとき、又は再生医療等製品総括製造販売責任者その他厚生労働省令で定める事項を変更したときは、三十日以内に、厚生労働大臣にその旨を届け出なければならない。

* 本項は、再生医療等製品の製造販売業者に対し、その製造販売の事業を休廃止等したときは、厚生労働大臣への届出を義務づけたものである。また、総括製造販売責任者等の事項を変更したときについても届出義務を課している。
*「厚生労働省令で定める事項」は、次のとおりである。〈薬機法施行規則第137条の65第1項〉
  ① 製造販売業者の氏名及び住所
  ② 主たる機能を有する事務所の名称及び所在地
  ③ 製造販売業者が法人であるときは、その業務を行う役員の氏名
  ④ 総括製造販売責任者の氏名及び住所
  ⑤ 当該製造販売業者が、他の種類の製造販売業の許可を受け、又は当該許可に係る事業を廃止したときは、当該許可の種類及び許可番号
* 届出は、届出者の住所地の都道府県知事を経由して行わなければならない。〈薬機法第23条の41第1項〉

2 再生医療等製品の製造業者又は再生医療等製品外国製造業者は、その製造所を廃止し、休止し、若しくは休止した製造所を再開したとき、又は再生医療等製品製造管理者その他厚生労働省令で定める事項を変更したときは、三十日以内に、厚生労働大臣にその旨を届け出なければならない。

* 本項は、再生医療等製品の製造業者又は外国製造業者に対し、その製造所を休廃止等したときは、厚生労働大臣への届出を義務づけたものである。また、再生医療等製品製造管理者等の事項を変更したときについても届出義務を課している。
*「厚生労働省令で定める事項」は、次のとおりである。〈薬機法施行規則第137条の66第1項〉
  ① 製造業者等又は製造管理者等の氏名又は住所
  ② 製造業者等が法人であるときは、その業務を行う役員の氏名
  ③ 製造所の名称
  ④ 製造所の構造設備の主要部分
  ⑤ 製造業者等が他の製造業の許可、認定もしくは登録を受け、又はその製造所を廃止したときは、当該許可の区分及び許可番号、当該認定の区分及び認定番号又は当該登録の登録番号
* 届出は、製造所の住所地の都道府県知事を経由して行わなければならない。〈薬機法第23条の41第2項〉

(平二五法八四・追加)

(外国製造再生医療等製品の製造販売の承認)

第二十三条の三十七 厚生労働大臣は、再生医療等製品であつて本邦に輸出されるものにつき、外国においてその製造等をする者から申請があつたときは、品目ごとに、その者が第三項の規定により選任した再生医療等製品の製造販売業者に製造販売をさせることについての承認を与えることができる。

* 本項は、外国において本邦向けの再生医療等製品を製造等しようとする者に対し、厚生労働大臣は、品目ごとに、その者が選任した製造販売業者に製造販売させることの承認を与えることができる旨を定めたものである。
* 製造販売の承認を受けることのできる要件の一として、当該品目の製造販売業の許可を受けて

再生医療等製品の規制法　薬機法第6章（再生医療等製品の製造販売業及び製造業）

いる必要があるが、このような要件がある限り、たとえ自らが開発した再生医療等製品であっても、外国の開発会社は自ら製造販売の承認を受けることができないという不条理が生じる。そこで、その選任する製造販売業者に当該品目を製造販売させることを条件として、外国の開発会社であっても承認を受けることができるようにしている。
* 「製造販売をさせる」とあるように、『製造販売』には輸入をした再生医療等製品を販売し、又は授与することも含まれている。〈法第2条第13項〉
* 申請書には、次の書類を添えなければならない。〈薬機法施行規則第137条の68第3項本文〉
  ① 申請者が法人であるときは、法人であることを証する書類
  ② 申請者、外国特例承認の拒否事由（薬機法第23条の37第2項）に該当していないかを明らかにする書類
  ③ 選任製造販売業者を選任したことを証する書類
  ④ 当該選任製造販売業者が受けている製造販売業の許可証の写し
  ⑤ 外国特例の特例承認を申請しようとするときは、申請者が製造販売しようとする物が、その要件（薬機法第23条の28第1項第2号）に該当することを証する書類その他必要な書類
* 厚生労働大臣は、外国特例承認台帳を備え、通常の承認台帳の記載事項（則第137条の30各号（第3号を除く。））のほか、次の事項を記載する。〈薬機法施行令第43条の22、則第137条の69〉
  ① 選任製造販売業者の氏名及び住所
  ② 当該選任製造販売業者の受けている製造販売業の許可の種類及び許可番号

2　申請者が、第七十五条の二の二第一項の規定によりその受けた承認の全部又は一部を取り消され、取消しの日から三年を経過していない者であるときは、前項の承認を与えないことができる。
* 本項は、外国特例承認の拒否事由を明示したものであり、承認の取り消しの処分を受けた日より3年を経過しない者に対しては、再生医療等製品の外国特例承認を与えないことができるとしている。

3　第一項の承認を受けようとする者は、本邦内において当該承認に係る再生医療等製品による保健衛生上の危害の発生の防止に必要な措置を採らせるため、再生医療等製品の製造販売業者を当該承認の申請の際選任しなければならない。
* 本項は、外国特例承認を受けようとする者に対し、当該再生医療等製品を製造販売させる製造販売業者の選任を義務づけたものである。

4　第一項の承認を受けた者（以下「外国製造再生医療等製品特例承認取得者」という。）が前項の規定により選任した再生医療等製品の製造販売業者（以下「選任外国製造再生医療等製品製造販売業者」という。）は、第二十三条の二十五第一項の規定にかかわらず、当該承認に係る品目の製造販売をすることができる。
* 本項は、選任製造販売業者は、外国製造再生医療等製品を製造販売することができる旨を定めたものである。

5　第一項の承認については、第二十三条の二十五第二項（第一号を除く。）及び第三項から第十一項まで、第二十三条の二十六（第四項を除く。）並びに第二十三条の二十七の規定を準用する。
* 本項は、再生医療等製品の外国特例承認については、承認に関する規定が準用される旨を明示したものである。

6　前項において準用する第二十三条の二十五第九項の承認については、第二十三条の二十五第十一項、第二十三条の二十六第四項及び第二十三条の二十七の規定を準用する。

＊　本項は、再生医療等製品の外国特例承認事項の一変承認については、承認事項の一変承認に関する規定が準用される旨を明示したものである。

（平二五法八四・追加）

（選任外国製造再生医療等製品製造販売業者に関する変更の届出）

第二十三条の三十八　外国製造再生医療等製品特例承認取得者は、選任外国製造再生医療等製品製造販売業者を変更したとき、又は選任外国製造再生医療等製品製造販売業者につき、その氏名若しくは名称その他厚生労働省令で定める事項に変更があつたときは、三十日以内に、厚生労働大臣に届け出なければならない。

（平二五法八四・追加）

　　＊　本条は、再生医療等製品の外国特例承認取得者に対し、選任製造販売業者を変更したとき、又はその製造販売業者の名称等に変更があったときは、厚生労働大臣への届出を義務づけたものである。
　　＊　「厚生労働省令で定める事項」は、次のとおりである。〈薬機法施行規則第 137 条の 71 第 1 項〉
　　　① 選任製品製造販売業者の氏名又は住所
　　　② 選任製造販売業者が受けている製造販売業の許可の種類及び許可番号
　　＊　届出は、選任製造販売業者の住所地の都道府県知事を経由して行わなければならない。〈薬機法第 23 条の 41 第 3 項〉
　　＊　届書には、選任製造販売業者が受けている製造販売業の許可証の写しを添えなければならない。〈薬機法施行規則第 137 条の 71 第 3 項本文〉

（準用）

第二十三条の三十九　外国製造再生医療等製品特例承認取得者については、第二十三条の二十九から第二十三条の三十三まで及び第二十三条の三十五第二項の規定を準用する。

（平二五法八四・追加）

　　＊　本条は、再生医療等製品の外国特例承認取得者については、①再審査、②再評価、③承認取得者の地位の承継、④製造業者の遵守事項に関する規定が準用される旨を明示したものである。

（外国製造再生医療等製品の特例承認）

第二十三条の四十　第二十三条の三十七の承認の申請者が選任外国製造再生医療等製品製造販売業者に製造販売をさせようとする物が、第二十三条の二十八第一項に規定する政令で定める再生医療等製品である場合には、同条の規定を準用する。この場合において、同項中「第二十三条の二十五」とあるのは「第二十三条の三十七」と、「同条第二項、第五項、第六項及び第八項」とあるのは「同条第五項において準用する第二十三条の二十五第二項、第五項、第六項及び第八項」と、「同条の承認」とあるのは「第二十三条の三十七の承認」と、同条第二項中「前項の規定により第二十三条の二十五の承認を受けた者」とあるのは「第二十三条の四十第一項において準用する第二十三条の二十八第一項の規定により第二十三条の三十七の承認を受けた者又は選任外国製造再生医療等製品製造販売業者」と読み替えるものとする。

　　＊　本項は、外国特例承認に係る再生医療等製品の特例承認については、特例承認に関する規定が準用される旨を明示したものである。

再生医療等製品の規制法　薬機法第6章（再生医療等製品の製造販売業及び製造業）

2　前項に規定する場合の選任外国製造再生医療等製品製造販売業者は、第二十三条の二十五第一項の規定にかかわらず、前項において準用する第二十三条の二十八第一項の規定による第二十三条の三十七の承認に係る品目の製造販売をすることができる。

　＊　本項は、選任製造販売業者は、特例承認を受けた外国特例承認に係る再生医療等製品を製造販売することができる旨を定めたものである。この規定により、特例承認を受けた外国特例承認取得者から選任された製造販売業者は、自らが承認を受けたものでなくても、当該再生医療等製品を製造販売できることとなる。

（平二五法八四・追加）

（都道府県知事の経由）

第二十三条の四十一　第二十三条の二十第一項の許可若しくは同条第二項の許可の更新の申請又は第二十三条の三十六第一項の規定による届出は、申請者又は届出者の住所地の都道府県知事を経由して行わなければならない。

　＊　本項は、再生医療等製品の製造販売業の許可（更新を含む。）の申請、又は製造販売の事業の休廃止等もしくは再生医療等製品総括製造販売責任者等の事項の変更の届出は、都道府県知事を経由して行う旨を定めたものである。

2　第二十三条の二十二第一項若しくは第六項の許可、同条第三項（同条第七項において準用する場合を含む。）の許可の更新若しくは第二十三条の三十四第三項の承認の申請又は第二十三条の三十六第二項の規定による届出は、製造所の所在地の都道府県知事を経由して行わなければならない。

　＊　本項は、①再生医療等製品の製造業の許可（更新を含む。）の申請、②許可区分の変更又は追加の許可（更新を含む。）の申請、③製造所の休廃止等の届出、④再生医療等製品製造管理者等の事項の変更の届出は、都道府県知事を経由して行う旨を定めたものである。

3　第二十三条の三十八の規定による届出は、選任外国製造再生医療等製品製造販売業者の住所地の都道府県知事を経由して行わなければならない。

　＊　本項は、選任製造販売業者につき、その氏名又は名称等の事項に変更があったときの届出は、都道府県知事を経由して行う旨を定めたものである。

（平二五法八四・追加）

（政令への委任）

第二十三条の四十二　この章に定めるもののほか、製造販売業又は製造業の許可又は許可の更新、再生医療等製品外国製造業者の認定又は認定の更新、製造販売品目の承認、再審査又は再評価、製造所の管理その他再生医療等製品の製造販売業又は製造業（外国製造再生医療等製品特例承認取得者の行う製造を含む。）に関し必要な事項は、政令で定める。

（平二五法八四・追加）

　＊　資料の保存について、次のとおり定められている。
　（ア）承認取得者は、次の資料を、それぞれの期間保存しなければならない。ただし、資料の性質上その保存が著しく困難であると認められるものにあっては、この限りでない。〈薬機法施行規則第137条の67〉
　　①　承認の申請に際して提出した資料の根拠となった資料──承認を受けた日（当該承認が条

件・期限承認である場合にあっては、承認(薬機法第23条の25第1項)を受けた日)から5年間。ただし、再審査を受けなければならない再生医療等製品(承認(条件・期限付承認を除く。)を受けた日から再審査が終了するまでの期間が5年を超えるものに限る。)に係る資料にあっては、再審査が終了するまでの期間

② 再審査の申請に際して提出した資料の根拠となった資料(①を除く。)――再審査が終了した日から5年間

③ 再評価の申請に際して提出した資料の根拠となった資料(①及び②を除く。)――再評価が終了した日から5年間

(イ) 外国特例承認取得者には、則第137条の67を準用して適用する。〈薬機法施行規則第137条の76第1項〉

(ウ) 外国特例承認取得者は、厚生労働大臣が必要と認めて求めた報告(薬機法第75条の2の2第1項第2号)の根拠となった資料を、厚生労働大臣に報告した日から5年間保存しなければならない。〈薬機法施行規則第137条の76第2項〉

* 選任製造販売業者が遵守すべき事項は、通常の製造販売業者の遵守事項(則第137条の55各号)のほか、次のとおり定められている。〈薬機法施行規則第137条の70〉

(ア) 選任製造販売業者としての業務に関する事項を記録し、かつ、これを最終の記載の日から5年間、保存すること

(イ) 次の書類を利用しなくなった日から5年間、保存すること

① 外国特例承認取得者が当該承認を受けた事項を記載した書類
② 外国特例承認取得者が当該承認の申請に際して提出した資料の写し
③ 外国特例承認取得者が再審査の申請に際して提出した資料の写し
④ 外国特例承認取得者が再評価の申請に際して提出した資料の写し
⑤ 外国特例承認取得者が、条件・期限付承認に係る再生医療等製品の使用成績調査等の結果の報告(薬機法第23条の37第5項)、新再生医療等製品の使用成績調査等の結果の報告(薬機法第23条の39)、再生医療等製品に関する感染症定期報告(薬機法第68条の14第1項、第68条の15第3項)及び厚生労働大臣が必要と認めて求めた報告(薬機法第75条の2の2第1項第2号)に係る事項を記載した書類

(ウ) 厚生労働大臣又は機構に報告(薬機法第68条の10第1項、第68条の13第3項)した不具合等に関する事項の根拠となった資料を、利用しなくなった日から5年間保存すること。ただし、資料の性質上その保存が著しく困難であると認められるものにあっては、この限りでない。

* 外国特例承認を受けようとする者又は外国特例承認取得者の厚生労働大臣に対する申請、届出、報告、提出その他の手続きは、選任製造販売業者が行う。〈薬機法施行規則第137条の75〉

* 外国特例承認取得者は、選任製造販売業者に対し、次の情報を提供しなければならない。〈薬機法施行規則第137条の72第1項〉

① 当該品目について承認された事項及びその変更があった場合にあっては、その変更された事項及び変更理由
② 条件・期限付承認に係る再生医療等製品の使用成績調査等の結果について厚生労働大臣に報告した事項
③ 承認の申請に際して提出した資料の写し、再審査の申請に際して提出した資料の写し及び再評価の申請に際して提出した資料の写し
④ 新再生医療等製品の使用成績調査等の結果について厚生労働大臣又は機構に報告した事項
⑤ 直接の容器等に記載事項(薬機法第65条の2)を記載するために必要な情報及びその変更があった場合にあってはその変更理由
⑥ 添付文書等の記載事項(薬機法第65条の3)に関する情報及びその変更があった場合にあってはその変更理由
⑦ 報告の求め(薬機法第69条第1項・第4項、第75条の2の2第1項第2号)により厚生労働大臣に報告した事項
⑧ ①から⑦までのほか、選任製造販売業者が業務を行うために必要な情報

* 外国特例承認取得者は、選任製造販売業者を変更したときは、記録(則第137条の70第1号)、

書類(同第 2 号)、資料(同第 3 号)及び情報(則第 137 条の 72 第 1 項)並びに品質管理の業務に関する資料及び製造販売後安全管理の業務に関する資料を、変更前の選任製造販売業者から変更後の選任製造販売業者に引き継がせなければならない。〈薬機法施行規則第 137 条の 72 第 2 項〉

　この場合において、変更前の選任製造販売業者は、再生医療等製品に関する記録及び当該記録に関連する資料を変更後の選任製造販売業者に引き渡さなければならない。〈薬機法施行規則第 137 条の 72 第 3 項〉

* 外国特例承認取得者は、帳簿を備え、選任製造販売業者に対する情報の提供その他の外国特例承認取得者としての業務に関する事項を記載し、かつ、これを最終の記載の日から 3 年間保存しなければならない。〈薬機法施行規則第 137 条の 73〉

* 外国特例承認取得者は、その氏名又は住所その他厚生労働省令で定める事項を変更したときは、30 日以内に、選任製造販売業者の住所地の都道府県知事を経由して、厚生労働大臣にその旨を届け出なければならない。〈薬機法施行令第 43 条の 35 第 1 項〉

　この「厚生労働省令で定める事項」は、次のとおりである。〈薬機法施行規則第 137 条の 74 第 1 項〉
① 外国特例承認取得者の氏名又は住所
② 外国特例承認取得者が法人であるときは、その業務を行う役員
③ 承認を受けた品目を製造する製造所又はその名称

第七章　医薬品、医療機器及び再生医療等製品の販売業等

（平六法五〇・平一四法九六・改称、平二五法八四・旧第五章繰下・改称）

第一節　医薬品の販売業　略

第二節　医療機器の販売業、貸与業及び修理業　略

第三節　再生医療等製品の販売業

（平二五法八四・追加）

（再生医療等製品の販売業の許可）

第四十条の五　再生医療等製品の販売業の許可を受けた者でなければ、業として、再生医療等製品を販売し、授与し、又は販売若しくは授与の目的で貯蔵し、若しくは陳列してはならない。ただし、再生医療等製品の製造販売業者がその製造等をし、又は輸入した再生医療等製品を再生医療等製品の製造販売業者、製造業者又は販売業者に、厚生労働大臣が指定する再生医療等製品の製造販売業者がその製造等をし、又は輸入した当該再生医療等製品を医師、歯科医師若しくは獣医師又は病院、診療所若しくは飼育動物診療施設の開設者に、再生医療等製品の製造業者がその製造した再生医療等製品を再生医療等製品の製造販売業者又は製造業者に、それぞれ販売し、授与し、又はその販売若しくは授与の目的で貯蔵し、若しくは陳列するときは、この限りでない。

* 本項は、再生医療等製品の販売業の許可を受けない限り、再生医療等製品の販売、授与、貯蔵、又は陳列が禁止される旨を定めたものである。なお、再生医療等製品の製造販売業者又は製造業者については、再生医療等製品の販売業の許可を受けていなくても、自社製品たる再生医療等製品をその取扱い業者に販売等できるとしている。また、厚生労働大臣が指定する再生医療等製品の製造販売業者にあっては、再生医療等製品の販売業の許可を受けていなくても、自社製品たる再生医療等製品を医師等又は医療機関等に販売等できるとしている。
* 申請書には、次の書類を添えなければならない。〈薬機法施行規則第196条の2第2項本文〉
  ① 営業所の平面図
  ② 法人にあっては、登記事項証明書
  ③ 申請者以外の者がその営業所管理者である場合にあっては、当該営業所管理者の雇用契約書の写しその他申請者の当該営業所管理者に対する使用関係を証する書類
  ④ 申請者に係る精神の機能の障害又は申請者が麻薬、大麻、あへんもしくは覚醒剤の中毒者であるかないかに関する医師の診断書
* 再生医療等製品の販売業者は、許可証を営業所の見やすい場所に掲示しておかなければならない。〈薬機法施行規則第196条の5により準用する第3条〉
* 都道府県知事は、許可台帳を備え、次の事項を記載する。〈薬機法施行令第48条、則第196条の5により準用する第7条〉
  ① 許可番号及び許可年月日
  ② 再生医療等製品の販売業者の氏名及び住所
  ③ 営業所の名称及び所在地
  ④ 営業所管理者の氏名及び住所
* 「厚生労働大臣が指定する再生医療等製品」として、再生医療等製品の全部が指定されている。〈H26/8/6厚生労働省告示第319号〉

2　前項の許可は、営業所ごとに、その営業所の所在地の都道府県知事が与える。
　　＊　本項は、再生医療等製品の販売業の許可権者を都道府県知事とし、営業所ごとに許可が与えられる旨を定めたものである。

3　次の各号のいずれかに該当するときは、第一項の許可を与えないことができる。
　　＊　本項は、再生医療等製品の販売業の許可申請について、不許可の基準を明示したものである。
　一　その営業所の構造設備が、厚生労働省令で定める基準に適合しないとき。
　　　＊　本号は、構造設備基準に適合していることを求めたものである。
　　　＊「厚生労働省令で定める基準」として、次のとおり定められている。〈構造設備基準第5条の2〉
　　　　（ア）採光、照明及び換気が適切であり、かつ、清潔であること
　　　　（イ）常時居住する場所及び不潔な場所から明確に区別されていること
　　　　（ウ）冷暗貯蔵のための設備を有すること。ただし、冷暗貯蔵が必要な再生医療等製品を取り扱わない場合は、この限りでない。
　　　　（エ）取扱品目を衛生的に、かつ、安全に貯蔵するために必要な設備を有すること

　二　申請者が、第五条第三号イからヘまでのいずれかに該当するとき。
　　　＊　本号は、申請者が欠格事項に該当してないことを求めたものである。

4　第一項の許可は、六年ごとにその更新を受けなければ、その期間の経過によって、その効力を失う。
　　＊　本項は、許可後においても構造設備の改修状況等を定期的に確認し、再生医療等製品の販売業者の水準を維持するという趣旨に基づき、販売業の許可を更新制としたものである。
　　＊　更新の申請は、申請書に許可証を添えて提出しなければならない。〈薬機法施行規則第196条の5により準用する第6条〉

5　第一項の許可を受けた者は、当該許可に係る営業所については、業として、再生医療等製品を、再生医療等製品の製造販売業者、製造業者若しくは販売業者又は病院、診療所若しくは飼育動物診療施設の開設者その他厚生労働省令で定める者以外の者に対し、販売し、又は授与してはならない。
　　＊　本項は、再生医療等製品の販売業者は、その取扱い業者又は医療機関等以外の者に再生医療等製品を販売等してはならない旨を定めたものである。
　　＊「厚生労働省令で定める者」は、次のとおりである。〈薬機法施行規則第196条の3〉
　　　（ア）国、都道府県知事又は市町村長（特別区の区長を含む。）
　　　（イ）研究施設の長又は教育機関の長であって研究又は教育を行うにあたり必要な再生医療等製品を使用するもの
　　　（ウ）医薬品、医薬部外品、化粧品又は医療機器の製造業者であって製造を行うにあたり必要な再生医療等製品を使用するもの
　　　（エ）（ア）から（ウ）までに準ずるものであって販売等の相手方として厚生労働大臣が適当と認めるもの

（平二五法八四・追加）

(管理者の設置)

第四十条の六 前条第一項の許可を受けた者は、厚生労働省令で定めるところにより、再生医療等製品の販売を実地に管理させるために、営業所ごとに、厚生労働省令で定める基準に該当する者(以下「再生医療等製品営業所管理者」という。)を置かなければならない。

* ＊ 本項は、再生医療等製品の販売業者に対し、再生医療等製品営業所管理者に営業所を管理させることを義務づけたものである。
* ＊「厚生労働省令で定める基準」は、次のいずれかである。〈薬機法施行規則第 196 条の 4〉
  ① 旧制中学もしくは高校又はこれと同等以上の学校で、薬学、化学又は生物学に関する専門の課程を修了した者
  ② 旧制中学もしくは高校又はこれと同等以上の学校で、薬学、化学又は生物学に関する科目を修得した後、再生医療等製品の販売等に関する業務に 3 年以上従事した者
  ③ 再生医療等製品の販売等に関する業務に 5 年以上従事した者
  ④ 都道府県知事が①から③までの者と同等以上の知識経験を有すると認めた者

2　再生医療等製品営業所管理者は、その営業所以外の場所で業として営業所の管理その他薬事に関する実務に従事する者であつてはならない。ただし、その営業所の所在地の都道府県知事の許可を受けたときは、この限りでない。

* ＊ 本項は、再生医療等製品営業所管理者は、その営業所を実地に管理すべきものであり、都道府県知事の許可を受けたときを除き、兼務してはならない旨を定めたものである。なお、再生医療等製品営業所管理者は、都道府県知事の許可を受けたときは、その営業所以外の場所で業として営業所の管理その他薬事に関する実務に従事してもよいものとしている。

(平二五法八四・追加)

(準用)

第四十条の七 再生医療等製品の販売業については、第八条、第九条(第一項各号を除く。)、第十条第一項及び第十一条の規定を準用する。この場合において、第九条第一項中「次に掲げる事項」とあるのは、「再生医療等製品の販売業の営業所における再生医療等製品の品質確保の実施方法」と読み替えるものとする。

* ＊ 本項は、再生医療等製品の販売業について、①管理者の義務、②販売業者の遵守事項、③業務の休廃止等の届出等については、それぞれ薬局に関する規定が準用される旨を明示したものである。

2　前項に規定するもののほか、必要な技術的読替えは、政令で定める。

* ＊ 再生医療等製品の販売業者は、営業所管理者が再生医療等製品の適切な管理のために必要と認める再生医療等製品の試験検査を、営業所管理者に行わせなければならない。ただし、当該再生医療等製品の営業所の設備及び器具を用いて試験検査を行うことが困難であると営業所管理者が認めた場合には、再生医療等製品の販売業者は、当該販売業者の他の試験検査設備又は登録試験検査機関を利用して試験検査を行うことができる。なお、その場合は、営業所管理者に試験検査の結果を確認させなければならない。〈薬機法施行規則第 196 条の 7〉
* ＊ 再生医療等製品の販売業者は、再生医療等製品の適正管理を確保するため、指針の策定、従事者に対する研修の実施その他必要な措置を講じなければならない。なお、当該措置には、次の事項を含む。〈薬機法施行規則第 196 条の 8〉
  ① 従事者から再生医療等製品の販売業者への事故報告の体制の整備
  ② 再生医療等製品の適正管理のための業務に関する手順書の作成及び当該手順書に基づく業

務の実施
③ 再生医療等製品の適正管理のために必要となる情報の収集その他再生医療等製品の適正管理の確保を目的とした改善のための方策の実施
* 再生医療等製品の販売業者は、営業所に当該営業所の管理に関する事項を記録するための帳簿を備え、最終の記載の日から3年間保存しなければならない。他方、営業所管理者は、試験検査、不良品の処理その他営業所の管理に関する事項を帳簿に記載しなければならない。〈薬機法施行規則第196条の9〉
* 再生医療等製品の販売業者は、再生医療等製品を譲り受けたとき及び販売等したときは、次の事項を書面に記載し、記載の日から3年間保存しなければならない。〈薬機法施行規則第196条の10〉
 ① 品名
 ② 数量
 ③ 譲受け又は販売等の年月日
 ④ 譲渡人又は譲受人の氏名
* 再生医療等製品の販売業者は、その営業所において則第196条の4第2号又は第3号に規定する業務に従事した者から、その業務に従事したことの証明を求められたときは、速やかにその証明を行わなければならない。〈薬機法施行規則第196条の11第1項〉

（平二五法八四（平二五法一〇三）・追加）

第八章　医薬品等の基準及び検定
（平二五法八四・旧第六章繰下）

（日本薬局方等）
第四十一条　厚生労働大臣は、医薬品の性状及び品質の適正を図るため、薬事・食品衛生審議会の意見を聴いて、日本薬局方を定め、これを公示する。
2　厚生労働大臣は、少なくとも十年ごとに日本薬局方の全面にわたつて薬事・食品衛生審議会の検討が行われるように、その改定について薬事・食品衛生審議会に諮問しなければならない。
3　厚生労働大臣は、医療機器、再生医療等製品又は体外診断用医薬品の性状、品質及び性能の適正を図るため、薬事・食品衛生審議会の意見を聴いて、必要な基準を設けることができる。
　　＊　本項は、厚生労働大臣は、再生医療等製品の性状、品質及び性能の適正を図るため、基本要件を設けることができる旨を定めたものである。
　　＊　「必要な基準」は、適正な再生医療等製品を製造販売等するための基本要件をいう。

（平一一法一六〇・平一四法九六・平二五法八四・一部改正）

（医薬品等の基準）
第四十二条　厚生労働大臣は、保健衛生上特別の注意を要する医薬品又は再生医療等製品につき、薬事・食品衛生審議会の意見を聴いて、その製法、性状、品質、貯法等に関し、必要な基準を設けることができる。
　　＊　本項は、厚生労働大臣は、再生医療等製品の製法、性状、品質、貯法等に関し、必要な基準を設けることができる旨を定めたものである。
　　＊　「保健衛生上特別の注意を要する(略)再生医療等製品につき、」とあるように、再生医療等製品に共通する基本要件（法第41条）ではなく、個別の再生医療等製品について必要な基準を設けるものとしている。
2　厚生労働大臣は、保健衛生上の危害を防止するために必要があるときは、医薬部外品、化粧品又は医療機器について、薬事・食品衛生審議会の意見を聴いて、その性状、品質、性能等に関し、必要な基準を設けることができる。

（昭五四法五六・平一一法一六〇・平一四法九六・平二五法八四・一部改正）

（検定）
第四十三条　厚生労働大臣の指定する医薬品又は再生医療等製品は、厚生労働大臣の指定する者の検定を受け、かつ、これに合格したものでなければ、販売し、授与し、又は販売若しくは授与の目的で貯蔵し、若しくは陳列してはならない。ただし、厚生労働省令で別段の定めをしたときは、この限りでない。
　　＊　本項は、国家検定再生医療等製品については、検定に合格しない限り、その販売等が禁止される旨を定めたものである。

再生医療等製品の規制法　薬機法第8章(再生医療等製品の基準及び検定)

* 高度な製造技術や試験技術を必要とするもの、又は製造過程において品質に影響を受けやすいものであって、不良な製品が市場にでまわった場合に保健衛生上の危害を生じるおそれの大きい再生医療等製品については、その製品が不良なものでないとの確認を当該製造販売業者のみに委ねることとせず、第三者たる公的機関のチェックを受けることを要するものとしている。
* 「厚生労働大臣の指定する再生医療等製品」とあるが、現在のところ指定されたものはない。
* 「厚生労働大臣の指定する者」は、検定機関とよばれる。
* 「検定」とは、対象となる物を一定の基準に従って検査し、それが所定の基準に合致しているかどうか確定することをいう。
* 検定機関は、再生医療等製品については、国立医薬品食品衛生研究所となる。〈薬機法施行規則第197条の11第3項〉
* 検定の申請書には、自家試験の記録を記載した書類を添えなければならない。〈薬機法施行規則第197条の11第2項〉
* 特例として、再生医療等製品の製造業者は、検定を受けなくも、その製造・輸入した再生医療等製品を、再生医療等製品の製造販売業者又は製造業者に販売し、授与し、又は販売・授与の目的で貯蔵し、陳列することができる。〈薬機法施行規則第203条第1項〉
* 特例として、国民の生命及び健康に重大な影響を与えるおそれがある感染性の疾病のまん延その他の健康被害の拡大を防止するため使用される再生医療等製品であって厚生労働大臣が指定するものについては、緊急に使用される必要があるため、検定を受けいとまがない場合として厚生労働大臣が定める場合に限り、販売し、授与し、又は販売・授与の目的で貯蔵し、陳列することができる。〈薬機法施行規則第203条第3項〉

2　厚生労働大臣の指定する医療機器は、厚生労働大臣の指定する者の検定を受け、かつ、これに合格したものでなければ、販売し、貸与し、授与し、若しくは販売、貸与若しくは授与の目的で貯蔵し、若しくは陳列し、又は医療機器プログラムにあつては、電気通信回線を通じて提供してはならない。ただし、厚生労働省令で別段の定めをしたときは、この限りでない。

3　前二項の検定に関し必要な事項は、政令で定める。
* 出願者は、厚生労働大臣の定める額の手数料を添えて、都道府県知事を経由して検定機関に申請書を提出しなければならない。〈薬機法施行令第58条〉
なお、出願者とは、検定機関の検定を受けようとする者をいい、再生医療等製品については、当該品目に係る承認を取得している製造販売業者又は外国特例承認取得者に係る選任製造販売業者となる。〈薬機法施行規則第197条の11第4項〉
* 試験品について、次のとおり定められている。
(ア)出願者は、検定を受けようとするときは、再生医療等製品を販売等の用に供する容器又は被包に入れ、これを封印するのに適当な箱その他の容器に収め、その容器に次の事項を記載しておかなければならない。〈薬機法施行規則第198条第1項〉
① 再生医療等製品の名称
② 製造番号又は製造記号
③ 製造年月日
④ 数量
(イ)再生医療等製品の検定が二以上の製造段階について行われるべき場合における最終段階の検定以外の検定に関しては、則198条第1項及び第2項の規定は、適用しない。〈薬機法施行規則第198条第3項〉
(ウ)都道府県知事は、申請書を受理したときは、薬事監視員に試験品を採取させ、申請書とともに、これを検定機関に送付しなければならない。〈薬機法施行令第59条〉
(エ)薬事監視員は、試験品を採取するときは、厚生労働大臣の定める数量の試験品を採取して適当な容器に収め、封印し、これに次の事項を記載しなければならない。この場合において、試験品を則第198条第1項により収納された箱その他の容器から採取したときは、その箱そ

の他の容器に封印しなければならない。〈薬機法施行規則第199条第1項、第2項〉
① 出願者の氏名
② 再生医療等製品の名称
③ 製造番号又は製造記号
④ 製造年月日
⑤ 採取量
(オ) 次の場合でなければ、試験品を採取した箱その他の容器の封印を解いてはならない。〈薬機法施行規則第199条第3項〉
① 薬事監視員が「出願者が検定合格の表示を付そうとする場合」又は「再生医療等製品が緊急に使用される必要がある場合」に該当するとして解く場合
② 検定に不合格の通知を受けた後、出願者が解く場合
* 検定機関は、送付された試験品について、厚生労働大臣の定める基準によって検定を行い、その結果を都道府県知事に通知し、かつ、当該再生医療等製品が検定に合格したときは、出願者の氏名及び住所その他の厚生労働省令で定める事項を記載した検定合格証明書を都道府県知事に送付しなければならない。他方、都道府県知事は、検定の結果の通知を受けたときは、これを出願者に通知し、かつ、検定合格証明書の送付を受けたときは、これを出願者に交付しなければならない。〈薬機法施行令第60条〉
* 合格の表示について、次のとおり定められている。
(ア) 出願者は、検定合格証明書の交付を受けたときは、検定に合格した再生医療等製品を収めた容器又は被包に、検定に合格した旨その他の厚生労働省令で定める事項の表示を付さなければならない。ただし、当該再生医療等製品が緊急に使用される必要があるため当該再生医療等製品を収めた容器又は被包に当該表示を付すいとまがないと認められるものとして厚生労働大臣の指定するものである場合その他厚生労働省令で定める場合は、この限りでない。〈薬機法施行令第61条第1項〉
この「厚生労働省令で定める事項」は、検定に合格した旨及び検定の合格年月日である。〈薬機法施行規則第201条第2項〉
(イ) 出願者は、検定に合格した再生医療等製品を収めた容器又は被包の見やすい場所に、検定合格の表示を付さなければならない。〈薬機法施行規則第201条第1項〉
(ウ) 都道府県知事は、薬事監視員に検定合格の表示が付されていることを確認させなければならない。〈薬機法施行令第61条第2項〉
この確認は、検定合格の表示が付されている再生医療等製品の数量及び当該数量が適正であることを示すために必要な資料を確認することにより行う。〈薬機法施行規則第201条第3項〉
* 出願者は、検定を受けた再生医療等製品について検定記録表を作成しておかなければならない。〈薬機法施行規則第202条〉

4 第一項及び第二項の検定の結果については、行政不服審査法による不服申立てをすることができない。

* 本項は、再生医療等製品の検定については、行政不服審査法による不服申立てをすることができない旨を定めたものである。

(昭三七法一六一・平五法二七・平六法五〇・平一一法一六〇・平一四法九六・平二五法八四・一部改正)

第九章　医薬品等の取扱い

（平二五法八四・旧第七章繰下）

第一節　毒薬及び劇薬の取扱い　略

第二節　医薬品の取扱い　略

第三節　医薬部外品の取扱い　略

第四節　化粧品の取扱い　略

第五節　医療機器の取扱い　略

第六節　再生医療等製品の取扱い

（平二五法八四・追加）

（直接の容器等の記載事項）

第六十五条の二　再生医療等製品は、その直接の容器又は直接の被包に、次に掲げる事項が記載されていなければならない。ただし、厚生労働省令で別段の定めをしたときは、この限りでない。

* 本条は、再生医療等製品の直接の容器等の法定表示事項を明示したものである。
* 「直接の容器」は、再生医療等製品が直に収められているもの（例：かん、びん、箱のような固形の容れ物）をさす。
* 「直接の被包」は、再生医療等製品が直に収められているもの（例：紙、布、ビニールのような容れ物）をさす。
* 特例規定については、薬機法施行規則第228条の5及び第228条の9第1項において定められている。

一　製造販売業者の氏名又は名称及び住所
二　名称
三　製造番号又は製造記号
四　再生医療等製品であることを示す厚生労働省令で定める表示

* 「厚生労働省令で定める表示」は、次のとおりである。〈薬機法施行規則第228条の2〉
  ① 再生医療等製品（指定再生医療等製品を除く。）にあっては、白地に黒枠、黒字をもって記載する「再生等」の文字
  ② 指定再生医療等製品にあっては、白地に黒枠、黒字をもって記載する「指定再生等」の文字

五　第二十三条の二十六第一項（第二十三条の三十七第五項において準用する場合を含む。）の規定により条件及び期限を付した第二十三条の二十五又は第二十三条の三十七の承認を与えられている再生医療等製品にあつては、当該再生医療等製品であることを示す厚生労働省令で定める表示

* 「厚生労働省令で定める表示」は、白地に黒枠、黒字をもって記載する『条件・期限付』の

文字である。〈薬機法施行規則第228条の3〉
　六　厚生労働大臣の指定する再生医療等製品にあつては、重量、容量又は個数等の内容量
　七　第四十一条第三項の規定によりその基準が定められた再生医療等製品にあつては、その基準においてその直接の容器又は直接の被包に記載するように定められた事項
　八　第四十二条第一項の規定によりその基準が定められた再生医療等製品にあつては、その基準においてその直接の容器又は直接の被包に記載するように定められた事項
　九　使用の期限
　十　前各号に掲げるもののほか、厚生労働省令で定める事項
　　　＊「厚生労働省令で定める事項」は、次のとおりである。〈薬機法施行規則第228条の4〉
　　　　① 外国特例承認を受けた再生医療等製品にあつては、外国特例承認取得者の氏名及びその住所地の国名並びに選任製造販売業者の氏名及び住所
　　　　② 人の血液又はこれから得られた物を有効成分とする再生医療等製品及びこれ以外の人の血液を原材料として製造される指定再生医療等製品にあつては、原材料である血液が採取された国の国名及び献血又は非献血の別（原材料である血液の由来が再生医療等製品を使用される者のみである場合を除く。）
　　　　③ 再生医療等製品の原料となる細胞を提供した者の氏名その他の適切な識別表示（当該再生医療等製品がその原料となる細胞を提供した者に使用される場合に限る。）

（平二五法八四・追加）

（添付文書等の記載事項）

第六十五条の三　再生医療等製品は、これに添付する文書又はその容器若しくは被包（以下この条において「添付文書等」という。）に、当該再生医療等製品に関する最新の論文その他により得られた知見に基づき、次に掲げる事項（次条において「添付文書等記載事項」という。）が記載されていなければならない。ただし、厚生労働省令で別段の定めをしたときは、この限りでない。
　　＊本条は、再生医療等製品の添付文書等記載事項を明示したものである。

　一　用法、用量、使用方法その他使用及び取扱い上の必要な注意
　　　＊再生医療等製品の添付文書の記載要領については、平成26年10月2日薬食発1002第12号のほか、平成26年10月2日薬食安発第1002第9号、第1002第13号において示されている。

　二　再生医療等製品の特性に関して注意を促すための厚生労働省令で定める事項
　　　＊再生医療等製品の特性に関して注意を促すため、次の事項を含む注意事項等を添付文書に記載する必要がある。〈H26/10/2 薬食発1002第12号〉
　　　　① 指定再生医療等製品にあっては「指定再生医療等製品」、その他の再生医療等製品にあっては「再生医療等製品」の文字
　　　　② 指定再生医療等製品にあっては、原材料に由来する感染症伝播のリスクを完全に排除することはできない旨、感染症の伝播を防止するために実施している安全対策の概要
　　　　③ 再生医療等製品を取り扱う医師等の医療関係者は、当該製品の有効性及び安全性その他適正な使用のために必要な事項に関して、当該製品の使用の対象者に説明し、同意を得る必要性がある旨

④　その他当該再生医療等製品を適正に使用するために必要な事項

　三　第四十一条第三項の規定によりその基準が定められた再生医療等製品にあつては、その基準において添付文書等に記載するように定められた事項

　四　第四十二条第一項の規定によりその基準が定められた再生医療等製品にあつては、その基準において添付文書等に記載するように定められた事項

　五　前各号に掲げるもののほか、厚生労働省令で定める事項

　　＊「厚生労働省令で定める事項」は、次のとおりである。なお、指定再生医療等製品にあっては、これらの事項のほか、原材料に由来する感染症を完全に排除することはできない旨が記載されていなければならない。〈薬機法施行規則第228条の6〉
　　　①　遺伝子組換え技術を応用して製造される場合にあっては、その旨
　　　②　当該再生医療等製品の原料又は材料のうち、人その他の生物に由来する成分の名称
　　　③　当該再生医療等製品の原材料である人その他の生物の部位等の名称（当該人その他の生物の名称を含む。）
　　　④　その他当該再生医療等製品を適正に使用するために必要な事項

（平二五法八四・追加）

（添付文書等記載事項の届出等）

第六十五条の四　再生医療等製品の製造販売業者は、再生医療等製品の製造販売をするときは、あらかじめ、厚生労働省令で定めるところにより、当該再生医療等製品の添付文書等記載事項のうち使用及び取扱い上の必要な注意その他の厚生労働省令で定めるものを厚生労働大臣に届け出なければならない。これを変更しようとするときも、同様とする。

　　＊本項は、再生医療等製品の製造販売業者に対し、再生医療等製品の添付文書等記載事項のうち所定の事項について、厚生労働大臣への事前の届出を義務づけたものである。
　　＊再生医療等製品の製造販売業者は、添付文書等記載事項のうち、次の事項を、書面又は電磁的方法により、厚生労働大臣に届け出する。〈薬機法施行規則第228条の7第1項〉
　　　①　当該再生医療等製品の名称
　　　②　当該再生医療等製品に係る使用及び取扱い上の必要な注意

2　再生医療等製品の製造販売業者は、前項の規定による届出をしたときは、直ちに、当該再生医療等製品の添付文書等記載事項について、電子情報処理組織を使用する方法その他の情報通信の技術を利用する方法であつて厚生労働省令で定めるものにより公表しなければならない。

　　＊本項は、再生医療等製品の製造販売業者に対し、添付文書等記載事項に係る届出をしたときは、電子情報処理組織を使用する方法等により当該届出事項を公表することを義務づけたものである。
　　＊「厚生労働省令で定めるもの」は、機構のホームページを使用する方法である。〈薬機法施行規則第228条の8〉

（平二五法八四・追加）

(準用)

第六十五条の五 再生医療等製品については、第五十一条、第五十二条の三から第五十五条まで、第五十七条、第五十七条の二第一項及び第五十八条の規定を準用する。この場合において、第五十一条中「第四十四条第一項若しくは第二項又は前条各号」とあるのは「第六十五条の二各号」と、第五十三条中「第四十四条第一項若しくは第二項又は第五十条から第五十二条まで」とあるのは「第六十五条の二、第六十五条の三又は第六十五条の五において準用する第五十一条」と、第五十四条第二号中「第十四条、第十九条の二、第二十三条の二の五又は第二十三条の二の十七」とあるのは「第二十三条の二十五又は第二十三条の三十七」と、「性能(第十四条第一項、第二十三条の二の五第一項又は第二十三条の二の二十三第一項の規定により厚生労働大臣がその基準を定めて指定した医薬品にあつては、その基準において定められた効能、効果又は性能を除く。)」とあるのは「性能」と、第五十五条第一項中「第五十条から前条まで」とあるのは「第六十五条の二から第六十五条の四まで又は第六十五条の五において準用する第五十一条若しくは第五十二条の三から前条まで」と、同条第二項中「第十三条の三第一項の認定若しくは第二十三条の二の四第一項の登録」とあるのは「第二十三条の二十四第一項の認定」と、「第十三条第一項若しくは第六項若しくは第二十三条の二の三第一項」とあるのは「第二十三条の二十二第一項若しくは第六項」と、「第十四条第一項若しくは第九項(第十九条の二第五項において準用する場合を含む。)、第十九条の二第四項、第二十三条の二の五第一項若しくは第十一項(第二十三条の二の十七第五項において準用する場合を含む。)、第二十三条の二の十七第四項若しくは第二十三条の二の二十三第一項若しくは第六項」とあるのは「第二十三条の二十五第一項若しくは第九項(第二十三条の三十七第五項において準用する場合を含む。)若しくは第二十三条の三十七第四項」と読み替えるものとする。

(平二五法八四・追加)

* 本条は、再生医療等製品の取扱いに関する規制は、医薬品に関する規制を準用する旨を定めたものである。
    - (ア)再生医療等製品の直接の容器等が小売のために包装されている場合において、その直接の容器等の法定表示事項が外部の容器等を透かして容易に見ることができないときは、その外部の容器等にも、法定表示事項が記載されていなければならない。〈本規定により準用する法第51条〉
    - (イ)厚生労働大臣は、再生医療等製品の添付文書等記載事項に係る届出の受理を機構に行わせることができる。〈本規定により準用する法第52条の3第1項〉
    - (ウ)厚生労働大臣が、再生医療等製品の添付文書等記載事項に係る届出の受理を機構に行わせることとしたときは、届出をしようとする者は、機構に届け出なければならない。〈本規定により準用する法第52条の3第2項〉
    - (エ)機構は、再生医療等製品の添付文書等記載事項に係る届出を受理したときは、厚生労働大臣に通知しなければならない。〈本規定により準用する法第52条の3第3項〉
    - (オ)法第65条の2、第65条の3又は第65条の5において準用する第51条に規定する事項の記載は、他の文字、記事、図画又は図案に比較して見やすい場所にされていなければならず、かつ、これらの事項については、当該再生医療等製品を一般に購入し、又は使用する者が読

みやすく、理解しやすいような用語による正確な記載がなければならない。〈本規定により準用する法第53条〉
(カ) 再生医療等製品は、これに添付する文書、その再生医療等製品又はその容器・被包(内袋を含む。)に、次の事項が記載されていてはならない。〈本規定により準用する法第54条〉
① 当該再生医療等製品に関し虚偽又は誤解を招くおそれのある事項
② 承認を受けていない効能、効果又は性能
③ 保健衛生上危険がある用法、用量又は使用期間
(キ) 不正表示再生医療等製品は、販売し、授与し、又は販売・授与の目的で貯蔵し、もしくは陳列してはならない。〈本規定により準用する法第55条第1項〉
(ク) 模造に係る再生医療等製品又は無承認無許可再生医療等製品は、販売し、授与し、又は販売・授与の目的で貯蔵し、もしくは陳列してはならない。〈本規定により準用する法第55条第2項〉
(ケ) 再生医療等製品は、その全部もしくは一部が有毒・有害な物質からなっているためにその再生医療等製品を保健衛生上危険なものにするおそれがある物とともに、又はこれと同様のおそれがある容器もしくは被包に収められていてはならず、また、再生医療等製品の容器又は被包は、その再生医療等製品の使用方法を誤らせやすいものであってはならない。〈本規定により準用する法第57条第1項〉
(コ) その同封物又は容器等が不良な再生医療等製品は、販売し、授与し、又は販売・授与の目的で製造し、輸入し、貯蔵し、もしくは陳列してはならない。〈本規定により準用する法第57条第2項〉
(サ) 再生医療等製品の販売業者は、再生医療等製品を他の物と区別して貯蔵し、又は陳列しなければならない。〈本規定により準用する法第57条の2第1項〉
(シ) 再生医療等製品の製造販売業者は、再生医療等製品の製造販売をするときは、再生医療等製品の製造販売業者又は製造業者に販売・授与するときを除き、再生医療等製品を収めた容器又は被包に封を施さなければならない。〈本規定により準用する法第58条〉

(販売、製造等の禁止)
第六十五条の六 次の各号のいずれかに該当する再生医療等製品は、販売し、授与し、又は販売若しくは授与の目的で製造し、輸入し、貯蔵し、若しくは陳列してはならない。
＊ 本条は、不良再生医療等製品の販売、製造等は禁止される旨を定めたものである。

一 第四十一条第三項の規定によりその基準が定められた再生医療等製品であつて、その性状、品質又は性能がその基準に適合しないもの
＊ 本号は、再生医療等製品の基本要件に適合しないものを不良再生医療等製品とみなすこととしている。

二 第二十三条の二十五又は第二十三条の三十七の厚生労働大臣の承認を受けた再生医療等製品であつて、その性状、品質又は性能(第二十三条の二十六第一項(第二十三条の三十七第五項において準用する場合を含む。)の規定により条件及び期限を付したものについては、これらを有すると推定されるものであること)がその承認の内容と異なるもの(第二十三条の二十五第十項(第二十三条の三十七第五項において準用する場合を含む。)の規定に違反していないものを除く。)
＊ 本号は、承認を受けた再生医療等製品につき、承認内容と異なる再生医療等製品を不良再生医療等製品とみなすこととしている。
＊「これらを有すると推定されるものであること」とあるように、条件及び期限付承認を受けた再生医療等製品(外国製造再生医療等製品を含む。)にあっては、これが有すると推定される性状、

品質又は性能と異なる再生医療等製品を、不良再生医療等製品とみなすこととしている。
　　＊「第二十三条の二十五第十項(略)に違反していないものを除く。」とあるように、承認事項の軽微な変更については、承認を受けることを要せず、単に届け出ればよいこととされているので、承認事項と実際の再生医療等製品の内容との間に当該届出に係る違いがあったとしても、不良再生医療等製品とみなされることはない。

三　第四十二条第一項の規定によりその基準が定められた再生医療等製品であつて、その基準に適合しないもの
　　＊　本号は、個別の基準が定められた再生医療等製品にあっては、その基準に適合しないものを不良再生医療等製品とみなすこととしている。

四　その全部又は一部が不潔な物質又は変質若しくは変敗した物質から成つている再生医療等製品
　　＊「不潔な物質」とは、実際には有害なものでないかもしれないが、感覚的な観点から非衛生的であると感じる物質をいう。
　　＊「変質」とは、色合い、透明度など、物質の性質が変わることをいう。蛋白質成分が変質し、有害なものとなることもこれに含まれる。
　　＊「変敗」とは、通常、炭水化物成分や油脂成分が変質し、有害なものとなることをいう。

五　異物が混入し、又は付着している再生医療等製品
　　＊「異物」とは、再生医療等製品以外のすべての物質(例：毛、ガラス片、ダニ、虫、虫卵)をいう。
　　＊「付着」とは、再生医療等製品の表面における異物の存在を意味したものである。

六　病原微生物その他疾病の原因となるものにより汚染され、又は汚染されているおそれがある再生医療等製品
　　＊「病原微生物」とは、人又は動物の疾病の原因となり得る細菌、真菌又はウイルス等をいう。
　　＊「その他疾病の原因となるもの」とあるが、例えば、クロイツフェルト・ヤコブ病や狂牛病の原因となるプリオン(タンパク質の一種)がこれに該当する。
　　＊「汚染され、」とあるが、当該再生医療等製品に病原微生物が検出された場合がこれに該当する。
　　＊「汚染されているおそれ」とあるが、病原微生物が検出されたわけではないが、伝染性の病原微生物の感染者が直接取り扱った場合、あるいは同一ロットの他の再生医療等製品から病原微生物が検出された場合がこれに該当する。

(平二五法八四・追加)

第十章　医薬品等の広告

（平二五法八四・旧第八章繰下）

（誇大広告等）

第六十六条　何人も、医薬品、医薬部外品、化粧品、医療機器又は再生医療等製品の名称、製造方法、効能、効果又は性能に関して、明示的であると暗示的であるとを問わず、虚偽又は誇大な記事を広告し、記述し、又は流布してはならない。

　＊　本項は、再生医療等製品の名称、製造方法、効能、効果又は性能に関し、虚偽又は誇大な記事を広告等することは禁止される旨を定めたものである。
　＊　「何人も」とあるように、製造販売業者、製造業者又は販売業者等をはじめ、すべての者が対象となる。これらの者から単に依頼を受けて、テレビ、新聞、雑誌、インターネット等の媒体を通じて虚偽・誇大な広告等を行った場合であっても、そのTV局、新聞社、雑誌社、サイト運営者等は広告規制に違反したことになる。
　＊　「明示的」とあるが、虚偽の効能を広告に明記した場合等がこれに該当する。
　＊　「暗示的」とは、写真、図画等による影響に関連したものをいうが、文面、表現の抑揚等によるものも含まれる。
　＊　「虚偽」とは、事実と異なる事柄をいう。
　＊　「誇大」とは、いわゆる最大級の表現を用いた場合（例：決定的（な効能）、最高（の性能））がこれに該当する。
　＊　「広告」とあるが、次の要件をすべて満たす場合がこれに該当する。
　　（ア）顧客の購入意欲を昂進させる意図が明確であること
　　（イ）販売名が明らかにされていること
　　（ウ）一般の生活者が認知できる状態であること
　＊　「記述」とあるが、これは新聞、雑誌等に掲載することを想定したものである。
　＊　「流布」とあるが、これはパンフレット、チラシ等の手段を用いることを想定したものである。
　＊　「記述し、又は流布してはならない。」とあるが、記述や流布に限らず、およそ一般の人に広く知らせるための方法のすべてが禁止の対象になると解すべきであろう。

2　医薬品、医薬部外品、化粧品、医療機器又は再生医療等製品の効能、効果又は性能について、医師その他の者がこれを保証したものと誤解されるおそれがある記事を広告し、記述し、又は流布することは、前項に該当するものとする。

　＊　本項は、再生医療等製品の効能、効果又は性能に関し、医師等がこれを保証したと誤解されるおそれがある記事を広告等することは禁止される旨を定めたものである。これは、法第66条第1項の解釈をより明確にするために設けられた入念規定である。
　＊　医師等が、公認、推薦又は選用等している旨の広告については、世人の認識に与える影響が大きいことを考慮し、仮に事実であったとしても原則として不適当とされている。
　＊　再生医療等製品の有効性又は安全性について、それが確実であることを保証するような表現がなされた広告は、明示的・暗示的を問わず、虚偽又は誇大な広告とみなされる。使用前・使用後を示した図画・写真等を掲げることは、こうした効能効果等の保証表現とみなされる。

3　何人も、医薬品、医薬部外品、化粧品、医療機器又は再生医療等製品に関して堕胎を暗示し、又はわいせつにわたる文書又は図画を用いてはならない。

　＊　本項は、再生医療等製品に関し、堕胎を暗示し、又はわいせつにわたる文書・図画を使用することは禁止される旨を定めたものである。

（平一四法九六・平二五法八四・一部改正）

(特定疾病用の医薬品及び再生医療等製品の広告の制限)

第六十七条　政令で定めるがんその他の特殊疾病に使用されることが目的とされている医薬品又は再生医療等製品であつて、医師又は歯科医師の指導の下に使用されるのでなければ危害を生ずるおそれが特に大きいものについては、厚生労働省令で、医薬品又は再生医療等製品を指定し、その医薬品又は再生医療等製品に関する広告につき、医薬関係者以外の一般人を対象とする広告方法を制限する等、当該医薬品又は再生医療等製品の適正な使用の確保のために必要な措置を定めることができる。

　　＊　本項は、特殊疾病に使用され、医師等の指導の下に使用されるのでなければ危害を生ずるおそれが特に大きい再生医療等製品については、その広告につき、一般人を対象とする広告方法を制限する等の措置を厚生労働省令で定めることができる旨を定めたものである。

　　＊　「政令で定めるがんその他の特殊疾病」は、がん、肉腫及び白血病である。〈薬機法施行令第64条〉
　　　これら特殊疾病に関する広告は、医事又は薬事に関する記事を掲載する医薬関係者向けの新聞又は雑誌による場合その他主として医薬関係者を対象として行う場合のほか、行ってはならない。〈薬機法施行規則第228条の10第2項〉

2　厚生労働大臣は、前項に規定する特殊疾病を定める政令について、その制定又は改廃に関する閣議を求めるには、あらかじめ、薬事・食品衛生審議会の意見を聴かなければならない。ただし、薬事・食品衛生審議会が軽微な事項と認めるものについては、この限りでない。

　　＊　本項は、特殊疾病を定める政令の制定又は改廃にあたっては、厚生労働大臣は、あらかじめ、薬事・食品衛生審議会の意見を聴かなければならない旨を定めたものである。

　　＊　「軽微な事項」とあるが、薬事・食品衛生審議会が定めるもののほか、他の法令の制定又は改正に伴う技術的な変更事項（例：ふりがなの変更）がこれに該当する。

（平一一法一六〇・平二五法八四・一部改正）

(承認前の医薬品、医療機器及び再生医療等製品の広告の禁止)

第六十八条　何人も、第十四条第一項、第二十三条の二の五第一項若しくは第二十三条の二の二十三第一項に規定する医薬品若しくは医療機器又は再生医療等製品であつて、まだ第十四条第一項、第十九条の二第一項、第二十三条の二の五第一項、第二十三条の二の十七第一項、第二十三条の二十五第一項若しくは第二十三条の三十七第一項の承認又は第二十三条の二の二十三第一項の認証を受けていないものについて、その名称、製造方法、効能、効果又は性能に関する広告をしてはならない。

（昭五四法五六・昭五八法五七・平一四法九六（平一四法一九二）・平二五法八四（平二五法一〇三）・一部改正）

　　＊　本条は、承認前の再生医療等製品について、その名称、製造方法、効能、効果又は性能に関して広告することは禁止される旨を定めたものである。

　　＊　承認を受けるまでは単なる物であり、再生医療等製品ではないから広告規制（法第66条）の対象とならない、と強弁する者があるやもしれない。しかし、申請内容がそのまま承認されるかどうかは不明であり、実際の承認内容によっては、承認前に行った広告が虚偽・誇大なものとなり得ることを考慮し、本条が設けられている。

第十一章　医薬品等の安全対策

（平二五法八四・追加）

（情報の提供等）

第六十八条の二　医薬品、医療機器若しくは再生医療等製品の製造販売業者、卸売販売業者、医療機器卸売販売業者等（医療機器の販売業者又は貸与業者のうち、薬局開設者、医療機器の製造販売業者、販売業者若しくは貸与業者若しくは病院、診療所若しくは飼育動物診療施設の開設者に対し、業として、医療機器を販売し、若しくは授与するもの又は薬局開設者若しくは病院、診療所若しくは飼育動物診療施設の開設者に対し、業として、医療機器を貸与するものをいう。次項において同じ。）、再生医療等製品卸売販売業者（再生医療等製品の販売業者のうち、再生医療等製品の製造販売業者若しくは販売業者又は病院、診療所若しくは飼育動物診療施設の開設者に対し、業として、再生医療等製品を販売し、又は授与するものをいう。同項において同じ。）又は外国製造医薬品等特例承認取得者、外国製造医療機器等特例承認取得者若しくは外国製造再生医療等製品特例承認取得者（以下「外国特例承認取得者」と総称する。）は、医薬品、医療機器又は再生医療等製品の有効性及び安全性に関する事項その他医薬品、医療機器又は再生医療等製品の適正な使用のために必要な情報（第六十三条の二第一項第二号の規定による指定がされた医療機器の保守点検に関する情報を含む。次項において同じ。）を収集し、及び検討するとともに、薬局開設者、病院、診療所若しくは飼育動物診療施設の開設者、医薬品の販売業者、医療機器の販売業者、貸与業者若しくは修理業者、再生医療等製品の販売業者又は医師、歯科医師、薬剤師、獣医師その他の医薬関係者に対し、これを提供するよう努めなければならない。

* 本項は、再生医療等製品の①製造販売業者、②再生医療等製品卸売販売業者、③外国特例承認取得者に対し、再生医療等製品の有効性及び安全性に関する情報等を収集・検討するよう努めることを義務づけたものである。また、(i)病院、診療所又は飼育動物診療施設の開設者、(ii)再生医療等製品の販売業者、(iii)医薬関係者にこれらの情報を提供するよう努めることを義務づけている。
* 「卸売販売業者」については、承認取得者や製造販売業者と同様に、本項による情報提供等の努力義務が課せられている。これは、卸売販売業という業態からみて、医薬関係者と接する機会が多く、これらの者に適正使用情報を提供しやすい立場にあるとともに、再生医療等製品の副作用事例等の情報に接する機会に恵まれていることを考慮したものである。
* 「外国特例承認取得者」とあるが、外国特例承認に係る再生医療等製品にあっては、その製造販売をする者と特例承認取得者とが別の者となるため、これを本条の対象者に加えたものである。
* 「適正な使用のために必要な情報」とは、添付文書等に記載して提供することが困難なものとして、次のような情報をいう。
  ① 最近確認された重要な副作用であって、添付文書等に記載されていないもの
  ② 既知の副作用であるが、発生数の増加が最近確認されたもの
  ③ 添付文書等に記載されている情報の補足事項又はその情報の裏付け資料

2　薬局開設者、病院、診療所若しくは飼育動物診療施設の開設者、医薬品の販売業者、医療機器の販売業者、貸与業者若しくは修理業者、再生医療等製品の販売業者又は医師、

歯科医師、薬剤師、獣医師その他の医薬関係者は、医薬品、医療機器若しくは再生医療等製品の製造販売業者、卸売販売業者、医療機器卸売販売業者等、再生医療等製品卸売販売業者又は外国特例承認取得者が行う医薬品、医療機器又は再生医療等製品の適正な使用のために必要な情報の収集に協力するよう努めなければならない。

 ＊　本項は、①病院、診療所又は飼育動物診療施設の開設者、②再生医療等製品の販売業者、③医薬関係者に対し、再生医療等製品の(i)製造販売業者、(ii)再生医療等製品卸売販売業者、(iii)外国特例承認取得者が行う適正な使用のために必要な情報の収集に協力するよう努めることを義務づけたものである。

 ＊　再生医療等製品の有効性及び安全性に関する情報は、医薬関係者等の日常業務の中から得られるものであって、いかに製造販売業者等がそれらの情報収集に高い意識を持って取り組んだとしても、彼らの協力なくしてはその達成は困難であるといえる。そこで、情報の収集等（法第68条の2第1項）に実効性を持たせるため、本項が設けられている。

3　薬局開設者、病院若しくは診療所の開設者又は医師、歯科医師、薬剤師その他の医薬関係者は、医薬品、医療機器及び再生医療等製品の適正な使用を確保するため、相互の密接な連携の下に第一項の規定により提供される情報の活用（第六十三条の二第一項第二号の規定による指定がされた医療機器の保守点検の適切な実施を含む。）その他必要な情報の収集、検討及び利用を行うことに努めなければならない。

 ＊　本項は、①病院又は診療所の開設者、②医薬関係者に対し、製造販売業者等から提供される情報を活用するとともに、その他必要な情報を収集・検討・利用するよう努めることを義務づけたものである。なお、飼育動物診療施設の開設者及び獣医師については対象としていない。これは、医療機関及び医薬関係者の相互の密接な連携を条文中に明記してまで確保しようとする安全対策が人に向けられたものであることによる。

（平二五法八四（平二五法一〇三）・追加）

（医薬品、医療機器及び再生医療等製品の適正な使用に関する普及啓発）

第六十八条の三　国、都道府県、保健所を設置する市及び特別区は、関係機関及び関係団体の協力の下に、医薬品、医療機器及び再生医療等製品の適正な使用に関する啓発及び知識の普及に努めるものとする。

（平二五法八四・追加）

 ＊　本条は、国及び都道府県等は、再生医療等製品の適正な使用に関する普及啓発活動に努めるものとする旨を定めたものである。

（再生医療等製品取扱医療関係者による再生医療等製品に係る説明等）

第六十八条の四　再生医療等製品取扱医療関係者は、再生医療等製品の有効性及び安全性その他再生医療等製品の適正な使用のために必要な事項について、当該再生医療等製品の使用の対象者に対し適切な説明を行い、その同意を得て当該再生医療等製品を使用するよう努めなければならない。

（平二五法八四・追加）

 ＊　本条は、再生医療等製品取扱医療関係者に対し、再生医療等製品の使用の対象者に適切な説明

を行い、その同意を得てから当該再生医療等製品を使用するよう努めることを義務づけたものである。

* 再生医療等製品は、①高度な治療技術であり、これを使用する医師等の手技に治療成績が依存するといわれているため、製品のみから有効性が保証できないこと、②生きた細胞・組織を原材料としているため、一般にがん化や感染症のリスクが否定できないことから、患者の同意を得た上で使用すべきものとしている。
* 「その同意を得て」とあるが、特定生物由来製品取扱医療関係者による特定生物由来製品に係る説明(法第 68 条の 21)にあっては、このような文言は明記されていない。これは、再生医療等製品の使用については特定生物由来製品と比べ、より慎重な対応を図るべきことを示唆するものであろう。

(特定医療機器に関する記録及び保存)
第六十八条の五 人の体内に植え込む方法で用いられる医療機器その他の医療を提供する施設以外において用いられることが想定されている医療機器であつて保健衛生上の危害の発生又は拡大を防止するためにその所在が把握されている必要があるものとして厚生労働大臣が指定する医療機器(以下この条及び次条において「特定医療機器」という。)については、第二十三条の二の五の承認を受けた者又は選任外国製造医療機器等製造販売業者(以下この条及び次条において「特定医療機器承認取得者等」という。)は、特定医療機器の植込みその他の使用の対象者(次項において「特定医療機器利用者」という。)の氏名、住所その他の厚生労働省令で定める事項を記録し、かつ、これを適切に保存しなければならない。

2 特定医療機器を取り扱う医師その他の医療関係者は、その担当した特定医療機器利用者に係る前項に規定する厚生労働省令で定める事項に関する情報を、直接又は特定医療機器の販売業者若しくは貸与業者を介する等の方法により特定医療機器承認取得者等に提供するものとする。ただし、特定医療機器利用者がこれを希望しないときは、この限りでない。

3 特定医療機器の販売業者又は貸与業者は、第一項の規定による記録及び保存の事務(以下この条及び次条において「記録等の事務」という。)が円滑に行われるよう、特定医療機器を取り扱う医師その他の医療関係者に対する説明その他の必要な協力を行わなければならない。

4 特定医療機器承認取得者等は、その承認を受けた特定医療機器の一の品目の全てを取り扱う販売業者その他の厚生労働省令で定める基準に適合する者に対して、記録等の事務の全部又は一部を委託することができる。この場合において、特定医療機器承認取得者等は、あらかじめ、当該委託を受けようとする者の氏名、住所その他の厚生労働省令で定める事項を厚生労働大臣に届け出なければならない。

5 特定医療機器承認取得者等、特定医療機器の販売業者若しくは貸与業者若しくは前項の委託を受けた者又はこれらの役員若しくは職員は、正当な理由なく、記録等の事務に関しその職務上知り得た人の秘密を漏らしてはならない。これらの者であつた者につい

ても、同様とする。

6　前各項に定めるもののほか、記録等の事務に関し必要な事項は、厚生労働省令で定める。
（平二五法八四・追加）

（特定医療機器に関する指導及び助言）
第六十八条の六　厚生労働大臣又は都道府県知事は、特定医療機器承認取得者等、前条第四項の委託を受けた者、特定医療機器の販売業者若しくは貸与業者又は特定医療機器を取り扱う医師その他の医療関係者に対し、記録等の事務について必要な指導及び助言を行うことができる。
（平二五法八四・追加）

（再生医療等製品に関する記録及び保存）
第六十八条の七　再生医療等製品につき第二十三条の二十五の承認を受けた者又は選任外国製造再生医療等製品製造販売業者（以下この条及び次条において「再生医療等製品承認取得者等」という。）は、再生医療等製品を譲り受けた再生医療等製品の製造販売業者若しくは販売業者又は病院、診療所若しくは飼育動物診療施設の開設者の氏名、住所その他の厚生労働省令で定める事項を記録し、かつ、これを適切に保存しなければならない。

* 本項は、再生医療等製品承認取得者等に対し、再生医療等製品を譲渡した、①再生医療等製品の製造販売業者又は販売業者、②病院、診療所又は飼育動物診療施設の開設者の氏名及び住所等の事項を記録し、保存することを義務づけたものである。
* 再生医療等製品の使用により重篤な健康被害の発生するおそれが新たに判明し、保健衛生上の危害の発生・拡大を防止するための措置を図る必要があるときは、迅速かつ確実に対応できるよう、当該再生医療等製品の責任者たる再生医療等製品承認取得者等にあっては、再生医療等製品の流通ルートを正確に把握しておくことが求められており、そのような事態に備え、本項が設けられている。
* 「譲り受けた」とあるように、再生医療等製品の所有権が異動した相手の氏名等を本項による記録等の対象としている。再生医療等製品を単に受け取った者（例：配送業者）の氏名等の記録等を求めるものではない。
* 「厚生労働省令で定める事項」は、次のとおりである。〈薬機法施行規則第228条の15〉
    ① 再生医療等製品を譲り受けた者の氏名又は名称及び住所
    ② 再生医療等製品の名称及び製造番号又は製造記号
    ③ 再生医療等製品の数量
    ④ 再生医療等製品を譲り渡した年月日
    ⑤ 再生医療等製品の使用の期限
    ⑥ ①から⑤までのほか、再生医療等製品に係る保健衛生上の危害の発生・拡大を防止するために必要な事項

2　再生医療等製品の販売業者は、再生医療等製品の製造販売業者若しくは販売業者又は病院、診療所若しくは飼育動物診療施設の開設者に対し、再生医療等製品を販売し、又は授与したときは、その譲り受けた者に係る前項の厚生労働省令で定める事項に関する情報を当該再生医療等製品承認取得者等に提供しなければならない。

* 本項は、再生医療等製品の販売業者に対し、再生医療等製品を譲渡した、①再生医療等製品の

製造販売業者又は販売業者、②病院、診療所又は飼育動物診療施設の開設者に関する情報を当該再生医療等製品承認取得者等に提供することを義務づけたものである。
* 再生医療等製品承認取得者等には当該再生医療等製品の流通ルートを正確に把握しておくことが求められている（法第68条の7第1項）が、再生医療等製品は販売業者等を介して流通することがほとんどであり、彼らの協力なしにこれを遂行することは極めて困難といえよう。そこで、再生医療等製品承認取得者等に課せられた流通経路の把握義務について、再生医療等製品の販売業者には、これに協力する責務があることを明確にするため、本項が設けられている。

3　再生医療等製品取扱医療関係者は、その担当した厚生労働大臣の指定する再生医療等製品（以下この条において「指定再生医療等製品」という。）の使用の対象者の氏名、住所その他の厚生労働省令で定める事項を記録するものとする。
* 本項は、再生医療等製品取扱医療関係者は、指定再生医療等製品の使用の対象者の氏名、住所等の事項を記録する責務を担うことを明示したものである。
* 指定再生医療等製品は、ともすれば患者の生命に深刻な影響をあたえかねないものであることから、重大な健康被害を与えるおそれがあるとの知見が新たに見つかったような場合には緊急に対応することが求められる。そこでこのような再生医療等製品を「指定再生医療等製品」と位置づけ、市販後の安全対策に係る特別の措置として指定再生医療等製品の使用の対象者をあらかじめ把握しておく仕組みが設けられている。指定再生医療等製品として、再生医療等製品のうちマウス生細胞を含有するものが指定されている。〈H26/8/6 厚生労働省告示第318号〉
* 「厚生労働省令で定める事項」は、次のとおりとする。〈薬機法施行規則第228条の16〉
  ① 指定再生医療等製品の使用の対象者の氏名及び住所
  ② 指定再生医療等製品の名称及び製造番号又は製造記号
  ③ 指定再生医療等製品の使用の対象者に使用した年月日
  ④ ①から③までのほか、指定再生医療等製品に係る保健衛生上の危害の発生・拡大を防止するために必要な事項

4　病院、診療所又は飼育動物診療施設の管理者は、前項の規定による記録を適切に保存するとともに、指定再生医療等製品につき第二十三条の二十五の承認を受けた者、選任外国製造再生医療等製品製造販売業者又は第六項の委託を受けた者（以下この条において「指定再生医療等製品承認取得者等」という。）からの要請に基づいて、当該指定再生医療等製品の使用による保健衛生上の危害の発生又は拡大を防止するための措置を講ずるために必要と認められる場合であって、当該指定再生医療等製品の使用の対象者の利益になるときに限り、前項の規定による記録を当該指定再生医療等製品承認取得者等に提供するものとする。
* 本項は、病院、診療所又は飼育動物診療施設の管理者は、指定再生医療等製品の使用の対象者の氏名、住所等の事項の記録を適切に保存する責務を担うことを定めたものである。また、指定再生医療等製品承認取得者等からの要請に基づき、①保健衛生上の危害の発生・拡大を防止するために必要と認められるとき、かつ、②当該指定再生医療等製品の使用の対象者の利益になるときに限り、この記録を当該指定再生医療等製品承認取得者等に提供することとしている。

5　指定再生医療等製品の販売業者は、前二項の規定による記録及び保存の事務が円滑に行われるよう、当該指定再生医療等製品を取り扱う医師その他の医療関係者又は病院、診療所若しくは飼育動物診療施設の管理者に対する説明その他の必要な協力を行わなければならない。
* 本項は、指定再生医療等製品の販売業者に対し、指定再生医療等製品の使用の対象者の氏名等

の事項の記録・保存の事務が円滑に行われるように、当該指定再生医療等製品を取り扱う、①医療関係者、②病院、診療所又は飼育動物診療施設の管理者に必要な協力を行うことを義務づけたものである。

6 再生医療等製品承認取得者等は、その承認を受けた再生医療等製品の一の品目の全てを取り扱う販売業者その他の厚生労働省令で定める基準に適合する者に対して、第一項の規定による記録又は保存の事務の全部又は一部を委託することができる。この場合において、再生医療等製品承認取得者等は、あらかじめ、当該委託を受けようとする者の氏名、住所その他の厚生労働省令で定める事項を厚生労働大臣に届け出なければならない。

* 本項は、再生医療等製品承認取得者等は、再生医療等製品の一の品目の全てを取り扱う販売業者等に、記録等の事務の全部又は一部を委託することができる旨を定めたものである。なお、この場合においては、再生医療等製品承認取得者等に対し、当該委託を受けようとする者の氏名、住所等の事項の厚生労働大臣への事前の届出が義務づけられている。
* 「厚生労働省令で定める基準」は、次のとおりである。〈薬機法施行規則第228条の17第1項〉
  (ｱ) 承認取得者等から、その再生医療等製品を譲り受ける製造販売業者又は販売業者であること
  (ｲ) 記録受託責任者を選任していること
* 「厚生労働省令で定める事項」は、次のとおりである。〈薬機法施行規則第228条の17第2項〉
  ① 承認取得者等及び受託者の氏名及び住所
  ② 記録受託責任者の氏名及び住所
  ③ 当該再生医療等製品の名称、承認番号及び承認年月日
* 届書には、次の書類を添付しなければならない。〈薬機法施行規則第228条の17第4項本文〉
  ① 受託者の住民票の写し(受託者が法人であるときは、登記事項証明書)
  ② 受託者が基準(則第228条の17第1項)に適合することを証する書類
  ③ 委託契約書の写し

7 指定再生医療等製品承認取得者等又はこれらの役員若しくは職員は、正当な理由なく、第四項の保健衛生上の危害の発生又は拡大を防止するために講ずる措置の実施に関し、その職務上知り得た人の秘密を漏らしてはならない。これらの者であった者についても、同様とする。

* 本項は、指定再生医療等製品に係る記録等の事務の責務を負う者に対し、その事務に関し職務上知り得た秘密について守秘義務が課せられる旨を定めたものである。なお、その対象は、あくまで『指定再生医療等製品の使用の対象者(法第68条の7第3項)』に関する秘密であり、『再生医療等製品を譲り受けた再生医療等製品の製造販売業者等又は病院等の開設者(法第68条の7第1項)』に関するものではない。

8 前各項に定めるもののほか、第一項、第三項及び第四項の規定による記録及び保存の事務(次条において「記録等の事務」という。)に関し必要な事項は、厚生労働省令で定める。

* 受託者等の変更の届出について、次のとおり定められている。
  (ｱ) 再生医療等製品承認取得者等は、『承認取得者等及び受託者の氏名及び住所』又は『記録受託責任者の氏名及び住所』に変更があったときは、30日以内に、厚生労働大臣にその旨を届け出なければならない。〈薬機法施行規則第228条の18第1項〉
  (ｲ) 届書には、変更に係る事項を証する書類を添付しなければならない。〈薬機法施行規則第228条の18第3項〉
* 記録の保存について、次のとおり定められている。〈薬機法施行規則第228条の19〉
  (ｱ) 再生医療等製品承認取得者等は、再生医療等製品に関する記録を、次の期間保存しなければならない。また、病院、診療所又は動物診療施設の管理者は、指定再生医療等製品に関する記録を、その使用した日から起算して少なくとも20年間、これを保存しなければならない。

① 指定再生医療等製品又は人の血液を原材料として製造される再生医療等製品にあっては、その出荷日から起算して少なくとも30年間
② 再生医療等製品((ア)を除く。)にあっては、その出荷日から起算して少なくとも10年間
(イ)(ア)にかかわらず、承認取得者等又は病院、診療所もしくは動物診療施設の管理者は、厚生労働大臣が指定する再生医療等製品にあっては、当該記録を、厚生労働大臣が指定する期間保存しなければならない。

(平二五法八四・追加)

(再生医療等製品に関する指導及び助言)

第六十八条の八 厚生労働大臣又は都道府県知事は、再生医療等製品承認取得者等、前条第六項の委託を受けた者、再生医療等製品の販売業者、再生医療等製品取扱医療関係者又は病院、診療所若しくは飼育動物診療施設の管理者に対し、記録等の事務について必要な指導及び助言を行うことができる。

(平二五法八四・追加)

* 監督者たる行政が、円滑な法令遵守のために事業者等に対して必要な指導及び助言を与えることは当然といえるが、本条は、これを法文中に明記し、厚生労働大臣又は都道府県知事は、再生医療等製品(指定再生医療等製品を含む。)に係る記録等の事務の関係者に指導及び助言を行うことができる旨を定めたものである。

(危害の防止)

第六十八条の九 医薬品、医薬部外品、化粧品、医療機器若しくは再生医療等製品の製造販売業者又は外国特例承認取得者は、その製造販売をし、又は第十九条の二、第二十三条の二の十七若しくは第二十三条の三十七の承認を受けた医薬品、医薬部外品、化粧品、医療機器又は再生医療等製品の使用によって保健衛生上の危害が発生し、又は拡大するおそれがあることを知ったときは、これを防止するために廃棄、回収、販売の停止、情報の提供その他必要な措置を講じなければならない。

* 本項は、製造販売業者に対し、その製造販売した製品の使用により、保健衛生上の危害が発生・拡大するおそれがあることを知ったときは、廃棄、回収、販売の停止、情報の提供等の措置を講じることを義務づけたものである。また、外国特例承認取得者が、その製品の使用により、保健衛生上の危害が発生・拡大するおそれがあることを知ったときにも、同様の措置を講じることを求めている。これは、再生医療等製品の責任者たる製造販売業者又は外国特例承認取得者は、たとえ行政からの命令・指示がなくても、自主的に適切と考えられる措置を講じ、保健衛生上の危害の発生・拡大を防ぐために行動する責務を負う者であることを明確にしたものである。
* 「廃棄」とは、当該製品の用途に使用できないように捨てることをいう。
* 「販売の停止」は、応急の措置と位置づけられる。検証の結果、保険衛生上の危害が無いものと評価されれば販売の停止の措置が解除され、危害が有るとなれば廃棄又は回収等の措置に移行する。
* 「情報の提供」とあるが、例えば、使用上の注意の改訂、MR等による情報提供(例:緊急安全性情報、安全性速報)、広報機関を利用したPR等がこれに該当する。

2 薬局開設者、病院、診療所若しくは飼育動物診療施設の開設者、医薬品、医薬部外品若しくは化粧品の販売業者、医療機器の販売業者、貸与業者若しくは修理業者、再生医療等

製品の販売業者又は医師、歯科医師、薬剤師、獣医師その他の医薬関係者は、前項の規定により医薬品、医薬部外品、化粧品、医療機器若しくは再生医療等製品の製造販売業者又は外国特例承認取得者が行う必要な措置の実施に協力するよう努めなければならない。

* 本項は、①病院、診療所又は飼育動物診療施設の開設者、②再生医療等製品の販売業者、③医薬関係者に対し、製造販売業者又は外国特例承認取得者がその製品の使用による危害の防止のために行う措置の実施に協力するよう努めることを義務づけたものである。
* その製品の使用による危害の防止のための措置について、いかに製造販売業者又は外国特例承認取得者が高い意識を持って取り組んだとしても、市場に残る製品を回収したり、情報提供等をするためには、その流通を担う業者や医療提供機関の協力が不可欠であるといえよう。このような観点を踏まえ、製造販売業者又は外国特例承認取得者の措置義務(法第68条の9第1項)を実効性のあるものとするため、本項が設けられている。

(平二五法八四・追加)

(副作用等の報告)

第六十八条の十 医薬品、医薬部外品、化粧品、医療機器若しくは再生医療等製品の製造販売業者又は外国特例承認取得者は、その製造販売をし、又は第十九条の二、第二十三条の二の十七若しくは第二十三条の三十七の承認を受けた医薬品、医薬部外品、化粧品、医療機器又は再生医療等製品について、当該品目の副作用その他の事由によるものと疑われる疾病、障害又は死亡の発生、当該品目の使用によるものと疑われる感染症の発生その他の医薬品、医薬部外品、化粧品、医療機器又は再生医療等製品の有効性及び安全性に関する事項で厚生労働省令で定めるものを知ったときは、その旨を厚生労働省令で定めるところにより厚生労働大臣に報告しなければならない。

* 本項は、製造販売業者に対し、その製造販売をした再生医療等製品の有効性及び安全性に関する事項を知ったときは、厚生労働大臣への報告を義務づけたものである。また、外国特例承認取得者が、その再生医療等製品の有効性及び安全性に関する事項を知ったときにも、厚生労働大臣に報告することを求めている。
* 本項に基づく報告制度は、『企業からの副作用等の報告制度』とよばれる。
* 再生医療等製品の製造販売業者又は外国特例承認取得者は、その製造販売し、又は承認を受けた再生医療等製品について、次の事項を知ったときは、それぞれに定める期間内にその旨を厚生労働大臣に報告しなければならない。〈薬機法施行規則第228条の20第4項〉
  (A) 次の事項──15日
   (a1) 死亡の発生のうち、当該再生医療等製品の不具合による影響であると疑われるもの
   (a2) 死亡の発生のうち、外国再生医療等製品(当該再生医療等製品と構成細胞、導入遺伝子、構造、製造方法、使用方法等が同一性を有すると認められる外国で使用されている再生医療等製品)の不具合による影響であると疑われるものであって、かつ、当該再生医療等製品の使用上の注意等から予測することができないもの
   (a3) 次の症例等の発生のうち、当該再生医療等製品又は外国再生医療等製品の不具合による影響であると疑われるものであって、当該再生医療等製品の使用上の注意等から予測することができないもの
    ① 障害
    ② 死亡又は障害につながるおそれのある症例
    ③ 治療のために病院又は診療所への入院又は入院期間の延長が必要とされる症例(②を除く。)
    ④ 死亡又は①から③までの症例に準じて重篤である症例

⑤ 後世代における先天性の疾病又は異常
- (a4) (a3)①から⑤までの症例等の発生のうち、再生医療等製品の不具合による影響であると疑われるものであって、当該再生医療等製品の使用上の注意等から予測することができるものであり、かつ、次のいずれかに該当するもの
  ① 発生傾向を当該再生医療等製品の使用上の注意等から予測することができないもの
  ② 発生傾向の変化が保健衛生上の危害の発生・拡大のおそれを示すもの
- (a5) 当該再生医療等製品の使用によるものと疑われる感染症による症例等の発生のうち、当該再生医療等製品の使用上の注意等から予測することができないもの
- (a6) 当該再生医療等製品又は外国再生医療等製品の使用によるものと疑われる感染症による死亡又は(a3)①から⑤までの症例等の発生((a5)を除く。)
- (a7) 外国再生医療等製品に係る製造、輸入又は販売の中止、回収、廃棄その他保健衛生上の危害の発生・拡大を防止するための措置の実施

(B) 次の事項――30日
- (b1) 死亡又は(a3)①から⑤までの症例等の発生のうち、当該再生医療等製品又は外国再生医療等製品の不具合による影響であると疑われるもの((a1)から(a4)までを除く。)
- (b2) 当該再生医療等製品又は外国再生医療等製品の不具合の発生であって、当該不具合によって死亡又は(a3)①から⑤までの症例等が発生するおそれがあるもの
- (b3) 当該再生医療等製品もしくは外国再生医療等製品の不具合もしくはそれらの使用による感染症によりがんその他の重大な疾病、障害もしくは死亡が発生するおそれがあること、当該再生医療等製品もしくは外国再生医療等製品の不具合による症例等もしくはそれらの使用による感染症の発生傾向が著しく変化したこと又は当該再生医療等製品が承認を受けた効能・効果を有しないことを示す研究報告

(C) 次の事項――当該再生医療等製品が製造販売の承認を受けた日等から1年ごとに、その期間の満了後2月以内
- (c1) 死亡及び(a3)①から⑤までの症例等以外の症例等の発生のうち、当該再生医療等製品の不具合による影響であると疑われるものであって、当該再生医療等製品の使用上の注意等から予測することができないもの
- (c2) 当該再生医療等製品の不具合の発生のうち、当該不具合の発生によって死亡及び(a3)①から⑤までの症例等以外の症例等が発生するおそれがあるものであって、当該再生医療等製品の使用上の注意等から予測することができないもの

2 薬局開設者、病院、診療所若しくは飼育動物診療施設の開設者又は医師、歯科医師、薬剤師、登録販売者、獣医師その他の医薬関係者は、医薬品、医療機器又は再生医療等製品について、当該品目の副作用その他の事由によるものと疑われる疾病、障害若しくは死亡の発生又は当該品目の使用によるものと疑われる感染症の発生に関する事項を知つた場合において、保健衛生上の危害の発生又は拡大を防止するため必要があると認めるときは、その旨を厚生労働大臣に報告しなければならない。

* 本項は、①病院、診療所又は飼育動物診療施設の開設者、②医薬関係者に対し、再生医療等製品の副作用又はそれらの使用によるものと疑われる感染症の発生に関する事項を知ったときは、厚生労働大臣への報告を義務づけたものである。
* 副作用の事例に直接に接する医薬関係者からの情報を広く収集することによって、再生医療等製品の安全対策のより着実な実施を図ることを意図して、製造販売業者(法第68条の10第1項)だけでなく、本項により医療や小売りの業務に従事する医薬関係者についても報告義務の対象としている。
* 「必要があると認めるときは、」とあるように、見聞した副作用等の事例のすべてについて報告する必要はない。重篤なもの、添付文書等に掲載されていないもの、頻発していると思われるもの等は、必ず報告すべき事例といえよう。
* 本項に基づく報告制度は、『医薬品・医療機器等安全性情報報告制度』とよばれる。

3 　機構は、独立行政法人医薬品医療機器総合機構法（平成十四年法律第百九十二号）第十五条第一項第一号イに規定する副作用救済給付又は同項第二号イに規定する感染救済給付の請求のあつた者に係る疾病、障害及び死亡に係る情報の整理又は当該疾病、障害及び死亡に関する調査を行い、厚生労働省令で定めるところにより、その結果を厚生労働大臣に報告しなければならない。

> ＊ 本項は、機構に対し、副作用救済給付又は感染救済給付の請求に係る疾病等に関する情報の整理・調査を行い、その結果を厚生労働大臣に報告することが義務づけられている。

（平二五法八四・追加）

（回収の報告）

第六十八条の十一　医薬品、医薬部外品、化粧品、医療機器若しくは再生医療等製品の製造販売業者、外国特例承認取得者又は第八十条第一項から第三項までに規定する輸出用の医薬品、医薬部外品、化粧品、医療機器若しくは再生医療等製品の製造業者は、その製造販売をし、製造をし、又は第十九条の二、第二十三条の二の十七若しくは第二十三条の三十七の承認を受けた医薬品、医薬部外品、化粧品、医療機器又は再生医療等製品を回収するとき（第七十条第一項の規定による命令を受けて回収するときを除く。）は、厚生労働省令で定めるところにより、回収に着手した旨及び回収の状況を厚生労働大臣に報告しなければならない。

（平二五法八四・追加）

> ＊ 本条は、製造販売業者に対し、その製造販売をした製品を回収するときは、厚生労働大臣に報告することを義務づけたものである。また、外国特例承認取得者がその製品を回収するとき、輸出用の製造業者がその製品を回収するときにも、厚生労働大臣に報告することを求めている。
> ＊ 製造販売業者等が自主的に製品回収に着手した場合にその事実を報告させることにより、行政が製品回収に関する情報を把握し、保健衛生上の危害の発生・拡大の防止につなげることを目的として、本項が設けられている。
> ＊「第七十条第一項の規定による命令を受けて回収するときを除く。」とあるように、行政の回収命令を受けてこれを行う場合にあっては、本項は適用されない。製造販売業者等が自主回収を行った場合にその事実を報告させるために設けられたことを考えあわせれば当然といえよう。
> ＊「回収」とは、製造販売業者等がその製造販売をし、製造をし、又は承認を受けた再生医療等製品を引き取ることをいう。改修及び患者モニタリングを含み、在庫処理及び現品交換を除く。また、製造販売業者等が新製品の発売にあたり、品質、有効性及び安全性に問題のない旧製品を引き上げる行為を除く。〈H26/11/21 薬食発1121 第 10 号〉
> ＊ 回収報告について、次のとおり定められている。〈薬機法施行規則第 228 条の 22〉
> （ア）製造販売業者等が、報告を行う場合には、回収に着手した後速やかに、次の事項を厚生労働大臣に報告しなければならない。
> 　① 回収を行う者の氏名及び住所
> 　② 回収の対象となる品目の名称、当該品目の製造販売又は製造に係る許可番号及び許可年月日並びに当該品目の承認番号及び承認年月日
> 　③ 回収の対象となる当該品目の数量、製造番号又は製造記号及び製造販売、製造又は輸入年月日
> 　④ 当該品目の製造所及び主たる機能を有する事務所の名称及び所在地
> 　⑤ 当該品目が輸出されたものである場合にあっては、当該輸出先の国名
> 　⑥ 回収に着手した年月日

⑦ 回収の方法
⑧ 回収終了予定日
⑨ その他保健衛生上の被害の発生・拡大の防止のために講じようとする措置の内容
(イ) 回収に着手した製造販売業者等は、次の場合は速やかに厚生労働大臣にその旨及びその内容を報告しなければならない。
① (ア)①から⑨までの報告事項に変更(軽微な変更を除く。)が生じたとき
② 回収に着手した時点では想定していなかった健康被害の発生のおそれを知ったとき
③ その他厚生労働大臣が必要があると認めて回収の状況の報告を求めたとき
(ウ) 製造販売業者等は、回収終了後速やかに、回収を終了した旨を厚生労働大臣に報告しなければならない。
＊ 回収の要否、手続等については、平成 26 年 11 月 21 日薬食発 1121 第 10 号において示されている。

(薬事・食品衛生審議会への報告等)

第六十八条の十二 厚生労働大臣は、毎年度、前二条の規定によるそれぞれの報告の状況について薬事・食品衛生審議会に報告し、必要があると認めるときは、その意見を聴いて、医薬品、医薬部外品、化粧品、医療機器又は再生医療等製品の使用による保健衛生上の危害の発生又は拡大を防止するために必要な措置を講ずるものとする。

＊ 本項は、厚生労働大臣は、再生医療等製品に関する、①副作用や感染症の発生状況、②副作用救済給付等の請求に係る疾病等の情報の整理・調査の結果、③不良品等の回収状況について、毎年度、薬事・食品衛生審議会に報告する旨を定めたものである。なお、厚生労働大臣が必要があると認めるときは、薬事・食品衛生審議会の意見を聴いて、保健衛生上の危害の発生・拡大を防止するために必要な措置を講ずることとしている。

＊ 厚生労働大臣に報告された副作用等の情報については、機構において専門委員の意見を聴きながら調査・検討が行われる。その結果に基づき、厚生労働大臣が薬事・食品衛生審議会の意見を聴いて、使用上の注意の改訂の指示等を通じた注意喚起のための情報提供や、効能・効果や用法用量の一部変更、調査の実施の指示、製造・販売の中止、製品の回収等の安全対策上必要な行政措置が講じられることになる。

2 薬事・食品衛生審議会は、前項、第六十八条の十四第二項及び第六十八条の二十四第二項に規定するほか、医薬品、医薬部外品、化粧品、医療機器又は再生医療等製品の使用による保健衛生上の危害の発生又は拡大を防止するために必要な措置について、調査審議し、必要があると認めるときは、厚生労働大臣に意見を述べることができる。

＊ 本項は、薬事・食品衛生審議会は、保健衛生上の危害の発生・拡大を防止するために必要な措置について、調査審議することができる旨を定めたものである。また、必要があると認めるときは、保健衛生上の危害の発生・拡大を防止するために必要な措置について、厚生労働大臣に意見を述べることができるとしている。

3 厚生労働大臣は、第一項の報告又は措置を行うに当たつては、第六十八条の十第一項若しくは第二項若しくは前条の規定による報告に係る情報の整理又は当該報告に関する調査を行うものとする。

＊ 本項は、厚生労働大臣は、①副作用や感染症の発生状況、②副作用救済給付等の請求に係る疾病等の情報の整理・調査の結果、③不良品等の回収状況について、薬事・食品衛生審議会に報告を行うにあたっては、製造販売業者や医薬関係者等から寄せられた情報の整理・調査をしておく旨を定めたものである。

(平二五法八四・追加)

(機構による副作用等の報告に係る情報の整理及び調査の実施)

第六十八条の十三 厚生労働大臣は、機構に、医薬品(専ら動物のために使用されることが目的とされているものを除く。以下この条において同じ。)、医薬部外品(専ら動物のために使用されることが目的とされているものを除く。以下この条において同じ。)、化粧品、医療機器(専ら動物のために使用されることが目的とされているものを除く。以下この条において同じ。)又は再生医療等製品(専ら動物のために使用されることが目的とされているものを除く。以下この条において同じ。)のうち政令で定めるものについての前条第三項に規定する情報の整理を行わせることができる。

* 本項は、厚生労働大臣は、製造販売業者や医薬関係者等から寄せられた情報の整理を機構に行わせることができる旨を定めたものである。
* 「政令で定めるもの」は、再生医療等製品(動物用再生医療等製品を除く。)のうち、次のものである。〈薬機法施行令第64条の2〉
  ① 企業からの副作用等の報告制度(法第68条の10第1項)に係る再生医療等製品
  ② 医薬品・医療機器等安全性情報報告制度(法第68条の10第2項)に係る再生医療等製品
  ③ 自主回収の報告(法第68条の11)に係るものであって、令第80条第4項第2号の再生医療等製品以外の再生医療等製品

2 厚生労働大臣は、前条第一項の報告又は措置を行うため必要があると認めるときは、機構に、医薬品、医薬部外品、化粧品、医療機器又は再生医療等製品についての同条第三項の規定による調査を行わせることができる。

* 本項は、厚生労働大臣は、製造販売業者や医薬関係者等から寄せられた情報に関する調査を機構に行わせることができる旨を定めたものである。

3 厚生労働大臣が第一項の規定により機構に情報の整理を行わせることとしたときは、同項の政令で定める医薬品、医薬部外品、化粧品、医療機器又は再生医療等製品に係る第六十八条の十第一項若しくは第二項又は第六十八条の十一の規定による報告をしようとする者は、これらの規定にかかわらず、厚生労働省令で定めるところにより、機構に報告しなければならない。

* 本項は、厚生労働大臣が、機構に副作用等の情報の整理を行わせることとしたときは、製造販売業者や医薬関係者等は、機構に対して当該報告をしなければならない旨を定めたものである。

4 機構は、第一項の規定による情報の整理又は第二項の規定による調査を行つたときは、遅滞なく、当該情報の整理又は調査の結果を厚生労働省令で定めるところにより、厚生労働大臣に通知しなければならない。

* 本項は、機構は、製造販売業者や医薬関係者等から寄せられた情報の整理・調査を行ったときは、遅滞なく、それらの結果を厚生労働大臣に通知しなければならない旨を定めたものである。

(平二五法八四・追加)

(再生医療等製品に関する感染症定期報告)

第六十八条の十四 再生医療等製品の製造販売業者又は外国特例再生医療等製品承認取得者は、厚生労働省令で定めるところにより、その製造販売をし、又は第二十三条の三十七の承認を受けた再生医療等製品又は当該再生医療等製品の原料若しくは材料による感染症に関する最新の論文その他により得られた知見に基づき当該再生医療等製品を評価し、その成果を厚生労働大臣に定期的に報告しなければならない。

* 本項は、再生医療等製品の製造販売業者又は外国特例承認取得者に対し、その品目又は当該品目の原料・材料による感染症に関する最新の論文等により得られた知見に基づき当該再生医療等製品を評価し、その成果を厚生労働大臣に定期的に報告することを義務づけたものである。
* 本項に基づく報告は、『再生医療等製品に関する感染症定期報告』とよばれる。
* 「外国特例再生医療等製品承認取得者」とあるように、外国製造再生医療等製品にあっては、選任製造販売業者ではなく、外国特例承認を受けた者に対して報告義務を課している。これは、報告の主な情報源を、小売りや医療の現場ではなく、公開論文に求めているためである。
* 「当該再生医療等製品の原料若しくは材料」とあるが、再生医療等製品は人又は動物の細胞、組織等を原材料として製造等されるものであり、その細胞、組織等に潜むウイルスの存在を否定できないものであるがゆえに感染症の発生について常に警戒が必要になっていることを考慮すれば、再生医療等製品だけでなく、その原材料についても感染症定期報告の対象となっていることは当然といえよう。
* 再生医療等製品の製造販売業者又は外国特例承認取得者もしくは選任製造販売業者は、その製造販売をし、又は承認を受けた再生医療等製品について、次の事項を厚生労働大臣に報告しなければならない。〈薬機法施行規則第228条の25第1項〉
    ① 当該再生医療等製品の名称
    ② 承認番号及び承認年月日
    ③ 調査期間
    ④ 当該再生医療等製品の出荷数量
    ⑤ 当該再生医療等製品の原材料もしくは原料・材料に係る人その他の生物と同じ人その他の生物又は当該再生医療等製品について報告された、人その他の生物から人に感染すると認められる疾病についての研究報告
    ⑥ 当該再生医療等製品等によるものと疑われる感染症の種類別発生状況及び発生症例一覧
    ⑦ 当該再生医療等製品等による保健衛生上の危害の発生・拡大の防止又は当該再生医療等製品の適正な使用のために行われた措置
    ⑧ 当該再生医療等製品の安全性に関する当該報告を行う者の見解
    ⑨ 当該再生医療等製品の添付文書
    ⑩ 当該再生医療等製品等の品質、有効性及び安全性に関する事項その他当該再生医療等製品の適正な使用のために必要な情報
* 感染症定期報告は、当該再生医療等製品の製造販売の承認を受けた日等から6月(厚生労働大臣が指定する再生医療等製品にあっては、厚生労働大臣が指定する期間)ごとに、その期間の満了後1月以内に行わなければならない。ただし、邦文以外で記載されている当該報告に係る資料の翻訳を行う必要がある場合においては、その期間の満了後2月以内に行わなければならない。〈薬機法施行規則第228条の25第2項〉

2 厚生労働大臣は、毎年度、前項の規定による報告の状況について薬事・食品衛生審議会に報告し、必要があると認めるときは、その意見を聴いて、再生医療等製品の使用による保健衛生上の危害の発生又は拡大を防止するために必要な措置を講ずるものとする。

* 本項は、厚生労働大臣は、再生医療等製品に関する感染症定期報告の状況について、毎年度、薬事・食品衛生審議会に報告する旨を定めたものである。なお、必要があると認めるときは、薬事・食品衛生審議会の意見を聴いて、保健衛生上の危害の発生・拡大を防止するために必要な措置を講ずることとしている。

3　厚生労働大臣は、前項の報告又は措置を行うに当たつては、第一項の規定による報告に係る情報の整理又は当該報告に関する調査を行うものとする。

　　＊　本項は、厚生労働大臣は、再生医療等製品に関する感染症定期報告の状況について、薬事・食品衛生審議会に報告を行い、必要な措置を講ずるにあたつては、製造販売業者等から提供された情報の整理及び調査をしておく旨を定めたものである。

（平二五法八四・追加）

（機構による感染症定期報告に係る情報の整理及び調査の実施）

第六十八条の十五　厚生労働大臣は、機構に、再生医療等製品（専ら動物のために使用されることが目的とされているものを除く。以下この条において同じ。）又は当該再生医療等製品の原料若しくは材料のうち政令で定めるものについての前条第三項に規定する情報の整理を行わせることができる。

　　＊　本項は、厚生労働大臣は、再生医療等製品に関する感染症定期報告に係る情報の整理を機構に行わせることができる旨を定めたものである。
　　＊　「政令で定めるもの」は、再生医療等製品（動物用再生医療等製品を除く。）又は当該再生医療等製品の原料もしくは材料の全部である。〈薬機法施行令第64条の3〉

2　厚生労働大臣は、前条第二項の報告又は措置を行うため必要があると認めるときは、機構に、再生医療等製品又は当該再生医療等製品の原料若しくは材料についての同条第三項の規定による調査を行わせることができる。

　　＊　本項は、厚生労働大臣は、再生医療等製品に関する感染症定期報告の情報についての調査を機構に行わせることができる旨を定めたものである。

3　厚生労働大臣が第一項の規定により機構に情報の整理を行わせることとしたときは、同項の政令で定める再生医療等製品又は当該再生医療等製品の原料若しくは材料に係る前条第一項の規定による報告をしようとする者は、同項の規定にかかわらず、厚生労働省令で定めるところにより、機構に報告しなければならない。

　　＊　本項は、厚生労働大臣が、機構に再生医療等製品に関する感染症定期報告の情報の整理を行わせることとしたときは、製造販売業者等は、機構に対して当該報告をしなければならない旨を定めたものである。

4　機構は、第一項の規定による情報の整理又は第二項の規定による調査を行つたときは、遅滞なく、当該情報の整理又は調査の結果を厚生労働省令で定めるところにより、厚生労働大臣に通知しなければならない。

　　＊　本項は、機構は、再生医療等製品に関する感染症定期報告の情報の整理・調査を行つたときは、遅滞なく、それらの結果を厚生労働大臣に通知しなければならない旨を定めたものである。

（平二五法八四・追加）

　　第十二章　生物由来製品の特例　略

第十三章　監督
（平二五法八四・旧第九章繰下）

（立入検査等）

第六十九条　厚生労働大臣又は都道府県知事は、医薬品、医薬部外品、化粧品、医療機器若しくは再生医療等製品の製造販売業者若しくは製造業者、医療機器の修理業者、第十八条第三項、第二十三条の二の十五第三項、第二十三条の三十五第三項、第六十八条の五第四項、第六十八条の七第六項若しくは第六十八条の二十二第六項の委託を受けた者又は第八十条の六第一項の登録を受けた者（以下この項において「製造販売業者等」という。）が、第十二条の二、第十三条第四項（同条第七項において準用する場合を含む。）、第十四条第二項、第九項若しくは第十項、第十四条の三第二項、第十四条の九、第十七条、第十八条第一項若しくは第二項、第十九条、第二十三条、第二十三条の二の二、第二十三条の二の三第四項、第二十三条の二の五第二項、第十一項若しくは第十二項、第二十三条の二の八第二項、第二十三条の二の十二、第二十三条の二の十四（第四十条の三において準用する場合を含む。）、第二十三条の二の十五第一項若しくは第二項（第四十条の三において準用する場合を含む。）、第二十三条の二の十六（第四十条の三において準用する場合を含む。）、第二十三条の二の二十二（第四十条の三において準用する場合を含む。）、第二十三条の二十一、第二十三条の二十二第四項（同条第七項において準用する場合を含む。）、第二十三条の二十五第二項、第九項若しくは第十項、第二十三条の二十八第二項、第二十三条の三十四、第二十三条の三十五第一項若しくは第二項、第二十三条の三十六、第二十三条の四十二、第四十条の二第四項（同条第六項において準用する場合を含む。）、第四十条の四、第四十六条第一項若しくは第四項、第五十八条、第六十八条の二第一項若しくは第二項、第六十八条の五第一項若しくは第四項から第六項まで、第六十八条の七第一項若しくは第六項から第八項まで、第六十八条の九、第六十八条の十第一項、第六十八条の十一、第六十八条の十四第一項、第六十八条の十六、第六十八条の二十二第一項若しくは第六項から第八項まで、第六十八条の二十四第一項、第八十条第一項から第三項まで若しくは第七項、第八十条の八若しくは第八十条の九第一項の規定又は第七十一条、第七十二条第一項から第三項まで、第七十二条の四、第七十三条、第七十五条第一項若しくは第七十五条の二第一項に基づく命令を遵守しているかどうかを確かめるために必要があると認めるときは、当該製造販売業者等に対して、厚生労働省令で定めるところにより必要な報告をさせ、又は当該職員に、工場、事務所その他当該製造販売業者等が医薬品、医薬部外品、化粧品、医療機器若しくは再生医療等製品を業務上取り扱う場所に立ち入り、その構造設備若しくは帳簿書類その他の物件を検査させ、若しくは従業員その他の関係者に質問させることができる。

　　＊　本項は、厚生労働大臣又は都道府県知事等は、再生医療等製品の製造販売業者等が、薬機法の規定又はこれに基づく命令を遵守しているかどうかを確かめるために必要があると認めるときは、立入検査等をすることができる旨を定めたものである。これは、許可に付随する業務の遵

守状況を確認するため、その『業態』に着目して行われる監視指導事務を定めたものである。
　＊　立入検査等の権限は、本来、許可権者が行使すべきものといえるが、保健衛生上の危害の発生・拡大を防ぐためには迅速な対処が必要であることから、「厚生労働大臣又は都道府県知事」とあるように、厚生労働大臣に原処分権がある場合であっても、監督事務の実働部隊たる都道府県等が自らの判断により立入検査等を行うことができるものとしている。
　＊　監督権者は、必要な報告をさせるときは、その理由を通知する。〈薬機法施行規則第244条〉
　＊　本項は、国内業者のみを対象とする。外国特例承認取得者及び認定外国製造業者については、他の規定（法第75条の2の2第1項第2号・第3号、第75条の4第1項第1号・第2号）の対象となる。

2　都道府県知事（薬局、店舗販売業又は高度管理医療機器等若しくは管理医療機器（特定保守管理医療機器を除く。）の販売業若しくは貸与業にあつては、その薬局、店舗又は営業所の所在地が保健所を設置する市又は特別区の区域にある場合においては、市長又は区長。第七十条第一項、第七十二条第四項、第七十二条の二第一項、第七十二条の四、第七十二条の五、第七十三条、第七十五条第一項、第七十六条及び第八十一条の二において同じ。）は、薬局開設者、医薬品の販売業者、第三十九条第一項若しくは第三十九条の三第一項の医療機器の販売業者若しくは貸与業者又は再生医療等製品の販売業者（以下この項において「販売業者等」という。）が、第五条、第七条、第八条（第四十条第一項及び第四十条の七第一項において準用する場合を含む。）、第九条第一項（第四十条第一項から第三項まで及び第四十条の七第一項において準用する場合を含む。）若しくは第二項（第四十条第一項及び第四十条の七第一項において準用する場合を含む。）、第九条の二から第九条の四まで、第十条第一項（第三十八条、第四十条第一項及び第二項並びに第四十条の七第一項において準用する場合を含む。）若しくは第二項（第三十八条第一項において準用する場合を含む。）、第十一条（第三十八条、第四十条第一項及び第四十条の七第一項において準用する場合を含む。）、第二十六条第四項、第二十七条から第二十九条の三まで、第三十条第二項、第三十一条から第三十三条まで、第三十四条第二項若しくは第三項、第三十五条から第三十六条の六まで、第三十六条の九から第三十七条まで、第三十九条第三項、第三十九条の二、第三十九条の三第二項、第四十条の四、第四十条の五第三項若しくは第五項、第四十条の六、第四十五条、第四十六条第一項若しくは第四項、第四十九条、第五十七条の二（第六十五条の五において準用する場合を含む。）、第六十八条の二、第六十八条の五第三項、第五項若しくは第六項若しくは第八十条第四項、第六十八条の七第二項、第五項若しくは第八項、第六十八条の九第二項、第六十八条の十第二項、第六十八条の二十二第二項、第五項若しくは第八項若しくは第八十条第七項の規定又は第七十二条第四項、第七十二条の二、第七十二条の四、第七十三条、第七十四条、第七十五条第一項若しくは第七十五条の二第一項に基づく命令を遵守しているかどうかを確かめるために必要があると認めるときは、当該販売業者等に対して、厚生労働省令で定めるところにより必要な報告をさせ、又は当該職員に、薬局、店舗、事務所その他当該販売業者等が医薬品、医療機器若しくは再生医療等製品を業務上取り扱う場所に立ち入り、その構造設備若しくは帳簿書類その他の物件を検査させ、若しくは従業員その

他の関係者に質問させることができる。

* 本項は、都道府県知事は、再生医療等製品の販売業者が、薬機法の規定又はこれに基づく命令を遵守しているかどうかを確かめるために必要があると認めるときは、立入検査等をすることができる旨を定めたものである。これは、許可に付随する業務の遵守状況を確認するため、その『業態』に着目して行われる監視指導事務を定めたものである。
* 「都道府県知事」とあるが、保健衛生上の危害の発生・拡大を防止するため緊急の必要があると厚生労働大臣が認める場合にあっては、厚生労働大臣又は都道府県知事が立入検査等の事務を行う。〈薬機法第81条の2第1項〉
* 監督権者は、必要な報告をさせるときは、その理由を通知する。〈薬機法施行規則第244条〉

3 都道府県知事は、薬局開設者が、第八条の二第一項若しくは第二項又は第七十二条の三に基づく命令を遵守しているかどうかを確かめるために必要があると認めるときは、当該薬局開設者に対して、厚生労働省令で定めるところにより必要な報告をさせ、又は当該職員に、薬局に立ち入り、その構造設備若しくは帳簿書類その他の物件を検査させ、若しくは従業員その他の関係者に質問させることができる。

4 厚生労働大臣、都道府県知事、保健所を設置する市の市長又は特別区の区長は、前三項に定めるもののほか必要があると認めるときは、薬局開設者、病院、診療所若しくは飼育動物診療施設の開設者、医薬品、医薬部外品、化粧品、医療機器若しくは再生医療等製品の製造販売業者、製造業者若しくは販売業者、医療機器の貸与業者若しくは修理業者、第八十条の六第一項の登録を受けた者その他医薬品、医薬部外品、化粧品、医療機器若しくは再生医療等製品を業務上取り扱う者又は第十八条第三項、第二十三条の二の十五第三項、第二十三条の三十五第三項、第六十八条の五第四項、第六十八条の七第六項若しくは第六十八条の二十二第六項の委託を受けた者に対して、厚生労働省令で定めるところにより必要な報告をさせ、又は当該職員に、薬局、病院、診療所、飼育動物診療施設、工場、店舗、事務所その他医薬品、医薬部外品、化粧品、医療機器若しくは再生医療等製品を業務上取り扱う場所に立ち入り、その構造設備若しくは帳簿書類その他の物件を検査させ、従業員その他の関係者に質問させ、若しくは第七十条第一項に規定する物に該当する疑いのある物を、試験のため必要な最少分量に限り、収去させることができる。

* 本項は、厚生労働大臣又は都道府県知事等は、必要があると認めるときは、①病院、診療所又は飼育動物診療施設の開設者、②再生医療等製品の製造販売業者、製造業者又は販売業者、③原薬等登録原簿に原薬等の登録を受けた者等、④再生医療等製品の製造販売後安全管理に係る業務の委託を受けた者、⑤再生医療等製品に係る記録等の事務の委託を受けた者に対して立入検査等及び収去をできる旨を定めたものである。これは、不良製品等の流通によって引き起こされる危害の発生・拡大を防止するため、その『物』に着目して行う監視指導事務を定めたものである。
* 「収去」とは、行政処分の一つで、ある物をある場所から強制的に取り去ることをいう。このように、収去は所有権の剥奪を意味し、憲法第29条第1項の『財産権の不可侵性』に抵触することも考えられるが、条文中に「試験のため必要な最少分量に限り、」と明記されているとおり、その分量については極度の制限が設けられているため、『財産権は公共の福祉により制限されうる』とする憲法第29条第2項の規定に沿うものとみなされ、収去に伴い補償を行う必要はないものと解される。

＊　監督権者は、必要な報告をさせるときは、その理由を通知する。〈薬機法施行規則第244条〉
　　＊　薬事監視員は、収去しようとするときは、その相手方に収去証を交付しなければならない。〈薬機法施行規則第245条〉

5　厚生労働大臣又は都道府県知事は、必要があると認めるときは、登録認証機関に対して、基準適合性認証の業務又は経理の状況に関し、報告をさせ、又は当該職員に、登録認証機関の事務所に立ち入り、帳簿書類その他の物件を検査させ、若しくは関係者に質問させることができる。

6　当該職員は、前各項の規定による立入検査、質問又は収去をする場合には、その身分を示す証明書を携帯し、関係人の請求があつたときは、これを提示しなければならない。
　　＊　本項は、薬事監視員が立入検査等をする場合には、身分証明書を携帯し、立入先の求めがあつたときは、これを提示しなければならない旨を定めたものである。

7　第一項から第五項までの権限は、犯罪捜査のために認められたものと解釈してはならない。
　　＊　本項は、関係業者から報告を求め、薬事監視員にその事業所に立入検査等をさせることができるとした厚生労働大臣又は都道府県知事等の権限は、関係業者の業許可等に不随する業務の遵守状況を確認し、あるいは不良製品等の流通によって保健衛生上の危害の発生・拡大を防止するためのものであって、犯罪捜査のために認められたものではないことを明示したものである。

（昭五四法五六・昭五八法五七・平四法四六・平六法五〇・平六法八四・平一一法八七・平一一法一六〇・平一二法一二六・平一四法一九二・平一四法九六（平一四法一九二・平一五法一〇二）・平一八法八四・平一八法六九・平二三法一〇五・平二五法四四（平二五法八四（平二五法一〇三））・平二五法一〇三・平二五法八四（平二五法一〇三）・平二六法一二二・一部改正）

（機構による立入検査等の実施）
第六十九条の二　厚生労働大臣は、機構に、前条第一項若しくは第五項の規定による立入検査若しくは質問又は同条第四項の規定による立入検査、質問若しくは収去のうち政令で定めるものを行わせることができる。
　　＊　本項は、厚生労働大臣は、立入検査等の事務を機構に行わせることができる旨を定めたものである。
　　＊　「政令で定めるもの」は、立入検査・質問（法第69条第1項、第5項）又は立入検査・質問・収去（法第69条第4項）（動物用再生医療等製品に係る立入検査、質問又は収去を除く。）である。〈薬機法施行令第66条第1項〉
　　＊　機構の職員は、収去しようとするときは、その相手方に収去証を交付しなければならない。〈薬機法施行規則第245条〉

2　都道府県知事は、機構に、前条第一項の規定による立入検査若しくは質問又は同条第四項の規定による立入検査、質問若しくは収去のうち政令で定めるものを行わせることができる。

3　機構は、第一項の規定により同項の政令で定める立入検査、質問又は収去をしたとき

は、厚生労働省令で定めるところにより、当該立入検査、質問又は収去の結果を厚生労働大臣に、前項の規定により同項の政令で定める立入検査、質問又は収去をしたときは、厚生労働省令で定めるところにより、当該立入検査、質問又は収去の結果を都道府県知事に通知しなければならない。

　　＊　本項は、機構は、厚生労働大臣から託された立入検査等をしたときは、その結果を厚生労働大臣に通知しなければならない旨を定めたものである。

4　第一項又は第二項の政令で定める立入検査、質問又は収去の業務に従事する機構の職員は、政令で定める資格を有する者でなければならない。

　　＊　本項は、厚生労働大臣から機構に託された立入検査等について、その業務に従事する者の資格を定めたものである。
　　＊　「政令で定める資格」は、次のいずれかに該当する者である。〈薬機法施行令第66条第3項〉
　　　① 薬剤師、医師、歯科医師又は獣医師
　　　② 旧大学令（大正7年勅令第388号）に基づく大学、旧専門学校令（明治36年勅令第61号）に基づく専門学校又は大学もしくは高等専門学校において、薬学、医学、歯学、獣医学、理学又は工学に関する専門の課程を修了した者であって、薬事監視について十分の知識経験を有するもの
　　　③ 1年以上薬事に関する行政事務に従事した者であって、薬事監視について十分の知識経験を有するもの

5　前項に規定する機構の職員は、第一項又は第二項の政令で定める立入検査、質問又は収去をする場合には、その身分を示す証明書を携帯し、関係人の請求があつたときは、これを提示しなければならない。

　　＊　本項は、機構の職員が立入検査等をする場合には、身分証明書を携帯し、立入先の求めがあったときは、これを提示しなければならない旨を定めたものである。

（平一四法一九二・追加、平二三法一〇五・平二五法八四・一部改正）

（緊急命令）

第六十九条の三　厚生労働大臣は、医薬品、医薬部外品、化粧品、医療機器又は再生医療等製品による保健衛生上の危害の発生又は拡大を防止するため必要があると認めるときは、医薬品、医薬部外品、化粧品、医療機器若しくは再生医療等製品の製造販売業者、製造業者若しくは販売業者、医療機器の貸与業者若しくは修理業者、第十八条第三項、第二十三条の二の十五第三項、第二十三条の三十五第三項、第六十八条の五第四項、第六十八条の七第六項若しくは第六十八条の二十二第六項の委託を受けた者、第八十条の六第一項の登録を受けた者又は薬局開設者に対して、医薬品、医薬部外品、化粧品、医療機器若しくは再生医療等製品の販売若しくは授与、医療機器の貸与若しくは修理又は医療機器プログラムの電気通信回線を通じた提供を一時停止することその他保健衛生上の危害の発生又は拡大を防止するための応急の措置を採るべきことを命ずることができる。

（昭五四法五六・追加、昭五八法五七・平六法五〇・平一一法一六〇・一部改正、平一四法一九二・旧第六十九条の二繰下、平一四法九六（平一四法一九二）・平二五法八四・一

部改正)

- * 本条は、厚生労働大臣は、保健衛生上の危害の発生・拡大を防止するため必要があると認めるときは、①再生医療等製品の製造販売業者、製造業者又は販売業者、②再生医療等製品の製造販売後安全管理に係る業務の委託を受けた者、③再生医療等製品に係る記録等の事務の委託を受けた者、④原薬等登録原簿に原薬等の登録を受けた者に対して緊急命令を下すことができる旨を定めたものである。
- *「厚生労働大臣」とあるように、本項の命令権は厚生労働大臣に限って認められている。これは緊急性を要するほどの保健衛生上の危害は、各都道府県にとどまらず全国的な拡がりをみせることが多いこと、また、緊急命令の判断には高度な専門知識が要求されることを考慮したものである。

(廃棄等)

第七十条 厚生労働大臣又は都道府県知事は、医薬品、医薬部外品、化粧品、医療機器又は再生医療等製品を業務上取り扱う者に対して、第四十三条第一項の規定に違反して貯蔵され、若しくは陳列されている医薬品若しくは再生医療等製品、同項の規定に違反して販売され、若しくは授与された医薬品若しくは再生医療等製品、同条第二項の規定に違反して貯蔵され、若しくは陳列されている医療機器、同項の規定に違反して販売され、貸与され、若しくは授与された医療機器、同項の規定に違反して電気通信回線を通じて提供された医療機器プログラム、第四十四条第三項、第五十五条(第六十条、第六十二条、第六十四条、第六十五条の五及び第六十八条の十九において準用する場合を含む。)、第五十六条(第六十条及び第六十二条において準用する場合を含む。)、第五十七条第二項(第六十条、第六十二条及び第六十五条の五において準用する場合を含む。)、第六十五条、第六十五条の六若しくは第六十八条の二十に規定する医薬品、医薬部外品、化粧品、医療機器若しくは再生医療等製品、第二十三条の四の規定により第二十三条の二の二十三の認証を取り消された医療機器若しくは体外診断用医薬品、第七十四条の二第一項若しくは第三項第二号(第七十五条の二の二第二項において準用する場合を含む。)、第四号若しくは第五号(第七十五条の二の二第二項において準用する場合を含む。)の規定により第十四条若しくは第十九条の二の承認を取り消された医薬品、医薬部外品若しくは化粧品、第二十三条の二の五若しくは第二十三条の二の十七の承認を取り消された医療機器若しくは体外診断用医薬品、第二十三条の二十五若しくは第二十三条の三十七の承認を取り消された再生医療等製品、第七十五条の三の規定により第十四条の三第一項(第二十条第一項において準用する場合を含む。)の規定による第十四条若しくは第十九条の二の承認を取り消された医薬品、第七十五条の三の規定により第二十三条の二の八第一項(第二十三条の二の二十第一項において準用する場合を含む。)の規定による第二十三条の二の五若しくは第二十三条の二の十七の承認を取り消された医療機器若しくは体外診断用医薬品、第七十五条の三の規定により第二十三条の二十八第一項(第二十三条の四十第一項において準用する場合を含む。)の規定による第二十三条の二十五若しくは第二十三条の三十七の承認を取り消された再生医療等製品又は不良な原料若しくは材料について、

廃棄、回収その他公衆衛生上の危険の発生を防止するに足りる措置を採るべきことを命ずることができる。

* 本項は、厚生労働大臣又は都道府県知事は、再生医療等製品を業務上取り扱う者に対して、①検定に合格していない再生医療等製品、②不正表示再生医療等製品、③模造に係る再生医療等製品又は無承認無許可再生医療等製品、④不良再生医療等製品、⑤同封物又は容器等が不良な再生医療等製品、⑥承認を取り消された再生医療等製品、⑦特例承認を取り消された再生医療等製品、⑧不良な原料又は材料について、廃棄、回収等の措置命令を下すことができる旨を定めたものである。これは、市場に流通する『物』に着目し、不良・不正な再生医療等製品が市場に流通していた場合には、すみやかにこれを排除するための行政措置について定めたものである。
* 本項に基づく行政処分は、保健衛生上の危害の発生・拡大の防止のために行う必要な措置であって、処罰として考えるべきものではない。

2　厚生労働大臣、都道府県知事、保健所を設置する市の市長又は特別区の区長は、前項の規定による命令を受けた者がその命令に従わないとき、又は緊急の必要があるときは、当該職員に、同項に規定する物を廃棄させ、若しくは回収させ、又はその他の必要な処分をさせることができる。

* 本項は、厚生労働大臣又は都道府県知事は、再生医療等製品を業務上取り扱う者が廃棄、回収等の措置命令に従わないとき、又は緊急の必要があるときは、当該職員に、不良・不正な再生医療等製品を廃棄、回収等させることができる旨を定めたものである。

3　当該職員が前項の規定による処分をする場合には、第六十九条第六項の規定を準用する。

* 本項は、薬事監視員が不良・不正な再生医療等製品の廃棄、回収等の処分をする場合には、身分証明書を携帯し、立入先の求めがあったときは、これを提示しなければならない旨を定めたものである。

(昭五四法五六・昭五八法五七・平六法五〇・平六法八四・平一一法八七・平一一法一六〇・平一四法一九二・平一四法九六(平一四法一九二)・平二三法一〇五・平二五法八四・一部改正)

(検査命令)

第七十一条　厚生労働大臣又は都道府県知事は、必要があると認めるときは、医薬品、医薬部外品、化粧品、医療機器若しくは再生医療等製品の製造販売業者又は医療機器の修理業者に対して、その製造販売又は修理をする医薬品、医薬部外品、化粧品、医療機器又は再生医療等製品について、厚生労働大臣又は都道府県知事の指定する者の検査を受けるべきことを命ずることができる。

(平一一法一六〇・平一四法九六・平二五法八四・一部改正)

* 本条は、厚生労働大臣は、再生医療等製品の製造販売業者に対し、その製造販売をする再生医療等製品について、検査命令を下すことができる旨を定めたものである。
* 「指定する者」とあるが、例えば、国立感染症研究所及び国立医薬品食品衛生研究所がこれに該当する。なお、これらの検査機関は、検査命令に基づいて行われる試験検査について、当該検査機関の定めるところにより、手数料を徴収できるものとされている。〈S44/11/17 薬発第912〉
* 国家検定品目(法第43条)から削除されたものが本条の対象品目の候補として想定され得る。とはいえ、現在のところ検査命令の対象となっている品目はない。

（改善命令等）

第七十二条　厚生労働大臣は、医薬品、医薬部外品、化粧品、医療機器又は再生医療等製品の製造販売業者に対して、その品質管理又は製造販売後安全管理の方法（医療機器及び体外診断用医薬品の製造販売業者にあつては、その製造管理若しくは品質管理に係る業務を行う体制又はその製造販売後安全管理の方法。以下この項において同じ。）が第十二条の二第一号若しくは第二号、第二十三条の二の二第一号若しくは第二号又は第二十三条の二十一第一号若しくは第二号に規定する厚生労働省令で定める基準に適合しない場合においては、その品質管理若しくは製造販売後安全管理の方法の改善を命じ、又はその改善を行うまでの間その業務の全部若しくは一部の停止を命ずることができる。

　　＊本項は、厚生労働大臣は、再生医療等製品の製造販売業者に対して、その品質管理・製造販売後安全管理の方法がGQP・GVPに適合しない場合においては、その品質管理・製造販売後安全管理の方法の改善命令、又はその改善を行うまでの間の業務の停止命令を下すことができる旨を定めたものである。これは、製造販売業の許可後においても、その品質管理又は製造販売後安全管理の方法が遵守されることを担保するために設けられている。

2　厚生労働大臣は、医薬品、医薬部外品、化粧品、医療機器若しくは再生医療等製品の製造販売業者（選任外国製造医薬品等製造販売業者、選任外国製造医療機器等製造販売業者又は選任外国製造再生医療等製品製造販売業者（以下「選任製造販売業者」と総称する。）を除く。以下この項において同じ。）又は第八十条第一項から第三項までに規定する輸出用の医薬品、医薬部外品、化粧品、医療機器若しくは再生医療等製品の製造業者に対して、その物の製造所における製造管理若しくは品質管理の方法（医療機器及び体外診断用医薬品の製造販売業者にあつては、その物の製造管理又は品質管理の方法。以下この項において同じ。）が第十四条第二項第四号、第二十三条の二の五第二項第四号、第二十三条の二十五第二項第四号若しくは第八十条第二項に規定する厚生労働省令で定める基準に適合せず、又はその製造管理若しくは品質管理の方法によつて医薬品、医薬部外品、化粧品、医療機器若しくは再生医療等製品が第五十六条（第六十条及び第六十二条において準用する場合を含む。）、第六十五条若しくは第六十五条の六に規定する医薬品、医薬部外品、化粧品、医療機器若しくは再生医療等製品若しくは第六十八条の二十に規定する生物由来製品に該当するようになるおそれがある場合においては、その製造管理若しくは品質管理の方法の改善を命じ、又はその改善を行うまでの間その業務の全部若しくは一部の停止を命ずることができる。

　　＊本項は、厚生労働大臣は、再生医療等製品の製造販売業者又は輸出用再生医療等製品の製造業者に対して、その物の製造所における製造管理・品質管理の方法がGCTPに適合せず、又はその製造管理・品質管理の方法によって不良再生医療等製品に該当するようになるおそれがある場合においては、その製造管理・品質管理の方法の改善命令、又はその改善を行うまでの間の業務の停止命令を下すことができる旨を定めたものである。これは、製造販売の承認後においても、その物の製造管理又は品質管理の方法が遵守されることを担保し、不良再生医療等製品の出現を未然に防止するために設けられている。

　　＊「製造販売業者」とあるように、本項の命令の発動対象は、あくまで製造販売業者であって、製造業者ではない。薬機法においては、製造販売業の許可を受けることが、品目の承認を受け

ることのできる要件とされており、製造販売業者が、その製造から市販後までにわたり責任を負うという考え方がとられている。

* 輸出用の再生医療等製品については、当然ながら国内で製造販売する者が存在しないが、外国において輸出用の不良再生医療等製品による保健衛生上の危害が発生・拡大することを防止する観点から、輸出用の製造業者を命令の発動対象に加えている。

3 厚生労働大臣又は都道府県知事は、医薬品（体外診断用医薬品を除く。）、医薬部外品、化粧品若しくは再生医療等製品の製造業者又は医療機器の修理業者に対して、その構造設備が、第十三条第四項第一号、第二十三条の二十二第四項第一号若しくは第四十条の二第四項第一号の規定に基づく厚生労働省令で定める基準に適合せず、又はその構造設備によつて医薬品、医薬部外品、化粧品、医療機器若しくは再生医療等製品が第五十六条（第六十条及び第六十二条において準用する場合を含む。）、第六十五条若しくは第六十五条の六に規定する医薬品、医薬部外品、化粧品、医療機器若しくは再生医療等製品若しくは第六十八条の二十に規定する生物由来製品に該当するようになるおそれがある場合においては、その構造設備の改善を命じ、又はその改善を行うまでの間当該施設の全部若しくは一部を使用することを禁止することができる。

* 本項は、厚生労働大臣は、再生医療等製品の製造業者に対して、その構造設備が基準に適合せず、又はその構造設備によって不良再生医療等製品に該当するようになるおそれがある場合においては、その構造設備の改善命令、又はその改善を行うまでの間の当該施設の使用禁止命令を下すことができる旨を定めたものである。これは、製造業の許可後においても、その構造設備が基準に適合していることを担保し、不良再生医療等製品の出現を未然に防止するために設けられている。

* 本項は、国内業者のみを対象とする。認定外国製造業者については、別の規定（法第75条の4第2項）の対象となる。

4 都道府県知事は、薬局開設者、医薬品の販売業者、第三十九条第一項若しくは第三十九条の三第一項の医療機器の販売業者若しくは貸与業者又は再生医療等製品の販売業者に対して、その構造設備が、第五条第一号、第二十六条第四項第一号、第三十四条第二項第一号、第三十九条第三項第一号、第三十九条の三第二項若しくは第四十条の五第三項第一号の規定に基づく厚生労働省令で定める基準に適合せず、又はその構造設備によつて医薬品、医療機器若しくは再生医療等製品が第五十六条、第六十五条若しくは第六十五条の六に規定する医薬品、医療機器若しくは再生医療等製品若しくは第六十八条の二十に規定する生物由来製品に該当するようになるおそれがある場合においては、その構造設備の改善を命じ、又はその改善を行うまでの間当該施設の全部若しくは一部を使用することを禁止することができる。

* 本項は、都道府県知事は、再生医療等製品の販売業者に対して、その構造設備が基準に適合せず、又はその構造設備によって不良再生医療等製品に該当するようになるおそれがある場合においては、その構造設備の改善命令、又はその改善を行うまでの間の当該施設の使用禁止命令を下すことができる旨を定めたものである。これは、販売業等の許可後においても、その構造設備が基準に適合していることを担保し、不良再生医療等製品の出現を未然に防止するために設けられている。

（昭三八法一三五・昭五〇法三七・昭五四法五六・平六法五〇・平一一法八七・平一一法

一六〇・平一四法九六・平一八法六九・平二五法八四・平二五法一〇三・一部改正）

第七十二条の二　都道府県知事は、薬局開設者又は店舗販売業者に対して、その薬局又は店舗が第五条第二号又は第二十六条第四項第二号の規定に基づく厚生労働省令で定める基準に適合しなくなつた場合においては、当該基準に適合するようにその業務の体制を整備することを命ずることができる。

2　都道府県知事は、配置販売業者に対して、その都道府県の区域における業務を行う体制が、第三十条第二項第一号の規定に基づく厚生労働省令で定める基準に適合しなくなつた場合においては、当該基準に適合するようにその業務を行う体制を整備することを命ずることができる。

（昭三八法一三五・追加、昭五〇法三七・平一一法一六〇・平一四法九六・平一八法六九・平二五法一〇三・一部改正）

第七十二条の三　都道府県知事は、薬局開設者が第八条の二第一項若しくは第二項の規定による報告をせず、又は虚偽の報告をしたときは、期間を定めて、当該薬局開設者に対し、その報告を行い、又はその報告の内容を是正すべきことを命ずることができる。

（平一八法八四・追加）

第七十二条の四　前三条に規定するもののほか、厚生労働大臣は、医薬品、医薬部外品、化粧品、医療機器若しくは再生医療等製品の製造販売業者若しくは製造業者又は医療機器の修理業者について、都道府県知事は、薬局開設者、医薬品の販売業者、第三十九条第一項若しくは第三十九条の三第一項の医療機器の販売業者若しくは貸与業者又は再生医療等製品の販売業者について、その者にこの法律又はこれに基づく命令の規定に違反する行為があつた場合において、保健衛生上の危害の発生又は拡大を防止するために必要があると認めるときは、その製造販売業者、製造業者、修理業者、薬局開設者、販売業者又は貸与業者に対して、その業務の運営の改善に必要な措置を採るべきことを命ずることができる。

　　＊　本項は、厚生労働大臣は、再生医療等製品の製造販売業者又は製造業者について、都道府県知事は、再生医療等製品の販売業者について、その者に薬機法又はこれに基づく命令の規定に違反する行為があった場合において、保健衛生上の危害の発生・拡大を防止するために必要があると認めるときは、必要な措置の実施命令を下すことができるとしたものである。これは、許可後においても、許可権者が実効性を伴う権限を確保するために設けられている。

　　＊　本項は、国内業者のみを対象とする。認定外国製造業者については、別の規定（法第75条の4第1項第4号）の対象となる。

2　厚生労働大臣は、医薬品、医薬部外品、化粧品、医療機器若しくは再生医療等製品の製造販売業者若しくは製造業者又は医療機器の修理業者について、都道府県知事は、薬局開設者、医薬品の販売業者、第三十九条第一項若しくは第三十九条の三第一項の医療

機器の販売業者若しくは貸与業者又は再生医療等製品の販売業者について、その者に第二十三条の二十六第一項又は第七十九条第一項の規定により付された条件に違反する行為があつたときは、その製造販売業者、製造業者、修理業者、薬局開設者、販売業者又は貸与業者に対して、その条件に対する違反を是正するために必要な措置を採るべきことを命ずることができる。

* 本項は、厚生労働大臣は、再生医療等製品の製造販売業者又は製造業者について、都道府県知事は、再生医療等製品の販売業者について、その者に薬機法に規定する許可、認定又は承認に付された条件に違反する行為があったときは、その違反の是正命令を下すことができる旨を定めたものである。これは、許可、認定又は承認後においても、その際に附された条件の履行を担保するために設けられている。

(平一四法九六・全改、平一八法八四・旧第七十二条の三繰下・一部改正、平二五法八四・一部改正)

(中止命令等)

第七十二条の五 厚生労働大臣又は都道府県知事は、第六十八条の規定に違反した者に対して、その行為の中止その他公衆衛生上の危険の発生を防止するに足りる措置を採るべきことを命ずることができる。

* 本項は、厚生労働大臣又は都道府県知事は、無承認再生医療等製品の広告禁止規定(法第68条)に違反した者に対して、その行為の中止命令を下すことができるとしたものである。

2 厚生労働大臣又は都道府県知事は、第六十八条の規定に違反する広告(次条において「承認前の医薬品等に係る違法広告」という。)である特定電気通信(特定電気通信役務提供者の損害賠償責任の制限及び発信者情報の開示に関する法律(平成十三年法律第百三十七号)第二条第一号に規定する特定電気通信をいう。以下同じ。)による情報の送信があるときは、特定電気通信役務提供者(同法第二条第三号に規定する特定電気通信役務提供者をいう。以下同じ。)に対して、当該送信を防止する措置を講ずることを要請することができる。

* 本項は、厚生労働大臣又は都道府県知事は、無承認再生医療等製品に係る違法広告があるときは、特定電気通信役務提供者に対して、送信防止措置を講ずることを要請できるとしたものである。
* 「電気通信」とは、有線、無線その他の電磁的方式により、符号、音響又は影像を送り、伝え、又は受けることをいう。〈電気通信事業法第2条第1号〉
* 「特定電気通信」とは、不特定の者によって受信されることを目的とする電気通信の送信(公衆によって直接受信されることを目的とする電気通信の送信を除く。)をいう。〈H13/11/30 法律第137号・第2条第1号〉
* 「特定電気通信役務提供者」とは、特定電気通信設備を用いて他人の通信を媒介し、その他特定電気通信設備を他人の通信の用に供する者(いわゆるプロバイダ)をいう。〈H13/11/30 法律第137号・第2条第3号〉

(平二六法一二二・追加)

(損害賠償責任の制限)

第七十二条の六　特定電気通信役務提供者は、前条第二項の規定による要請を受けて承認前の医薬品等に係る違法広告である特定電気通信による情報の送信を防止する措置を講じた場合その他の承認前の医薬品等に係る違法広告である特定電気通信による情報の送信を防止する措置を講じた場合において、当該措置により送信を防止された情報の発信者(特定電気通信役務提供者の損害賠償責任の制限及び発信者情報の開示に関する法律第二条第四号に規定する発信者をいう。以下同じ。)に生じた損害については、当該措置が当該情報の不特定の者に対する送信を防止するために必要な限度において行われたものであるときは、賠償の責めに任じない。

(平二六法一二二・追加)

　　＊　本条は、特定電気通信役務提供者は、削除要請(法第72条の5第2項)を受けて無承認再生医療等製品に係る違法広告について送信防止措置等を講じた場合において、当該措置が必要な限度において行われたものであるときは、情報発信者に生じた損害賠償責任を負わないとしたものである。

(医薬品等総括製造販売責任者等の変更命令)

第七十三条　厚生労働大臣は、医薬品等総括製造販売責任者、医療機器等総括製造販売責任者若しくは再生医療等製品総括製造販売責任者、医薬品製造管理者、医薬部外品等責任技術者、医療機器責任技術者、体外診断用医薬品製造管理者若しくは再生医療等製品製造管理者又は医療機器修理責任技術者について、都道府県知事は、薬局の管理者又は店舗管理者、区域管理者若しくは医薬品営業所管理者、医療機器の販売業若しくは貸与業の管理者若しくは再生医療等製品営業所管理者について、その者にこの法律その他薬事に関する法令で政令で定めるもの若しくはこれに基づく処分に違反する行為があつたとき、又はその者が管理者若しくは責任技術者として不適当であると認めるときは、その製造販売業者、製造業者、修理業者、薬局開設者、販売業者又は貸与業者に対して、その変更を命ずることができる。

(平一一法一六〇・平一四法九六・平一八法六九・平二五法八四・一部改正)

　　＊　本条は、厚生労働大臣は、再生医療等製品総括製造販売責任者又は再生医療等製品製造管理者について、都道府県知事等は、再生医療等製品営業所管理者について、その者に薬事に関する法令又はこれに基づく処分に違反する行為があったとき、又はその者が不適当であると認めるときは、その変更命令を下すことができる旨を定めたものである。これは、総括製造販売責任者等の職能の実効性を確保するために設けられている。

　　＊「政令で定めるもの」は、次のとおりである。〈薬機法施行令第66条の2〉
　　　① 毒物及び劇物取締法
　　　② 麻薬及び向精神薬取締法
　　　③ 令第1条の3各号の法令

　　＊「不適当であると認めるとき」として、例えばその者が、①職責となる実地の管理を怠った場合、②薬事に関する法令に違反した場合、③薬事以外の法令に違反した場合であっても悪質なものと認められるときが挙げられる。

(配置販売業の監督)
第七十四条　都道府県知事は、配置販売業の配置員が、その業務に関し、この法律若しくはこれに基づく命令又はこれらに基づく処分に違反する行為をしたときは、当該配置販売業者に対して、期間を定めてその配置員による配置販売の業務の停止を命ずることができる。この場合において、必要があるときは、その配置員に対しても、期間を定めてその業務の停止を命ずることができる。

(承認の取消し等)
第七十四条の二　厚生労働大臣は、第十四条、第二十三条の二の五又は第二十三条の二十五の承認(第二十三条の二十六第一項の規定により条件及び期限を付したものを除く。)を与えた医薬品、医薬部外品、化粧品、医療機器又は再生医療等製品が第十四条第二項第三号イからハまで(同条第九項において準用する場合を含む。)、第二十三条の二の五第二項第三号イからハまで(同条第十一項において準用する場合を含む。)若しくは第二十三条の二十五第二項第三号イからハまで(同条第九項において準用する場合を含む。)のいずれかに該当するに至つたと認めるとき、又は第二十三条の二十六第一項の規定により条件及び期限を付した第二十三条の二十五の承認を与えた再生医療等製品が第二十三条の二十六第一項第二号若しくは第三号のいずれかに該当しなくなつたと認めるとき、若しくは第二十三条の二十五第二項第三号ハ(同条第九項において準用する場合を含む。)若しくは第二十三条の二十六第四項の規定により読み替えて適用される第二十三条の二十五第九項において準用する同条第二項第三号イ若しくはロのいずれかに該当するに至つたと認めるときは、薬事・食品衛生審議会の意見を聴いて、その承認を取り消さなければならない。

* 本項は、承認を受けた再生医療等製品が、その承認を受けた後に、承認の拒否事由に該当するに至つた場合には、その承認が取り消される旨を定めたものである。また、条件・期限付承認を受けた再生医療等製品が、①条件・期限付承認が与えられ得るとする要件に該当しなくなつた場合、②条件・期限付承認の拒否事由に該当するに至つた場合についても、その承認が取り消されるものとしている。これは、承認対象物の『本質』に着目し、その承認の取消しの基準を明らかにしたものである。
* 本項は、通常の承認のみを対象とする。外国特例承認については、別の規定(法第75条の2の2第2項)の対象となる。

2　厚生労働大臣は、医薬品、医薬部外品、化粧品、医療機器又は再生医療等製品の第十四条、第二十三条の二の五又は第二十三条の二十五の承認を与えた事項の一部について、保健衛生上の必要があると認めるに至つたときは、その変更を命ずることができる。

* 本項は、厚生労働大臣は、保健衛生上の必要があると認めたときは、再生医療等製品の承認事項の一部の変更命令を下すことができる旨を定めたものである。これは、承認対象物の『本質』に着目し、その承認事項の変更命令の発動の基準を明らかにしたものである。
* 本項の命令は、例えば、次のような場合に行われる。
    (ア) 効能、効果又は性能の一部について、有効性が認められないことが判明したとき——当該効能等の削除に係る命令

（イ）効能、効果又は性能の一部について、その副作用等と比較したときに有用性が認められないことが判明したとき――当該効能等の削除に係る命令
　　（ウ）一定の投与量を超えた場合において、許容できない程度に副作用等が多発することが判明したとき――用法又は用量の変更に係る命令
　　（エ）ある添加物について、発がん等の危険性を有することが判明したとき――当該添加物の代替に係る命令
　＊ 本項は、通常の承認のみを対象とする。外国特例承認については、別の規定(法第 75 条の 2 の 2 第 2 項)の対象となる。

3　厚生労働大臣は、前二項に定める場合のほか、医薬品、医薬部外品、化粧品、医療機器又は再生医療等製品の第十四条、第二十三条の二の五又は第二十三条の二十五の承認を受けた者が次の各号のいずれかに該当する場合には、その承認を取り消し、又はその承認を与えた事項の一部についてその変更を命ずることができる。

　＊ 本項は、厚生労働大臣は、再生医療等製品の承認を受けた者が、①再生医療等製品の製造販売業の許可を失っているとき、②GCTP 調査を受けなかったとき、③再審査又は再評価に係る資料を提出しなかったとき、④製造管理・品質管理の方法の改善命令等に従わなかったとき、⑤承認の際に付された条件に違反したとき、⑥引き続く 3 年間製造販売していないときのいずれかに該当する場合には、その承認を取り消し、又はその承認事項の一部の変更命令を下すことができる旨を定めたものである。これは、承認対象物に係る『形式的な要件』に着目し、その承認の取消しの基準又は承認事項の変更命令の発動の基準を明示したものである。
　＊ 本項は、通常の承認のみを対象とする。外国特例承認については、別の規定(法第 75 条の 2 の 2 第 2 項)の対象となる。

一　第十二条第一項の許可（承認を受けた品目の種類に応じた許可に限る。）、第二十三条の二第一項の許可（承認を受けた品目の種類に応じた許可に限る。）又は第二十三条の二十第一項の許可について、第十二条第二項、第二十三条の二第二項若しくは第二十三条の二十第二項の規定によりその効力が失われたとき、又は次条第一項の規定により取り消されたとき。
　＊ 本号は、承認の申請者が再生医療等製品の製造販売業の許可を受けていることを、その承認を受けることのできる要件の一としていることに対応して設けられたものである。

二　第十四条第六項、第二十三条の二の五第六項若しくは第八項又は第二十三条の二十五第六項の規定に違反したとき。
　＊ 本号は、承認申請に係る再生医療等製品の製造管理又は品質管理の方法が GCTP に適合していることを、その承認を受けることのできる要件の一としていることに対応して設けられたものである。

三　第十四条の四第一項、第十四条の六第一項、第二十三条の二十九第一項若しくは第二十三条の三十一第一項の規定により再審査若しくは再評価を受けなければならない場合又は第二十三条の二の九第一項の規定により使用成績に関する評価を受けなければならない場合において、定められた期限までに必要な資料の全部若しくは一部を提出せず、又は虚偽の記載をした資料若しくは第十四条の四第四項後段、第十四条の六第四項、第二十三条の二の九第四項後段、第二十三条の二十九第四項後段若しくは第二十三条の三十一第四項の規定に適合しない資料を提出したとき。

＊　本号は、厚生労働大臣の再審査又は再評価を受けなければならない場合において、期限までに必要な資料を提出せず、又は虚偽の記載をした資料もしくは申請資料の信頼性の基準に適合しない資料を提出したときをさしている。

四　第七十二条第二項の規定による命令に従わなかつたとき。
　　＊　本号は、製造管理・品質管理の方法の改善命令等に従わなかったときをさしている。

五　第二十三条の二十六第一項又は第七十九条第一項の規定により第十四条、第二十三条の二の五又は第二十三条の二十五の承認に付された条件に違反したとき。
　　＊　本号は、再生医療等製品の承認の際に付された条件に違反したときをさしている。

六　第十四条、第二十三条の二の五又は第二十三条の二十五の承認を受けた医薬品、医薬部外品、化粧品、医療機器又は再生医療等製品について正当な理由がなく引き続く三年間製造販売をしていないとき。
　　＊　製造販売を行う意思がないにもかかわらず、名目だけの承認があった場合、行政監督上、実態の把握が困難となり必要な措置の実施に支障が生じるおそれがあるため、このような場合は自主的な承認の整理が指導されている。そこで当該承認の整理に法的裏付けを付与し、実効性をもたせるため、名目だけの承認があったときは、承認の取消し要件となり得ることを本号において明示している。

(昭五四法五六・追加、昭五八法五七・平五法二七・平六法五〇・平八法一〇四・平一一法一六〇・平一四法九六(平一四法一九二)・平二五法八四・一部改正)

（許可の取消し等）

第七十五条　厚生労働大臣は、医薬品、医薬部外品、化粧品、医療機器若しくは再生医療等製品の製造販売業者、医薬品(体外診断用医薬品を除く。)、医薬部外品、化粧品若しくは再生医療等製品の製造業者又は医療機器の修理業者について、都道府県知事は、薬局開設者、医薬品の販売業者、第三十九条第一項若しくは第三十九条の三第一項の医療機器の販売業者若しくは貸与業者又は再生医療等製品の販売業者について、この法律その他薬事に関する法令で政令で定めるもの若しくはこれに基づく処分に違反する行為があつたとき、又はこれらの者(これらの者が法人であるときは、その業務を行う役員を含む。)が第五条第三号、第十二条の二第三号、第十三条第四項第二号(同条第七項において準用する場合を含む。)、第二十三条の二の二第三号、第二十三条の二十一第三号、第二十三条の二十二第四項第二号(同条第七項において準用する場合を含む。)、第二十六条第四項第三号、第三十条第二項第二号、第三十四条第二項第二号、第三十九条第三項第二号、第四十条の二第四項第二号(同条第六項において準用する場合を含む。)若しくは第四十条の五第三項第二号の規定に該当するに至つたときは、その許可を取り消し、又は期間を定めてその業務の全部若しくは一部の停止を命ずることができる。
　　＊　本項は、厚生労働大臣は、再生医療等製品の製造販売業者又は製造業者について、都道府県知事は、再生医療等製品の販売業者について、これらの者が各々の許可の申請者の欠格事項に該当するに至ったときは、その許可を取り消し、又は業務の停止命令を下すことができる旨を定

めたものである。これは、業許可の申請者の欠格事項が設けられているが、許可後においてもその欠格事項が守られることを確保するために設けられている。
* 「政令で定めるもの」は、次のとおりである。〈薬機法施行令第66条の2〉
  ① 毒物及び劇物取締法
  ② 麻薬及び向精神薬取締法
  ③ 令第1条の3各号の法令
* 本項は、国内業者のみを対象とする。認定外国製造業者については、他の規定(法第75条の4第1項)の対象となる。

2 　都道府県知事は、医薬品、医薬部外品、化粧品、医療機器若しくは再生医療等製品の製造販売業者、医薬品(体外診断用医薬品を除く。)、医薬部外品、化粧品若しくは再生医療等製品の製造業者又は医療機器の修理業者について前項の処分が行われる必要があると認めるときは、その旨を厚生労働大臣に通知しなければならない。
* 本項は、都道府県知事は、再生医療等製品の製造販売業者又は製造業者について、許可の取り消し又は業務の停止の処分が行われる必要があると認めるときは、厚生労働大臣に通知する旨を定めたものである。なお、通知が都道府県知事からあった場合であっても、厚生労働大臣が処分をしなければならないということではない。

3 　第一項に規定するもののほか、厚生労働大臣は、医薬品、医療機器又は再生医療等製品の製造販売業者又は製造業者が、次の各号のいずれかに該当するときは、期間を定めてその業務の全部又は一部の停止を命ずることができる。
* 本項は、厚生労働大臣は、再生医療等製品の造販売業者又は製造業者が、①需給計画を尊重して血液製剤を製造・輸入すべきとの厚生労働大臣の勧告に従わなかったとき、②不良血液を原料として再生医療等製品を製造したときのいずれかに該当するときは、その業務の停止命令を下すことができる旨を定めたものである。

一 　当該製造販売業者又は製造業者(血液製剤(安全な血液製剤の安定供給の確保等に関する法律(昭和三十一年法律第百六十号)第二条第一項に規定する血液製剤をいう。次号及び第三号において同じ。)の製造販売業者又は製造業者に限る。)が、同法第二十六条第二項の勧告に従わなかったとき。
* 本号は、血液製剤の製造販売業者又は製造業者が、需給計画を尊重して血液製剤を製造・輸入すべきとの厚生労働大臣の勧告に従わなかったときをさしている。
* 血液製剤と代替性のある再生医療等製品で、血液製剤の需給に影響を与え得るもの(例：皮膚の細胞を加工して調整したiPS細胞を原料とする血漿分画製剤)が開発されることがあると想定されることから、このような再生医療等製品を基本方針中の中期的な需給の見通し(血液法第9条第2項第2号)、需給計画(血液法第25条第1項)の対象とするとともに、再生医療等製品の製造販売業者及び製造業者に対し、当該製品の製造等の見込み量の届出(血液法第25条第3項)、実績の報告義務(血液法第26条第1項)を課している。

二 　採血事業者(安全な血液製剤の安定供給の確保等に関する法律第二条第三項に規定する採血事業者をいう。次号において同じ。)以外の者が国内で採取した血液又は国内で有料で採取され、若しくは提供のあつせんをされた血液を原料として血液製剤を製造したとき。
* 本号は、国内で採取された血液のうち、①採血事業者以外の者が採血したもの、②有料で採血したもの、③提供のあつせんをされたものを原料として血液製剤を製造したときをさしている。

三　当該製造販売業者又は製造業者以外の者(血液製剤の製造販売業者又は製造業者を除く。)が国内で採取した血液(採血事業者又は病院若しくは診療所の開設者が安全な血液製剤の安定供給の確保等に関する法律第十二条第一項に規定する厚生労働省令で定める物の原料とする目的で採取した血液を除く。)又は国内で有料で採取され、若しくは提供のあつせんをされた血液を原料として医薬品(血液製剤を除く。)、医療機器又は再生医療等製品を製造したとき。

　＊　本号は、国内で採取された血液のうち、①当該製造販売業者又は製造業者以外の者(血液製剤の製造販売業者又は製造業者を除く。)が採血したもの、②有料で採血したもの、③提供のあつせんをされたものを原料として再生医療等製品を製造したときをさしている。

(昭三八法一三五・昭五〇法三七・平五法二七・平六法五〇・平一一法一六〇・平一四法九六(平一四法一九二)・平一八法六九・平二五法八四・平二五法一〇三・一部改正)

(登録の取消し等)

第七十五条の二　厚生労働大臣は、医療機器又は体外診断用医薬品の製造業者について、この法律その他薬事に関する法令で政令で定めるもの若しくはこれに基づく処分に違反する行為があつたとき、不正の手段により第二十三条の二の三第一項の登録を受けたとき、又は当該者(当該者が法人であるときは、その業務を行う役員を含む。)が同条第四項の規定に該当するに至つたときは、その登録を取り消し、又は期間を定めてその業務の全部若しくは一部の停止を命ずることができる。

2　都道府県知事は、医療機器又は体外診断用医薬品の製造業者について前項の処分が行われる必要があると認めるときは、その旨を厚生労働大臣に通知しなければならない。

(平二五法八四・追加)

(外国製造医薬品等の製造販売の承認の取消し等)

第七十五条の二の二　厚生労働大臣は、外国特例承認取得者が次の各号のいずれかに該当する場合には、その者が受けた当該承認の全部又は一部を取り消すことができる。

　＊　本項は、厚生労働大臣は、外国特例承認取得者が、①選任製造販売業者が欠けた場合において新たに製造販売業者を選任しなかったとき、②報告徴収の求めに応じなかったとき、③立入検査等の妨害等をしたとき、④その製造管理・品質管理の方法の改善又は承認の取り消し・承認事項の変更の請求に応じなかったとき、⑤選任製造販売業者に薬事に関する法令等に違反する行為があったときのいずれかに該当する場合には、その承認の全部又は一部を取り消すことができる旨を定めたものである。

一　選任製造販売業者が欠けた場合において新たに製造販売業者を選任しなかつたとき。

　＊　本号は、選任製造販売業者が存在しなくなった場合をさしている。そもそも、外国特例承認とは、外国製造再生医療等製品を選任製造販売業者に製造販売をさせることについての承認をいうものであるから、これを当該承認の取消し要件としたことは当然といえよう。

二　厚生労働大臣が、必要があると認めて、外国特例承認取得者に対し、厚生労働省令で定めるところにより必要な報告を求めた場合において、その報告がされず、又は虚

偽の報告がされたとき。

* 本号は、外国特例承認取得者が厚生労働大臣の報告徴収の求めに応じなかったときをさしている。報告の求めに対して国内の承認取得者が報告の拒否等を行ったときは、相応の罰則が適用されることになる。しかし、外国特例承認取得者に対しては罰則を科すことができないので、報告の拒否等に対しては承認の取消しをもって罰則の代わりとしたものである。

三　厚生労働大臣が、必要があると認めて、その職員に、外国特例承認取得者の工場、事務所その他医薬品、医薬部外品、化粧品、医療機器又は再生医療等製品を業務上取り扱う場所においてその構造設備又は帳簿書類その他の物件についての検査をさせ、従業員その他の関係者に質問をさせようとした場合において、その検査が拒まれ、妨げられ、若しくは忌避され、又はその質問に対して、正当な理由なしに答弁がされず、若しくは虚偽の答弁がされたとき。

* 本号は、厚生労働大臣がその職員に、外国特例承認取得者の工場等の立入検査等をさせようとした場合において、検査妨害等をされたときをさしている。立入検査等に対して国内の承認取得者が検査妨害等を行ったときは、相応の罰則が適用されることになる。しかし、外国特例承認取得者に対しては罰則を科すことができないので、検査妨害等に対しては承認の取消しをもって罰則の代わりとしたものである。

四　次項において準用する第七十二条第二項又は第七十四条の二第二項若しくは第三項（第一号及び第四号を除く。）の規定による請求に応じなかつたとき。

* 本号は、外国承認取得者が厚生労働大臣の請求に応じなかったときをさしている。承認取得者が厚生労働大臣の命令に従わなかったときは、相応の罰則が適用されることになる。しかし、外国特例承認取得者に対しては罰則を科すことができないので、請求の不遵守に対しては承認の取消しをもって罰則の代わりとしたものである。

五　外国特例承認取得者又は選任製造販売業者についてこの法律その他薬事に関する法令で政令で定めるもの又はこれに基づく処分に違反する行為があつたとき。

* 本号は、外国特例承認取得者はもちろんのこと、その選任製造販売業者について、薬事に関する法令等に違反する行為があったときをさしている。選任製造販売業者は、国内において外国特例承認取得者の代わりに相当の義務を課せられた者であり、義務において外国特例承認取得者のいわば代理関係にあるといえる。責任についても同様に代理関係にあるとみなされ、選任製造販売業者が義務を怠った場合であっても、外国特例承認の取消し要件になり得ることを示し、外国特例承認取得者にすべての責任が及ぶこととしたものである。
* 「政令で定めるもの」は、次のとおりである。〈薬機法施行令第66条の2〉
  ① 毒物及び劇物取締法
  ② 麻薬及び向精神薬取締法
  ③ 令第1条の3各号の法令

2　第十九条の二、第二十三条の二の十七又は第二十三条の三十七の承認については、第七十二条第二項並びに第七十四条の二第一項、第二項及び第三項（第一号及び第四号を除く。）の規定を準用する。この場合において、第七十二条第二項中「第十四条第二項第四号、第二十三条の二の五第二項第四号、第二十三条の二十五第二項第四号若しくは第八十条第二項」とあるのは「第十九条の二第五項において準用する第十四条第二項第四号、第二十三条の二の十七第五項において準用する第二十三条の二の五第二項第四号若しく

は第二十三条の三十七第五項において準用する第二十三条の二十五第二項第四号」と、「命じ、又はその改善を行うまでの間その業務の全部若しくは一部の停止を命ずる」とあるのは「請求する」と、第七十四条の二第一項中「第二十三条の二十六第一項」とあるのは「第二十三条の三十七第五項において準用する第二十三条の二十六第一項」と、「第十四条第二項第三号イからハまで(同条第九項」とあるのは「第十九条の二第五項において準用する第十四条第二項第三号イからハまで(第十九条の二第五項において準用する第十四条第九項」と、「第二十三条の二の五第二項第三号イからハまで(同条第十一項」とあるのは「第二十三条の二の十七第五項において準用する第二十三条の二の五第二項第三号イからハまで(第二十三条の二の十七第五項において準用する第二十三条の二の五第十一項」と、「第二十三条の二十五第二項第三号イからハまで(同条第九項」とあるのは「第二十三条の三十七第五項において準用する第二十三条の二十五第二項第三号イからハまで(第二十三条の三十七第五項において準用する第二十三条の二十五第九項」と、「第二十三条の二十六第一項第二号」とあるのは「第二十三条の三十七第五項において準用する第二十三条の二十六第一項第二号」と、「第二十三条の二十五第二項第三号ハ(同条第九項」とあるのは「第二十三条の三十七第五項において準用する第二十三条の二十五第二項第三号ハ(第二十三条の三十七第五項において準用する第二十三条の二十五第九項」と、「第二十三条の二十六第四項」とあるのは「第二十三条の三十七第六項において準用する第二十三条の二十六第四項」と、「第二十三条の二十五第九項」とあるのは「第二十三条の三十七第五項において準用する第二十三条の二十五第九項」と、「同条第二項第三号イ」とあるのは「第二十三条の三十七第五項において準用する第二十三条の二十五第二項第三号イ」と、同条第二項中「命ずる」とあるのは「請求する」と、同条第三項中「前二項」とあるのは「第七十五条の二の二第二項において準用する第七十四条の二第一項及び第二項」と、「命ずる」とあるのは「請求する」と、「第十四条第六項、第二十三条の二の五第六項若しくは第八項又は第二十三条の二十五第六項」とあるのは「第十九条の二第五項において準用する第十四条第六項、第二十三条の二の十七第五項において準用する第二十三条の二の五第六項若しくは第八項又は第二十三条の三十七第五項において準用する第二十三条の二十五第六項」と、「第十四条の四第一項、第十四条の六第一項、第二十三条の二十九第一項若しくは第二十三条の三十一第一項」とあるのは「第十九条の四において準用する第十四条の四第一項若しくは第十四条の六第一項若しくは第二十三条の三十九において準用する第二十三条の二十九第一項若しくは第二十三条の三十一第一項」と、「第二十三条の二の九第一項」とあるのは「第二十三条の二の十九において準用する第二十三条の二の九第一項」と、「第十四条の四第四項後段、第十四条の六第四項、第二十三条の二の九第四項後段、第二十三条の二十九第四項後段若しくは第二十三条の三十一第四項」とあるのは「第十九条の四において準用する第十四条の四第四項後段若しくは第十四条の六第四項、第二十三条の二の十九において準用する第二十三条の二の九第四項後段若しくは第二十三条の三十九において準用する第二

十三条の二十九第四項後段若しくは第二十三条の三十一第四項」と、「第二十三条の二十六第一項」とあるのは「第二十三条の三十七第五項において準用する第二十三条の二十六第一項」と読み替えるものとする。

> ＊ 本項は、①外国特例承認に係る再生医療等製品の製造管理又は品質管理の方法の改善の要請、②外国特例承認の取消し等の処分については、国内承認に係る規定を準用する旨を定めたものである。

3　第二十三条の二の二十三の認証を受けた外国指定高度管理医療機器製造等事業者については、第七十二条第二項の規定を準用する。この場合において、同項中「製造所における製造管理若しくは品質管理の方法（医療機器及び体外診断用医薬品の製造販売業者にあつては、その物の製造管理又は品質管理の方法。以下この項において同じ。）が第十四条第二項第四号、第二十三条の二の五第二項第四号、第二十三条の二十五第二項第四号若しくは第八十条第二項」とあるのは「製造管理若しくは品質管理の方法が第二十三条の二の五第二項第四号」と、「医薬品、医薬部外品、化粧品、医療機器若しくは再生医療等製品が」とあるのは「指定高度管理医療機器等が」と、「（第六十条及び第六十二条において準用する場合を含む。）、第六十五条若しくは第六十五条の六」とあるのは「若しくは第六十五条」と、「医薬品、医薬部外品、化粧品、医療機器若しくは再生医療等製品若しくは」とあるのは「医療機器若しくは体外診断用医薬品若しくは」と、「命じ、又はその改善を行うまでの間その業務の全部若しくは一部停止を命ずる」とあるのは「請求する」と読み替えるものとする。

4　厚生労働大臣は、機構に、第一項第三号の規定による検査又は質問のうち政令で定めるものを行わせることができる。この場合において、機構は、当該検査又は質問をしたときは、厚生労働省令で定めるところにより、当該検査又は質問の結果を厚生労働大臣に通知しなければならない。

> ＊ 本項は、厚生労働大臣は、外国特例承認取得者への立入検査等に係る検査又は質問に係る事務を機構に行わせることができる旨を定めたものである。また、機構は、当該事務を行ったときは、それらの結果を厚生労働大臣に通知しなければならないとしている。
> ＊「政令で定めるもの」は、法第75条の2の2第1項第3号の検査又は質問（動物用再生医療等製品に係る検査又は質問を除く。）である。〈薬機法施行令第67条第1項〉

（昭五八法五七・追加、平五法二七・平六法五〇・平八法一〇四・平一一法一六〇・平一四法一九二・平一四法九六（平一四法一九二）・一部改正、平二五法八四（平二五法一〇三）・旧第七十五条の二繰下・一部改正）

（特例承認の取消し等）
第七十五条の三　厚生労働大臣は、第十四条の三第一項（第二十条第一項において準用する場合を含む。以下この条において同じ。）、第二十三条の二の八第一項（第二十三条の二の二十第一項において準用する場合を含む。以下この条において同じ。）又は第二十三条の二十八第一項（第二十三条の四十第一項において準用する場合を含む。以下この条におい

て同じ。)の規定による第十四条、第十九条の二、第二十三条の二の五、第二十三条の二の十七、第二十三条の二十五又は第二十三条の三十七の承認に係る品目が第十四条の三第一項各号、第二十三条の二の八第一項各号若しくは第二十三条の二十八第一項各号のいずれかに該当しなくなつたと認めるとき、又は保健衛生上の危害の発生若しくは拡大を防止するため必要があると認めるときは、これらの承認を取り消すことができる。

(平一四法九六(平一四法一九二)・全改、平二五法八四・一部改正)

> ＊ 本条は、厚生労働大臣は、①特例承認を与え得るとした要件のいずれかに該当しなくなつたと認めるとき、②保健衛生上の危害の発生・拡大を防止するため必要があると認めるときは、特例承認を取り消すことができる旨を定めたものである。これは、特例承認(特例の外国特例承認を含む。)を受けた再生医療等製品については、審査過程が簡素化されていることから、通常の承認を受けたものと比べて、その有効性や安全性が十分に確認されているとは言い難いことを考慮し、通常の承認の取消し等に係る規定(法第74条の2、第75条の2の2)とは別に設けられている。

(医薬品等外国製造業者及び再生医療等製品外国製造業者の認定の取消し等)

第七十五条の四 厚生労働大臣は、第十三条の三第一項又は第二十三条の二十四第一項の認定を受けた者が次の各号のいずれかに該当する場合には、その者が受けた当該認定の全部又は一部を取り消すことができる。

> ＊ 本項は、厚生労働大臣は、認定外国製造業者が、①報告徴収の求めに応じなかったとき、②立入検査等の妨害等をしたとき、③構造設備の改善の請求に応じなかったとき、④薬事に関する法令等に違反したときのいずれかに該当する場合には、その者が受けた当該認定を取り消すことができる旨を定めたものである。

一 厚生労働大臣が、必要があると認めて、第十三条の三第一項又は第二十三条の二十四第一項の認定を受けた者に対し、厚生労働省令で定めるところにより必要な報告を求めた場合において、その報告がされず、又は虚偽の報告がされたとき。

> ＊ 本号は、厚生労働大臣が、認定外国製造業者に対し、必要な報告を求めた場合において、その報告がされず、又は虚偽の報告がされたときをさしている。

二 厚生労働大臣が、必要があると認めて、その職員に、第十三条の三第一項又は第二十三条の二十四第一項の認定を受けた者の工場、事務所その他医薬品(体外診断用医薬品を除く。)、医薬部外品、化粧品又は再生医療等製品を業務上取り扱う場所においてその構造設備又は帳簿書類その他の物件についての検査をさせ、従業員その他の関係者に質問させようとした場合において、その検査が拒まれ、妨げられ、若しくは忌避され、又はその質問に対して、正当な理由なしに答弁がされず、若しくは虚偽の答弁がされたとき。

> ＊ 本号は、厚生労働大臣が、その職員に、認定外国製造業者の工場等においてその構造設備等についての検査をさせ、関係者に質問させようとした場合において、①その検査が拒まれ、妨げられ、又は忌避され、②その質問に対して、正当な理由なしに答弁がされず、又は虚偽の答弁がされたときをさしている。

三 次項において準用する第七十二条第三項の規定による請求に応じなかつたとき。

＊　本号は、認定外国製造業者の製造所が構造設備基準に適合せず、又はその構造設備によって不良医薬品等に該当するようになるおそれがある場合において、厚生労働大臣による構造設備の改善の請求に応じなかったときをさしている。

　四　この法律その他薬事に関する法令で政令で定めるもの又はこれに基づく処分に違反する行為があつたとき。
　　＊　本号は、認定外国製造業者に薬事に関する法令等に違反する行為があったときをさしている。
　　＊　「政令で定めるもの」は、次のとおりである。〈薬機法施行令第67条の2〉
　　　① 毒物及び劇物取締法
　　　② 麻薬及び向精神薬取締法
　　　③ 令第1条の3各号の法令

2　第十三条の三第一項又は第二十三条の二十四第一項の認定を受けた者については、第七十二条第三項の規定を準用する。この場合において、同項中「命じ、又はその改善を行うまでの間当該施設の全部若しくは一部を使用することを禁止する」とあるのは、「請求する」と読み替えるものとする。
　　＊　本項は、認定外国製造業者の構造設備の改善の請求については、国内の製造業者に係る規定を準用する旨を定めたものである。

3　第一項第二号の規定による検査又は質問については、第七十五条の二の二第四項の規定を準用する。
　　＊　本項は、厚生労働大臣は、認定外国製造業者への立入検査等に係る検査又は質問に係る事務を機構に行わせることができる旨を定めたものである。また、機構は、当該事務を行ったときは、それらの結果を厚生労働大臣に通知しなければならないとしている。

（平一四法九六（平一四法一九二）・追加、平二五法八四・一部改正）

（医療機器等外国製造業者の登録の取消し等）

第七十五条の五　厚生労働大臣は、第二十三条の二の四第一項の登録を受けた者が次の各号のいずれかに該当する場合には、その者が受けた当該登録の全部又は一部を取り消すことができる。

　一　厚生労働大臣が、必要があると認めて、第二十三条の二の四第一項の登録を受けた者に対し、厚生労働省令で定めるところにより必要な報告を求めた場合において、その報告がされず、又は虚偽の報告がされたとき。

　二　厚生労働大臣が、必要があると認めて、その職員に、第二十三条の二の四第一項の登録を受けた者の工場、事務所その他医療機器又は体外診断用医薬品を業務上取り扱う場所においてその構造設備又は帳簿書類その他の物件についての検査をさせ、従業員その他の関係者に質問させようとした場合において、その検査が拒まれ、妨げられ、若しくは忌避され、又はその質問に対して、正当な理由なしに答弁がされず、若しくは虚偽の答弁がされたとき。

　三　次項において準用する第七十二条の四第一項の規定による請求に応じなかつたとき。

四　不正の手段により第二十三条の二の四第一項の登録を受けたとき。

五　この法律その他薬事に関する法令で政令で定めるもの又はこれに基づく処分に違反する行為があつたとき。

2　第二十三条の二の四第一項の登録を受けた者については、第七十二条の四第一項の規定を準用する。この場合において、同項中「前三条に規定するもののほか、厚生労働大臣」とあるのは「厚生労働大臣」と、「医薬品、医薬部外品、化粧品、医療機器若しくは再生医療等製品の製造販売業者若しくは製造業者又は医療機器の修理業者について、都道府県知事は、薬局開設者、医薬品の販売業者、第三十九条第一項若しくは第三十九条の三第一項の医療機器の販売業者若しくは貸与業者又は再生医療等製品の販売業者」とあるのは「第二十三条の二の四第一項の登録を受けた者」と、「その製造販売業者、製造業者、修理業者、薬局開設者、販売業者又は貸与業者」とあるのは「その者」と、「命ずる」とあるのは「請求する」と読み替えるものとする。

3　第一項第二号の規定による検査又は質問については、第七十五条の二の二第四項の規定を準用する。

（平二五法八四・追加）

（許可等の更新を拒否する場合の手続）

第七十六条　厚生労働大臣又は都道府県知事は、第四条第四項、第十二条第二項、第十三条第三項（同条第七項において準用する場合を含む。）、第二十三条の二第二項、第二十三条の二十第二項、第二十三条の二十二第三項（同条第七項において準用する場合を含む。）、第二十四条第二項、第三十九条第四項、第四十条の二第三項若しくは第四十条の五第四項の許可の更新、第十三条の三第三項において準用する第十三条第三項（第十三条の三第三項において準用する第十三条第七項において準用する場合を含む。）若しくは第二十三条の二十四第三項において準用する第二十三条の二十二第三項（第二十三条の二十四第三項において準用する第二十三条の二十二第七項において準用する場合を含む。）の認定の更新又は第二十三条の二の三第三項（第二十三条の二の四第二項において準用する場合を含む。）若しくは第二十三条の六第三項の登録の更新を拒もうとするときは、当該処分の名宛人に対し、その処分の理由を通知し、弁明及び有利な証拠の提出の機会を与えなければならない。

（平五法八九・全改、平一一法一六〇・平一四法九六（平一四法一九二・平一五法一〇二）・平二五法一〇三・平二五法八四（平二五法一〇三）・一部改正）

　＊　本条は、厚生労働大臣又は都道府県知事が許可又は認定の更新を拒もうとするときは、当該処分の名宛人に対し、その処分の理由を通知し、弁明の機会を付与しなければならない旨を定めたものである。

　＊　許可又は認定の更新の拒否は、不利益処分に該当しないため、一般法たる行政手続法の規定が適用されない。とはいえ、薬機法により規定される許可等は、長期にわたる継続的な事業を前提としたものであり、その許可等の更新が拒否された場合には、その処分の対象者に重大な不

利益をもたらすことになる。そこで、特別法たる薬機法により、許可又は認定の更新の拒否の処分の対象となるべき者に対して弁明の機会を付与し、当該事業者に対する手続き的な保護を与えている。
* 「名宛人」とは、行政庁の不利益処分に対し、意見陳述の機会を与えられる者をいう。本条においては許可等の事業者がこれに該当する。
* 「その処分の理由を通知し」とあるが、これは不利益処分の対象者が効果的な弁明等を行えるよう配慮して設けられたものである。
* 「与えなければならない。」とあるように、弁明及び有利な証拠の提出の機会の付与は、不利益処分の正当性を保障するための必須の手続きであるから、これを行うことなく下した当該処分は無効となる。

（聴聞の方法の特例）

第七十六条の二　第七十五条の二の二第一項第五号（選任製造販売業者に係る部分に限る。）に該当することを理由として同項の規定による処分をしようとする場合における行政手続法（平成五年法律第八十八号）第三章第二節の規定の適用については、当該処分の名宛人の選任製造販売業者は、同法第十五条第一項の通知を受けた者とみなす。
（平五法八九・追加、平一四法九六・平二五法八四・一部改正）
* 本条は、選任製造販売業者に薬事に関する法令等に違反する行為があったとして、外国特例承認を取り消そうとするときは、当該選任製造販売業者を名宛人とみなす旨を定めたものである。
* 外国特例承認の取消しの処分が行われた場合、直接不利益を受ける者は、当然ながら外国特例承認取得者である。そこで、一般法たる行政手続法においては、外国特例承認取得者を不利益処分の名宛人とし、聴聞の手続きに関する通知が行われる。とはいえ、選任製造販売業者は当該処分理由となった当事者であり、かつ、外国特例承認が取り消されることにより実質的に不利益を受ける者であることを考慮し、特別法たる薬機法により選任製造販売業者を名宛人に加え、不利益処分に係る聴聞の対象としている。
* 「同法第十五条第一項」は、行政庁が聴聞を行うにあたっては、聴聞を行うべき期日までに相当な期間をおいて、不利益処分の名宛人となるべき者に対し、次の事項を書面により通知しなければならないとしている。
  ① 予定される不利益処分の内容及び根拠となる法令の条項
  ② 不利益処分の原因となる事実
  ③ 聴聞の期日及び場所
  ④ 聴聞に関する事務を所掌する組織の名称及び所在地

（薬事監視員）

第七十六条の三　第六十九条第一項から第四項まで、第七十条第二項、第七十六条の七第二項又は第七十六条の八第一項に規定する当該職員の職権を行わせるため、厚生労働大臣、都道府県知事、保健所を設置する市の市長又は特別区の区長は、国、都道府県、保健所を設置する市又は特別区の職員のうちから、薬事監視員を命ずるものとする。
* 本項は、厚生労働大臣又は都道府県知事等は、薬事監視の実働者として、各々の職員のうちから薬事監視員を任命する旨を定めたものである。

2　前項に定めるもののほか、薬事監視員に関し必要な事項は、政令で定める。
* 次のいずれかに該当する者でなければ、薬事監視員となることができない。〈薬機法施行令第68条〉
  ① 薬剤師、医師、歯科医師又は獣医師

② 旧大学令(大正7年勅令第388号)に基づく大学、旧専門学校令(明治36年勅令第61号)に基づく専門学校又は大学もしくは高等専門学校において、薬学、医学、歯学、獣医学、理学又は工学に関する専門の課程を修了した者であって、薬事監視について十分の知識経験を有するもの
③ 1年以上薬事に関する行政事務に従事した者であって、薬事監視について十分の知識経験を有するもの

(平六法八四・平一一法八七・平一一法一六〇・一部改正、平一八法六九・旧第七十七条繰上・一部改正、平二三法一〇五・一部改正)

第十四章　指定薬物の取扱い　略

第十五章 希少疾病用医薬品、希少疾病用医療機器及び希少疾病用再生医療等製品の指定等

（平五法二七・追加、平一四法九六・改称、平一八法六九・旧第九章の二繰下、平二五法八四・旧第九章の三繰下・改称）

（指定等）

第七十七条の二 厚生労働大臣は、次の各号のいずれにも該当する医薬品、医療機器又は再生医療等製品につき、製造販売をしようとする者（本邦に輸出されるものにつき、外国において製造等をする者を含む。）から申請があつたときは、薬事・食品衛生審議会の意見を聴いて、当該申請に係る医薬品、医療機器又は再生医療等製品を希少疾病用医薬品、希少疾病用医療機器又は希少疾病用再生医療等製品として指定することができる。

* 本項は、①本邦における対象者数が5万人未満であること、②特に優れた使用価値を有するものとなることのいずれにも該当する物を製造販売をしようとする者から申請があったときは、厚生労働大臣は、薬事・食品衛生審議会の意見を聴いて、希少疾病用再生医療等製品として指定することができる旨を定めたものである。
* 新再生医療等製品の開発は、国ではなく民間の事業者が担っており、また、膨大な資金と長い期間を必要とする。それゆえ、患者数が少ないこと等の理由により採算性が合わない物については、開発が着手されないまま放置されることもあり得る。そこで、医療上の必要性が高いにもかかわらず、採算性の面から開発に着手できない物については、国が開発を促すための支援策を講じ、医療の現場にすみやかに供給するための仕組みを設けることが必要といえよう。そこで、そのような物を希少疾病用として指定することにより、開発資金の確保に配慮し（法第77条の3、第77条の4）、また、承認審査を優先的に受けることができる（法第14条第7項、第23条の2の5第9項、第23条の25第7項）ようにする等、様々な優遇措置を図ることとしている。
* 「製造販売をしようとする者」とは、再生医療等製品の承認を受けることができたならば、その製造販売業者となる者をいう。
* 「本邦に輸出されるものにつき、外国において製造等をする者を含む。」とあるように、外国特例承認を受けようとする者であっても、希少疾病用の指定を受けることができる。
* 効能追加に係る開発であっても、本項各号のいずれにも該当するものであれば、希少疾病用の指定の対象となり得る。
* 指定の申請書には、当該申請に係る再生医療等製品に関し、その用途に係る本邦における対象者の数に関する資料、その毒性、薬理作用等に関する試験成績の概要その他必要な資料を添付しなければならない。〈薬機法施行規則第250条第2項〉

一 その用途に係る対象者の数が本邦において厚生労働省令で定める人数に達しないこと。

* 「対象者の数」とあるが、申請に係る再生医療等製品が感染性の疾病の予防の用途に用いるものである場合においては、当該申請時において当該再生医療等製品につき、製造販売の承認が与えられるとしたならば当該用途に使用すると見込まれる者となる。〈薬機法施行規則第250条の2〉
* 「厚生労働省令で定める人数」は、5万人である。ただし、当該再生医療等製品の用途が難病の患者に対する医療等に関する法律（平成26年法律第50号）第5条第1項に規定する指定難病である場合は、同項に規定する人数とする。〈薬機法施行規則第251条〉

二 申請に係る医薬品、医療機器又は再生医療等製品につき、製造販売の承認が与えられるとしたならば、その用途に関し、特に優れた使用価値を有することとなる物であること。

＊「製造販売の承認が与えられるとしたならば」とあるように、開発の可能性がないものは、希少疾病用の指定を受けることができない。対象疾病に対して当該再生医療等製品を使用する理論的根拠があるとともに、その開発に係る計画が妥当であると認められることが必要である。〈H5/8/25 薬発第725号〉
　　＊「特に優れた使用価値を有する」とは、いわゆる難病など重篤な疾病を対象とするとともに、次のいずれかに該当するなど、特に医療上の必要性の高いことをいう。〈H5/8/25 薬発第725号〉
　　　① 代替する適切な製品又は治療方法がないこと
　　　② 既存の製品と比較して、著しく高い有効性又は安全性が期待されること

2　厚生労働大臣は、前項の規定による指定をしたときは、その旨を公示するものとする。
　　＊希少疾病用の指定を受けた品目は、公的な助成の対象となるため、指定の透明性を確保すること等の観点から公示の対象としている。
　　＊「その旨」として、①指定年月日、②再生医療等製品の名称、③対象疾患、④申請者の氏名及び住所が官報に公示される。〈H5/8/25 薬発第725号〉

（平五法二七・追加、平一一法一六〇・平一四法九六・平二五法八四・一部改正）

（資金の確保）
第七十七条の三　国は、前条第一項各号のいずれにも該当する医薬品、医療機器及び再生医療等製品の試験研究を促進するのに必要な資金の確保に努めるものとする。
（平五法二七・追加、平一四法九六・一部改正、平二五法八四・旧第七十七条の二の二繰下・一部改正）
　　＊本条は、国は、希少疾病用の試験研究の促進のため必要な資金の確保に努める旨を定めたものである。これは、希少疾病用再生医療等製品の開発を行う民間事業者の負担を少なくするために設けられている。

（税制上の措置）
第七十七条の四　国は、租税特別措置法（昭和三十二年法律第二十六号）で定めるところにより、希少疾病用医薬品、希少疾病用医療機器及び希少疾病用再生医療等製品の試験研究を促進するため必要な措置を講ずるものとする。
（平五法二七・追加、平一四法九六・一部改正、平二五法八四・旧第七十七条の二の三繰下・一部改正）
　　＊本条は、国は、希少疾病用の試験研究を促進するため必要な税制上の措置を講ずる旨を定めたものである。これは、希少疾病用再生医療等製品の開発を行う民間事業者の負担を少なくするために設けられている。

（試験研究等の中止の届出）
第七十七条の五　第七十七条の二第一項の規定による指定を受けた者は、当該指定に係る希少疾病用医薬品、希少疾病用医療機器又は希少疾病用再生医療等製品の試験研究又は製造若しくは輸入を中止しようとするときは、あらかじめ、その旨を厚生労働大臣に届け出なければならない。
（平五法二七・追加、平一一法一六〇・平一四法九六・一部改正、平二五法八四・旧第七

十七条の二の四繰下・一部改正)

 ＊ 本条は、希少疾病用の指定を受けた者に対し、その試験研究又は製造・輸入を中止しようとするときは、厚生労働大臣への事前の届出を義務づけたものである。これは、①希少疾病用の開発にあたっては、民間事業者の負担を少なくするため、公的な助成金の交付(法第77条の3)及び税制上の優遇措置(法第77条の4)等が行われていること、②希少疾病用の試験研究等が中止された場合には、代替できる治療方法の見込みが立たず、医療の現場で深刻な支障が考えられることを踏まえて設けられている。

(指定の取消し等)

第七十七条の六　厚生労働大臣は、前条の規定による届出があつたときは、第七十七条の二第一項の規定による指定(以下この条において「指定」という。)を取り消さなければならない。

 ＊ 本項は、厚生労働大臣は、希少疾病用の試験研究等の中止の届出があったときは、その指定を取り消さなければならない旨を定めたものである。希少疾病用の指定は、公的な助成金の交付(法第77条の3)及び税制上の優遇措置(法第77条の4)等を伴うものであることをかんがみ、試験研究等の中止をもって、これを取り消すこととしたものである。

2　厚生労働大臣は、次の各号のいずれかに該当するときは、指定を取り消すことができる。

 ＊ 本項は、希少疾病用の指定の取消しの基準を明示したものである。

一　希少疾病用医薬品、希少疾病用医療機器又は希少疾病用再生医療等製品が第七十七条の二第一項各号のいずれかに該当しなくなつたとき。

 ＊ 本号は、①本邦における対象者数が5万人以上となったとき、②医療上の必要性が減じたとき(例：他の再生医療等製品が承認されたことにより代替する適切な治療方法が確立したと認められるとき)をさしている。

二　指定に関し不正の行為があつたとき。

 ＊ 本号は、希少疾病用の指定に係る申請書に虚偽記載があったと認められるとき等をさしている。

三　正当な理由なく希少疾病用医薬品、希少疾病用医療機器又は希少疾病用再生医療等製品の試験研究又は製造販売が行われないとき。

四　指定を受けた者についてこの法律その他薬事に関する法令で政令で定めるもの又はこれに基づく処分に違反する行為があつたとき。

 ＊「政令で定めるもの」は、次のとおりである。〈薬機法施行令第70条〉
  ① 毒物及び劇物取締法
  ② 麻薬及び向精神薬取締法
  ③ 令第1条の3各号の法令

3　厚生労働大臣は、前二項の規定により指定を取り消したときは、その旨を公示するものとする。

 ＊ 本項は、厚生労働大臣は、希少疾病用の指定を取り消したときは、公示する旨を定めたものである。

 ＊「その旨」として、①指定取消の年月日、②再生医療等製品の名称、③対象疾患、④指定を受けていた者の氏名及び住所が官報に公示される。〈H5/8/25 薬発第725号〉

(平五法二七・追加、平五法八九・平一一法一六〇・平一四法九六・一部改正、平二五法八四・旧第七十七条の二の五繰下・一部改正)

(省令への委任)
第七十七条の七 この章に定めるもののほか、希少疾病用医薬品、希少疾病用医療機器又は希少疾病用再生医療等製品に関し必要な事項は、厚生労働省令で定める。

(平五法二七・追加、平一一法一六〇・平一四法九六・一部改正、平二五法八四・旧第七十七条の二の六繰下・一部改正)

第十六章　雑則
（平二五法八四・旧第十章繰下）

（手数料）

第七十八条　次の各号に掲げる者（厚生労働大臣に対して申請する者に限る。）は、それぞれ当該各号の申請に対する審査に要する実費の額を考慮して政令で定める額の手数料を納めなければならない。

* 本項は、薬機法の規定に基づく申請を厚生労働大臣に対して行う者は、国に手数料を納付しなければならない旨を定めたものである。
* 「厚生労働大臣に対して申請する者に限る。」とあるように、都道府県知事、保健所を設置する市の市長又は特別区の区長に対して申請する場合は含まれない。都道府県知事等に対して申請する場合にあっては、その手数料の額及び徴収方法は、各々の地方自治体の定めるところによる。
* 手数料は、申請書に当該手数料の額に相当する額の収入印紙を貼って納付しなければならない。〈手数料規則第1条第1項〉
* 納付された手数料は、当該申請が許可・承認されなかった場合又は当該申請の取下げがあった場合においても返還されない。〈手数料規則第1条第3項〉

一　第十二条第二項の許可の更新を申請する者

二　第十三条第三項の許可の更新を申請する者

三　第十三条第六項の許可の区分の変更の許可を申請する者

四　第十三条の三第一項の認定を申請する者

五　第十三条の三第三項において準用する第十三条第三項の認定の更新を申請する者

六　第十三条の三第三項において準用する第十三条第六項の認定の区分の変更又は追加の認定を申請する者

七　第十四条又は第十九条の二の承認を申請する者

八　第十四条第六項（同条第九項（第十九条の二第五項において準用する場合を含む。）及び第十九条の二第五項において準用する場合を含む。）の調査を申請する者

九　第十四条の四（第十九条の四において準用する場合を含む。）の再審査を申請する者

十　第二十三条の二第二項の許可の更新を申請する者

十一　第二十三条の二の三第三項（第二十三条の二の四第二項において準用する場合を含む。）の登録の更新を申請する者

十二　第二十三条の二の四第一項の登録を申請する者

十三　第二十三条の二の五又は第二十三条の二の十七の承認を申請する者

十四　第二十三条の二の五第六項又は第八項（これらの規定を同条第十一項（第二十三条の二の十七第五項において準用する場合を含む。）及び第二十三条の二の十七第五項において準用する場合を含む。）の調査を申請する者

十五　第二十三条の二の九（第二十三条の二の十九において準用する場合を含む。）の使用成績に関する評価を申請する者

十六　第二十三条の十八第一項の基準適合性認証を申請する者

十七　第二十三条の二十第二項の許可の更新を申請する者
　　＊　本号は、再生医療等製品の製造販売業の許可の更新を申請する者をいう。

十八　第二十三条の二十二第三項の許可の更新を申請する者
　　＊　本号は、再生医療等製品の製造業の許可の更新を申請する者をいう。

十九　第二十三条の二十二第六項の許可の区分の変更の許可を申請する者
　　＊　本号は、再生医療等製品の製造業の許可区分の変更の許可を申請する者をいう。

二十　第二十三条の二十四第一項の認定を申請する者
　　＊　本号は、再生医療等製品の外国製造業者の認定を申請する者をいう。

二十一　第二十三条の二十四第三項において準用する第二十三条の二十二第三項の認定の更新を申請する者
　　＊　本号は、再生医療等製品の外国製造業者の認定の更新を申請する者をいう。

二十二　第二十三条の二十四第三項において準用する第二十三条の二十二第六項の認定の区分の変更又は追加の認定を申請する者
　　＊　本号は、再生医療等製品の外国製造業者の認定区分の変更又は追加の認定を申請する者をいう。

二十三　第二十三条の二十五又は第二十三条の三十七の承認を申請する者
　　＊　本号は、再生医療等製品の製造販売の承認又は外国特例承認を申請する者をいう。

二十四　第二十三条の二十五第六項（同条第九項（第二十三条の三十七第五項において準用する場合を含む。）及び第二十三条の三十七第五項において準用する場合を含む。）の調査を申請する者
　　＊　本号は、再生医療等製品の製造所におけるGCTP調査を申請する者をいう。

二十五　第二十三条の二十九（第二十三条の三十九において準用する場合を含む。）の再審査を申請する者
　　＊　本号は、新再生医療等製品等の再審査を申請する者をいう。

二十六　第四十条の二第一項の許可を申請する者
二十七　第四十条の二第三項の許可の更新を申請する者
二十八　第四十条の二第五項の修理区分の変更又は追加の許可を申請する者
二十九　第八十条第一項から第三項までの調査を申請する者
　　＊　本号は、輸出用の再生医療等製品の製造所におけるGCTP調査を申請する者をいう。

2　機構が行う第十三条の二第一項（第十三条の三第三項及び第八十条第四項において準用する場合を含む。）の調査、第十四条の二第一項（第十四条の五第一項（第十九条の四において準用する場合を含む。）並びに第十九条の二第五項及び第六項において準用する場合を含む。）の医薬品等審査等、第二十三条の二の七第一項（第二十三条の二の十第一項（第二十三条の二の十九において準用する場合を含む。）並びに第二十三条の二の十七第

五項及び第六項において準用する場合を含む。)の医療機器等審査等、第二十三条の十八第二項の基準適合性認証、第二十三条の二十三第一項(第二十三条の二十四第三項及び第八十条第五項において準用する場合を含む。)の調査又は第二十三条の二十七第一項(第二十三条の三十第一項(第二十三条の三十九において準用する場合を含む。)並びに第二十三条の三十七第五項及び第六項において準用する場合を含む。)の再生医療等製品審査等を受けようとする者は、当該調査、医薬品等審査等、医療機器等審査等、基準適合性認証又は再生医療等製品審査等に要する実費の額を考慮して政令で定める額の手数料を機構に納めなければならない。

- ＊ 本項は、薬機法の規定に基づく申請を機構に対して行う者は、機構に手数料を納付しなければならない旨を定めたものである。
- ＊ 手数料は、金融機関に設けられた機構の口座に払い込むことによって納付しなければならない。〈手数料規則第１条第２項〉
- ＊ 納付された手数料は、当該申請の取下げがあった場合においても返還されない。〈手数料規則第１条第３項〉

3　前項の規定により機構に納められた手数料は、機構の収入とする。

- ＊ 本項は、機構に納められた手数料は、機構の収入となる旨を明示したものである。なお、これに明示されていないが、法第78条第１項の規定により厚生労働省に収められた手数料は、国庫の収入となる。

(昭五四法五六・全改、昭五八法五七・平五法二七・平六法五〇・平八法一〇四・平一一法八七・平一一法一六〇・平一四法一九二・平一四法九六(平一四法一九二・平一五法一〇二)・平一八法一〇・平二五法八四(平二五法一〇三)・一部改正)

(許可等の条件)

第七十九条　この法律に規定する許可、認定又は承認には、条件又は期限を付し、及びこれを変更することができる。

- ＊ 本項は、行政権者が許可等を行うに際し、申請どおりに許可等をすることが適当でないと認められる場合には、その許可等について条件等を付し、及び一度付した条件等を変更することができる旨を定めたものである。許可等の内容となる事項は、それぞれに異なるものであることを考慮し、一律に要件を定めることはせず、条件又は期限を付すことにより個々に適切な措置を講じることができるようにしている。

2　前項の条件又は期限は、保健衛生上の危害の発生を防止するため必要な最小限度のものに限り、かつ、許可、認定又は承認を受ける者に対し不当な義務を課することとなるものであつてはならない。

- ＊ 本項は、許可等に付される条件等は、必要最小限度のものであって、不当なものであってはならない旨を明示したものである。
- ＊「保健衛生上の危害の発生を防止するため」と明記されているとおり、これ以外の目的により本規定の条件等を付すことはできない。例えば、需給調整のための設備の稼働制限に関する条件を許可等の際に付すことはできない。
- ＊「必要な最小限度のもの」とは、その条件又は期限がなければ、保健衛生上の危害が発生するおそれのために許可等を行うことができないような場合をいう。

＊「不当な義務」とあるが、①その許可等を受けることにより得られる利益に比して過大な費用を要するもの、②常識的にみて実現不可能と思われるもの等がこれに該当するであろう。

(平六法五〇・平一四法一九二・平一四法九六(平一四法一九二・平一五法一〇二)・一部改正)

(適用除外等)
第八十条 輸出用の医薬品(体外診断用医薬品を除く。以下この項において同じ。)、医薬部外品又は化粧品の製造業者は、その製造する医薬品、医薬部外品又は化粧品が政令で定めるものであるときは、その物の製造所における製造管理又は品質管理の方法が第十四条第二項第四号に規定する厚生労働省令で定める基準に適合しているかどうかについて、製造をしようとするとき、及びその開始後三年を下らない政令で定める期間を経過するごとに、厚生労働大臣の書面による調査又は実地の調査を受けなければならない。

2 　輸出用の医療機器又は体外診断用医薬品の製造業者は、その製造する医療機器又は体外診断用医薬品が政令で定めるものであるときは、その物の製造所における製造管理又は品質管理の方法が厚生労働省令で定める基準に適合しているかどうかについて、製造をしようとするとき、及びその開始後三年を下らない政令で定める期間を経過するごとに、厚生労働大臣の書面による調査又は実地の調査を受けなければならない。

3 　輸出用の再生医療等製品の製造業者は、その製造する再生医療等製品の製造所における製造管理又は品質管理の方法が第二十三条の二十五第二項第四号に規定する厚生労働省令で定める基準に適合しているかどうかについて、製造をしようとするとき、及びその開始後三年を下らない政令で定める期間を経過するごとに、厚生労働大臣の書面による調査又は実地の調査を受けなければならない。

＊ 本項は、輸出用の再生医療等製品の製造業者は、その製造所における製造管理又は品質管理の方法が基準に適合しているかどうかについて、①製造をしようとするとき、②一定期間を経過するごとに、GCTP調査を受けなければならない旨を定めたものである。
＊ 輸出用に供され、国内に流通しない物だからといって、不良再生医療等製品を輸出してはならないのは当然であり、輸出用のものであっても、適正な製造管理又は品質管理の方法により製造されたものでなければならないこととしている。
＊ 「輸出用」とは、専ら輸出の用に供されるという意味であり、国内向けにも供されるものは該当しない。
＊ 「政令で定める期間」は、5年である。〈薬機法施行令第73条の5〉
＊ 厚生労働大臣は、GCTP調査台帳を備え、次の事項を記載する。〈薬機法施行令第73条の6第1項、則第264条第3項〉
　① 調査結果及び結果通知年月日
　② 当該品目の名称
　③ 製造所の名称及び所在地
　④ 製造業者又は外国製造業者の氏名及び住所
　⑤ ④の製造業者が受けている製造業の許可番号及び許可年月日又は外国製造業者の認定番号及び認定年月日

4 　第一項又は第二項の調査については、第十三条の二の規定を準用する。この場合にお

いて、同条第一項中「又は化粧品」とあるのは「、化粧品又は医療機器(専ら動物のために使用されることが目的とされているものを除く。以下この条において同じ。)」と、「前条第一項若しくは第六項の許可又は同条第三項(同条第七項において準用する場合を含む。以下この条において同じ。)の許可の更新についての同条第五項(同条第七項において準用する場合を含む。)」とあるのは「第八十条第一項又は第二項」と、同条第二項中「行わないものとする。この場合において、厚生労働大臣は、前条第一項若しくは第六項の許可又は同条第三項の許可の更新をするときは、機構が第四項の規定により通知する調査の結果を考慮しなければならない」とあるのは「行わないものとする」と、同条第三項中「又は化粧品」とあるのは「、化粧品又は医療機器」と、「前条第一項若しくは第六項の許可又は同条第三項の許可の更新」とあるのは「第八十条第一項又は第二項の調査」と読み替えるものとする。

5 第三項の調査については、第二十三条の二十三の規定を準用する。この場合において、同条第一項中「前条第一項若しくは第六項の許可又は同条第三項(同条第七項において準用する場合を含む。以下この条において同じ。)の許可の更新についての同条第五項(同条第七項において準用する場合を含む。)」とあるのは「第八十条第三項」と、同条第二項中「行わないものとする。この場合において、厚生労働大臣は、前条第一項若しくは第六項の許可又は同条第三項の許可の更新をするときは、機構が第四項の規定により通知する調査の結果を考慮しなければならない」とあるのは「行わないものとする」と、同条第三項中「前条第一項若しくは第六項の許可又は同条第三項の許可の更新」とあるのは「第八十条第三項の調査」と読み替えるものとする。

 ＊ 本項は、厚生労働大臣は、輸出用の再生医療等製品のGCTP調査を機構に行わせることができることとし、これについては国内向けの再生医療等製品に関する規定を準用する旨を定めたものである。

6 第一項から第三項までに規定するほか、輸出用の医薬品、医薬部外品、化粧品、医療機器又は再生医療等製品については、政令で、この法律の一部の適用を除外し、その他必要な特例を定めることができる。

 ＊ 輸出用の再生医療等製品については、輸出先の国の制度に適合させて表示等を行う必要があるため、国内向けのものと同一の基準で規制することは不適当といえよう。そこで、政令で、薬機法による規制の一部を適用除外としたり、必要な特例を定めることができるとしている。

 ＊ 再生医療等製品輸出業者は、あらかじめ機構(動物用再生医療等製品にあっては、再生医療等製品輸出業者の住所地の都道府県知事)を経由して当該再生医療等製品の品目その他次に掲げる事項を厚生労働大臣に届け出なければならない。〈薬機法施行令第74条の3第1項、則第265条の3第1項〉
 ① 届出者の氏名及び住所
 ② 輸出業者が製造販売業者である場合(③の場合を除く。)にあっては、主たる機能を有する事務所の名称及び所在地
 ③ 輸出業者が製造業者である場合にあっては、製造所の名称及び所在地
 ④ ②の場合にあっては、製造販売業の許可の種類、許可番号及び許可年月日
 ⑤ ③の場合にあっては、製造業の許可の区分、許可番号及び許可年月日
 ⑥ 輸出するために製造等をし、又は輸入しようとする再生医療等製品の品目及びその輸出先そ

の他の当該再生医療等製品に係る情報
* 再生医療等製品の輸出のための製造、輸入、販売、授与、貯蔵又は陳列については、次の規定は適用しない。ただし、届出の内容に従って再生医療等製品を製造等し、又は届出の内容に従って製造等された再生医療等製品を販売し、授与し、貯蔵し、陳列する場合に限る。〈薬機法施行令第74条の3第2項〉
    (ア) 国家検定(法第43条)
    (イ) 再生医療等製品の取扱い(第9章) ただし、模造に係る再生医療等製品の販売、授与等の禁止(法第65条の5により準用する第55条第2項)、有害な容器等の使用の禁止(法第65条の5により準用する第57条)及び再生医療等製品の陳列等(法第65条の5により準用する第57条の2第1項)、不良再生医療等製品の販売、製造等の禁止(法第65条の6第4号から第6号までに限る。)除く。

7 薬局開設者が当該薬局における設備及び器具をもって医薬品を製造し、その医薬品を当該薬局において販売し、又は授与する場合については、政令で、第三章、第四章及び第七章の規定の一部の適用を除外し、その他必要な特例を定めることができる。

8 第十四条の三第一項(第二十条第一項において準用する場合を含む。)の規定による第十四条若しくは第十九条の二の承認を受けて製造販売がされた医薬品、第二十三条の二の八第一項(第二十三条の二の二十第一項において準用する場合を含む。)の規定による第二十三条の二の五若しくは第二十三条の二の十七の承認を受けて製造販売がされた医療機器若しくは体外診断用医薬品又は第二十三条の二十八第一項(第二十三条の四十第一項において準用する場合を含む。)の規定による第二十三条の二十五若しくは第二十三条の三十七の承認を受けて製造販売がされた再生医療等製品については、政令で、第四十三条、第四十四条、第五十条、第五十一条(第六十五条の五及び第六十八条の十九において準用する場合を含む。)、第五十二条第一項、第五十二条の二、第五十四条(第六十四条及び第六十五条の五において準用する場合を含む。)、第五十五条第一項(第六十四条、第六十五条の五及び第六十八条の十九において準用する場合を含む。)、第五十六条、第六十三条、第六十三条の二第一項、第六十三条の三、第六十五条から第六十五条の四まで、第六十五条の六、第六十八条の十七、第六十八条の十八及び第六十八条の二十の規定の一部の適用を除外し、その他必要な特例を定めることができる。

* 特例承認(外国特例の特例承認を含む。)を受けた再生医療等製品については、国民の生命及び健康に重大な影響を与えるおそれがある疾病のまん延等を防止するため緊急に使用されるものであることから、一般の再生医療等製品と同一の基準で規制することは不適当といえよう。そこで、薬機法による規制の一部を適用除外としたり、必要な特例を定めることができるとしている。
* 特例承認に係る特例として、次のとおり定められている。
    (ア) 特例承認に係る再生医療等製品(緊急に使用される必要があるため、国家検定を受けるいとまがないと認められるものとして厚生労働大臣の指定するものに限る。)については、検定規定(法第43条)は適用しない。〈薬機法施行令第75条第1項〉
    (イ) 特例承認に係る再生医療等製品については、添付文書等記載事項(法第65条の3)に加えて、これに添付する文書及びその容器等に「注意—特例承認再生医療等製品」の文字が記載されていなければならない。〈薬機法施行令第75条第5項、則第266条〉
    (ウ) 特例承認に係る再生医療等製品については、添付文書等記載事項の届出(法第65条の4)は適用しない。〈薬機法施行令第75条第6項〉
    (エ) 特例承認に係る再生医療等製品について記載禁止事項(法第65条の5)を適用する場合においては、これに添付する文書、その再生医療等製品又はその容器等(内袋を含む。)に、次の事項が

記載されていてはならない。ただし、厚生労働大臣の指定(令第 75 条第 12 項)する再生医療等製品又はこれらの容器等(直接の容器等が包装されている場合における外部の容器等を除く。)になされた外国語の記載については、この限りでない。〈薬機法施行令第 75 条第 7 項〉
① 当該再生医療等製品に関し虚偽又は誤解を招くおそれのある事項
② 保健衛生上危険がある用法、用量又は使用期間
③ 特例承認に係る当該再生医療等製品の用途以外の用途
(オ) 厚生労働大臣の指定(令第 75 条第 12 項)する再生医療等製品について、不正表示再生医療等製品の販売、授与等の禁止(法第 65 条の 5)を適用する場合においては、直接の容器等の記載事項(法第 65 条の 2)、添付文書等の記載事項(法第 65 条の 3)、記載方法(法第 65 条の 5)、記載禁止事項(法第 65 条の 5)に触れるものを販売、授与等の禁止の対象とする。〈薬機法施行令第 75 条第 8 項〉
(カ) 特例承認に係る再生医療等製品について、不良再生医療等製品の販売、製造等の禁止(法第 65 条の 6)を適用する場合においては、次のものを販売、授与等の禁止の対象とする。〈薬機法施行令第 75 条第 9 項〉
① その全部又は一部が不潔な物質又は変質・変敗した物質から成っている再生医療等製品
② 異物が混入し、又は付着している再生医療等製品
③ 病原微生物その他疾病の原因となるものにより汚染され、又は汚染されているおそれがある再生医療等製品
(キ) 特例承認に係る再生医療等製品(緊急に使用される必要があるため、その直接の容器等に法定表示事項(法第 65 条の 2)の記載をするいとまがないと認められるものとして厚生労働大臣の指定するものに限る。)については、これに添付する文書又はその容器等に記載すればよいものとする。これについては、法第 65 条の 5 により準用する法第 51 条は適用しない。〈薬機法施行令第 75 条第 12 項、第 13 項〉

9 　第十四条第一項に規定する化粧品以外の化粧品については、政令で、この法律の一部の適用を除外し、医薬部外品等責任技術者の義務の遂行のための配慮事項その他必要な特例を定めることができる。

(平一四法九六(平一四法一九二)・全改、平一八法六九・平二五法一〇三・平二五法八四(平二五法一〇三)・一部改正)

(治験の取扱い)

第八十条の二 　治験の依頼をしようとする者は、治験を依頼するに当たつては、厚生労働省令で定める基準に従つてこれを行わなければならない。

* 　本項は、治験の依頼をしようとする者に対し、治験の準備に関する基準にしたがって、これを実施することを義務づけたものである。
* 　再生医療等製品の承認制度は、当該品目の有効性及び安全性等の確保を目的としているが、承認の申請書の添付資料が作為的であってはならず、適正に作成されたものでなければならない。そこで、データの信頼性を守るため、承認の申請資料は、GLP、GCP その他信頼性の基準に従って作成すること(法第 23 条の 25 第 3 項但書)が求められている。
* 　「GLP」は、Good Laboratory Practice の略。非臨床試験の実施の基準のことで、平成 26 年厚生労働省令第 88 号「再生医療等製品の安全性に関する非臨床試験の実施の基準に関する省令」において定められている。なお、GLP は、試験方法を定めた技術的な基準ではない。あくまで試験の信頼性を確保するための基準であることに注意する必要がある。
* 　「GCP」は、Good Clinical Practice の略。臨床試験の実施の基準のことで、平成 26 年厚生労働省令 89 号「再生医療等製品の臨床試験の実施の基準に関する省令」において定められている。なお、GCP は、試験方法を定めた技術的な基準ではない。あくまで試験の信頼性を確保し、倫理性を担保するための基準であることに注意する必要がある。

2 治験(薬物、機械器具等又は人若しくは動物の細胞に培養その他の加工を施したもの若しくは人若しくは動物の細胞に導入され、これらの体内で発現する遺伝子を含有するもの(以下この条から第八十条の四まで及び第八十三条第一項において「薬物等」という。)であつて、厚生労働省令で定めるものを対象とするものに限る。以下この項において同じ。)の依頼をしようとする者又は自ら治験を実施しようとする者は、あらかじめ、厚生労働省令で定めるところにより、厚生労働大臣に治験の計画を届け出なければならない。ただし、当該治験の対象とされる薬物等を使用することが緊急やむを得ない場合として厚生労働省令で定める場合には、当該治験を開始した日から三十日以内に、厚生労働省令で定めるところにより、厚生労働大臣に治験の計画を届け出たときは、この限りでない。

* 本項は、治験の依頼をしようとする者又は自ら治験を実施しようとする者に対し、厚生労働大臣への治験計画の事前の届出を義務づけたものである。

*「人若しくは動物の細胞に培養その他の加工を施したもの若しくは人若しくは動物の細胞に導入され、これらの体内で発現する遺伝子を含有するもの(略)であつて、厚生労働省令で定めるもの」は、加工細胞等とよばれる。〈薬機法施行規則第275条の2〉

*「治験の依頼をしようとする者」とあるが、これは製薬会社や医療機器メーカー等が、治験を医療機関に依頼して行う場合を想定したものである。

*「自ら治験を実施しようとする者」とあるが、これは医療機関の医師又は歯科医師が治験を自ら行う場合を想定したものである。

*「厚生労働省令で定めるもの」は、再生医療等製品となることが見込まれる加工細胞等である。〈薬機法施行規則第275条の2〉

* 治験の依頼をしようとする者又は自ら治験を実施しようとする者は、あらかじめ、治験の計画に関し、次の事項を厚生労働大臣に届け出なければならない。〈薬機法施行規則第275条の4により準用する第269条第1項〉
① 被験製品の構成細胞又は導入遺伝子
② 被験製品の製造方法
③ 被験製品の予定される効能、効果又は性能
④ 被験製品の予定される用法及び用量又は使用方法
⑤ 治験の目的、内容及び期間
⑥ 治験を行う医療機関の名称及び所在地
⑦ 医療機関において治験を行うことの適否その他の治験に関する調査審議を行う委員会の設置者の名称及び所在地
⑧ 治験責任医師の氏名及び職名
⑨ 治験責任医師の指導の下に治験に係る業務を分担する医師又は歯科医師がある場合にあっては、その氏名
⑩ 治験を行う医療機関ごとの予定している被験製品及び被験製品と比較する目的で用いられる再生医療等製品又は加工細胞等その他の物質を交付し、又は入手した数量
⑪ 治験を行う医療機関ごとの予定している被験者数
⑫ 被験製品を有償で譲渡する場合はその理由
⑬ 治験の依頼をしようとする者が本邦内に住所を有しない場合にあっては、治験国内管理人の氏名及び住所
⑭ 治験実施計画書の解釈その他の治験の細目について調整する業務を医師又は歯科医師に委嘱する場合にあっては、その氏名及び職名
⑮ 治験実施計画書の解釈その他の治験の細目について調整する業務を複数の医師又は歯科医師で構成される委員会に委嘱する場合にあっては、これを構成する医師又は歯科医師の氏名及び職名
⑯ 治験の依頼をしようとする者が治験の依頼及び管理に係る業務の全部もしくは一部を委託する場合又は自ら治験を実施しようとする者が治験の準備及び管理に係る業務の全部もしく

　　　　は一部を委託する場合にあっては、当該業務を受託する者の氏名、住所及び当該委託する業務の範囲
　　⑰ 実施医療機関又は自ら治験を実施しようとする者が治験の実施に係る業務の一部を委託する場合にあっては、当該業務を受託する者の氏名、住所及び当該委託する業務の範囲
　　⑱ 自ら治験を実施しようとする者にあっては、治験の費用に関する事項
　　⑲ 自ら治験を実施しようとする者にあっては、治験製品を提供する者の氏名又は名称及び住所
　＊ 治験計画の届出には、被験製品の安全性、効能又は性能等に関する試験成績の概要その他必要な資料を添付しなければならない。〈薬機法施行規則第275条の4により準用する第269条第2項〉
　＊ 治験計画の届出をした者は、当該届出に係る事項もしくは治験国内管理人を変更したとき又は当該届出に係る治験を中止し、もしくは終了したときは、その内容及び理由等を厚生労働大臣に届け出なければならない。〈薬機法施行規則第275条の4により準用する第270条〉
　＊ 治験の依頼をしようとする者又は治験の依頼をした者が本邦内に住所を有しない場合にあっては、治験計画の届出(変更の届出を含む。)に係る手続きは、治験国内管理人が行う。〈薬機法施行規則第275条の4により準用する第271条〉
　＊「厚生労働省令で定める場合」は、その治験に係る加工細胞等が次のいずれにも該当する場合である。〈薬機法施行規則第275条の4により準用する第272条〉
　　(ア) 被験者の生命及び健康に重大な影響を与えるおそれがある疾病その他の健康被害の防止のため緊急に使用されることが必要な加工細胞等であり、かつ、当該加工細胞等の使用以外に適当な方法がないものであること
　　(イ) その用途に関し、再生医療等製品の品質、有効性及び安全性を確保する上で本邦と同等の水準にあると認められる再生医療等製品の製造販売の承認の制度又はこれに相当する制度を有している国において、販売し、授与し、並びに販売・授与の目的で貯蔵し、及び陳列することが認められている加工細胞等であること
　　(ウ) 治験が実施されている加工細胞等であること

3　前項本文の規定による届出をした者(当該届出に係る治験の対象とされる薬物等につき初めて同項の規定による届出をした者に限る。)は、当該届出をした日から起算して三十日を経過した後でなければ、治験を依頼し、又は自ら治験を実施してはならない。この場合において、厚生労働大臣は、当該届出に係る治験の計画に関し保健衛生上の危害の発生を防止するため必要な調査を行うものとする。
　＊ 本項は、治験の依頼をしようとする者又は自ら治験を実施しようとする者に対し、治験計画の届出後30日間は、治験を依頼し、又は治験を実施することが禁止される旨を定めたものである。この届出後30日間において、厚生労働大臣は、その届出に係る治験の計画について必要な調査を行うこととしている。

4　治験の依頼を受けた者又は自ら治験を実施しようとする者は、厚生労働省令で定める基準に従って、治験をしなければならない。
　＊ 本項は、治験の依頼を受けた者又は自ら治験を実施しようとする者に対し、治験を行う基準にしたがって、これを実施することを義務づけたものである。
　＊ 治験の実施に関する基準は、GCPにおいて、次のように定められている。
　　(ア) 治験審査委員会に関する基準
　　　① 実施医療機関の長は、治験を行うことの適否等の調査審議を治験審査委員会に行わせること
　　　② 実施医療機関の長は、治験審査委員会に調査審議を行わせることとする場合には、あらかじめ、当該治験審査委員会の設置者との契約を締結すること
　　　③ 実施医療機関の長は、専門治験審査委員会の意見を聴いたときは、治験審査委員会に報告すること
　　　④ 実施医療機関の長は、治験の期間が1年を越える場合には、治験継続の適否について治験審査委員会の意見を聴くこと

⑤ 実施医療機関の長はモニタリング報告書又は監査報告書を受け取ったときは、治験審査委員会の意見を聴くこと
　⑥ 治験審査委員会は、実施医療機関の長から意見を聴かれたときは、審査し、文書により意見を述べること
　⑦ 専門治験審査委員会は、実施医療機関の長から意見を聴かれたときは、審査し、文書により意見を述べること
　⑧ 実施医療機関の長は、治験審査委員会の意見を治験依頼者等及び治験責任医師等に文書により通知すること
　⑨ 実施医療機関の長は、治験審査委員会の意見を自ら治験を実施する者等に文書により通知すること
　⑩ 実施医療機関は、治験審査委員会が、治験を行うことが適当でない旨の意見を述べたときは、治験の依頼を受け、又は治験の実施を承認しないこと
　⑪ 実施医療機関は、治験審査委員会が、治験を継続して行うことが適当でない旨の意見を述べたときは、治験の契約を解除し、又は治験を中止すること
　⑫ 治験審査委員会を設置した者は、治験審査委員会に関する記録を承認を受ける日又は治験の中止・終了の後3年を経過した日のうちいずれか遅い日までの期間保存すること
(イ) 実施医療機関に関する基準
　① 実施医療機関の長は、治験に係る業務手順書を作成すること
　② 実施医療機関の長は、当該実施医療機関における治験がGCPや治験実施計画書等に従って適正かつ円滑に行われるよう必要な措置を講じること
　③ 実施医療機関の長は、被験者の秘密の保全が担保されるよう必要な措置を講じること
　④ 実施医療機関の長は、治験のモニタリング、監査並びに治験審査委員会及び専門治験審査委員会が行う調査に協力すること
　⑤ 実施医療機関の長は、治験業務に関する事務を行う者を選任すること
　⑥ 治験薬等の管理者は、手順書に従って治験薬等を適切に管理すること
　⑦ 実施医療機関は、治験の実施に係る業務を委託する場合には、当該業務を受託する者との契約を締結すること
　⑧ 実施医療機関の長は、治験依頼者から又自ら治験を実施する者から通知を受けたときは、その旨を治験審査委員会等に文書により通知すること
　⑨ 実施医療機関の長は、記録保存責任者を置くこと
　⑩ 記録保存責任者は、治験に関する記録を承認を受ける日又は治験の中止・終了の後3年を経過した日のうちいずれか遅い日までの期間保存すること
(ウ) 治験責任医師に関する基準
　① 治験責任医師は、治験分担医師又は治験協力者が存する場合には、分担する業務の一覧表を作成すること
　② 治験責任医師は、治験分担医師及び治験協力者に治験の内容について十分に説明し、必要な情報を提供すること
　③ 治験責任医師等は、被験者となるべき者を選定すること
　④ 治験責任医師等は、治験薬等の適正な使用方法を被験者に説明し、かつ、必要に応じ、被験者が治験薬等を適正に使用しているかどうかを確認すること
　⑤ 実施医療機関の長及び治験責任医師等は、被験者に生じた有害事象に対して適切な医療が提供されるよう、事前に、必要な措置を講じておくこと
　⑥ 治験責任医師は、医療上やむを得ない理由により治験実施計画書に従わなかった場合には、すべてこれを記録し、その旨及びその理由を記載した文書を治験依頼者及び実施医療機関の長に提出すること
　⑦ 治験責任医師等は、症例報告書を作成し、これに記名押印又は署名すること
　⑧ 治験責任医師は、治験の実施状況の概要を適宜実施医療機関の長に文書により報告すること
　⑨ 治験責任医師は、治験薬等の副作用によると疑われる重篤な有害事象の発生を認めたときは、直ちに実施医療機関の長に報告するとともに、治験依頼者等に通知すること
　⑩ 治験責任医師は、実施医療機関の長からの通知により治験が中断され、又は中止されたと

きは、被験者にその旨を通知し、医療上必要な措置を講じること
⑪ 治験責任医師は、自ら治験を中断し、又は中止したときは、実施医療機関の長にその旨及びその理由を文書により報告すること
⑫ 治験責任医師は、治験を終了したときは、実施医療機関の長にその旨及びその結果の概要を文書により報告すること
(エ) 被験者の同意に関する基準
① 治験責任医師等は、被験者となるべき者を治験に参加させるときは、あらかじめ、文書により適切な説明を行い、文書により同意を得ること
② 治験責任医師等は、被験者となるべき者に治験に関する説明を行うときは、説明文書を交付すること
③ 被験者となるべき者の同意は、同意文書に、説明を行った治験責任医師等及び被験者となるべき者が日付を記載して、これに記名押印又は署名しなければ、効力を生じないこと
④ 治験責任医師等は、治験責任医師等及び被験者となるべき者が記名押印又は署名した同意文書の写しを被験者に交付すること
⑤ 治験責任医師等は、被験者の意思に影響を与える情報が得られた場合には、当該情報を被験者に提供し、記録し、治験継続の意思を確認すること
⑥ 治験責任医師等は、緊急状況下における救命的治験に限り、被験者となるべき者の同意を得ずに当該被験者となるべき者を治験に参加させることができる。ただし、速やかに適切な説明を行い、被験者の同意を得ること

5 治験の依頼をした者は、厚生労働省令で定める基準に従つて、治験を管理しなければならない。

* 本項は、治験の依頼をした者に対し、治験の管理に関する基準にしたがって、これを実施することを義務づけたものである。
* 治験の管理に関する基準は、GCP において、次のように定められている。
① 治験薬等の容器又は被包に定められた事項を邦文で記載すること
② 治験薬等に添付する文書等に定められた事項を記載しないこと
③ 治験薬等に関する法定記録を作成すること
④ 治験契約の締結後遅滞なく、治験薬等の管理手順書を作成し、実施医療機関に交付すること
⑤ 必要に応じ、治験薬等の取扱方法を説明した文書を作成し、治験責任医師等(治験責任医師及び治験分担医師)、治験協力者及び治験薬等の管理者に交付すること
⑥ 必要な構造設備を備え、かつ、適切な製造管理及び品質管理の方法が採られている製造所において製造された治験薬等を、治験依頼者の責任のもと実施医療機関に交付すること
⑦ 調整業務(当該実施医療機関における当該治験実施計画書の解釈その他の治験の細目について調整する業務)を治験調整医師又は治験調整委員会に委嘱する場合には、その業務の範囲、手順等を記載した文書を作成すること
⑧ 効果安全性評価委員会を設置できること
⑨ 被験薬等の副作用情報等を収集し、検討し、実施医療機関の長に提供すること
⑩ モニタリング(治験が適正に行われることを確保するため、治験の進捗状況及び治験が GCP や治験実施計画書に従って行われているかどうかについて、治験依頼者が実施医療機関に対して行う調査又は自ら治験を実施する者が実施医療機関に対して特定の者を指定して行わせる調査)を実施すること
⑪ モニターは、治験が GCP 又は治験実施計画書に従って行われていないことを確認した場合には、その旨を直ちに当該実施医療機関の治験責任医師に告げること
⑫ モニターは、モニタリングの実施の際、実施医療機関において実地に行い、又はこれと連絡を取ったときは、その都度モニタリング報告書を治験依頼者に提出すること
⑬ 監査(治験により収集された資料の信頼性を確保するため、治験が GCP や治験実施計画書に従って行われたかどうかについて治験依頼者が行う調査、又は自ら治験を実施する者が特定の者を指定して行わせる調査)を実施すること
⑭ 監査担当者は、監査を実施した場合には、監査報告書及び監査証明書を治験依頼者に提出す

ること
⑮ 実施医療機関が GCP や治験実施計画書等に違反することにより適正な治験に支障を及ぼしたと認める場合には、当該実施医療機関における治験を中止すること
⑯ 治験を終了し、又は中止したときは、総括報告書(治験の結果等を取りまとめた文書)を作成すること
⑰ 治験に関する記録を承認を受ける日又は治験の中止・終了の後3年を経過した日のうちいずれか遅い日までの期間保存すること
* 治験関連文書(治験依頼者等と実施医療機関の長及び治験責任医師との間、実施医療機関の長と治験審査委員会との間で授受される治験関連文書)を電磁的記録として保存等する場合の留意事項については、『「治験関連文書における電磁的記録の活用」に関する基本的考え方』(平成25年7月1日審査管理課事務連絡)において示されている。

6 治験の依頼をした者又は自ら治験を実施した者は、当該治験の対象とされる薬物等について、当該薬物等の副作用によるものと疑われる疾病、障害又は死亡の発生、当該薬物等の使用によるものと疑われる感染症の発生その他の治験の対象とされる薬物等の有効性及び安全性に関する事項で厚生労働省令で定めるものを知ったときは、その旨を厚生労働省令で定めるところにより厚生労働大臣に報告しなければならない。この場合において、厚生労働大臣は、当該報告に係る情報の整理又は当該報告に関する調査を行うものとする。
* 本項は、治験の依頼をした者又は自ら治験を実施した者に対し、被験製品の有効性及び安全性に関する事項を知ったときは、厚生労働大臣への報告を義務づけたものである。なお、この場合、厚生労働大臣による情報の整理又は調査が行われることとしている。
* 治験の依頼をした者又は自ら治験を実施した者は、治験の対象とされる加工細胞等について次の事項を知ったときは、それぞれに定める期間内にその旨を厚生労働大臣に報告しなければならない。〈薬機法施行規則第275条の3第1項〉
  (A) 次の症例等の発生のうち、当該被験製品等(当該被験製品又は外国で使用されている物であって当該被験製品と構成細胞又は導入遺伝子が同一性を有すると認められるもの)の使用による影響であると疑われるもの又はそれらの使用によるものと疑われる感染症によるものであり、かつ、そのような症例等の発生又は発生数、発生頻度、発生条件等の発生傾向が当該被験製品の治験製品概要書(当該被験製品の品質、有効性及び安全性に関する情報等を記載した文書)から予測できないもの——7日
    (a1) 死亡
    (a2) 死亡につながるおそれのある症例
  (B) 次の事項((A)を除く。)——15日
    (b1) 次の症例等の発生のうち、当該被験製品等の使用による影響であると疑われるもの又はそれらの使用によるものと疑われる感染症によるものであり、かつ、そのような症例等の発生又は発生数、発生頻度、発生条件等の発生傾向が当該被験製品の治験製品概要書から予測できないもの
      ① 治療のために病院又は診療所への入院又は入院期間の延長が必要とされる症例
      ② 障害
      ③ 障害につながるおそれのある症例
      ④ ①から③まで並びに(a1)及び(a2)の症例に準じて重篤である症例
      ⑤ 後世代における先天性の疾病又は異常
    (b2) (a1)又は(a2)の症例等の発生のうち、当該被験製品等の使用による影響であると疑われるもの又はそれらの使用によるものと疑われる感染症によるもの
    (b3) 外国で使用されている物であって被験製品と構成細胞又は導入遺伝子が同一性を有すると認められるものに係る製造、輸入又は販売の中止、回収、廃棄その他保健衛生上の危害の発生・拡大を防止するための措置の実施

(b4) 当該被験製品等の使用による影響もしくはそれらの使用による感染症によりがんその他の重大な疾病、障害もしくは死亡が発生するおそれがあること、当該被験製品等の使用による影響であると疑われる疾病等もしくはそれらの使用によるものと疑われる感染症の発生数、発生頻度、発生条件等の発生傾向が著しく変化したこと又は当該被験製品等が治験の対象となる疾患に対して効能、効果もしくは性能を有しないことを示す研究報告

(C) 当該被験製品等の不具合の発生であって、当該不具合によって(a1)もしくは(a2)又は(b1)①から⑤までの症例等が発生するおそれがあるもの((A)及び(B)を除く。)——30日

　なお、治験の依頼をした者又は自ら治験を実施した者は、当該治験が既に製造販売の承認を与えられている再生医療等製品について一変(当該変更が『用法・用量・使用方法又は効能・効果・性能に関する追加、変更又は削除』に該当するものに限る。)の申請に係る申請書に添付しなければならない資料の収集を目的とするものである場合においては、(A)、(b1)及び(b2)並びに(C)の事項のうち、外国で使用されている物であって当該治験に係る被験製品と構成細胞又は導入遺伝子が同一性を有すると認められるものの使用による影響であると疑われるもの又はそれらの使用によるものと疑われる感染症によるものについては、報告することを要しない。〈薬機法施行規則第275条の3第2項〉

　また、治験の依頼をした者又は自ら治験を実施した者は、(a1)並びに(b1)及び(b2)の事項並びに(b1)①から⑤までの症例等の発生であって当該被験製品等の使用による影響であると疑われるもの又はそれらの使用によるものと疑われる感染症によるもの((B)を除く。)並びに(C)の事項について、その発現症例一覧等を当該被験製品ごとに、当該被験製品について初めて治験の計画を届け出た日等から起算して1年ごとに、その期間の満了後2月以内に厚生労働大臣に報告しなければならない。ただし、自ら治験を実施した者が既に製造販売の承認を与えられている再生医療等製品に係る治験を行った場合又は既に当該被験製品について治験の依頼をした者が治験を行っている場合については、この限りでない。〈薬機法施行規則第275条の3第3項〉

* 被験製品に係る治験を全て終了し、承認を申請中のもの又は製造販売の承認の申請準備中のものについて、製造販売の承認を受けるまでは、治験中の不具合等報告(則第275条の3)の対象となる。〈H26/10/2 薬食発1002第23号〉

7　厚生労働大臣は、治験が第四項又は第五項の基準に適合するかどうかを調査するため必要があると認めるときは、治験の依頼をし、自ら治験を実施し、若しくは依頼を受けた者その他治験の対象とされる薬物等を業務上取り扱う者に対して、必要な報告をさせ、又は当該職員に、病院、診療所、飼育動物診療施設、工場、事務所その他治験の対象とされる薬物等を業務上取り扱う場所に立ち入り、その構造設備若しくは帳簿書類その他の物件を検査させ、若しくは従業員その他の関係者に質問させることができる。

* 本項は、厚生労働大臣は、治験の対象とされる加工細胞等を業務上取り扱う者が、『治験の実施に関する基準』『治験の管理に関する基準』を遵守しているかどうかを調査するため必要があると認めるときは、当該取り扱い者に対して立入検査等をすることができる旨を定めたものである。

8　前項の規定による立入検査及び質問については、第六十九条第六項の規定を、前項の規定による権限については、同条第七項の規定を準用する。

* 本項は、治験の対象とされる加工細胞等を業務上取り扱う者に対する立入検査等に関しては、再生医療等製品に係る立入検査等に関する規定を準用する旨を定めたものである。

9　厚生労働大臣は、治験の対象とされる薬物等の使用による保健衛生上の危害の発生又は拡大を防止するため必要があると認めるときは、治験の依頼をしようとし、若しくは依頼をした者、自ら治験を実施しようとし、若しくは実施した者又は治験の依頼を受け

た者に対し、治験の依頼の取消し又はその変更、治験の中止又はその変更その他必要な指示を行うことができる。

> ＊ 本項は、厚生労働大臣は、保健衛生上の危害の発生・拡大を防止するため必要があると認めるときは、治験の依頼者又は治験の実施者等に対し、①治験の依頼の取消し又はその変更、②治験の中止又はその変更、③その他必要な指示を行うことができる旨を定めたものである。

10　治験の依頼をした者若しくは自ら治験を実施した者又はその役員若しくは職員は、正当な理由なく、治験に関しその職務上知り得た人の秘密を漏らしてはならない。これらの者であつた者についても、同様とする。

> ＊ 本項は、治験の依頼をした者又は自ら治験を実施した者等に対し、その治験に関し職務上知り得た秘密について守秘義務が課せられる旨を定めたものである。

(平八法一〇四・全改、平一一法八七・平一一法一六〇・平一四法一九二・平一四法九六(平一四法一九二)・平二三法一〇五・平二五法八四・一部改正)

(機構による治験の計画に係る調査等の実施)

第八十条の三　厚生労働大臣は、機構に、治験の対象とされる薬物等(専ら動物のために使用されることが目的とされているものを除く。以下この条及び次条において同じ。)のうち政令で定めるものに係る治験の計画についての前条第三項後段の規定による調査を行わせることができる。

> ＊ 本項は、厚生労働大臣は、治験の計画に関する必要な調査を機構に行わせることができる旨を定めたものである。
> ＊「政令で定めるもの」は、治験の対象とされる加工細胞等(専ら動物のために使用されることが目的とされているものを除く。)の全部である。〈薬機法施行令第77条〉

2　厚生労働大臣は、前項の規定により機構に調査を行わせるときは、当該調査を行わないものとする。

> ＊ 本項は、治験計画の調査権者たる厚生労働大臣は、機構に当該調査を行わせるときは、重複して調査を行わない旨を定めたものである。

3　機構は、厚生労働大臣が第一項の規定により機構に調査を行わせることとした場合において、当該調査を行つたときは、遅滞なく、当該調査の結果を厚生労働省令で定めるところにより厚生労働大臣に通知しなければならない。

> ＊ 本項は、機構は、治験の計画に係る調査を行ったときは、遅滞なく、当該調査の結果を厚生労働大臣に通知しなければならない旨を定めたものである。

4　厚生労働大臣が第一項の規定により機構に調査を行わせることとしたときは、同項の政令で定める薬物等に係る治験の計画についての前条第二項の規定による届出をしようとする者は、同項の規定にかかわらず、厚生労働省令で定めるところにより、機構に届け出なければならない。

> ＊ 本項は、治験計画の調査権者たる厚生労働大臣が、機構に当該調査を行わせることとしたときは、治験計画の届出をしようとする者は、厚生労働大臣ではなく、機構に行わなければならない旨を定めたものである。

5　機構は、前項の規定による届出を受理したときは、厚生労働省令で定めるところにより、厚生労働大臣にその旨を通知しなければならない。
　　＊　本項は、機構は、治験の計画の届出を受理したときは、厚生労働大臣に通知しなければならない旨を定めたものである。

（平八法一〇四・追加、平一一法一六〇・平一四法一九二・一部改正、平一四法九六（平一四法一九二）・旧第八十条の四繰上・一部改正、平二五法八四・一部改正）

第八十条の四　厚生労働大臣は、機構に、政令で定める薬物等についての第八十条の二第六項に規定する情報の整理を行わせることができる。
　　＊　本項は、厚生労働大臣は、治験の依頼をした者又は自ら治験を実施した者から提出された被験製品の有効性・安全性に関する情報の整理を機構に行わせることができる旨を定めたものである。
　　＊　「政令で定める薬物等」は、治験の対象とされる加工細胞等（専ら動物のために使用されることが目的とされているものを除く。）の全部である。〈薬機法施行令第78条〉

2　厚生労働大臣は、第八十条の二第九項の指示を行うため必要があると認めるときは、機構に、薬物等についての同条第六項の規定による調査を行わせることができる。
　　＊　本項は、厚生労働大臣は、治験の中止又は変更等の指示を行うため必要があると認めるときは、治験の依頼をした者又は自ら治験を実施した者から寄せられた報告に関する調査を機構に行わせることができる旨を定めたものである。

3　厚生労働大臣が、第一項の規定により機構に情報の整理を行わせることとしたときは、同項の政令で定める薬物等に係る第八十条の二第六項の規定による報告をしようとする者は、同項の規定にかかわらず、厚生労働省令で定めるところにより、機構に報告しなければならない。
　　＊　本項は、厚生労働大臣が、当該治験の対象とされる加工細胞等の有効性及び安全性に関する事項の報告に係る情報の整理を行わせることとしたときは、治験の依頼をした者又は自ら治験を実施した者は、機構に対して当該報告をしなければならない旨を定めたものである。

4　機構は、第一項の規定による情報の整理又は第二項の規定による調査を行つたときは、遅滞なく、当該情報の整理又は調査の結果を厚生労働省令で定めるところにより、厚生労働大臣に通知しなければならない。
　　＊　本項は、機構は、治験の依頼をした者又は自ら治験を実施した者から寄せられた情報の整理・調査を行ったときは、遅滞なく、それらの結果を厚生労働大臣に通知しなければならない旨を定めたものである。

（平一四法一九二・追加、平一四法九六（平一四法一九二）・旧第八十条の五繰上・一部改正、平二五法八四・一部改正）

第八十条の五　厚生労働大臣は、機構に、第八十条の二第七項の規定による立入検査又は質問のうち政令で定めるものを行わせることができる。
　　＊　本項は、厚生労働大臣は、治験の対象とされる加工細胞等を業務上取り扱う者に対して行う立入検査等の事務について、機構に行わせることができる旨を定めたものである。

＊「政令で定めるもの」は、法第80条の2第7項の立入検査又は質問の全部である。〈薬機法施行令第79条〉

2　前項の立入検査又は質問については、第六十九条の二第三項から第五項までの規定を準用する。

＊　本項は、機構による治験の対象とされる加工細胞等を業務上取り扱う者に対する立入検査等については、再生医療等製品に係る立入検査等に関する規定を準用する旨を定めたものである。

(平一四法一九二・追加、平一四法九六(平一四法一九二)・旧第八十条の六繰上、平二五法八四・一部改正)

（原薬等登録原簿）

第八十条の六　原薬等を製造する者(外国において製造する者を含む。)は、その原薬等の名称、成分(成分が不明のものにあつては、その本質)、製法、性状、品質、貯法その他厚生労働省令で定める事項について、原薬等登録原簿に登録を受けることができる。

＊　本項は、原薬等を製造する者は、その原薬等の名称、成分、製法、性状、品質、貯法等の事項について、原薬等登録原簿に登録を受けることができる旨を定めたものである。

＊　外国において原薬等を製造する者であって登録の申請をしようとするものは、原薬等国内管理人(本邦内において当該登録等に係る事務を行う者)を、本邦内に住所を有する者(外国法人で本邦内に事務所を有する者の当該事務所の代表者を含む。)のうちから、当該登録の申請の際選任しなければならない。〈薬機法施行規則第280条の3第2項〉

＊「厚生労働省令で定める事項」は、次のとおりである。〈薬機法施行規則第280条の3第3項〉
　① 当該品目を製造する製造所の名称及び所在地
　② 当該品目の安全性に関する情報
　③ 当該登録を受けようとする者の氏名及び住所
　④ 当該登録を受けようとする者が当該品目に係る製造業の許可もしくは登録又は外国製造業者の認定もしくは登録を受けているときは、当該の許可の区分及び許可番号、登録番号又は認定の区分及び認定番号
　⑤ 外国において原薬等を製造する者にあっては、原薬等国内管理人の氏名及び住所

　なお、登録の申請書には、上記①から⑤までの事項に関する書類を添えなければならない。〈薬機法施行規則第280条の3第4項〉

＊　厚生労働大臣は、登録台帳を備え、これに次の事項を記載する。〈薬機法施行規則第280条の7第1項〉
　① 登録番号及び登録年月日
　② 原薬等登録業者の氏名及び住所
　③ 当該品目の名称
　④ 当該品目の製造所の名称及び所在地
　⑤ 原薬等登録業者が製造業の許可もしくは登録又は外国製造業者の認定もしくは登録を受けているときは、当該の許可の区分及び許可番号、登録番号又は認定の区分及び認定番号
　⑥ 外国において原薬等を製造する者にあっては、原薬等国内管理人の氏名及び住所
　⑦ 当該品目の登録内容の概要

＊　原薬等登録業者について相続、合併又は分割(登録に係る書類を承継させるものに限る。)があったときは、相続人(相続人が二人以上ある場合において、その全員の同意により当該原薬等登録業者の地位を承継すべき相続人を選定したときは、その者)、合併後存続する法人もしくは合併により設立した法人又は分割により当該登録に係る書類を承継した法人は、当該原薬等登録業者の地位を承継する。また、原薬等登録業者がその地位を承継させる目的で当該登録に係る書

類の譲渡しをしたときは、譲受人は、当該原薬等登録業者の地位を承継する。〈薬機法施行規則第280条の14第1項、第2項〉
＊ 原薬等登録業者の地位を承継した者は、相続の場合にあっては相続後遅滞なく、相続以外の場合にあっては承継前に、届書を厚生労働大臣に届け出なければならない。〈薬機法施行規則第280条の14第3項〉
　　この届書には、原薬等登録業者の地位を承継する者であることを証する書類を添えなければならない。〈薬機法施行規則第280条の14第4項〉

2　厚生労働大臣は、前項の登録の申請があつたときは、次条第一項の規定により申請を却下する場合を除き、前項の厚生労働省令で定める事項を原薬等登録原簿に登録するものとする。
＊ 本項は、厚生労働大臣は、原薬等登録原簿への登録の申請があったときは、登録拒否の基準に該当するものとして申請を却下する場合を除き、原薬等登録原簿に登録する旨を定めたものである。

3　厚生労働大臣は、前項の規定による登録をしたときは、厚生労働省令で定める事項を公示するものとする。
＊ 本項は、厚生労働大臣は、原薬等登録原簿への登録事項のうち所定の事項を公示する旨を定めたものである。
＊「厚生労働省令で定める事項」は、次の事項であって、原薬等登録業者等に不利益を及ぼすおそれがないものである。〈薬機法施行規則第280条の8〉
① 登録番号及び登録年月日
② 原薬等登録業者の氏名及び住所
③ 当該品目の名称

（平二五法八四・追加）

第八十条の七　厚生労働大臣は、前条第一項の登録の申請が当該原薬等の製法、性状、品質又は貯法に関する資料を添付されていないとき、その他の厚生労働省令で定める場合に該当するときは、当該申請を却下するものとする。
＊ 本項は、原薬等登録原簿への登録申請について、登録拒否の基準を明示したものである。
＊「厚生労働省令で定める場合」は、次の事項に関する書類が添付されていない場合又は申請に係る原薬等の性状・品質が保健衛生上著しく不適当な場合である。〈薬機法施行規則第280条の9〉
① 当該品目を製造する製造所の名称及び所在地
② 当該品目の安全性に関する情報
③ 当該登録を受けようとする者の氏名及び住所
④ 当該登録を受けようとする者が当該品目に係る製造業の許可もしくは登録又は外国製造業者の認定もしくは登録を受けているときは、当該の許可の区分及び許可番号、登録番号又は認定の区分及び認定番号
⑤ 外国において原薬等を製造する者にあっては、原薬等国内管理人の氏名及び住所

2　厚生労働大臣は、前項の規定により申請を却下したときは、遅滞なく、その理由を示して、その旨を申請者に通知するものとする。
＊ 本項は、厚生労働大臣は、原薬等登録原簿への登録申請を却下したときは、その理由を申請者に通知する旨を定めたものである。

（平二五法八四・追加）

第八十条の八　第八十条の六第一項の登録を受けた者は、同項に規定する厚生労働省令で定める事項の一部を変更しようとするとき（当該変更が厚生労働省令で定める軽微な変更であるときを除く。）は、その変更について、原薬等登録原簿に登録を受けなければならない。この場合においては、同条第二項及び第三項並びに前条の規定を準用する。

* 本項は、原薬等登録原簿にその原薬等の名称等の登録を受けた者に対し、登録事項の一部を変更しようとするときは、その変更の登録を受けることを義務づけたものである。
* 「厚生労働省令で定める軽微な変更」は、次の変更以外のものである。〈薬機法施行規則第280条の11〉
  ① 原薬等の本質、特性、性能及び安全性に影響を与える製造方法等の変更
  ② 規格及び試験方法に掲げる事項の削除又は規格の変更
  ③ 病原因子の不活化又は除去方法に関する変更
  ④ ①から③までの変更のほか品質、有効性及び安全性に影響を与えるおそれのあるもの
* 登録の申請書には、次の書類を添えなければならない。〈薬機法施行規則第280条の10第2項〉
  ① 登録証
  ② 登録事項の変更の内容に関する資料

2　第八十条の六第一項の登録を受けた者は、前項の厚生労働省令で定める軽微な変更について、厚生労働省令で定めるところにより、厚生労働大臣にその旨を届け出なければならない。

* 本項は、登録事項の変更の登録を受ける必要のない軽微な変更については、厚生労働大臣への届出でよいこととしたものである。
* 届出は、登録事項を変更した後30日以内に行わなければならない。〈薬機法施行規則第280条の12第2項〉

（平二五法八四・追加）

第八十条の九　厚生労働大臣は、第八十条の六第一項の登録を受けた者が次の各号のいずれかに該当するときは、その者に係る登録を抹消する。

* 本項は、原薬等登録原簿への登録の抹消の基準を明示したものである。

一　不正の手段により第八十条の六第一項の登録を受けたとき。

* 本号は、不正の手段により原薬等登録原簿にその原薬等の名称等の登録を受けたときをさしている。

二　第八十条の七第一項に規定する厚生労働省令で定める場合に該当するに至つたとき。

* 本号は、登録に係る原薬等の性状又は品質が保健衛生上著しく不適当な場合に該当するに至つたときをさしている。

三　この法律その他薬事に関する法令で政令で定めるもの又はこれに基づく処分に違反する行為があつたとき。

* 本号は、原薬等登録原簿にその原薬等の名称等の登録を受けた者に、薬事に関する法令等に違反する行為があったときをさしている。
* 「政令で定めるもの」は、次の法令である。〈薬機法施行令第79条の2〉
  ① 毒物及び劇物取締法
  ② 麻薬及び向精神薬取締法
  ③ 令第1条の3各号の法令

2　厚生労働大臣は、前項の規定により登録を抹消したときは、その旨を、当該抹消された登録を受けていた者に対し通知するとともに、公示するものとする。
　　＊　本項は、厚生労働大臣は、原薬等登録原簿への登録を抹消したときは、当該登録を受けた者に通知し、公示する旨を定めたものである。

（平二五法八四・追加）

（機構による登録等の実施）
第八十条の十　厚生労働大臣は、機構に、政令で定める原薬等に係る第八十条の六第二項（第八十条の八第一項において準用する場合を含む。）の規定による登録及び前条第一項の規定による登録の抹消（以下この条において「登録等」という。）を行わせることができる。
　　＊　本項は、厚生労働大臣は、原薬等登録原簿への登録等に係る事務を機構に行わせることができる旨を定めたものである。
　　＊　「政令で定める原薬等」は、原薬等（専ら動物のために使用されることが目的とされているものを除く。）である。〈薬機法施行令第79条の3〉

2　第八十条の六第三項、第八十条の七及び前条第二項の規定は、前項の規定により機構が登録等を行う場合に準用する。
　　＊　本項は、機構による原薬等登録原簿への登録等に係る業務については、厚生労働大臣が行う登録等に関する規定を準用する旨を定めたものである。

3　厚生労働大臣が第一項の規定により機構に登録等を行わせることとしたときは、同項の政令で定める原薬等に係る第八十条の六第一項若しくは第八十条の八第一項の登録を受けようとする者又は同条第二項の規定による届出をしようとする者は、第八十条の六第二項（第八十条の八第一項において準用する場合を含む。）及び第八十条の八第二項の規定にかかわらず、厚生労働省令で定めるところにより、機構に申請又は届出をしなければならない。
　　＊　本項は、厚生労働大臣が原薬等登録原簿への登録等に係る事務を機構に行わせることとしたときは、原薬等の登録（登録事項の一部変更の登録を含む。）を受けようとする者又は登録事項の軽微な変更の届出をしようとする者は、厚生労働大臣ではなく、機構に申請又は届出をしなければならない旨を定めたものである。

4　機構は、前項の申請に係る登録をしたとき、若しくは申請を却下したとき、同項の届出を受理したとき、又は登録を抹消したときは、厚生労働省令で定めるところにより、厚生労働大臣にその旨を通知しなければならない。
　　＊　本項は、機構は、①原薬等登録原簿への登録（登録事項の一部変更の登録を含む。）をしたとき、②原薬等登録原簿への登録（一変の登録を含む。）に係る申請を却下したとき、③原薬等登録原簿への登録事項の軽微な変更の届出を受理したとき、④原薬等登録原簿への登録を抹消したときは、厚生労働大臣に通知しなければならない旨を定めたものである。

5　機構が行う第三項の申請に係る登録若しくはその不作為、申請の却下又は登録の抹消については、厚生労働大臣に対して、行政不服審査法による審査請求をすることができる。
　　＊　本項は、原薬等登録原簿への登録に関して機構が行った処分又は不作為については、厚生労働

大臣に対して審査請求をすることができる旨を定めたものである。

(平二五法八四・追加)

(都道府県等が処理する事務)

第八十一条 この法律に規定する厚生労働大臣の権限に属する事務の一部は、政令で定めるところにより、都道府県知事、保健所を設置する市の市長又は特別区の区長が行うこととすることができる。

(平一一法八七・全改、平一一法一六〇・平二三法一〇五・一部改正)
* 本条は、薬機法に規定する厚生労働大臣の権限に属する事務の一部については、政令で都道府県知事等が処理することができる旨を定めたものである。
* 再生医療等製品に係る次の厚生労働大臣の権限に属する事務は、再生医療等製品を製造販売しようとする者の総括製造販売責任者がその業務を行う事務所の所在地の都道府県知事が行う。ただし、厚生労働大臣が(イ)の権限に属する事務(法第72条第1項及び第2項、第72条の4、第73条並びに第75条第1項に規定するものに限る。)を自ら行うことを妨げない。〈薬機法施行令第80条第4項〉
   (ア) 製造販売業の許可権限(法第23条の20第1項)に属する事務のうち、人用再生医療等製品の製造販売に係るもの
   (イ) (ア)の再生医療等製品の製造販売業者に係る次の権限に属する事務
      ① 製造販売業の休廃止等の届出を受ける権限(法第23条の36第1項)
      ② 自主回収の報告を受ける権限(法第68条の11)
      ③ その品質管理・製造販売後安全管理の方法、その物の製造所における製造管理・品質管理の方法の改善等の命令(法第72条第1項、第2項)
      ④ 必要な措置、法令違反是正の命令権限(法第72条の4)
      ⑤ 総括製造販売責任者の変更の命令権限(法第73条)
      ⑥ 製造販売業の許可取消等の権限(法第75条第1項)

(緊急時における厚生労働大臣の事務執行)

第八十一条の二 第六十九条第二項及び第七十二条第四項の規定により都道府県知事の権限に属するものとされている事務は、保健衛生上の危害の発生又は拡大を防止するため緊急の必要があると厚生労働大臣が認める場合にあつては、厚生労働大臣又は都道府県知事が行うものとする。この場合においては、この法律の規定中都道府県知事に関する規定(当該事務に係るものに限る。)は、厚生労働大臣に関する規定として厚生労働大臣に適用があるものとする。
* 本項は、都道府県知事の権限に属する立入検査等及び構造設備の改善命令等に係る事務であっても、緊急の場合には、厚生労働大臣も自らの権限として事務執行することができる旨を定めたものである。この権限の行使は、濫用されるべきものでなく、地方公共団体の自主性及び自立性に配慮し、あくまで限定的・抑制的に発動されるべきものといえる。
* 「当該事務に係るものに限る。」とあるように、薬機法に規定により都道府県知事の権限に属するものとされている事務のうち、緊急時における厚生労働大臣の事務執行が認められているものは、立入検査等(法第69条第2項)及び構造設備の改善命令等(法第72条第4項)に係る事務に限定される。
* 「厚生労働大臣に適用があるものとする。」とあるように、都道府県知事の権限に属するものとされている事務であっても、緊急の必要があると厚生労働大臣が認める場合にあつては、厚生

労働大臣は、自らの権限として当該事務を執行することができる。

2 　前項の場合において、厚生労働大臣又は都道府県知事が当該事務を行うときは、相互に密接な連携の下に行うものとする。

* 本項は、緊急時における厚生労働大臣の事務執行が認められた事務については、厚生労働大臣と都道県知事が重畳的に権限を行使し得るものであることから、その事務執行を円滑なものとするため、両者は密接に連携する旨を定めたものである。
* 厚生労働大臣が本項の権限を行使し、自らの権限に属する事務として処理するときは、あらかじめ当該都道府県知事に対し、当該事務の処理の内容及び理由を記載した書面により通知しなければならない。当該事務を処理すべき差し迫った必要がある場合については、この限りではないが、そのような場合には、当該事務を処理した後相当の期間内に、通知をしなければならない。〈地方自治法第250条の6〉

（平一一法八七・追加、平一一法一六〇・平一四法九六・一部改正）

（事務の区分）

第八十一条の三　第二十一条、第二十三条の二の二十一、第二十三条の四十一、第六十九条第一項、第四項及び第五項、第六十九条の二第二項、第七十条第一項及び第二項、第七十一条、第七十二条第三項、第七十二条の五、第七十六条の六第一項から第五項まで及び第七項、第七十六条の七第一項及び第二項、第七十六条の七の二並びに第七十六条の八第一項の規定により都道府県が処理することとされている事務は、地方自治法（昭和二十二年法律第六十七号）第二条第九項第一号に規定する第一号法定受託事務（次項において単に「第一号法定受託事務」という。）とする。

* 本項は、都道府県が処理することとされている事務のうち、第一号法定受託事務となる範囲を定めたものである。
* 平成11年の「地方分権の推進を図るための関係法律の整備等に関する法律」において、従前、機関委任事務とされていたものが自治事務（地方公共団体が処理する事務のうち、法定受託事務以外のもの）と法定受託事務に区分された。なお、法定受託事務は、第一号法定受託事務と第二号法定受託事務に区分される。
* 「第一号法定受託事務」は、法律又はこれに基づく政令により都道府県、市町村又は特別区が処理することとされる事務のうち、国が本来果たすべき役割に係るものであって、国においてその適正な処理を特に確保する必要があるものとして法律又はこれに基づく政令に特に定めるものをさす。一方、『第二号法定受託事務』は、法律又はこれに基づく政令により市町村又は特別区が処理することとされる事務のうち、都道府県が本来果たすべき役割に係るものであって、都道府県においてその適正な処理を特に確保する必要があるものとして法律又はこれに基づく政令に特に定めるものをさす。〈地方自治法第2条第9項〉

2 　第二十一条第一項及び第二項、第六十九条第一項及び第四項、第七十条第一項及び第二項、第七十一条、第七十二条第三項並びに第七十二条の五の規定により保健所を設置する市又は特別区が処理することとされている事務は、第一号法定受託事務とする。

（平一一法八七・追加、平一四法九六・平一八法六九・平二三法一〇五・平二五法八四・平二六法一二二・一部改正）

(権限の委任)

第八十一条の四 この法律に規定する厚生労働大臣の権限は、厚生労働省令で定めるところにより、地方厚生局長に委任することができる。

* 本項は、薬機法に規定する厚生労働大臣の権限について、省令で地方厚生局長へ委任することができる旨を明示したものである。
* 施行令に規定する厚生労働大臣の権限は、厚生労働省令で定めるところにより、地方厚生局長に委任することができる。〈薬機法施行令第82条第1項〉
* 次の厚生労働大臣の権限は、地方厚生局長に委任する。ただし、厚生労働大臣が④から⑫までの権限を自ら行うことを妨げない。〈薬機法施行規則第281条第1項〉
  ① 再生医療等製品製造管理者がその製造所以外の場所で薬事に関する実務に従事するための許可権限(法第23条の34第4項)
  ② 再生医療等製品の製造業の許可権限(法第23条の22第2項)
  ③ 再生医療等製品の休廃止等の届出を受ける権限(法第23条の36第2項)
  ④ 立入検査等の権限(法第69条第1項、第4項)
  ⑤ 廃棄等の命令権限(法第70条第1項、第2項)
  ⑥ 検査の命令権限(法第71条)
  ⑦ その物の製造所における製造管理・品質管理の方法の改善等の命令、その構造設備の改善等の命令権限(法第72条第2項、第3項)
  ⑧ 必要な措置、法令違反是正の命令権限(法第72条の4)
  ⑨ 総括製造販売責任者等の変更の命令権限(法第73条)
  ⑩ 製造販売業等の許可取消等の権限(法第75条第1項)
  ⑪ 薬事監視員の任命権限(法第76条の3第1項)
  ⑫ 緊急時における事務執行の権限(法第81条の2)
  ⑬ 再生医療等製品の製造業の許可証の交付権限(令第43条の10)
  ⑭ 再生医療等製品の製造業の許可証の書換え交付の申請を受ける権限(令第43条の11第2項)
  ⑮ 再生医療等製品の製造業の許可証の再交付の申請等を受ける権限(令第43条の12第2項、第4項)
  ⑯ 再生医療等製品の製造業の許可証の返納を受ける権限(令第43条の13)
* 厚生労働大臣の権限は、地方厚生局長に委任する。〈薬機法施行規則第281条第3項〉
  ① 製造販売のための再生医療等製品の輸入に係る届出を受ける権限(則第137条の56)
  ② 製造のための再生医療等製品の輸入に係る届出を受ける権限(則第137条の57)

2 前項の規定により地方厚生局長に委任された権限は、厚生労働省令で定めるところにより、地方厚生支局長に委任することができる。

* 本項は、厚生労働大臣から地方厚生局長に委任された権限について、省令で地方厚生支局長へ委任することができる旨を明示したものである。

(平一一法一六〇・追加)

(経過措置)

第八十二条 この法律の規定に基づき政令又は厚生労働省令を制定し、又は改廃する場合においては、それぞれ、政令又は厚生労働省令で、その制定又は改廃に伴い合理的に必要と判断される範囲内において、所要の経過措置(罰則に関する経過措置を含む。)を定めることができる。この法律の規定に基づき、厚生労働大臣が毒薬及び劇薬の範囲その他の事項を定め、又はこれを改廃する場合においても、同様とする。

(昭五四法五六・平一一法一六〇・一部改正)

　＊　本条は、薬機法に基づく規制の制定又は改廃に際し、合理的な範囲内において、ある程度の猶予期間をおく必要があると考えられるものについては、罰則を含め、所要の経過措置を定めることができることとしたものである。

（動物用医薬品等）

第八十三条　医薬品、医薬部外品、医療機器又は再生医療等製品（治験の対象とされる薬物等を含む。）であつて、専ら動物のために使用されることが目的とされているものに関しては、この法律（第二条第十五項、第九条の二、第九条の三第一項、第二項及び第四項、第三十六条の十第一項及び第二項（同条第七項においてこれらの規定を準用する場合を含む。）、第七十六条の四、第七十六条の六、第七十六条の六の二、第七十六条の七第一項及び第二項、第七十六条の七の二、第七十六条の八第一項、第七十六条の九、第七十六条の十、第七十七条、第八十一条の四、次項及び第三項並びに第八十三条の四第三項（第八十三条の五第二項において準用する場合を含む。）を除く。）中「厚生労働大臣」とあるのは「農林水産大臣」と、「厚生労働省令」とあるのは「農林水産省令」と、第二条第五項から第七項までの規定中「人」とあるのは「動物」と、第四条第一項中「都道府県知事（その所在地が保健所を設置する市又は特別区の区域にある場合においては、市長又は区長。次項、第七条第三項並びに第十条第一項（第三十八条第一項並びに第四十条第一項及び第二項において準用する場合を含む。）及び第二項（第三十八条第一項において準用する場合を含む。）において同じ。）」とあるのは「都道府県知事」と、同条第三項第四号イ中「医薬品の薬局医薬品、要指導医薬品及び一般用医薬品」とあり、並びに同号ロ、第二十五条第二号、第二十六条第三項第五号、第二十九条の二第一項第二号、第三十一条、第三十六条の九（見出しを含む。）、第三十六条の十の見出し、同条第五項及び第七項並びに第五十七条の二第三項中「一般用医薬品」とあるのは「医薬品」と、第八条の二第一項中「医療を受ける者」とあるのは「獣医療を受ける動物の飼育者」と、第九条第一項第二号中「一般用医薬品（第四条第五項第四号に規定する一般用医薬品をいう。以下同じ。）」とあるのは「医薬品」と、第十四条第二項第三号ロ中「又は」とあるのは「若しくは」と、「認められるとき」とあるのは「認められるとき、又は申請に係る医薬品が、その申請に係る使用方法に従い使用される場合に、当該医薬品が有する対象動物（牛、豚その他の食用に供される動物として農林水産省令で定めるものをいう。以下同じ。）についての残留性（医薬品の使用に伴いその医薬品の成分である物質（その物質が化学的に変化して生成した物質を含む。）が動物に残留する性質をいう。以下同じ。）の程度からみて、その使用に係る対象動物の肉、乳その他の食用に供される生産物で人の健康を損なうものが生産されるおそれがあることにより、医薬品として使用価値がないと認められるとき」と、同条第七項、第二十三条の二の五第九項及び第二十三条の二十五第七項中「医療上」とあるのは「獣医療上」と、第十四条の三第一項第一号、第二十三条の二の八第

一項第一号及び第二十三条の二十八第一項第一号中「国民の生命及び健康」とあるのは「動物の生産又は健康の維持」と、第二十一条第一項中「都道府県知事(薬局開設者が当該薬局における設備及び器具をもつて医薬品を製造し、その医薬品を当該薬局において販売し、又は授与する場合であつて、当該薬局の所在地が保健所を設置する市又は特別区の区域にある場合においては、市長又は区長。次項、第六十九条第一項、第七十一条、第七十二条第三項及び第七十五条第二項において同じ。)」とあるのは「都道府県知事」と、第二十三条の二十五第二項第三号ロ及び第二十三条の二十六第一項第三号中「又は」とあるのは「若しくは」と、「有すること」とあるのは「有すること又は申請に係る使用方法に従い使用される場合にその使用に係る対象動物の肉、乳その他の食用に供される生産物で人の健康を損なうものが生産されるおそれがあること」と、第二十五条第一号中「要指導医薬品(第四条第五項第三号に規定する要指導医薬品をいう。以下同じ。)又は一般用医薬品」とあるのは「医薬品」と、第二十六条第一項中「都道府県知事(その店舗の所在地が保健所を設置する市又は特別区の区域にある場合においては、市長又は区長。次項及び第二十八条第三項において同じ。)」とあるのは「都道府県知事」と、同条第三項第四号中「医薬品の要指導医薬品及び一般用医薬品」とあるのは「医薬品」と、第三十六条の八第一項中「一般用医薬品」とあるのは「農林水産大臣が指定する医薬品(以下「指定医薬品」という。)以外の医薬品」と、同条第二項及び第三十六条の九第二号中「第二類医薬品及び第三類医薬品」とあるのは「指定医薬品以外の医薬品」と、同条第一号中「第一類医薬品」とあるのは「指定医薬品」と、第三十六条の十第三項及び第四項中「第二類医薬品」とあるのは「医薬品」と、第三十九条第二項中「都道府県知事(その営業所の所在地が保健所を設置する市又は特別区の区域にある場合においては、市長又は区長。第三十九条の三第一項において同じ。)」とあるのは「都道府県知事」と、第四十九条の見出し中「処方箋医薬品」とあるのは「要指示医薬品」と、同条第一項及び第二項中「処方箋の交付」とあるのは「処方箋の交付又は指示」と、第五十条第七号中「一般用医薬品にあつては、第三十六条の七第一項に規定する区分ごとに」とあるのは「指定医薬品にあつては」と、同条第十二号中「医師等の処方箋」とあるのは「獣医師等の処方箋・指示」と、同条第十三号及び第五十九条第九号中「人体」とあるのは「動物の身体」と、第五十七条の二第三項中「第一類医薬品、第二類医薬品又は第三類医薬品」とあるのは「指定医薬品又はそれ以外の医薬品」と、第六十九条第二項中「都道府県知事(薬局、店舗販売業又は高度管理医療機器等若しくは管理医療機器(特定保守管理医療機器を除く。)の販売業若しくは貸与業にあつては、その薬局、店舗又は営業所の所在地が保健所を設置する市又は特別区の区域にある場合においては、市長又は区長。第七十条第一項、第七十二条第四項、第七十二条の二第一項、第七十二条の四、第七十二条の五、第七十三条、第七十五条第一項、第七十六条及び第八十一条の二において同じ。)」とあるのは「都道府県知事」と、同条第四項及び第七十条第二項中「、都道府県知事、保健所を設置する市の市長又は特別区の区長」とあるのは「又は都道府県知事」と、第

七十六条の三第一項中「、都道府県知事、保健所を設置する市の市長又は特別区の区長」とあるのは「又は都道府県知事」と、「、都道府県、保健所を設置する市又は特別区」とあるのは「又は都道府県」とする。

* 本項は、動物用再生医療等製品にあっては、薬機法の規定を読み替えて適用する旨を定めたものである。
* 「動物」とは、牛、馬、豚、犬、猫、鶏、カナリヤ、タイ、ハマチ、コイ、ランチュウ、蚕をはじめとした家畜、家禽、ペット等のいわゆる有用動物をいう。
* 「治験の対象とされる薬物等を含む。」とあるように、承認前の加工細胞等についても動物用再生医療等製品に関する規制の対象となる。
* 動物用再生医療等製品に関する許可、承認又は監督については、厚生労働大臣に代わって農林水産大臣が主務大臣となる。また、都道府県知事の権限となっているものについては、農林水産大臣が都道府県知事を指揮監督することになる。
* 動物用医薬品は、食用動物に使用された場合に当該医薬品の成分である物質(その物質が化学的に変化して生成した物質を含む。)が食用動物の体内に異物として残留する量の情報により、人の健康を損なう物質が生産されるおそれについて、評価・判断することができるため、「残留性の程度」を承認拒否の具体的な判断基準の指標として用いている。一方、動物用再生医療等製品については、凍結防止剤等の残留のみならず、製品の製造過程や使用する細胞の性質によって食用動物に異なる影響(例:製品の構成細胞に潜在する病原体、製品の使用前には食用動物の体内になかった蛋白質の生成)を与える可能性があることから、、「残留性の程度」として具体的な判断基準の指標を明示していない。
* 人用再生医療等製品の製造販売の承認業務はその申請件数が非常に多いため、厚生労働大臣が機構に当該業務を行わせることを可能としているが、動物用再生医療等製品については、申請件数が人用と比較してかなり少ないことを考慮し、農林水産大臣が承認業務を一括して行うこととしている。
* 条件・期限付承認に係る動物用再生医療等製品の調査(法第23条の26第3項)は、条件及び期限付承認を受けた日から当該条件及び期限付承認の期限(延長が行われたときは、その延長後のもの)までの期間、当該再生医療等製品の不具合の発生、不具合によるものと疑われる疾病、障害もしくは死亡又はその使用によるものと疑われる感染症その他の使用の成績に関して行わなければならない。〈H16/12/24 農林水産省令第107号・第91条の116第1項〉
* 動物用再生医療等製品の総括製造販売責任者の基準(法第23条の34第1項)は、次のいずれかである。〈H16/12/24 農林水産省令第107号・第91条の128〉
  ① 医師、歯科医師、薬剤師又は獣医師
  ② 大学等で医学、歯学、薬学、獣医学又は生物学に関する専門の課程を修了した者
  ③ 旧制中学もしくは高校又はこれと同等以上の学校で、医学、歯学、薬学、獣医学又は生物学に関する専門の課程を修了した後、医薬品もしくは再生医療等製品の品質管理もしくは製造販売後安全管理に関する業務又は医療機器の製造管理もしくは品質管理若しくは製造販売後安全管理に関する業務に3年以上従事した者
  ④ 農林水産大臣が①から③までの者と同等以上の知識経験を有すると認めた者
* 製造業者の遵守事項(法第23条の35第2項)として、家畜伝染病の病原体を使用する動物用再生医療等製品の製造業者は、当該再生医療等製品の製造又は検査の用に供した動物(その死体を含む。)その他の物(当該再生医療等製品の製造又は検査の用に供した動物の死体から分離された骨、肉及び皮毛類を含む。)を当該製造所の構内において焼却しなければならない。ただし、次の場合は、この限りでない。〈H16/12/24 農林水産省令第107号・第91条の137〉
  (ｱ) 家畜伝染病予防法第21条第1項各号に掲げる家畜の死体につき、病性鑑定又は学術研究の用に供するため、都道府県知事の許可を受けた場合
  (ｲ) 当該再生医療等製品の製造又は検査の用に供した物(動物(その死体を含む。)を除く。)を消毒し、病原体をひろげるおそれのないように処置する場合
  (ｳ) (ｱ)及び(ｲ)に掲げる場合のほか、家畜伝染病の病原体により汚染したおそれのない動物(その死体を含む。)又はその骨、肉、乳、卵もしくは皮毛類につき、当該再生医療等製品の製造も

しくは検査又は学術研究の用に供するため、その他特別の理由により農林水産大臣の許可を受けた場合
* 動物用再生医療等製品営業所管理者の基準（法第40条の6第1項）は、次のいずれかに該当する者である。〈H16/12/24 農林水産省令第107号・第150条の11〉
  ① 薬剤師
  ② 旧制中学もしくは高校又はこれと同等以上の学校において、薬学、化学又は生物学に関する専門の課程を修了した者
  ③ 旧制中学もしくは高校又はこれと同等以上の学校において、薬学、化学又は生物学に関する科目を修得した後、再生医療等製品の販売に関する業務に3年以上従事した者
  ④ 再生医療等製品の販売に関する業務に5年以上従事した者
  ⑤ 農林水産大臣が①から④までに掲げる者と同等以上の知識経験を有すると認めた者
* 動物用再生医療等製品の製造販売業者は、添付文書等記載事項の届出をしたときは、添付文書等記載事項を動物医薬品検査所のホームページにおいて公表（法第65条の4第2項）しなければならない。〈H16/12/24 農林水産省令第107号・第184条の9〉
* 動物用再生医療等製品の全てについて、製造販売業者がその製造等・輸入した当該再生医療等製品を獣医師等又は飼育動物診療施設等の開設者に販売等するときは、販売業の許可は不要（法第40条の5第1項但書）である。
* 動物用再生医療等製品に関する規定であって、次のものについては、『厚生労働大臣→農林水産大臣』『厚生労働省令→農林水産省令』の読み替えは行われない。
  (ア) 権限の委任
    ① 厚生労働大臣の権限の地方厚生局長への委任〈薬機法第81条の4第1項〉
    ② 厚生労働大臣の権限の地方厚生支局長への委任〈薬機法第81条の4第2項〉
  (イ) 農林水産大臣と厚生労働大臣の関係を規定したもの
    ① 承認申請のあった動物用再生医療等製品に係る厚生労働大臣の意見の聴取〈薬機法第83条第3項〉
    ② 薬機法に係る農林水産省令を制定又は改廃しようとするときの厚生労働大臣の意見の聴取〈薬機法第83条の4第3項〉
    ③ 対象動物に使用される蓋然性が高い再生医療等製品の使用の基準を制定又は改廃しようとするときの厚生労働大臣の意見の聴取〈薬機法第83条の5第2項により準用する第83条の4第3項〉
* 本項に基づき、次のような農林水産省令が定められている。
  [1] 動物用医薬品等取締規則〈H16/12/24 農林水産省令第107号〉
  [2] 動物用医薬品等手数料規則〈H17/3/30 農林水産省令第40号〉
  [3] 動物用医薬品製造所等構造設備規則〈H17/3/29 農林水産省令第35号〉
  [4] 動物用医薬品、動物用医薬部外品及び動物用再生医療等製品の品質管理の基準に関する省令〈H17/3/9 農林水産省令第19号〉
  [5] 動物用医薬品、動物用医薬部外品、動物用医療機器及び動物用再生医療等製品の製造販売後安全管理の基準に関する省令〈H17/3/9 農林水産省令第20号〉
  [6] 動物用再生医療等製品の製造管理及び品質管理に関する省令〈H26/11/18 農林水産省令第62号〉
  [7] 動物用再生医療等製品の安全性に関する非臨床試験の実施の基準に関する省令〈H26/11/18 農林水産省令第60号〉
  [8] 動物用再生医療等製品の臨床試験の実施の基準に関する省令〈H26/11/18 農林水産省令第61号〉
  [9] 動物用再生医療等製品の製造販売後の調査及び試験の実施の基準に関する省令〈H26/11/18 農林水産省令第63号〉
  [10] 医薬品、医療機器等の品質、有効性及び安全性の確保等に関する法律に基づく医薬品及び再生医療等製品の使用の禁止に関する規定の適用を受けない場合を定める省令〈H15/6/30 農林水産省令第70号〉

2　農林水産大臣は、前項の規定により読み替えて適用される第十四条第一項若しくは第九項(第十九条の二第五項において準用する場合を含む。以下この項において同じ。)又は第十九条の二第一項の承認の申請があつたときは、当該申請に係る医薬品につき前項の規定により読み替えて適用される第十四条第二項第三号ロ(残留性の程度に係る部分に限り、同条第九項及び第十九条の二第五項において準用する場合を含む。)に該当するかどうかについて、厚生労働大臣の意見を聴かなければならない。

3　農林水産大臣は、第一項の規定により読み替えて適用される第二十三条の二十五第一項若しくは第九項(第二十三条の三十七第五項において準用する場合を含む。以下この項において同じ。)又は第二十三条の三十七第一項の承認の申請があつたときは、当該申請に係る再生医療等製品につき第一項の規定により読み替えて適用される第二十三条の二十五第二項第三号ロ(当該再生医療等製品の使用に係る対象動物の肉、乳その他の食用に供される生産物で人の健康を損なうものが生産されるおそれに係る部分に限り、同条第九項において準用する場合(第二十三条の二十六第四項の規定により読み替えて適用される場合を含む。)及び第二十三条の三十七第五項において準用する場合を含む。)又は第二十三条の二十六第一項第三号(当該再生医療等製品の使用に係る対象動物の肉、乳その他の食用に供される生産物で人の健康を損なうものが生産されるおそれに係る部分に限り、第二十三条の三十七第五項において準用する場合を含む。)に該当するかどうかについて、厚生労働大臣の意見を聴かなければならない。

　　＊　本項は、農林水産大臣は、動物用再生医療等製品の承認申請があつたときは、その使用に係る対象動物の肉、乳等で人の健康を損なうものが生産されるおそれがあることにより、動物用再生医療等製品としての使用価値がないと認められるかどうかについて、厚生労働大臣の意見を聴かなければならない旨を定めたものである。

(昭五三法八七・昭五四法五六・平五法二七・平六法八四・平八法一〇四・平一一法八七・平一一法一六〇・平一五法七三・平一四法一九二(平一五法七三)・平一四法九六(平一五法七三・平一四法一九二(平一五法七三)・平一六法一三五)・平一八法六九・平一八法八四・平二三法一〇五・平二五法一七・平二五法一〇三・平二五法四四(平二五法八四(平二五法一〇三)・平二五法一〇三)・平二五法八四(平二五法一〇三)・平二六法一二二・一部改正)

(動物用医薬品の製造及び輸入の禁止)

第八十三条の二　前条第一項の規定により読み替えて適用される第十三条第一項の許可(医薬品の製造業に係るものに限る。)を受けた者でなければ、動物用医薬品(専ら動物のために使用されることが目的とされている医薬品をいう。以下同じ。)の製造をしてはならない。

2　前条第一項の規定により読み替えて適用される第十二条第一項の許可(第一種医薬品製造販売業許可又は第二種医薬品製造販売業許可に限る。)を受けた者でなければ、動物

用医薬品の輸入をしてはならない。

3　前二項の規定は、試験研究の目的で使用するために製造又は輸入をする場合その他の農林水産省令で定める場合には、適用しない。

（平一五法七三・追加、平一四法九六（平一五法七三）・一部改正）

（動物用再生医療等製品の製造及び輸入の禁止）

第八十三条の二の二　第八十三条第一項の規定により読み替えて適用される第二十三条の二十二第一項の許可を受けた者でなければ、動物用再生医療等製品（専ら動物のために使用されることが目的とされている再生医療等製品をいう。以下同じ。）の製造をしてはならない。

* 本項は、動物用再生医療等製品の製造については、再生医療等製品の製造業の許可がない限り、禁止される旨を定めたものである。
* 人用再生医療等製品について、『再生医療等製品の製造業の許可を受けたものでなければ、業として、再生医療等製品の製造をしてはならない。』（法第23条の22第1項）と規定されているが、これは業としての製造に着目しており、業とみなされないような製造（例：1回限りの少量製造）について規制するものではない。しかし、動物用再生医療等製品については、使用者である畜産農家が自ら再生医療等製品を製造して自己飼養の家畜に使用することも想定されるところであり、安全性や残留性が確認されていない動物用再生医療等製品が製造・使用されることによって、人の健康に悪影響を及ぼす畜産物が生産されるおそれがあるため、業とみなされないような場合であっても、再生医療等製品の製造業の許可を受けた者以外の製造を禁止している。

2　第八十三条第一項の規定により読み替えて適用される第二十三条の二十第一項の許可を受けた者でなければ、動物用再生医療等製品の輸入をしてはならない。

* 本項は、動物用再生医療等製品の輸入については、再生医療等製品の製造販売業の許可がない限り、禁止される旨を定めたものである。

3　前二項の規定は、試験研究の目的で使用するために製造又は輸入をする場合その他の農林水産省令で定める場合には、適用しない。

* 本項は、試験研究の目的であれば、再生医療等製品の製造業又は製造販売業の許可を受けなくても、動物用再生医療等製品を製造又は輸入できる旨を定めたものである。
* 「農林水産省令で定める場合」は、次のとおりである。〈H16/12/24 農林水産省令第107号・第214条第1項〉
  (ア) 試験研究の目的で使用するために再生医療等製品の製造又は輸入をする場合
  (イ) 獣医師又は飼育動物診療施設の開設者が動物の疾病の治療又は予防の目的で使用するために再生医療等製品の製造又は輸入をする場合
  (ウ) 国又は都道府県が家畜伝染病の治療又は予防に使用されることが目的とされている再生医療等製品（製造販売の承認を受けておらず、かつ、当該承認の申請がされていないものに限る。）の製造又は輸入をする場合
  (エ) 再生医療等製品の製造業者が製造し、又は販売するために原料又は材料となる再生医療等製品の輸入をする場合

  なお、(ア)の場合（輸入をした再生医療等製品を試験研究施設内においてのみ使用し、かつ、試験研究の用に供した動物を当該試験研究施設の構内において焼却する場合を除く。）又は(イ)から(エ)までに掲げる場合において、反すう動物に使用するために再生医療等製品を輸入するときは、当該再生医療等製品の製造又は輸入をする者は、次に掲げる事項を証する書類又はその写

しを有していなければならない。〈H16/12/24農林水産省令第107号・第214条第2項〉
① 当該再生医療等製品が反すう動物に由来する原料又は材料を使用していないこと
② 動物用生物由来原料基準(平成15年農林水産省告示第1091号)の第3に適合する原料又は材料を使用していること

(平二五法八四・追加)

(動物用医薬品の店舗販売業の許可の特例)
第八十三条の二の三 都道府県知事は、当該地域における薬局及び医薬品販売業の普及の状況その他の事情を勘案して特に必要があると認めるときは、第二十六条第四項の規定にかかわらず、店舗ごとに、第八十三条第一項の規定により読み替えて適用される第三十六条の八第一項の規定により農林水産大臣が指定する医薬品以外の動物用医薬品の品目を指定して店舗販売業の許可を与えることができる。

2 前項の規定により店舗販売業の許可を受けた者(次項において「動物用医薬品特例店舗販売業者」という。)に対する第二十七条並びに第三十六条の十第三項及び第四項の規定の適用については、第二十七条中「薬局医薬品(第四条第五項第二号に規定する薬局医薬品をいう。以下同じ。)」とあるのは「第八十三条の二の三第一項の規定により都道府県知事が指定した品目以外の医薬品」と、第三十六条の十第三項中「販売又は授与に従事する薬剤師又は登録販売者」とあるのは「販売又は授与に従事する者」と、同条第四項中「当該薬剤師又は登録販売者」とあるのは「当該販売又は授与に従事する者」とし、第二十八条から第二十九条の二まで、第三十六条の九、第三十六条の十第五項、第七十二条の二第一項及び第七十三条の規定は、適用しない。

3 動物用医薬品特例店舗販売業者については、第三十七条第二項の規定を準用する。
(平一八法六九・追加、平二五法一〇三・一部改正、平二五法八四(平二五法一〇三)・旧第八十三条の二の二繰下・一部改正)

(使用の禁止)
第八十三条の三 何人も、直接の容器若しくは直接の被包に第五十条(第八十三条第一項の規定により読み替えて適用される場合を含む。)に規定する事項が記載されている医薬品以外の医薬品又は直接の容器若しくは直接の被包に第六十五条の二(第八十三条第一項の規定により読み替えて適用される場合を含む。)に規定する事項が記載されている再生医療等製品以外の再生医療等製品を対象動物に使用してはならない。ただし、試験研究の目的で使用する場合その他の農林水産省令で定める場合は、この限りでない。
(平一五法七三・追加、平二五法八四・一部改正)

＊ 本条は、未承認再生医療等製品については、試験研究の目的で使用する場合等を除き、対象動物への使用を禁止する旨を定めたものである。
＊ 再生医療等製品の製造販売にあたっては、その承認を受けること、その直接の容器等に法定表示事項の記載することが義務づけられており、また、これらの義務に違反するものの販売等を禁止することにより、未承認再生医療等製品の流通を規制している。とはいえ、流通規制のみ

では、畜産農家による個人輸入等を介した未承認再生医療等製品の使用を畜産の現場から排除することは困難であり、安全性や残留性が確認されていない未承認再生医療等製品が使用されることによって、人の健康に悪影響を及ぼす畜産物が生産されるおそれがある。このような自体を未然に防ぐため、未承認再生医療等製品の食用動物への使用を禁止することとしている。

＊「第六十五条の二(略)に規定する事項が記載されている再生医療等製品以外の再生医療等製品」は、未承認再生医療等製品とよばれる。その再生医療等製品が承認を受けているか否かについて、当該容器等の記載以外で個々の使用者に判断させることは困難であることから、現に承認を受けているかどうかではなく、直接の容器等の法定記載事項(法第65条の2)の記載の有無により使用禁止の該当性を判断することとしている。

＊ 本条により対象動物への使用が禁止されるものは、動物用再生医療等製品に限らない。すべての再生医療等製品が対象となり得る。

＊「農林水産省令で定める場合」として、次のとおり定められている。〈H15/6/30農林水産省令第70号〉
　(ア) 試験研究の目的で再生医療等製品を対象動物に使用する場合
　(イ) 獣医師がその診療に係る対象動物の疾病の診断、治療又は予防の目的で再生医療等製品(その直接の容器又は直接の被包に法第65条の2(法第83条第1項の規定により読み替えて適用される場合を含む。)に規定する事項が記載されている再生医療等製品以外のもの)を当該対象動物に使用する場合
　(ウ) 対象動物の所有者又は当該対象動物を管理する所有者以外の者(鉄道、軌道、自動車、船舶又は航空機による運送業者で当該動物の運送の委託を受けた者を除く。)が、当該対象動物を診療した獣医師から交付された再生医療等製品を用法、用量その他使用及び取扱い上の必要な注意についての当該獣医師の指示に従い当該対象動物に使用する場合
　(エ) 家畜防疫員が家畜伝染病予防法第5条第1項、第6条第1項もしくは第31条第1項の規定による検査、注射もしくは投薬を行うため、又は家畜防疫官が同法第46条第1項の規定により行う同法第6条第1項もしくは第31条第1項の注射もしくは投薬もしくは第48条の規定により行う同法第5条第1項、第6条第1項もしくは第31条第1項の規定による検査、注射もしくは投薬を行うため、動物用医薬品等取締規則第213条第1項第4号もしくは第214条第1項第3号に該当する場合において国又は都道府県が製造又は輸入をした再生医療等製品を対象動物に使用するとき

(動物用医薬品及び動物用再生医療等製品の使用の規制)

第八十三条の四　農林水産大臣は、動物用医薬品又は動物用再生医療等製品であつて、適正に使用されるのでなければ対象動物の肉、乳その他の食用に供される生産物で人の健康を損なうおそれのあるものが生産されるおそれのあるものについて、薬事・食品衛生審議会の意見を聴いて、農林水産省令で、その動物用医薬品又は動物用再生医療等製品を使用することができる対象動物、対象動物に使用する場合における使用の時期その他の事項に関し使用者が遵守すべき基準を定めることができる。

　＊ 本項は、農林水産大臣は、適正に使用されるのでなければ対象動物に残留し、人の健康を損なうおそれのある肉、乳等にする動物用再生医療等製品について、その使用の基準を設けることができる旨を定めたものである。この基準は、畜水産物への残留を防止しようとするため、動物用再生医療等製品ごとに、①これを使用することのできる対象動物、②これの使用の時期、用法及び用量を定めたものである。

2　前項の規定により遵守すべき基準が定められた動物用医薬品又は動物用再生医療等製品の使用者は、当該基準に定めるところにより、当該動物用医薬品又は動物用再生医療等製品を使用しなければならない。ただし、獣医師がその診療に係る対象動物の疾病の

治療又は予防のためやむを得ないと判断した場合において、農林水産省令で定めるところにより使用するときは、この限りでない。

 ＊ 本項は、動物用再生医療等製品の使用者は、獣医師がやむを得ないと判断した場合を除き、その使用の基準(法第83条の4第1項)に従わなければならない旨を定めたものである。

 ＊ 「使用者」とあるが、これは動物用再生医療等製品の取扱い業者に限定されるものではない。すべての者が対象となる。

3　農林水産大臣は、前二項の規定による農林水産省令を制定し、又は改廃しようとするときは、厚生労働大臣の意見を聴かなければならない。

 ＊ 本項は、農林水産大臣は、①動物用再生医療等製品の使用の基準、②当該基準に従わずに動物用再生医療等製品の使用する場合の規制について、これらを制定又は改廃しようとするときは、厚生労働大臣の意見を聴かなければならない旨を定めたものである。

(昭五四法五六・追加、平一一法一六〇・一部改正、平一五法七三・旧第八十三条の二繰下・一部改正、平二五法八四・一部改正)

(その他の医薬品及び再生医療等製品の使用の規制)

第八十三条の五　農林水産大臣は、対象動物に使用される蓋然性が高いと認められる医薬品(動物用医薬品を除く。)又は再生医療等製品(動物用再生医療等製品を除く。)であつて、適正に使用されるのでなければ対象動物の肉、乳その他の食用に供される生産物で人の健康を損なうおそれのあるものが生産されるおそれのあるものについて、薬事・食品衛生審議会の意見を聴いて、農林水産省令で、その医薬品又は再生医療等製品を使用することができる対象動物、対象動物に使用する場合における使用の時期その他の事項に関し使用者が遵守すべき基準を定めることができる。

 ＊ 本項は、農林水産大臣は、適正に使用されるのでなければ対象動物に残留し、人の健康を損なうおそれのある肉、乳等にする動物用再生医療等製品以外の再生医療等製品について、その使用の基準を設けることができる旨を定めたものである。法第83条の4は、動物用再生医療等製品の使用の規制について定めたものであり、動物用再生医療等製品以外の再生医療等製品については規制の対象としていない。そこで、対象動物に使用される蓋然性が高いと認められる再生医療等製品についても使用の規制の対象とするために設けられている。

2　前項の基準については、前条第二項及び第三項の規定を準用する。この場合において、同条第二項中「動物用医薬品又は動物用再生医療等製品」とあるのは「医薬品又は再生医療等製品」と、同条第三項中「前二項」とあるのは「第八十三条の五第一項及び同条第二項において準用する第八十三条の四第二項」と読み替えるものとする。

 ＊ 本項は、対象動物に使用される蓋然性が高いと認められる再生医療等製品の使用の規制に関しては、動物用再生医療等製品に関する規定を準用する旨を定めたものである。

(平一五法七三・追加、平二五法八四・一部改正)

第十七章　罰則
（平二五法八四・旧第十一章繰下）

第八十三条の六　基準適合性認証の業務に従事する登録認証機関の役員又は職員が、その職務に関し、賄賂を収受し、要求し、又は約束したときは、五年以下の懲役に処する。これによつて不正の行為をし、又は相当の行為をしなかつたときは、七年以下の懲役に処する。

2　基準適合性認証の業務に従事する登録認証機関の役員又は職員になろうとする者が、就任後担当すべき職務に関し、請託を受けて賄賂を収受し、要求し、又は約束したときは、役員又は職員になつた場合において、五年以下の懲役に処する。

3　基準適合性認証の業務に従事する登録認証機関の役員又は職員であつた者が、その在職中に請託を受けて、職務上不正の行為をしたこと又は相当の行為をしなかつたことに関し、賄賂を収受し、要求し、又は約束したときは、五年以下の懲役に処する。

4　前三項の場合において、犯人が収受した賄賂は、没収する。その全部又は一部を没収することができないときは、その価額を追徴する。
（平一四法九六（平一五法一〇二）・追加）

第八十三条の七　前条第一項から第三項までに規定する賄賂を供与し、又はその申込み若しくは約束をした者は、三年以下の懲役又は二百五十万円以下の罰金に処する。

2　前項の罪を犯した者が自首したときは、その刑を減軽し、又は免除することができる。
（平一四法九六（平一五法一〇二）・追加）

第八十三条の八　第八十三条の六の罪は、刑法（明治四十年法律第四十五号）第四条の例に従う。
（平一四法九六（平一五法一〇二）・追加）

第八十三条の九　第七十六条の四の規定に違反して、業として、指定薬物を製造し、輸入し、販売し、若しくは授与した者又は指定薬物を所持した者（販売又は授与の目的で貯蔵し、又は陳列した者に限る。）は、五年以下の懲役若しくは五百万円以下の罰金に処し、又はこれを併科する。
（平一八法六九・追加、平二五法一〇三・一部改正）

第八十四条　次の各号のいずれかに該当する者は、三年以下の懲役若しくは三百万円以下の罰金に処し、又はこれを併科する。
一　第四条第一項の規定に違反した者
二　第十二条第一項の規定に違反した者

三　第十四条第一項又は第九項の規定に違反した者

四　第二十三条の二第一項の規定に違反した者

五　第二十三条の二の五第一項又は第十一項の規定に違反した者

六　第二十三条の二の二十三第一項又は第六項の規定に違反した者

七　第二十三条の二十第一項の規定に違反した者
　　＊　本号は、再生医療等製品の製造販売業の許可を受けずに、再生医療等製品の製造販売をした者をさす。

八　第二十三条の二十五第一項又は第九項の規定に違反した者
　　＊　本号は、再生医療等製品の製造販売の承認（一変承認を含む。）を受けずに、再生医療等製品の製造販売をした者をさす。

九　第二十四条第一項の規定に違反した者

十　第二十七条の規定に違反した者

十一　第三十一条の規定に違反した者

十二　第三十九条第一項の規定に違反した者

十三　第四十条の二第一項又は第五項の規定に違反した者

十四　第四十条の五第一項の規定に違反した者
　　＊　本号は、再生医療等製品の販売業の許可を受けずに、再生医療等製品の販売等をした者をさす。

十五　第四十三条第一項又は第二項の規定に違反した者
　　＊　本号は、国家検定再生医療等製品について、検定を受けずに、又は、合格していないものを販売等をした者をさす。

十六　第四十四条第三項の規定に違反した者

十七　第四十九条第一項の規定に違反した者

十八　第五十五条第二項（第六十条、第六十二条、第六十四条及び第六十五条の五において準用する場合を含む。）の規定に違反した者
　　＊　本号は、模造に係る再生医療等製品又は無承認無許可再生医療等製品の販売、授与等をした者をさす。

十九　第五十六条（第六十条及び第六十二条において準用する場合を含む。）の規定に違反した者

二十　第五十七条第二項（第六十条、第六十二条及び第六十五条の五において準用する場合を含む。）の規定に違反した者
　　＊　本号は、同封物又は容器等が不良な再生医療等製品の販売、製造等をした者をさす。

二十一　第六十五条の規定に違反した者

二十二　第六十五条の六の規定に違反した者
　　＊　本号は、不良再生医療等製品の販売、製造等をした者をさす。

二十三　第六十八条の二十の規定に違反した者

二十四　第六十九条の三の規定による命令に違反した者
　　＊　本号は、緊急命令に違反した者をさす。

二十五　第七十条第一項若しくは第七十六条の七第一項の規定による命令に違反し、又は第七十条第二項若しくは第七十六条の七第二項の規定による廃棄その他の処分を拒み、妨げ、若しくは忌避した者
　　＊　本号は、不良・不正な再生医療等製品の廃棄等の命令に違反し、又は廃棄等の処分を拒み、妨げ、忌避した者た者をさす。

二十六　第七十六条の四の規定に違反した者（前条に該当する者を除く。）

二十七　第八十三条の二第一項若しくは第二項、第八十三条の二の二第一項若しくは第二項、第八十三条の三又は第八十三条の四第二項（第八十三条の五第二項において準用する場合を含む。）の規定に違反した者
　　＊　本号は、再生医療等製品の製造業の許可を受けずに動物用再生医療等製品の製造をした者、再生医療等製品の製造販売業の許可を受けずに動物用再生医療等製品の輸入をした者、未承認再生医療等製品を対象動物に使用した者、使用基準に従わずに動物用再生医療等製品（対象動物に使用される蓋然性が高い再生医療等製品を含む。）を使用した者をさす。

（昭五四法五六・平五法二七・平六法五〇・平一五法七三・平一四法九六（平一五法七三・平一四法一九二（平一五法七三））・平一八法六九・平二五法八四・一部改正）

第八十五条　次の各号のいずれかに該当する者は、二年以下の懲役若しくは二百万円以下の罰金に処し、又はこれを併科する。
一　第三十七条第一項の規定に違反した者
二　第四十七条の規定に違反した者
三　第五十五条第一項（第六十条、第六十二条、第六十四条、第六十五条の五及び第六十八条の十九において準用する場合を含む。）の規定に違反した者
　　＊　本号は、不正表示再生医療等製品の販売、授与等をした者をさす。
四　第六十六条第一項又は第三項の規定に違反した者
　　＊　本号は、再生医療等製品の誇大広告等をした者をさす。
五　第六十八条の規定に違反した者
　　＊　本号は、承認前の再生医療等製品の広告をした者をさす。
六　第七十二条の五第一項の規定による命令に違反した者
　　＊　本号は、承認前の再生医療等製品の広告行為の中止命令に違反した者をさす。
七　第七十五条第一項又は第三項の規定による業務の停止命令に違反した者
　　＊　本号は、再生医療等製品の製造販売業者又は製造業者の業務の停止命令に違反した者をさす。
八　第七十五条の二第一項の規定による業務の停止命令に違反した者
九　第七十六条の五の規定に違反した者

十　第七十六条の七の二第一項の規定による命令に違反した者

(昭五四法五六・平五法二七・平一四法九六・平一八法六九・平二五法八四・平二六法一二二・一部改正)

第八十六条　次の各号のいずれかに該当する者は、一年以下の懲役若しくは百万円以下の罰金に処し、又はこれを併科する。
　一　第七条第一項若しくは第二項、第二十八条第一項若しくは第二項、第三十一条の二又は第三十五条第一項若しくは第二項の規定に違反した者
　二　第十三条第一項又は第六項の規定に違反した者
　三　第十七条第一項、第三項又は第五項の規定に違反した者
　四　第二十三条の二の三第一項の規定に違反した者
　五　第二十三条の二の十四第一項、第三項(第四十条の三において準用する場合を含む。)又は第五項の規定に違反した者
　六　第二十三条の二十二第一項又は第六項の規定に違反した者
　　＊　本号は、再生医療等製品の製造業の許可(許可区分の変更又は追加の許可を含む。)を受けずに、再生医療等製品の製造をした者をさす。
　七　第二十三条の三十四第一項又は第三項の規定に違反した者
　　＊　本号は、再生医療等製品総括製造販売責任者又は再生医療等製品製造管理者の設置の義務に違反した者をさす。
　八　第三十九条の二第一項の規定に違反した者
　九　第四十条の六第一項の規定に違反した者
　　＊　本号は、再生医療等製品営業所管理者の設置の義務に違反した者をさす。
　十　第四十五条の規定に違反した者
　十一　第四十六条第一項又は第四項の規定に違反した者
　十二　第四十八条第一項又は第二項の規定に違反した者
　十三　第四十九条第二項の規定に違反して、同項に規定する事項を記載せず、若しくは虚偽の記載をし、又は同条第三項の規定に違反した者
　十四　毒薬又は劇薬に関し第五十八条の規定に違反した者
　十五　第六十七条の規定に基づく厚生労働省令の定める制限その他の措置に違反した者
　　＊　本号は、特殊疾病に使用される再生医療等製品の広告制限の措置に違反した者をさす。
　十六　第六十八条の十六第一項の規定に違反した者
　十七　第七十二条第一項又は第二項の規定による業務の停止命令に違反した者
　　＊　本号は、再生医療等製品の品質管理・製造販売後安全管理の方法、その製造所における製造管理・品質管理の方法の改善を行うまでの業務の停止命令に違反した者をさす。
　十八　第七十二条第三項又は第四項の規定に基づく施設の使用禁止の処分に違反した者
　　＊　本号は、再生医療等製品の製造所又は営業所の構造設備の改善を行うまでの施設の使用禁止

十九　第七十二条の四第一項又は第二項の規定による命令に違反した者
　　＊本号は、再生医療等製品の製造販売業者、製造業者、販売業者の業務の改善に必要な措置の実施命令、業許可・承認条件の違反の是正命令に違反した者をさす。

二十　第七十三条の規定による命令に違反した者
　　＊本号は、再生医療等製品総括製造販売責任者、再生医療等製品製造管理者又は再生医療等製品営業所管理者の変更命令に違反した者をさす。

二十一　第七十四条の規定による命令に違反した者

二十二　第七十四条の二第二項又は第三項の規定による命令に違反した者
　　＊本号は、再生医療等製品の承認事項の一部の変更命令に違反した者をさす。

二十三　第七十六条の六第二項の規定による命令に違反した者

二十四　第七十六条の七の二第二項の規定による命令に違反した者

二十五　第八十条の八第一項の規定に違反した者
　　＊本号は、登録事項の変更の登録を受けずに、原薬等登録原簿の登録事項の変更をした者をさす。

2　この法律に基づいて得た他人の業務上の秘密を自己の利益のために使用し、又は正当な理由なく、権限を有する職員以外の者に漏らした者は、一年以下の懲役又は百万円以下の罰金に処する。

（昭五四法五六・平五法二七・平一一法八七・平一二法一二六・平一五法七三・平一四法九六（平一四法一九二・平一五法七三）・平一八法六九・平一八法八四・平二五法八四・平二六法一二二・一部改正）

第八十六条の二　第二十三条の十六第二項の規定による業務の停止の命令に違反したときは、その違反行為をした登録認証機関の役員又は職員は、一年以下の懲役又は百万円以下の罰金に処する。

（平一四法九六（平一四法一九二・平一五法一〇二）・追加）

第八十六条の三　次の各号のいずれかに該当する者は、六月以下の懲役又は三十万円以下の罰金に処する。

一　第十四条の四第七項（第十九条の四において準用する場合を含む。）の規定に違反した者

二　第十四条の六第六項（第十九条の四において準用する場合を含む。）の規定に違反した者

三　第二十三条の二の九第七項（第二十三条の二の十九において準用する場合を含む。）の規定に違反した者

四　第二十三条の二十九第七項（第二十三条の三十九において準用する場合を含む。）の

　　　　規定に違反した者
　　　　　＊　本号は、新再生医療等製品等の再審査に携わり、その職務上知り得た秘密を漏らした者をさす。

　　五　第二十三条の三十一第六項（第二十三条の三十九において準用する場合を含む。）の規定に違反した者
　　　　　＊　本号は、再生医療等製品の再評価に携わり、その職務上知り得た秘密を漏らした者をさす。

　　六　第六十八条の五第五項の規定に違反した者
　　七　第六十八条の七第七項の規定に違反した者
　　　　　＊　本号は、指定再生医療等製品の記録等の事務に携わり、その職務上知り得た秘密を漏らした者をさす。

　　八　第六十八条の二十二第七項の規定に違反した者
　　九　第八十条の二第十項の規定に違反した者
　　　　　＊　本号は、加工細胞等の治験に携わり、その職務上知り得た秘密を漏らした者をさす。

２　前項各号の罪は、告訴がなければ公訴を提起することができない。
　（平一四法九六（平一四法一九二）・追加、平二五法八四・一部改正）

第八十七条　次の各号のいずれかに該当する者は、五十万円以下の罰金に処する。
　　一　第十条第一項（第三十八条、第四十条第一項及び第二項並びに第四十条の七第一項において準用する場合を含む。）又は第二項（第三十八条第一項において準用する場合を含む。）の規定に違反した者
　　二　第十四条第十項の規定に違反した者
　　三　第十四条の九第一項又は第二項の規定に違反した者
　　四　第十九条第一項又は第二項の規定に違反した者
　　五　第二十三条の二の五第十二項の規定に違反した者
　　六　第二十三条の二の十二第一項又は第二項の規定に違反した者
　　七　第二十三条の二の十六第一項又は第二項（第四十条の三において準用する場合を含む。）の規定に違反した者
　　八　第二十三条の二の二十三第七項の規定に違反した者
　　九　第二十三条の二十五第十項の規定に違反した者
　　　　　＊　本号は、再生医療等製品の承認の軽微な変更の届出をしなかった者をさす。

　　十　第二十三条の三十六第一項又は第二項の規定に違反した者
　　　　　＊　本号は、再生医療等製品の製造販売業者、製造業者又は外国製造業者の休廃止等の届出をしなかった者をさす。

　　十一　第三十三条第一項の規定に違反した者
　　十二　第三十九条の三第一項の規定に違反した者
　　十三　第六十九条第一項から第四項まで若しくは第七十六条の八第一項の規定による報

告をせず、若しくは虚偽の報告をし、第六十九条第一項から第四項まで若しくは第七十六条の八第一項の規定による立入検査(第六十九条の二第一項及び第二項の規定により機構が行うものを含む。)若しくは第六十九条第四項若しくは第七十六条の八第一項の規定による収去(第六十九条の二第一項及び第二項の規定により機構が行うものを含む。)を拒み、妨げ、若しくは忌避し、又は第六十九条第一項から第四項まで若しくは第七十六条の八第一項の規定による質問(第六十九条の二第一項及び第二項の規定により機構が行うものを含む。)に対して、正当な理由なしに答弁せず、若しくは虚偽の答弁をした者

　　＊　本号は、求められた報告をせず、虚偽の報告をし、立入検査・収去を拒み、妨げ、忌避し、又は質問に対して、正当な理由なしに答弁せず、虚偽の答弁をした者をさす。

　十四　第七十一条の規定による命令に違反した者
　　＊　本号は、製造販売する再生医療等製品の検査命令に違反した者をさす。

　十五　第七十六条の六第一項の規定による命令に違反した者
　十六　第八十条の二第一項、第二項、第三項前段又は第五項の規定に違反した者
　　＊　本号は、治験の準備の基準に従わなかった者、治験計画の事前の届出をしなかった者、制限期間内に治験を依頼し治験を実施した者、治験の管理の基準に従わなかった者をさす。

　十七　第八十条の八第二項の規定に違反した者
　　＊　本号は、登録事項の軽微な変更の届出をせずに、原薬等登録原簿の登録事項の軽微な変更をした者をさす。

(昭五四法五六・平五法二七・平六法五〇・平七法九一・平八法一〇四・平一一法八七・平一四法一九二・平一四法九六(平一四法一九二)・平一八法六九・平二三法一〇五・平二五法一七・平二五法八四(平二五法一〇三)・平二五法一〇三・一部改正)

第八十八条　次の各号のいずれかに該当する者は、三十万円以下の罰金に処する。
　一　第六条の規定に違反した者
　二　第二十三条の二の六第三項の規定に違反した者
　三　第二十三条の二の二十四第三項の規定に違反した者
　　＊　本号は、再生医療等製品の外国製造業者の認定に関する規定に違反した者をさす。

　四　第三十二条の規定に違反した者
(昭五四法五六・平五法二七・平一四法九六・平二五法八四・一部改正)

第八十九条　次の各号のいずれかに該当するときは、その違反行為をした登録認証機関の役員又は職員は、三十万円以下の罰金に処する。
　一　第二十三条の五の規定による報告をせず、又は虚偽の報告をしたとき。
　二　第二十三条の十一の規定に違反して帳簿を備えず、帳簿に記載せず、若しくは帳簿

に虚偽の記載をし、又は帳簿を保存しなかつたとき。
　三　第二十三条の十五第一項の規定による届出をしないで基準適合性認証の業務の全部を廃止したとき。
　四　第六十九条第五項の規定による報告をせず、若しくは虚偽の報告をし、同項の規定による立入検査を拒み、妨げ、若しくは忌避し、又は同項の規定による質問に対して、正当な理由なしに答弁せず、若しくは虚偽の答弁をしたとき。
　（平一四法九六（平一四法一九二・平一五法一〇二）・追加、平二三法一〇五・平二五法八四・一部改正）

第九十条　法人の代表者又は法人若しくは人の代理人、使用人その他の従業者が、その法人又は人の業務に関して、次の各号に掲げる規定の違反行為をしたときは、行為者を罰するほか、その法人に対して当該各号に定める罰金刑を、その人に対して各本条の罰金刑を科する。
　一　第八十三条の九又は第八十四条（第三号、第五号、第六号、第八号、第十三号、第十五号、第十八号、第十九号、第二十一号から第二十五号（第七十条第二項及び第七十六条の七第二項の規定に係る部分を除く。）までに係る部分に限る。）　一億円以下の罰金刑
　二　第八十四条（第三号、第五号、第六号、第八号、第十三号、第十五号、第十八号、第十九号、第二十一号から第二十五号（第七十条第二項及び第七十六条の七第二項の規定に係る部分を除く。）までに係る部分を除く。）、第八十五条、第八十六条第一項、第八十六条の三第一項、第八十七条又は第八十八条　各本条の罰金刑
　（平六法五〇・一部改正、平一四法九六（平一四法一九二）・旧第八十九条繰下・一部改正、平一八法六九・平二五法八四・一部改正）

第九十一条　第二十三条の十七第一項の規定に違反して財務諸表等を備えて置かず、財務諸表等に記載すべき事項を記載せず、若しくは虚偽の記載をし、又は正当な理由がないのに同条第二項各号の規定による請求を拒んだ者は、二十万円以下の過料に処する。
　（平一四法九六（平一五法一〇二）・追加）

附則　略

ヒトES細胞の樹立手続

ヒトES細胞の樹立手続

　ヒトES細胞の樹立手続は、平成26年文部科学省・厚生労働省告示第2号「ヒトES細胞の樹立に関する指針」（樹立指針）において定められている。

○ヒトES細胞の樹立に関する指針

平成二十六年十一月二十五日
文部科学省・厚生労働省告示第二号

第一章　総則

（目的）

第一条　この指針は、ヒトES細胞が、医学及び生物学の発展に大きく貢献する可能性がある一方で、人の生命の萌芽であるヒト胚を使用すること、ヒトES細胞が、ヒト胚を滅失して樹立されほうたものであり、また、全ての細胞に分化する可能性があること等の生命倫理上の問題を有することに鑑み、ヒトES細胞の取扱いにおいて、人の尊厳を侵すことのないよう、生命倫理上の観点から遵守すべき基本的な事項を定め、もってその適正な実施の確保を図ることを目的とする。

　＊「ヒト胚の取扱いに関する基本的考え方」（平成16年7月23日総合科学技術会議）において、「人」へと成長し得る「人の生命の萌芽」であるヒト受精胚は、「人の尊厳」という社会の基本的価値を維持するために、特に尊重しなければならないとされている。また、「人クローン胚」についても、母胎内に移植すれば人になり得る可能性を有しており、「人の生命の萌芽」としてヒト受精胚と倫理的に同様に位置付けることを基本方針としている。ヒトES細胞は、これら「人の生命の萌芽」たるヒト胚を滅失して樹立されるものであり、また、全ての細胞に分化する可能性がある、半永久的に増殖させることができるといった生命倫理上の問題を有するものである。本指針は、これらを踏まえ、ヒトES細胞の取扱いにおいて、生命倫理上の観点から遵守すべき基本的な事項を定めている。なお、ヒトES細胞を医療（臨床研究及び治験を含む。）の用に供する場合においては、本指針に定める事項のほか、別途、再生医療法又は薬機法の規定を遵守する必要がある。〈ヒトES細胞の樹立に関する指針のガイダンス通知。以下、本指針において同じ。〉

（定義）

第二条　この指針において、次の各号に掲げる用語の意義は、それぞれ当該各号に定めるところによる。

　一　胚　ヒトに関するクローン技術等の規制に関する法律（平成十二年法律第百四十六号。以下「法」という。）第二条第一項第一号に規定する胚をいう。

　＊「胚」という語は、哺乳綱以外の動植物に対しても用いられるが、本指針はヒトES細胞に関するものであり、ヒト又は哺乳綱に属する動物を想定して作成されたクローン技術規制法の

定義を用いる。「胚」とは、一の細胞(生殖細胞を除く。)又は細胞群であって、そのまま人又は動物の胎内において発生の過程を経ることにより一の個体に成長する可能性のあるもののうち、胎盤の形成を開始する前のものをいう。〈クローン技術規制法第2条第1項第1号〉

二　ヒト胚　ヒトの胚(ヒトとしての遺伝情報を有する胚を含む。)をいう。
　＊「ヒトとしての遺伝情報」とは、核DNAの遺伝情報をさし、ミトコンドリアDNAの遺伝情報は含まない。

三　ヒト受精胚　法第二条第一項第六号に規定するヒト受精胚をいう。
　＊「ヒト受精胚」とは、ヒトの精子とヒトの未受精卵との受精により生ずる胚(当該胚が1回以上分割されることにより生ずるそれぞれの胚であって、ヒト胚分割胚でないものを含む。)をいう。〈クローン技術規制法第2条第1項第6号〉

四　人クローン胚　法第二条第一項第十号に規定する人クローン胚をいう。
　＊「人クローン胚」とは、ヒトの体細胞であって核を有するものがヒト除核卵と融合することにより生ずる胚(当該胚が1回以上分割されることにより順次生ずるそれぞれの胚を含む。)をいう。〈クローン技術規制法第2条第1項第10号〉

五　ヒトES細胞　ヒト胚から採取された細胞又は当該細胞の分裂により生ずる細胞であって、胚でないもののうち、多能性(内胚葉、中胚葉及び外胚葉の細胞に分化する性質をいう。)を有し、かつ、自己複製能力を維持しているもの又はそれに類する能力を有することが推定されるものをいう。
　＊　ヒトES細胞(EmbryonicStemCell;胚性幹細胞)は、現時点では、それ自体が個体になることはないとされているものの、生体を構成するあらゆる種類の細胞に分化する可能性があること、また、半永久的に増殖する能力があることを大きな特徴としていることから、このように定義されている。哺乳綱においては、ES細胞は発生初期の胚(胚盤胞)から樹立される。胚盤胞は、一層の細胞層からなる外側の部分とその内側にあるいくつかの細胞の塊からなる。外部(栄養外胚葉)は将来胎盤となる部分であり、内部(内部細胞塊)は将来胎児となる部分である。ES細胞はこの将来胎児となる内部細胞塊から作成されるものであるため、生体を構成するあらゆる種類の細胞に分化し得る能力(多能性)を有すると考えられる。一般に生体を構成する全ての種類の細胞に分化できる能力を全能性又は多能性と言うが、全能性という語はそれ自体が個体へと発生し得る場合に使い、個体発生まで至らない場合に多能性という語を使うことが多い。ES細胞の場合は、それだけでは個体発生までには至らないため、「多能性を有し」としている。

六　分化細胞　ヒトES細胞が分化することにより、その性質を有しなくなった細胞をいう。
　＊「その性質」とは、多能性及び自己複製能力又はそれに類する能力をいう。

七　生殖細胞　始原生殖細胞から精子又は卵子に至るまでの細胞をいう。
　＊「始原生殖細胞」とは、将来、精子や卵子に分化する細胞をいう。

八　樹立　特定の性質を有する細胞を作成することをいう。

九　第一種樹立　ヒト受精胚を用いてヒトES細胞を樹立すること(次号に掲げるものを除く。)をいう。

十　第二種樹立　人クローン胚を作成し、当該人クローン胚を用いてヒトES細胞を樹立

することをいう。

十一　樹立機関　ヒトES細胞を樹立する機関をいう。

十二　第一種樹立機関　樹立機関のうち、第一種樹立を行うものをいう。

十三　第二種樹立機関　樹立機関のうち、第二種樹立を行うものをいう。

十四　第一種提供医療機関　第一種樹立の用に供されるヒト受精胚の提供を受け、これを第一種樹立機関に移送する医療機関をいう。

十五　第二種提供医療機関　第二種樹立の用に供される人クローン胚を作成するために必要なヒトの未受精卵又はヒト受精胚(以下「未受精卵等」という。)の提供を受け、これを第二種樹立機関に移送する医療機関をいう。

十六　体細胞提供機関　第二種樹立の用に供される人クローン胚を作成するために必要なヒトの体細胞(以下単に「体細胞」という。)の提供を受け、これを第二種樹立機関に移送する機関をいう。

十七　分配機関　ヒトES細胞(基礎的研究の用に供するものに限る。)を使用する第三者に分配することを目的として樹立機関から寄託されたヒトES細胞の分配をし、及び維持管理をする機関をいう。

　　＊　医療(臨床研究及び治験を含む。)の用に供するヒトES細胞については、分配機関ではなく、平成26年文部科学省告示第174号「ヒトES細胞の分配及び使用に関する指針」(ES分配使用指針)に基づき、使用機関を通して臨床利用機関に分配される。

十八　使用機関　ヒトES細胞を使用して基礎的研究を行う機関(海外使用機関を除く。)をいう。

　　＊　「使用」とは、基礎的研究を行うことをいう。

十九　臨床利用機関　法令に基づき、医療(臨床研究及び治験を含む。)に用いることを目的としたヒトES細胞の使用のための手続を経てヒトES細胞を使用する機関をいう。ただし、ヒトES細胞を使用して基礎的研究を行う場合を除く。

　　＊　「法令」とは、再生医療法及び薬機法並びにこれらに基づく政省令及び告示をさす。
　　＊　「臨床利用機関」として、具体的には、再生医療法の規定に基づいて、特定細胞培養加工物の製造の許可もしくは届出を経てヒトES細胞を取り扱う機関、再生医療等提供計画を提出してヒトES細胞を用いる再生医療等を提供する機関、薬機法の規定に基づいて、治験計画届を提出してヒトES細胞を用いた治験を実施する治験依頼者及び治験実施医療機関等が該当する。なお、実際には、臨床利用機関が使用機関と同一の機関の場合もあり得るが、ヒトES細胞を使用して基礎的研究を行う段階においては、本指針上、使用機関として扱われる。

(適用の範囲)

第三条　この指針は、ヒトES細胞の樹立及び分配(樹立機関が行うものに限る。)について適用する。

　　＊　本指針でいう「分配」は、樹立機関が行うものに限られる。本指針第2条第17号に規定する分配機関や、同条第18号に規定する使用機関が行うヒトES細胞の分配については、ES分配使用指針において規定している。

(ヒト胚及びヒトES細胞に対する配慮)

第四条　ヒト胚及びヒトES細胞を取り扱う者は、ヒト胚が人の生命の萌芽であること並びにヒトES細胞がヒト胚を滅失させて樹立されたものであること及び全ての細胞に分化する可能性があることに配慮し、人の尊厳を侵すことのないよう、誠実かつ慎重にヒト胚及びヒトES細胞の取扱いを行うものとする。

　　＊　ヒト胚は、「人」そのものではないとしても、「人」へと成長し得る「人の生命の萌芽」として位置付けられるべきものであり、「人の尊厳」という社会の基本的価値の維持のために、特に尊重されるべき存在である。さらに、ヒトES細胞は、生殖細胞にも分化する多能性を有しており、新たな人個体の産生に関与し得るものである。これらを踏まえ、ヒト胚及びヒト胚を滅失して樹立されたヒトES細胞については、本指針の規定に基づくとともに、本指針に規定されないことについても、「誠実かつ慎重に」取り扱うことが求められる。

(ヒト胚の無償提供)

第五条　ヒトES細胞の樹立の用に供されるヒト胚は、必要な経費を除き、無償で提供されるものとする。

　　＊　人の生命の萌芽たるヒト胚の提供により利益を得ることは、倫理的に適当ではない。このため、①ヒト胚の提供に関するインフォームド・コンセントに係る説明を行うに際しての提供者の交通費、②提供が同意されてからのヒト胚の凍結保存に係る費用、③提供医療機関から樹立機関へのヒト胚の輸送料等の現に必要な実費を除き、ヒトES細胞の樹立の用に供されるヒト胚の提供の対価は、無償でなければならない。なお、生殖補助医療に要した経費(提供が同意されるまでのヒト胚の凍結保存に係る費用を含む。)は、「必要な経費」には含まれない。

第二章　ヒトES細胞の樹立等

第一節　樹立の要件等

（ヒトES細胞の樹立の要件）

第六条　ヒトES細胞の第一種樹立は、次に掲げる要件を満たす場合に限り、行うことができるものとする。

一　法令又は国の指針に適合するよう、次のいずれかに該当するヒトES細胞の使用の方針が示されていること。

　　＊「法令」とは、再生医療法及び薬機法並びにこれらに基づく政省令をいう。このため、「再生医療等」を目的とする場合にあっては、生殖補助医療を目的としてヒトES細胞を樹立することはできない。
　　＊「国の指針」とは、イにいうES分配使用指針（①ヒトの発生、分化及び再生機能の解明、②新しい診断法、予防法もしくは治療法の開発又は医薬品等の開発のいずれかに資する基礎的研究を行うものであること）をいう。
　　＊「いずれか」とあるが、これは、イとロの両方を使用の方針とするヒトES細胞の樹立を妨げるものではない。

　イ　ヒトES細胞の分配及び使用に関する指針（平成二十六年文部科学省告示第百七十四号。以下「ES分配使用指針」という。）第二十一条第一項第一号に規定する使用の要件を満たしたヒトES細胞の使用の方針
　ロ　医療（臨床研究及び治験を含む。）を目的としたヒトES細胞の使用の方針

二　新たにヒトES細胞を樹立することが、前号に定める使用の方針に照らして科学的合理性及び必要性を有すること。

　　＊人の生命の萌芽であるヒト胚の滅失は、必要最小限にとどめるべきである。このため、前号に基づき示された使用の方針に沿って必要となるヒトES細胞が既に樹立されており、その供給体制が十分であるなど、新たな樹立が科学的合理性及び必要性を有しないと判断される場合は、樹立は認められない。

2　ヒトES細胞の第二種樹立は、次に掲げる要件を満たす場合に限り、行うことができるものとする。

一　ES分配使用指針第二十一条第二項第一号に規定する使用の要件を満たしたヒトES細胞の使用の方針が示されていること。

二　新たにヒトES細胞を樹立することが、前号に定める使用の方針に照らして科学的合理性及び必要性を有すること。

（樹立の用に供されるヒト胚に関する要件）

第七条　第一種樹立の用に供されるヒト受精胚は、次に掲げる要件を満たすものとする。

一　生殖補助医療に用いる目的で作成されたヒト受精胚であって、当該目的に用いる予定がないもののうち、提供する者による当該ヒト受精胚を滅失させることについての意思が確認されているものであること。

> ＊ 当初からヒト ES 細胞の樹立に用いる目的でヒト受精胚を作成することは、人間の道具化・手段化を防ぐ等の観点から認められない。このことを徹底するため、ヒト ES 細胞の樹立の用に供するためのヒト受精胚の提供依頼は、当該ヒト受精胚を生殖補助医療に用いず、滅失させるという意思決定が提供者によってなされた後に行う。

二 ヒト ES 細胞の樹立の用に供されることについて、適切なインフォームド・コンセントを受けたものであること。

> ＊「適切なインフォームド・コンセント」とは、本指針第 24 条及び第 25 条に従って行われたものであり、「適切なインフォームド・コンセント」であったかどうかについては、第 26 条に基づき確認されることになる。

三 凍結保存されているものであること。

> ＊ インフォームド・コンセントの手続が適切に行われるよう、十分な時間(提供の意思決定のための時間や同意の撤回機会の確保のための時間)を確保する必要がある。その間に発生が進んでしまわないよう、樹立の用に供されるヒト受精胚は、凍結保存されているものに限ることとしている。

四 受精後十四日以内(凍結保存されている期間を除く。)のものであること。

> ＊「十四日以内」とあるが、これは、ヒトの初期発生において、おおよそこの時期までに原始線条(初期胚の発生の過程で現れる細かい溝のことで将来背骨になる。)が出現し、内胚葉、中胚葉及び外胚葉の三胚葉が分かれ、身体の各器官の形成(各細胞・組織への分化)が始まるためである。この趣旨を踏まえ、仮に受精後 14 日以内のものであっても、原始線条が出現しているものは、樹立に用いてはならない。

2 第一種提供医療機関によるヒト受精胚の第一種樹立機関への提供は、ヒト ES 細胞の樹立に必要不可欠な数に限るものとする。

> ＊ 本項は、樹立に伴い、人の生命の萌芽であるヒト受精胚の滅失を必要最小限とするために設けられた要件である。

3 第一種樹立機関は、提供されたヒト受精胚を遅滞なくヒト ES 細胞の樹立の用に供するものとする。

> ＊ 本項は、提供されたヒト受精胚がヒト ES 細胞の樹立に用いられない状態が続くことは、「樹立に用いるヒト胚は必要最小限に限る」という基本方針にも、善意でヒト受精胚をご提供いただいた提供者の意思にも反するため、設けられた要件である。

4 第二種樹立の用に供される人クローン胚は、特定胚の取扱いに関する指針(平成二十一年文部科学省告示第八十三号。以下「特定胚指針」という。)に基づいて作成されたものに限るものとする。

(樹立機関内のヒト胚等の取扱い)

第八条 樹立機関におけるヒト胚及び未受精卵の取扱いは、医師又は医師の指導により適切に行われるものとする。

> ＊ 本条は、ヒト胚及び未受精卵は、将来、人となり得る存在であることに配慮し、人に対するものと同等の倫理的、技術的取扱いを確保するために設けられた要件である。

第二節　樹立等の体制

（樹立機関の基準）

第九条　樹立機関は、次に掲げる要件を満たすものとする。

＊ 本条は、人の生命の萌芽であるヒト胚を滅失して行われるヒトES細胞の樹立、維持管理及び分配が、適正かつ継続的に実施されるよう、満たすべき要件を定めたものである。

一　ヒトES細胞の樹立、維持管理及び分配をするに足りる十分な施設、人員、財政的基礎及び技術的能力を有すること。

＊「施設」とは、ヒトES細胞の樹立及び維持管理等に必要な専用の構造設備を有し、衛生管理や施錠等の安全管理が厳重に行える体制を有していることをいう。

＊「人員」とは、医師又は医師の指導に基づきヒト胚等の取扱いを適切に行うことができる者、ヒトES細胞に関する倫理的な識見並びに動物胚を用いたES細胞の樹立の経験その他のヒトES細胞の樹立に関する十分な専門的知識及び技術的能力を有する者など、必要な人員を配置していることをいう。

＊「財政的基礎」とは、施設、人員等を安定的に維持しつつ、ヒトES細胞の樹立、維持管理及び分配を継続的に実施するために十分な財政的基礎を備えていることをいう。

＊ 再生医療法に定める再生医療等に使用することを目的としたヒトES細胞を取り扱う場合は、あらかじめ特定細胞培養加工物の製造の許可（同法第35条）又は届出（同法第40条）の手続（構造設備要件を含む。）が必要となる。

二　ヒトES細胞の樹立、維持管理及び分配について遵守すべき技術的及び倫理的な事項に関する規則が定められていること。

＊「規則」には、本指針第10条に定める樹立機関の業務、第11条に定める樹立機関の長が行う業務、第12条に定める樹立責任者が行う業務の詳細のほか、ヒトES細胞の樹立、維持管理及び分配に携わる研究者等が遵守すべき技術的及び倫理的な事項について定められている必要がある。

三　倫理審査委員会が設置されていること。

＊「倫理審査委員会」とは、本指針第13条に規定するものをいう。

四　ヒトES細胞の樹立、維持管理及び分配に関する技術的能力及び倫理的な識見を向上させるために必要な教育及び研修（以下「教育研修」という。）を実施するための計画（以下「教育研修計画」という。）が定められていること。

＊ 第1号において、ヒトES細胞の樹立、維持管理及び分配をするに足りる十分な人員、技術的能力を有することを求めているが、技術や社会の動向等に応じ、既に有する技術的能力及び倫理的な識見をより一層「向上」させることができるよう、最新の知見等に基づき、実効性のある教育研修計画を定めることとしている。その際、技術面の教育研修においては、幹細胞の取扱い経験等に応じた内容とし、特に経験が浅い者に対し、凍結保存、解凍、継代培養など、細胞培養に関する基本的な技術を向上させることができるよう留意する。また、倫理面の教育研修においては、本指針第6条第1項第6号に規定する法令、国の指針及び本条第2号に規定する規則等について、制定・改廃の経緯や内容等について理解を深めるものとなるよう留意する。

（樹立機関の業務等）

第十条 樹立機関は、ヒトES細胞を樹立することのほか、次に掲げる業務を行うものとする。

一 当該樹立機関で樹立したヒトES細胞の分配をし、及び維持管理をすること（分配機関に寄託をして分配をさせ、及び維持管理をさせる場合を含む。）。

＊ 分配機関は、本指針第2条第17号で定義するとおり、基礎的研究の用に供するヒトES細胞に限って取り扱うものであるため、医療利用を目的としたヒトES細胞を寄託して分配をさせ、及び維持管理させることはできない。

二 一度分配をしたヒトES細胞のうち使用機関において加工されたものを譲り受け、その分配をし、及び維持管理をすること（ヒトES細胞を使用する研究の進展のために合理的である場合に限る。）。

＊ 本指針でいう「加工」とは、ヒトES細胞が有する多能性等の性質を失わせない範囲において、遺伝子マーカーを導入するなど、当該ヒトES細胞をより使い易くするための措置である。このため、分化細胞を作成することは「加工」には含まれない。また、「加工」がなされたヒトES細胞についても多能性を有していることから、前号に規定するヒトES細胞と同様に取り扱う。なお、本指針における「加工」の定義は、再生医療法第2条第4項に規定する「加工」とは一致しない。

三 使用計画（当該樹立機関が樹立したヒトES細胞を、当該樹立機関から分配を受けて用いるものに限る。）を実施する研究者にヒトES細胞の取扱いに関する技術的研修を行うこと。

＊ 第1項は、樹立機関が義務的に行う業務を定めたものであり、例えば、倫理的な研修や海外使用機関の研究者に対する技術的な研修など、本号に規定する研修以外の研修を必要に応じて実施することを妨げるものではない。

2 樹立機関は、ヒトES細胞の樹立、維持管理、分配、寄託、返還及び譲受けに関する記録を作成し、これを保存するものとする。

＊ 樹立機関は、人の生命の萌芽であるヒト受精胚を滅失させてヒトES細胞を樹立した者として、責任を持って業務を行い、その適正性を証明できるよう、必要な記録を作成、保存する必要がある。

3 樹立機関は、ヒトES細胞の樹立、維持管理、分配、寄託、返還及び譲受けに関する資料の提出、調査の受入れその他主務大臣が必要と認める措置に協力するものとする。

＊「主務大臣」とは、基礎的研究にのみ用いるヒトES細胞については文部科学大臣、医療にまで用いるヒトES細胞については、文部科学大臣及び厚生労働大臣をいう。

（樹立機関の長）

第十一条 樹立機関の長は、次に掲げる業務を行うものとする。

　＊「樹立機関の長」は、ヒトES細胞の樹立をはじめ、樹立機関における業務について最終的な総責任を負う者である。必ずしも法人の長である必要はなく、本条に定める責務を十分に果たすことが可能であれば、学部長や研究所長等を樹立機関の長としても差し支えない。

一　樹立計画及びその変更の妥当性を確認し、第十四条から第十七条までの規定に基づき、その実施を了承すること。

二　海外分配計画の妥当性を確認し、第四十四条の規定に基づき、その実施を了承すること。

三　ヒトES細胞の樹立の進行状況及び結果並びにヒトES細胞の維持管理、分配、寄託、返還及び譲受けの状況を把握し、必要に応じ樹立責任者に対しその留意事項、改善事項等に関して指示を与えること。

四　ヒトES細胞の樹立、維持管理、分配及び寄託を監督すること。

五　樹立機関においてこの指針を周知徹底し、これを遵守させること。

　＊医療を目的としたヒトES細胞の樹立を行う場合にあっては、再生医療法及び薬機法並びにこれらに基づく政省令等についてもあわせて周知徹底する必要がある。

六　ヒトES細胞の樹立、維持管理及び分配に関する教育研修計画を策定し、これに基づく教育研修を実施すること。

　＊樹立機関の長は、ヒトES細胞の取扱いについて最終的な責任を負う者として、自らも必要に応じて教育研修を受講するなど、能力、識見の向上に努める必要がある。

七　前条第一項第三号に規定する技術的研修について、その実施体制を整備すること。

2　樹立機関の長は、樹立責任者を兼ねることができない。ただし、第九条第二号に規定する規則により前項の業務を代行する者が選任されている場合は、この限りでない。

　＊動物胚を用いたES細胞の樹立経験を有するなど、技術的な観点等から樹立責任者として適当な者が他にいない場合は、樹立機関の長が樹立責任者を兼ねざるを得ないことも考えられるため、本但書が設けられている。この場合、樹立機関の長は、第1項の業務を的確に実施できる者に前項の業務を代行させ、自らは次条第1項の業務を行うこととなる。

3　前項ただし書の場合においては、この指針の規定（前項を除く。）中「樹立機関の長」とあるのは「樹立機関の長の業務を代行する者」と、第四十四条第一項中「当該樹立機関の長」とあるのは「当該樹立機関の長（当該樹立機関の長の業務を代行する者を含む。）」と、それぞれ読み替えるものとする。

（樹立責任者）

第十二条　樹立責任者は、次に掲げる業務を行うものとする。

一　ヒトES細胞の樹立に関して、内外の入手し得る資料及び情報に基づき、樹立計画又はその変更の科学的妥当性及び倫理的妥当性について検討すること。

二　前号の検討の結果に基づき、樹立計画を記載した書類（以下「樹立計画書」という。）又は樹立計画の変更の内容及び理由を記載した書類（第十七条第一項、第三項及び第七項において「樹立計画変更書」という。）を作成すること。

三　海外分配計画を記載した書類（以下「海外分配計画書」という。）を作成すること。
　　＊　海外使用機関に対してヒトES細胞（加工ES細胞を含む。）の分配を行う場合にも、国内使用機関における場合と同様の倫理的取扱いを担保するため、海外分配計画書を作成することとしている。

四　ヒトES細胞の樹立、維持管理、分配及び寄託を総括し、並びに研究者に対し必要な指示をすること。

五　ヒトES細胞の樹立が樹立計画書に従い適切に実施されていることを随時確認すること。
　　＊　「随時確認すること」には、樹立責任者が自ら確認することのほか、自ら指定した者に継続的に確認させることも含まれる。（次号においても同じ。）

六　ヒトES細胞の維持管理、分配及び寄託が適切に実施されていることを随時確認すること。

七　第十八条第一項及び第二項並びに第十九条第一項に規定する手続を行うこと。

八　当該樹立計画又は海外分配計画を実施する研究者に対し、ヒトES細胞の樹立、維持管理及び分配に関する教育研修計画に基づく教育研修に参加するよう命ずるとともに、必要に応じ、その他のヒトES細胞の樹立、維持管理及び分配に関する教育研修を実施すること。
　　＊　樹立責任者は、樹立機関の長が本指針第11条第1項第6号の規定により策定した教育研修計画に基づき実施する教育研修に研究者を積極的に参加させ、必要に応じ、追加的に教育研修を実施するとともに、自らも教育研修を受ける必要がある。

九　第十条第一項第三号に規定する技術的研修を実施すること。
　　＊　樹立責任者は、樹立機関の長が本指針第11条第1項第7号に基づき整備した実施体制の下、ヒトES細胞の分配先の研究者に対し、当該ヒトES細胞の取扱いに関する技術的な研修を行う必要がある。

十　前各号に定めるもののほか、樹立、維持管理、分配及び寄託を総括するに当たって必要となる措置を講ずること。

2　樹立責任者は、一の樹立計画ごとに一名とし、ヒトES細胞に関する倫理的な識見並びに動物胚を用いたES細胞の樹立の経験その他のヒトES細胞の樹立に関する十分な専門的知識及び技術的能力を有するとともに、前項各号に掲げる業務を的確に実施できる者とする。

＊ 樹立機関が、複数の樹立計画を実施するときは、それぞれの計画ごとに、別の樹立責任者を置く必要がある。樹立責任者は現場の責任者として、ヒト ES 細胞の樹立等の状況を的確に把握し、研究者等に対して必要な指示を与えられるよう、マウスなど動物の ES 細胞又は iPS 細胞の樹立・使用の経験を有するなど十分な専門的知識及び技術的能力が認められ、かつ、第 1 項各号で定める業務を的確に実施できる者とする。

（樹立機関の倫理審査委員会）

第十三条　樹立機関の倫理審査委員会は、次に掲げる業務を行うものとする。

＊ 倫理審査委員会の業務は、必要な審査、調査を行い、樹立機関の長に意見を提出することであり、樹立計画（第 1 号）、海外分配計画（第 2 号）、その他（第 3 号）に分けて規定を設けている。樹立機関の長は、各号の意見に基づき、必要な対応を行う必要がある。

一　この指針に即して、樹立計画又はその変更の科学的妥当性及び倫理的妥当性について総合的に審査を行い、その適否、留意事項、改善事項等に関して樹立機関の長に対し意見を提出すること。

二　この指針に即して、海外分配計画の妥当性について総合的に審査を行い、その適否、留意事項、改善事項等に関して樹立機関の長に対し意見を提出すること。

三　樹立の進行状況及び結果並びに維持管理、分配、寄託、返還及び譲受けの状況について報告を受け、必要に応じて調査を行い、その留意事項、改善事項等に関して樹立機関の長に対し意見を提出すること。

2　樹立機関の倫理審査委員会は、前項第一号及び第二号の審査の過程の記録を作成し、これを保管するものとする。

＊ 倫理審査委員会における審査の適正性・透明性を確保するため、審査の過程の記録を作成し、保管する。また、前項第 3 号の調査の過程の記録についても、作成、保管するよう努める必要がある。

3　樹立機関の倫理審査委員会は、次に掲げる要件を満たすものとする。

一　樹立計画の科学的妥当性及び倫理的妥当性並びに海外分配計画の妥当性を総合的に審査できるよう、生物学、医学及び法律に関する専門家、生命倫理に関する意見を述べるにふさわしい識見を有する者並びに一般の立場に立って意見を述べられる者から構成されていること。

＊ 専門家等は、相互に兼ねることはできない。ゆえに、本指針に適合する倫理審査委員会の最少人数は 5 名となる。
＊「生物学」に関する専門家とは、生物に関する専門的知識に基づいて、教育、研究又は業務を行っている者等を意味する。
＊「医学」に関する専門家とは、医学に関する専門的知識に基づいて、診察、教育又は研究を行っている者等を意味する。
＊「法律」に関する専門家とは、法律学に関する専門的知識に基づいて、教育、研究又は業務を行っている者等を意味する。
＊「生命倫理に関する意見を述べるにふさわしい識見を有する者」とは、生命倫理に関する専門的知識に基づいて、教育又は研究を行っている者等を意味する。
＊「一般の立場に立って意見を述べられる者」とは、ヒト受精胚の提供に係る説明文書や同意文書が一般的に理解できる内容であるか等、ヒト受精胚を提供する者の立場から意見を述べ

ることができる者を意味する。

二　当該樹立機関が属する法人に所属する者以外の者が二名以上含まれていること。

三　男性及び女性がそれぞれ二名以上含まれていること。

四　当該樹立計画又は海外分配計画を実施する研究者、樹立責任者との間に利害関係を有する者及び樹立責任者の三親等以内の親族が審査に参画しないこと。

　＊「利害関係」とは、金銭の授受や雇用関係などをさす。

五　倫理審査委員会の活動の自由及び独立が保障されるよう適切な運営手続が定められていること。

六　倫理審査委員会の構成、組織及び運営並びにその議事の内容の公開その他樹立計画及び海外分配計画の審査に必要な手続に関する規則が定められ、かつ、当該規則が公開されていること。

4　前項に掲げるもののほか、第二種樹立機関の倫理審査委員会は、次に掲げる要件を満たすものとする。

一　前項第一号の医学に関する専門家に、再生医療に関して識見を有する者及び未受精卵等の提供者の受ける医療に関して優れた識見を有する医師が含まれていること。

二　委員の過半数が第二種樹立機関に所属していない者であること。

5　倫理審査委員会の運営に当たっては、第三項第六号に規定する規則により非公開とすることが定められている事項を除き、議事の内容について公開するものとする。

　＊倫理審査委員会の運営状況については、その適正性・透明性を確保する観点から、可能な限り公開することが必要であり、非公開とする事項は、特定の個人を識別し得る情報や知的財産に関わる情報等に限定される。

第三節　樹立の手続

（樹立機関の長の了承）

第十四条　樹立責任者は、ヒトES細胞の樹立に当たっては、あらかじめ、樹立計画書を作成し、樹立計画の実施について樹立機関の長の了承を求めるものとする。

2　樹立計画書には、次に掲げる事項を記載するものとする。

＊「樹立計画」は、当該ヒトES細胞の樹立の科学的妥当性及び倫理的妥当性の判断（倫理審査委員会の審査及び主務大臣の確認）の対象であるとともに、樹立機関が業務を実施するに当たっての根幹となるべきものである。このため、必要な情報を遺漏なく記載するとともに、同時に、誤解が生じないよう、明確かつわかりやすく作成する必要がある。

一　樹立計画の名称

二　樹立機関の名称及びその所在地並びに樹立機関の長の氏名

三　樹立責任者及び研究者の氏名、略歴、研究業績、教育研修の受講歴及び樹立計画において果たす役割

＊「樹立責任者」は、本指針第12条第2項に規定する適性を確認できるように記載する。
＊「研究業績」は、樹立計画を遂行するに際に必要となる、技術的能力を確認するために必要な業績についてのみを簡潔に記載する。

四　樹立の用に供されるヒト胚に関する説明

＊本指針第7条第1項に規定する要件を満たすことが確認できるように記載する。

五　樹立後のヒトES細胞の使用の方針

＊本指針第6条第1項第1号に規定する要件を満たすことが確認できるように記載する。

六　樹立の目的及び必要性

＊本指針第6条第2項第2号に規定する要件を満たすことが確認できるように記載する。

七　樹立の方法及び期間

＊「樹立の方法」には、樹立後の維持管理の方法も含まれる。

八　分配（分配機関に寄託をして分配をさせる場合を含む。）に関する説明

＊医療の用に供するヒトES細胞は分配機関に寄託して分配させることはできないことに留意する。

九　樹立機関の基準に関する説明

＊本指針第9条に規定する基準を満たすことが確認できるように記載する。

十　インフォームド・コンセントに関する説明（匿名化の方法を含む。）

＊本指針第24条から第27条までに規定する内容を満たすことが確認できるように記載する。
＊「匿名化の方法」は、連結可能匿名化、連結不可能匿名化のいずれによるかを記載する。第一種提供医療機関がヒト受精胚の移送の際及びその後において何らかの情報を他の機関に提供する場合は、当該情報の範囲及び情報提供のための手続について記載する。当該情報提供に際しては、他の情報と併せてヒト受精胚の提供者が特定される可能性について十分検討し、個人情報が漏えいしないよう適切な措置を講じることが必要であり、当該措置についても記載する。

十一　細胞提供機関（第一種樹立を行う場合には、第一種提供医療機関をいい、第二種樹

立を行う場合には、第二種提供医療機関及び体細胞提供機関をいう。以下同じ。)に関する説明

* ヒト受精胚の提供元である第一種提供医療機関が、本指針第22条に規定する基準を満たすことが確認できるよう記載する。

十二 細胞提供機関の倫理審査委員会に関する説明
* 本指針第23条に規定する基準を満たすことが確認できるように記載する。

十三 その他必要な事項

3 樹立計画書には、第一種樹立を行う場合には第二十五条第三項の説明書を、第二種樹立を行う場合には第三十一条第三項及び第三十七条第三項の説明書を、それぞれ添付するものとする。

(樹立機関の倫理審査委員会の意見聴取)

第十五条 樹立機関の長は、前条第一項の規定に基づき、樹立責任者から樹立計画の実施の了承を求められたときは、科学的妥当性及び倫理的妥当性について樹立機関の倫理審査委員会の意見を求めるとともに、当該意見に基づき樹立計画のこの指針に対する適合性を確認するものとする。

* 樹立機関の長は、倫理審査委員会から樹立計画に関する留意事項、改善事項等が示されときには、必要な対応を行う。

2 樹立機関の長は、前項の規定によりこの指針に対する適合性を確認した樹立計画について、当該樹立計画に係る全ての細胞提供機関の長の了解を得るものとする。

3 細胞提供機関の長は、樹立計画を了解するに当たっては、当該機関の倫理審査委員会の意見を聴くものとする。

* 第一種提供医療機関の長は、倫理審査委員会から樹立計画に関する留意事項、改善事項等が示されたときには、樹立機関の長に対し、必要な対応を行うよう求める。

4 細胞提供機関の長は、樹立計画を了解する場合には、当該機関の倫理審査委員会における審査の過程及び結果を示す書類を添付して、樹立機関の長に通知するものとする。

(主務大臣の確認)

第十六条 樹立機関の長は、樹立計画の実施を了承するに当たっては、前条の手続の終了後、当該樹立計画のこの指針に対する適合性について、主務大臣の確認を受けるものとする。

* ヒトES細胞の樹立は、人の生命の萌芽であるヒト胚を滅失させて行うものであり、生命倫理上特に配慮を要することにかんがみ、樹立計画については、樹立機関、第一種提供医療機関において倫理審査を行った後、本条により、国において確認を行うこととしている。
* 「主務大臣」とは、基礎的研究にのみ用いるヒトES細胞については文部科学大臣、医療にまで用いるヒトES細胞については、文部科学大臣及び厚生労働大臣をいう。第2項において同じ。
* 樹立計画の確認の申請は、様式1-1による。

2 前項の場合には、樹立機関の長は、次に掲げる書類を主務大臣に提出するものとする。

一　第十四条第三項の説明書を添付した樹立計画書
二　樹立機関及び当該樹立計画に係る全ての細胞提供機関の倫理審査委員会における審査の過程及び結果を示す書類、これらの機関の倫理審査委員会に関する事項を記載した書類並びにこれらの機関の倫理審査委員会の構成、組織及び運営並びにその議事の内容の公開その他樹立計画の審査に必要な手続に関する規則の写し
三　ヒトES細胞の樹立、維持管理及び分配について遵守すべき技術的及び倫理的な事項に関する規則の写し

3　文部科学大臣は、第一項の確認を求められたときは、樹立計画のこの指針に対する適合性について、科学技術・学術審議会生命倫理・安全部会の意見を求めるとともに、当該意見に基づき確認を行うものとする。

4　厚生労働大臣は、第一項の確認を求められたときは、樹立計画のこの指針に対する適合性について、厚生科学審議会再生医療等評価部会の意見を求めるとともに、当該意見に基づき確認を行うものとする。

（樹立計画の変更）

第十七条　樹立責任者は、第十四条第二項第一号及び第三号から第十二号までに掲げる事項を変更しようとするときは、あらかじめ、樹立計画変更書を作成して、樹立機関の長の了承を求めるものとする。この場合において、了承を求められた樹立機関の長は、当該変更の科学的妥当性及び倫理的妥当性について樹立機関の倫理審査委員会の意見を求めるとともに、当該意見に基づき当該変更のこの指針に対する適合性を確認するものとする。

　　＊　樹立計画の変更（軽微な変更を除く。）の確認の申請は、様式1-2による。

2　樹立機関の長は、前項の確認をした樹立計画の変更に関し、その内容が細胞提供機関に関係する場合には、当該変更について当該細胞提供機関の長の了解を得るものとする。この場合において、了解を求められた細胞提供機関の長は、当該細胞提供機関の倫理審査委員会の意見を聴くものとし、樹立計画の変更を了解する場合には、当該倫理審査委員会における審査の過程及び結果を示す書類を添付して樹立機関の長に通知するものとする。

3　樹立機関の長は、第一項の了承をするに当たっては、当該変更のこの指針に対する適合性について主務大臣の確認を受けるものとする。この場合において、樹立機関の長は、樹立計画変更書のほか、次に掲げる書類を主務大臣に提出するものとする。
一　当該変更に係る樹立機関の倫理審査委員会における審査の過程及び結果を示す書類
二　前項に規定する場合には、当該変更に係る細胞提供機関の倫理審査委員会における審査の過程及び結果を示す書類

4　文部科学大臣は、前項の確認を求められたときは、当該変更のこの指針に対する適合性について、科学技術・学術審議会生命倫理・安全部会の意見を求めるとともに、当該意見に基づき確認を行うものとする。

5 厚生労働大臣は、第三項の確認を求められたときは、当該変更のこの指針に対する適合性について、厚生科学審議会再生医療等評価部会の意見を求めるとともに、当該意見に基づき確認を行うものとする。

6 樹立機関の長は、第十四条第二項第二号に掲げる事項を変更したときは、速やかに、その旨を主務大臣に届け出るものとする。
  ＊ 樹立計画の軽微な変更の届出は、様式1-3による。

7 樹立責任者は、第十四条第二項第十三号に掲げる事項を変更しようとするときは、あらかじめ、樹立計画変更書を作成して、樹立機関の長の了承を求めるものとする。

8 樹立機関の長は、前項の了承をしたときは、速やかに、その旨を樹立機関の倫理審査委員会に報告するとともに、主務大臣に届け出るものとする。
  ＊ 樹立計画の軽微な変更の届出は、様式1-3による。

9 文部科学大臣は、前項の届出があったときは、当該届出に係る事項を科学技術・学術審議会生命倫理・安全部会に報告するものとする。

10 厚生労働大臣は、第八項の届出があったときは、当該届出に係る事項を厚生科学審議会再生医療等評価部会に報告するものとする。

（樹立の進行状況等の報告）

第十八条 樹立責任者は、ヒトES細胞の樹立の進行状況、ヒトES細胞の維持管理、分配、寄託、返還及び譲受けの状況並びに提供された未受精卵等及び体細胞の取扱いの状況を樹立機関の長及び樹立機関の倫理審査委員会に随時報告するものとする。
  ＊ 樹立責任者は、本指針第11条第1項第3号に規定する樹立機関の長の指示を受けた場合においてはその対応状況を、第12条第1項第4号に規定する指示を行った場合においては、その内容についても報告する。
  ＊ 第4項において樹立機関の長は、「少なくとも毎年1回」主務大臣に報告することが求められているため、「随時報告」は、それ以上の頻度で行う必要がある。

2 樹立責任者は、ヒトES細胞を樹立したときは、速やかに、その旨及び樹立したヒトES細胞株の名称を記載した書類（次項において「樹立報告書」という。）を作成し、樹立機関の長に提出するものとする。
  ＊ 「その旨」には、ヒトES細胞株の樹立を確認した年月日等が含まれる。

3 樹立機関の長は、樹立報告書の提出を受けたときは、速やかに、その写しを樹立機関の倫理審査委員会及び主務大臣に提出するものとする。
  ＊ 主務大臣への樹立報告書の写しの提出は、様式1-4による。

4 樹立機関の長は、樹立したヒトES細胞を維持管理している間は、少なくとも毎年一回、主務大臣に当該ヒトES細胞の維持管理、分配、寄託、返還及び譲受けの状況を報告するものとする。
  ＊ 主務大臣への維持管理等の状況報告は、様式1-5による。

（樹立計画の終了）

第十九条 樹立責任者は、樹立計画を終了したときは、速やかに、その旨及び樹立の結果を記載した書類（次項において「樹立計画完了報告書」という。）を作成し、樹立機関の長に提出するものとする。

2　樹立機関の長は、樹立計画完了報告書の提出を受けたときは、速やかに、その写しを樹立機関の倫理審査委員会及び主務大臣に提出するものとする。

3　樹立機関は、樹立計画が終了した場合には、その保有するヒトES細胞を分配機関に譲渡する等により、ヒトES細胞の適切な取扱いを図るものとする。

＊　樹立されたヒトES細胞は、人の生命の萌芽であるヒト胚の滅失を最小限に抑えるためにも、できる限り有効に活用されるべきである。このため、ヒトES細胞を適切に維持管理し、分配することができる機関、具体的には、分配機関及び他の樹立機関に対し、樹立した全てのヒトES細胞を譲渡する。分配機関は、医療の用に供するヒトES細胞の分配はできないため、当該ヒトES細胞については、他の樹立機関に譲渡する。譲渡を行う際、ヒトES細胞の具体的な取扱い等について、機関間で取り交わす契約において定める必要がある。なお、譲渡先として適当な分配機関及び他の樹立機関が存在しない場合には、当該ヒトES細胞が濫用されることを防ぐために、これを破棄する。

（研究成果の公開）

第二十条　ヒトES細胞の樹立により得られた研究成果は、原則として公開するものとする。

＊　ヒトES細胞は、ヒト胚という人の生命の萌芽を用い、提供者の善意による無償提供をもとに樹立されることにかんがみ、得られた研究成果は、個人情報や知的財産権の保護に反する場合などを除き、積極的に公開する。また、ヒト受精胚の提供者が自らの希望に応じて研究成果を知ることができるよう、公開情報等の入手方法等についてインフォームド・コンセントを受ける際に十分説明しておく必要がある。

2　樹立機関は、ヒトES細胞の樹立により得られた研究成果を公開する場合には、当該ヒトES細胞の樹立がこの指針に適合して行われたことを明示するものとする。

（樹立機関に関する業務の連携）

第二十一条　複数の機関が連携して樹立機関の業務を行うことができるものとする。

＊　本項は、「ヒト胚性幹細胞を中心としたヒト胚研究に関する基本的考え方」（平成12年3月6日科学技術会議生命倫理委員会ヒト胚研究小委員会）において、「ES細胞の樹立の過程等の研究を行うことを望む研究者等の要望に応じて、ES細胞の樹立計画や使用研究のための研究スペースの提供や共同研究の機会を提供すること」とされたことに対応して設けられた規定である。

2　前項の場合において、各機関は、各機関ごとの役割分担及び責任体制に関する説明を樹立計画書に記載するとともに、各機関ごとに、樹立計画又はその変更（第十四条第二項第二号及び第十三号に掲げる事項に係る変更を除く。）について、当該機関に設置された倫理審査委員会の意見を聴くものとする。

＊　複数の機関が連携してヒトES細胞を樹立する場合、適正な取扱いが確保されるよう、樹立機関の長は、全ての機関を代表する者として各機関の代表者の中から選出する。また、各機関においては、それぞれの役割分担・責任体制に応じて科学的・倫理的妥当性の判断がなされるべきことから、各機関において機関内の倫理審査委員会の意見を聴く必要がある。

第三章　ヒトES細胞の樹立に必要なヒト受精胚等の提供

第一節　第一種樹立に必要なヒト受精胚の提供

(第一種提供医療機関の基準)

第二十二条　第一種提供医療機関は、次に掲げる要件を満たすものとする。

一　ヒト受精胚の取扱いに関して十分な実績及び能力を有すること。
  ＊　本号は、生殖補助医療機関として、ヒト受精胚の作成、凍結保存等に関し、十分な実績と人的・物的能力を有していることを求めている。

二　倫理審査委員会が設置されていること。
  ＊　本号は、厳正な手続のもとにヒト受精胚が提供されるよう、次条に基づく倫理審査委員会が設置されていることを求めている。

三　ヒト受精胚を提供する者の個人情報の保護のための十分な措置が講じられていること。
  ＊　「個人情報の保護のための措置」とは、本指針第27条第2項に定めるヒト受精胚の移送時における匿名化措置や、連結可能匿名化を採用した場合の対応表の管理等をいう。

四　ヒト受精胚を滅失させることについての意思の確認の方法その他ヒト受精胚の取扱いに関する手続が明確に定められていること。
  ＊　「その他ヒト受精胚の取扱いに関する手続」とは、本指針第24条から第26条までに定めるインフォームド・コンセントの受取及び確認の手続等をいう。

(第一種提供医療機関の倫理審査委員会)

第二十三条　第一種提供医療機関の倫理審査委員会は、この指針に即して、樹立計画又はその変更の科学的妥当性及び倫理的妥当性について総合的に審査を行い、その適否、留意事項、改善事項等に関して第一種提供医療機関の長に対し意見を提出する業務を行うものとする。
  ＊　本条は、ヒトES細胞の樹立に供するヒト受精胚及びその提供者の個人情報の取扱いが科学的・倫理的に行われるよう、第一種提供医療機関における倫理審査委員会の業務、体制等について定めたものである。
  ＊　倫理審査委員会は、「留意事項、改善事項等」を示した場合を含め、樹立計画の実施等に関しても、必要に応じて意見を提出することができる。第一種提供医療機関の長は、倫理審査委員会が提出した意見に基づき、必要な対応を行う。

2　第一種提供医療機関の倫理審査委員会は、前項の審査の過程の記録を作成し、これを保管するものとする。
  ＊　倫理審査委員会における審査の適正性・透明性を確保するため、審査の過程の記録を作成し、保管する必要がある。

3　第一種提供医療機関の倫理審査委員会は、次に掲げる要件を満たすものとする。
一　樹立計画の科学的妥当性及び倫理的妥当性を総合的に審査できるよう、生物学、医

学及び法律に関する専門家、生命倫理に関する意見を述べるにふさわしい識見を有する者並びに一般の立場に立って意見を述べられる者から構成されていること。

* 専門家等は、相互に兼ねることはできない。ゆえに、本指針に適合する倫理審査委員会の最少人数は５名となる。
* 「生物学」に関する専門家とは、生物に関する専門的知識に基づいて、教育、研究又は業務を行っている者等を意味する。
* 「医学」に関する専門家とは、医学に関する専門的知識に基づいて、診察、教育又は研究を行っている者等を意味する。
* 「法律」に関する専門家とは、法律学に関する専門的知識に基づいて、教育、研究又は業務を行っている者等を意味する。
* 「生命倫理に関する意見を述べるにふさわしい識見を有する者」とは、生命倫理に関する専門的知識に基づいて、教育又は研究を行っている者等を意味する。
* 「一般の立場に立って意見を述べられる者」とは、ヒト受精胚の提供に係る説明文書や同意文書が一般的に理解できる内容であるか等、ヒト受精胚を提供する者の立場から意見を述べることができる者を意味する。

二 当該第一種提供医療機関が属する法人に所属する者以外の者が二名以上含まれていること。

三 男性及び女性がそれぞれ二名以上含まれていること。

四 当該樹立計画を実施する研究者、樹立責任者との間に利害関係を有する者及び樹立責任者の三親等以内の親族が審査に参画しないこと。

* 「利害関係」とは、金銭の授受や雇用関係などをさす。

五 倫理審査委員会の活動の自由及び独立が保障されるよう適切な運営手続が定められていること。

六 倫理審査委員会の構成、組織及び運営並びにその議事の内容の公開その他樹立計画の審査に必要な手続に関する規則が定められ、かつ、当該規則が公開されていること。

4 倫理審査委員会の運営に当たっては、前項第六号に規定する規則により非公開とすることが定められている事項を除き、議事の内容について公開するものとする。

* 倫理審査委員会の運営状況については、その適正性・透明性を確保する観点から、可能な限り公開することが必要であり、非公開とする事項は、特定の個人を識別し得る情報や知的財産に関わる情報等に限定される。

（第一種樹立に必要なヒト受精胚の提供に係るインフォームド・コンセントの手続）

第二十四条 第一種提供医療機関は、ヒト受精胚を第一種樹立に用いることについて、当該第一種樹立に必要なヒト受精胚の提供者（当該ヒト受精胚の作成に必要な生殖細胞を供した夫婦（婚姻の届出をしていないが事実上夫婦と同様の関係にある者を除く。）をいう。以下この節において同じ。）のインフォームド・コンセントを受けるものとする。

* ヒト受精胚については、生殖細胞を供した夫婦双方の遺伝情報を受け継ぐものであるため、インフォームド・コンセントは、夫婦双方から受ける必要がある。また、人の生命の萌芽であるヒト受精胚について、より一層慎重に取り扱う等の観点から、提供者となる夫婦は事実婚ではなく、法律婚の夫婦としている。

2 前項のインフォームド・コンセントは、書面により表示されるものとする。

＊　本項は、適切に同意が受けられたことを証明するために、書面による表示を求めている。

3　第一種提供医療機関は、第一項のインフォームド・コンセントを受けるに当たり、ヒト受精胚の提供者の心情に十分配慮するとともに、次に掲げる要件を満たすものとする。

＊　提供者にとって、ヒト受精胚は自らの子供となりうる存在であること等から、インフォームド・コンセントの手続を行う際には、提供者の心情に十分配慮する必要がある。

一　ヒト受精胚の提供者が置かれている立場を不当に利用しないこと。

＊　「提供者が置かれている立場」とは、具体的には第一種提供医療機関の患者としての立場である。同意をしなければ今後の治療に影響するのではないかと心配になるのは、患者の心理として十分想定されるものであり、このような心理に乗じてヒト受精胚の提供を強いることがないよう、次条第3項第13号の説明を適切に行うなど、提供者の立場に十分配慮する。

二　同意の能力を欠く者にヒト受精胚の提供を依頼しないこと。

＊　「同意の能力を欠く者」とは、一般には未成年者、心神喪失者等をいうが、第1項において提供者は法律婚の夫婦としているため、未成年者であっても同意能力を有することになる。ただし、仮に未成年者に提供の依頼をする場合は、より一層慎重に対応する。

三　ヒト受精胚の提供者によるヒト受精胚を滅失させることについての意思が事前に確認されていること。

＊　「事前」とは、ヒト受精胚の提供を依頼する前をさす。

四　ヒト受精胚の提供者が提供するかどうか判断するために必要な時間的余裕を有すること。

＊　十分な説明に基づく自由な意思による同意を担保するため、個々の提供者の状況に応じ、判断のための時間を十分に確保する。

五　インフォームド・コンセントの受取後少なくとも三十日間は、当該ヒト受精胚を保存すること。

＊　本号は、提供を同意した後も、提供者がさらに考慮した結果、同意を撤回することができるようにするための規定である。第4項についても同じ。

＊　「保存」とは、本指針第7条第1項第3号により凍結保存を意味するとともに、樹立機関に移送せず、第一種提供医療機関内において置くことを意味する。

4　ヒト受精胚の提供者は、当該ヒト受精胚が保存されている間は、インフォームド・コンセントを撤回することができるものとする。

5　第一種提供医療機関がヒト受精胚の提供者からインフォームド・コンセントを受けた後、当該提供者に対して再度インフォームド・コンセントを受ける手続(以下「再同意手続」という。)を行ってはならない。ただし、次条第三項第十五号に基づき再同意手続を行うことについて、ヒト受精胚の提供者が同意している場合であって、第一種提供医療機関の倫理審査委員会の承認を受けたときは、この限りではない。

＊　連結可能匿名化を採用すれば、ヒト受精胚の提供後に、再度提供者に接触することも可能となる。しかし、ヒト受精胚の提供者は、生殖補助医療を受けていた者であるという事情を踏まえれば、その心情等に配慮し、提供後に接触を図ることは慎むべきことと考えられる。このため、再同意手続は、原則禁止としている。一方、提供者の中には、提供したヒト受精胚から樹立さ

れたヒト ES 細胞の使用の目的・方法が変われば、改めて同意するかどうか判断したいと考えている者もあり得ることや、同意を受ける時点では想定されない目的又は方法でヒト ES 細胞を使用することが必要となるケースも考えられることから、例外措置として再同意手続を行うことを認めている。

（第一種樹立に必要なヒト受精胚の提供に係るインフォームド・コンセントの説明）

第二十五条　前条第一項に規定するインフォームド・コンセントに係る説明は、第一種樹立機関が行うものとする。

* インフォームド・コンセントに係る説明を第一種提供医療機関の者、例えば提供者の担当医が行うことにより、提供者の自発性・自由意思が損なわれる可能性があるため、本規定が設けられている。インフォームド・コンセントの手続の際、提供医療機関の担当医等が「協力者」として同席し、提供者からの求めに応じて簡単な説明を行うことは妨げないが、その際には、提供者が置かれている立場を不当に利用することにならないよう十分留意する。

2　第一種樹立機関は、当該第一種樹立機関に所属する者（樹立責任者を除く。）のうちから、当該第一種樹立機関の長が指名する者に前項の説明を実施させるものとする。

* 樹立計画の責任者である樹立責任者が、計画の着実な実施のためにヒト受精胚を無理に確保しようとするおそれがないとは言えないため、インフォームド・コンセントに係る説明を適正に行う観点から、樹立責任者による説明は認めないこととしている。樹立機関の長は、このような趣旨を踏まえるとともに、倫理的識見や説明能力等を十分に考慮した上で説明者を指名する。なお、再生医療法にいう「再生医療等」に使用可能なヒト ES 細胞を樹立する場合、提供者に説明を行う者は再生医療に熟知した者でなければならないことに留意する。

3　前項の規定により第一種樹立機関の長の指名を受けた者は、第一項の説明を実施するに当たり、ヒト受精胚の提供者に対し、次に掲げる事項を記載した説明書を提示し、分かりやすく、これを行うものとする。

* 適切にインフォームド・コンセントの手続が行われるよう、説明者は、提供者に対し、第 1 号から第 16 号までに掲げる事項を分かりやすく記載した説明書を提示し、内容を可視化した上で説明を行う必要がある。

一　ヒト ES 細胞の樹立の目的及び方法
　＊「樹立の目的」は、どのような基礎的研究、医療に用いるために当該ヒト ES 細胞を樹立するのか、本指針第 6 条第 1 項第 1 号の規定に沿って記載する。

二　ヒト受精胚が樹立過程で滅失することその他提供されるヒト受精胚の取扱い
　＊「ヒト受精胚の取扱い」は、本指針第 4 条及び第 8 条の規定に沿って記載する。

三　予想されるヒト ES 細胞の使用方法及び成果
　＊「予想されるヒト ES 細胞の使用方法」の中には、現在は認められていないものの、国において検討課題として既に挙げられているもの（例：海外機関に対する医療目的でのヒト ES 細胞の分配）も含まれることに留意し、当該方法が認められた場合には、それに沿って使用される旨になることを説明しておくことが望ましい。

四　樹立計画のこの指針に対する適合性が第一種樹立機関、第一種提供医療機関及び主務大臣により確認されていること。

五　ヒト受精胚の提供者の個人情報が第一種樹立機関に移送されないことその他個人情

報の保護の具体的な方法(匿名化の方法を含む。)

* 「匿名化の方法」については、連結可能匿名化、連結不可能匿名化のいずれによるかを記載する。第一種提供医療機関がヒト受精胚の移送の際及びその後において何らかの情報を他の機関に提供する場合にあっては、当該情報の範囲及び情報提供のための手続について記載する。当該情報提供に際しては、他の情報と併せてヒト受精胚の提供者が特定される可能性について十分検討し、個人情報が漏えいしないよう適切な措置を講じることが必要であり、当該措置についても記載する。

六 ヒト受精胚の提供が無償で行われるため、提供者が将来にわたり報酬を受けることのないこと。

七 ヒトES細胞について遺伝子の解析が行われる可能性がある場合には、その旨及びその遺伝子の解析が特定の個人を識別するものではないこと。

八 ヒトES細胞から生殖細胞を作成する可能性がある場合には、その旨及び当該生殖細胞を用いてヒト胚を作成しないこと。

九 提供されたヒト受精胚から樹立したヒトES細胞に関する情報を当該ヒト受精胚の提供者に開示しないこと。

* 連結可能匿名化をとる場合、ヒト受精胚の提供後も提供者個人を特定することができるため、提供されたヒト受精胚から樹立したヒトES細胞に関する情報(健康等に関する重要な偶発的所見(incidentalfindings)を含む。)を提供者に直接開示することも可能となる。しかし、当該情報は、①提供者本人の情報を含むが、本人と同一視できるものではないこと、②提供したヒト受精胚に起因するものか、その後の過程で生じたもの(変異)なのかどうか、③提供者にどの程度の確度で影響を及ぼす可能性があるものなのかなど、判断及び取扱いが難しいものである。このことを踏まえれば、提供者に配慮した当該情報の開示方法等の在り方を含め、更なる検討を要する課題であるとともに、ヒト受精胚の提供者は、生殖補助医療を受けていた者であり、提供後も接触していくことは慎むべきと考えられることなどから、当該情報は開示しないこととしている。なお、本指針では、提供者に対して予想される成果を説明するとともに(第3号)、研究成果については原則公開することとなっている(第20条、ES分配使用指針第34条)が、特に、提供者が自らの希望に応じて研究成果を知ることができるよう、公開情報等の入手方法等を周知する必要がある。

十 ヒトES細胞の樹立の過程及びヒトES細胞を使用する研究から得られた研究成果が学会等で公開される可能性のあること。

十一 ヒトES細胞が第一種樹立機関において長期間維持管理されるとともに、使用機関又は臨床利用機関に無償で分配をされること。

* 「維持管理」には、分配機関に寄託し、維持管理及び分配をさせることが含まれる。また、海外の使用機関にも分配を予定している場合や、海外の医療機関等への医療用ヒトES細胞の分配が可能となった際に、これを行うことを予定している場合には、その旨を記載する必要がある。

十二 ヒトES細胞(分化細胞を含む。)から有用な成果が得られた場合には、その成果から特許権、著作権その他の無体財産権又は経済的利益が生ずる可能性があること及びこれらがヒト受精胚の提供者に帰属しないこと。

* 特に、医療利用のために樹立されたヒトES細胞については、再生医療等製品として、経済的利益等を生む可能性があること及びこれらが提供者に帰属しないことを説明する。

十三　提供すること又はしないことの意思表示がヒト受精胚の提供者に対して何らの利益又は不利益をもたらすものではないこと。
　　＊本指針第24条第3項第1号の趣旨を十分に踏まえつつ適切に記載する。

十四　同意を受けた後少なくとも三十日間はヒト受精胚が第一種提供医療機関において保存されること及びその方法、並びに当該ヒト受精胚が保存されている間は、同意の撤回が可能であること及びその方法(再同意手続の場合においては、同意を受けた後少なくとも三十日間は当該再同意手続に係るヒト受精胚又はヒトES細胞の取扱いを行わないこと。)
　　＊本指針第24条第3項第5号及び同条第4項に係る説明である。
　　＊「取扱いを行わないこと」とは、再同意を得た目的又は方法による使用を行わないことをさす。

十五　第六条第一項第一号に掲げる要件の範囲内において、同意を受けた時点で想定されない目的又は方法によってヒトES細胞を使用する必要が生じることにより、再同意手続を行う可能性がある場合にあっては、次に掲げる事項
　　＊本指針第24条第5項に基づく再同意手続を行う可能性がある場合の記載事項を明示したものであり、提供者の心情等に応じ、これらの事項を説明する。

　　イ　再同意手続を行う可能性があること
　　ロ　再同意手続を行うことについてあらかじめ同意を受けている場合に限り、当該再同意手続を行うこと及びその方法
　　ハ　再同意手続を行うことに関する同意の撤回が可能であること及びその方法

十六　その他必要な事項
　　＊「その他必要な事項」として、例えば、提供者が後日、照会や相談等を行うことができるよう、説明者等の連絡先を記載しておくことが考えられる。

4　第一種樹立機関は、第一項の説明を実施するときは、ヒト受精胚の提供者の個人情報を保護するため適切な措置を講ずるとともに、前項の説明書及び当該説明を実施したことを示す文書(次条第一項において「説明実施書」という。)をヒト受精胚の提供者に、その写しを第一種提供医療機関にそれぞれ交付するものとする。
　　＊「適切な措置」とは、説明者が提供者の氏名、住所、生年月日等を知ることができないようにすること等をいう。
　　＊「説明実施書」には、説明項目、説明実施日時、説明場所、説明者氏名などを記載する。

5　第一種樹立機関は、最新の科学的知見を踏まえ、正確に第一項の説明を行うものとする。
　　＊ヒト受精胚の提供者が、インフォームド・コンセントを与えるに際し、より適切に判断できるよう、最新の科学的知見に基づき、正確に説明を行うことが重要である。このため、樹立機関の長は、このような観点からわかりやすく説明を行うことができる者を説明者として指名する。なお、再生医療法の適用を受けるヒトES細胞を樹立する場合、説明を行う者は、再生医療に熟知した者でなければならないことに留意する。

(第一種樹立に必要なヒト受精胚の提供に係るインフォームド・コンセントの確認)
第二十六条　第一種提供医療機関の長は、樹立計画に基づくインフォームド・コンセントの受取の適切な実施に関して、第二十四条第二項の書面並びに前条第三項の説明書及び説明実施書を確認するとともに、当該第一種提供医療機関の倫理審査委員会の意見を聴くものとする。

　　＊　第一種提供医療機関の長は、倫理審査委員会の意見に基づき、必要な対応を行う。

2　第一種提供医療機関の長は、ヒト受精胚を第一種樹立機関に移送するときには、前項の確認を行ったことを文書で第一種樹立機関に通知するものとする。

　　＊　本指針第27条第2項の規定により、提供者の個人情報を樹立機関に移送しないこととなっているため、この通知には、同意書そのものは添付せず、また、提供者を特定しうる情報を記載しない。第一種提供機関の長が適切にインフォームド・コンセントの受取が適切に実施されたことを確認した旨を証明できる内容が記載されていれば足りる。

3　前項の通知を受けた場合には、第一種樹立機関の長は、当該通知の写しを主務大臣に提出するものとする。

　　＊　主務大臣への通知の写しの提出は、様式1-6により、ヒト受精胚の移送が行われた後、速やかに行う。

(ヒト受精胚の提供者の個人情報の保護)
第二十七条　第一種樹立に携わる者は、ヒト受精胚の提供者の個人情報の保護に最大限努めるものとする。

　　＊　「第一種樹立に携わる者」には、樹立機関においてヒトES細胞の樹立等を担当する者のほか、提供医療機関において、ヒト受精胚の提供を受ける者や対応表等の情報を管理する者等が含まれる。

2　前項の趣旨に鑑み、第一種提供医療機関は、ヒト受精胚を第一種樹立機関に移送するときには、第一種提供医療機関以外の機関において当該ヒト受精胚とその提供者に関する個人情報が照合できないよう必要な措置を講ずるものとする。

　　＊　「第一種提供医療機関以外の機関において(中略)個人情報が照合できないよう」とあるように、第一種提供医療機関が個人情報を照合することは可能である。すなわち、第一種提供医療機関が個人情報を必要に応じて照合できるように措置することが「連結可能匿名化」であり、第一種提供医療機関においても個人情報を照合できないように措置することが「連結不可能匿名化」である。従来は、連結不可能匿名化のみとしてきたが、提供者の疾患情報を踏まえた基礎的研究の実施の可能性が出てきていることや、医療目的での利用を受ける者の安全性確保の観点からトレーサビリティ(追跡可能性)を確保することが適当であることから、本指針においては、連結可能匿名化によることも可能としている。連結可能匿名化による場合、提供医療機関は、ヒト受精胚の提供後、提供者に関わる情報の提供を求められることも想定される。このような場合に、どのような範囲の情報を、どのような手続を経て提供するのか等について、あらかじめ検討し、樹立機関に伝えて樹立計画及びインフォームド・コンセントの説明書に記載させるとともに、提供者に適切に説明されるよう措置する。さらに、提供医療機関は、匿名化後の情報を他機関に提供する際には、他の情報とあわせて個人が特定される可能性について十分に検討し、個人情報が漏えいしないよう適切な措置を講じる必要がある。

第二節　第二種樹立に必要な未受精卵等の提供

(第二種提供医療機関の基準)
第二十八条　第二種提供医療機関は、次に掲げる要件を満たすものとする。
一　未受精卵等の取扱いに関して十分な実績及び能力を有すること。
二　倫理審査委員会が設置されていること。
三　未受精卵等を提供する者の個人情報の保護のための十分な措置が講じられていること。
四　未受精卵等を提供することについての意思の確認の方法その他ヒト受精胚の取扱いに関する手続が明確に定められていること。
2　未受精卵等の提供者が第二種提供医療機関において医療を受けている場合には、第二種提供医療機関は、説明担当医師(未受精卵等の提供者に対し、当該提供の方法及び提供後の取扱いに関する説明を行う者であって、産科及び婦人科の診療に優れた識見を有する医師をいう。)及びコーディネータ(未受精卵等の提供者に対し、当該提供に関する情報提供、相談及び関係者間の調整を行う者であって、提供者と利害関係がなく、第二種樹立並びに産科及び婦人科の診療に優れた識見を有する者をいう。)を配置するものとする。

(第二種提供医療機関の倫理審査委員会)
第二十九条　第二種提供医療機関の倫理審査委員会は、この指針に即して、樹立計画又はその変更の科学的妥当性及び倫理的妥当性について総合的に審査を行い、その適否、留意事項、改善事項等に関して第二種提供医療機関の長に対し意見を提出する業務を行うものとする。
2　第二種提供医療機関の倫理審査委員会は、前項の審査の過程の記録を作成し、これを保管するものとする。
3　第二種提供医療機関の倫理審査委員会は、次に掲げる要件を満たすものとする。
一　樹立計画の科学的妥当性及び倫理的妥当性を総合的に審査できるよう、生物学、医学及び法律に関する専門家、生命倫理に関する意見を述べるにふさわしい識見を有する者並びに一般の立場に立って意見を述べられる者から構成されていること。
二　当該第二種提供医療機関が属する法人に所属する者以外の者が二名以上含まれていること。
三　男性及び女性がそれぞれ二名以上含まれていること。
四　当該樹立計画を実施する研究者、樹立責任者との間に利害関係を有する者及び樹立責任者の三親等以内の親族が審査に参画しないこと。
五　倫理審査委員会の活動の自由及び独立が保障されるよう適切な運営手続が定められていること。
六　倫理審査委員会の構成、組織及び運営並びにその議事の内容の公開その他樹立計画

の審査に必要な手続に関する規則が定められ、かつ、当該規則が公開されていること。
　　七　第一号の医学に関する専門家に、再生医療に関して識見を有する者及び未受精卵等の提供者の受ける医療に関して優れた識見を有する医師が含まれていること。
　　八　委員の過半数が第二種樹立機関に所属していない者であること。
４　倫理審査委員会の運営に当たっては、前項第六号に規定する規則により非公開とすることが定められている事項を除き、議事の内容について公開するものとする。

（第二種樹立に必要な未受精卵等の提供に係るインフォームド・コンセントの手続）
第三十条　第二種提供医療機関は、未受精卵等を第二種樹立に用いることについて、当該第二種樹立に必要な未受精卵等の提供者その他提供の意思を確認すべき者（以下この節において「提供者等」という。）のインフォームド・コンセントを受けるものとする。
２　前項のインフォームド・コンセントは書面により表示されるものとする。
３　第二種提供医療機関は、第一項のインフォームド・コンセントを受けるに当たり、提供者等の心情に十分配慮するとともに、次に掲げる要件を満たすものとする。
　　一　提供者等が置かれている立場を不当に利用しないこと。
　　二　同意の能力を欠く者及び第二種樹立を実施する者その他の関係者に未受精卵等の提供を依頼しないこと。
　　三　提供者等による未受精卵等を廃棄することについての意思が事前に確認されていること。
　　四　提供者等が提供するかどうか判断するために必要な時間的余裕を有すること。
　　五　インフォームド・コンセントの受取後少なくとも三十日間は、当該未受精卵等を第二種樹立機関に移送しないこと。
　　六　特定胚指針第九条第五項第二号又は第三号に掲げる未受精卵等（凍結されたものを除く。）の提供を受ける場合には、未受精卵等の提供者が過去に生殖補助医療を受けた経験のある者であること及び未受精卵等の提供者から事前に提供の申出があったことを確認すること。
　　七　倫理審査委員会の委員又は倫理審査委員会が指定する者（当該第二種樹立に関与する者でなく、かつ、未受精卵等の提供者と利害関係を有しない者に限る。）が、未受精卵等の提供者に面接してその提供の同意に係る手続の適切性を確認していること（凍結された未受精卵の提供を受ける場合及び未受精卵等の提供者の生殖補助医療が終了した後にヒト受精胚の提供を受ける場合を除く。）。

ヒトES細胞の樹立手続　樹立指針第3章第2節(第二種樹立に必要な未受精卵等の提供)

（第二種樹立に必要な未受精卵等の提供に係るインフォームド・コンセントの説明）

第三十一条　前条第一項のインフォームド・コンセントに係る説明は、特定胚指針第十条第二項の規定に基づき行うものとする。

2　第二種樹立機関は、当該第二種樹立機関に所属する者(樹立責任者を除く。)のうちから、当該第二種樹立機関の長が指名する者に前項の説明を実施させるものとする。

3　前項の規定により第二種樹立機関の長の指名を受けた者は、第一項の説明を実施するに当たり、提供者等に対し、特定胚指針第十条第二項各号に掲げる事項を記載した説明書を提示し、分かりやすく、これを行うものとする。

4　第二種樹立機関は、第一項の説明を実施するときは、未受精卵等の提供者の個人情報を保護するため適切な措置を講ずるとともに、前項の説明書及び当該説明を実施したことを示す文書(次条第一項において「説明実施書」という。)を提供者等に、その写しを第二種提供医療機関にそれぞれ交付するものとする。

5　第二種樹立機関は、最新の科学的知見を踏まえ、正確に第一項の説明を行うものとする。

（第二種樹立に必要な未受精卵等の提供に係るインフォームド・コンセントの確認）

第三十二条　第二種提供医療機関の長は、樹立計画に基づくインフォームド・コンセントの受取の適切な実施に関して、第三十条第二項の書面、前条第三項の説明書及び説明実施書を確認するとともに、当該第二種提供医療機関の倫理審査委員会の意見を聴くものとする。

2　第二種提供医療機関の長は、未受精卵等を第二種樹立機関に移送するときには、前項の確認を行ったことを文書で第二種樹立機関に通知するものとする。

3　前項の通知を受けた場合には、第二種樹立機関の長は、当該通知の写しを文部科学大臣に提出するものとする。

（未受精卵等の提供者の個人情報の保護）

第三十三条　第二種樹立に携わる者は、未受精卵等の提供者の個人情報の保護に最大限努めるものとする。

2　前項の趣旨に鑑み、第二種提供医療機関は、未受精卵等を第二種樹立機関に移送するときには、当該未受精卵等とその提供者に関する個人情報が照合できないよう必要な措置を講ずるものとする。

第三節　第二種樹立に必要なヒトの体細胞の提供

（体細胞提供機関の基準）

第三十四条　体細胞提供機関は、次に掲げる要件を満たすものとする。
一　倫理審査委員会が設置されていること。
二　体細胞を提供する者の個人情報の保護のための十分な措置が講じられていること。
三　特定胚指針第九条第六項第一号又は第三号に掲げる体細胞の提供を受ける場合には、医療機関であること。
四　特定胚指針第九条第六項第三号に掲げる体細胞の提供を受ける場合には、体細胞の採取に相当の経験を有し、かつ、提供者と利害関係を有しない医師を有すること。

（体細胞提供機関の倫理審査委員会）

第三十五条　体細胞提供機関の倫理審査委員会は、この指針に即して、樹立計画又はその変更の科学的妥当性及び倫理的妥当性について総合的に審査を行い、その適否、留意事項、改善事項等に関して体細胞提供機関の長に対し意見を提出する業務を行うものとする。

2　体細胞提供機関の倫理審査委員会は、前項の審査の過程の記録を作成し、これを保管するものとする。

3　体細胞提供機関の倫理審査委員会は、次に掲げる要件を満たすものとする。
一　樹立計画の科学的妥当性及び倫理的妥当性を総合的に審査できるよう、医学及び法律に関する専門家、生命倫理に関する意見を述べるにふさわしい識見を有する者並びに一般の立場に立って意見を述べられる者から構成されていること。
二　男性及び女性がそれぞれ一名以上含まれていること。
三　当該樹立計画を実施する研究者が審査に参画しないこと。
四　倫理審査委員会の活動の自由及び独立が保障されるよう適切な運営手続が定められていること。
五　倫理審査委員会の構成、組織及び運営並びにその議事の内容の公開その他樹立計画の審査に必要な手続に関する規則が定められ、かつ、当該規則が公開されていること。

4　倫理審査委員会の運営に当たっては、前項第五号に規定する規則により非公開とすることが定められている事項を除き、議事の内容について公開するものとする。

（体細胞の提供に係るインフォームド・コンセントの手続）

第三十六条　体細胞提供機関は、体細胞を第二種樹立に用いることについて、当該第二種樹立に必要な体細胞の提供者その他当該体細胞の提供の意思を確認すべき者（以下この節において「提供者等」という。）のインフォームド・コンセントを受けるものとする。ただし、特定胚指針第九条第六項第二号に掲げる体細胞であって、当該体細胞の提供者に係る情報がないものの提供を受ける場合には、この限りでない。

2 　前項のインフォームド・コンセントは、書面により表示されるものとする。
3 　体細胞提供機関は、第一項のインフォームド・コンセントを受けるに当たり、提供者等の心情に十分配慮するとともに、次に掲げる要件を満たすものとする。
　一　同意の能力を欠く者及び第二種樹立を実施する者その他の関係者に提供を依頼しないこと。
　二　提供者等が提供するかどうか判断するために必要な時間的余裕を有すること。
　三　インフォームド・コンセントの受取後少なくとも三十日間は、当該体細胞を第二種樹立機関に移送しないこと。
　四　特定胚指針第九条第六項第三号に掲げる体細胞の提供を受ける場合には、次に掲げる要件の全てを満たしていることを確認すること。
　　イ　体細胞の提供者から事前に提供の申出があること。
　　ロ　体細胞提供機関の倫理審査委員会の委員又は当該倫理審査委員会が指定する者（当該第二種樹立に関与する者でなく、かつ、体細胞の提供者と利害関係を有しない者に限る。）が、体細胞の提供者に面接してその提供の同意に係る手続の適切性を確認していること。

（体細胞の提供に係るインフォームド・コンセントの説明）

第三十七条　前条第一項のインフォームド・コンセントに係る説明は、特定胚指針第十一条第一項の規定により読み替えて準用する特定胚指針第十条第二項並びに第十一条第二項及び第三項の規定に基づき行うものとする。
2 　第二種樹立機関が前項の説明を行う場合には、当該第二種樹立機関に所属する者（樹立責任者を除く。）のうちから、当該第二種樹立機関の長が指名する者に前項の説明を実施させるものとする。
3 　体細胞提供機関の説明者及び前項の規定により第二種樹立機関の長の指名を受けた者は、第一項の説明を実施するに当たり、提供者等に対し、特定胚指針第十一条第一項の規定により読み替えて準用する特定胚指針第十条第二項各号及び第十一条第二項各号に掲げる事項を記載した説明書を提示し、分かりやすく、これを行うものとする。
4 　第二種樹立機関は、第一項の説明を実施するときは、体細胞の提供者の個人情報を保護するため適切な措置を講ずるとともに、前項の説明書及び当該説明を実施したことを示す文書（次条第一項において「説明実施書」という。）を提供者等に、その写しを体細胞提供機関にそれぞれ交付するものとする。
5 　体細胞提供機関及び第二種樹立機関は、最新の科学的知見を踏まえ、正確に第一項の説明を行うものとする。

（体細胞の提供に係るインフォームド・コンセントの確認）

第三十八条 体細胞提供機関の長は、樹立計画に基づくインフォームド・コンセントの受取の適切な実施に関して、第三十六条第二項の書面、前条第三項の説明書及び説明実施書を確認するとともに、当該体細胞提供機関の倫理審査委員会の意見を聴くものとする。

2　体細胞提供機関の長は、体細胞を第二種樹立機関に移送するときには、前項の確認を行ったことを文書で第二種樹立機関に通知するものとする。

3　前項の通知を受けた場合には、第二種樹立機関の長は、当該通知の写しを文部科学大臣に提出するものとする。

（体細胞の提供者の個人情報の保護）

第三十九条 第二種樹立に携わる者は、体細胞の提供者の個人情報の保護に最大限努めるものとする。

2　前項の趣旨に鑑み、体細胞提供機関は、体細胞を第二種樹立機関に移送するときには、当該体細胞とその提供者に関する個人情報が照合できないよう必要な措置を講ずるものとする。ただし、第二種樹立機関が体細胞の提供者の疾患に係る情報を必要とする場合であって、体細胞提供機関が、提供者等の同意及び体細胞提供機関の倫理審査委員会の承認を受けたときは、この限りでない。

第四章　ヒトES細胞の分配

第一節　分配の要件

（分配に供されるヒトES細胞の要件）

第四十条　分配に供されるヒトES細胞は、次に掲げる要件を満たすものに限るものとする。

　＊　本指針でいう「分配」は、本指針第3条の規定により、樹立機関が行うものに限られる。

一　この指針に基づき樹立されたヒトES細胞であること。

二　必要な経費を除き、無償で譲渡されたものであること。

　＊　本号は、一度分配をしたヒトES細胞のうち使用機関において加工されたもの等を譲渡された場合に係る規定である。

　＊　「必要な経費」とは、ヒトES細胞の輸送に係る経費など、ヒトES細胞の譲渡に際し、現に必要となる実費をいう。

（分配の要件）

第四十一条　ヒトES細胞の分配（海外使用機関に対する分配を除く。）は、次に掲げる要件を満たす場合に限り、行うことができるものとする。

一　ES分配使用指針に基づき使用計画を実施する使用機関に対してのみ分配をすること。

　＊　樹立機関においては、ES分配使用指針に基づき文部科学大臣に使用計画が届け出られているかどうかを確認の上、使用機関に分配を行う必要がある。なお、ヒトES細胞を、非臨床試験という意味での基礎的研究を経ずに臨床利用することは、現時点では想定されないことから、樹立機関から臨床利用機関に対し、ヒトES細胞を直接分配することはできない。

二　必要な経費を除き、無償で分配をすること。

　＊　無償で提供されたヒト胚から樹立されるものであることから、その分配についても、保存、輸送等に必要な経費を除き、無償で行うこととしている。

2　樹立機関は、ES分配使用指針に基づく使用計画を実施する使用機関がヒトES細胞の分配を要求した場合には、やむを得ない場合を除き、分配をするものとする。

　＊　「やむを得ない場合」は、使用計画がインフォームド・コンセントを受けた内容に反するものである場合（例：遺伝子解析や生殖細胞の作成等について同意が取れていないヒトES細胞について、当該行為を伴う使用計画の実施のために分配を求められた場合）等に限られる。

（海外使用機関に対する分配の要件）

第四十二条　海外使用機関に対するヒトES細胞の分配は、次に掲げる要件を満たす場合に限り、行うことができるものとする。

　＊　海外の機関が、本指針に基づき我が国で樹立されたヒトES細胞を基礎的研究に使用するにあたり、当該国による審査等に本指針を適用することはできない。このため、海外使用機関においても、我が国の使用機関におけるのと同等の倫理的取扱いが確保されるよう、海外使用機関に対する分配の要件を定めている。

一　第四十四条第五項に規定する文部科学大臣の確認を受けた海外分配計画に基づき契約を締結した海外使用機関に対してのみ分配をすること。

二　必要な経費を除き、無償で分配をすること。

　＊　海外へヒトES細胞を分配する際も、国内の使用機関への分配と同様に、保存、輸送等に必要な経費を除き、無償で分配する必要がある。

第二節　海外使用機関に対する分配

（海外使用機関の基準）

第四十三条　海外分配計画については、当分の間、次に掲げる要件を満たす海外使用機関に対する分配について策定するものとする。

一　ヒト ES 細胞及び分化細胞の取扱いについて、当該海外使用機関が存する国の法令又はこれに類するガイドラインを遵守すること。

二　分配を受けたヒト ES 細胞を、他の機関に対して分配又は譲渡をしないこと。
* 他の機関へヒト ES 細胞(加工されたヒト ES 細胞を含む。)の分配又は譲渡は行わない。なお、「他の機関」に、分配元の機関は含まれないことから、当該機関にヒト ES 細胞を譲渡し、当該機関から他の機関に分配してもらうことは可能である。

三　ヒト ES 細胞の使用を終了したときは、残余のヒト ES 細胞を、当該ヒト ES 細胞の分配をした樹立機関との合意に基づき廃棄し、又は当該ヒト ES 細胞の分配をした樹立機関に返還若しくは譲渡すること。

四　ヒト ES 細胞を使用して作成した胚の人又は動物の胎内への移植その他の方法による個体の生成、ヒト胚及びヒトの胎児へのヒト ES 細胞の導入並びにヒト ES 細胞から作成した生殖細胞を用いたヒト胚の作成を行わないこと。

五　商業目的の利用を行わないこと。
* 「商業目的」とは、例えば、分化細胞を譲渡に必要な経費を超える価格で譲渡すること等をいう。

六　人体に適用する臨床研究その他医療及びその関連分野における使用を行わないこと。
* 「その他医療及びその関連分野における使用」とは、医療に用いるための医薬品の製造や、医薬品の毒性検査等に用いるためのヒト ES 細胞の大量供給など医療関連分野への使用をいう。なお、本指針は、再生医療法及び薬機法に基づく医療目的での利用までを可能とするヒト ES 細胞の分配及びその基礎的研究での使用について定めるものである。当該ヒト ES 細胞を、これらの法律の適用対象とならない海外機関に対し、医療目的での利用のために提供することは認めていない。一方で、研究に係る国際協力等の観点も踏まえ、当該ヒト ES 細胞を、海外機関に対し医療目的での利用のために提供することについて、速やかに検討を行うこととしている。

七　個人情報の保護のための十分な措置が講じられていること。

八　その他ヒト ES 細胞の適切な取扱いに必要な措置を講ずること。

九　この条に定める海外分配計画の基準に反することとなった場合においては、ヒト ES 細胞の分配をした樹立機関にヒト ES 細胞を返還又は譲渡すること。
* 海外分配計画の基準に反することとなった場合は、ヒト ES 細胞の適切な取扱いを確保する観点から、使用しているヒト ES 細胞を速やかに返還又は譲渡すること。なお、樹立機関が海外使用機関に分配を行う際に取り交わす契約において、海外分配計画の基準に反することとなった場合は、ヒト ES 細胞の使用を終了することとしているならば、第 3 号の適用を受け、当該細胞を廃棄することも可能である。

ヒト ES 細胞の樹立手続　樹立指針第 4 章第 2 節(海外使用機関に対する分配)

(海外使用機関に対する分配の手続)

第四十四条　樹立責任者は、海外使用機関にヒト ES 細胞の分配をするに当たっては、あらかじめ、海外分配計画書を作成し、海外分配計画の実施について当該樹立機関の長の了承を求めるものとする。

2　海外分配計画書には、次に掲げる事項を記載するものとする。
　一　海外分配計画の名称
　二　樹立機関の名称及び所在地並びに樹立機関の長の氏名
　三　樹立責任者の氏名
　四　分配をする海外使用機関の名称及びその所在地並びに国名
　五　分配の方法
　　＊　移送の方法、移送時における管理方法等、適切な方法で分配されていることを確認するために必要な事項を記載する。
　六　分配をする海外使用機関の使用の期間
　　＊　使用終了時の措置(第 43 条第 3 号)の時期を確認するため、使用の終期を設定し、記載する。
　七　分配に供されるヒト ES 細胞の入手先及びヒト ES 細胞株の名称
　　＊　「入手先」は、自機関で樹立されたヒト ES 細胞をそのまま分配する際にはその旨を、使用機関等から返還又は譲渡されたものを分配する際には当該使用機関等の名称を記載する。
　八　海外使用機関の基準に関する説明
　　＊　分配先の海外使用機関が本指針第 43 条に定める基準を満たすことを確認するために必要な事項を記載する。
　九　その他必要な事項
　　＊　使用終了時の措置(本指針第 43 条第 3 号)、海外分配計画の基準に反することとなった場合の措置(第 43 条第 9 号)等について記載する。

3　樹立責任者は、分配をする海外使用機関のヒト ES 細胞の使用が当該海外使用機関が存する国の法令又はこれに類するガイドラインに基づき承認されたものであることを示す書類の写し及びその日本語による翻訳文を、海外分配計画書に添付するものとする。

4　樹立機関の長は、第一項の了承を求められたときは、その妥当性について当該機関の倫理審査委員会の意見を求めるとともに、当該意見に基づき海外分配計画のこの指針に対する適合性を確認するものとする。
　　＊　樹立機関の長は、倫理審査委員会から留意事項、改善事項等が示された場合には、必要な対応を行う。

5　樹立機関の長は、海外分配計画の実施を了承するに当たっては、前項の手続の終了後、当該海外分配計画のこの指針に対する適合性について、文部科学大臣の確認を受けるものとする。

6　前項の場合には、樹立機関の長は、次に掲げる書類を文部科学大臣に提出するものとする。

一　海外分配計画書
　二　樹立機関の倫理審査委員会における審査の過程及び結果を示す書類
7　文部科学大臣は、海外分配計画のこの指針に対する適合性について、科学技術・学術審議会生命倫理・安全部会の意見を求めるとともに、当該意見に基づき確認を行うものとする。

第五章　雑則

（主務大臣）

第四十五条　この指針における主務大臣は、第六条第一項第一号イ及び同条第二項第一号に掲げる要件に該当するヒトES細胞に係るものについては文部科学大臣、同条第一項第一号ロに掲げる要件に該当するヒトES細胞に係るものについては厚生労働大臣とする。

（関係行政機関との連携）

第四十六条　文部科学大臣及び厚生労働大臣は、ヒトES細胞の取扱いが、その関連分野と密接な関係を持つことに鑑み、情報の提供を行う等経済産業大臣と密接な連携を図るものとする。

（指針不適合の公表）

第四十七条　文部科学大臣及び厚生労働大臣は、ヒトES細胞の取扱いがこの指針に定める基準に適合していないと認める者があったときは、その旨を公表するものとする。

＊　本指針は、法的拘束力を持たない行政指針として定めたものであるが、指針の遵守を促すため、指針違反を公表することとしている。

附則

（施行期日）

第一条　この指針は、平成二十六年十一月二十五日から施行する。

（ヒトES細胞の樹立及び分配に関する指針の廃止）

第二条　ヒトES細胞の樹立及び分配に関する指針（平成二十一年文部科学省告示第百五十六号。次条において「旧指針」という。）は廃止する。

（経過措置）

第三条　この指針の施行の際現に旧指針の規定により文部科学大臣の確認を受けた樹立計画又は海外分配計画については、それぞれ第十六条第一項又は第四十四条第五項の確認を受けたものとみなす。

（指針の見直し）

第四条　文部科学大臣及び厚生労働大臣は、ライフサイエンスにおける研究の進展、社会の動向等を勘案し、必要に応じてこの指針の規定について見直しを行うものとする。

2　前項の見直しは、総合科学技術・イノベーション会議の意見に基づき行うものとする。

＊　総合科学技術・イノベーション会議の意見に基づき見直しを行うこととしたのは、同会議が生命倫理専門調査会を設置し、生命倫理に関する調査・検討を行っているためである。

関係法令

수필집

○再生医療を国民が迅速かつ安全に受けられるようにするための施策の総合的な推進に関する法律

(平成二十五年五月十日)
(法律第十三号)

最近改正:平成二五年一一月二七日法律第八四号

(目的)
第一条　この法律は、再生医療を国民が迅速かつ安全に受けられるようにするために、その研究開発及び提供並びに普及の促進に関し、基本理念を定め、国、医師等、研究者及び事業者の責務を明らかにするとともに、再生医療の研究開発から実用化までの施策の総合的な推進を図り、もって国民が受ける医療の質及び保健衛生の向上に寄与することを目的とする。

(基本理念)
第二条　再生医療を国民が迅速かつ安全に受けられるようにするために、その研究開発及び提供並びに普及の促進に関する施策は、次に掲げる事項を基本として行わなければならない。
一　治療等に際して、最先端の科学的知見等を生かした再生医療を世界に先駆けて利用する機会が国民に提供されるように施策を進めるべきこと。
二　再生医療の特性を踏まえ、生命倫理に配慮しつつ、迅速かつ安全な研究開発及び提供並びに普及の促進のため、施策の有機的な連携と実効性を伴う総合的な取組が進められるべきこと。
三　再生医療の迅速かつ安全な研究開発及び提供並びに普及の促進に関する施策の推進に当たっては、再生医療の特性に鑑み、再生医療に係る安全の確保、生命倫理、最新の研究開発及び技術開発の動向等について、それらについての有識者、医療関係者、研究者、技術者その他の関係者の意見を聴くとともに、国民の理解を得ること。
四　世界に先駆けて、我が国で再生医療を実用化することを通じ、国際的な医療の質及び保健衛生の向上並びに研究開発の一層の促進に寄与すること。

(国の責務)
第三条　国は、前条の基本理念にのっとり、再生医療の迅速かつ安全な研究開発及び提供並びに普及の促進に関する施策を総合的に策定し、及び実施する責務を有する。
2　国は、再生医療について国民の理解と関心を深めるとともに、再生医療の推進に関する国民の協力を得るため、国民に対する啓発に努めなければならない。
3　国は、前二項の責務を全うするため、関係省庁が協力する体制を確立するものとする。

(医師等及び研究者の責務)
第四条　医師その他の医療関係者(第十四条第一項において「医師等」という。)及び研究者は、国が実施する再生医療の迅速かつ安全な研究開発及び提供並びに普及の促進に関する施策に協力するよう努めなければならない。

(再生医療に用いる細胞の培養等の加工を行う事業者の責務)
第五条　再生医療に用いる細胞の培養等の加工を行う事業者は、国が実施する再生医療の迅速かつ安全な研究開発及び提供並びに普及の促進に関する施策に協力するよう努めなければならない。

(基本方針)
第六条　国は、国民が再生医療を迅速かつ安全に受けられるようにするために、再生医療の迅速かつ安全な研究開発及び提供並びに普及の促進に関する基本的な方針(以下この条において「基本方針」という。)を定めなければならない。
2　基本方針は、再生医療の迅速かつ安全な研究開発及び提供並びに普及を促進するための基本的な事項その他必要な事項について定めるもの

とする。
3 　国は、再生医療に関する状況の変化を勘案し、少なくとも三年ごとに、基本方針に検討を加え、必要があると認めるときには、これを変更しなければならない。
4 　国は、基本方針を定め、又はこれを変更したときは、遅滞なく、基本方針を公表するものとする。

（法制上の措置等）
第七条　国は、国民が再生医療を迅速かつ安全に受けられるようにするために、その研究開発及び提供並びに普及の促進が図られるよう、必要な法制上、財政上又は税制上の措置その他の措置を講ずるものとする。

（先進的な再生医療の研究開発の促進）
第八条　国は、先進的な再生医療の研究開発を促進するため、大学等で行われる先進的な研究開発に対する助成、研究開発の環境の整備等の必要な支援を行うものとする。
2 　国は、先進的な再生医療の研究開発を促進するため、高度な技術を有する事業者の再生医療の研究開発に関する事業への参入の促進その他の必要な施策を講ずるものとする。

（再生医療を行う環境の整備）
第九条　国は、国民が再生医療を迅速かつ安全に受けられるようにするために、再生医療の特性を踏まえ、再生医療を適切に実施するために必要となる安全性等の基準を整備するものとする。
2 　国は、国民が再生医療を迅速かつ安全に受けられるようにするために、医療機関等が再生医療に用いる細胞の培養等を円滑かつ効率的に実施できるようにするために必要な措置を講ずるものとする。

（臨床研究環境の整備等）
第十条　国は、国民が再生医療を迅速かつ安全に受けられるようにするために、臨床研究が円滑に行われる環境の整備に必要な施策を講ずるとともに、再生医療製品の早期の医薬品、医療機器等の品質、有効性及び安全性の確保等に関する法律（昭和三十五年法律第百四十五号）の規定による製造販売の承認に資する治験が迅速かつ確実に行われるよう必要な施策を講ずるものとする。
（平二五法八四・一部改正）

（再生医療製品の審査に関する体制の整備等）
第十一条　国は、再生医療製品の特性を踏まえ、再生医療製品の早期の医薬品、医療機器等の品質、有効性及び安全性の確保等に関する法律の規定による製造販売の承認を図り、かつ、安全性を確保するため、再生医療製品の審査に当たる人材の確保、再生医療製品の審査の透明化、再生医療製品の審査に関する体制の整備等のための必要な措置を講ずるものとする。
（平二五法八四・一部改正）

（再生医療に関する事業の促進）
第十二条　国は、再生医療で得られた知見を活用した医薬品の研究開発その他の再生医療に関する事業を促進するものとする。
2 　国は、再生医療に用いる細胞の培養等の加工に必要な装置等に関する基準の整備その他の再生医療に関する事業の促進に必要な措置を講ずるものとする。

（人材の確保等）
第十三条　国は、再生医療に関する専門的知識を有する人材の確保、養成及び資質の向上に必要な施策を講ずるものとする。

（安全面及び倫理面の配慮等）
第十四条　国は、再生医療の迅速かつ安全な研究開発及び提供並びに普及の促進に関する施策の策定及び実施に当たっては、医師等、研究者及び事業者による活動の確保に留意しつつ、再生医療の特性に鑑み、安全性を確保するとともに

生命倫理に対する配慮をしなければならない。

2　国及び関係者は、再生医療の円滑な発展に資するため、再生医療の実施に係る情報の収集を図るとともに、当該情報を用いて適切な対応が図られるよう努めるものとする。

附則

　この法律は、公布の日から施行する。

附則　（平成二五年一一月二七日法律第八四号）　抄

（施行期日）

第一条　この法律は、公布の日から起算して一年を超えない範囲内において政令で定める日から施行する。

（平成二六年政令第二六八号で平成二六年一一月二五日から施行）

○再生医療等の安全性の確保等に関する法律

　　　　　　　　　　平成二十五年十一月二十七日
　　　　　　　　　　法律第八十五号

　　第一章　総則

（目的）
第一条　この法律は、再生医療等に用いられる再生医療等技術の安全性の確保及び生命倫理への配慮(以下「安全性の確保等」という。)に関する措置その他の再生医療等を提供しようとする者が講ずべき措置を明らかにするとともに、特定細胞加工物の製造の許可等の制度を定めること等により、再生医療等の迅速かつ安全な提供及び普及の促進を図り、もって医療の質及び保健衛生の向上に寄与することを目的とする。

（定義）
第二条　この法律において「再生医療等」とは、再生医療等技術を用いて行われる医療(医薬品、医療機器等の品質、有効性及び安全性の確保等に関する法律(昭和三十五年法律第百四十五号。以下「医薬品医療機器等法」という。)第八十条の二第二項に規定する治験に該当するものを除く。)をいう。

2　この法律において「再生医療等技術」とは、次に掲げる医療に用いられることが目的とされている医療技術であって、細胞加工物を用いるもの(細胞加工物として再生医療等製品(医薬品医療機器等法第二十三条の二十五又は第二十三条の三十七の承認を受けた再生医療等製品をいう。第四項において同じ。)のみを当該承認の内容に従い用いるものを除く。)のうち、その安全性の確保等に関する措置その他のこの法律で定める措置を講ずることが必要なものとして政令で定めるものをいう。
　一　人の身体の構造又は機能の再建、修復又は形成
　二　人の疾病の治療又は予防

3　この法律において「細胞」とは、細胞加工物の原材料となる人又は動物の細胞をいう。

4　この法律において「細胞加工物」とは、人又は動物の細胞に培養その他の加工を施したものをいい、「特定細胞加工物」とは、再生医療等に用いられる細胞加工物のうち再生医療等製品であるもの以外のものをいい、細胞加工物について「製造」とは、人又は動物の細胞に培養その他の加工を施すことをいい、「細胞培養加工施設」とは、特定細胞加工物の製造をする施設をいう。

5　この法律において「第一種再生医療等技術」とは、人の生命及び健康に与える影響が明らかでない又は相当の注意をしても人の生命及び健康に重大な影響を与えるおそれがあることから、その安全性の確保等に関する措置その他のこの法律で定める措置を講ずることが必要なものとして厚生労働省令で定める再生医療等技術をいい、「第一種再生医療等」とは、第一種再生医療等技術を用いて行われる再生医療等をいう。

6　この法律において「第二種再生医療等技術」とは、相当の注意をしても人の生命及び健康に影響を与えるおそれがあることから、その安全性の確保等に関する措置その他のこの法律で定める措置を講ずることが必要なものとして厚生労働省令で定める再生医療等技術(第一種再生医療等技術に該当するものを除く。)をいい、「第二種再生医療等」とは、第二種再生医療等技術を用いて行われる再生医療等をいう。

7　この法律において「第三種再生医療等技術」とは、第一種再生医療等技術及び第二種再生医療等技術以外の再生医療等技術をいい、「第三種再生医療等」とは、第三種再生医療等技術を用いて行われる再生医療等をいう。

8　この法律において「特定細胞加工物製造事業者」とは、第三十五条第一項の許可若しくは第三十九条第一項の認定を受けた者又は第四十条第一項の規定による届出をした者をいう。

　　第二章　再生医療等の提供

第一節　再生医療等提供基準

第三条　厚生労働大臣は、厚生労働省令で、再生医療等の提供に関する基準(以下「再生医療等提供基準」という。)を定めなければならない。

2　再生医療等提供基準は、第一種再生医療等、第二種再生医療等及び第三種再生医療等のそれぞれにつき、次に掲げる事項(第三種再生医療等にあっては、第一号に掲げる事項を除く。)について定めるものとする。

一　再生医療等を提供する病院(医療法(昭和二十三年法律第二百五号)第一条の五第一項に規定する病院をいう。以下同じ。)又は診療所(同条第二項に規定する診療所をいう。以下同じ。)が有すべき人員及び構造設備その他の施設に関する事項

二　再生医療等に用いる細胞の入手の方法並びに特定細胞加工物の製造及び品質管理の方法に関する事項

三　前二号に掲げるもののほか、再生医療等技術の安全性の確保等に関する措置に関する事項

四　再生医療等に用いる細胞を提供する者及び再生医療等(研究として行われる場合その他の厚生労働省令で定める場合に係るものに限る。)を受ける者に対する健康被害の補償の方法に関する事項

五　その他再生医療等の提供に関し必要な事項

3　再生医療等は、再生医療等提供基準に従って提供されなければならない。

第二節　再生医療等の提供の開始、変更及び中止の手続

第一款　通則

(再生医療等提供計画の提出)

第四条　再生医療等を提供しようとする病院又は診療所(医療法第五条第一項に規定する医師又は歯科医師の住所を含む。第三号を除き、以下同じ。)の管理者(同項に規定する医師又は歯科医師を含む。以下この章及び次章において同じ。)は、厚生労働省令で定めるところにより、あらかじめ、第一種再生医療等、第二種再生医療等及び第三種再生医療等のそれぞれにつき厚生労働省令で定める再生医療等の区分ごとに、次に掲げる事項(第二号に掲げる再生医療等が第三種再生医療等である場合にあっては、第三号に掲げる事項を除く。)を記載した再生医療等の提供に関する計画(以下「再生医療等提供計画」という。)を厚生労働大臣に提出しなければならない。

一　当該病院又は診療所の名称及び住所並びに当該管理者の氏名

二　提供しようとする再生医療等及びその内容

三　前号に掲げる再生医療等について当該病院又は診療所の有する人員及び構造設備その他の施設

四　第二号に掲げる再生医療等に用いる細胞の入手の方法並びに当該再生医療等に用いる特定細胞加工物の製造及び品質管理の方法(特定細胞加工物の製造を委託する場合にあっては、委託先の名称及び委託の内容)

五　前二号に掲げるもののほか、第二号に掲げる再生医療等に用いる再生医療等技術の安全性の確保等に関する措置

六　第二号に掲げる再生医療等に用いる細胞を提供する者及び当該再生医療等(研究として行われる場合その他の厚生労働省令で定める場合に係るものに限る。)を受ける者に対する健康被害の補償の方法

七　第二号に掲げる再生医療等について第二十六条第一項各号に掲げる業務を行う認定再生医療等委員会(同条第五項第二号に規定する認定再生医療等委員会をいう。以下この章において同じ。)の名称及び委員の構成

八　その他厚生労働省令で定める事項

2　再生医療等を提供しようとする病院又は診療所の管理者は、前項の規定により再生医療等提供計画を提出しようとするときは、当該再生医

療等提供計画が再生医療等提供基準に適合しているかどうかについて、あらかじめ、当該再生医療等提供計画に記載される認定再生医療等委員会の意見を聴かなければならない。

3　第一項の再生医療等提供計画には、次に掲げる書類を添付しなければならない。
　一　再生医療等提供計画に記載された認定再生医療等委員会が述べた第二十六条第一項第一号の意見の内容を記載した書類
　二　その他厚生労働省令で定める書類

（再生医療等提供計画の変更）

第五条　再生医療等提供計画の変更（厚生労働省令で定める軽微な変更を除く。次項において同じ。）をしようとする病院又は診療所の管理者は、厚生労働省令で定めるところにより、あらかじめ、その変更後の再生医療等提供計画を厚生労働大臣に提出しなければならない。

2　前条第二項及び第三項の規定は、再生医療等提供計画の変更について準用する。ただし、同項第二号に掲げる書類については、既に厚生労働大臣に提出されている当該書類の内容に変更がないときは、その添付を省略することができる。

3　第一項の厚生労働省令で定める再生医療等提供計画の軽微な変更をした病院又は診療所の管理者は、厚生労働省令で定めるところにより、その変更の日から十日以内に、その旨を、再生医療等提供計画に記載された認定再生医療等委員会に通知するとともに、厚生労働大臣に届け出なければならない。

（再生医療等の提供の中止）

第六条　再生医療等提供機関（第四条第一項又は前条第一項の規定により提出された再生医療等提供計画に係る病院又は診療所をいう。以下同じ。）の管理者は、再生医療等提供計画に記載された再生医療等の提供を中止したときは、厚生労働省令で定めるところにより、その中止の日から十日以内に、その旨を、再生医療等提供計画に記載された認定再生医療等委員会に通知するとともに、厚生労働大臣に届け出なければならない。

　　　第二款　第一種再生医療等の提供に関する特則

（第一種再生医療等提供計画に記載される認定再生医療等委員会の要件）

第七条　第一種再生医療等提供計画（第一種再生医療等に係る再生医療等提供計画をいう。以下同じ。）に記載される第一種再生医療等について第二十六条第一項各号に掲げる業務を行う認定再生医療等委員会は、特定認定再生医療等委員会（認定再生医療等委員会であって、同条第四項各号に掲げる要件のいずれにも適合するものをいう。第十一条において同じ。）でなければならない。

（第一種再生医療等提供計画の変更命令等）

第八条　厚生労働大臣は、第四条第一項の規定による第一種再生医療等提供計画の提出があった場合において、当該第一種再生医療等提供計画に記載された第一種再生医療等が再生医療等提供基準に適合していないと認めるときは、その提出があった日から起算して九十日以内に限り、当該第一種再生医療等提供計画に係る再生医療等提供機関の管理者に対し、当該第一種再生医療等提供計画の変更その他必要な措置をとるべきことを命ずることができる。

2　厚生労働大臣は、第四条第一項の規定による第一種再生医療等提供計画の提出があった場合において、前項の期間内に同項の命令をすることができない合理的な理由があるときは、同項の期間を延長することができる。この場合においては、同項の期間内に、当該第一種再生医療等提供計画に係る再生医療等提供機関の管理者に対し、その旨、延長後の期間及び延長する理由を通知しなければならない。

3　厚生労働大臣は、第四条第一項の規定による

第一種再生医療等提供計画の提出があった場合において、当該第一種再生医療等提供計画に記載された第一種再生医療等が再生医療等提供基準に適合していると認めるときは、第一項の期間を短縮することができる。この場合においては、当該第一種再生医療等提供計画に係る再生医療等提供機関の管理者に対し、遅滞なく、短縮後の期間を通知しなければならない。

(第一種再生医療等の提供の制限)
第九条　第四条第一項の規定により提出された第一種再生医療等提供計画に係る再生医療等提供機関の管理者は、前条第一項の期間(同条第二項又は第三項の規定による通知があったときは、その通知に係る期間)を経過した後でなければ、当該第一種再生医療等提供計画に記載された第一種再生医療等を提供してはならない。

(準用)
第十条　前二条の規定は、第一種再生医療等提供計画の変更(第五条第一項の厚生労働省令で定める軽微な変更を除く。)について準用する。この場合において、必要な技術的読替えは、政令で定める。
2　第一種再生医療等提供計画の変更をする再生医療等提供機関の管理者は、前項において準用する前条の規定にかかわらず、同条に規定する期間が経過する日までの間、第一種再生医療等(変更前の第一種再生医療等提供計画に従って行われていたものに限る。)を提供することができる。

第三款　第二種再生医療等の提供に関する特則

第十一条　第二種再生医療等提供計画(第二種再生医療等に係る再生医療等提供計画をいう。第二十六条第四項第一号において同じ。)に記載される第二種再生医療等について同条第一項各号に掲げる業務を行う認定再生医療等委員会は、特定認定再生医療等委員会でなければならない。

第三節　再生医療等の適正な提供に関する措置

(特定細胞加工物の製造の委託)
第十二条　再生医療等提供機関の管理者は、特定細胞加工物の製造を委託しようとするときは、特定細胞加工物製造事業者に委託しなければならない。

(再生医療等提供計画の確認)
第十三条　医師又は歯科医師は、再生医療等を行おうとするときは、次に掲げる事項を確認しなければならない。
一　当該再生医療等が第四条第一項又は第五条第一項の規定により提出された再生医療等提供計画に記載された再生医療等であること。
二　当該再生医療等が第一種再生医療等である場合にあっては、当該第一種再生医療等が記載された第一種再生医療等提供計画について第九条(第十条第一項において準用する場合を含む。)に規定する期間が経過していること。

(再生医療等に関する説明及び同意)
第十四条　医師又は歯科医師は、再生医療等を行うに当たっては、疾病のため本人の同意を得ることが困難な場合その他の厚生労働省令で定める場合を除き、当該再生医療等を受ける者に対し、当該再生医療等に用いる再生医療等技術の安全性の確保等その他再生医療等の適正な提供のために必要な事項について適切な説明を行い、その同意を得なければならない。
2　医師又は歯科医師は、再生医療等を受ける者以外の者から再生医療等に用いる細胞の採取を行うに当たっては、疾病のため本人の同意を得ることが困難な場合その他の厚生労働省令で定める場合を除き、当該細胞を提供する者に対し、採取した細胞の使途その他当該細胞の採取に関し必要な事項について適切な説明を行い、その

同意を得なければならない。

（再生医療等に関する個人情報の保護）
第十五条　再生医療等提供機関の管理者は、再生医療等に用いる細胞を提供する者及び再生医療等を受ける者の個人情報（個人に関する情報であって、当該情報に含まれる氏名、生年月日その他の記述等により特定の個人を識別することができるもの（他の情報と照合することにより、特定の個人を識別することができることとなるものを含む。）をいう。以下この条において同じ。）の漏えい、滅失又は毀損の防止その他の個人情報の適切な管理のために必要な措置を講じなければならない。

（再生医療等に関する記録及び保存）
第十六条　医師又は歯科医師は、再生医療等を行ったときは、厚生労働省令で定めるところにより、当該再生医療等を行った日時及び場所、当該再生医療等の内容その他の厚生労働省令で定める事項に関する記録を作成しなければならない。
2　前項の記録は、再生医療等提供機関の管理者が、厚生労働省令で定めるところにより、保存しなければならない。

（認定再生医療等委員会への疾病等の報告）
第十七条　再生医療等提供機関の管理者は、再生医療等提供計画に記載された再生医療等の提供に起因するものと疑われる疾病、障害若しくは死亡又は感染症の発生を知ったときは、厚生労働省令で定めるところにより、その旨を再生医療等提供計画に記載された認定再生医療等委員会に報告しなければならない。
2　前項の場合において、認定再生医療等委員会が意見を述べたときは、再生医療等提供機関の管理者は、当該意見を尊重して必要な措置をとらなければならない。

（厚生労働大臣への疾病等の報告）
第十八条　再生医療等提供機関の管理者は、再生医療等提供計画に記載された再生医療等の提供に起因するものと疑われる疾病、障害若しくは死亡又は感染症の発生に関する事項で厚生労働省令で定めるものを知ったときは、厚生労働省令で定めるところにより、その旨を厚生労働大臣に報告しなければならない。

（厚生科学審議会への報告）
第十九条　厚生労働大臣は、毎年度、前条の規定による報告の状況について厚生科学審議会に報告し、必要があると認めるときは、その意見を聴いて、再生医療等の提供による保健衛生上の危害の発生又は拡大を防止するために必要な措置をとるものとする。
2　厚生科学審議会は、前項の規定による措置のほか、再生医療等の提供による保健衛生上の危害の発生又は拡大を防止するために必要な措置について、調査審議し、必要があると認めるときは、厚生労働大臣に意見を述べることができる。

（認定再生医療等委員会への定期報告）
第二十条　再生医療等提供機関の管理者は、再生医療等提供計画に記載された再生医療等の提供の状況について、厚生労働省令で定めるところにより、定期的に、再生医療等提供計画に記載された認定再生医療等委員会に報告しなければならない。
2　前項の場合において、認定再生医療等委員会が意見を述べたときは、再生医療等提供機関の管理者は、当該意見を尊重して必要な措置をとらなければならない。

（厚生労働大臣への定期報告）
第二十一条　再生医療等提供機関の管理者は、再生医療等提供計画に記載された再生医療等の提供の状況について、厚生労働省令で定めるところにより、定期的に、厚生労働大臣に報告しなければならない。
2　厚生労働大臣は、前項の規定による報告を取りまとめ、その概要を公表しなければならない。

（緊急命令）
第二十二条　厚生労働大臣は、再生医療等の提供による保健衛生上の危害の発生又は拡大を防止するため必要があると認めるときは、再生医療等を提供する病院又は診療所の管理者に対し、当該再生医療等の提供を一時停止することその他保健衛生上の危害の発生又は拡大を防止するための応急の措置をとるべきことを命ずることができる。

（改善命令等）
第二十三条　厚生労働大臣は、再生医療等技術の安全性の確保等その他再生医療等の適正な提供のため必要があると認めるときは、この章の規定の施行に必要な限度において、再生医療等提供機関の管理者に対し、再生医療等提供計画の変更その他再生医療等の適正な提供に関し必要な措置をとるべきことを命ずることができる。
2　厚生労働大臣は、再生医療等提供機関の管理者が前項の規定による命令に従わないときは、当該管理者に対し、期間を定めて再生医療等提供計画に記載された再生医療等の全部又は一部の提供を制限することを命ずることができる。

（立入検査等）
第二十四条　厚生労働大臣は、この章の規定の施行に必要な限度において、再生医療等提供機関の管理者若しくは開設者（医療法第五条第一項に規定する医師又は歯科医師を含む。次項及び第二十六条第一項において同じ。）に対し、必要な報告をさせ、又は当該職員に、再生医療等提供機関に立ち入り、その構造設備若しくは帳簿、書類その他の物件を検査させ、若しくは関係者に質問させることができる。
2　厚生労働大臣は、前項に定めるもののほか、病院若しくは診療所の管理者がこの章の規定若しくはこの章の規定に基づく命令若しくは処分に違反していると認めるとき、又は再生医療等技術の安全性の確保等その他再生医療等の適正な提供のため必要があると認めるときは、病院若しくは診療所の管理者若しくは開設者に対し、必要な報告をさせ、又は当該職員に、病院若しくは診療所に立ち入り、その構造設備若しくは帳簿、書類その他の物件を検査させ、若しくは関係者に質問させることができる。
3　前二項の規定により職員が立ち入るときは、その身分を示す証明書を携帯し、関係者に提示しなければならない。
4　第一項及び第二項の規定による権限は、犯罪捜査のために認められたものと解してはならない。

（厚生労働省令への委任）
第二十五条　この章に定めるもののほか、再生医療等の提供に関し必要な手続その他の事項は、厚生労働省令で定める。

第三章　認定再生医療等委員会

（再生医療等委員会の認定）
第二十六条　再生医療等に関して識見を有する者から構成される委員会であって、次に掲げる業務（以下「審査等業務」という。）を行うもの（以下この条において「再生医療等委員会」という。）を設置する者（病院若しくは診療所の開設者又は医学医術に関する学術団体その他の厚生労働省令で定める団体（法人でない団体にあっては、代表者又は管理人の定めのあるものに限る。）に限る。）は、その設置する再生医療等委員会が第四項各号に掲げる要件（当該再生医療等委員会が第三種再生医療等提供計画（第三種再生医療等に係る再生医療等提供計画をいう。以下同じ。）のみに係る審査等業務を行う場合にあっては、同項第一号（第三種再生医療等提供計画に係る部分を除く。）に掲げる要件を除く。）に適合していることについて、厚生労働大臣の認定を受けなければならない。
一　第四条第二項（第五条第二項において準用する場合を含む。）の規定により再生医療等を提供しようとする病院若しくは診療所又は再

生医療等提供機関の管理者から再生医療等提供計画について意見を求められた場合において、当該再生医療等提供計画について再生医療等提供基準に照らして審査を行い、当該管理者に対し、再生医療等の提供の適否及び提供に当たって留意すべき事項について意見を述べること。
二　第十七条第一項の規定により再生医療等提供機関の管理者から再生医療等の提供に起因するものと疑われる疾病、障害若しくは死亡又は感染症の発生に関する事項について報告を受けた場合において、必要があると認めるときは、当該管理者に対し、その原因の究明及び講ずべき措置について意見を述べること。
三　第二十条第一項の規定により再生医療等提供機関の管理者から再生医療等の提供の状況について報告を受けた場合において、必要があると認めるときは、当該管理者に対し、その再生医療等の提供に当たって留意すべき事項若しくは改善すべき事項について意見を述べ、又はその再生医療等の提供を中止すべき旨の意見を述べること。
四　前三号に掲げる場合のほか、再生医療等技術の安全性の確保等その他再生医療等の適正な提供のため必要があると認めるときは、当該再生医療等委員会の名称が記載された再生医療等提供計画に係る再生医療等提供機関の管理者に対し、当該再生医療等提供計画に記載された事項に関し意見を述べること。
2　前項の認定を受けようとする者は、厚生労働省令で定めるところにより、次に掲げる事項を記載した申請書を厚生労働大臣に提出しなければならない。
一　氏名又は名称及び住所並びに法人にあっては、その代表者(法人でない団体で代表者又は管理人の定めのあるものにあっては、その代表者又は管理人)の氏名
二　当該再生医療等委員会の名称
三　当該再生医療等委員会の委員の氏名及び職業
四　当該再生医療等委員会が第三種再生医療等提供計画のみに係る審査等業務を行う場合にあっては、その旨
五　審査等業務を行う体制に関する事項
六　審査等業務に関し手数料を徴収する場合にあっては、当該手数料の算定の基準
七　その他厚生労働省令で定める事項
3　前項の申請書には、次に掲げる書類を添付しなければならない。
一　当該再生医療等委員会の委員の略歴を記載した書類
二　当該再生医療等委員会の審査等業務に関する規程
三　その他厚生労働省令で定める書類
4　厚生労働大臣は、第一項の認定の申請があった場合において、その申請に係る再生医療等委員会が次に掲げる要件(当該再生医療等委員会が第三種再生医療等提供計画のみに係る審査等業務を行う場合にあっては、第一号(第三種再生医療等提供計画に係る部分を除く。)に掲げる要件を除く。)に適合すると認めるときは、その認定をするものとする。
一　第一種再生医療等提供計画、第二種再生医療等提供計画及び第三種再生医療等提供計画について、第一種再生医療等、第二種再生医療等及び第三種再生医療等のそれぞれの再生医療等提供基準に照らして審査等業務を適切に実施する能力を有する者として医学又は法律学の専門家その他の厚生労働省令で定める者から構成されるものであること。
二　その委員の構成が、審査等業務の公正な実施に支障を及ぼすおそれがないものとして厚生労働省令で定める基準に適合すること。
三　審査等業務の実施の方法、審査等業務に関して知り得た情報の管理及び秘密の保持の方法その他の審査等業務を適切に実施するための体制が整備されていること。
四　審査等業務に関し手数料を徴収する場合にあっては、当該手数料の算定の基準が審査等業務に要する費用に照らし、合理的なものとして厚生労働省令で定める基準に適合するも

のであること。
　五　前各号に掲げるもののほか、審査等業務の適切な実施のために必要なものとして厚生労働省令で定める基準に適合するものであること。
5　厚生労働大臣は、前項の規定により認定をしたときは、次に掲げる事項を公示しなければならない。
　一　当該認定を受けた者(以下「認定委員会設置者」という。)の氏名又は名称及び住所
　二　当該認定に係る再生医療等委員会(以下「認定再生医療等委員会」という。)の名称
　三　当該再生医療等委員会が第三種再生医療等提供計画のみに係る審査等業務を行うものとして認定された場合には、その旨

（変更の認定等）
第二十七条　認定委員会設置者は、前条第二項第三号、第五号又は第六号に掲げる事項を変更しようとするときは、厚生労働大臣の認定を受けなければならない。ただし、厚生労働省令で定める軽微な変更については、この限りでない。
2　認定委員会設置者は、前項ただし書の厚生労働省令で定める軽微な変更をしたときは、遅滞なく、その旨を厚生労働大臣に届け出なければならない。
3　前条第二項から第四項までの規定は、第一項の変更の認定について準用する。
4　認定委員会設置者は、前条第二項第一号、第二号若しくは第七号に掲げる事項又は同条第三項各号に掲げる書類に記載した事項に変更があったとき（当該変更が厚生労働省令で定める軽微なものであるときを除く。）は、遅滞なく、その旨を厚生労働大臣に届け出なければならない。
5　前条第五項の規定は、同項第一号又は第二号に掲げる事項について前項の規定による届出があった場合について準用する。

（認定の有効期間等）
第二十八条　第二十六条第一項の認定の有効期間は、当該認定の日から起算して三年とする。

2　前項の有効期間の満了後引き続き認定再生医療等委員会を設置しようとする認定委員会設置者は、その有効期間の更新を受けなければならない。
3　前項の有効期間の更新を受けようとする認定委員会設置者は、第一項の有効期間の満了の日の九十日前から六十日前までの間（以下この項において「更新申請期間」という。）に、厚生労働大臣に有効期間の更新の申請をしなければならない。ただし、災害その他やむを得ない事由により更新申請期間にその申請をすることができないときは、この限りでない。
4　前項の申請があった場合において、第一項の有効期間の満了の日までにその申請に対する処分がされないときは、従前の認定は、同項の有効期間の満了後もその処分がされるまでの間は、なお効力を有する。
5　前項の場合において、第二項の有効期間の更新がされたときは、その認定の有効期間は、従前の認定の有効期間の満了の日の翌日から起算するものとする。
6　第二十六条（第一項を除く。）の規定は、第二項の有効期間の更新について準用する。ただし、同条第三項各号に掲げる書類については、既に厚生労働大臣に提出されている当該書類の内容に変更がないときは、その添付を省略することができる。

（秘密保持義務）
第二十九条　認定再生医療等委員会の委員若しくは認定再生医療等委員会の審査等業務に従事する者又はこれらの者であった者は、正当な理由がなく、当該審査等業務に関して知り得た秘密を漏らしてはならない。

（認定再生医療等委員会の廃止）
第三十条　認定委員会設置者は、その設置する認定再生医療等委員会を廃止しようとするときは、厚生労働省令で定めるところにより、あらかじめ、その旨を厚生労働大臣に届け出なければな

らない。
2　厚生労働大臣は、前項の規定による届出があったときは、その旨を公示しなければならない。

（報告の徴収）
第三十一条　厚生労働大臣は、認定再生医療等委員会の審査等業務の適切な実施を確保するため必要があると認めるときは、認定委員会設置者に対し、当該審査等業務の実施状況について報告を求めることができる。

（適合命令及び改善命令）
第三十二条　厚生労働大臣は、認定再生医療等委員会が第二十六条第四項各号に掲げる要件（当該認定再生医療等委員会が第三種再生医療等提供計画のみに係る審査等業務を行う場合にあっては、同項第一号（第三種再生医療等提供計画に係る部分を除く。）に掲げる要件を除く。）のいずれかに適合しなくなったと認めるときは、認定委員会設置者に対し、これらの要件に適合するために必要な措置をとるべきことを命ずることができる。
2　厚生労働大臣は、前項に定めるもののほか、認定委員会設置者がこの章の規定又はこの章の規定に基づく命令若しくは処分に違反していると認めるとき、その他当該認定再生医療等委員会の審査等業務の適切な実施を確保するため必要があると認めるときは、当該認定委員会設置者に対し、当該審査等業務を行う体制の改善、当該審査等業務に関する規程の変更その他必要な措置をとるべきことを命ずることができる。

（認定の取消し）
第三十三条　厚生労働大臣は、認定委員会設置者について、次の各号のいずれかに該当するときは、第二十六条第一項の認定を取り消すことができる。
　一　偽りその他不正の手段により第二十六条第一項の認定、第二十七条第一項の変更の認定又は第二十八条第二項の有効期間の更新を受けたとき。
　二　その設置する認定再生医療等委員会が第二十六条第四項各号に掲げる要件（当該認定再生医療等委員会が第三種再生医療等提供計画のみに係る審査等業務を行う場合にあっては、同項第一号（第三種再生医療等提供計画に係る部分を除く。）に掲げる要件を除く。）のいずれかに適合しなくなったとき。
　三　前二号に掲げるもののほか、この章の規定又はこの章の規定に基づく命令若しくは処分に違反したとき。
2　厚生労働大臣は、前項の規定により第二十六条第一項の認定を取り消したときは、その旨を公示しなければならない。

（厚生労働省令への委任）
第三十四条　この章に定めるもののほか、認定再生医療等委員会に関し必要な事項は、厚生労働省令で定める。

第四章　特定細胞加工物の製造

（特定細胞加工物の製造の許可）
第三十五条　特定細胞加工物の製造をしようとする者（第四十条第一項の規定に該当する者を除く。）は、厚生労働省令で定めるところにより、細胞培養加工施設ごとに、厚生労働大臣の許可を受けなければならない。
2　前項の許可を受けようとする者は、厚生労働省令で定めるところにより、次に掲げる事項を記載した申請書に細胞培養加工施設の構造設備に関する書類その他厚生労働省令で定める書類を添付して、厚生労働大臣に提出しなければならない。
　一　氏名又は名称及び住所並びに法人にあっては、その代表者の氏名
　二　細胞培養加工施設の管理者の氏名及び略歴
　三　製造をしようとする特定細胞加工物の種類
　四　その他厚生労働省令で定める事項
3　厚生労働大臣は、第一項の許可の申請に係る

細胞培養加工施設の構造設備が第四十二条の基準に適合していないと認めるときは、同項の許可をしてはならない。
4　厚生労働大臣は、申請者が、次の各号のいずれかに該当するときは、第一項の許可をしないことができる。
　一　第四十九条の規定により許可を取り消され、その取消しの日から三年を経過しない者（当該許可を取り消された者が法人である場合においては、当該取消しの処分に係る行政手続法（平成五年法律第八十八号）第十五条の規定による通知があった日前六十日以内に当該法人の役員（業務を執行する社員、取締役、執行役又はこれらに準ずる者をいい、相談役、顧問その他いかなる名称を有する者であるかを問わず、法人に対し業務を執行する社員、取締役、執行役又はこれらに準ずる者と同等以上の支配力を有するものと認められる者を含む。第四号において同じ。）であった者で当該取消しの日から三年を経過しないものを含む。）
　二　禁錮以上の刑に処せられ、その執行を終わり、又は執行を受けることがなくなった日から三年を経過しない者
　三　前二号に該当する者を除くほか、この法律、移植に用いる造血幹細胞の適切な提供の推進に関する法律（平成二十四年法律第九十号）若しくは医薬品医療機器等法その他薬事に関する法令で政令で定めるもの又はこれらに基づく処分に違反し、その違反行為があった日から二年を経過しない者
　四　法人であって、その業務を行う役員のうちに前三号のいずれかに該当する者があるもの
5　厚生労働大臣は、第一項の許可の申請があったときは、当該申請に係る細胞培養加工施設の構造設備が第四十二条の基準に適合するかどうかについての書面による調査又は実地の調査を行うものとする。

（許可の更新）
第三十六条　前条第一項の許可は、三年を下らない政令で定める期間ごとにその更新を受けなければ、その期間の経過によって、その効力を失う。
2　前条（第一項を除く。）の規定は、前項の許可の更新について準用する。

（変更の届出）
第三十七条　第三十五条第一項の許可を受けた者（以下「許可事業者」という。）は、当該許可に係る細胞培養加工施設について構造設備その他厚生労働省令で定める事項を変更したときは、三十日以内に、その旨を厚生労働大臣に届け出なければならない。

（機構による調査の実施）
第三十八条　厚生労働大臣は、独立行政法人医薬品医療機器総合機構（以下「機構」という。）に第三十五条第五項（第三十六条第二項において準用する場合を含む。）の調査（以下この条において単に「調査」という。）を行わせることができる。
2　厚生労働大臣は、前項の規定により機構に調査を行わせるときは、当該調査を行わないものとする。この場合において、厚生労働大臣は、第三十五条第一項の許可又は第三十六条第一項の許可の更新をするときは、機構が第四項の規定により通知する調査の結果を考慮しなければならない。
3　厚生労働大臣が第一項の規定により機構に調査を行わせることとしたときは、第三十五条第一項の許可又は第三十六条第一項の許可の更新の申請者は、機構が行う当該調査を受けなければならない。
4　機構は、調査を行ったときは、遅滞なく、当該調査の結果を厚生労働省令で定めるところにより厚生労働大臣に通知しなければならない。
5　機構が行う調査に係る処分（調査の結果を除く。）又はその不作為については、厚生労働大臣に対し、行政不服審査法（昭和三十七年法律第百六十号）による審査請求をすることができる。

（外国における特定細胞加工物の製造の認定）
第三十九条　外国において、本邦において行われる再生医療等に用いられる特定細胞加工物の製造をしようとする者は、厚生労働省令で定めるところにより、細胞培養加工施設ごとに、厚生労働大臣の認定を受けることができる。
2　第三十五条（第一項を除く。）及び前三条の規定は、前項の認定について準用する。この場合において、これらの規定中「許可」とあるのは、「認定」と読み替えるものとするほか、必要な技術的読替えは、政令で定める。

（特定細胞加工物の製造の届出）
第四十条　細胞培養加工施設（病院若しくは診療所に設置されるもの、医薬品医療機器等法第二十三条の二十二第一項の許可（厚生労働省令で定める区分に該当するものに限る。）を受けた製造所に該当するもの又は移植に用いる造血幹細胞の適切な提供の推進に関する法律第三十条の臍帯血供給事業の許可を受けた者が臍帯血供給事業の用に供するものに限る。以下この条において同じ。）において特定細胞加工物の製造をしようとする者は、厚生労働省令で定めるところにより、細胞培養加工施設ごとに、次に掲げる事項を厚生労働大臣に届け出なければならない。
一　氏名又は名称及び住所並びに法人にあっては、その代表者の氏名
二　細胞培養加工施設の管理者の氏名及び略歴
三　製造をしようとする特定細胞加工物の種類
四　その他厚生労働省令で定める事項
2　前項の規定による届出には、当該届出に係る細胞培養加工施設の構造設備に関する書類その他厚生労働省令で定める書類を添付しなければならない。
3　第一項の規定による届出をした者は、当該届出に係る細胞培養加工施設について構造設備その他厚生労働省令で定める事項を変更したときは、三十日以内に、その旨を厚生労働大臣に届け出なければならない。

（廃止の届出）
第四十一条　特定細胞加工物製造事業者は、特定細胞加工物の製造を廃止したときは、厚生労働省令で定めるところにより、三十日以内に、その旨を厚生労働大臣に届け出なければならない。

（構造設備の基準）
第四十二条　細胞培養加工施設の構造設備は、厚生労働省令で定める基準に適合したものでなければならない。

（管理者の設置）
第四十三条　特定細胞加工物製造事業者は、厚生労働省令で定めるところにより、特定細胞加工物の製造を実地に管理させるために、細胞培養加工施設ごとに、特定細胞加工物に係る生物学的知識を有する者その他の厚生労働省令で定める基準に該当する者を置かなければならない。

（特定細胞加工物製造事業者の遵守事項）
第四十四条　厚生労働大臣は、厚生労働省令で、細胞培養加工施設における特定細胞加工物の製造及び品質管理の方法、試験検査の実施方法、保管の方法並びに輸送の方法その他特定細胞加工物製造事業者がその業務に関し遵守すべき事項を定めることができる。

（特定細胞加工物の製造に関する記録及び保存）
第四十五条　特定細胞加工物製造事業者は、厚生労働省令で定めるところにより、製造をした特定細胞加工物の種類、当該製造の経過その他の厚生労働省令で定める事項に関する記録を作成し、これを保存しなければならない。

（厚生労働大臣への定期報告）
第四十六条　特定細胞加工物製造事業者は、特定細胞加工物の製造の状況について、厚生労働省令で定めるところにより、定期的に、厚生労働大臣に報告しなければならない。

(緊急命令)
第四十七条　厚生労働大臣は、特定細胞加工物の製造による保健衛生上の危害の発生又は拡大を防止するため必要があると認めるときは、特定細胞加工物の製造をする者に対し、当該特定細胞加工物の製造を一時停止することその他保健衛生上の危害の発生又は拡大を防止するための応急の措置をとるべきことを命ずることができる。

(改善命令等)
第四十八条　厚生労働大臣は、許可事業者又は第四十条第一項の規定による届出をした者(以下「届出事業者」という。)が設置する当該許可又は届出に係る細胞培養加工施設の構造設備が第四十二条の基準に適合していないときは、当該許可事業者又は届出事業者に対し、その構造設備の改善を命じ、又はその改善を行うまでの間当該細胞培養加工施設の全部若しくは一部の使用を禁止することができる。
2　厚生労働大臣は、許可事業者又は届出事業者にこの章の規定又はこの章の規定に基づく命令若しくは処分に違反する行為があった場合において、再生医療等技術の安全性の確保等その他再生医療等の適正な提供のため必要があると認めるときは、当該許可事業者又は届出事業者に対し、その業務の運営の改善に必要な措置をとるべきことを命ずることができる。

(許可の取消し等)
第四十九条　厚生労働大臣は、許可事業者が次の各号のいずれかに該当するときは、その許可を取り消し、又は期間を定めて特定細胞加工物の製造の業務の全部若しくは一部の停止を命ずることができる。
一　当該許可に係る細胞培養加工施設の構造設備が第四十二条の基準に適合しなくなったとき。
二　第三十五条第四項各号のいずれかに該当するに至ったとき。
三　前二号に掲げる場合のほか、この法律、移植に用いる造血幹細胞の適切な提供の推進に関する法律若しくは医薬品医療機器等法その他薬事に関する法令で政令で定めるもの又はこれらに基づく処分に違反したとき。

(認定の取消し等)
第五十条　厚生労働大臣は、第三十九条第一項の認定を受けた者(以下この条において「認定事業者」という。)が次の各号のいずれかに該当するときは、その者が受けた同項の認定の全部又は一部を取り消すことができる。
一　厚生労働大臣が、必要があると認めて、当該認定事業者に対し、厚生労働省令で定めるところにより必要な報告を求めた場合において、その報告がされず、又は虚偽の報告がされたとき。
二　厚生労働大臣が、必要があると認めて、当該職員に、当該認定事業者の当該認定に係る細胞培養加工施設又は事務所においてその構造設備又は帳簿、書類その他の物件を検査させ、関係者に質問させようとした場合において、その検査が拒まれ、妨げられ、若しくは忌避され、又はその質問に対し、正当な理由なしに答弁がされず、若しくは虚偽の答弁がされたとき。
三　次項において準用する第四十八条の規定による請求に応じなかったとき。
四　この法律、移植に用いる造血幹細胞の適切な提供の推進に関する法律若しくは医薬品医療機器等法その他薬事に関する法令で政令で定めるもの又はこれらに基づく処分に違反したとき。
2　第四十八条の規定は、認定事業者について準用する。この場合において、同条第一項中「許可又は届出」とあるのは「認定」と、「命じ、又はその改善を行うまでの間当該細胞培養加工施設の全部若しくは一部の使用を禁止する」とあるのは「請求する」と、同条第二項中「命ずる」とあるのは「請求する」と読み替えるものとする。
3　厚生労働大臣は、機構に、第一項第二号の規

定による検査又は質問を行わせることができる。この場合において、機構は、当該検査又は質問をしたときは、厚生労働省令で定めるところにより、当該検査又は質問の結果を厚生労働大臣に通知しなければならない。

（停止命令）
第五十一条　厚生労働大臣は、届出事業者が次の各号のいずれかに該当するときは、期間を定めて特定細胞加工物の製造の業務の全部又は一部の停止を命ずることができる。
一　当該届出に係る細胞培養加工施設の構造設備が第四十二条の基準に適合しなくなったとき。
二　第三十五条第四項各号のいずれかに該当するに至ったとき。
三　前二号に掲げる場合のほか、この法律、移植に用いる造血幹細胞の適切な提供の推進に関する法律若しくは医薬品医療機器等法その他薬事に関する法令で政令で定めるもの又はこれらの規定に基づく処分に違反したとき。

（立入検査等）
第五十二条　厚生労働大臣は、許可事業者又は届出事業者が設置する当該許可又は届出に係る細胞培養加工施設の構造設備が第四十二条の基準に適合しているかどうかを確認するため必要があると認めるときは、当該許可事業者若しくは届出事業者に対し、必要な報告をさせ、又は当該職員に、当該細胞培養加工施設若しくは事務所に立ち入り、その構造設備若しくは帳簿、書類その他の物件を検査させ、若しくは関係者に質問させることができる。
2　厚生労働大臣は、前項に定めるもののほか、細胞培養加工施設においてこの章の規定若しくはこの章の規定に基づく命令若しくは処分に違反する特定細胞加工物の製造が行われていると認めるとき、又は再生医療等技術の安全性の確保等その他再生医療等の適正な提供のため必要があると認めるときは、特定細胞加工物の製造をする者に対し、必要な報告をさせ、又は当該職員に、細胞培養加工施設若しくは事務所に立ち入り、その構造設備若しくは帳簿、書類その他の物件を検査させ、若しくは関係者に質問させることができる。
3　第二十四条第三項の規定は前二項の規定による立入検査について、同条第四項の規定は前二項の規定による権限について準用する。

（機構による立入検査等の実施）
第五十三条　厚生労働大臣は、機構に、前条第一項又は第二項の規定による立入検査又は質問を行わせることができる。
2　機構は、前項の規定による立入検査又は質問をしたときは、厚生労働省令で定めるところにより、当該立入検査又は質問の結果を厚生労働大臣に通知しなければならない。
3　第一項の規定により機構の職員が立入検査又は質問をするときは、その身分を示す証明書を携帯し、関係者に提示しなければならない。

（厚生労働省令への委任）
第五十四条　この章に定めるもののほか、特定細胞加工物の製造に関し必要な手続その他の事項は、厚生労働省令で定める。

第五章　雑則

（厚生科学審議会の意見の聴取）
第五十五条　厚生労働大臣は、次に掲げる場合には、あらかじめ、厚生科学審議会の意見を聴かなければならない。
一　第二条第二項の政令の制定又は改廃の立案をしようとするとき。
二　第二条第五項又は第六項の厚生労働省令を制定し、又は改廃しようとするとき。
三　再生医療等提供基準を定め、又は変更しようとするとき。
四　第八条第一項（第十条第一項において準用する場合を含む。）の規定による命令をしよう

とするとき。

(権限の委任)
第五十六条　この法律に規定する厚生労働大臣の権限は、厚生労働省令で定めるところにより、地方厚生局長に委任することができる。
2　前項の規定により地方厚生局長に委任された権限は、厚生労働省令で定めるところにより、地方厚生支局長に委任することができる。

(手数料)
第五十七条　次の各号に掲げる者は、それぞれ当該各号の申請に対する審査に要する実費の額を考慮して政令で定める額の手数料を納めなければならない。
　一　第三十六条第一項の許可の更新を申請する者
　二　第三十九条第二項において準用する第三十六条第一項の認定の更新を申請する者
2　機構が行う第三十八条第一項(第三十九条第二項において準用する場合を含む。)の調査を受けようとする者は、当該調査に要する実費の額を考慮して政令で定める額の手数料を機構に納めなければならない。
3　前項の規定により機構に納められた手数料は、機構の収入とする。

(経過措置)
第五十八条　この法律の規定に基づき政令又は厚生労働省令を制定し、又は改廃する場合においては、それぞれ、政令又は厚生労働省令で、その制定又は改廃に伴い合理的に必要と判断される範囲内において、所要の経過措置(罰則に関する経過措置を含む。)を定めることができる。

第六章　罰則

第五十九条　第二十二条の規定による命令に違反した者は、三年以下の懲役若しくは三百万円以下の罰金に処し、又はこれを併科する。

第六十条　次の各号のいずれかに該当する者は、一年以下の懲役又は百万円以下の罰金に処する。
　一　第四条第一項の規定に違反して、第一種再生医療等提供計画を提出せず、又はこれに記載すべき事項を記載せず、若しくは虚偽の記載をしてこれを提出して、第一種再生医療等を提供した者
　二　第五条第一項の規定に違反して、変更後の第一種再生医療等提供計画を提出せず、又はこれに記載すべき事項を記載せず、若しくは虚偽の記載をしてこれを提出して、第一種再生医療等を提供した者
　三　第八条第一項(第十条第一項において準用する場合を含む。)の規定による命令に違反した者
　四　第九条(第十条第一項において準用する場合を含む。)の規定に違反した者
　五　第十三条の規定に違反して第一種再生医療等を行った者
　六　第二十三条第二項(第一種再生医療等に係る部分に限る。)の規定による命令に違反した者
　七　第二十九条の規定に違反して秘密を漏らした者

第六十一条　次の各号のいずれかに該当する者は、六月以下の懲役又は三十万円以下の罰金に処する。
　一　第三十五条第一項の規定に違反して許可を受けないで特定細胞加工物の製造をした者
　二　第四十七条の規定による命令に違反した者
　三　第四十八条第一項の規定による細胞培養加工施設の使用禁止の処分に違反した者(許可事業者に限る。)
　四　第四十八条第二項の規定による命令に違反した者(許可事業者に限る。)
　五　第四十九条の規定による命令に違反した者

第六十二条　次の各号のいずれかに該当する者は、五十万円以下の罰金に処する。
　一　第四条第一項の規定に違反して、再生医療等

提供計画を提出せず、又はこれに記載すべき事項を記載せず、若しくは虚偽の記載をしてこれを提出して、再生医療等を提供した者（第六十条第一号の規定に該当する者を除く。）

二　第五条第一項の規定に違反して、変更後の再生医療等提供計画を提出せず、又はこれに記載すべき事項を記載せず、若しくは虚偽の記載をしてこれを提出して、再生医療等を提供した者（第六十条第二号の規定に該当する者を除く。）

三　第十三条の規定に違反して再生医療等を行った者（第六十条第五号の規定に該当する者を除く。）

四　第十六条第一項の規定に違反して記録を作成せず、又は虚偽の記録を作成した者

五　第十六条第二項の規定に違反して記録を保存しなかった者

六　第二十三条第二項（第一種再生医療等に係る部分を除く。）の規定による命令に違反した者

七　第二十四条第一項若しくは第二項の報告をせず、若しくは虚偽の報告をし、同条第一項若しくは第二項の規定による立入検査を拒み、妨げ、若しくは忌避し、又は同条第一項若しくは第二項の規定による質問に対し、正当な理由なしに答弁せず、若しくは虚偽の答弁をした者

第六十三条　次の各号のいずれかに該当する者は、二十万円以下の罰金に処する。

一　第四十条第一項の規定に違反して、届出をしないで、又は虚偽の届出をして、特定細胞加工物の製造をした者

二　第四十八条第一項の規定による細胞培養加工施設の使用禁止の処分に違反した者（許可事業者を除く。）

三　第四十八条第二項の規定による命令に違反した者（許可事業者を除く。）

四　第五十一条の規定による命令に違反した者

五　第五十二条第一項若しくは第二項の報告をせず、若しくは虚偽の報告をし、同条第一項若しくは第二項の規定による立入検査（第五十三条第一項の規定により機構が行うものを含む。）を拒み、妨げ、若しくは忌避し、又は第五十二条第一項若しくは第二項の規定による質問（第五十三条第一項の規定により機構が行うものを含む。）に対し、正当な理由なしに答弁せず、若しくは虚偽の答弁をした者

第六十四条　法人の代表者又は法人若しくは人の代理人、使用人その他の従業者が、その法人又は人の業務に関して第五十九条、第六十条（第七号を除く。）又は前三条の違反行為をしたときは、行為者を罰するほか、その法人又は人に対しても各本条の罰金刑を科する。

附則抄

（施行期日）

第一条　この法律は、薬事法等の一部を改正する法律（平成二十五年法律第八十四号）の施行の日から施行する。ただし、附則第六条から第十条まで及び第十三条の規定は、公布の日から施行する。

（施行の日＝平成二六年一一月二五日）

（検討）

第二条　政府は、この法律の施行後五年以内に、この法律の施行の状況、再生医療等を取り巻く状況の変化等を勘案し、この法律の規定に検討を加え、必要があると認めるときは、その結果に基づいて所要の措置を講ずるものとする。

（経過措置）

第三条　この法律の施行の際現に再生医療等を提供している病院又は診療所が提供する当該再生医療等については、この法律の施行の日（以下「施行日」という。）から起算して一年を経過する日までの間（当該期間内に第四条第一項の規定による当該再生医療等が記載された再生医療等提供計画の提出があったときは、当該提出の日までの間）は、第三条第三項、第四条第一項及び第十三条の規定は適用せず、第十五条及び第十六条第二

項の規定の適用については、これらの規定中「再生医療等提供機関」とあるのは、「再生医療等を提供する病院又は診療所」とする。

2　この法律の施行の際現に第一種再生医療等を提供している病院又は診療所が提供する当該第一種再生医療等であって、施行日から起算して一年を経過する日までの間に第四条第一項の規定により提出された第一種再生医療等提供計画に記載されたものについては、第九条及び第十三条(第二号に係る部分に限る。)の規定は、適用しない。

第四条　この法律の施行の際現に特定細胞加工物の製造をしている者(第四十条第一項の規定に該当する者を除く。)については、施行日から起算して六月を経過する日までの間(その者が当該期間内に第三十五条第一項の許可の申請をした場合において、当該期間内に許可の拒否の処分があったときは当該処分のあった日までの間、当該期間を経過したときは当該申請について許可又は許可の拒否の処分があるまでの間)は、同項の許可を受けないで、引き続き特定細胞加工物の製造をすることができる。

第五条　この法律の施行の際現に特定細胞加工物の製造をしている者(第四十条第一項の規定に該当する者に限る。)については、施行日から起算して六月を経過する日までの間は、同項の規定による届出をしないで、引き続き特定細胞加工物の製造をすることができる。

(施行前の準備)

第六条　厚生労働大臣は、第五十五条第一号から第三号までに掲げる場合には、施行日前においても、厚生科学審議会の意見を聴くことができる。

第七条　第二十六条第一項の認定を受けようとする者は、施行日前においても、同条第二項及び第三項の規定の例により、その認定の申請をすることができる。

2　厚生労働大臣は、前項の規定による認定の申請があった場合には、施行日前においても、第二十六条第四項及び第五項の規定の例により、その認定及び公示をすることができる。この場合において、その認定を受けた者は施行日において同条第一項の認定を受けたものと、その公示は施行日において同条第五項の規定によりした公示とみなす。

第八条　第三十五条第一項の許可を受けようとする者は、施行日前においても、同条第二項の規定の例により、その許可の申請をすることができる。

2　厚生労働大臣は、前項の規定による許可の申請があった場合には、施行日前においても、第三十五条第三項から第五項までの規定の例により、その許可をすることができる。この場合において、その許可を受けた者は、施行日において同条第一項の許可を受けたものとみなす。

3　第三十九条第一項の認定を受けようとする者は、施行日前においても、同条第二項において準用する第三十五条第二項の規定の例により、その認定の申請をすることができる。

4　厚生労働大臣は、前項の規定による認定の申請があった場合には、施行日前においても、第三十九条第二項において準用する第三十五条第三項から第五項までの規定の例により、その認定をすることができる。この場合において、その認定を受けた者は、施行日において第三十九条第一項の認定を受けたものとみなす。

5　特定細胞加工物の製造をしようとする者(第四十条第一項の規定に該当する者に限る。)は、施行日前においても、同項及び同条第二項の規定の例により厚生労働大臣に届け出ることができる。この場合において、その届出をした者は、施行日において同条第一項の規定による届出をしたものとみなす。

(政令への委任)

第十三条　この附則に規定するもののほか、この法律の施行に関し必要な経過措置は、政令で定める。

○再生医療等の安全性の確保等に関する法律施行令

平成二十六年八月八日
政令第二百七十八号

（再生医療等技術の範囲）
第一条　再生医療等の安全性の確保等に関する法律（以下「法」という。）第二条第二項の政令で定めるものは、同項各号に掲げる医療に用いられることが目的とされている医療技術であって、細胞加工物を用いるもの（細胞加工物として再生医療等製品（医薬品、医療機器等の品質、有効性及び安全性の確保等に関する法律（昭和三十五年法律第百四十五号）第二十三条の二十五又は第二十三条の三十七の承認を受けた再生医療等製品をいう。）のみを当該承認の内容に従い用いるものを除く。）のうち、次に掲げる医療技術以外の医療技術とする。
　一　細胞加工物を用いる輸血（その性質を変える操作を加えた血球成分（赤血球、白血球又は血小板をいう。以下この号において同じ。）又は人若しくは動物の細胞から作製された血球成分を用いるもの（第三号に掲げる医療技術を除く。）を除く。）
　二　移植に用いる造血幹細胞の適切な提供の推進に関する法律（平成二十四年法律第九十号）第二条第二項に規定する造血幹細胞移植（その性質を変える操作を加えた造血幹細胞又は人若しくは動物の細胞から作製された造血幹細胞を用いるもの（次号に掲げる医療技術を除く。）を除く。）
　三　人の精子（精細胞及びその染色体の数が精子の染色体の数に等しい精母細胞を含む。以下この号において同じ。）又は未受精卵（未受精の卵細胞及びその染色体の数が未受精の卵細胞の染色体の数に等しい卵母細胞をいう。以下この号において同じ。）に培養その他の加工を施したものを用いる医療技術（人から採取された人の精子及び未受精卵から樹立された胚性幹細胞又は当該胚性幹細胞に培養その他の加工を施したものを用いるもの（当該胚性幹細胞から作製された人の精子若しくは未受精卵又は当該精子若しくは未受精卵に培養その他の加工を施したものを用いるものを除く。）を除く。）

（第一種再生医療等提供計画の変更に関する技術的読替え）
第二条　法第十条第一項の規定により法第八条及び第九条の規定を準用する場合においては、これらの規定中「第四条第一項」とあるのは「第五条第一項」と、「第一種再生医療等提供計画」とあるのは「変更後の第一種再生医療等提供計画」と読み替えるものとする。

（法第三十五条第四項第三号等の政令で定める法令）
第三条　法第三十五条第四項第三号（法第三十六条第二項及び第三十九条第二項において準用する場合を含む。）の政令で定める法令は、次のとおりとする。
　一　大麻取締法（昭和二十三年法律第百二十四号）
　二　毒物及び劇物取締法（昭和二十五年法律第三百三号）
　三　覚せい剤取締法（昭和二十六年法律第二百五十二号）
　四　麻薬及び向精神薬取締法（昭和二十八年法律第十四号）
　五　あへん法（昭和二十九年法律第七十一号）
　六　安全な血液製剤の安定供給の確保等に関する法律（昭和三十一年法律第百六十号）
　七　薬剤師法（昭和三十五年法律第百四十六号）
　八　有害物質を含有する家庭用品の規制に関する法律（昭和四十八年法律第百十二号）
　九　化学物質の審査及び製造等の規制に関する法律（昭和四十八年法律第百十七号）
　十　国際的な協力の下に規制薬物に係る不正行為を助長する行為等の防止を図るための麻薬及び向精神薬取締法等の特例等に関する法律（平成三年法律第九十四号）

十一　独立行政法人医薬品医療機器総合機構法（平成十四年法律第百九十二号）

十二　遺伝子組換え生物等の使用等の規制による生物の多様性の確保に関する法律（平成十五年法律第九十七号）

（特定細胞加工物の製造の許可等の有効期間）
第四条　法第三十六条第一項（法第三十九条第二項において準用する場合を含む。）の政令で定める期間は、五年とする。

（外国における特定細胞加工物の製造の認定に関する技術的読替え）
第五条　法第三十九条第二項の規定による技術的読替えは、次の表のとおりとする。

法の規定中読み替える規定	読み替えられる字句	読み替える字句
第三十五条第二項	前項	第三十九条第一項
第三十五条第三項及び第四項	第一項	第三十九条第一項
第三十五条第四項第一号	第四十九条	第五十条第一項
第三十五条第五項	第一項	第三十九条第一項
第三十六条第一項	前条第一項	第三十九条第一項
第三十七条	第三十五条第一項	第三十九条第一項
第三十八条第一項	第三十五条第五項（	次条第二項において準用する第三十五条第五項（次条第二項において準用する
第三十八条第二項及び第三項	第三十五条第一	次条第一項
	第三十六条第一項	同条第二項において準用する第三十
		六条第一項

（法第四十九条第三号等の政令で定める法令）
第六条　法第四十九条第三号、第五十条第一項第四号及び第五十一条第三号の政令で定める法令は、第三条各号に掲げる法令とする。

（特定細胞加工物の製造の許可等の更新の申請に係る手数料の額）
第七条　法第五十七条第一項第一号に掲げる者が同項の規定により国に納めなければならない手数料の額は、八千二百円とする。

2　法第五十七条第一項第二号に掲げる者が同項の規定により国に納めなければならない手数料の額は、一万百円とする。

（機構による調査に係る手数料の額）
第八条　独立行政法人医薬品医療機器総合機構（以下この条において「機構」という。）が法第三十八条第一項の規定により行う法第三十五条第一項の許可についての同条第五項の調査を受けようとする者が、法第五十七条第二項の規定により機構に納めなければならない手数料の額は、次の各号に掲げる許可の区分に応じ、それぞれ当該各号に定める額とする。

　一　実地の調査を伴う許可　十四万四千円
　二　実地の調査を伴わない許可　九万八千二百円

2　機構が法第三十八条第一項の規定により行う法第三十六条第一項の許可の更新についての同条第二項において準用する法第三十五条第五項の調査を受けようとする者が、法第五十七条第二項の規定により機構に納めなければならない手数料の額は、次の各号に掲げる許可の更新の区分に応じ、それぞれ当該各号に定める額とする。

　一　実地の調査を伴う許可の更新　九万七千七百円
　二　実地の調査を伴わない許可の更新　四万八千六百円

3　機構が法第三十九条第二項において準用する法第三十八条第一項の規定により行う法第三十九条第一項の認定についての同条第二項におい

て準用する法第三十五条第五項の調査を受けようとする者が、法第五十七条第二項の規定により機構に納めなければならない手数料の額は、次の各号に掲げる認定の区分に応じ、それぞれ当該各号に定める額とする。

一　実地の調査を伴う認定　十二万五百円に、当該調査のため機構の職員二人が出張することとした場合における機構が定めるところにより支給すべきこととなる旅費の額に相当する額（次項第一号において「機構職員の旅費相当額」という。）を加算した額

二　実地の調査を伴わない認定　五万四千二百円

4　機構が法第三十九条第二項において準用する法第三十八条第一項の規定により行う法第三十九条第二項において準用する法第三十六条第一項の認定の更新についての法第三十九条第二項において準用する法第三十五条第五項の調査を受けようとする者が、法第五十七条第二項の規定により機構に納めなければならない手数料の額は、次の各号に掲げる認定の更新の区分に応じ、それぞれ当該各号に定める額とする。

一　実地の調査を伴う認定の更新　五万六千五百円に機構職員の旅費相当額を加算した額

二　実地の調査を伴わない認定の更新　三万七千百円

附則抄

（施行期日）

第一条　この政令は、法の施行の日（平成二十六年十一月二十五日）から施行する。

○再生医療等の安全性の確保等に関する法律施行規則

平成二十六年九月二十六日
厚生労働省令第百十号

第一章　総則

（用語の定義）

第一条　この省令において、次の各号に掲げる用語の定義は、それぞれ当該各号に定めるところによる。

一　「幹細胞」とは、自己複製能（自己と同一の能力を有する細胞を複製する能力をいう。）及び多分化能（異なる系列の細胞に分化する能力をいう。）を有する細胞をいう。

二　「人工多能性幹細胞」とは、人工的に多能性（内胚葉、中胚葉及び外胚葉の細胞に分化する性質をいう。）を誘導された幹細胞をいう。

三　「人工多能性幹細胞様細胞」とは、前号以外の細胞であって人工多能性幹細胞と類似の性質を有する細胞をいう。

四　「相同利用」とは、採取した細胞が再生医療等（再生医療等の安全性の確保等に関する法律（平成二十五年法律第八十五号。以下「法」という。）第二条第一項に規定する再生医療等をいう。以下同じ。）を受ける者の再生医療等の対象となる部位の細胞と同様の機能を持つ細胞の投与方法をいう。

五　「細胞提供者」とは、再生医療等に用いる細胞（再生医療等製品（医薬品、医療機器等の品質、有効性及び安全性の確保等に関する法律（昭和三十五年法律第百四十五号。以下「医薬品医療機器等法」という。）第二十三条の二十五又は第二十三条の三十七の承認を受けた再生医療等製品をいう。以下同じ。）の構成細胞を除く。以下同じ。）が人の受精胚である場合には当該受精胚を作製する人の精子（再生医療等の安全性の確保等に関する法律施行令（平成二十六年政令第二百七十八号。以下「施行令」という。）第一条第三号に規定する人の精子をいう。）を提供する男性及び人の未受精卵（施行令第一条第三号に規定する未受精卵をいう。）を提供する女性並びに再生医療等に用いる細胞が人の受精胚以外の人の細胞である場合には当該細胞を採取される者をいう。

六　「代諾者」とは、細胞を採取される者又は再生医療等の提供を受ける者の親権を行う者、配偶者、後見人その他これらに準じる者をいう。

七　「提供機関管理者」とは、再生医療等提供機関（法第六条に規定する再生医療等提供機関をいう。以下同じ。）の管理者をいう。

八　「施設管理者」とは、法第四十三条に規定する者をいう。

九　「資材」とは、特定細胞加工物（法第二条第四項に規定する特定細胞加工物をいう。以下同じ。）の容器、被包及び表示物をいう。

十　「作業所」とは、製造作業を行う場所をいう。

十一　「ロット」とは、一の製造期間内に一連の製造工程により均質性を有するように製造された特定細胞加工物及び原料（以下「特定細胞加工物等」という。）の一群をいう。

十二　「管理単位」とは、同一性が確認された資材の一群をいう。

十三　「清浄度管理区域」とは、作業所のうち、特定細胞加工物等（無菌操作により取り扱う必要のあるものを除く。）の調製作業を行う場所及び滅菌される前の容器等が作業所内の空気に触れる場所をいう。

十四　「無菌操作等区域」とは、作業所のうち、無菌操作により取り扱う必要がある特定細胞加工物等の調製作業を行う場所、滅菌された容器等が作業所内の空気に触れる場所及び無菌試験等の無菌操作を行う場所をいう。

十五　「ドナー動物」とは、再生医療等に用いる細胞を提供する動物をいう。

十六　「照査」とは、設定された目標を達成する上での妥当性及び適切性を判定することをいう。

（第一種再生医療等技術）

第二条　法第二条第五項の厚生労働省令で定める再生医療等技術は、次のいずれかに該当する医療技術とする。
一　人の胚性幹細胞、人工多能性幹細胞又は人工多能性幹細胞様細胞に培養その他の加工を施したものを用いる医療技術
二　遺伝子を導入する操作を行った細胞又は当該細胞に培養その他の加工を施したものを用いる医療技術（前号に掲げるものを除く。）
三　動物の細胞に培養その他の加工を施したものを用いる医療技術（前二号に掲げるものを除く。）
四　投与を受ける者以外の人の細胞に培養その他の加工を施したものを用いる医療技術（前三号に掲げるものを除く。）

（第二種再生医療等技術）

第三条　法第二条第六項の厚生労働省令で定める再生医療等技術は、前条各号に掲げる医療技術以外であって、次のいずれかに該当する医療技術とする。
一　培養した幹細胞又は当該細胞に培養その他の加工を施したものを用いる医療技術
二　培養した細胞又は当該細胞に培養その他の加工を施したものを用いる医療技術のうち人の身体の構造又は機能の再建、修復又は形成を目的とする医療技術（前号に掲げるものを除く。）
三　細胞の相同利用ではない医療技術（前二号に掲げるものを除く。）

第二章　再生医療等の提供

第一節　再生医療等提供基準

（再生医療等提供基準）

第四条　法第三条第一項の厚生労働省令で定める再生医療等の提供に関する基準（以下「再生医療等提供基準」という。）は、次条から第二十六条までに定めるところによる。

（人員）

第五条　第一種再生医療等（法第二条第五項に規定する第一種再生医療等をいう。以下同じ。）又は第二種再生医療等（法第二条第六項に規定する第二種再生医療等をいう。以下同じ。）の提供を行う再生医療等提供機関は、当該第一種再生医療等又は第二種再生医療等に関する業務の実施を統括するため、当該業務に係る責任者（以下「実施責任者」という。）を置かなければならない。

2　実施責任者は、医師又は歯科医師であって、実施する第一種再生医療等又は第二種再生医療等の対象となる疾患及び当該疾患に関連する分野について、十分な科学的知見並びに医療に関する経験及び知識を有していなければならない。

3　第一種再生医療等又は第二種再生医療等を共同研究として行う再生医療等提供機関は、当該共同研究として行う再生医療等に係る業務を統括するため、共同研究を行う再生医療等提供機関の実施責任者の中から、統括責任者を選任しなければならない。

（構造設備その他の施設）

第六条　第一種再生医療等又は第二種再生医療等に係る再生医療等提供機関は、当該再生医療等提供機関において再生医療等を受ける者に対し、救急医療に必要な施設又は設備を有していなければならない。ただし、他の医療機関（医療法（昭和二十三年法律第二百五号）第一条の五第一項に規定する病院又は同条第二項に規定する診療所をいう。以下同じ。）と連携することにより、当該者に対し、救急医療を行うために必要な体制があらかじめ確保されている場合には、この限りでない。

（細胞の入手）

第七条　再生医療等を行う医師又は歯科医師は、再生医療等に用いる細胞が、次に掲げる要件を

満たすことを確認し、必要に応じ検査等を行い、当該細胞を再生医療等に用いることが適切であることを確認しなければならない。
一 次に掲げる要件を満たした医療機関等において細胞の提供（細胞提供者からの細胞の提供に限る。以下同じ。）又は動物の細胞の採取が行われたこと。
　イ 適切に細胞の提供を受け又は動物の細胞の採取をし、当該細胞の保管に当たり必要な管理を行っていること。
　ロ 細胞の提供を受けること又は動物の細胞の採取をすること並びに当該細胞の保管に関する十分な知識及び技術を有する者を有していること。
二 細胞の提供を受ける際に、細胞提供者の健康状態、年齢その他の事情を考慮した上で、当該細胞提供者の選定がなされたこと。
三 細胞の提供を受ける際に、細胞提供者が細胞の提供を行うのに十分な適格性を有するかどうかの判定をするために、利用の目的に応じて、既往歴の確認、診察、検査等を行ったこと。
四 細胞の提供を受けた後に、感染症の感染後、検査をしても感染を証明できない期間があることを勘案し、検査方法、検査項目等に応じて、可能な範囲で、適切な時期に再検査を実施していること。
五 死亡した者から細胞を採取する場合にあっては、礼意を失わないように注意し、遺族に対して、細胞の使途その他細胞の採取に関し必要な事項について、できる限り平易な表現を用い、文書により適切な説明を行い、文書により同意を得ていること。
六 細胞の提供を受ける際に、細胞提供者に対し、次に掲げる事項について、できる限り平易な表現を用い、文書により適切な説明を行い、文書により同意を得ていること。
　イ 当該細胞の使途
　ロ 当該細胞の提供により予期される危険及び不利益
　ハ 細胞提供者となることは任意であること。
　ニ 同意の撤回に関する事項
　ホ 当該細胞の提供をしないこと又は当該細胞の提供に係る同意を撤回することにより不利益な取扱いを受けないこと。
　ヘ 当該細胞の提供に係る費用に関する事項
　ト 当該細胞の提供による健康被害に対する補償に関する事項
　チ 細胞提供者の個人情報の保護に関する事項
　リ 当該細胞を用いる再生医療等に係る特許権、著作権その他の財産権又は経済的利益の帰属に関する事項
　ヌ その他当該細胞を用いる再生医療等の内容に応じ必要な事項
七 細胞の提供を受ける際に、細胞提供者の代諾者の同意を得る場合にあっては、当該代諾者に対し、次に掲げる事項について、できる限り平易な表現を用い、文書により適切な説明を行い、文書により同意を得ていること。
　イ 当該細胞の使途
　ロ 当該細胞の提供により予期される危険及び不利益
　ハ 代諾者となることは任意であること。
　ニ 代諾者の同意の撤回に関する事項
　ホ 代諾者の同意を行わないこと又は代諾者の同意を撤回することにより不利益な取扱いを受けないこと。
　ヘ 当該細胞の提供に係る費用に関する事項
　ト 当該細胞の提供による健康被害に対する補償に関する事項
　チ 細胞提供者及び代諾者の個人情報の保護に関する事項
　リ 当該細胞を用いる再生医療等に係る特許権、著作権その他の財産権又は経済的利益の帰属に関する事項
　ヌ その他当該細胞を用いる再生医療等の内容に応じ必要な事項
八 細胞の提供を受ける際に、代諾者の同意を得た場合には、代諾者の同意に関する記録及

び代諾者と細胞提供者との関係についての記録が作成されていること。
九　細胞提供者が当該細胞を再生医療等に用いることについて同意した場合であって、当該細胞に培養その他の加工が行われるまでの間について、当該細胞提供者が同意を撤回することができる機会が確保されていること。
十　人の受精胚(はい)の提供を受ける場合にあっては、当該細胞の提供に係る同意があった後、少なくとも三十日間は人の胚(はい)性幹細胞の樹立に供することなく医療機関において当該細胞を保管し、細胞提供者に対し、当該者が同意を撤回することができる機会が確保されていること。
十一　人の受精胚(はい)の提供を受ける場合にあっては、次に掲げる要件を満たしたものであること。
　イ　生殖補助医療に用いる目的で作成された受精胚(はい)であって、当面当該目的に用いる予定がないもののうち、当該受精胚(はい)を滅失させることについて提供者の意思が確認できたものであること。
　ロ　凍結保管がされているものであること。
　ハ　凍結保管されている期間を除き、受精後十四日以内のものであること。
　ニ　その他人の胚(はい)性幹細胞の樹立の適正な実施のために必要な手続を経たものであること。
十二　細胞の提供が無償で行われたこと。ただし、細胞の提供に際し発生した交通費その他の実費に相当するものについてはこの限りでない。
十三　細胞の提供を受ける際に、その過程における微生物等による汚染を防ぐために必要な措置が講じられていること。
十四　細胞の提供を受けた当該細胞について、微生物等による汚染及び微生物等の存在に関する適切な検査を行い、これらが検出されないことを、必要に応じ、確認したものであること。
十五　細胞の採取を行う場合にあっては、細胞の採取を優先し、医学的処置、手術及びその他の治療の方針を変更することにより採取された細胞でないこと。
十六　動物の細胞を用いる場合にあっては、細胞の採取に当たり、次に掲げる要件を満たしていること。
　イ　細胞を採取される動物の状態その他の事情を考慮した上で、当該動物の選定がなされたこと。
　ロ　細胞の採取の際に、当該動物が細胞を採取されるにつき十分な適格性を有するかどうかの判定をするために、利用の目的に応じて既往歴の確認、診察、検査等を行ったこと。
　ハ　動物の細胞の採取の過程における微生物等における汚染を防ぐために必要な措置が講じられていること。

（特定細胞加工物の製造及び品質管理の方法）
第八条　提供機関管理者は、再生医療等に特定細胞加工物を用いる場合においては、当該特定細胞加工物の名称、構成細胞及び製造方法等を記載した特定細胞加工物概要書(以下「特定細胞加工物概要書」という。)を作成しなければならない。
2　提供機関管理者は、再生医療等に特定細胞加工物を用いる場合においては、特定細胞加工物製造事業者に、法第四十四条に規定する特定細胞加工物製造事業者の業務に関し遵守すべき事項に従って細胞培養加工施設における特定細胞加工物の製造及び品質管理を行わせなければならない。

（再生医療等を行う医師又は歯科医師の要件）
第九条　再生医療等を行う医師又は歯科医師は、当該再生医療等を行うために必要な専門的知識及び十分な臨床経験を有する者でなければならない。

（再生医療等を行う際の責務）
第十条　医師又は歯科医師は、再生医療等を行う際には、その安全性及び妥当性について、科学的文献その他の関連する情報又は十分な実験の結果に基づき、倫理的及び科学的観点から十分検討しなければならない。
2　医師又は歯科医師は、再生医療等に特定細胞加工物を用いる場合においては、特定細胞加工物製造事業者に特定細胞加工物の製造を行わせる際に、特定細胞加工物概要書に従った製造が行われるよう、必要な指示をしなければならない。
3　医師又は歯科医師は、再生医療等に特定細胞加工物を用いる場合においては、再生医療等を受ける者に対し、特定細胞加工物の投与を行う際に、当該特定細胞加工物が特定細胞加工物概要書に従って製造されたものか確認する等により、当該特定細胞加工物の投与の可否について決定しなければならない。

（再生医療等を行う際の環境への配慮）
第十一条　医師又は歯科医師は、環境に影響を及ぼすおそれのある再生医療等を行う場合には、環境へ悪影響を及ぼさないよう必要な配慮をしなければならない。

（再生医療等を受ける者の選定）
第十二条　医師又は歯科医師は、研究として再生医療等を行う際には、病状、年齢その他の事情を考慮した上で、再生医療等を受けることとなる者の選定をしなければならない。

（再生医療等を受ける者に対する説明及び同意）
第十三条　再生医療等を行う医師又は歯科医師は、再生医療等を受ける者に対し、当該再生医療等について、文書により同意を得なければならない。
2　再生医療等を行う医師又は歯科医師は、前項の同意を得るに際し、次に掲げる事項について、できる限り平易な表現を用い、文書により再生医療等を受ける者に説明を行わなければならない。
一　提供される再生医療等の内容
二　当該再生医療等の実施により予期される効果及び危険
三　他の治療法の有無、内容、他の治療法により予期される効果及び危険との比較
四　再生医療等を受けることを拒否することは任意であること。
五　再生医療等を受けることを拒否すること又は同意を撤回することにより不利益な取扱いを受けないこと。
六　同意の撤回に関する事項
七　当該再生医療等の実施による健康被害に対する補償に関する事項（研究として行われる再生医療等に係るものに限る。）
八　再生医療等を受ける者の個人情報の保護に関する事項
九　当該再生医療等の実施に係る費用に関する事項
十　その他当該再生医療等の提供に関し必要な事項

（再生医療等を受ける者の代諾者に対する説明及び同意）
第十四条　再生医療等を受ける者の代諾者に対する説明及び同意については前条の規定を準用する。この場合において、同条中「再生医療等を受ける者に」とあるのは「代諾者に」と、「再生医療等を受けること」とあるのは「代諾者の同意」と、「再生医療等を受ける者の個人情報」とあるのは「再生医療等を受ける者及び代諾者の個人情報」と読み替えるものとする。
2　再生医療等を行う医師又は歯科医師は、再生医療等を受ける者の代諾者の同意を得た場合には、代諾者の同意に関する記録及び代諾者と再生医療等を受ける者との関係についての記録を作成しなければならない。

（細胞の安全性に関する疑義が生じた場合の

措置）

第十五条　再生医療等を行う医師又は歯科医師は、細胞提供者又は細胞を採取した動物の遅発性感染症の発症の疑いその他の当該細胞の安全性に関する疑義が生じたことを知った場合には、再生医療等の安全性の確保等を図るために必要な措置をとらなければならない。

（試料の保管）

第十六条　提供機関管理者は、再生医療等を受ける者が感染症を発症した場合等の原因の究明のため、細胞提供者又は細胞を採取した動物の細胞の一部等の適当な試料について、採取を行った日から一定期間保存しなければならない。ただし、保存しないこと又は保存できないことについて、採取した細胞が微量である場合その他合理的な理由がある場合には、この限りでない。

2　提供機関管理者は、再生医療等を受ける者が感染症を発症した場合等の原因の究明のため、当該再生医療等に用いた細胞加工物の一部について、再生医療等を行った日から一定期間保存しなければならない。ただし、保存しないこと又は保存できないことについて、細胞加工物が微量である場合その他合理的な理由がある場合には、この限りでない。

（疾病等の発生の場合の措置）

第十七条　再生医療等を行う医師又は歯科医師は、再生医療等の提供によるものと疑われる疾病、障害、若しくは死亡又は感染症の発生（以下「疾病等の発生」という。）を知ったときは、次の各号に掲げる場合の区分に応じ、当該各号に定める者に対し、速やかにその旨を報告しなければならない。

一　第一種再生医療等又は第二種再生医療等を行っている場合（次号に掲げる場合を除く。）　提供機関管理者及び実施責任者

二　第一種再生医療等又は第二種再生医療等を共同研究として行っている場合　提供機関管理者、実施責任者及び統括責任者

三　前二号に掲げる場合以外の場合　提供機関管理者

2　前項第三号に掲げる場合であって、再生医療等を共同研究として行っているときは、前項の報告を受けた提供機関管理者は、当該報告の内容を共同研究を行っている他の提供機関管理者に報告しなければならない。

3　前二項の報告を受けた提供機関管理者、実施責任者又は統括責任者は、当該再生医療等を行う医師又は歯科医師に対し、当該再生医療等の中止その他の必要な措置を講ずるよう指示しなければならない。

4　第一項又は第二項の報告を受けた提供機関管理者、実施責任者又は統括責任者は、次の各号に掲げる場合の区分に応じ、当該各号に定める者に対し、発生した事態及び講じた措置について速やかに通知しなければならない。

一　特定細胞加工物を用いた再生医療等を行っていた場合　当該再生医療等に用いる特定細胞加工物を製造した特定細胞加工物製造事業者

二　再生医療等製品を用いた再生医療等を行っていた場合　当該再生医療等に用いる再生医療等製品の製造販売業者（当該再生医療等製品が医薬品医療機器等法第二十三条の三十七第一項の承認を受けている場合にあっては、同条第四項に規定する選任外国製造再生医療等製品製造販売業者）

（再生医療等の提供終了後の措置等）

第十八条　再生医療等を行う医師又は歯科医師は、再生医療等の提供を終了した後においても、安全性及び科学的妥当性の確保の観点から、再生医療等の提供による疾病等の発生についての適当な期間の追跡調査、効果についての検証その他の必要な措置を講ずるよう努めなければならない。また、その結果については、前条第一項各号に掲げる場合の区分に応じ、当該各号に定める者に対し、報告しなければならない。

（再生医療等を受ける者に関する情報の把握）
第十九条　再生医療等を行う医師又は歯科医師は、再生医療等の提供に起因するものと疑われる疾病等の発生の場合に当該疾病等の情報を把握できるよう、及び細胞加工物に問題が生じた場合に再生医療等を受けた者の健康状態等が把握できるよう、あらかじめ適切な措置を講じなければならない。

（実施状況の確認）
第二十条　次の各号に掲げる場合の区分に応じて当該各号に定める者は、再生医療等が再生医療等提供計画（法第四条第一項に規定する再生医療等提供計画をいう。以下同じ。）及び再生医療等提供基準に従い、適正に実施されていることを随時確認するとともに、再生医療等の適正な実施を確保するために必要な指示をしなければならない。
　一　第一種再生医療等又は第二種再生医療等を行っている場合（次号に掲げる場合を除く。）　提供機関管理者及び実施責任者
　二　第一種再生医療等又は第二種再生医療等を共同研究として行っている場合　提供機関管理者、実施責任者及び統括責任者
　三　前二号に掲げる場合以外の場合　提供機関管理者
2　実施責任者は、提供機関管理者に対して、再生医療等の提供の状況について、随時報告しなければならない。

（再生医療等を受ける者に対する健康被害の補償を行う場合）
第二十一条　法第三条第二項第四号の厚生労働省令で定める場合は、研究として行われる場合とする。

（細胞提供者等に対する補償）
第二十二条　提供機関管理者又は再生医療等に用いる細胞の提供を受ける者は、細胞提供者が再生医療等を受ける者以外の者である場合には、当該細胞の提供に伴い生じた健康被害の補償のために、保険への加入その他の必要な措置を講じておかなければならない。
2　提供機関管理者は、再生医療等（研究として行われる場合に限る。）の実施に当たっては、当該再生医療等の実施に伴い生じた健康被害の補償のために、保険への加入その他の必要な措置を講じておかなければならない。

（細胞提供者等に関する個人情報の取扱い）
第二十三条　細胞提供者及び再生医療等を受ける者に関する個人情報を保有する者は、当該個人情報について匿名化を行う場合にあっては、連結可能匿名化（必要な場合に特定の個人を識別できる情報を保有しつつ行う匿名化をいう。）した上で、当該個人情報を取り扱わなければならない。

（個人情報の保護）
第二十四条　提供機関管理者は、個人情報の適正な取扱いの方法を具体的に定めた実施規程（以下「個人情報取扱実施規程」という。）を定めなければならない。

（教育又は研修）
第二十五条　提供機関管理者又は実施責任者は、再生医療等を適正に実施するために定期的に教育又は研修の機会を確保しなければならない。
2　再生医療等を行う医師又は歯科医師その他の再生医療等の提供に係る関係者は、再生医療等を適正に実施するために定期的に適切な教育又は研修を受け、情報収集に努めなければならない。

（苦情及び問合せへの対応）
第二十六条　提供機関管理者は、苦情及び問合せに適切かつ迅速に対応するため、苦情及び問合せを受け付けるための窓口の設置、苦情及び問合せの対応の手順の策定その他の必要な体制の整備に努めなければならない。

第二節　再生医療等提供計画

（再生医療等提供計画の提出）
第二十七条　法第四条第一項の規定による提出は、様式第一による計画を提出して行うものとする。
2　前項の提出を行ったときは、速やかにその旨を当該再生医療等提供計画に記載された認定再生医療等委員会（法第二十六条第五項第二号に規定する認定再生医療等委員会をいう。以下同じ。）に通知しなければならない。
3　法第四条第一項の厚生労働省令で定める再生医療等の区分は、再生医療等技術の区分とする。
4　法第四条第一項第六号の厚生労働省令で定める場合は、研究として行われる場合とする。
5　法第四条第一項第八号の厚生労働省令で定める事項は、次に掲げる事項とする。
　一　共同研究機関（共同研究として再生医療等を行う再生医療等提供機関をいう。）に関する事項
　二　再生医療等製品を用いる場合にあっては、再生医療等製品に関する事項
　三　審査等業務（法第二十六条第一項に規定する審査等業務をいう。以下同じ。）を行う認定再生医療等委員会の認定番号
　四　細胞提供者及び再生医療等を受ける者に関する個人情報の取扱いの方法
　五　教育又は研修の方法
　六　苦情及び問合せへの対応に関する体制の整備状況
6　法第四条第三項第二号（法第五条第二項において準用する場合を含む。）の厚生労働省令で定める書類は、次に掲げる書類とする。
　一　提供する再生医療等の詳細を記した書類
　二　実施責任者及び再生医療等を行う医師又は歯科医師の氏名、所属、役職及び略歴（研究に関する実績がある場合には、当該実績を含む。）を記載した書類
　三　再生医療等に用いる細胞の提供を受ける場合にあっては、細胞提供者又は代諾者に対する説明文書及び同意文書の様式
　四　再生医療等を受ける者に対する説明文書及び同意文書の様式
　五　再生医療等提供計画に記載された再生医療等と同種又は類似の再生医療等に関する国内外の実施状況を記載した書類
　六　特定細胞加工物を用いる場合にあっては、再生医療等提供計画に記載された再生医療等に用いる細胞に関連する研究を記載した書類
　七　特定細胞加工物を用いる場合にあっては、特定細胞加工物概要書、第九十六条に規定する特定細胞加工物標準書、第九十七条第一項に規定する衛生管理基準書、同条第二項に規定する製造管理基準書及び同条第三項に規定する品質管理基準書
　八　再生医療等製品を用いる場合にあっては、当該再生医療等製品の添付文書等（医薬品医療機器等法第六十五条の三に規定する添付文書等をいう。）
　九　再生医療等提供計画に記載された再生医療等の内容をできる限り平易な表現を用いて記載したもの
　十　特定細胞加工物の製造を委託する場合にあっては、委託契約書の写しその他これに準ずるもの
　十一　個人情報取扱実施規程

（再生医療等提供計画の変更の提出）
第二十八条　法第五条第一項の規定による変更は、変更後の再生医療等提供計画及び様式第二による届書を提出して行うものとする。

（再生医療等提供計画の軽微な変更の範囲）
第二十九条　法第五条第一項の厚生労働省令で定める軽微な変更は、次に掲げる変更以外の変更とする。
　一　当該再生医療等の安全性に影響を与える再生医療等の提供方法の変更
　二　特定細胞加工物を用いる場合にあっては、当該再生医療等の安全性に影響を与える特定

細胞加工物の製造及び品質管理の方法の変更
三　再生医療等製品を用いる場合にあっては、当該再生医療等製品に係る医薬品、医療機器等の品質、有効性及び安全性の確保等に関する法律施行規則（昭和三十六年厚生省令第一号。以下「医薬品医療機器等法施行規則」という。）第百三十七条の二十八第四号に掲げる変更
四　再生医療等が研究として行われる場合にあっては、研究の実施方法の変更
五　前各号に掲げる変更のほか、当該再生医療等の安全性に影響を与えるもの

（再生医療等提供計画の軽微な変更の届出）
第三十条　法第五条第三項の規定による届出は、様式第三による届書を提出して行うものとする。

（再生医療等の提供の中止の届出）
第三十一条　法第六条の規定による届出は、様式第四による届書を提出して行うものとする。

　　　　第三節　再生医療等の適正な提供に関する措置

（再生医療等を行う場合に説明及び同意が不要な場合）
第三十二条　法第十四条第一項の厚生労働省令で定める場合は、次に掲げる場合とする。
一　単独で説明を受け、同意を与えることが困難な者に対し、再生医療等を行う場合であって、次に掲げる場合のいずれかに該当する場合
　イ　当該再生医療等を行うことに合理的理由があることについて、認定再生医療等委員会の審査を受けた場合であって、次の(1)から(5)までのいずれも満たす場合
　　(1)　当該再生医療等を受けることとなる者に緊急かつ明白な生命の危険が生じていること。
　　(2)　その他の治療方法では十分な効果が期待できないこと。
　　(3)　当該再生医療等を受けることにより生命の危険が回避できる可能性が十分にあると認められること。
　　(4)　当該再生医療等を受けることとなる者に対する予測される不利益が必要な最小限度のものであること。
　　(5)　代諾者となるべき者と直ちに連絡を取ることができないこと。
　ロ　イの場合以外の場合であって、当該再生医療等を行うことに合理的理由があることについて、認定再生医療等委員会の審査を受けており、当該再生医療等を受けることとなる者の代諾者の同意を得ている場合
二　十六歳未満の者に対し、再生医療等を行う場合であって、次に掲げる場合のいずれかに該当する場合（前号に掲げる場合を除く。）
　イ　当該再生医療等を受けることとなる者が再生医療等を受けることについての説明を十分理解できる能力を有しており、当該者の理解を得ている場合であって、前号イの(1)から(5)までのいずれも満たす場合
　ロ　イの場合以外の場合であって、当該再生医療等を受けることとなる者が再生医療等を受けることについての説明を十分理解できる能力を有し、かつ、当該者の理解を得ており、当該再生医療等を受けることとなる者の代諾者の同意を得ている場合

（再生医療等を受ける者以外の者から細胞の採取を行う場合に説明及び同意が不要な場合）
第三十三条　法第十四条第二項の厚生労働省令で定める場合は、次に掲げる場合とする。
一　単独で説明を受け、同意を与えることが困難な者から再生医療等に用いる細胞の採取を行う場合であって、次に掲げる場合のいずれかに該当する場合
　イ　当該採取を行うことに合理的理由があることについて、認定再生医療等委員会の審査を受けた場合であって、次の(1)及び(2)を満たす場合

(1) 当該細胞を採取されることとなる者が、あらかじめ、再生医療等に用いられるために自らの細胞を提供する意思を表示していること。
(2) 代諾者となるべき者と直ちに連絡を取ることができないこと。
ロ　イの場合以外の場合であって、当該採取を行うことに合理的理由があることについて、認定再生医療等委員会の審査を受けており、当該細胞を採取されることとなる者の代諾者の同意を得ている場合
二　十六歳未満の者から再生医療等に用いる細胞の採取を行う場合であって、次に掲げる場合のいずれかに該当する場合（前号に掲げる場合を除く。）
イ　当該細胞を採取されることとなる者が当該細胞の採取を行うことについての説明を十分理解できる能力を有しており、当該者の理解を得ている場合であって、前号イの(1)及び(2)を満たす場合
ロ　イの場合以外の場合であって、当該細胞を採取されることとなる者が当該細胞の採取を行うことについての説明を十分理解できる能力を有し、かつ、当該者の理解を得ており、当該細胞を採取されることとなる者の代諾者の同意を得ている場合

（再生医療等に関する記録及び保存）
第三十四条　法第十六条第一項の記録は、再生医療等を受けた者ごとに作成しなければならない。
2　法第十六条第一項の厚生労働省令で定める事項は、次に掲げる事項とする。
一　再生医療等を受けた者の住所、氏名、性別及び生年月日
二　病名及び主要症状
三　使用した特定細胞加工物又は再生医療等製品の種類、投与方法その他の再生医療等の内容及び評価
四　再生医療等に用いる細胞に関する情報
五　特定細胞加工物の製造を委託した場合は委託先及び委託業務の内容
六　再生医療等を行った年月日
七　再生医療等を行った医師又は歯科医師の氏名
3　提供機関管理者は、再生医療等が行われたときは、法第十六条第一項に規定する記録を、再生医療等提供計画、同意に係る文書及び特定細胞加工物概要書とともに、次に掲げる場合に応じ、次の各号に掲げる期間、保存しなければならない。
一　指定再生医療等製品（医薬品医療機器等法第六十八条の七第三項に規定する指定再生医療等製品であって、同法第二十三条の二十五又は第二十三条の三十七の承認の内容に従わずに用いるものに限る。以下同じ。）又は指定再生医療等製品の原料と類似の原料から成る特定細胞加工物を用いる場合　三十年間
二　前号に掲げる指定再生医療等製品又は特定細胞加工物以外の細胞加工物を用いる場合　十年間

（認定再生医療等委員会への疾病等の報告）
第三十五条　提供機関管理者は、再生医療等提供計画に記載された再生医療等の提供について、次に掲げる事項を知ったときは、それぞれ当該各号に定める期間内に当該事項を、再生医療等提供計画に記載された認定再生医療等委員会に報告しなければならない。
一　次に掲げる疾病等の発生のうち、当該再生医療等の提供によるものと疑われるもの又は当該再生医療等の提供によるものと疑われる感染症によるもの　七日
イ　死亡
ロ　死亡につながるおそれのある症例
二　次に掲げる疾病等の発生のうち、当該再生医療等の提供によるものと疑われるもの又は当該再生医療等の提供によるものと疑われる感染症によるもの　十五日
イ　治療のために医療機関への入院又は入院期間の延長が必要とされる症例

ロ　障害
　　ハ　障害につながるおそれのある症例
　　ニ　重篤である症例
　　ホ　後世代における先天性の疾病又は異常
　三　再生医療等の提供によるものと疑われる又は当該再生医療等の提供によるものと疑われる感染症による疾病等の発生（前二号に掲げるものを除く。）　再生医療等提供計画を厚生労働大臣に提出した日から起算して六十日ごとに当該期間満了後十日以内

（厚生労働大臣への疾病等の報告）
第三十六条　法第十八条の厚生労働省令で定める事項は、前条第一号及び第二号に掲げる事項とする。
2　前条（第三号を除く。）の規定は、法第十八条の規定による厚生労働大臣への報告について準用する。この場合において、前条中「再生医療等提供計画に記載された認定再生医療等委員会」とあるのは「厚生労働大臣」と読み替えるものとする。

（認定再生医療等委員会への定期報告）
第三十七条　法第二十条第一項の規定に基づき、提供機関管理者は、再生医療等の提供の状況について、再生医療等提供計画に記載された再生医療等技術ごとに、次に掲げる事項について、当該再生医療等提供計画に記載された認定再生医療等委員会に報告しなければならない。
　一　当該再生医療等を受けた者の数
　二　当該再生医療等に係る疾病等の発生状況及びその後の経過
　三　当該再生医療等の安全性及び科学的妥当性についての評価
　四　当該再生医療等の提供を終了した場合にあっては、終了した日
2　前項の報告は、再生医療等提供計画を厚生労働大臣に提出した日から起算して、一年ごとに、当該期間満了後九十日以内に行わなければならない。

（厚生労働大臣への定期報告）
第三十八条　法第二十一条第一項の規定に基づき、提供機関管理者は、再生医療等の提供の状況について、再生医療等提供計画に記載された再生医療等技術ごとに、前条第一項各号に掲げる事項について、厚生労働大臣に報告しなければならない。
2　提供機関管理者は、前項の報告の際には、前条第一項の報告に対し当該認定再生医療等委員会が意見を述べた場合には、当該意見を添えなければならない。
3　第一項の報告は、再生医療等提供計画を厚生労働大臣に提出した日から起算して、一年ごとに、当該期間満了後九十日以内に行わなければならない。

（認定再生医療等委員会の意見を聴く際の手続）
第三十九条　提供機関管理者は、法第四条第二項の規定により認定再生医療等委員会（当該再生医療等提供機関の開設者が設置したものを除く。）に意見を聴くときは、当該認定再生医療等委員会の審査等業務に関する規程及び委員名簿を入手しなければならない。

（認定再生医療等委員会の審査等業務に係る契約）
第四十条　提供機関管理者は、認定再生医療等委員会（当該再生医療等提供機関の開設者が設置した認定再生医療等委員会及び当該再生医療等提供機関を有する法人が設置したものを除く。）に審査等業務を行わせることとする場合には、あらかじめ、次に掲げる事項を記載した文書により認定委員会設置者（法第二十六条第五項第一号に規定する認定委員会設置者をいう。以下同じ。）との契約を締結しなければならない。
　一　当該契約を締結した年月日
　二　当該再生医療等提供機関及び当該認定再生医療等委員会の名称及び所在地
　三　当該契約に係る業務の手順に関する事項

四　当該認定再生医療等委員会が意見を述べるべき期限
五　細胞提供者及び再生医療等を受ける者の秘密の保全に関する事項
六　その他必要な事項

（講じた措置についての認定再生医療等委員会への報告）
第四十一条　提供機関管理者は、認定再生医療等委員会から法第二十六条第一項各号に規定する意見を述べられた場合には、当該意見を受けて講じた再生医療等提供計画の変更その他の措置について、当該認定再生医療等委員会に対し報告を行わなければならない。

　　　　　第三章　認定再生医療等委員会

（再生医療等委員会を設置できる団体）
第四十二条　法第二十六条第一項の厚生労働省令で定める団体は、次に掲げる団体とする。
一　医学医術に関する学術団体
二　一般社団法人又は一般財団法人
三　特定非営利活動促進法（平成十年法律第七号）第二条第二項に規定する特定非営利活動法人
四　私立学校法（昭和二十四年法律第二百七十号）第三条に規定する学校法人（医療機関を有するものに限る。）
五　独立行政法人通則法（平成十一年法律第百三号）第二条第一項に規定する独立行政法人（医療の提供等を主な業務とするものに限る。）
六　国立大学法人法（平成十五年法律第百十二号）第二条第一項に規定する国立大学法人（医療機関を有するものに限る。）
七　地方独立行政法人法（平成十五年法律第百十八号）第二条第一項に規定する地方独立行政法人（医療機関を有するものに限る。）
2　再生医療等委員会を前項第一号から第三号までに掲げる団体が設置する場合は、当該者は次に掲げる要件を満たすものでなければならない。

一　定款その他これに準ずるものにおいて、再生医療等委員会を設置する旨の定めがあること。
二　その役員（いかなる名称によるかを問わず、これと同等以上の職権又は支配力を有する者を含む。次号において同じ。）のうちに医師、歯科医師、薬剤師、看護師その他の医療関係者が含まれていること。
三　その役員に占める次に掲げる者の割合が、それぞれ三分の一以下であること。
　イ　特定の医療機関の職員その他の当該医療機関と密接な関係を有する者
　ロ　特定の法人の役員又は職員その他の当該法人と密接な関係を有する者
四　再生医療等委員会の設置及び運営に関する業務を適確に遂行するに足りる財産的基礎を有していること。
五　財産目録、貸借対照表、損益計算書、事業報告書その他の財務に関する書類をその事務所に備えて置き、一般の閲覧に供していること。
六　その他再生医療等委員会の業務の公正かつ適正な遂行を損なうおそれがないこと。

（再生医療等委員会の認定の申請）
第四十三条　法第二十六条第二項の規定による申請は、様式第五による申請書を提出して行うものとする。
2　法第二十六条第二項第七号（法第二十七条第三項及び第二十八条第六項において準用する場合を含む。）の厚生労働省令で定める事項は、再生医療等委員会の所在地及び再生医療等委員会の連絡先とする。
3　法第二十六条第三項第三号（法第二十七条第三項及び第二十八条第六項において準用する場合を含む。）の厚生労働省令で定める書類は、次に掲げる場合に応じ、それぞれ当該各号に定める書類とする。
一　前条第一項第一号から第三号までに掲げる団体が第一項の申請をしようとする場合

イ 再生医療等委員会を設置する者に関する証明書類
ロ 再生医療等委員会を設置する者が再生医療等委員会を設置する旨を定めた定款その他これに準ずるもの
ハ 第四十二条第二項第二号及び第三号の要件を満たすことを証明する書類
ニ 財産的基礎を有していることを証明する書類

二 医療機関の開設者又は前条第一項第四号から第七号までに掲げる団体が第一項の申請をしようとする場合　再生医療等委員会を設置する者に関する証明書類

（第一種再生医療等提供計画又は第二種再生医療等提供計画に係る審査等業務を行う再生医療等委員会の委員の構成要件）

第四十四条　第一種再生医療等提供計画（法第七条に規定する第一種再生医療等提供計画をいう。以下同じ。）又は第二種再生医療等提供計画（法第十一条に規定する第二種再生医療等提供計画をいう。以下同じ。）に係る審査等業務を行う再生医療等委員会の法第二十六条第四項第一号の厚生労働省令で定める者は、次に掲げる者とする。ただし、各号に掲げる者は当該各号以外に掲げる者を兼ねることができない。

一 分子生物学、細胞生物学、遺伝学、臨床薬理学又は病理学の専門家
二 再生医療等について十分な科学的知見及び医療上の識見を有する者
三 臨床医（現に診療に従事している医師又は歯科医師をいう。以下同じ。）
四 細胞培養加工に関する識見を有する者
五 法律に関する専門家
六 生命倫理に関する識見を有する者
七 生物統計その他の臨床研究に関する識見を有する者
八 第一号から前号までに掲げる者以外の一般の立場の者

（第三種再生医療等提供計画のみに係る審査等業務を行う再生医療等委員会の委員の構成要件）

第四十五条　第三種再生医療等提供計画のみに係る審査等業務を行う再生医療等委員会の法第二十六条第四項第一号の厚生労働省令で定める者は、次に掲げる者とする。ただし、各号に掲げる者は当該各号以外に掲げる者を兼ねることができない。

一 再生医療等について十分な科学的知見及び医療上の識見を有する者を含む二名以上の医学又は医療の専門家（ただし、所属機関が同一でない者が含まれ、かつ、少なくとも一名は医師又は歯科医師であること。）
二 法律に関する専門家又は生命倫理に関する識見を有する者その他の人文・社会科学の有識者
三 前二号に掲げる者以外の一般の立場の者

（第一種再生医療等提供計画又は第二種再生医療等提供計画に係る審査等業務を行う再生医療等委員会の委員の構成基準）

第四十六条　第一種再生医療等提供計画又は第二種再生医療等提供計画に係る審査等業務を行う再生医療等委員会の法第二十六条第四項第二号の厚生労働省令で定める基準は、次のとおりとする。

一 男性及び女性がそれぞれ二名以上含まれていること。
二 再生医療等委員会を設置する者と利害関係を有しない者が含まれていること。
三 同一の医療機関（当該医療機関と密接な関係を有するものを含む。）に所属している者が半数未満であること。

（第三種再生医療等提供計画のみに係る審査等業務を行う再生医療等委員会の委員の構成基準）

第四十七条　第三種再生医療等提供計画のみに係る審査等業務を行う再生医療等委員会の法第二十六条第四項第二号の厚生労働省令で定める基準は、次のとおりとする。

一　委員が五名以上であること。
二　男性及び女性がそれぞれ一名以上含まれていること。
三　再生医療等委員会を設置する者と利害関係を有しない者が含まれていること。

（手数料の算定の基準）
第四十八条　法第二十六条第四項第四号の厚生労働省令で定める基準は、再生医療等委員会が、審査等業務に関して徴収する手数料の額を、委員への報酬の支払等、当該再生医療等委員会の健全な運営に必要な経費を賄うために必要な範囲内とし、かつ、公平なものとなるよう定めていることとする。

（審査等業務の適切な実施のために必要な基準）
第四十九条　法第二十六条第四項第五号の厚生労働省令で定める基準は、次のとおりとする。
一　審査等業務が適正かつ公正に行えるよう、その活動の自由及び独立が保障されていること。
二　審査等業務に関する規程が定められ、かつ、公表されていること。
三　審査等業務を継続的に実施できる体制を有すること。

（再生医療等委員会の認定証の交付）
第五十条　厚生労働大臣は、法第二十六条第四項の規定による認定をしたときは、認定を申請した者に対し、様式第六による認定証を交付しなければならない。法第二十八条第二項の規定による更新をしたときも、同様とする。

（認定再生医療等委員会の変更の認定の申請）
第五十一条　法第二十七条第一項の規定による認定の申請は、変更後の第四十三条第一項に規定する申請書及び様式第七による申請書を厚生労働大臣に提出して行うものとする。

（法第二十七条第一項ただし書の軽微な変更の範囲）
第五十二条　法第二十七条第一項ただし書の厚生労働省令で定める軽微な変更は、次に掲げる変更とする。
一　当該再生医療等委員会の委員の氏名の変更であって、委員の変更を伴わないもの
二　当該再生医療等委員会の委員の職業の変更であって、委員の構成要件（第四十四条及び第四十五条に規定する要件をいう。次号において同じ。）を満たさなくなるもの以外のもの
三　当該再生医療等委員会の委員の増減に関する変更であって、委員の構成要件を満たさなくなるもの以外のもの
四　審査等業務を行う体制に関する事項の変更であって、審査等業務の適切な実施に支障を及ぼすおそれのないもの

（法第二十七条第二項の軽微な変更の届出）
第五十三条　法第二十七条第二項の規定による届出は、様式第八による届書を提出して行うものとする。

（法第二十七条第四項の軽微な変更の範囲）
第五十四条　法第二十七条第四項の厚生労働省令で定める軽微な変更は、次に掲げる変更とする。
一　地域の名称の変更又は地番の変更に伴う変更
二　当該認定再生医療等委員会の委員の略歴の追加に関する変更
三　再生医療等委員会を設置する旨の定めをした定款その他これに準ずるものの変更であって、次に掲げるもの
イ　法その他の法令の制定又は改廃に伴い当然必要とされる規定の整理
ロ　第一号及びイに掲げるもののほか、用語の整理、条、項又は号の繰上げ又は繰下げその他の形式的な変更

（法第二十七条第四項の変更の届出）
第五十五条　法第二十七条第四項の規定による届

出は、様式第九による届書を提出して行うものとする。

2　法第二十六条第三項各号に掲げる書類に記載した事項に変更があった場合には、前項の届書に、変更後の法第二十六条第三項各号に掲げる書類を添えなければならない。

（認定再生医療等委員会の認定証の書換え交付の申請）

第五十六条　認定委員会設置者は、認定証の記載事項に変更を生じたときは、様式第十による申請書及び認定証を厚生労働大臣に提出してその書換えを申請することができる。

（認定再生医療等委員会の認定証の再交付）

第五十七条　認定委員会設置者は、認定再生医療等委員会の認定証を破り、汚し、又は失ったときは、様式第十一による申請書を厚生労働大臣に提出してその再交付を申請することができる。この場合において、認定証を破り、又は汚した認定委員会設置者は、申請書に当該認定証を添えなければならない。

2　認定委員会設置者は、認定証の再交付を受けた後、失った認定証を発見したときは、遅滞なく、厚生労働大臣にこれを返納しなければならない。

（再生医療等委員会の認定の更新の申請）

第五十八条　法第二十八条第六項において準用する法第二十六条第二項の規定による更新の申請は、様式第十二による申請書を提出して行うものとする。

2　前項の申請書には、申請に係る認定証を添えなければならない。

（認定再生医療等委員会の廃止）

第五十九条　法第三十条第一項の規定による届出は、様式第十三による届書を提出して行うものとする。

2　認定委員会設置者が前項の届出を行おうとするときは、あらかじめ、当該認定再生医療等委員会に再生医療等提供計画を提出していた再生医療等提供機関に、その旨を通知しなければならない。

（認定再生医療等委員会の廃止後の手続）

第六十条　認定委員会設置者は、その設置する認定再生医療等委員会を廃止したときは、速やかに、その旨を当該認定再生医療等委員会に再生医療等提供計画を提出していた再生医療等提供機関に通知しなければならない。

2　前項の場合において、認定委員会設置者は、当該認定再生医療等委員会に再生医療等提供計画を提出していた再生医療等医療機関に対し、当該再生医療等提供機関における再生医療等の提供の継続に影響を及ぼさないよう、他の認定再生医療等委員会を紹介することその他の適切な措置を講じなければならない。

（再生医療等委員会の認定証の返納）

第六十一条　認定委員会設置者は、法第三十三条第一項の規定により認定再生医療等委員会の認定の取消を受けたとき、又は当該認定再生医療等委員会を廃止したときは、遅滞なく、厚生労働大臣に認定証を返納しなければならない。

（再生医療等委員会の認定台帳）

第六十二条　厚生労働大臣は、法第二十六条第四項の規定による認定に関する台帳を備え、次に掲げる事項を記載するものとする。

一　認定番号及び認定年月日
二　認定委員会設置者の氏名又は名称及び住所並びに法人にあっては、その代表者の氏名
三　認定再生医療等委員会の名称及び所在地

（第一種再生医療等提供計画又は第二種再生医療等提供計画に係る審査等業務）

第六十三条　認定再生医療等委員会が、第一種再生医療等提供計画又は第二種再生医療等提供計画に係る審査等業務を行う際には、次に掲げる

要件を満たさなければならない。
一 過半数の委員が出席していること。
二 男性及び女性の委員がそれぞれ二名以上出席していること。
三 次に掲げる者がそれぞれ一名以上出席していること。
　イ　第四十四条第二号に掲げる者
　ロ　第四十四条第四号に掲げる者
　ハ　第四十四条第五号又は第六号に掲げる者
　ニ　第四十四条第八号に掲げる者
　ホ　技術専門委員（審査等業務の対象となる再生医療等の対象疾患等に対する専門的知識を有する者をいう。以下同じ。）（第四十四条第二号又は第三号に掲げる者が、審査等業務の対象となる再生医療等の対象疾患等に対する専門知識を有する場合には、当該者）
四 出席した委員の中に、審査等業務の対象となる再生医療等提供計画を提出した医療機関（当該医療機関と密接な関係を有するものを含む。）と利害関係を有しない委員が過半数含まれていること。
五 認定委員会設置者と利害関係を有しない委員が含まれていること。
2　認定再生医療等委員会は、第一種再生医療等提供計画又は第二種再生医療等提供計画の変更に係る審査であって、次に掲げる要件を満たすものを行う場合には、前項の規定にかかわらず、当該認定再生医療等委員会における審査等業務に関する規程に定める方法により、これを行うことができる。
一 当該再生医療等提供計画の変更が、認定再生医療等委員会の審査を経て指示を受けたものである場合
二 当該再生医療等提供計画の変更が、再生医療等の提供に重要な影響を与えないものである場合

（第三種再生医療等提供計画に係る審査等業務）
第六十四条　認定再生医療等委員会が、第三種再生医療等提供計画に係る審査等業務を行う際には、次に掲げる要件を満たさなければならない。
一 過半数の委員が出席していること。
二 五名以上の委員が出席していること。
三 男性及び女性の委員がそれぞれ一名以上出席していること。
四 次に掲げる者がそれぞれ一名以上出席していること。ただしイに掲げる者が医師又は歯科医師である場合にあっては、ロを兼ねることができる。
　イ　第四十五条第一号に掲げる者のうち再生医療等について十分な科学的知見及び医療上の識見を有する者
　ロ　第四十五条第一号に掲げる者のうち医師又は歯科医師
　ハ　第四十五条第二号に掲げる者
　ニ　第四十五条第三号に掲げる者
五 出席した委員の中に、審査等業務の対象となる再生医療等提供計画を提出した医療機関（当該医療機関と密接な関係を有するものを含む。）と利害関係を有しない委員が二名以上含まれていること。
六 認定委員会設置者と利害関係を有しない委員が含まれていること。
2　認定再生医療等委員会は、第三種再生医療等提供計画の変更に係る審査であって、次に掲げる要件を満たすものを行う場合には、前項の規定にかかわらず、当該認定再生医療等委員会における審査等業務に関する規程に定める方法により、これを行うことができる。
一 当該再生医療等提供計画の変更が、認定再生医療等委員会の審査を経て指示を受けたものである場合
二 当該再生医療等提供計画の変更が、再生医療等の提供に重要な影響を与えないものである場合

（認定再生医療等委員会の判断及び意見）
第六十五条　審査等業務の対象となる再生医療等提供計画を提出した提供機関管理者、当該再生

医療等提供計画に記載された再生医療等を行う医師又は歯科医師及び実施責任者（実施責任者を置いている場合に限る。）並びに認定再生医療等委員会の運営に関する事務に携わる者は、当該認定再生医療等委員会の審査等業務に参加してはならない。ただし、認定再生医療等委員会の求めに応じて、当該認定再生医療等委員会において説明することを妨げない。

2　認定再生医療等委員会における審査等業務に係る結論を得るに当たっては、原則として、出席委員（技術専門委員が出席する場合にあっては、当該委員を除く。以下この項において同じ。）の全員一致をもって行うよう努めなければならない。ただし、認定再生医療等委員会において議論を尽くしても、出席委員全員の意見が一致しないときは、出席委員の大多数の同意を得た意見を当該認定再生医療等委員会の結論とすることができる。

（厚生労働大臣への報告）

第六十六条　認定委員会設置者は、当該認定再生医療等委員会が再生医療等提供計画に記載された再生医療等の提供を継続することが適当でない旨の意見を述べたときは、遅滞なく、厚生労働大臣にその旨を報告しなければならない。

（帳簿の備付け等）

第六十七条　認定委員会設置者は、法第二十六条第一項各号に掲げる業務に関する事項を記録するための帳簿を備えなければならない。

2　認定委員会設置者は、第一項の帳簿を、最終の記載の日から十年間、保存しなければならない。

（審査等業務に関する規程及び委員名簿の公表）

第六十八条　認定委員会設置者は、当該認定再生医療等委員会の審査等業務に関する規程及び委員名簿を公表しなければならない。

（事務を行う者の選任）

第六十九条　認定委員会設置者は、認定再生医療等委員会の運営に関する事務を行う者を選任しなければならない。

（委員の教育又は研修）

第七十条　認定委員会設置者は、認定再生医療等委員会の委員の教育又は研修の機会を確保しなければならない。

（認定再生医療等委員会の審査等業務の記録等）

第七十一条　認定委員会設置者は、当該認定再生医療等委員会における審査等業務の過程に関する記録を作成し、個人情報、研究の独創性及び知的財産権の保護に支障を生じるおそれのある事項を除き、これを公表しなければならない。

2　認定委員会設置者は、審査等業務に係る再生医療等提供計画及び前項の記録を、当該計画に係る再生医療等の提供が終了した日から少なくとも十年間保存しなければならない。

第四章　特定細胞加工物の製造

（特定細胞加工物の製造の許可の申請）

第七十二条　法第三十五条第一項の規定による許可の申請は、様式第十四による申請書（正副二通）を提出して行うものとする。

2　法第三十五条第二項第四号（法第三十六条第二項及び第三十九条第二項において準用する場合を含む。）に規定する厚生労働省令で定める事項は、次に掲げる事項とする。

一　細胞培養加工施設の名称及び所在地

二　申請者が法人である場合は、その業務を行う役員の氏名

三　申請者（申請者が法人である場合は、その業務を行う役員を含む。）の欠格条項に関する事項

四　申請者の連絡先

3　法第三十五条第二項（法第三十六条第二項において準用する場合を含む。）の厚生労働省令で定める書類は、次に掲げる書類とする。

一　申請者が法人である場合は、登記事項証明書

二　製造をしようとする特定細胞加工物の一覧表

（特定細胞加工物の製造の許可証の交付）
第七十三条　厚生労働大臣は、法第三十五条第一項の規定による許可をしたときは、許可を申請した者に対し、様式第十五による許可証を交付しなければならない。法第三十六条第一項の規定による更新をしたときも、同様とする。

（許可事業者の届出を要する変更の範囲）
第七十四条　法第三十七条の厚生労働省令で定める事項は、次に掲げる事項とする。
一　法第三十五条第一項の許可を受けた者（以下「許可事業者」という。）の氏名又は名称及び住所並びに法人にあっては、その代表者の氏名
二　細胞培養加工施設の名称及び所在地
三　施設管理者の氏名
四　許可事業者が法人である場合は、その業務を行う役員の氏名
五　許可事業者（許可事業者が法人である場合は、その業務を行う役員を含む。）の欠格条項に関する事項
六　製造をしようとする特定細胞加工物の種類
七　許可事業者の連絡先

（許可事業者の変更の届出）
第七十五条　法第三十七条の規定による届出は、様式第十六による届書を提出して行うものとする。

（特定細胞加工物の製造の許可証の書換え交付の申請）
第七十六条　許可事業者は、特定細胞加工物の製造の許可証の記載事項に変更を生じたときは、様式第十七による申請書及び許可証を厚生労働大臣に提出してその書換えを申請することができる。
2　前項の申請をする者は、二千円の手数料を納めなければならない。この場合において、手数料は、申請書に収入印紙を貼って納めるものとする。

（特定細胞加工物の製造の許可証の再交付）
第七十七条　許可事業者は、特定細胞加工物の製造の許可証を破り、汚し、又は失ったときは、様式第十八による申請書を厚生労働大臣に提出してその再交付を申請することができる。この場合において、許可証を破り、又は汚した特定細胞加工物製造事業者は、申請書に当該許可証を添えなければならない。
2　前項の申請をする者は、二千円の手数料を納めなければならない。この場合において、手数料は、申請書に収入印紙を貼って納めるものとする。
3　特定細胞加工物製造事業者は、特定細胞加工物の製造の許可証の再交付を受けた後、失った許可証を発見したときは、遅滞なく、厚生労働大臣にこれを返納しなければならない。

（特定細胞加工物の製造の許可の更新の申請）
第七十八条　法第三十六条第二項において準用する法第三十五条第二項の規定による申請は、様式第十九による申請書（正副二通）を厚生労働大臣に提出して行うものとする。
2　前項の申請書には、申請に係る許可証を添えなければならない。

（製造の許可証の返納）
第七十九条　特定細胞加工物の製造の許可事業者は、法第四十九条の規定により特定細胞加工物の製造の許可の取消を受けたとき、又はその業務を廃止したときは、遅滞なく、厚生労働大臣に許可証を返納しなければならない。

（特定細胞加工物の製造の許可台帳）
第八十条　厚生労働大臣は、法第三十五条第一項の規定による許可に関する台帳を備え、次に掲げる事項を記載するものとする。

一　施設番号及び許可年月日
二　許可事業者の氏名又は名称及び住所並びに法人にあっては、その代表者の氏名
三　細胞培養加工施設の名称及び所在地
四　施設管理者の氏名

（機構に対する特定細胞加工物の製造の許可又は許可の更新に係る調査の申請）

第八十一条　法第三十八条第一項の規定により独立行政法人医薬品医療機器総合機構（以下「機構」という。）に法第三十五条第五項（法第三十六条第二項において準用する場合を含む。）に規定する調査を行わせることとしたときは、法第三十五条第一項の許可又は法第三十六条第一項の許可の更新の申請者は、機構に当該調査の申請をしなければならない。

2　前項の申請は、様式第二十による申請書を、法第三十五条第一項の許可又は法第三十六条第一項の許可の更新の申請書に添付して地方厚生局長を経由して行うものとする。

（機構による特定細胞加工物の製造の許可等に係る調査の結果の通知）

第八十二条　法第三十八条第四項の規定による通知は、様式第二十一による通知書によって行うものとする。

（外国における特定細胞加工物の製造の認定の申請）

第八十三条　法第三十九条第一項の規定による認定の申請は、様式第二十二による申請書（正副二通）を厚生労働大臣に提出して行うものとする。

2　法第三十九条第二項の規定において準用する法第三十五条第二項の厚生労働省令で定める書類は、次に掲げる書類とする。
一　施設管理者の履歴書
二　製造をしようとする特定細胞加工物の一覧表

（準用）

第八十四条　法第三十九条第一項の規定による認定については、第七十三条から第八十二条までの規定を準用する。この場合において、これらの規定中「法第三十五条第一項」とあるのは「法第三十九条第一項」と、「許可」とあるのは「認定」と、「許可証」とあるのは「認定証」と、「法第三十六条第一項」とあるのは「法第三十九条第二項において準用する法第三十六条第一項」と、「許可事業者」とあるのは「認定事業者」と読み替えるほか、次の表の上欄に掲げる規定中同表の中欄に掲げる字句は、それぞれ同表の下欄に掲げる字句に読み替えるものとする。

第七十三条	様式第十五	様式第二十三
第七十四条	法第三十七条	法第三十九条第二項において準用する法第三十七条
第七十五条	法第三十七条	法第三十九条第二項において準用する法第三十七条
	様式第十六	様式第二十四
第七十六条第二項	二千円	二千四百円
第七十七条第二項	二千円	二千四百円
第七十八条	法第三十六条第二項において準用する法第三十五条第二項	法第三十九条第二項において準用する法第三十六条第二項
	様式第十九	様式第二十五
第七十九条	法第四十九条	法第五十条第一項
第八十条	許可年月日	認定年月日
第八十一条第一項	法第三十八条第一項	法第三十九条第二項において準用する法第三十八条第一項
	法第三十五条第五項	法第三十九条第二項において準用する法第三十五条第五項
	法第三十六条第	法第三十九条第二

	二項	項において準用する法第三十六条第二項
第八十一条第二項	様式第二十	様式第二十六
	地方厚生局長	厚生労働大臣
第八十二条	法第三十八条第四項	法第三十九条第二項において準用する法第三十八条第四項

(特定細胞加工物の製造の届出)

第八十五条 法第四十条第一項の規定による届出は、様式第二十七による届書を提出して行うものとする。

2 法第四十条第一項の厚生労働省令で定める区分は、医薬品医療機器等法施行規則第百三十七条の九第一号に規定する区分とする。

3 法第四十条第一項第四号の厚生労働省令で定める事項は、次に掲げる事項とする。
一 届出をする者の区分
二 細胞培養加工施設の名称及び所在地
三 届出をする者が法人である場合は、その業務を行う役員の氏名
四 届出をする者(届出をする者が法人である場合には、その業務を行う役員を含む。)の停止事由に係る事項
五 届出をする者の連絡先

4 法第四十条第二項の厚生労働省令で定める書類は、次に掲げる書類とする。
一 届出をする者が法人であるときは、登記事項証明書
二 製造をしようとする特定細胞加工物の一覧表
三 届出をする者が医薬品医療機器等法第二十三条の二十二第一項の許可(医薬品医療機器等法施行規則第百三十七条の九第一号に規定する区分に該当するものに限る。)を受けている場合にあっては、当該許可証の写し
四 届出をする者が移植に用いる造血幹細胞の適切な提供の推進に関する法律(平成二十四年法律第九十号)第三十条の臍帯血供給事業の許可を受けている場合にあっては、当該許可証の写し

(届出事業者の届出を要する変更の範囲)

第八十六条 法第四十条第三項の厚生労働省令で定める事項は、次に掲げる事項とする。
一 法第四十条第一項の規定による届出をした者(以下「届出事業者」という。)の氏名又は名称及び住所並びに法人にあっては、その代表者の氏名
二 届出事業者の区分
三 細胞培養加工施設の名称及び所在地
四 施設管理者の氏名
五 届出事業者が法人である場合は、その業務を行う役員の氏名
六 届出事業者(届出事業者が法人である場合は、その業務を行う役員を含む。)の停止事由に関する事項
七 製造をしようとする特定細胞加工物の種類
八 届出事業者の連絡先

(届出事業者の変更の届出)

第八十七条 法第四十条第三項の規定による届出は、様式第二十八による届書を提出して行うものとする。

(廃止の届出)

第八十八条 法第四十一条の規定による届出は、様式第二十九による届書を提出して行うものとする。

(細胞培養加工施設の構造設備)

第八十九条 法第四十二条の細胞培養加工施設の構造設備の基準は、次のとおりとする。
一 当該細胞培養加工施設において特定細胞加工物を製造するのに必要な設備及び器具を備えていること。
二 特定細胞加工物等及び資材の混同並びに汚

染を防止し、円滑かつ適切な作業を行うのに支障のないよう配置されており、かつ、清掃及び保守が容易なものであること。

三　手洗設備及び更衣を行う場所、その他必要な衛生設備を有すること。

四　原料の受入れ、特定細胞加工物の保管等を行う区域は、特定細胞加工物の製造を行う他の区域から区分されていること。

五　原料の受入れ、特定細胞加工物の保管等を行う区域は、これらを行うために必要な構造及び設備を有すること。

六　作業所は、次に掲げる要件に適合するものであること。
　イ　照明及び換気が適切であり、かつ、清潔であること。
　ロ　常時居住する場所及び不潔な場所から明確に区別されていること。
　ハ　作業を行うのに支障のない面積を有すること。
　ニ　防じん、防虫及び防そのための構造又は設備を有すること。
　ホ　廃水及び廃棄物の処理に要する設備又は器具を備えていること。
　ヘ　特定細胞加工物等により有毒ガスを取り扱う場合には、その処理に要する設備を有すること。

七　作業所のうち、作業室は、次に掲げる要件に適合するものであること。
　イ　屋外に直接面する出入口（非常口を除く。）がないこと。ただし、屋外からの汚染を防止するのに必要な構造及び設備を有している場合においては、この限りでない。
　ロ　出入口及び窓は、閉鎖することができるものであること。
　ハ　室内の排水設備は、作業室の汚染を防止するために必要な構造であること。
　ニ　作業室の天井は、ごみの落ちるおそれのないような構造であること。
　ホ　室内のパイプ、ダクト等の設備は、表面にごみがたまらないような構造であること。ただし、清掃が容易である場合においてはこの限りでない。

八　作業所のうち作業室又は作業管理区域（作業室及び廊下等から構成されていて、全体が同程度に清浄の維持ができるように管理される区域をいう。）は、温度及び必要に応じて湿度を維持管理できる構造及び設備を有すること。

九　作業所のうち、清浄度管理区域は、次に掲げる要件に適合するものであること。
　イ　天井、壁及び床の表面は、なめらかでひび割れがなく、かつ、じんあいを発生しないものであること。また、清掃が容易で、消毒液等による噴霧洗浄に耐えるものであること。
　ロ　設備及び器具は、滅菌又は消毒が可能なものであること。
　ハ　排水設備は、有害な廃水による汚染を防止するために適切な構造のものであること。
　ニ　排水口を設置していないこと。ただし、やむを得ないと認められる場合には、作業室の汚染を防止するために必要な構造であること。

十　作業所のうち、無菌操作等区域は、次に定めるところに適合するものであること。
　イ　天井、壁及び床の表面は、なめらかでひび割れがなく、かつ、じんあいを発生しないものであること。また、清掃が容易で、消毒液等による噴霧洗浄に耐えるものであること。ただし、無菌操作が閉鎖式操作で行われ無菌性が確保できる場合は、この限りではない。
　ロ　設備及び器具は、滅菌又は消毒が可能なものであること。
　ハ　排水設備は、有害な廃水による汚染を防止するために適切な構造のものであること。
　ニ　排水口を設置していないこと。
　ホ　流しを設置していないこと。

十一　作業所のうち、動物又は微生物を用いる試験を行う区域及び特定細胞加工物の製造に必要のない動物組織又は微生物を取り扱う区

域は、当該特定細胞加工物の製造を行う他の区域から明確に区別されており、かつ、空気処理システムが別系統にされていること。
十二 作業所のうち、無菌操作を行う区域は、フィルターにより処理された清浄な空気を供し、かつ、適切な差圧管理を行うために必要な構造及び設備を有すること。ただし、無菌操作が閉鎖式操作で行われ無菌性が確保できる場合は、この限りではない。
十三 作業所のうち、病原性を持つ微生物等を取り扱う区域は、適切な陰圧管理を行うために必要な構造及び設備を有すること。
十四 無菌操作等区域で使用した器具の洗浄、消毒及び滅菌のための設備並びに廃液等の処理のための設備を有すること。
十五 空気処理システムは、微生物等による特定細胞加工物等の汚染を防止するために適切な構造のものであること。
十六 配管、バルブ及びベント・フィルターは、使用の目的に応じ、容易に清掃又は滅菌ができる構造のものであること。
十七 製造又は試験検査に使用する動物(ドナー動物を含む。以下「使用動物」という。)を管理する施設は、次に定めるところに適合するものであること。
　イ 使用動物を検査するための区域は、他の区域から隔離されていること。
　ロ 害虫の侵入のおそれのない飼料の貯蔵設備を有していること。
　ハ 製造に使用する動物の飼育室と試験検査に使用する動物の飼育室をそれぞれ有していること。
　ニ 使用動物の飼育室は、他の区域と空気処理システムが別系統にされていること。ただし、野外での飼育が適当と認められる動物については、この限りでない。
　ホ 使用動物に抗原等を接種する場合には、接種室を有していること。この場合、接種室は動物の剖検室と分離されていること。
十八 特定細胞加工物等及び資材を区分して、衛生的かつ安全に貯蔵するために必要な設備を有すること。
十九 貯蔵設備は、恒温装置、温度計その他必要な計器を備えたものであること。
二十 次に掲げる試験検査の設備及び器具を備えていること。ただし、当該特定細胞加工物製造事業者の他の試験検査設備又は他の試験検査機関を利用して自己の責任において当該試験検査を行う場合であって、支障がないと認められるときは、この限りでない。
　イ 密封状態検査を行う必要がある場合には、密封状態検査の設備及び器具
　ロ 異物検査の設備及び器具
　ハ 特定細胞加工物等及び資材の理化学試験の設備及び器具
　ニ 無菌試験の設備及び器具
　ホ 発熱性物質試験を行う必要がある場合には、発熱性物質試験の設備及び器具
　ヘ 生物学的試験を行う必要がある場合には、生物学的試験の設備及び器具

(施設管理者の基準)
第九十条 法第四十三条の厚生労働省令で定める基準は、特定細胞加工物に係る生物学的知識を有する者であることとする。
2 施設管理者は、細胞培養加工施設ごとに一名置かなければならない。

(特定細胞加工物製造事業者の遵守事項)
第九十一条 法第四十四条の厚生労働省令で定める特定細胞加工物製造事業者の遵守事項は、次条から第百十条までに定めるところによる。

(品質リスクマネジメント)
第九十二条 特定細胞加工物製造事業者は、製造管理及び品質管理を行う際に、品質リスクマネジメント(特定細胞加工物の品質に対するリスクについて適切な手続に従い評価、管理等を行うことをいう。)の活用を考慮するものとする。

（製造部門及び品質部門）
第九十三条　特定細胞加工物製造事業者は、細胞培養加工施設ごとに、施設管理者の監督の下に、製造管理に係る部門（以下「製造部門」という。）及び品質管理に係る部門（以下「品質部門」という。）を置かなければならない。
2　品質部門は、製造部門から独立していなければならない。

（施設管理者）
第九十四条　施設管理者は、次に掲げる業務を行わなければならない。
一　製造管理及び品質管理に係る業務（以下「製造・品質管理業務」という。）を統括し、その適正かつ円滑な実施が図られるよう管理監督すること。
二　品質不良その他特定細胞加工物の品質に重大な影響が及ぶおそれがある場合においては、所要の措置が速やかに採られていること及びその進捗状況を確認し、必要に応じ、再生医療等提供機関の医師又は歯科医師へ報告し、得られた指示に基づき、改善等所要の措置を採るよう指示すること。
2　特定細胞加工物製造事業者は、施設管理者が業務を行う際に支障を生ずることがないようにしなければならない。

（職員）
第九十五条　特定細胞加工物製造事業者は、製造・品質管理業務を適正かつ円滑に実施し得る能力を有する責任者（以下「業務責任者」という。）を、細胞培養加工施設の組織、規模及び業務の種類等に応じ、適切に置かなければならない。
2　特定細胞加工物製造事業者は、細胞培養加工施設の組織、規模及び業務の種類等に応じ、適切な人数の業務責任者を配置しなければならない。
3　特定細胞加工物製造事業者は、製造・品質管理業務を適切に実施し得る能力を有する人員を十分に確保しなければならない。
4　特定細胞加工物製造事業者は、製造・品質管理業務に従事する職員（施設管理者及び業務責任者を含む。）の責務及び管理体制を文書により適切に定めなければならない。

（特定細胞加工物標準書）
第九十六条　特定細胞加工物製造事業者は、特定細胞加工物ごとに、次に掲げる事項について記載した特定細胞加工物標準書を当該特定細胞加工物の製造に係る細胞培養加工施設ごとに作成し、保管するとともに、品質部門の承認を受けるものとしなければならない。
一　特定細胞加工物概要書記載事項
二　製造手順（前号に掲げる事項を除く。）
三　品質に関する事項（前二号に掲げる事項を除く。）
四　その他所要の事項

（手順書等）
第九十七条　特定細胞加工物製造事業者は、細胞培養加工施設ごとに、構造設備の衛生管理、職員の衛生管理その他必要な事項について記載した衛生管理基準書を作成し、これを保管しなければならない。
2　特定細胞加工物製造事業者は、細胞培養加工施設ごとに、特定細胞加工物等の保管、製造工程の管理その他必要な事項について記載した製造管理基準書を作成し、これを保管しなければならない。
3　特定細胞加工物製造事業者は、細胞培養加工施設ごとに、検体の採取方法、試験検査結果の判定方法その他必要な事項を記載した品質管理基準書を作成し、これを保管しなければならない。
4　特定細胞加工物製造事業者は、前三項に定めるもののほか、製造管理及び品質管理を適正かつ円滑に実施するため、次に掲げる手順に関する文書（以下「手順書」という。）を細胞培養加工施設ごとに作成し、これを保管しなければならない。

一 細胞培養加工施設からの特定細胞加工物の提供の管理に関する手順
二 第百二条の検証又は確認に関する手順
三 特定細胞加工物の品質の照査に関する手順
四 第百四条の変更の管理に関する手順
五 第百五条の逸脱の管理に関する手順
六 品質等に関する情報及び品質不良等の処理に関する手順
七 重大事態報告等に関する手順
八 自己点検に関する手順
九 教育訓練に関する手順
十 文書及び記録の管理に関する手順
十一 その他製造管理及び品質管理を適正かつ円滑に実施するために必要な手順

5 特定細胞加工物製造事業者は、特定細胞加工物標準書、衛生管理基準書、製造管理基準書、品質管理基準書及び手順書(以下「手順書等」と総称する。)を細胞培養加工施設に備え付けなければならない。

(特定細胞加工物の内容に応じた**構造設備**)

第九十八条 細胞培養加工施設の構造設備は、製造する特定細胞加工物の内容に応じ、適切なものでなければならない。

(製造管理)

第九十九条 特定細胞加工物製造事業者は、製造部門に、手順書等に基づき、次に掲げる製造管理に係る業務を適切に行わせなければならない。

一 製造工程における指示事項、注意事項その他必要な事項を記載した製造指図書を作成し、これを保管すること。
二 製造指図書に基づき特定細胞加工物を製造すること。
三 特定細胞加工物の製造に関する記録をロットごと(ロットを構成しない特定細胞加工物については製造番号ごと。以下同じ。)に作成し、これを保管すること。
四 特定細胞加工物の資材についてロットごとにそれが適正である旨を確認するとともに、その結果に関する記録を作成し、これを保管すること。
五 特定細胞加工物等についてはロットごとに、資材については管理単位ごとに適正に保管し、出納を行うとともに、その記録を作成し、これを保管すること。
六 構造設備の清浄を確認するとともに、その結果に関する記録を作成し、これを保管すること。
七 構造設備を定期的に点検整備するとともに、その記録を作成し、これを保管すること。また、計器の校正を適切に行うとともに、その記録を作成し、これを保管すること。
八 製造、保管及び出納並びに衛生管理に関する記録により製造管理が適切に行われていることを確認し、その結果を品質部門に対して文書により報告すること。
九 作業室又は作業管理区域については、製造する特定細胞加工物の種類、構造、特性、製造工程及び当該作業室又は作業管理区域で行う作業内容等に応じて、清浄の程度等作業環境の管理の程度を適切に設定し、管理すること。
十 特定細胞加工物等及び資材については、製造する特定細胞加工物の種類、構造、特性及び製造工程等に応じて、微生物等の数等必要な管理項目を適切に設定し、管理すること。
十一 製造工程において、特定細胞加工物等及び資材の微生物等による汚染等を防止するために必要な措置を採ること。
十二 製造する特定細胞加工物の種類、構造、特性及び製造工程等に応じて、特定細胞加工物の微生物等による汚染を回避するために重要な工程等については、工程管理のために必要な管理値を適切に定め、管理すること。
十三 製造用水については、その用途に応じ、所要の微生物学的項目及び物理化学的項目に係る管理値を適切に定め、管理すること。
十四 製造工程において、特定細胞加工物等に含まれる微生物等を不活化し、又は除去する

場合においては、当該不活化又は除去が行われていない特定細胞加工物等による汚染を防止するために必要な措置を採ること。
十五　製造工程において、培養槽中に連続的に培地を供給し、かつ、連続的に培養液を排出させる培養方式を用いる場合においては、培養期間中の当該培養槽における培養条件を維持するために必要な措置を採ること。
十六　微生物等により汚染された全ての物品（製造の過程において汚染されたものに限る。）等を、保健衛生上の支障が生ずるおそれのないように処置すること。
十七　製造に使用する細胞の株の取扱いについて、次に掲げる事項に関する記録を作成し、これを保管すること。
　イ　細胞の株の名称及び容器ごとに付された番号
　ロ　譲受けの年月日並びに相手方の氏名及び住所（法人にあっては、名称及び所在地）
　ハ　生物学的性状及びその検査年月日
　ニ　継代培養の状況
十八　特定細胞加工物の製造に使用する生物（植物を除く。）に由来する原料（以下「特定細胞加工物生物由来原料」という。）については、当該特定細胞加工物生物由来原料が当該特定細胞加工物の特定細胞加工物標準書に照らして適切なものであることを確認するとともに、その結果に関する記録を作成し、これを保管すること。
十九　第八号及び前号の記録を、製造する特定細胞加工物のロットごとに作成し、これを保管すること。
二十　異なる細胞提供者又はドナー動物から採取した細胞を取り扱う場合においては、当該細胞の混同及び交さ汚染を防止するために必要な措置を採ること。
二十一　再生医療等に用いる細胞について、受入れ時に、次に掲げる事項に関する記録により、当該特定細胞加工物の特定細胞加工物標準書に照らして適切なものであることを確認するとともに、その結果に関する記録を作成し、これを保管すること。
　イ　当該細胞の提供又は動物の細胞の採取が行われた施設
　ロ　当該細胞の提供又は動物の細胞の採取が行われた年月日
　ハ　当該細胞が人に係るものである場合においては、ドナースクリーニング（細胞提供者について、問診、検査等による診断を行い、再生医療等に用いる細胞を提供するにつき十分な適格性を有するかどうかを判定することをいう。）のための細胞提供者の問診、検査等による診断の状況
　ニ　当該細胞が動物に係るものである場合においては、ドナー動物の受入れの状況並びにドナースクリーニング（ドナー動物について、試験検査及び飼育管理を行い、再生医療等に用いる細胞を提供するにつき十分な適格性を有するかどうかを判定することをいう。）のためのドナー動物の試験検査及び飼育管理の状況
　ホ　当該細胞の提供又は動物の細胞の採取に係る作業の経過
　ヘ　当該細胞の輸送の経過
　ト　イからヘまでに掲げるもののほか、特定細胞加工物の品質の確保に関し必要な事項
二十二　ドナー動物から細胞を採取する場合においては、採取の過程における微生物等による汚染を防止するために必要な措置を採るとともに、当該措置の記録を作成し、これを保管すること。
二十三　特定細胞加工物について、特定細胞加工物ごとに、当該特定細胞加工物の提供先の施設名、提供日及びロットを把握するとともに、その記録を作成し、これを保管すること。
二十四　輸送について、特定細胞加工物の品質の確保のために必要な措置を採るとともに、当該措置の記録を作成し、これを保管すること。
二十五　第二十一号から前号までの記録を、ロット（第二十三号の記録にあっては、特定細

加工物)ごとに作成し、これを保管すること。
二十六　次に定めるところにより、職員の衛生管理を行うこと。
　イ　製造作業に従事する職員以外の者の作業所への立入りをできる限り制限すること。
　ロ　現に作業が行われている清浄度管理区域又は無菌操作等区域への職員の立入りをできる限り制限すること。
　ハ　人若しくは動物の細胞又は微生物等の培養その他の加工等(その製造工程において現に原料等として使用されているものを除く。)に係る作業に従事する職員による汚染の防止のための厳重な手順を定め、これを遵守する場合を除き、特定細胞加工物の作業室又は作業管理区域に立入りさせないこと。
　ニ　製造作業に従事する職員を、使用動物(その製造工程において現に使用されているものを除く。)の管理に係る作業に従事させないこと。
二十七　次に定めるところにより、清浄度管理区域又は無菌操作等区域で作業する職員の衛生管理を行うこと。
　イ　製造作業に従事する職員に、消毒された作業衣、作業用のはき物、作業帽、作業マスク及び作業手袋を着用させること。
　ロ　製造作業に従事する職員が清浄度管理区域又は無菌操作等区域へ立ち入る際には、当該区域の管理の程度に応じて、更衣等を適切に行わせること。
　ハ　職員が特定細胞加工物等を微生物等により汚染するおそれのある疾病にかかっていないことを確認するために、職員に対し、定期的に健康診断を行うこと。
　ニ　職員が特定細胞加工物等を微生物等により汚染するおそれのある健康状態にある場合(皮膚若しくは毛髪の感染症若しくは風邪にかかっている場合、負傷している場合又は下痢若しくは原因不明の発熱等の症状を呈している場合を含む。)においては、当該職員を清浄度管理区域又は無菌操作等区域における作業に従事させないこと。
　ホ　職員が細胞の採取又は加工の直前に細胞を汚染するおそれのある微生物等を取り扱っている場合においては、当該職員を清浄度管理区域又は無菌操作等区域における作業に従事させないこと。
　ヘ　前号及びイからホまでの記録を作成し、これを保管すること。
二十八　その他製造管理のために必要な業務
2　前項に規定する特定細胞加工物に係る記録は、製造に使用した特定細胞加工物生物由来原料に関する記録から当該特定細胞加工物生物由来原料を使用して製造された特定細胞加工物に関する記録までの一連のものを適切に確認できるように保管されなければならない。

(品質管理)
第百条　特定細胞加工物製造事業者は、品質部門に、手順書等に基づき、次に掲げる特定細胞加工物の品質管理に係る業務を計画的かつ適切に行わせなければならない。
　一　特定細胞加工物等についてはロットごとに、資材については管理単位ごとに試験検査を行うのに必要な検体を採取するとともに、その記録を作成し、これを保管すること。
　二　採取した検体について、ロットごと又は管理単位ごとに試験検査(当該特定細胞加工物製造事業者の他の試験検査設備又は他の試験検査機関を利用して自己の責任において行う試験検査であって、当該利用につき支障がないと認められるものを含む。以下同じ。)を行うとともに、その記録を作成し、これを保管すること。
　三　試験検査に関する設備及び器具を定期的に点検整備するとともに、その記録を作成し、これを保管すること。また、試験検査に関する計器の校正を適切に行うとともに、その記録を作成し、これを保管すること。
　四　第二号の試験検査の結果の判定を行い、そ

の結果を製造部門に対して文書により報告すること。
五 検体の混同及び交さ汚染を防止するために、検体を適切な識別表示により区分すること。
六 品質管理上重要であり、かつ、特定細胞加工物では実施することができない試験検査については、製造工程の適切な段階で実施すること。
七 微生物等により汚染された全ての物品(試験検査の過程において汚染されたものに限る。)等を、保健衛生上の支障が生ずるおそれのないように処置すること。
八 試験検査に細胞の株を使用する場合においては、次に掲げる事項に関する記録を作成し、これを保管すること。
　イ 細胞の株の名称及び容器ごとに付された番号
　ロ 譲受けの年月日並びに相手方の氏名及び住所(法人にあっては、名称及び所在地)
　ハ 生物学的性状及びその検査年月日
　ニ 継代培養の状況
九 試験検査結果の記録を、製造する特定細胞加工物のロットごとに作成し、これを保管すること。
十 ドナー動物の受入れ時及び受入れ後の試験検査を行うことその他必要な業務を自ら行い、又は当該業務の内容に応じてあらかじめ指定した者に行わせること。
十一 前号に規定する業務の記録を作成し、これを保管すること。
十二 その他の品質管理のために必要な業務
2 前項に規定する特定細胞加工物に係る記録は、製造に使用した特定細胞加工物生物由来原料に関する記録から当該特定細胞加工物生物由来原料を使用して製造された特定細胞加工物に関する記録までの一連のものを適切に確認できるように保管されなければならない。
3 特定細胞加工物製造事業者は、品質部門に、手順書等に基づき、前条第一項第八号の規定により製造部門から報告された製造管理に係る確認の結果をロットごとに確認させなければならない。

(特定細胞加工物の取扱い)
第百一条 特定細胞加工物製造事業者は、品質部門に、手順書等に基づき、製造管理及び品質管理の結果を適切に評価し、その結果を踏まえ、製造した特定細胞加工物の取扱いについて決定する業務を行わせなければならない。
2 前項の業務を行う者は、当該業務を適正かつ円滑に実施し得る能力を有する者でなければならない。
3 特定細胞加工物製造事業者は、第一項の業務を行う者が当該業務を行う際に支障が生ずることがないようにしなければならない。

(検証又は確認)
第百二条 特定細胞加工物製造事業者は、あらかじめ指定した者に、手順書等に基づき、次に掲げる業務を行わせなければならない。この場合において、特定細胞加工物製造事業者は、必要に応じ、再生医療等提供機関の医師又は歯科医師の指示を受けるものとする。
一 次に掲げる場合において細胞培養加工施設の構造設備並びに手順、工程その他の製造管理及び品質管理の方法(以下「製造手順等」という。)が期待される結果を与えることを検証し、これを文書とすること又は製造手順等が期待される結果を与えたことを確認し、これを文書とすること。
　イ 当該細胞培養加工施設において新たに特定細胞加工物の製造を開始する場合
　ロ 製造手順等に特定細胞加工物の品質に大きな影響を及ぼす変更がある場合
　ハ その他特定細胞加工物の製造管理及び品質管理を適切に行うために必要と認められる場合
二 前号の検証又は確認の計画及び結果を品質部門に対して文書により報告すること。
2 特定細胞加工物製造事業者は、前項第一号の

検証又は確認の結果に基づき、製造管理又は品質管理に関し改善が必要な場合においては、所要の措置を採るとともに、当該措置の記録を作成し、これを保管しなければならない。

（特定細胞加工物の品質の照査）
第百三条　特定細胞加工物製造事業者は、あらかじめ指定した者に、手順書等に基づき、次に掲げる業務を行わせなければならない。
一　製造工程の一貫性及び特定細胞加工物等の規格の妥当性について検証することを目的として、定期的に又は随時、特定細胞加工物の品質の照査を行うこと。
二　前号の照査の結果を品質部門に対して文書により報告し、確認を受けること。
2　特定細胞加工物製造事業者は、品質部門に、手順書等に基づき、前項第二号の確認の記録を作成させ、保管させるとともに、施設管理者に対して文書により適切に報告させなければならない。
3　特定細胞加工物製造事業者は、第一項第一号の照査の結果に基づき、製造管理若しくは品質管理に関し改善が必要な場合又は前条第一項第一号の検証若しくは確認を行うことが必要な場合においては、必要に応じて再生医療等提供機関の医師又は歯科医師の指示を受け、所要の措置を採るとともに、当該措置に関する記録を作成し、これを保管しなければならない。

（変更の管理）
第百四条　特定細胞加工物製造事業者は、製造手順等について、特定細胞加工物の品質に影響を及ぼすおそれのある変更を行う場合においては、あらかじめ指定した者に、手順書等に基づき、次に掲げる業務を行わせなければならない。この場合において、特定細胞加工物製造事業者は、必要に応じ、再生医療等提供機関の医師又は歯科医師の指示を受けるものとする。
一　当該変更による特定細胞加工物の品質への影響を評価し、その評価の結果をもとに変更を行うことについて品質部門の承認を受けるとともに、その記録を作成し、これを保管すること。
二　前号の規定により品質部門の承認を受けて変更を行うときは、関連する文書の改訂、職員の教育訓練その他所要の措置を採ること。
2　特定細胞加工物製造事業者は、品質部門に、手順書等に基づき、前項第一号の承認の記録を作成させ、保管させるとともに、施設管理者に対して文書により適切に報告させなければならない。
3　特定細胞加工物製造事業者は、前項の報告を受けた施設管理者に、当該報告の内容について、当該製造した特定細胞加工物の提供先の再生医療等提供機関に対して報告させなければならない。

（逸脱の管理）
第百五条　特定細胞加工物製造事業者は、製造手順等からの逸脱（以下単に「逸脱」という。）が生じた場合においては、あらかじめ指定した者に、手順書等に基づき、次に掲げる業務を行わせなければならない。この場合において、特定細胞加工物製造事業者は、必要に応じ、再生医療等提供機関の医師又は歯科医師の指示を受けるものとする。
一　逸脱の内容を記録すること。
二　重大な逸脱が生じた場合においては、次に掲げる業務を行うこと。
　イ　逸脱による特定細胞加工物の品質への影響を評価し、所要の措置を採ること。
　ロ　イに規定する評価の結果及び措置について記録を作成し、保管するとともに、品質部門に対して文書により報告すること。
　ハ　ロの規定により報告された評価の結果及び措置について、品質部門の確認を受けること。
2　特定細胞加工物製造事業者は、品質部門に、手順書等に基づき、前項第二号ハにより確認した記録を作成させ、保管させるとともに、同号

ロの記録とともに、施設管理者に対して文書により適切に報告させなければならない。
3　特定細胞加工物製造事業者は、前項の報告を受けた施設管理者に、当該報告の内容について、当該特定細胞加工物製造事業者が製造した特定細胞加工物の提供先の再生医療等提供機関に対して報告させなければならない。

（品質等に関する情報及び品質不良等の処理）
第百六条　特定細胞加工物製造事業者は、特定細胞加工物に係る品質等に関する情報（以下「品質情報」という。）を得たときは、その品質情報に係る事項が当該細胞培養加工施設に起因するものでないことが明らかな場合を除き、あらかじめ指定した者に、手順書等に基づき、次に掲げる業務を行わせなければならない。この場合において、特定細胞加工物製造事業者は、必要に応じ、再生医療等提供機関の医師又は歯科医師の指示を受けるものとする。
　一　当該品質情報に係る事項の原因を究明し、製造管理又は品質管理に関し改善が必要な場合においては、所要の措置を採ること。
　二　当該品質情報の内容、原因究明の結果及び改善措置を記載した記録を作成し、保管するとともに、品質部門に対して文書により速やかに報告すること。
　三　前号の報告について、品質部門の確認を受けること。
2　特定細胞加工物製造事業者は、前項第三号の確認により品質不良又はそのおそれが判明した場合には、品質部門に、手順書等に基づき、当該事項を施設管理者に対して文書により報告させなければならない。
3　特定細胞加工物製造事業者は、前項の報告を受けた施設管理者に、当該報告の内容について、当該特定細胞加工物製造事業者が製造した特定細胞加工物の提供先の再生医療等提供機関に対して報告させなければならない。

（重大事態報告等）
第百七条　特定細胞加工物製造事業者は、特定細胞加工物の安全性の確保に重大な影響を及ぼすおそれがある事態が生じた場合には、必要な措置を講じるとともに、その旨を速やかに当該特定細胞加工物製造事業者が製造した特定細胞加工物の提供先の再生医療等提供機関及び厚生労働大臣に報告しなければならない。
2　前項の措置に係る特定細胞加工物を保管する場合においては、当該特定細胞加工物を区分して一定期間保管した後、適切に処理しなければならない。

（自己点検）
第百八条　特定細胞加工物製造事業者は、あらかじめ指定した者に、手順書等に基づき、次に掲げる業務を行わせなければならない。
　一　当該細胞培養加工施設における特定細胞加工物の製造管理及び品質管理について定期的に自己点検を行うこと。
　二　自己点検の結果を施設管理者に対して文書により報告すること。
　三　自己点検の結果の記録を作成し、これを保管すること。
2　特定細胞加工物製造事業者は、前項第一号の自己点検の結果に基づき、製造管理又は品質管理に関し改善が必要な場合においては、所要の措置を採るとともに、当該措置の記録を作成し、これを保管すること。

（教育訓練）
第百九条　特定細胞加工物製造事業者は、あらかじめ指定した者に、手順書等に基づき、次に掲げる業務を行わせなければならない。
　一　製造・品質管理業務に従事する職員に対して、製造管理及び品質管理に関する必要な教育訓練を計画的に実施すること。
　二　製造又は試験検査に従事する職員に対して、特定細胞加工物の製造のために必要な衛生管理、微生物学、医学その他必要な教育訓練を実施すること。

三　清浄度管理区域及び無菌操作等区域等での作業に従事する職員並びに特定細胞加工物の製造に使用する人若しくは動物の細胞又は微生物等の培養その他の加工等に係る作業に従事する職員に対して、微生物等による汚染を防止するために必要な措置に関する教育訓練を実施すること。
四　教育訓練の実施状況を施設管理者に対して文書により報告すること。
五　教育訓練の実施の記録を作成し、これを保管すること。

（文書及び記録の管理）
第百十条　特定細胞加工物製造事業者は、第四章に規定する文書及び記録について、あらかじめ指定した者に、手順書等に基づき、次に掲げる事項を行わせなければならない。
一　文書を作成し、又は改訂する場合においては、手順書等に基づき、承認、配付、保管等を行うこと。
二　手順書等を作成し、又は改訂する場合においては、当該手順書等にその日付を記載するとともに、それ以前の改訂に係る履歴を保管すること。
三　第四章に規定する文書及び記録を、作成の日（手順書については使用しなくなった日）から次に掲げる期間（教育訓練に係る記録にあっては、五年間）保管すること。
　イ　指定再生医療等製品の原料と類似の原料からなる特定細胞加工物にあっては、三十年間
　ロ　イに規定する特定細胞加工物以外の特定細胞加工物にあっては、十年間

（特定細胞加工物の製造に関する記録に関する事項）
第百十一条　法第四十五条の厚生労働省令で定める事項は、次のとおりとする。
一　製造をした特定細胞加工物の種類
二　特定細胞加工物の提供先の再生医療等提供機関の名称及び住所
三　委託を受けて製造をした場合には、委託元及び委託業務の内容
四　再生医療等に用いる細胞の種類
五　再生医療等に用いる細胞の提供が行われた医療機関等の名称及び細胞の提供が行われた年月日
六　再生医療等に用いる細胞が適切なものであることを検査等により確認した結果
七　特定細胞加工物の製造の経過
八　特定細胞加工物が再生医療等に用いるために適切なものであることを検査等により確認した結果
九　特定細胞加工物の輸送の方法及び輸送業者
十　特定細胞加工物の提供日
2　特定細胞加工物製造事業者は、法第四十五条の記録を、次に掲げる期間、保存しなければならない。
一　指定再生医療等製品の原料と類似の原料からなる特定細胞加工物に係る記録にあっては、その提供日から起算して少なくとも三十年間
二　前号に掲げる特定細胞加工物以外の特定細胞加工物に係る記録にあっては、その提供日から起算して少なくとも十年間

（定期報告）
第百十二条　法第四十六条の規定に基づき、特定細胞加工物の製造の状況について、次に掲げる事項を報告しなければならない。
一　特定細胞加工物の製造件数
二　苦情の処理状況
三　特定細胞加工物の提供先の再生医療等提供機関から第十七条第四項第一号の規定により通知を受けた疾病等の発生に係る次に掲げる情報
　イ　疾病等の発生があった年月日
　ロ　疾病等の発生に対する措置状況
　ハ　特定細胞加工物製造業者による対策等
2　前項の報告は、法第三十五条第一項の規定による許可又は法第三十九条第一項の規定による

認定を受けた日若しくは法第四十条第一項の規定による届出をした日から起算して、一年ごとに、当該期間満了後六十日以内に行わなければならない。

第五章　監督

（身分を示す証明書）
第百十三条　法第二十四条第三項（法第五十二条第三項において準用する場合を含む。）に規定する身分を示す証明書は、様式第三十によるものとする。

（報告）
第百十四条　厚生労働大臣は、法第二十四条第一項の規定により、提供機関管理者若しくは開設者（医療法第五条第一項に規定する医師又は歯科医師を含む。以下この条において同じ。）に対して、必要な報告をさせるとき、法第二十四条第二項の規定により、医療機関の管理者若しくは開設者に対して必要な報告をさせるとき、法第三十一条の規定により、認定委員会設置者に対して、報告を求めるとき、法第五十条第一項第一号の規定により、法第三十九条第一項の認定を受けた者（以下「認定事業者」という。）に対して、必要な報告を求めるとき、法第五十二条第一項の規定により、許可事業者若しくは届出事業者に対し、必要な報告をさせるとき又は法第五十二条第二項の規定により、特定細胞加工物を製造する者に対し、必要な報告をさせるときは、その理由を通知するものとする。

（機構による認定事業者に対する検査又は質問の結果の通知）
第百十五条　法第五十条第三項の規定による通知は、様式第三十一による通知書により行うものとする。

（機構による許可事業者又は届出事業者に対する立入検査等の結果の通知）

第百十六条　法第五十三条第二項の規定による通知は、様式第三十二による通知書により行うものとする。

（機構の職員の身分を示す証明書）
第百十七条　法第五十三条第三項の身分を示す証明書は、様式第三十三によるものとする。

第六章　雑則

（権限の委任）
第百十八条　法第五十六条第一項の規定により、次に掲げる厚生労働大臣の権限は、地方厚生局長に委任する。ただし、厚生労働大臣が第六号、第七号、第十二号から第十四号まで及び第二十号から第二十三号までに掲げる権限を自ら行うことを妨げない。
一　法第四条第一項に規定する権限（第二種再生医療等及び第三種再生医療等に係るものに限る。）
二　法第五条第一項及び第三項に規定する権限（第二種再生医療等及び第三種再生医療等に係るものに限る。）
三　法第六条に規定する権限（第二種再生医療等及び第三種再生医療等に係るものに限る。）
四　法第十八条に規定する権限（第二種再生医療等及び第三種再生医療等に係るものに限る。）
五　法第二十一条第一項に規定する権限（第二種再生医療等及び第三種再生医療等に係るものに限る。）
六　法第二十三条に規定する権限
七　法第二十四条第一項及び第二項に規定する権限
八　法第二十六条第一項、第二項及び第四項（これらの規定を法第二十七条第三項において準用する場合を含む。）並びに第五項（法第二十七条第五項において準用する場合を含む。）に規定する権限（特定認定再生医療等委員会以外の認定再生医療等委員会に係るものに限る。）

九　法第二十七条第一項、第二項及び第四項に規定する権限(特定認定再生医療等委員会以外の認定再生医療等委員会に係るものに限る。)

十　法第二十八条第三項に規定する権限(特定認定再生医療等委員会以外の認定再生医療等委員会に係るものに限る。)

十一　法第三十条第一項及び第二項に規定する権限(特定認定再生医療等委員会以外の認定再生医療等委員会に係るものに限る。)

十二　法第三十一条に規定する権限(特定認定再生医療等委員会以外の認定再生医療等委員会に係るものに限る。)

十三　法第三十二条第一項及び第二項に規定する権限(特定認定再生医療等委員会以外の認定再生医療等委員会に係るものに限る。)

十四　法第三十三条第一項及び第二項に規定する権限(特定認定再生医療等委員会以外の認定再生医療等委員会に係るものに限る。)

十五　法第三十五条第一項及び第二項から第五項まで(これらの規定を法第三十六条第二項において準用する場合を含む。)に規定する権限

十六　法第三十七条に規定する権限

十七　法第四十条第一項及び第三項に規定する権限

十八　法第四十一条に規定する権限

十九　法第四十六条に規定する権限

二十　法第四十八条第一項及び第二項に規定する権限

二十一　法第四十九条に規定する権限

二十二　法第五十一条に規定する権限

二十三　法第五十二条第一項及び第二項に規定する権限

2　第五十六条及び第五十七条第一項及び第二項(特定認定再生医療等委員会以外の認定再生医療等委員会に係るものに限る。)、第七十六条第一項、第七十七条第一項及び第三項並びに第百七条第一項に規定する厚生労働大臣の権限は、地方厚生局長に委任する。

(邦文記載)

第百十九条　厚生労働大臣又は機構に提出する計画、申請書、届書その他の書類は、邦文で記載されていなければならない。ただし、特別の事情により邦文をもって記載することができない書類であって、その翻訳文が添付されているものについては、この限りでない。

(フレキシブルディスクによる手続)

第百二十条　次の表の上欄に掲げる規定中同表の下欄に掲げる書類については、これらの書類の各欄に掲げる事項を記録したフレキシブルディスクその他これに準ずる物として厚生労働大臣が定めたもの並びに提出を行う者、申請者又は届出をする者の氏名及び住所並びに提出、申請又は届出の趣旨及びその年月日を記載した書類(次項において「フレキシブルディスク等」という。)をもってこれらの書類に代えることができる。

第二十七条第一項	様式第一による計画
第二十八条	様式第二による届書
第三十条	様式第三による届書
第三十一条	様式第四による届書
第四十三条第一項	様式第五による申請書
第五十一条	様式第七による申請書
第五十三条	様式第八による届書
第五十五条第一項	様式第九による届書
第五十六条	様式第十による申請書
第五十七条第一項	様式第十一による申請書
第五十八条第一項	様式第十二による申請書
第五十九条第一項	様式第十三による申請書
第七十二条第一項	様式第十四による申請書
第七十五条	様式第十六による届書
第七十六条第一項(第八十四条において準用する場合を含む。)	様式第十七による申請書
第七十七条第一項(第八十四条において準用する場合を含む。)	様式第十八による申請書
第七十八条第一項	様式第十九による申請書

第八十一条第二項	様式第二十による申請書
第八十三条第一項	様式第二十二による申請書
第八十四条において準用する第七十五条	様式第二十四による届書
第八十四条において準用する第七十八条	様式第二十五による申請書
第八十四条において準用する第八十一条第二項	様式第二十六による申請書
第八十五条第一項	様式第二十七による届書
第八十七条	様式第二十八による届書
第八十八条	様式第二十九による届書

2　前項の規定により同項の表の下欄に掲げる書類に代えてフレキシブルディスク等が提出される場合においては、当該フレキシブルディスク等は当該書類とみなす。

（フレキシブルディスクの構造）

第百二十一条　前条第一項のフレキシブルディスクは、日本工業規格Ｘ六二二三号に適合する九十ミリメートルフレキシブルディスクカートリッジでなければならない。

（フレキシブルディスクへの記録方式）

第百二十二条　第百二十条第一項のフレキシブルディスクへの記録は、次に掲げる方式に従ってしなければならない。

一　トラックフォーマットについては、日本工業規格Ｘ六二二四号又は日本工業規格Ｘ六二二五号に規定する方式

二　ボリューム及びファイル構成については、日本工業規格Ｘ〇六〇五号に規定する方式

（フレキシブルディスクに貼り付ける書面）

第百二十三条　第百二十条第一項のフレキシブルディスクには、日本工業規格Ｘ六二二三号に規定するラベル領域に、次に掲げる事項を記載した書面を貼り付けなければならない。

一　提出者、申請者又は届出をする者の氏名

二　提出年月日、申請年月日又は届出年月日

（電子情報処理組織による手続）

第百二十四条　法第四条第三項（法第五条第二項において準用する場合を含む。）、法第二十六条第三項（法第二十七条第三項及び第二十八条第六項において準用する場合を含む。）及び法第三十五条第二項（法第三十六条第二項及び第三十九条第二項において準用する場合を含む。）の規定による書類の添付は電子情報処理組織（厚生労働省の使用に係る電子計算機と、同条の規定による添付をしようとする者の使用に係る入出力装置とを電気通信回線で接続した電子情報処理組織をいう。）を用いて入力し、送信することをもってこれらの書類に代えることができる。

附則抄

（施行期日）

第一条　この省令は、法の施行の日（平成二十六年十一月二十五日）から施行する。

様式第一から三三まで　略

○医療法

昭和二十三年七月三十日
法律第二百五号
(最近改正:平成二七年九月二八日法律第七四号)

第一章　総則

第一条　この法律は、医療を受ける者による医療に関する適切な選択を支援するために必要な事項、医療の安全を確保するために必要な事項、病院、診療所及び助産所の開設及び管理に関し必要な事項並びにこれらの施設の整備並びに医療提供施設相互間の機能の分担及び業務の連携を推進するために必要な事項を定めること等により、医療を受ける者の利益の保護及び良質かつ適切な医療を効率的に提供する体制の確保を図り、もつて国民の健康の保持に寄与することを目的とする。
(昭六〇法一〇九・追加、平一八法八四・一部改正)

第一条の二　医療は、生命の尊重と個人の尊厳の保持を旨とし、医師、歯科医師、薬剤師、看護師その他の医療の担い手と医療を受ける者との信頼関係に基づき、及び医療を受ける者の心身の状況に応じて行われるとともに、その内容は、単に治療のみならず、疾病の予防のための措置及びリハビリテーションを含む良質かつ適切なものでなければならない。

2　医療は、国民自らの健康の保持増進のための努力を基礎として、医療を受ける者の意向を十分に尊重し、病院、診療所、介護老人保健施設、調剤を実施する薬局その他の医療を提供する施設(以下「医療提供施設」という。)、医療を受ける者の居宅等(居宅その他厚生労働省令で定める場所をいう。以下同じ。)において、医療提供施設の機能に応じ効率的に、かつ、福祉サービスその他の関連するサービスとの有機的な連携を図りつつ提供されなければならない。
(平四法八九・追加、平九法一二四・平一三法一五三・平一八法八四・平二六法八三・一部改正)

第一条の三　国及び地方公共団体は、前条に規定する理念に基づき、国民に対し良質かつ適切な医療を効率的に提供する体制が確保されるよう努めなければならない。
(平四法八九・追加)

第一条の四　医師、歯科医師、薬剤師、看護師その他の医療の担い手は、第一条の二に規定する理念に基づき、医療を受ける者に対し、良質かつ適切な医療を行うよう努めなければならない。

2　医師、歯科医師、薬剤師、看護師その他の医療の担い手は、医療を提供するに当たり、適切な説明を行い、医療を受ける者の理解を得るよう努めなければならない。

3　医療提供施設において診療に従事する医師及び歯科医師は、医療提供施設相互間の機能の分担及び業務の連携に資するため、必要に応じ、医療を受ける者を他の医療提供施設に紹介し、その診療に必要な限度において医療を受ける者の診療又は調剤に関する情報を他の医療提供施設において診療又は調剤に従事する医師若しくは歯科医師又は薬剤師に提供し、及びその他必要な措置を講ずるよう努めなければならない。

4　病院又は診療所の管理者は、当該病院又は診療所を退院する患者が引き続き療養を必要とする場合には、保健医療サービス又は福祉サービスを提供する者との連携を図り、当該患者が適切な環境の下で療養を継続することができるよう配慮しなければならない。

5　医療提供施設の開設者及び管理者は、医療技術の普及及び医療の効率的な提供に資するため、当該医療提供施設の建物又は設備を、当該医療提供施設に勤務しない医師、歯科医師、薬剤師、看護師その他の医療の担い手の診療、研究又は研修のために利用させるよう配慮しなければならない。
(平四法八九・追加、平九法一二五・平一三法一五三・平一八法八四・一部改正)

第一条の五 この法律において、「病院」とは、医師又は歯科医師が、公衆又は特定多数人のため医業又は歯科医業を行う場所であつて、二十人以上の患者を入院させるための施設を有するものをいう。病院は、傷病者が、科学的でかつ適正な診療を受けることができる便宜を与えることを主たる目的として組織され、かつ、運営されるものでなければならない。

2　この法律において、「診療所」とは、医師又は歯科医師が、公衆又は特定多数人のため医業又は歯科医業を行う場所であつて、患者を入院させるための施設を有しないもの又は十九人以下の患者を入院させるための施設を有するものをいう。

（昭六〇法一〇九・旧第一条繰下、平四法八九・旧第一条の二繰下・一部改正、平九法一二五・平一二法一四一・一部改正）

第一条の六 この法律において、「介護老人保健施設」とは、介護保険法（平成九年法律第百二十三号）の規定による介護老人保健施設をいう。

（平四法八九・追加、平九法一二四・一部改正）

第二条 この法律において、「助産所」とは、助産師が公衆又は特定多数人のためその業務（病院又は診療所において行うものを除く。）を行う場所をいう。

2　助産所は、妊婦、産婦又はじよく婦十人以上の入所施設を有してはならない。

（平一二法一四一・平一三法一五三・一部改正）

第三条 疾病の治療（助産を含む。）をなす場所であつて、病院又は診療所でないものは、これに病院、病院分院、産院、療養所、診療所、診察所、医院その他病院又は診療所に紛らわしい名称を附けてはならない。

2　診療所は、これに病院、病院分院、産院その他病院に紛らわしい名称を附けてはならない。

3　助産所でないものは、これに助産所その他助産師がその業務を行う場所に紛らわしい名称を付けてはならない。

（平一三法一五三・一部改正）

第四条 国、都道府県、市町村、第四十二条の二第一項に規定する社会医療法人その他厚生労働大臣の定める者の開設する病院であつて、地域における医療の確保のために必要な支援に関する次に掲げる要件に該当するものは、その所在地の都道府県知事の承認を得て地域医療支援病院と称することができる。

一　他の病院又は診療所から紹介された患者に対し医療を提供し、かつ、当該病院の建物の全部若しくは一部、設備、器械又は器具を、当該病院に勤務しない医師、歯科医師、薬剤師、看護師その他の医療従事者（以下単に「医療従事者」という。）の診療、研究又は研修のために利用させるための体制が整備されていること。

二　救急医療を提供する能力を有すること。

三　地域の医療従事者の資質の向上を図るための研修を行わせる能力を有すること。

四　厚生労働省令で定める数以上の患者を入院させるための施設を有すること。

五　第二十一条第一項第二号から第八号まで及び第十号から第十二号まで並びに第二十二条第一号及び第四号から第九号までに規定する施設を有すること。

六　その施設の構造設備が第二十一条第一項及び第二十二条の規定に基づく厚生労働省令並びに同項の規定に基づく都道府県の条例で定める要件に適合するものであること。

2　都道府県知事は、前項の承認をするに当たつては、あらかじめ、都道府県医療審議会の意見を聴かなければならない。

3　地域医療支援病院でないものは、これに地域医療支援病院又はこれに紛らわしい名称を付けてはならない。

（平九法一二五・全改、平一一法一六〇・平一二法一四一・平一三法一五三・平一八法八四・平

二三法一〇五・平二六法八三・一部改正）

第四条の二 病院であつて、次に掲げる要件に該当するものは、厚生労働大臣の承認を得て特定機能病院と称することができる。
一 高度の医療を提供する能力を有すること。
二 高度の医療技術の開発及び評価を行う能力を有すること。
三 高度の医療に関する研修を行わせる能力を有すること。
四 その診療科名中に、厚生労働省令の定めるところにより、厚生労働省令で定める診療科名を有すること。
五 厚生労働省令で定める数以上の患者を入院させるための施設を有すること。
六 その有する人員が第二十二条の二の規定に基づく厚生労働省令で定める要件に適合するものであること。
七 第二十一条第一項第二号から第八号まで及び第十号から第十二号まで並びに第二十二条の二第二号、第五号及び第六号に規定する施設を有すること。
八 その施設の構造設備が第二十一条第一項及び第二十二条の二の規定に基づく厚生労働省令並びに同項の規定に基づく都道府県の条例で定める要件に適合するものであること。
2 厚生労働大臣は、前項の承認をするに当たつては、あらかじめ、社会保障審議会の意見を聴かなければならない。
3 特定機能病院でないものは、これに特定機能病院又はこれに紛らわしい名称を付けてはならない。
（平四法八九・追加、平一一法一六〇・平一二法一四一・平二三法一〇五・一部改正）

第四条の三 病院であつて、臨床研究の実施の中核的な役割を担うことに関する次に掲げる要件に該当するものは、厚生労働大臣の承認を得て臨床研究中核病院と称することができる。
一 特定臨床研究（厚生労働省令で定める基準に従つて行う臨床研究をいう。以下同じ。）に関する計画を立案し、及び実施する能力を有すること。
二 他の病院又は診療所と共同して特定臨床研究を実施する場合にあつては、特定臨床研究の実施の主導的な役割を果たす能力を有すること。
三 他の病院又は診療所に対し、特定臨床研究の実施に関する相談に応じ、必要な情報の提供、助言その他の援助を行う能力を有すること。
四 特定臨床研究に関する研修を行う能力を有すること。
五 その診療科名中に厚生労働省令で定める診療科名を有すること。
六 厚生労働省令で定める数以上の患者を入院させるための施設を有すること。
七 その有する人員が第二十二条の三の規定に基づく厚生労働省令で定める要件に適合するものであること。
八 第二十一条第一項第二号から第八号まで及び第十号から第十二号まで並びに第二十二条の三第二号、第五号及び第六号に規定する施設を有すること。
九 その施設の構造設備が第二十一条第一項及び第二十二条の三の規定に基づく厚生労働省令並びに同項の規定に基づく都道府県の条例で定める要件に適合するものであること。
十 前各号に掲げるもののほか、特定臨床研究の実施に関する厚生労働省令で定める要件に適合するものであること。
2 厚生労働大臣は、前項の承認をするに当たつては、あらかじめ、社会保障審議会の意見を聴かなければならない。
3 臨床研究中核病院でないものは、これに臨床研究中核病院又はこれに紛らわしい名称を称してはならない。
（平二六法八三・追加）

第五条 公衆又は特定多数人のため往診のみによつて診療に従事する医師若しくは歯科医師又は

出張のみによつてその業務に従事する助産師については、第六条の五又は第六条の七、第八条及び第九条の規定の適用に関し、それぞれその住所をもつて診療所又は助産所とみなす。
2 　都道府県知事、地域保健法（昭和二十二年法律第百一号）第五条第一項の規定に基づく政令で定める市（以下「保健所を設置する市」という。）の市長又は特別区の区長は、必要があると認めるときは、前項に規定する医師、歯科医師又は助産師に対し、必要な報告を命じ、又は検査のため診療録、助産録、帳簿書類その他の物件の提出を命ずることができる。
（昭二四法六七・全改、昭二五法一二二・平六法八四・平一一法八七・平一二法一四一・平一三法一五三・平一八法八四・一部改正）

第六条 　国の開設する病院、診療所及び助産所に関しては、この法律の規定の適用について、政令で特別の定をすることができる。

　　　　第二章　医療に関する選択の支援等
　　　　　（平一八法八四・追加）

　　　　　第一節　医療に関する情報の提供等
　　　　　　（平一八法八四・追加）

第六条の二 　国及び地方公共団体は、医療を受ける者が病院、診療所又は助産所の選択に関して必要な情報を容易に得られるように、必要な措置を講ずるよう努めなければならない。
2 　医療提供施設の開設者及び管理者は、医療を受ける者が保健医療サービスの選択を適切に行うことができるように、当該医療提供施設の提供する医療について、正確かつ適切な情報を提供するとともに、患者又はその家族からの相談に適切に応ずるよう努めなければならない。
3 　国民は、良質かつ適切な医療の効率的な提供に資するよう、医療提供施設相互間の機能の分担及び業務の連携の重要性についての理解を深め、医療提供施設の機能に応じ、医療に関する選択を適切に行い、医療を適切に受けるよう努めなければならない。
（平一八法八四・追加、平二六法八三・一部改正）

第六条の三 　病院、診療所又は助産所（以下この条において「病院等」という。）の管理者は、厚生労働省令で定めるところにより、医療を受ける者が病院等の選択を適切に行うために必要な情報として厚生労働省令で定める事項を当該病院等の所在地の都道府県知事に報告するとともに、当該事項を記載した書面を当該病院等において閲覧に供しなければならない。
2 　病院等の管理者は、前項の規定により報告した事項について変更が生じたときは、厚生労働省令で定めるところにより、速やかに、当該病院等の所在地の都道府県知事に報告するとともに、同項に規定する書面の記載を変更しなければならない。
3 　病院等の管理者は、第一項の規定による書面の閲覧に代えて、厚生労働省令で定めるところにより、当該書面に記載すべき事項を電子情報処理組織を使用する方法その他の情報通信の技術を利用する方法であつて厚生労働省令で定めるものにより提供することができる。
4 　都道府県知事は、第一項又は第二項の規定による報告の内容を確認するために必要があると認めるときは、市町村その他の官公署に対し、当該都道府県の区域内に所在する病院等に関し必要な情報の提供を求めることができる。
5 　都道府県知事は、厚生労働省令で定めるところにより、第一項及び第二項の規定により報告された事項を公表しなければならない。
6 　都道府県知事は、病院等の管理者が第一項若しくは第二項の規定による報告をせず、又は虚偽の報告をしたときは、期間を定めて、当該病院等の開設者に対し、当該管理者をしてその報告を行わせ、又はその報告の内容を是正させることを命ずることができる。
（平一八法八四・追加）

第六条の四 病院又は診療所の管理者は、患者を入院させたときは、厚生労働省令で定めるところにより、当該患者の診療を担当する医師又は歯科医師により、次に掲げる事項を記載した書面の作成並びに当該患者又はその家族への交付及びその適切な説明が行われるようにしなければならない。ただし、患者が短期間で退院することが見込まれる場合その他の厚生労働省令で定める場合は、この限りでない。
一 患者の氏名、生年月日及び性別
二 当該患者の診療を主として担当する医師又は歯科医師の氏名
三 入院の原因となつた傷病名及び主要な症状
四 入院中に行われる検査、手術、投薬その他の治療（入院中の看護及び栄養管理を含む。）に関する計画
五 その他厚生労働省令で定める事項
2 病院又は診療所の管理者は、患者又はその家族の承諾を得て、前項の書面の交付に代えて、厚生労働省令で定めるところにより、当該書面に記載すべき事項を電子情報処理組織を使用する方法その他の情報通信の技術を利用する方法であつて厚生労働省令で定めるものにより提供することができる。
3 病院又は診療所の管理者は、患者を退院させるときは、退院後の療養に必要な保健医療サービス又は福祉サービスに関する事項を記載した書面の作成、交付及び適切な説明が行われるよう努めなければならない。
4 病院又は診療所の管理者は、第一項の書面の作成に当たつては、当該病院又は診療所に勤務する医師、歯科医師、薬剤師、看護師その他の従業者の有する知見を十分に反映させるとともに、当該書面に記載された内容に基づき、これらの者による有機的な連携の下で入院中の医療が適切に提供されるよう努めなければならない。
5 病院又は診療所の管理者は、第三項の書面の作成に当たつては、当該患者の退院後の療養に必要な保健医療サービス又は福祉サービスを提供する者との連携が図られるよう努めなければならない。
（平一八法八四・追加）

　　　第二節 医業、歯科医業又は助産師の業務等の広告
　　　（平一八法八四・追加）

第六条の五 医業若しくは歯科医業又は病院若しくは診療所に関しては、文書その他いかなる方法によるを問わず、何人も次に掲げる事項を除くほか、これを広告してはならない。
一 医師又は歯科医師である旨
二 診療科名
三 病院又は診療所の名称、電話番号及び所在の場所を表示する事項並びに病院又は診療所の管理者の氏名
四 診療日若しくは診療時間又は予約による診療の実施の有無
五 法令の規定に基づき一定の医療を担うものとして指定を受けた病院若しくは診療所又は医師若しくは歯科医師である場合には、その旨
六 入院設備の有無、第七条第二項に規定する病床の種別ごとの数、医師、歯科医師、薬剤師、看護師その他の従業者の員数その他の当該病院又は診療所における施設、設備又は従業者に関する事項
七 当該病院又は診療所において診療に従事する医療従事者の氏名、年齢、性別、役職、略歴その他の当該医療従事者に関する事項であつて医療を受ける者による医療に関する適切な選択に資するものとして厚生労働大臣が定めるもの
八 患者又はその家族からの医療に関する相談に応ずるための措置、医療の安全を確保するための措置、個人情報の適正な取扱いを確保するための措置その他の当該病院又は診療所の管理又は運営に関する事項
九 紹介をすることができる他の病院若しくは診療所又はその他の保健医療サービス若しくは福祉サービスを提供する者の名称、これら

の者と当該病院又は診療所との間における施設、設備又は器具の共同利用の状況その他の当該病院又は診療所と保健医療サービス又は福祉サービスを提供する者との連携に関する事項

十　診療録その他の診療に関する諸記録に係る情報の提供、前条第三項に規定する書面の交付その他の当該病院又は診療所における医療に関する情報の提供に関する事項

十一　当該病院又は診療所において提供される医療の内容に関する事項（検査、手術その他の治療の方法については、医療を受ける者による医療に関する適切な選択に資するものとして厚生労働大臣が定めるものに限る。）

十二　当該病院又は診療所における患者の平均的な入院日数、平均的な外来患者又は入院患者の数その他の医療の提供の結果に関する事項であつて医療を受ける者による医療に関する適切な選択に資するものとして厚生労働大臣が定めるもの

十三　その他前各号に掲げる事項に準ずるものとして厚生労働大臣が定める事項

2　厚生労働大臣は、医療に関する専門的科学的知見に基づいて前項第七号及び第十一号から第十三号までに掲げる事項の案並びに第四項に規定する基準の案を作成するため、診療に関する学識経験者の団体の意見を聴かなければならない。

3　第一項各号に掲げる事項を広告する場合においても、その内容が虚偽にわたつてはならない。

4　第一項各号に掲げる事項を広告する場合には、その内容及び方法が、医療に関する適切な選択に関し必要な基準として厚生労働省令で定めるものに適合するものでなければならない。

（平一八法八四・追加、平二六法八三・一部改正）

第六条の六　前条第一項第二号の規定による診療科名は、医業及び歯科医業につき政令で定める診療科名並びに当該診療科名以外の診療科名であつて当該診療に従事する医師又は歯科医師が厚生労働大臣の許可を受けたものとする。

2　厚生労働大臣は、前項の政令の制定又は改廃の立案をしようとするときは、医学医術に関する学術団体及び医道審議会の意見を聴かなければならない。

3　厚生労働大臣は、第一項の許可をするに当つては、あらかじめ、医道審議会の意見を聴かなければならない。

4　第一項の規定による許可に係る診療科名を広告するときは、当該診療科名につき許可を受けた医師又は歯科医師の氏名を、併せて広告しなければならない。

（平一八法八四・追加）

第六条の七　助産師の業務又は助産所に関しては、文書その他いかなる方法によるを問わず、何人も次に掲げる事項を除くほか、これを広告してはならない。

一　助産師である旨

二　助産所の名称、電話番号及び所在の場所を表示する事項並びに助産所の管理者の氏名

三　就業の日時又は予約による業務の実施の有無

四　入所施設の有無若しくはその定員、助産師その他の従業者の員数その他の当該助産所における施設、設備又は従業者に関する事項

五　当該助産所において業務に従事する助産師の氏名、年齢、役職、略歴その他の助産師に関する事項であつて医療を受ける者による医療に関する適切な選択に資するものとして厚生労働大臣が定めるもの

六　患者又はその家族からの医療に関する相談に応ずるための措置、医療の安全を確保するための措置、個人情報の適正な取扱いを確保するための措置その他の当該助産所の管理又は運営に関する事項

七　第十九条に規定する嘱託する医師の氏名又は病院若しくは診療所の名称その他の当該助産所の業務に係る連携に関する事項

八　助産録に係る情報の提供その他の当該助産所における医療に関する情報の提供に関する事項

九　その他前各号に掲げる事項に準ずるものとして厚生労働大臣が定める事項

2　前項各号に掲げる事項を広告する場合においても、その内容が虚偽にわたつてはならない。

3　第一項各号に掲げる事項を広告する場合には、その内容及び方法が、助産に関する適切な選択に関し必要な基準として厚生労働省令で定めるものに適合するものでなければならない。

（平一八法八四・追加）

第六条の八　都道府県知事、保健所を設置する市の市長又は特別区の区長は、医業、歯科医業若しくは助産師の業務又は病院、診療所若しくは助産所に関する広告が第六条の五第一項、第三項若しくは第四項又は前条各項の規定に違反しているおそれがあると認めるときは、当該広告を行つた者に対し、必要な報告を命じ、又は当該職員に、当該広告を行つた者の事務所に立ち入り、当該広告に関する文書その他の物件を検査させることができる。

2　都道府県知事、保健所を設置する市の市長又は特別区の区長は、医業、歯科医業若しくは助産師の業務又は病院、診療所若しくは助産所に関する広告が第六条の五第一項若しくは第四項又は前条第一項若しくは第三項の規定に違反していると認める場合には、当該広告を行つた者に対し、期限を定めて、当該広告を中止し、又はその内容を是正すべき旨を命ずることができる。

3　第一項の規定によつて立入検査をする当該職員は、その身分を示す証明書を携帯し、かつ、関係人の請求があるときは、これを提示しなければならない。

4　第一項の規定による権限は、犯罪捜査のために認められたものと解釈してはならない。

（平一八法八四・追加）

　　　第三章　医療の安全の確保
　　　（平一八法八四・追加）

　　　　第一節　医療の安全の確保のための措置
　　　　（平二六法八三・節名追加）

第六条の九　国並びに都道府県、保健所を設置する市及び特別区は、医療の安全に関する情報の提供、研修の実施、意識の啓発その他の医療の安全の確保に関し必要な措置を講ずるよう努めなければならない。

（平一八法八四・追加）

第六条の十　病院、診療所又は助産所（以下この章において「病院等」という。）の管理者は、医療事故（当該病院等に勤務する医療従事者が提供した医療に起因し、又は起因すると疑われる死亡又は死産であつて、当該管理者が当該死亡又は死産を予期しなかつたものとして厚生労働省令で定めるものをいう。以下この章において同じ。）が発生した場合には、厚生労働省令で定めるところにより、遅滞なく、当該医療事故の日時、場所及び状況その他厚生労働省令で定める事項を第六条の十五第一項の医療事故調査・支援センターに報告しなければならない。

2　病院等の管理者は、前項の規定による報告をするに当たつては、あらかじめ、医療事故に係る死亡した者の遺族又は医療事故に係る死産した胎児の父母その他厚生労働省令で定める者（以下この章において単に「遺族」という。）に対し、厚生労働省令で定める事項を説明しなければならない。ただし、遺族がないとき、又は遺族の所在が不明であるときは、この限りでない。

（平二六法八三・追加）

第六条の十一　病院等の管理者は、医療事故が発生した場合には、厚生労働省令で定めるところにより、速やかにその原因を明らかにするために必要な調査（以下この章において「医療事故調査」という。）を行わなければならない。

2　病院等の管理者は、医学医術に関する学術団体その他の厚生労働大臣が定める団体（法人でない団体にあつては、代表者又は管理人の定めのあるものに限る。次項及び第六条の二十二に

おいて「医療事故調査等支援団体」という。)に対し、医療事故調査を行うために必要な支援を求めるものとする。

3　医療事故調査等支援団体は、前項の規定により支援を求められたときは、医療事故調査に必要な支援を行うものとする。

4　病院等の管理者は、医療事故調査を終了したときは、厚生労働省令で定めるところにより、遅滞なく、その結果を第六条の十五第一項の医療事故調査・支援センターに報告しなければならない。

5　病院等の管理者は、前項の規定による報告をするに当たつては、あらかじめ、遺族に対し、厚生労働省令で定める事項を説明しなければならない。ただし、遺族がないとき、又は遺族の所在が不明であるときは、この限りでない。

(平二六法八三・追加)

第六条の十二　病院等の管理者は、前二条に規定するもののほか、厚生労働省令で定めるところにより、医療の安全を確保するための指針の策定、従業者に対する研修の実施その他の当該病院等における医療の安全を確保するための措置を講じなければならない。

(平一八法八四・追加、平二六法八三・旧第六条の十繰下・一部改正)

第六条の十三　都道府県、保健所を設置する市及び特別区(以下この条及び次条において「都道府県等」という。)は、第六条の九に規定する措置を講ずるため、次に掲げる事務を実施する施設(以下「医療安全支援センター」という。)を設けるよう努めなければならない。

一　患者又はその家族からの当該都道府県等の区域内に所在する病院等における医療に関する苦情に対応し、又は相談に応ずるとともに、当該患者若しくはその家族又は当該病院等の管理者に対し、必要に応じ、助言を行うこと。

二　当該都道府県等の区域内に所在する病院等の開設者若しくは管理者若しくは従業者又は患者若しくはその家族若しくは住民に対し、医療の安全の確保に関し必要な情報の提供を行うこと。

三　当該都道府県等の区域内に所在する病院等の管理者又は従業者に対し、医療の安全に関する研修を実施すること。

四　前三号に掲げるもののほか、当該都道府県等の区域内における医療の安全の確保のために必要な支援を行うこと。

2　都道府県等は、前項の規定により医療安全支援センターを設けたときは、その名称及び所在地を公示しなければならない。

3　都道府県等は、一般社団法人、一般財団法人その他の厚生労働省令で定める者に対し、医療安全支援センターにおける業務を委託することができる。

4　医療安全支援センターの業務に従事する職員(前項の規定により委託を受けた者(その者が法人である場合にあつては、その役員)及びその職員を含む。)又はその職にあつた者は、正当な理由がなく、その業務に関して知り得た秘密を漏らしてはならない。

(平一八法八四・追加、平一八法五〇・一部改正、平二六法八三・旧第六条の十一繰下・一部改正)

第六条の十四　国は、医療安全支援センターにおける事務の適切な実施に資するため、都道府県等に対し、医療の安全に関する情報の提供を行うほか、医療安全支援センターの運営に関し必要な助言その他の援助を行うものとする。

(平一八法八四・追加、平二六法八三・旧第六条の十二繰下)

　　　第二節　医療事故調査・支援センター
　　　(平二六法八三・追加)

第六条の十五　厚生労働大臣は、医療事故調査を行うこと及び医療事故が発生した病院等の管理者が行う医療事故調査への支援を行うことにより医療の安全の確保に資することを目的とする

一般社団法人又は一般財団法人であつて、次条に規定する業務を適切かつ確実に行うことができると認められるものを、その申請により、医療事故調査・支援センターとして指定することができる。

2　厚生労働大臣は、前項の規定による指定をしたときは、当該医療事故調査・支援センターの名称、住所及び事務所の所在地を公示しなければならない。

3　医療事故調査・支援センターは、その名称、住所又は事務所の所在地を変更しようとするときは、あらかじめ、その旨を厚生労働大臣に届け出なければならない。

4　厚生労働大臣は、前項の規定による届出があつたときは、当該届出に係る事項を公示しなければならない。

（平二六法八三・追加）

第六条の十六　医療事故調査・支援センターは、次に掲げる業務を行うものとする。

一　第六条の十一第四項の規定による報告により収集した情報の整理及び分析を行うこと。

二　第六条の十一第四項の規定による報告をした病院等の管理者に対し、前号の情報の整理及び分析の結果の報告を行うこと。

三　次条第一項の調査を行うとともに、その結果を同項の管理者及び遺族に報告すること。

四　医療事故調査に従事する者に対し医療事故調査に係る知識及び技能に関する研修を行うこと。

五　医療事故調査の実施に関する相談に応じ、必要な情報の提供及び支援を行うこと。

六　医療事故の再発の防止に関する普及啓発を行うこと。

七　前各号に掲げるもののほか、医療の安全の確保を図るために必要な業務を行うこと。

（平二六法八三・追加）

第六条の十七　医療事故調査・支援センターは、医療事故が発生した病院等の管理者又は遺族から、当該医療事故について調査の依頼があつたときは、必要な調査を行うことができる。

2　医療事故調査・支援センターは、前項の調査について必要があると認めるときは、同項の管理者に対し、文書若しくは口頭による説明を求め、又は資料の提出その他必要な協力を求めることができる。

3　第一項の管理者は、医療事故調査・支援センターから前項の規定による求めがあつたときは、これを拒んではならない。

4　医療事故調査・支援センターは、第一項の管理者が第二項の規定による求めを拒んだときは、その旨を公表することができる。

5　医療事故調査・支援センターは、第一項の調査を終了したときは、その調査の結果を同項の管理者及び遺族に報告しなければならない。

（平二六法八三・追加）

第六条の十八　医療事故調査・支援センターは、第六条の十六各号に掲げる業務（以下「調査等業務」という。）を行うときは、その開始前に、調査等業務の実施方法に関する事項その他の厚生労働省令で定める事項について調査等業務に関する規程（次項及び第六条の二十六第一項第三号において「業務規程」という。）を定め、厚生労働大臣の認可を受けなければならない。これを変更しようとするときも、同様とする。

2　厚生労働大臣は、前項の認可をした業務規程が調査等業務の適正かつ確実な実施上不適当となつたと認めるときは、当該業務規程を変更すべきことを命ずることができる。

（平二六法八三・追加）

第六条の十九　医療事故調査・支援センターは、毎事業年度、厚生労働省令で定めるところにより、調査等業務に関し事業計画書及び収支予算書を作成し、厚生労働大臣の認可を受けなければならない。これを変更しようとするときも、同様とする。

2　医療事故調査・支援センターは、厚生労働省令

で定めるところにより、毎事業年度終了後、調査等業務に関し事業報告書及び収支決算書を作成し、厚生労働大臣に提出しなければならない。

（平二六法八三・追加）

第六条の二十　医療事故調査・支援センターは、厚生労働大臣の許可を受けなければ、調査等業務の全部又は一部を休止し、又は廃止してはならない。

（平二六法八三・追加）

第六条の二十一　医療事故調査・支援センターの役員若しくは職員又はこれらの者であつた者は、正当な理由がなく、調査等業務に関して知り得た秘密を漏らしてはならない。

（平二六法八三・追加）

第六条の二十二　医療事故調査・支援センターは、調査等業務の一部を医療事故調査等支援団体に委託することができる。

2　前項の規定による委託を受けた医療事故調査等支援団体の役員若しくは職員又はこれらの者であつた者は、正当な理由がなく、当該委託に係る業務に関して知り得た秘密を漏らしてはならない。

（平二六法八三・追加）

第六条の二十三　医療事故調査・支援センターは、厚生労働省令で定めるところにより、帳簿を備え、調査等業務に関し厚生労働省令で定める事項を記載し、これを保存しなければならない。

（平二六法八三・追加）

第六条の二十四　厚生労働大臣は、調査等業務の適正な運営を確保するために必要があると認めるときは、医療事故調査・支援センターに対し、調査等業務若しくは資産の状況に関し必要な報告を命じ、又は当該職員に、医療事故調査・支援センターの事務所に立ち入り、調査等業務の状況若しくは帳簿書類その他の物件を検査させることができる。

2　前項の規定により立入検査をする職員は、その身分を示す証明書を携帯し、かつ、関係人にこれを提示しなければならない。

3　第一項の規定による権限は、犯罪捜査のために認められたものと解釈してはならない。

（平二六法八三・追加）

第六条の二十五　厚生労働大臣は、この節の規定を施行するために必要な限度において、医療事故調査・支援センターに対し、調査等業務に関し監督上必要な命令をすることができる。

（平二六法八三・追加）

第六条の二十六　厚生労働大臣は、医療事故調査・支援センターが次の各号のいずれかに該当するときは、第六条の十五第一項の規定による指定（以下この条において「指定」という。）を取り消すことができる。

一　調査等業務を適正かつ確実に実施することができないと認められるとき。

二　指定に関し不正の行為があつたとき。

三　この節の規定若しくは当該規定に基づく命令若しくは処分に違反したとき、又は第六条の十八第一項の認可を受けた業務規程によらないで調査等業務を行つたとき。

2　厚生労働大臣は、前項の規定により指定を取り消したときは、その旨を公示しなければならない。

（平二六法八三・追加）

第六条の二十七　この節に規定するもののほか、医療事故調査・支援センターに関し必要な事項は、厚生労働省令で定める。

（平二六法八三・追加）

第四章　病院、診療所及び助産所
（平一八法八四・旧第二章繰下）

第一節　開設等

(平一八法八四・節名追加)

第七条 病院を開設しようとするとき、医師法（昭和二十三年法律第二百一号）第十六条の四第一項の規定による登録を受けた者（同法第七条の二第一項の規定による厚生労働大臣の命令を受けた者にあつては、同条第二項の規定による登録を受けた者に限る。以下「臨床研修等修了医師」という。）及び歯科医師法（昭和二十三年法律第二百二号）第十六条の四第一項の規定による登録を受けた者（同法第七条の二第一項の規定による厚生労働大臣の命令を受けた者にあつては、同条第二項の規定による登録を受けた者に限る。以下「臨床研修等修了歯科医師」という。）でない者が診療所を開設しようとするとき、又は助産師（保健師助産師看護師法（昭和二十三年法律第二百三号）第十五条の二第一項の規定による厚生労働大臣の命令を受けた者にあつては、同条第三項の規定による登録を受けた者に限る。以下この条、第八条及び第十一条において同じ。）でない者が助産所を開設しようとするときは、開設地の都道府県知事（診療所又は助産所にあつては、その開設地が保健所を設置する市又は特別区の区域にある場合においては、当該保健所を設置する市の市長又は特別区の区長。第八条から第九条まで、第十二条、第十五条、第十八条、第二十四条、第二十七条及び第二十八条から第三十条までの規定において同じ。）の許可を受けなければならない。

2　病院を開設した者が、病床数、次の各号に掲げる病床の種別（以下「病床の種別」という。）その他厚生労働省令で定める事項を変更しようとするとき、又は臨床研修等修了医師及び臨床研修等修了歯科医師でない者で診療所を開設したもの若しくは助産師でない者で助産所を開設したものが、病床数その他厚生労働省令で定める事項を変更しようとするときも、厚生労働省令で定める場合を除き、前項と同様とする。

一　精神病床（病院の病床のうち、精神疾患を有する者を入院させるためのものをいう。以下同じ。）

二　感染症病床（病院の病床のうち、感染症の予防及び感染症の患者に対する医療に関する法律（平成十年法律第百十四号）第六条第二項に規定する一類感染症、同条第三項に規定する二類感染症（結核を除く。）、同条第七項に規定する新型インフルエンザ等感染症及び同条第八項に規定する指定感染症（同法第七条の規定により同法第十九条又は第二十条の規定を準用するものに限る。）の患者（同法第八条（同法第七条において準用する場合を含む。）の規定により一類感染症、二類感染症、新型インフルエンザ等感染症又は指定感染症の患者とみなされる者を含む。）並びに同法第六条第九項に規定する新感染症の所見がある者を入院させるためのものをいう。以下同じ。）

三　結核病床（病院の病床のうち、結核の患者を入院させるためのものをいう。以下同じ。）

四　療養病床（病院又は診療所の病床のうち、前三号に掲げる病床以外の病床であつて、主として長期にわたり療養を必要とする患者を入院させるためのものをいう。以下同じ。）

五　一般病床（病院又は診療所の病床のうち、前各号に掲げる病床以外のものをいう。以下同じ。）

3　診療所に病床を設けようとするとき、又は診療所の病床数、病床の種別その他厚生労働省令で定める事項を変更しようとするときは、厚生労働省令で定める場合を除き、当該診療所の所在地の都道府県知事の許可を受けなければならない。

4　都道府県知事又は保健所を設置する市の市長若しくは特別区の区長は、前三項の許可の申請があつた場合において、その申請に係る施設の構造設備及びその有する人員が第二十一条及び第二十三条の規定に基づく厚生労働省令並びに第二十一条の規定に基づく都道府県の条例の定める要件に適合するときは、前三項の許可を与えなければならない。

5　都道府県知事は、病院の開設の許可若しくは病院の病床数の増加若しくは病床の種別の変更

の許可又は診療所の病床の設置の許可若しくは診療所の病床数の増加若しくは病床の種別の変更の許可の申請に対する許可には、当該申請に係る病床において、第三十条の十三第一項に規定する病床の機能区分(以下この項において「病床の機能区分」という。)のうち、当該申請に係る病院又は診療所の所在地を含む構想区域(第三十条の四第一項に規定する医療計画(以下この項及び次条において「医療計画」という。)において定める第三十条の四第二項第七号に規定する構想区域をいう。)における病床の機能区分に応じた既存の病床数が、医療計画において定める当該構想区域における同号イに規定する将来の病床数の必要量に達していないものに係る医療を提供することその他の医療計画において定める同号に規定する地域医療構想の達成の推進のために必要なものとして厚生労働省令で定める条件を付することができる。

6　営利を目的として、病院、診療所又は助産所を開設しようとする者に対しては、第四項の規定にかかわらず、第一項の許可を与えないことができる。

(昭三七法一五九・昭六〇法一〇二・平四法八九・平六法八四・平八法二八・平九法一二五・平一〇法一一四・平一一法八七・平一一法一六〇・平一二法一四一・平一三法一五三・平一五法一四五・平一八法八四・平一八法一〇六・平二〇法三〇・平二三法一〇五・平二六法八三・一部改正)

第七条の二　都道府県知事は、次に掲げる者が病院の開設の許可又は病院の病床数の増加若しくは病床の種別の変更の許可の申請をした場合において、当該申請に係る病院の所在地を含む地域(当該申請に係る病床が療養病床又は一般病床(以下この条において「療養病床等」という。)のみである場合は医療計画において定める第三十条の四第二項第十二号に規定する区域とし、当該申請に係る病床が精神病床、感染症病床又は結核病床(以下この項において「精神病床等」という。)のみである場合は当該都道府県の区域とし、当該申請に係る病床が療養病床等及び精神病床等である場合は同号に規定する区域及び当該都道府県の区域とする。)における病院又は診療所の病床の当該申請に係る病床の種別に応じた数(当該申請に係る病床が療養病床等のみである場合は、その地域における療養病床及び一般病床の数)が、同条第六項の厚生労働省令で定める基準に従い医療計画において定めるその地域の当該申請に係る病床の種別に応じた基準病床数(当該申請に係る病床が療養病床等のみである場合は、その地域における療養病床及び一般病床に係る基準病床数)に既に達しているか、又は当該申請に係る病院の開設若しくは病床数の増加若しくは病床の種別の変更によってこれを超えることになると認めるときは、前条第四項の規定にかかわらず、同条第一項又は第二項の許可を与えないことができる。

一　第三十一条に規定する者
二　国家公務員共済組合法(昭和三十三年法律第百二十八号)の規定に基づき設立された共済組合及びその連合会
三　地方公務員等共済組合法(昭和三十七年法律第百五十二号)の規定に基づき設立された共済組合
四　前二号に掲げるもののほか、政令で定める法律に基づき設立された共済組合及びその連合会
五　私立学校教職員共済法(昭和二十八年法律第二百四十五号)の規定により私立学校教職員共済制度を管掌することとされた日本私立学校振興・共済事業団
六　健康保険法(大正十一年法律第七十号)の規定に基づき設立された健康保険組合及びその連合会
七　国民健康保険法(昭和三十三年法律第百九十二号)の規定に基づき設立された国民健康保険組合及び国民健康保険団体連合会
八　独立行政法人地域医療機能推進機構

2　都道府県知事は、前項各号に掲げる者が診療

所の病床の設置の許可又は診療所の病床数の増加の許可の申請をした場合において、当該申請に係る診療所の所在地を含む地域(医療計画において定める第三十条の四第二項第十二号に規定する区域をいう。)における療養病床及び一般病床の数が、同条第六項の厚生労働省令で定める基準に従い医療計画において定める当該区域の療養病床及び一般病床に係る基準病床数に既に達しているか、又は当該申請に係る病床の設置若しくは病床数の増加によつてこれを超えることになると認めるときは、前条第四項の規定にかかわらず、同条第三項の許可を与えないことができる。

3　都道府県知事は、第一項各号に掲げる者が開設する病院(療養病床等を有するものに限る。)又は診療所(前条第三項の許可を得て病床を設置するものに限る。)の所在地を含む地域(医療計画において定める第三十条の四第二項第十二号に規定する区域をいう。)における療養病床及び一般病床の数が、同条第六項の厚生労働省令で定める基準に従い医療計画において定める当該区域の療養病床及び一般病床に係る基準病床数を既に超えている場合において、当該病院又は診療所が、正当な理由がなく、前条第一項若しくは第二項の許可に係る療養病床等又は同条第三項の許可を受けた病床に係る業務の全部又は一部を行っていないときは、当該業務を行つていない病床数の範囲内で、当該病院又は診療所の開設者又は管理者に対し、病床数を削減することを内容とする許可の変更のための措置をとるべきことを命ずることができる。

4　前三項の場合において、都道府県知事は、当該地域における既存の病床数及び当該申請に係る病床数を算定するに当たつては、第三十条の四第六項の厚生労働省令で定める基準に従い都道府県の条例の定めるところにより、病院又は診療所の機能及び性格を考慮して、必要な補正を行わなければならない。

5　第一項から第三項までの場合において、都道府県知事は、当該地域における既存の病床数を算定するに当たつては、介護老人保健施設の入所定員数は、厚生労働省令で定める基準に従い都道府県の条例の定めるところにより、既存の療養病床の病床数とみなす。

6　都道府県知事は、第一項若しくは第二項の規定により前条第一項から第三項までの許可を与えない処分をし、又は第三項の規定により命令しようとするときは、あらかじめ、都道府県医療審議会の意見を聴かなければならない。

7　都道府県知事は、第三項の規定による命令をした場合において、当該命令を受けた病院又は診療所の開設者又は管理者がこれに従わなかつたときは、その旨を公表することができる。

8　独立行政法人(独立行政法人通則法 (平成十一年法律第百三号)第二条第一項に規定する独立行政法人をいう。)のうち政令で定めるものは、病院を開設し、若しくはその開設した病院につき病床数を増加させ、若しくは病床の種別を変更し、又は診療所に病床を設け、若しくは診療所の病床数を増加させ、若しくは病床の種別を変更しようとするときは、あらかじめ、その計画に関し、厚生労働大臣に協議(政令で特に定める場合は、通知)をしなければならない。その計画を変更しようとするときも、同様とする。

(昭三七法一五九・追加、昭三九法一五二・昭五八法八二・昭五九法七一・昭五九法八七・昭六〇法一〇九・昭六一法九三・昭六一法一〇六・平二法五〇・平四法八九・平八法八二・平九法四八・平九法一二五・平九法一二四　(平九法一二五)・平一一法一六〇・平一一法二二〇・平一二法一四一・平一三法一〇一・平一四法九八・平一四法一〇二・平一四法一七一・平一八法八四・平一七法一〇二　(平一八法八四)・平一九法三〇・平一九法一一〇・平二三法三七・平二三法七三・平二三法一〇五・平二六法八三・一部改正)

第八条　臨床研修等修了医師、臨床研修等修了歯科医師又は助産師が診療所又は助産所を開設したときは、開設後十日以内に、診療所又は助産

所の所在地の都道府県知事に届け出なければならない。
（平一二法一四一・平一三法一五三・平一八法八四・一部改正）

第八条の二　病院、診療所又は助産所の開設者は、正当の理由がないのに、その病院、診療所又は助産所を一年を超えて休止してはならない。ただし、前条の規定による届出をして開設した診療所又は助産所の開設者については、この限りでない。
2　病院、診療所又は助産所の開設者が、その病院、診療所又は助産所を休止したときは、十日以内に、都道府県知事に届け出なければならない。休止した病院、診療所又は助産所を再開したときも、同様とする。
（平一二法一四一・追加）

第九条　病院、診療所又は助産所の開設者が、その病院、診療所又は助産所を廃止したときは、十日以内に、都道府県知事に届け出なければならない。
2　病院、診療所又は助産所の開設者が死亡し、又は失そうの宣告を受けたときは、戸籍法（昭和二十二年法律第二百二十四号）の規定による死亡又は失そうの届出義務者は、十日以内に、その旨をその所在地の都道府県知事に届け出なければならない。
（平一二法一四一・一部改正）

　　　　第二節　管理
　　　（平一八法八四・節名追加）

第十条　病院又は診療所の開設者は、その病院又は診療所が医業をなすものである場合は臨床研修等修了医師に、歯科医業をなすものである場合は臨床研修等修了歯科医師に、これを管理させなければならない。
2　病院又は診療所の開設者は、その病院又は診療所が、医業及び歯科医業を併せ行うものである場合は、それが主として医業を行うものであるときは臨床研修等修了医師に、主として歯科医業を行うものであるときは臨床研修等修了歯科医師に、これを管理させなければならない。
（平一二法一四一・平一八法八四・一部改正）

第十一条　助産所の開設者は、助産師に、これを管理させなければならない。
（平一三法一五三・一部改正）

第十二条　病院、診療所又は助産所の開設者が、病院、診療所又は助産所の管理者となることができる者である場合は、自らその病院、診療所又は助産所を管理しなければならない。但し、病院、診療所又は助産所所在地の都道府県知事の許可を受けた場合は、他の者にこれを管理させて差支ない。
2　病院、診療所又は助産所を管理する医師、歯科医師又は助産師は、その病院、診療所又は助産所の所在地の都道府県知事の許可を受けた場合を除くほか、他の病院、診療所又は助産所を管理しない者でなければならない。
（平一三法一五三・一部改正）

第十二条の二　地域医療支援病院の開設者は、厚生労働省令の定めるところにより、業務に関する報告書を都道府県知事に提出しなければならない。
2　都道府県知事は、厚生労働省令で定めるところにより、前項の報告書の内容を公表しなければならない。
（平九法一二五・追加、平一一法一六〇・平一八法八四・一部改正）

第十二条の三　特定機能病院の開設者は、厚生労働省令の定めるところにより、業務に関する報告書を厚生労働大臣に提出しなければならない。
2　厚生労働大臣は、厚生労働省令で定めるところにより、前項の報告書の内容を公表しなければならない。

(平四法八九・追加、平九法一二五・旧第十二条の二繰下、平一一法一六〇・平一八法八四・一部改正)

第十二条の四 臨床研究中核病院の開設者は、厚生労働省令の定めるところにより、業務に関する報告書を厚生労働大臣に提出しなければならない。
2 厚生労働大臣は、厚生労働省令で定めるところにより、前項の報告書の内容を公表しなければならない。
(平二六法八三・追加)

第十三条 患者を入院させるための施設を有する診療所の管理者は、入院患者の病状が急変した場合においても適切な治療を提供することができるよう、当該診療所の医師が速やかに診療を行う体制を確保するよう努めるとともに、他の病院又は診療所との緊密な連携を確保しておかなければならない。
(平一八法八四・全改)

第十四条 助産所の管理者は、同時に十人以上の妊婦、産婦又はじよく婦を入所させてはならない。ただし、他に入院させ、又は入所させるべき適当な施設がない場合において、臨時応急のため入所させるときは、この限りでない。
(昭六〇法一〇二・平一二法一四一・一部改正)

第十四条の二 病院又は診療所の管理者は、厚生労働省令の定めるところにより、当該病院又は診療所に関し次に掲げる事項を当該病院又は診療所内に見やすいよう掲示しなければならない。
一 管理者の氏名
二 診療に従事する医師又は歯科医師の氏名
三 医師又は歯科医師の診療日及び診療時間
四 前三号に掲げるもののほか、厚生労働省令で定める事項
2 助産所の管理者は、厚生労働省令の定めるところにより、当該助産所に関し次に掲げる事項を当該助産所内に見やすいように掲示しなければならない。
一 管理者の氏名
二 業務に従事する助産師の氏名
三 助産師の就業の日時
四 前三号に掲げるもののほか、厚生労働省令で定める事項
(平四法八九・追加、平一一法一六〇・平一三法一五三・一部改正)

第十五条 病院又は診療所の管理者は、その病院又は診療所に勤務する医師、歯科医師、薬剤師その他の従業者を監督し、その業務遂行に欠けるところのないよう必要な注意をしなければならない。
2 助産所の管理者は、助産所に勤務する助産師その他の従業者を監督し、その業務遂行に遺憾のないよう必要な注意をしなければならない。
3 病院又は診療所の管理者は、病院又は診療所に診療の用に供するエックス線装置を備えたときその他厚生労働省令で定める場合においては、厚生労働省令の定めるところにより、病院又は診療所所在地の都道府県知事に届け出なければならない。
(平一一法八七・平一一法一六〇・平一三法一五三・一部改正)

第十五条の二 病院、診療所又は助産所の管理者は、病院、診療所又は助産所の業務のうち、医師若しくは歯科医師の診療若しくは助産師の業務又は患者、妊婦、産婦若しくはじよく婦の入院若しくは入所に著しい影響を与えるものとして政令で定めるものを委託しようとするときは、当該病院、診療所又は助産所の業務の種類に応じ、当該業務を適正に行う能力のある者として厚生労働省令で定める基準に適合するものに委託しなければならない。
(平四法八九・追加、平一一法一六〇・平一二法一四一・平一三法一五三・一部改正)

第十六条　医業を行う病院の管理者は、病院に医師を宿直させなければならない。但し、病院に勤務する医師が、その病院に隣接した場所に居住する場合において、病院所在地の都道府県知事の許可を受けたときは、この限りでない。

第十六条の二　地域医療支援病院の管理者は、厚生労働省令の定めるところにより、次に掲げる事項を行わなければならない。
一　当該病院の建物の全部若しくは一部、設備、器械又は器具を、当該病院に勤務しない医療従事者の診療、研究又は研修のために利用させること。
二　救急医療を提供すること。
三　地域の医療従事者の資質の向上を図るための研修を行わせること。
四　第二十二条第二号及び第三号に掲げる諸記録を体系的に管理すること。
五　当該地域医療支援病院に患者を紹介しようとする医師その他厚生労働省令で定める者から第二十二条第二号又は第三号に掲げる諸記録の閲覧を求められたときは、正当の理由がある場合を除き、当該諸記録のうち患者の秘密を害するおそれのないものとして厚生労働省令で定めるものを閲覧させること。
六　他の病院又は診療所から紹介された患者に対し、医療を提供すること。
七　その他厚生労働省令で定める事項
2　地域医療支援病院の管理者は、居宅等における医療を提供する医療提供施設、介護保険法第八条第四項に規定する訪問看護を行う同法第四十一条第一項に規定する指定居宅サービス事業者その他の居宅等における医療を提供する者（以下この項において「居宅等医療提供施設等」という。）における連携の緊密化のための支援、医療を受ける者又は地域の医療提供施設に対する居宅等医療提供施設等に関する情報の提供その他の居宅等医療提供施設等による居宅等における医療の提供の推進に関し必要な支援を行わなければならない。

（平九法一二五・追加、平一一法一六〇・平一三法一五三・平一八法八四・平二六法八三・一部改正）

第十六条の三　特定機能病院の管理者は、厚生労働省令の定めるところにより、次に掲げる事項を行わなければならない。
一　高度の医療を提供すること。
二　高度の医療技術の開発及び評価を行うこと。
三　高度の医療に関する研修を行わせること。
四　第二十二条の二第三号及び第四号に掲げる諸記録を体系的に管理すること。
五　当該特定機能病院に患者を紹介しようとする医師その他厚生労働省令で定める者から第二十二条の二第三号又は第四号に掲げる諸記録の閲覧を求められたときは、正当の理由がある場合を除き、当該諸記録のうち患者の秘密を害するおそれのないものとして厚生労働省令で定めるものを閲覧させること。
六　他の病院又は診療所から紹介された患者に対し、医療を提供すること。
七　その他厚生労働省令で定める事項
2　特定機能病院の管理者は、第三十条の四第二項第二号に規定する医療連携体制が適切に構築されるように配慮しなければならない。

（平四法八九・追加、平九法一二五・旧第十六条の二繰下、平一一法一六〇・平一八法八四・一部改正）

第十六条の四　臨床研究中核病院の管理者は、厚生労働省令の定めるところにより、次に掲げる事項を行わなければならない。
一　特定臨床研究に関する計画を立案し、及び実施すること。
二　他の病院又は診療所と共同して特定臨床研究を実施する場合にあつては、特定臨床研究の実施の主導的な役割を果たすこと。
三　他の病院又は診療所に対し、特定臨床研究の実施に関する相談に応じ、必要な情報の提供、助言その他の援助を行うこと。

四　特定臨床研究に関する研修を行うこと。
五　第二十二条の三第三号及び第四号に掲げる諸記録を体系的に管理すること。
六　その他厚生労働省令で定める事項
(平二六法八三・追加)

第十七条　第六条の十から第六条の十二まで及び第十三条から前条までに定めるもののほか、病院、診療所又は助産所の管理者が、その構造設備、医薬品その他の物品の管理並びに患者、妊婦、産婦及びじよく婦の入院又は入所につき遵守すべき事項については、厚生労働省令で定める。
(平四法八九・平一一法一六〇・平一二法一四一・平一八法八四・平二六法八三・一部改正)

第十八条　病院又は診療所にあつては、開設者は、厚生労働省令で定める基準に従い都道府県(診療所にあつては、その所在地が保健所を設置する市又は特別区の区域にある場合においては、当該保健所を設置する市又は特別区)の条例の定めるところにより、専属の薬剤師を置かなければならない。ただし、病院又は診療所所在地の都道府県知事の許可を受けた場合は、この限りでない。
(平二三法一〇五・一部改正)

第十九条　助産所の開設者は、厚生労働省令で定めるところにより、嘱託する医師及び病院又は診療所を定めておかなければならない。
(平一八法八四・一部改正)

第二十条　病院、診療所又は助産所は、清潔を保持するものとし、その構造設備は、衛生上、防火上及び保安上安全と認められるようなものでなければならない。

第二十一条　病院は、厚生労働省令(第一号に掲げる従業者(医師及び歯科医師を除く。)及び第十二号に掲げる施設にあつては、都道府県の条例)の定めるところにより、次に掲げる人員及び施設を有し、かつ、記録を備えて置かなければならない。
一　当該病院の有する病床の種別に応じ、厚生労働省令で定める員数の医師及び歯科医師のほか、都道府県の条例で定める員数の看護師その他の従業者
二　各科専門の診察室
三　手術室
四　処置室
五　臨床検査施設
六　エックス線装置
七　調剤所
八　給食施設
九　診療に関する諸記録
十　診療科名中に産婦人科又は産科を有する病院にあつては、分べん室及び新生児の入浴施設
十一　療養病床を有する病院にあつては、機能訓練室
十二　その他都道府県の条例で定める施設
2　療養病床を有する診療所は、厚生労働省令(第一号に掲げる従業者(医師及び歯科医師を除く。)及び第三号に掲げる施設にあつては、都道府県の条例)の定めるところにより、次に掲げる人員及び施設を有しなければならない。
一　厚生労働省令で定める員数の医師及び歯科医師のほか、都道府県の条例で定める員数の看護師及び看護の補助その他の業務の従業者
二　機能訓練室
三　その他都道府県の条例で定める施設
3　都道府県が前二項の条例を定めるに当たつては、病院及び療養病床を有する診療所の従業者及びその員数(厚生労働省令で定めるものに限る。)については厚生労働省令で定める基準に従い定めるものとし、その他の事項については厚生労働省令で定める基準を参酌するものとする。
(昭二八法二一三・昭六〇法一〇九・平四法八九・平九法一二五・平一一法一六〇・平一二法一四一・平一三法一五三・平二三法一〇五・一部改正)

第二十二条　地域医療支援病院は、前条第一項（第九号を除く。）に定めるもののほか、厚生労働省令の定めるところにより、次に掲げる施設を有し、かつ、記録を備えて置かなければならない。
一　集中治療室
二　診療に関する諸記録
三　病院の管理及び運営に関する諸記録
四　化学、細菌及び病理の検査施設
五　病理解剖室
六　研究室
七　講義室
八　図書室
九　その他厚生労働省令で定める施設
（平九法一二五・全改、平一一法一六〇・平一二法一四一・一部改正）

第二十二条の二　特定機能病院は、第二十一条第一項（第一号及び第九号を除く。）に定めるもののほか、厚生労働省令の定めるところにより、次に掲げる人員及び施設を有し、かつ、記録を備えて置かなければならない。
一　厚生労働省令で定める員数の医師、歯科医師、薬剤師、看護師その他の従業者
二　集中治療室
三　診療に関する諸記録
四　病院の管理及び運営に関する諸記録
五　前条第四号から第八号までに掲げる施設
六　その他厚生労働省令で定める施設
（平四法八九・追加、平九法一二五・平一一法一六〇・平一二法一四一・平一三法一五三・一部改正）

第二十二条の三　臨床研究中核病院は、第二十一条第一項（第一号及び第九号を除く。）に定めるもののほか、厚生労働省令の定めるところにより、次に掲げる人員及び施設を有し、かつ、記録を備えて置かなければならない。
一　厚生労働省令で定める員数の臨床研究に携わる医師、歯科医師、薬剤師、看護師その他の従業者
二　集中治療室
三　診療及び臨床研究に関する諸記録
四　病院の管理及び運営に関する諸記録
五　第二十二条第四号から第八号までに掲げる施設
六　その他厚生労働省令で定める施設
（平二六法八三・追加）

第二十三条　第二十一条から前条までに定めるもののほか、病院、診療所又は助産所の構造設備について、換気、採光、照明、防湿、保安、避難及び清潔その他衛生上遺憾のないように必要な基準は、厚生労働省令で定める。
2　前項の規定に基づく厚生労働省令の規定に違反した者については、政令で二十万円以下の罰金の刑を科する旨の規定を設けることができる。
（昭六〇法一〇九・平四法八九・平九法一二五・平一一法一六〇・平二六法八三・一部改正）

　　　　第三節　監督
（平一八法八四・節名追加）

第二十三条の二　都道府県知事は、病院又は療養病床を有する診療所について、その人員の配置が、第二十一条第一項（第一号に係る部分に限る。）又は第二項（第一号に係る部分に限る。）の規定に基づく厚生労働省令又は都道府県の条例で定める基準に照らして著しく不十分であり、かつ、適正な医療の提供に著しい支障が生ずる場合として厚生労働省令で定める場合に該当するときは、その開設者に対し、期限を定めて、その人員の増員を命じ、又は期間を定めて、その業務の全部若しくは一部の停止を命ずることができる。
（平一二法一四一・追加、平二三法一〇五・一部改正）

第二十四条　都道府県知事は、病院、診療所又は助産所が清潔を欠くとき、又はその構造設備が第二十一条第一項若しくは第二項若しくは第二

十二条の規定若しくは第二十三条第一項の規定に基づく厚生労働省令の規定に違反し、若しくは衛生上有害若しくは保安上危険と認めるときは、その開設者に対し、期間を定めて、その全部若しくは一部の使用を制限し、若しくは禁止し、又は期限を定めて、修繕若しくは改築を命ずることができる。

2　厚生労働大臣は、特定機能病院又は臨床研究中核病院（以下この節において「特定機能病院等」という。）の構造設備が第二十二条の二又は第二十二条の三の規定に違反するときは、その開設者に対し、期限を定めて、その修繕又は改築を命ずることができる。

（昭六〇法一〇九・平四法八九・平九法一二五・平一一法一六〇・平一二法一四一・平二六法八三・一部改正）

第二十五条　都道府県知事、保健所を設置する市の市長又は特別区の区長は、必要があると認めるときは、病院、診療所若しくは助産所の開設者若しくは管理者に対し、必要な報告を命じ、又は当該職員に、病院、診療所若しくは助産所に立ち入り、その有する人員若しくは清潔保持の状況、構造設備若しくは診療録、助産録、帳簿書類その他の物件を検査させることができる。

2　都道府県知事、保健所を設置する市の市長又は特別区の区長は、病院、診療所若しくは助産所の業務が法令若しくは法令に基づく処分に違反している疑いがあり、又はその運営が著しく適正を欠く疑いがあると認めるときは、当該病院、診療所又は助産所の開設者又は管理者に対し、診療録、助産録、帳簿書類その他の物件の提出を命ずることができる。

3　厚生労働大臣は、必要があると認めるときは、特定機能病院等の開設者若しくは管理者に対し、必要な報告を命じ、又は当該職員に、特定機能病院等に立ち入り、その有する人員若しくは清潔保持の状況、構造設備若しくは診療録、助産録、帳簿書類その他の物件を検査させることができる。

4　厚生労働大臣は、特定機能病院等の業務が法令若しくは法令に基づく処分に違反している疑いがあり、又はその運営が著しく適正を欠く疑いがあると認めるときは、当該特定機能病院等の開設者又は管理者に対し、診療録、助産録、帳簿書類その他の物件の提出を命ずることができる。

5　第六条の八第三項の規定は第一項及び第三項の立入検査について、同条第四項の規定は前各項の権限について、準用する。

（昭二五法二六・昭六〇法一〇九・平六法八四・平一一法八七・平一一法一六〇・平一二法一四一・平一八法八四・平二六法八三・一部改正）

第二十五条の二　保健所を設置する市の市長及び特別区の区長は、厚生労働省令の定めるところにより、診療所及び助産所に関し、厚生労働省令で定める事項を都道府県知事に通知しなければならない。

（平六法八四・全改、平一一法一六〇・一部改正）

第二十六条　第二十五条第一項及び第三項に規定する当該職員の職権を行わせるため、厚生労働大臣、都道府県知事、保健所を設置する市の市長又は特別区の区長は、厚生労働省、都道府県、保健所を設置する市又は特別区の職員のうちから、医療監視員を命ずるものとする。

2　前項に定めるもののほか、医療監視員に関し必要な事項は、厚生労働省令でこれを定める。

（昭二五法二六・昭三七法一六一・平六法八四・平一一法八七・平一一法一六〇・平一二法一四一・一部改正）

第二十七条　病院、患者を入院させるための施設を有する診療所又は入所施設を有する助産所は、その構造設備について、その所在地を管轄する都道府県知事の検査を受け、許可証の交付を受けた後でなければ、これを使用してはならない。

（平一二法一四一・一部改正）

第二十七条の二 都道府県知事は、病院又は診療所の開設者又は管理者が、正当な理由がなく、第七条第五項の規定により当該許可に付された条件に従わないときは、当該病院又は診療所の開設者又は管理者に対し、都道府県医療審議会の意見を聴いて、期限を定めて、当該条件に従うべきことを勧告することができる。

2 都道府県知事は、前項の規定による勧告を受けた病院又は診療所の開設者又は管理者が、正当な理由がなく、当該勧告に係る措置をとらなかつたときは、当該病院又は診療所の開設者又は管理者に対し、都道府県医療審議会の意見を聴いて、期限を定めて、当該勧告に係る措置をとるべきことを命ずることができる。

3 都道府県知事は、前項の規定による命令をした場合において、当該命令を受けた病院又は診療所の開設者又は管理者がこれに従わなかつたときは、その旨を公表することができる。
（平二六法八三・追加）

第二十八条 都道府県知事は、病院、診療所又は助産所の管理者に、犯罪若しくは医事に関する不正行為があり、又はその者が管理をなすのに適しないと認めるときは、開設者に対し、期限を定めて、その変更を命ずることができる。
（昭六〇法一〇九・一部改正）

第二十九条 都道府県知事は、次の各号のいずれかに該当する場合においては、病院、診療所若しくは助産所の開設の許可を取り消し、又は開設者に対し、期間を定めて、その閉鎖を命ずることができる。

一 開設の許可を受けた後、正当な理由がなく、六月以上その業務を開始しないとき。

二 病院、診療所（第八条の届出をして開設したものを除く。）又は助産所（同条の届出をして開設したものを除く。）が、休止した後、正当な理由がなく、一年以上業務を再開しないとき。

三 開設者が第六条の三第六項、第二十四条第一項又は前条の規定に基づく命令又は処分に違反したとき。

四 開設者に犯罪又は医事に関する不正の行為があつたとき。

2 都道府県知事は、第七条第二項又は第三項の規定による許可を受けた後、正当な理由がなく、六月以上当該許可に係る業務を開始しないときは、当該許可を取り消すことができる。

3 都道府県知事は、次の各号のいずれかに該当する場合においては、地域医療支援病院の承認を取り消すことができる。

一 地域医療支援病院が第四条第一項各号に掲げる要件を欠くに至つたとき。

二 地域医療支援病院の開設者が第十二条の二第一項の規定に違反したとき。

三 地域医療支援病院の開設者が第二十四条第一項又は第三十条の十三第五項の規定に基づく命令に違反したとき。

四 地域医療支援病院の管理者が第十六条の二第一項の規定に違反したとき。

五 地域医療支援病院の開設者又は管理者が第七条の二第三項、第二十七条の二第二項又は第三十条の十五第六項の規定に基づく命令に違反したとき。

六 地域医療支援病院の開設者又は管理者が第三十条の十二第二項又は第三十条の十七の規定に基づく勧告に従わなかつたとき。

七 地域医療支援病院の開設者又は管理者が第三十条の十六第一項の規定に基づく指示に従わなかつたとき。

4 厚生労働大臣は、次の各号のいずれかに該当する場合においては、特定機能病院の承認を取り消すことができる。

一 特定機能病院が第四条の二第一項各号に掲げる要件を欠くに至つたとき。

二 特定機能病院の開設者が第十二条の三第一項の規定に違反したとき。

三 特定機能病院の開設者が第二十四条第二項又は第三十条の十三第五項の規定に基づく命令に違反したとき。

四 特定機能病院の管理者が第十六条の三第一

項の規定に違反したとき。
　五　特定機能病院の開設者又は管理者が第七条の二第三項、第二十七条の二第二項又は第三十条の十五第六項の規定に基づく命令に違反したとき。
　六　特定機能病院の開設者又は管理者が第三十条の十二第二項又は第三十条の十七の規定に基づく勧告に従わなかつたとき。
　七　特定機能病院の開設者又は管理者が第三十条の十六第一項の規定に基づく指示に従わなかつたとき。
5　厚生労働大臣は、次の各号のいずれかに該当する場合においては、臨床研究中核病院の承認を取り消すことができる。
　一　臨床研究中核病院が第四条の三第一項各号に掲げる要件を欠くに至つたとき。
　二　臨床研究中核病院の開設者が第十二条の四第一項の規定に違反したとき。
　三　臨床研究中核病院の開設者が第二十四条第二項の規定に基づく命令に違反したとき。
　四　臨床研究中核病院の管理者が第十六条の四の規定に違反したとき。
6　都道府県知事は、第三項の規定により地域医療支援病院の承認を取り消すに当たつては、あらかじめ、都道府県医療審議会の意見を聴かなければならない。
7　厚生労働大臣は、第四項又は第五項の規定により特定機能病院等の承認を取り消すに当たつては、あらかじめ、社会保障審議会の意見を聴かなければならない。
（昭二四法六七・平四法八九・平九法一二五・平一一法一六〇・平一二法一四一・平一八法八四・平二六法八三・一部改正）

第二十九条の二　厚生労働大臣は、国民の健康を守るため緊急必要があると認めるときは、都道府県知事に対し、第二十八条並びに前条第一項及び第二項の規定による処分を行うべきことを指示することができる。
（平一一法八七・追加、平一一法一六〇・平一二法一四一・平一八法八四・一部改正）

第三十条　都道府県知事は、行政手続法（平成五年法律第八十八号）第十三条第二項第一号の規定により、あらかじめ弁明の機会の付与又は聴聞を行わないで第二十三条の二、第二十四条第一項、第二十八条又は第二十九条第一項若しくは第三項の規定による処分をしたときは、当該処分をした後三日以内に、当該処分を受けた者に対し、弁明の機会の付与を行わなければならない。
（平五法八九・全改、平一一法八七・平一二法一四一・一部改正）

　　　　　第四節　雑則
（平一八法八四・節名追加）

第三十条の二　この章に特に定めるものの外、病院、診療所及び助産所の開設及び管理に関して必要な事項は、政令でこれを定める。
（昭二八法二一三・追加）

　　　第五章　医療提供体制の確保
（昭六〇法一〇九・追加、平一八法八四・旧第二章の二繰下・改称）

　　　　　第一節　基本方針
（平一八法八四・節名追加）

第三十条の三　厚生労働大臣は、地域における医療及び介護の総合的な確保の促進に関する法律（平成元年法律第六十四号）第三条第一項に規定する総合確保方針に即して、良質かつ適切な医療を効率的に提供する体制（以下「医療提供体制」という。）の確保を図るための基本的な方針（以下「基本方針」という。）を定めるものとする。
2　基本方針においては、次に掲げる事項について定めるものとする。
　一　医療提供体制の確保のため講じようとする施策の基本となるべき事項

二　医療提供体制の確保に関する調査及び研究に関する基本的な事項
三　医療提供体制の確保に係る目標に関する事項
四　医療提供施設相互間の機能の分担及び業務の連携並びに医療を受ける者に対する医療提供施設の機能に関する情報の提供の推進に関する基本的な事項
五　第三十条の四第二項第七号に規定する地域医療構想に関する基本的な事項
六　地域における病床の機能（病院又は診療所の病床において提供する患者の病状に応じた医療の内容をいう。以下同じ。）の分化及び連携並びに医療を受ける者に対する病床の機能に関する情報の提供の推進に関する基本的な事項
七　医療従事者の確保に関する基本的な事項
八　第三十条の四第一項に規定する医療計画の作成及び医療計画に基づく事業の実施状況の評価に関する基本的な事項
九　その他医療提供体制の確保に関する重要事項
3　厚生労働大臣は、基本方針を定め、又はこれを変更したときは、遅滞なく、これを公表するものとする。
（平一八法八四・全改、平二六法八三・一部改正）

第三十条の三の二　厚生労働大臣は、前条第二項第五号又は第六号に掲げる事項を定め、又はこれを変更するために必要があると認めるときは、都道府県知事又は第三十条の十三第一項に規定する病床機能報告対象病院等の開設者若しくは管理者に対し、厚生労働省令で定めるところにより、同項の規定による報告の内容その他の必要な情報の提供を求めることができる。
（平二六法八三・追加・一部改正）

　　　　第二節　医療計画
　　　　（平一八法八四・節名追加）

第三十条の四　都道府県は、基本方針に即して、かつ、地域の実情に応じて、当該都道府県における医療提供体制の確保を図るための計画（以下「医療計画」という。）を定めるものとする。
2　医療計画においては、次に掲げる事項を定めるものとする。
一　都道府県において達成すべき第四号及び第五号の事業並びに居宅等における医療の確保の目標に関する事項
二　第四号及び第五号の事業並びに居宅等における医療の確保に係る医療連携体制（医療提供施設相互間の機能の分担及び業務の連携を確保するための体制をいう。以下同じ。）に関する事項
三　医療連携体制における医療提供施設の機能に関する情報の提供の推進に関する事項
四　生活習慣病その他の国民の健康の保持を図るために特に広範かつ継続的な医療の提供が必要と認められる疾病として厚生労働省令で定めるものの治療又は予防に係る事業に関する事項
五　次に掲げる医療の確保に必要な事業（以下「救急医療等確保事業」という。）に関する事項（ハに掲げる医療については、その確保が必要な場合に限る。）
　イ　救急医療
　ロ　災害時における医療
　ハ　へき地の医療
　ニ　周産期医療
　ホ　小児医療（小児救急医療を含む。）
　ヘ　イからホまでに掲げるもののほか、都道府県知事が当該都道府県における疾病の発生の状況等に照らして特に必要と認める医療
六　居宅等における医療の確保に関する事項
七　地域における病床の機能の分化及び連携を推進するための基準として厚生労働省令で定める基準に従い定める区域（以下「構想区域」という。）における次に掲げる事項を含む将来の医療提供体制に関する構想（以下「地域医療構想」という。）に関する事項
　イ　構想区域における厚生労働省令で定めるところにより算定された第三十条の十三第

一項に規定する病床の機能区分ごとの将来の病床数の必要量(以下単に「将来の病床数の必要量」という。)
　ロ　イに掲げるもののほか、構想区域における病床の機能の分化及び連携の推進のために必要なものとして厚生労働省令で定める事項
八　地域医療構想の達成に向けた病床の機能の分化及び連携の推進に関する事項
九　病床の機能に関する情報の提供の推進に関する事項
十　医療従事者の確保に関する事項
十一　医療の安全の確保に関する事項
十二　主として病院の病床(次号に規定する病床並びに精神病床、感染症病床及び結核病床を除く。)及び診療所の病床の整備を図るべき地域的単位として区分する区域の設定に関する事項
十三　二以上の前号に規定する区域を併せた区域であつて、主として厚生労働省令で定める特殊な医療を提供する病院の療養病床又は一般病床であつて当該医療に係るものの整備を図るべき地域的単位としての区域の設定に関する事項
十四　療養病床及び一般病床に係る基準病床数、精神病床に係る基準病床数、感染症病床に係る基準病床数並びに結核病床に係る基準病床数に関する事項

3　医療計画においては、前項各号に掲げる事項のほか、次に掲げる事項について定めるよう努めるものとする。
　一　地域医療支援病院の整備の目標その他医療提供施設の機能を考慮した医療提供施設の整備の目標に関する事項
　二　前号に掲げるもののほか、医療提供体制の確保に関し必要な事項

4　都道府県は、第二項第二号に掲げる事項を定めるに当たつては、次に掲げる事項に配慮しなければならない。
　一　医療連携体制の構築の具体的な方策について、第二項第四号の厚生労働省令で定める疾病又は同項第五号イからへまでに掲げる医療若しくは居宅等における医療ごとに定めること。
　二　医療連携体制の構築の内容が、患者が退院後においても継続的に適切な医療を受けることができることを確保するものであること。
　三　医療連携体制の構築の内容が、医療提供施設及び居宅等において提供される保健医療サービスと福祉サービスとの連携を含むものであること。
　四　医療連携体制が、医療従事者、介護保険法に規定する介護サービス事業者、住民その他の地域の関係者による協議を経て構築されること。

5　都道府県は、地域医療構想に関する事項を定めるに当たつては、第三十条の十三第一項の規定による報告の内容並びに人口構造の変化の見通しその他の医療の需要の動向並びに医療従事者及び医療提供施設の配置の状況の見通しその他の事情を勘案しなければならない。

6　第二項第十二号及び第十三号に規定する区域の設定並びに同項第十四号に規定する基準病床数に関する基準(療養病床及び一般病床に係る基準病床数に関する基準にあつては、それぞれの病床の種別に応じ算定した数の合計数を基にした基準)は、厚生労働省令で定める。

7　都道府県は、第二項第十四号に規定する基準病床数を定めようとする場合において、急激な人口の増加が見込まれることその他の政令で定める事情があるときは、政令で定めるところにより、同号に規定する基準病床数に関し、前項の基準によらないことができる。

8　都道府県は、第十五項の規定により当該都道府県の医療計画が公示された後に、急激な人口の増加が見込まれることその他の政令で定める事情があるときは、政令で定めるところにより算定した数を、政令で定める区域の第二項第十四号に規定する基準病床数とみなして、病院の開設の許可の申請その他の政令で定める申請に対する許可に係る事務を行うことができる。

9　都道府県は、第十五項の規定により当該都道府県の医療計画が公示された後に、厚生労働省令で定める病床を含む病院の開設の許可の申請その他の政令で定める申請があつた場合においては、政令で定めるところにより算定した数を、政令で定める区域の第二項第十四号に規定する基準病床数とみなして、当該申請に対する許可に係る事務を行うことができる。

10　都道府県は、医療計画を作成するに当たつては、地域における医療及び介護の総合的な確保の促進に関する法律第四条第一項に規定する都道府県計画及び介護保険法第百十八条第一項に規定する都道府県介護保険事業支援計画との整合性の確保を図らなければならない。

11　都道府県は、医療計画を作成するに当たつては、他の法律の規定による計画であつて医療の確保に関する事項を定めるものとの調和が保たれるようにするとともに、公衆衛生、薬事、社会福祉その他医療と密接な関連を有する施策との連携を図るように努めなければならない。

12　都道府県は、医療計画を作成するに当たつて、当該都道府県の境界周辺の地域における医療の需給の実情に照らし必要があると認めるときは、関係都道府県と連絡調整を行うものとする。

13　都道府県は、医療に関する専門的科学的知見に基づいて医療計画の案を作成するため、診療又は調剤に関する学識経験者の団体の意見を聴かなければならない。

14　都道府県は、医療計画を定め、又は第三十条の六の規定により医療計画を変更しようとするときは、あらかじめ、都道府県医療審議会、市町村（救急業務を処理する地方自治法　（昭和二十二年法律第六十七号）第二百八十四条第一項の一部事務組合及び広域連合を含む。）及び高齢者の医療の確保に関する法律　（昭和五十七年法律第八十号）第百五十七条の二第一項の保険者協議会の意見を聴かなければならない。

15　都道府県は、医療計画を定め、又は第三十条の六の規定により医療計画を変更したときは、遅滞なく、これを厚生労働大臣に提出するとともに、その内容を公示しなければならない。

（平一八法八四・追加、平二三法三七・平二三法一〇五・平二六法八三・一部改正）

第三十条の五　都道府県は、医療計画を作成し、又は医療計画に基づく事業を実施するために必要があると認めるときは、市町村その他の官公署、介護保険法第七条第七項に規定する医療保険者（第三十条の十四第一項において「医療保険者」という。）又は医療提供施設の開設者若しくは管理者に対し、当該都道府県の区域内における医療提供施設の機能に関する情報その他の必要な情報の提供を求めることができる。

（平一八法八四・追加、平二六法八三・一部改正）

第三十条の六　都道府県は、三年ごとに第三十条の四第二項第六号に掲げる事項及び次の各号に掲げる事項のうち同号に掲げる事項その他厚生労働省令で定める事項に関するもの（次項において「居宅等医療等事項」という。）について、調査、分析及び評価を行い、必要があると認めるときは、当該都道府県の医療計画を変更するものとする。

一　第三十条の四第二項各号（第六号を除く。）に掲げる事項

二　医療計画に第三十条の四第三項各号に掲げる事項を定める場合にあつては、当該各号に掲げる事項

2　都道府県は、六年ごとに前項各号に掲げる事項（居宅等医療等事項を除く。）について、調査、分析及び評価を行い、必要があると認めるときは、当該都道府県の医療計画を変更するものとする。

（平二六法八三・全改）

第三十条の七　医療提供施設の開設者及び管理者は、医療計画の達成の推進に資するため、医療連携体制の構築のために必要な協力をするよう努めるものとする。

2　医療提供施設のうち次の各号に掲げるものの

開設者及び管理者は、前項の必要な協力をするに際しては、良質かつ適切な医療を効率的に提供するため、他の医療提供施設との業務の連携を図りつつ、それぞれ当該各号に定める役割を果たすよう努めるものとする。
一　病院　病床の機能に応じ、地域における病床の機能の分化及び連携の推進に協力し、地域において必要な医療を確保すること。
二　病床を有する診療所　その提供する医療の内容に応じ、患者が住み慣れた地域で日常生活を営むことができるよう、次に掲げる医療の提供その他の地域において必要な医療を確保すること。
　イ　病院を退院する患者が居宅等における療養生活に円滑に移行するために必要な医療を提供すること。
　ロ　居宅等において必要な医療を提供すること。
　ハ　患者の病状が急変した場合その他入院が必要な場合に入院させ、必要な医療を提供すること。
3　病院又は診療所の管理者は、医療計画の達成の推進に資するため、居宅等において医療を提供し、又は福祉サービスとの連携を図りつつ、居宅等における医療の提供に関し必要な支援を行うよう努めるものとする。
4　病院の開設者及び管理者は、医療計画の達成の推進に資するため、当該病院の医療業務に差し支えない限り、その建物の全部又は一部、設備、器械及び器具を当該病院に勤務しない医師、歯科医師又は薬剤師の診療、研究又は研修のために利用させるように努めるものとする。
（平一八法八四・追加、平二六法八三・一部改正）

第三十条の八　厚生労働大臣は、医療計画の作成の手法その他医療計画の作成上重要な技術的事項について、都道府県に対し、必要な助言をすることができる。
（昭六〇法一〇九・追加、平一一法一六〇・一部改正、平一八法八四・旧第三十条の四繰下）

第三十条の九　国は、医療計画の達成を推進するため、都道府県に対し、予算の範囲内で、医療計画に基づく事業に要する費用の一部を補助することができる。
（平一八法八四・追加）

第三十条の十　国及び地方公共団体は、医療計画の達成を推進するため、病院又は診療所の不足している地域における病院又は診療所の整備、地域における病床の機能の分化及び連携の推進その他必要な措置を講ずるように努めるものとする。
2　国は、前項に定めるもののほか、都道府県の区域を超えた広域的な見地から必要とされる医療を提供する体制の整備に努めるものとする。
（昭六〇法一〇九・追加、平一八法八四・旧第三十条の五繰下、平二六法八三・一部改正）

第三十条の十一　都道府県知事は、医療計画の達成の推進のため特に必要がある場合には、病院若しくは診療所を開設しようとする者又は病院若しくは診療所の開設者若しくは管理者に対し、都道府県医療審議会の意見を聴いて、病院の開設若しくは病院の病床数の増加若しくは病床の種別の変更又は診療所の病床の設置若しくは診療所の病床数の増加に関して勧告することができる。
（昭六〇法一〇九・追加、平九法一二五・平一二法一四一・一部改正、平一八法八四・旧第三十条の七繰下・一部改正）

第三十条の十二　第七条の二第三項から第六項までの規定は、医療計画の達成の推進のため特に必要がある場合において、同条第一項各号に掲げる者以外の者が開設する病院（療養病床又は一般病床を有するものに限る。）又は診療所（第七条第三項の許可を得て病床を設置するものに限る。）について準用する。この場合において、第七条の二第三項中「命ずる」とあるのは「要

請する」と、同条第四項中「前三項」とあるのは「前項」と、「病床数及び当該申請に係る病床数」とあるのは「病床数」と、同条第五項中「第一項から第三項まで」とあり、及び同条第六項中「第一項若しくは第二項の規定により前条第一項から第三項までの許可を与えない処分をし、又は第三項」とあるのは「第三項」と、同項中「命令しよう」とあるのは「要請しよう」と読み替えるものとする。
2 都道府県知事は、前項において読み替えて準用する第七条の二第三項の規定による要請を受けた病院又は診療所の開設者又は管理者が、正当な理由がなく、当該要請に係る措置を講じていないと認めるときは、当該病院又は診療所の開設者又は管理者に対し、都道府県医療審議会の意見を聴いて、当該措置をとるべきことを勧告することができる。
3 都道府県知事は、前項の規定による勧告をした場合において、当該勧告を受けた病院又は診療所の開設者又は管理者がこれに従わなかつたときは、その旨を公表することができる。
（平二六法八三・追加）

　　　　第三節　地域における病床の機能の分化及び連携の推進
　　　　　（平二六法八三・追加）

第三十条の十三　病院又は診療所であつて一般病床又は療養病床を有するもの(以下「病床機能報告対象病院等」という。)の管理者は、地域における病床の機能の分化及び連携の推進のため、厚生労働省令で定めるところにより、当該病床機能報告対象病院等の病床の機能に応じ厚生労働省令で定める区分(以下「病床の機能区分」という。)に従い、次に掲げる事項を当該病床機能報告対象病院等の所在地の都道府県知事に報告しなければならない。
　一　厚生労働省令で定める日(次号において「基準日」という。)における病床の機能(以下「基準日病床機能」という。)
　二　基準日から厚生労働省令で定める期間が経過した日における病床の機能の予定(以下「基準日後病床機能」という。)
　三　当該病床機能報告対象病院等に入院する患者に提供する医療の内容
　四　その他厚生労働省令で定める事項
2 病床機能報告対象病院等の管理者は、前項の規定により報告した基準日後病床機能について変更が生じたと認められるときとして厚生労働省令で定めるときは、厚生労働省令で定めるところにより、速やかに当該病床機能報告対象病院等の所在地の都道府県知事に報告しなければならない。
3 都道府県知事は、前二項の規定による報告の内容を確認するために必要があると認めるときは、市町村その他の官公署に対し、当該都道府県の区域内に所在する病床機能報告対象病院等に関し必要な情報の提供を求めることができる。
4 都道府県知事は、厚生労働省令で定めるところにより、第一項及び第二項の規定により報告された事項を公表しなければならない。
5 都道府県知事は、病床機能報告対象病院等の管理者が第一項若しくは第二項の規定による報告をせず、又は虚偽の報告をしたときは、期間を定めて、当該病床機能報告対象病院等の開設者に対し、当該管理者をしてその報告を行わせ、又はその報告の内容を是正させることを命ずることができる。
6 都道府県知事は、前項の規定による命令をした場合において、その命令を受けた病床機能報告対象病院等の開設者がこれに従わなかつたときは、その旨を公表することができる。
（平二六法八三・追加・旧第三十条の十二繰下・一部改正）

第三十条の十四　都道府県は、構想区域その他の当該都道府県の知事が適当と認める区域(第三十条の十六第一項において「構想区域等」という。)ごとに、診療に関する学識経験者の団体その他の医療関係者、医療保険者その他の関係者

(以下この条において「関係者」という。)との協議の場(第三十条の二十三第一項を除き、以下「協議の場」という。)を設け、関係者との連携を図りつつ、医療計画において定める将来の病床数の必要量を達成するための方策その他の地域医療構想の達成を推進するために必要な事項について協議を行うものとする。
2 関係者は、前項の規定に基づき都道府県が行う協議に参加するよう都道府県から求めがあつた場合には、これに協力するよう努めるとともに、当該協議の場において関係者間の協議が調つた事項については、その実施に協力するよう努めなければならない。
3 第七条第五項に規定する申請をした者は、当該申請に係る病院の開設若しくは病院の病床数の増加若しくは病床の種別の変更又は診療所の病床の設置若しくは診療所の病床数の増加若しくは病床の種別の変更に関して、医療計画において定める地域医療構想の達成の推進のため、協議の場における協議に参加するよう都道府県知事から求めがあつたときは、これに応ずるよう努めなければならない。
（平二六法八三・追加）

第三十条の十五　都道府県知事は、第三十条の十三第一項の規定による報告に係る基準日病床機能と基準日後病床機能とが異なる場合その他の厚生労働省令で定める場合において、当該報告をした病床機能報告対象病院等(以下この条及び次条において「報告病院等」という。)の所在地を含む構想区域における病床機能報告対象病院等の病床の当該報告に係る基準日後病床機能に係る病床の機能区分に応じた数が、医療計画において定める当該構想区域における当該報告に係る基準日後病床機能に係る病床の機能区分に応じた将来の病床数の必要量に既に達しているときは、報告病院等の開設者又は管理者に対し、当該報告に係る基準日病床機能と基準日後病床機能とが異なる理由その他の厚生労働省令で定める事項(以下この条において「理由等」とい

う。)を記載した書面の提出を求めることができる。
2 都道府県知事は、前項の書面に記載された理由等が十分でないと認めるときは、当該報告病院等の開設者又は管理者に対し、協議の場における協議に参加するよう求めることができる。
3 報告病院等の開設者又は管理者は、前項の規定により都道府県知事から求めがあつたときは、これに応ずるよう努めなければならない。
4 都道府県知事は、第二項の協議の場における協議が調わないとき、その他の厚生労働省令で定めるときは、当該報告病院等の開設者又は管理者に対し、都道府県医療審議会に出席し、当該理由等について説明をするよう求めることができる。
5 報告病院等の開設者又は管理者は、前項の規定により都道府県知事から求めがあつたときは、都道府県医療審議会に出席し、当該理由等について説明をするよう努めなければならない。
6 都道府県知事は、第二項の協議の場における協議の内容及び第四項の説明の内容を踏まえ、当該理由等がやむを得ないものと認められないときは、報告病院等(第七条の二第一項各号に掲げる者が開設するものに限る。)の開設者又は管理者に対し、都道府県医療審議会の意見を聴いて、第三十条の十三第一項の規定による報告に係る基準日病床機能を当該報告に係る基準日後病床機能に変更しないことその他必要な措置をとるべきことを命ずることができる。
7 前項の規定は、医療計画において定める地域医療構想の達成の推進のため特に必要がある場合において、第七条の二第一項各号に掲げる者以外の者が開設する報告病院等について準用する。この場合において、前項中「命ずる」とあるのは、「要請する」と読み替えるものとする。
（平二六法八三・追加）

第三十条の十六　都道府県知事は、医療計画において定める地域医療構想の達成を推進するために必要な事項について、協議の場における協議

が調わないとき、その他の厚生労働省令で定めるときは、構想区域等における病床機能報告対象病院等（第七条の二第一項各号に掲げる者が開設するものに限る。）の開設者又は管理者に対し、都道府県医療審議会の意見を聴いて、病床の機能区分のうち、当該構想区域等に係る構想区域における病床の機能区分に応じた既存の病床数が、医療計画において定める当該構想区域における将来の病床数の必要量に達していないものに係る医療を提供することその他必要な措置をとるべきことを指示することができる。

2　前項の規定は、医療計画において定める地域医療構想の達成の推進のため特に必要がある場合において、第七条の二第一項各号に掲げる者以外の者が開設する病床機能報告対象病院等について準用する。この場合において、前項中「指示する」とあるのは、「要請する」と読み替えるものとする。

（平二六法八三・追加）

第三十条の十七　都道府県知事は、第三十条の十五第七項において読み替えて準用する同条第六項又は前条第二項において読み替えて準用する同条第一項の規定による要請を受けた病床機能報告対象病院等の開設者又は管理者が、正当な理由がなく、当該要請に係る措置を講じていないと認めるときは、当該病床機能報告対象病院等の開設者又は管理者に対し、都道府県医療審議会の意見を聴いて、当該措置を講ずべきことを勧告することができる。

（平二六法八三・追加）

第三十条の十八　都道府県知事は、第三十条の十五第六項の規定による命令、第三十条の十六第一項の規定による指示又は前条の規定による勧告をした場合において、当該命令、指示又は勧告を受けた病床機能報告対象病院等の開設者又は管理者がこれに従わなかつたときは、その旨を公表することができる。

（平二六法八三・追加）

第四節　医療従事者の確保等に関する施策等

（平一八法八四・追加、平二六法八三・旧第三節繰下）

第三十条の十九　病院又は診療所の管理者は、当該病院又は診療所に勤務する医療従事者の勤務環境の改善その他の医療従事者の確保に資する措置を講ずるよう努めなければならない。

（平二六法八三・追加・旧第三十条の十三繰下）

第三十条の二十　厚生労働大臣は、前条の規定に基づき病院又は診療所の管理者が講ずべき措置に関して、その適切かつ有効な実施を図るための指針となるべき事項を定め、これを公表するものとする。

（平二六法八三・追加・旧第三十条の十四繰下）

第三十条の二十一　都道府県は、医療従事者の勤務環境の改善を促進するため、次に掲げる事務を実施するよう努めるものとする。

一　病院又は診療所に勤務する医療従事者の勤務環境の改善に関する相談に応じ、必要な情報の提供、助言その他の援助を行うこと。

二　病院又は診療所に勤務する医療従事者の勤務環境の改善に関する調査及び啓発活動を行うこと。

三　前二号に掲げるもののほか、医療従事者の勤務環境の改善のために必要な支援を行うこと。

2　都道府県は、前項各号に掲げる事務の全部又は一部を厚生労働省令で定める者に委託することができる。

3　都道府県又は前項の規定による委託を受けた者は、第一項各号に掲げる事務又は当該委託に係る事務を実施するに当たり、医療従事者の勤務環境の改善を促進するための拠点としての機能の確保に努めるものとする。

4　第二項の規定による委託を受けた者若しくはその役員若しくは職員又はこれらの者であつた

者は、正当な理由がなく、当該委託に係る事務に関して知り得た秘密を漏らしてはならない。
（平二六法八三・追加・旧第三十条の十五繰下）

第三十条の二十二　国は、前条第一項各号に掲げる事務の適切な実施に資するため、都道府県に対し、必要な情報の提供その他の協力を行うものとする。
（平二六法八三・追加・旧第三十条の十六繰下）

第三十条の二十三　都道府県は、次に掲げる者の管理者その他の関係者との協議の場を設け、これらの者の協力を得て、救急医療等確保事業に係る医療従事者の確保その他当該都道府県において必要とされる医療の確保に関する事項に関し必要な施策を定め、これを公表しなければならない。
　一　特定機能病院
　二　地域医療支援病院
　三　第三十一条に規定する公的医療機関
　四　医師法第十六条の二第一項に規定する厚生労働大臣の指定する病院
　五　診療に関する学識経験者の団体
　六　大学その他の医療従事者の養成に関係する機関
　七　当該都道府県知事の認定を受けた第四十二条の二第一項に規定する社会医療法人
　八　その他厚生労働省令で定める者
2　前項各号に掲げる者の管理者その他の関係者は、同項の規定に基づき都道府県が行う協議に参画するよう都道府県から求めがあつた場合には、これに協力するよう努めなければならない。
（平一八法八四・追加、平二六法八三・旧第三十条の十二繰下・旧第三十条の十七繰下）

第三十条の二十四　都道府県知事は、前条第一項の規定により定めた施策(以下「地域医療対策」という。)を踏まえ、特に必要があると認めるときは、同項各号に掲げる者の開設者、管理者その他の関係者に対し、医師の派遣、研修体制の整備その他の医師が不足している地域の病院又は診療所における医師の確保に関し必要な協力を要請することができる。
（平二六法八三・追加・旧第三十条の十八繰下）

第三十条の二十五　都道府県は、地域医療対策を踏まえ、地域において必要とされる医療を確保するため、次に掲げる事務を実施するよう努めるものとする。
　一　病院及び診療所における医師の確保の動向その他の地域において必要とされる医療の確保に関する調査及び分析を行うこと。
　二　病院及び診療所の開設者、管理者その他の関係者に対し、医師の確保に関する相談に応じ、必要な情報の提供、助言その他の援助を行うこと。
　三　就業を希望する医師、学校教育法（昭和二十二年法律第二十六号）第一条に規定する大学の医学部において医学を専攻する学生その他の関係者に対し、就業に関する相談に応じ、必要な情報の提供、助言その他の援助を行うこと。
　四　医師に対し、医療に関する最新の知見及び技能に関する研修その他の能力の開発及び向上に関する相談に応じ、必要な情報の提供、助言その他の援助を行うこと。
　五　前各号に掲げるもののほか、病院及び診療所における医師の確保を図るために必要な支援を行うこと。
2　都道府県は、前項各号に掲げる事務のほか、医師について職業安定法（昭和二十二年法律第百四十一号）第三十三条の四第一項の規定による届出をして無料の職業紹介事業を行うこと又は医業について労働者派遣事業の適正な運営の確保及び派遣労働者の保護等に関する法律（昭和六十年法律第八十八号）第五条第一項の許可を受けて労働者派遣事業を行うことができる。
3　都道府県は、第一項各号に掲げる事務及び前項に規定する事務（次項及び次条において「地域医療支援事務」という。）の全部又は一部を厚生

労働省令で定める者に委託することができる。
4 都道府県又は前項の規定による委託を受けた者は地域医療支援事務又は当該委託に係る事務を実施するに当たり、地域において必要とされる医療を確保するための拠点としての機能の確保に努めるものとする。
5 第三項の規定による委託を受けた者若しくはその役員若しくは職員又はこれらの者であつた者は、正当な理由がなく、当該委託に係る事務に関して知り得た秘密を漏らしてはならない。
（平二六法八三・追加・旧第三十条の十九繰下、平二七法七三・一部改正）

第三十条の二十六 国は、地域医療支援事務の適切な実施に資するため、都道府県に対し、必要な情報の提供その他の協力を行うものとする。
（平二六法八三・追加・旧第三十条の二十繰下）

第三十条の二十七 第三十条の二十三第一項各号（第三号を除く。）に掲げる者及び医療従事者は、地域医療対策の実施に協力するよう努めるとともに、第三十条の二十四の規定により協力を要請されたときは、当該要請に応じ、医師の確保に関し協力するよう努めなければならない。
（平一八法八四・追加、平二六法八三・旧第三十条の十三繰下・旧第三十条の二十一繰下・一部改正）

　　　第五節　公的医療機関
　　　（平一八法八四・節名追加、平二六法八三・旧第四節繰下）

第三十一条 公的医療機関（都道府県、市町村その他厚生労働大臣の定める者の開設する病院又は診療所をいう。以下この節において同じ。）は、地域医療対策の実施に協力するとともに、第三十条の二十四の規定により協力を要請されたときは、当該要請に応じ、医師の確保に関し協力しなければならない。
（平一八法八四・全改、平二六法八三・一部改正）

第三十二条及び第三十三条　削除
（平一八法八四）

第三十四条 厚生労働大臣は、医療の普及を図るため特に必要があると認めるときは、第三十一条に規定する者に対し、公的医療機関の設置を命ずることができる。
2 前項の場合においては、国庫は、予算の定める範囲内において、その設置に要する費用の一部を補助する。
（昭二五法三四・平一一法一六〇・平一八法八四・一部改正）

第三十五条 厚生労働大臣又は都道府県知事は、公的医療機関の開設者又は管理者に対して、次の事項を命ずることができる。
一 当該病院又は診療所の医療業務に差し支えない限り、その建物の全部又は一部、設備、器械及び器具を当該公的医療機関に勤務しない医師又は歯科医師の診療又は研究のために利用させること。
二 医師法第十一条第二号若しくは歯科医師法第十一条第二号の規定による実地修練又は医師法第十六条の二第一項若しくは歯科医師法第十六条の二第一項の規定による臨床研修を行わせるのに必要な条件を整備すること。
三 当該公的医療機関の所在地の都道府県の医療計画に定められた救急医療等確保事業に係る医療の確保に関し必要な措置を講ずること。
2 前項各号に掲げる事項の外、厚生労働大臣又は都道府県知事は、公的医療機関の開設者に対して、その運営に関して必要な指示をすることができる。
（昭四三法四七・平八法九二・平一一法一六〇・平一二法一四一・平一八法八四・一部改正）

第三十六条から第三十八条まで　削除
（平一八法八四）

第六章　医療法人
（平一八法八四・旧第四章繰下）

第一節　通則
（平一八法八四・節名追加）

第三十九条　病院、医師若しくは歯科医師が常時勤務する診療所又は介護老人保健施設を開設しようとする社団又は財団は、この法律の規定により、これを法人とすることができる。

2　前項の規定による法人は、医療法人と称する。
（昭二五法一二二・追加、昭六〇法一〇九・昭六一法一〇六・平九法一二四・一部改正）

第四十条　医療法人でない者は、その名称中に、医療法人という文字を用いてはならない。
（昭二五法一二二・追加）

第四十条の二　医療法人は、自主的にその運営基盤の強化を図るとともに、その提供する医療の質の向上及びその運営の透明性の確保を図り、その地域における医療の重要な担い手としての役割を積極的に果たすよう努めなければならない。
（平一八法八四・追加）

第四十一条　医療法人は、その業務を行うに必要な資産を有しなければならない。

2　前項の資産に関し必要な事項は、医療法人の開設する医療機関の規模等に応じ、厚生労働省令で定める。
（昭二五法一二二・追加、昭六〇法一〇九・平一一法一六〇・一部改正）

第四十二条　医療法人は、その開設する病院、診療所又は介護老人保健施設（当該医療法人が地方自治法第二百四十四条の二第三項に規定する指定管理者として管理する公の施設である病院、診療所又は介護老人保健施設（以下「指定管理者として管理する病院等」という。）を含む。）の業務に支障のない限り、定款又は寄附行為の定めるところにより、次に掲げる業務の全部又は一部を行うことができる。

一　医療関係者の養成又は再教育

二　医学又は歯学に関する研究所の設置

三　第三十九条第一項に規定する診療所以外の診療所の開設

四　疾病予防のために有酸素運動（継続的に酸素を摂取して全身持久力に関する生理機能の維持又は回復のために行う身体の運動をいう。次号において同じ。）を行わせる施設であつて、診療所が附置され、かつ、その職員、設備及び運営方法が厚生労働大臣の定める基準に適合するものの設置

五　疾病予防のために温泉を利用させる施設であつて、有酸素運動を行う場所を有し、かつ、その職員、設備及び運営方法が厚生労働大臣の定める基準に適合するものの設置

六　前各号に掲げるもののほか、保健衛生に関する業務

七　社会福祉法（昭和二十六年法律第四十五号）第二条第二項及び第三項に掲げる事業のうち厚生労働大臣が定めるものの実施

八　老人福祉法（昭和三十八年法律第百三十三号）第二十九条第一項に規定する有料老人ホームの設置

（昭二五法一二二・追加、昭六一法一〇六・昭六二法九八・平四法八九・平五法七四・平七法九四・平九法一二五・平九法一二四・平一一法六五（平一四法一）・平一一法一六〇・平一二法一一一・平一八法八四・平二六法八三・一部改正）

第四十二条の二　医療法人のうち、次に掲げる要件に該当するものとして、政令で定めるところにより都道府県知事の認定を受けたもの（以下「社会医療法人」という。）は、その開設する病院、診療所又は介護老人保健施設（指定管理者として管理する病院等を含む。）の業務に支障のない限り、定款又は寄附行為の定めるところにより、その収益を当該社会医療法人が開設する病院、診療所又は介護老人保健施設の経営に充てることを目的と

して、厚生労働大臣が定める業務(以下「収益業務」という。)を行うことができる。
一　役員のうちには、各役員について、その役員、その配偶者及び三親等以内の親族その他各役員と厚生労働省令で定める特殊の関係がある者が役員の総数の三分の一を超えて含まれることがないこと。
二　社団たる医療法人の社員のうちには、各社員について、その社員、その配偶者及び三親等以内の親族その他各社員と厚生労働省令で定める特殊の関係がある者が社員の総数の三分の一を超えて含まれることがないこと。
三　財団たる医療法人の評議員のうちには、各評議員について、その評議員、その配偶者及び三親等以内の親族その他各評議員と厚生労働省令で定める特殊の関係がある者が評議員の総数の三分の一を超えて含まれることがないこと。
四　救急医療等確保事業(当該医療法人が開設する病院又は診療所の所在地の都道府県が作成する医療計画に記載されたものに限る。)に係る業務を当該病院又は診療所の所在地の都道府県(二以上の都道府県において病院又は診療所を開設する医療法人にあつては、当該病院又は診療所の所在地の全ての都道府県)において行つていること。
五　前号の業務について、次に掲げる事項に関し厚生労働大臣が定める基準に適合していること。
　イ　当該業務を行う病院又は診療所の構造設備
　ロ　当該業務を行うための体制
　ハ　当該業務の実績
六　前各号に掲げるもののほか、公的な運営に関する厚生労働省令で定める要件に適合するものであること。
七　定款又は寄附行為において解散時の残余財産を国、地方公共団体又は他の社会医療法人に帰属させる旨を定めていること。
2　都道府県知事は、前項の認定をするに当たつては、あらかじめ、都道府県医療審議会の意見を聴かなければならない。
3　収益業務に関する会計は、当該社会医療法人が開設する病院、診療所又は介護老人保健施設(指定管理者として管理する病院等を含む。)の業務及び前条各号に掲げる業務に関する会計から区分し、特別の会計として経理しなければならない。
(平一八法八四・追加、平二六法五一・一部改正)

第四十三条　医療法人は、政令の定めるところにより、その設立、従たる事務所の新設、事務所の移転、その他登記事項の変更、解散、合併、清算人の就任又はその変更及び清算の結了の各場合に、登記をしなければならない。
2　前項の規定により登記しなければならない事項は、登記の後でなければ、これをもつて第三者に対抗することはできない。
(昭二五法一二二・追加、平一七法八七・一部改正)

第二節　設立
(平一八法八四・節名追加)

第四十四条　医療法人は、都道府県知事の認可を受けなければ、これを設立することができない。
2　医療法人を設立しようとする者は、定款又は寄附行為をもつて、少なくとも次に掲げる事項を定めなければならない。
一　目的
二　名称
三　その開設しようとする病院、診療所又は介護老人保健施設(地方自治法第二百四十四条の二第三項に規定する指定管理者として管理しようとする公の施設である病院、診療所又は介護老人保健施設を含む。)の名称及び開設場所
四　事務所の所在地
五　資産及び会計に関する規定
六　役員に関する規定
七　社団たる医療法人にあつては、社員総会及

び社員たる資格の得喪に関する規定
八　財団たる医療法人にあつては、評議員会及び評議員に関する規定
九　解散に関する規定
十　定款又は寄附行為の変更に関する規定
十一　公告の方法
3　財団たる医療法人を設立しようとする者が、その名称、事務所の所在地又は理事の任免の方法を定めないで死亡したときは、都道府県知事は、利害関係人の請求により又は職権で、これを定めなければならない。
4　医療法人の設立当初の役員は、定款又は寄附行為をもつて定めなければならない。
5　第二項第九号に掲げる事項中に、残余財産の帰属すべき者に関する規定を設ける場合には、その者は、国若しくは地方公共団体又は医療法人その他の医療を提供する者であつて厚生労働省令で定めるもののうちから選定されるようにしなければならない。
6　この節に定めるもののほか、医療法人の設立認可の申請に関して必要な事項は、厚生労働省令で定める。
（昭二五法一二二・追加、昭六一法一〇六・平九法一二四・平一一法一六〇・平一八法八四・平一八法五〇・一部改正）

第四十五条　都道府県知事は、前条第一項の規定による認可の申請があつた場合には、当該申請にかかる医療法人の資産が第四十一条の要件に該当しているかどうか及びその定款又は寄附行為の内容が法令の規定に違反していないかどうかを審査した上で、その認可を決定しなければならない。
2　都道府県知事は、前条第一項の規定による認可をし、又は認可をしない処分をするに当たつては、あらかじめ、都道府県医療審議会の意見を聴かなければならない。
（昭二五法一二二・追加、昭六〇法一〇九・一部改正）

第四十六条　医療法人は、その主たる事務所の所在地において政令の定めるところにより設立の登記をすることによつて、成立する。
2　医療法人は、成立の時に財産目録を作成し、常にこれをその主たる事務所に備え置かなければならない。
（昭二五法一二二・追加、平一八法五〇・一部改正）

第三節　管理
（平一八法八四・節名追加）

第四十六条の二　医療法人には、役員として、理事三人以上及び監事一人以上を置かなければならない。ただし、理事について、都道府県知事の認可を受けた場合は、一人又は二人の理事を置くをもつて足りる。
2　次の各号のいずれかに該当する者は、医療法人の役員となることができない。
一　成年被後見人又は被保佐人
二　この法律、医師法、歯科医師法その他医事に関する法令の規定により罰金以上の刑に処せられ、その執行を終わり、又は執行を受けることがなくなつた日から起算して二年を経過しない者
三　前号に該当する者を除くほか、禁錮以上の刑に処せられ、その執行を終わり、又は執行を受けることがなくなるまでの者
3　役員の任期は、二年を超えることはできない。ただし、再任を妨げない。
（昭六〇法一〇九・追加、平一一法一五一・平一八法八四・一部改正）

第四十六条の三　医療法人（次項に規定する医療法人を除く。）の理事のうち一人は、理事長とし、定款又は寄附行為の定めるところにより、医師又は歯科医師である理事のうちから選出する。ただし、都道府県知事の認可を受けた場合は、医師又は歯科医師でない理事のうちから選出することができる。
2　前条第一項ただし書の規定に基づく都道府県

知事の認可を受けて一人の理事を置く医療法人にあつては、この章(次条第二項を除く。)の規定の適用については、当該理事を理事長とみなす。
(昭六〇法一〇九・追加、平一八法八四・一部改正)

第四十六条の四　理事長は、医療法人を代表し、その業務を総理する。
2　理事長に事故があるとき、又は理事長が欠けたときは、定款又は寄附行為の定めるところにより、他の理事が、その職務を代理し、又はその職務を行う。
3　医療法人の業務は、定款又は寄附行為に別段の定めがないときは、理事の過半数で決する。
4　理事は、定款若しくは寄附行為又は社員総会の決議によつて禁止されていないときに限り、特定の行為の代理を他人に委任することができる。
5　理事が欠けた場合において、医療法人の業務が遅滞することにより損害を生ずるおそれがあるときは、都道府県知事は、利害関係人の請求により又は職権で、仮理事を選任しなければならない。
6　医療法人と理事との利益が相反する事項については、理事は、代理権を有しない。この場合においては、都道府県知事は、利害関係人の請求により又は職権で、特別代理人を選任しなければならない。
7　監事の職務は、次のとおりとする。
　一　医療法人の業務を監査すること。
　二　医療法人の財産の状況を監査すること。
　三　医療法人の業務又は財産の状況について、毎会計年度、監査報告書を作成し、当該会計年度終了後三月以内に社員総会又は理事に提出すること。
　四　第一号又は第二号の規定による監査の結果、医療法人の業務又は財産に関し不正の行為又は法令若しくは定款若しくは寄附行為に違反する重大な事実があることを発見したときは、これを都道府県知事又は社員総会若しくは評議員会に報告すること。
　五　社団たる医療法人の監事にあつては、前号の報告をするために必要があるときは、社員総会を招集すること。
　六　財団たる医療法人の監事にあつては、第四号の報告をするために必要があるときは、理事長に対して評議員会の招集を請求すること。
　七　医療法人の業務又は財産の状況について、理事に対して意見を述べること。
(平一八法八四・追加、平一八法五〇・一部改正)

第四十七条　医療法人は、その開設するすべての病院、診療所又は介護老人保健施設(指定管理者として管理する病院等を含む。)の管理者を理事に加えなければならない。ただし、医療法人が病院、診療所又は介護老人保健施設を二以上開設する場合において、都道府県知事の認可を受けたときは、管理者(指定管理者として管理する病院等の管理者を除く。)の一部を理事に加えないことができる。
2　前項の理事は、管理者の職を退いたときは、理事の職を失うものとする。
(昭二五法一二二・追加、昭六〇法一〇九・昭六一法一〇六・平九法一二四・平一八法八四・一部改正)

第四十八条　監事は、理事又は医療法人の職員(当該医療法人の開設する病院、診療所又は介護老人保健施設(指定管理者として管理する病院等を含む。)の管理者その他の職員を含む。)を兼ねてはならない。
(昭二五法一二二・追加、昭六〇法一〇九・昭六一法一〇六・平九法一二四・平一八法八四・一部改正)

第四十八条の二　理事又は監事のうち、その定数の五分の一を超える者が欠けたときは、一月以内に補充しなければならない。
(平一八法八四・追加)

第四十八条の三　社団たる医療法人は、社員名簿を備え置き、社員の変更があるごとに必要な変

更を加えなければならない。
2　社団たる医療法人の理事長は、少なくとも毎年一回、定時社員総会を開かなければならない。
3　理事長は、必要があると認めるときは、いつでも臨時社員総会を招集することができる。
4　議長は、社員総会において選任する。
5　理事長は、総社員の五分の一以上の社員から会議に付議すべき事項を示して臨時社員総会の招集を請求された場合には、その請求のあつた日から二十日以内に、これを招集しなければならない。ただし、総社員の五分の一の割合については、定款でこれを下回る割合を定めることができる。
6　社員総会の招集の通知は、その社員総会の日より少なくとも五日前に、その会議の目的である事項を示し、定款で定めた方法に従つてしなければならない。
7　社団たる医療法人の業務は、定款で理事その他の役員に委任したものを除き、すべて社員総会の決議によつて行う。
8　社員総会においては、第六項の規定によりあらかじめ通知をした事項についてのみ、決議をすることができる。ただし、定款に別段の定めがあるときは、この限りでない。
9　社員総会は、定款に別段の定めがある場合を除き、総社員の過半数の出席がなければ、その議事を開き、議決することができない。
10　社員総会の議事は、定款に別段の定めがある場合を除き、出席者の議決権の過半数で決し、可否同数のときは、議長の決するところによる。
11　前項の場合において、議長は、社員として議決に加わることができない。
（平一八法八四・追加、平一八法五〇・平二六法八三・一部改正）

第四十八条の四　社員は、各一個の議決権を有する。
2　社員総会に出席しない社員は、書面で、又は代理人によつて議決をすることができる。ただし、定款に別段の定めがある場合は、この限りでない。
3　社団たる医療法人と特定の社員との関係について議決をする場合には、その社員は、議決権を有しない。
（平一八法八四・追加、平一八法五〇・一部改正）

第四十九条　財団たる医療法人に、評議員会を置く。
2　評議員会は、理事の定数を超える数の評議員（第四十六条の二第一項ただし書の認可を受けた医療法人にあつては、三人以上の評議員）をもつて、組織する。
3　評議員会は、理事長が招集する。
4　評議員会に、議長を置く。
5　理事長は、総評議員の五分の一以上の評議員から会議に付議すべき事項を示して評議員会の招集を請求された場合には、その請求のあつた日から二十日以内に、これを招集しなければならない。ただし、総評議員の五分の一以上の割合については、寄附行為でこれを下回る割合を定めることができる。
6　評議員会は、総評議員の過半数の出席がなければ、その議事を開き、議決することができない。
7　評議員会の議事は、出席者の議決権の過半数で決し、可否同数のときは、議長の決するところによる。
8　前項の場合において、議長は、評議員として議決に加わることができない。
（平一八法八四・全改、平二六法八三・一部改正）

第四十九条の二　次に掲げる事項については、理事長において、あらかじめ、評議員会の意見を聴かなければならない。
一　予算、借入金（当該会計年度内の収入をもつて償還する一時の借入金を除く。）及び重要な資産の処分に関する事項
二　事業計画の決定又は変更
三　寄附行為の変更
四　合併
五　第五十五条第三項第二号に掲げる事由のうち、同条第一項第二号に掲げる事由による解散
六　その他医療法人の業務に関する重要事項で

寄附行為をもつて定めるもの
2　前項各号に掲げる事項は、寄附行為をもつて評議員会の議決を要するものとすることができる。
（平一八法八四・追加、平一八法五〇・一部改正）

第四十九条の三　評議員会は、医療法人の業務若しくは財産の状況又は役員の業務執行の状況について、役員に対して意見を述べ、若しくはその諮問に答え、又は役員から報告を徴することができる。
2　理事長は、毎会計年度終了後三月以内に、決算及び事業の実績を評議員会に報告し、その意見を求めなければならない。
（平一八法八四・追加）

第四十九条の四　評議員となる者は、次に掲げる者とする。
一　医療従事者のうちから、寄附行為の定めるところにより選任された者
二　病院、診療所又は介護老人保健施設の経営に関して識見を有する者のうちから、寄附行為の定めるところにより選任された者
三　医療を受ける者のうちから、寄附行為の定めるところにより選任された者
四　前三号に掲げる者のほか、寄附行為の定めるところにより選任された者
2　評議員は、当該財団たる医療法人の役員を兼ねてはならない。
（平一八法八四・追加、平二六法八三・一部改正）

第五十条　定款又は寄附行為の変更（厚生労働省令で定める事項に係るものを除く。）は、都道府県知事の認可を受けなければ、その効力を生じない。
2　都道府県知事は、前項の規定による認可の申請があつた場合には、第四十五条に規定する事項及び定款又は寄附行為の変更の手続が法令又は定款若しくは寄附行為に違反していないかどうかを審査した上で、その認可を決定しなければならない。
3　医療法人は、第一項の厚生労働省令で定める事項に係る定款又は寄附行為の変更をしたときは、遅滞なく、その旨を都道府県知事に届け出なければならない。
4　第四十四条第五項の規定は、定款又は寄附行為の変更により、残余財産の帰属すべき者に関する規定を設け、又は変更する場合について準用する。
（昭二五法一二二・追加、昭四五法一一一・平一一法一六〇・平一八法八四・平一八法五〇・一部改正）

第五十条の二　医療法人の会計は、一般に公正妥当と認められる会計の慣行に従うものとする。
（平一八法八四・追加）

第五十一条　医療法人は、毎会計年度終了後二月以内に、事業報告書、財産目録、貸借対照表、損益計算書その他厚生労働省令で定める書類（以下「事業報告書等」という。）を作成しなければならない。
2　理事は、事業報告書等を監事に提出しなければならない。
3　社会医療法人（厚生労働省令で定めるものに限る。）の理事長は、財産目録、貸借対照表及び損益計算書を公認会計士又は監査法人に提出しなければならない。
（平一八法八四・全改）

第五十一条の二　医療法人（社会医療法人を除く。）は、次に掲げる書類を各事務所に備えて置き、その社員若しくは評議員又は債権者から請求があつた場合には、正当な理由がある場合を除いて、これを閲覧に供しなければならない。
一　事業報告書等
二　第四十六条の四第七項第三号の監査報告書（以下「監事の監査報告書」という。）
三　定款又は寄附行為
2　社会医療法人は、次に掲げる書類を各事務所に備えて置き、請求があつた場合には、正当な

理由がある場合を除いて、これを閲覧に供しなければならない。
一　前項各号に掲げる書類
二　前条第三項の社会医療法人にあつては、公認会計士又は監査法人の監査報告書（以下「公認会計士等の監査報告書」という。）

（平一八法八四・追加、平一八法五〇・一部改正）

第五十二条　医療法人は、厚生労働省令で定めるところにより、毎会計年度終了後三月以内に、次に掲げる書類を都道府県知事に届け出なければならない。
一　事業報告書等
二　監事の監査報告書
三　第五十一条第三項の社会医療法人にあつては、公認会計士等の監査報告書

2　都道府県知事は、定款若しくは寄附行為又は前項の届出に係る書類について請求があつた場合には、厚生労働省令で定めるところにより、これを閲覧に供しなければならない。

（平一八法八四・全改）

第五十三条　医療法人の会計年度は、四月一日に始まり、翌年三月三十一日に終るものとする。ただし、定款又は寄附行為に別段の定めがある場合は、この限りでない。

（昭二五法一二二・追加、昭六〇法一〇九・一部改正）

第五十四条　医療法人は、剰余金の配当をしてはならない。

（昭二五法一二二・追加）

　　　　　第四節　社会医療法人債
（平一八法八四・追加）

第五十四条の二　社会医療法人は、救急医療等確保事業の実施に資するため、社員総会において議決された額又は寄附行為の定めるところにより評議員会において議決された額を限度として、社会医療法人債（第五十四条の七において準用する会社法（平成十七年法律第八十六号）の規定により社会医療法人が行う割当てにより発生する当該社会医療法人を債務者とする金銭債権であつて、次条第一項各号に掲げる事項についての定めに従い償還されるものをいう。以下同じ。）を発行することができる。

2　前項の社会医療法人債を発行したときは、社会医療法人は、当該社会医療法人債の発行収入金に相当する金額を第四十二条の二第三項に規定する特別の会計に繰り入れてはならない。

（平一八法八四・追加）

第五十四条の三　社会医療法人は、その発行する社会医療法人債を引き受ける者の募集をしようとするときは、その都度、募集社会医療法人債（当該募集に応じて当該社会医療法人債の引受けの申込みをした者に対して割り当てる社会医療法人債をいう。以下同じ。）について次に掲げる事項を定めなければならない。
一　募集社会医療法人債の発行により調達する資金の使途
二　募集社会医療法人債の総額
三　各募集社会医療法人債の金額
四　募集社会医療法人債の利率
五　募集社会医療法人債の償還の方法及び期限
六　利息支払の方法及び期限
七　社会医療法人債券（社会医療法人債を表示する証券をいう。以下同じ。）を発行するときは、その旨
八　社会医療法人債に係る債権者（以下「社会医療法人債権者」という。）が第五十四条の七において準用する会社法第六百九十八条の規定による請求の全部又は一部をすることができないこととするときは、その旨
九　社会医療法人債管理者が社会医療法人債権者集会の決議によらずに第五十四条の七において準用する会社法第七百六条第一項第二号に掲げる行為をすることができることとするときは、その旨

十　各募集社会医療法人債の払込金額（各募集社会医療法人債と引換えに払い込む金銭の額をいう。）若しくはその最低金額又はこれらの算定方法
十一　募集社会医療法人債と引換えにする金銭の払込みの期日
十二　一定の日までに募集社会医療法人債の総額について割当てを受ける者を定めていない場合において、募集社会医療法人債の全部を発行しないこととするときは、その旨及びその一定の日
十三　前各号に掲げるもののほか、厚生労働省令で定める事項
2　前項第二号に掲げる事項その他の社会医療法人債を引き受ける者の募集に関する重要な事項として厚生労働省令で定める事項は、理事の過半数で決しなければならない。
（平一八法八四・追加）

第五十四条の四　社会医療法人は、社会医療法人債を発行した日以後遅滞なく、社会医療法人債原簿を作成し、これに次に掲げる事項を記載し、又は記録しなければならない。
一　前条第一項第四号から第九号までに掲げる事項その他の社会医療法人債の内容を特定するものとして厚生労働省令で定める事項（以下「種類」という。）
二　種類ごとの社会医療法人債の総額及び各社会医療法人債の金額
三　各社会医療法人債と引換えに払い込まれた金銭の額及び払込みの日
四　社会医療法人債権者（無記名社会医療法人債（無記名式の社会医療法人債券が発行されている社会医療法人債をいう。）の社会医療法人債権者を除く。）の氏名又は名称及び住所
五　前号の社会医療法人債権者が各社会医療法人債を取得した日
六　社会医療法人債券を発行したときは、社会医療法人債券の番号、発行の日、社会医療法人債券が記名式か、又は無記名式かの別及び無記名式の社会医療法人債券の数
七　前各号に掲げるもののほか、厚生労働省令で定める事項
（平一八法八四・追加）

第五十四条の五　社会医療法人は、社会医療法人債を発行する場合には、社会医療法人債管理者を定め、社会医療法人債権者のために、弁済の受領、債権の保全その他の社会医療法人債の管理を行うことを委託しなければならない。ただし、各社会医療法人債の金額が一億円以上である場合その他社会医療法人債権者の保護に欠けるおそれがないものとして厚生労働省令で定める場合は、この限りでない。
（平一八法八四・追加）

第五十四条の六　社会医療法人債権者は、社会医療法人債の種類ごとに社会医療法人債権者集会を組織する。
2　社会医療法人債権者集会は、この法律又は次条において準用する会社法に規定する事項及び社会医療法人債権者の利害に関する事項について決議をすることができる。
（平一八法八四・追加）

第五十四条の七　会社法第六百七十七条から第六百八十条まで、第六百八十二条、第六百八十三条、第六百八十四条（第四項及び第五項を除く。）、第六百八十五条から第七百一条まで、第七百三条から第七百十四条まで、第七百十七条から第七百四十二条まで、第七編第二章第七節、第八百六十八条第四項、第八百六十九条、第八百七十条第一項（第二号及び第七号から第九号までに係る部分に限る。）、第八百七十一条（第二号に係る部分に限る。）、第八百七十二条（第四号に係る部分に限る。）、第八百七十三条、第八百七十四条（第一号及び第四号に係る部分に限る。）、第八百七十五条及び第八百七十六条の規定は、社会医療法人が社会医療法人債を発行する場合における社会医療法人債、募集社会医療法人債、

社会医療法人債券、社会医療法人債権者、社会医療法人債管理者、社会医療法人債権者集会又は社会医療法人債原簿について準用する。この場合において、必要な技術的読替えは、政令で定める。
（平一八法八四・追加、平二三法五三・平二六法九一・一部改正）

第五十四条の八　社会医療法人債は、担保付社債信託法（明治三十八年法律第五十二号）その他の政令で定める法令の適用については、政令で定めるところにより、社債とみなす。
（平一八法八四・追加）

　　　　第五節　解散及び合併
　　　　　（平一八法八四・節名追加）

第五十五条　社団たる医療法人は、次の事由によつて解散する。
　一　定款をもつて定めた解散事由の発生
　二　目的たる業務の成功の不能
　三　社員総会の決議
　四　他の医療法人との合併
　五　社員の欠亡
　六　破産手続開始の決定
　七　設立認可の取消し
２　社団たる医療法人は、総社員の四分の三以上の賛成がなければ、前項第三号の社員総会の決議をすることができない。ただし、定款に別段の定めがあるときは、この限りでない。
３　財団たる医療法人は、次に掲げる事由によつて解散する。
　一　寄附行為をもつて定めた解散事由の発生
　二　第一項第二号、第四号、第六号又は第七号に掲げる事由
４　医療法人がその債務につきその財産をもつて完済することができなくなつた場合には、裁判所は、理事若しくは債権者の申立てにより又は職権で、破産手続開始の決定をする。
５　前項に規定する場合には、理事は、直ちに破産手続開始の申立てをしなければならない。
６　第一項第二号又は第三号に掲げる事由による解散は、都道府県知事の認可を受けなければ、その効力を生じない。
７　都道府県知事は、前項の認可をし、又は認可をしない処分をするに当たつては、あらかじめ、都道府県医療審議会の意見を聴かなければならない。
８　清算人は、第一項第一号若しくは第五号又は第三項第一号に掲げる事由によつて医療法人が解散した場合には、都道府県知事にその旨を届け出なければならない。
（昭二五法一二二・追加、昭六〇法一〇九・平一六法七六・平一八法五〇・平一八法八四・一部改正）

第五十六条　解散した医療法人の残余財産は、合併及び破産手続開始の決定による解散の場合を除くほか、定款又は寄附行為の定めるところにより、その帰属すべき者に帰属する。
２　前項の規定により処分されない財産は、国庫に帰属する。
（昭二五法一二二・追加、昭六〇法一〇九・平一六法七六・平一八法八四・一部改正）

第五十六条の二　解散した医療法人は、清算の目的の範囲内において、その清算の結了に至るまではなお存続するものとみなす。
（平一八法五〇・追加）

第五十六条の三　医療法人が解散したときは、合併及び破産手続開始の決定による解散の場合を除き、理事がその清算人となる。ただし、定款若しくは寄附行為に別段の定めがあるとき、又は社員総会において理事以外の者を選任したときは、この限りでない。
（平一八法五〇・追加）

第五十六条の四　前条の規定により清算人となる者がないとき、又は清算人が欠けたため損害を

生ずるおそれがあるときは、裁判所は、利害関係人若しくは検察官の請求により又は職権で、清算人を選任することができる。

（平一八法五〇・追加）

第五十六条の五　重要な事由があるときは、裁判所は、利害関係人若しくは検察官の請求により又は職権で、清算人を解任することができる。

（平一八法五〇・追加）

第五十六条の六　清算中に就職した清算人は、その氏名及び住所を都道府県知事に届け出なければならない。

（平一八法五〇・追加）

第五十六条の七　清算人の職務は、次のとおりとする。
　一　現務の結了
　二　債権の取立て及び債務の弁済
　三　残余財産の引渡し
2　清算人は、前項各号に掲げる職務を行うために必要な一切の行為をすることができる。

（平一八法五〇・追加）

第五十六条の八　清算人は、その就職の日から二月以内に、少なくとも三回の公告をもつて、債権者に対し、一定の期間内にその債権の申出をすべき旨の催告をしなければならない。この場合において、その期間は、二月を下ることができない。
2　前項の公告には、債権者がその期間内に申出をしないときは清算から除斥されるべき旨を付記しなければならない。ただし、清算人は、判明している債権者を除斥することができない。
3　清算人は、判明している債権者には、各別にその申出の催告をしなければならない。
4　第一項の公告は、官報に掲載してする。

（平一八法五〇・追加）

第五十六条の九　前条第一項の期間の経過後に申出をした債権者は、医療法人の債務が完済された後まだ権利の帰属すべき者に引き渡されていない財産に対してのみ、請求をすることができる。

（平一八法五〇・追加）

第五十六条の十　清算中に医療法人の財産がその債務を完済するのに足りないことが明らかになつたときは、清算人は、直ちに破産手続開始の申立てをし、その旨を公告しなければならない。
2　清算人は、清算中の医療法人が破産手続開始の決定を受けた場合において、破産管財人にその事務を引き継いだときは、その任務を終了したものとする。
3　前項に規定する場合において、清算中の医療法人が既に債権者に支払い、又は権利の帰属すべき者に引き渡したものがあるときは、破産管財人は、これを取り戻すことができる。
4　第一項の規定による公告は、官報に掲載してする。

（平一八法五〇・追加）

第五十六条の十一　清算が結了したときは、清算人は、その旨を都道府県知事に届け出なければならない。

（平一八法五〇・追加）

第五十六条の十二　医療法人の解散及び清算は、裁判所の監督に属する。
2　裁判所は、職権で、いつでも前項の監督に必要な検査をすることができる。
3　医療法人の解散及び清算を監督する裁判所は、医療法人の業務を監督する都道府県知事に対し、意見を求め、又は調査を嘱託することができる。
4　前項に規定する都道府県知事は、同項に規定する裁判所に対し、意見を述べることができる。

（平一八法五〇・追加）

第五十六条の十三　医療法人の解散及び清算の監督並びに清算人に関する事件は、その主たる事

務所の所在地を管轄する地方裁判所の管轄に属する。
（平一八法五〇・追加）

第五十六条の十四 清算人の選任の裁判に対しては、不服を申し立てることができない。
（平一八法五〇・追加）

第五十六条の十五 裁判所は、第五十六条の四の規定により清算人を選任した場合には、医療法人が当該清算人に対して支払う報酬の額を定めることができる。この場合においては、裁判所は、当該清算人及び監事の陳述を聴かなければならない。
（平一八法五〇・追加）

第五十六条の十六　削除
（平二三法五三）

第五十六条の十七 裁判所は、医療法人の解散及び清算の監督に必要な調査をさせるため、検査役を選任することができる。
2　第五十六条の十四及び第五十六条の十五の規定は、前項の規定により裁判所が検査役を選任した場合について準用する。この場合において、同条中「清算人及び監事」とあるのは、「医療法人及び検査役」と読み替えるものとする。
（平一八法五〇・追加、平二三法五三・一部改正）

第五十七条 社団たる医療法人は、総社員の同意があるときは、他の社団たる医療法人又は財団たる医療法人と合併をすることができる。
2　財団たる医療法人は、寄附行為に合併することができる旨の定めがある場合に限り、他の社団たる医療法人又は財団たる医療法人と合併をすることができる。
3　財団たる医療法人が合併をするには、理事の三分の二以上の同意がなければならない。ただし、寄附行為に別段の定めがある場合は、この限りでない。

4　次の各号に掲げる場合には、合併後存続する医療法人又は合併により設立する医療法人は、それぞれ当該各号に定める種類の医療法人でなければならない。
一　合併をする医療法人が社団たる医療法人のみである場合　社団たる医療法人
二　合併をする医療法人が財団たる医療法人のみである場合　財団たる医療法人
5　合併は、都道府県知事の認可を受けなければ、その効力を生じない。
6　第五十五条第七項の規定は、前項の認可について準用する。
（昭二五法一二二・追加、平一八法五〇・平二六法八三・一部改正）

第五十八条 医療法人は、前条第五項に規定する都道府県知事の認可があつたときは、その認可の通知のあつた日から二週間以内に、財産目録及び貸借対照表を作らなければならない。
（昭二五法一二二・追加、平二六法八三・一部改正）

第五十九条 医療法人は、前条の期間内に、その債権者に対し、異議があれば一定の期間内に述べるべき旨を公告し、且つ、判明している債権者に対しては、各別にこれを催告しなければならない。但し、その期間は、二月を下ることができない。
2　債権者が前項の期間内に合併に対して異議を述べなかつたときは、合併を承認したものとみなす。
3　債権者が異議を述べたときは、医療法人は、これに弁済をし、若しくは相当の担保を提供し、又はその債権者に弁済を受けさせることを目的として信託会社若しくは信託業務を営む金融機関に相当の財産を信託しなければならない。ただし、合併をしてもその債権者を害するおそれがないときは、この限りでない。
（昭二五法一二二・追加、平九法七二・平一六法一五四・一部改正）

第六十条　合併により医療法人を設立する場合においては、定款の作製又は寄附行為その他医療法人の設立に関する事務は、各医療法人において選任した者が共同して行わなければならない。
（昭二五法一二二・追加）

第六十一条　合併後存続する医療法人又は合併によつて設立した医療法人は、合併によつて消滅した医療法人の権利義務（当該医療法人がその行う事業に関し行政庁の認可その他の処分に基いて有する権利義務を含む。）を承継する。
（昭二五法一二二・追加）

第六十二条　合併は、合併後存続する医療法人又は合併によつて設立した医療法人が、その主たる事務所の所在地において政令の定めるところにより登記をすることによつて、その効力を生ずる。
（昭二五法一二二・追加）

第六節　監督
（平一八法八四・節名追加）

第六十三条　都道府県知事は、医療法人の業務若しくは会計が法令、法令に基づく都道府県知事の処分、定款若しくは寄附行為に違反している疑いがあり、又はその運営が著しく適正を欠く疑いがあると認めるときは、当該医療法人に対し、その業務若しくは会計の状況に関し報告を求め、又は当該職員に、その事務所に立ち入り、業務若しくは会計の状況を検査させることができる。

2　第六条の八第三項及び第四項の規定は、前項の規定による立入検査について準用する。
（昭六〇法一〇九・全改、平一一法八七・平一二法一四一・平一八法八四・一部改正）

第六十四条　都道府県知事は、医療法人の業務若しくは会計が法令、法令に基づく都道府県知事の処分、定款若しくは寄附行為に違反し、又はその運営が著しく適正を欠くと認めるときは、当該医療法人に対し、期限を定めて、必要な措置をとるべき旨を命ずることができる。

2　医療法人が前項の命令に従わないときは、都道府県知事は、当該医療法人に対し、期間を定めて業務の全部若しくは一部の停止を命じ、又は役員の解任を勧告することができる。

3　都道府県知事は、前項の規定により、業務の停止を命じ、又は役員の解任を勧告するに当つては、あらかじめ、都道府県医療審議会の意見を聴かなければならない。
（昭六〇法一〇九・全改）

第六十四条の二　都道府県知事は、社会医療法人が、次の各号のいずれかに該当する場合においては、社会医療法人の認定を取り消し、又は期間を定めて収益業務の全部若しくは一部の停止を命ずることができる。
一　第四十二条の二第一項各号に掲げる要件を欠くに至つたとき。
二　定款又は寄附行為で定められた業務以外の業務を行つたとき。
三　収益業務から生じた収益を当該社会医療法人が開設する病院、診療所又は介護老人保健施設の経営に充てないとき。
四　収益業務の継続が、社会医療法人が開設する病院、診療所又は介護老人保健施設（指定管理者として管理する病院等を含む。）の業務に支障があると認めるとき。
五　不正の手段により第四十二条の二第一項の認定を受けたとき。
六　この法律若しくはこの法律に基づく命令又はこれらに基づく処分に違反したとき。

2　都道府県知事は、前項の規定により認定を取り消すに当たつては、あらかじめ、都道府県医療審議会の意見を聴かなければならない。
（平九法一二五・追加、平九法一二四（平九法一二五）・平一八法八四・一部改正）

第六十五条　都道府県知事は、医療法人が、成立

した後又はすべての病院、診療所及び介護老人保健施設を休止若しくは廃止した後一年以内に正当な理由がないのに病院、診療所又は介護老人保健施設を開設しないとき、又は再開しないときは、設立の認可を取り消すことができる。
（昭二五法一二二・追加、昭六一法一〇六・平九法一二四・平九法一二五・一部改正）

第六十六条　都道府県知事は、医療法人が法令の規定に違反し、又は法令の規定に基く都道府県知事の命令に違反した場合においては、他の方法により監督の目的を達することができないときに限り、設立の認可を取り消すことができる。
2　都道府県知事は、前項の規定により設立の認可を取り消すに当たつては、あらかじめ、都道府県医療審議会の意見を聴かなければならない。
（昭二五法一二二・追加、昭六〇法一〇九・一部改正）

第六十六条の二　厚生労働大臣は、第六十四条第一項及び第二項、第六十四条の二第一項、第六十五条並びに前条第一項の規定による処分を行わないことが著しく公益を害するおそれがあると認めるときは、都道府県知事に対し、これらの規定による処分を行うべきことを指示することができる。
（平一一法八七・追加、平一一法一六〇・平一八法八四・一部改正）

第六十六条の三　関係都道府県知事（医療法人が開設する病院、診療所又は介護老人保健施設の所在地の都道府県知事であつて、当該医療法人の業務を監督する都道府県知事以外の者をいう。）は、当該医療法人に対して適当な措置をとることが必要であると認めるときは、当該医療法人の業務を監督する都道府県知事に対し、その旨の意見を述べることができる。
（平二六法五一・追加）

第六十七条　都道府県知事は、第四十四条第一項、第五十五条第六項若しくは第五十七条第五項の規定による認可をしない処分をし、又は第六十四条第二項の規定により役員の解任を勧告するに当たつては、当該処分の名宛人又は当該勧告の相手方に対し、その指名した職員又はその他の者に対して弁明する機会を与えなければならない。この場合においては、都道府県知事は、当該処分の名宛人又は当該勧告の相手方に対し、あらかじめ、書面をもつて、弁明をするべき日時、場所及び当該処分又は当該勧告をするべき事由を通知しなければならない。
2　前項の通知を受けた者は、代理人を出頭させ、かつ、自己に有利な証拠を提出することができる。
3　第一項の規定による弁明の聴取をした者は、聴取書を作り、これを保存するとともに、報告書を作成し、かつ、当該処分又は当該勧告をする必要があるかどうかについて都道府県知事に意見を述べなければならない。
（平五法八九・全改、平一八法五〇・平二六法八三・一部改正）

第六十八条　一般社団法人及び一般財団法人に関する法律（平成十八年法律第四十八号）第四条、第七十八条、第百五十八条及び第百六十四条並びに会社法第六百六十二条、第六百六十四条、第八百六十八条第一項、第八百七十一条、第八百七十四条（第一号に係る部分に限る。）、第八百七十五条及び第八百七十六条の規定は、医療法人について準用する。この場合において、同法第六百六十四条中「社員に分配する」とあるのは、「残余財産の帰属すべき者又は国庫に帰属させる」と読み替えるものとする。
（平一八法五〇・全改）

第六十九条　この章に特に定めるもののほか、医療法人の監督に関し必要な事項は、政令で定める。
（平二六法五一・全改）

第七十条及び第七十一条　削除
（平二六法五一）

第七章　雑則
（昭六〇法一〇九・追加、平一八法八四・旧第五章の二繰下）

第七十一条の二　この法律の規定によりその権限に属させられた事項を調査審議するほか、都道府県知事の諮問に応じ、当該都道府県における医療を提供する体制の確保に関する重要事項を調査審議するため、都道府県に、都道府県医療審議会を置く。

2　都道府県医療審議会の組織及び運営に関し必要な事項は、政令で定める。

（昭六〇法一〇九・追加、平一一法一〇二・一部改正）

第七十一条の三　この法律中都道府県が処理することとされている事務で政令で定めるものは、地方自治法第二百五十二条の十九第一項の指定都市（以下この条において「指定都市」という。）においては、政令の定めるところにより、指定都市が処理するものとする。この場合においては、この法律中都道府県に関する規定は、指定都市に関する規定として、指定都市に適用があるものとする。

（平二六法五一・追加）

第七十一条の四　第五条第二項、第二十三条の二、第二十四条第一項並びに第二十五条第一項及び第二項の規定により都道府県知事、保健所を設置する市の市長又は特別区の区長の権限に属するものとされている事務は、国民の健康を守るため緊急の必要があると厚生労働大臣が認める場合にあつては、厚生労働大臣又は都道府県知事、保健所を設置する市の市長若しくは特別区の区長が行うものとする。この場合においては、この法律の規定中都道府県知事、保健所を設置する市の市長又は特別区の区長に関する規定（当該事務に係るものに限る。）は、厚生労働大臣に関する規定として厚生労働大臣に適用があるものとする。

2　前項の場合において、厚生労働大臣又は都道府県知事、保健所を設置する市の市長若しくは特別区の区長が当該事務を行うときは、相互に密接な連携の下に行うものとする。

（平一一法八七・全改、平一一法一六〇・平一二法一四一・一部改正、平二六法五一・旧第七十一条の三繰下）

第七十一条の五　この法律に規定する厚生労働大臣の権限は、厚生労働省令で定めるところにより、地方厚生局長に委任することができる。

2　前項の規定により地方厚生局長に委任された権限は、厚生労働省令で定めるところにより、地方厚生支局長に委任することができる。

（平一一法一六〇・追加）

第七十一条の六　この法律の規定に基づき命令を制定し、又は改廃する場合においては、その命令で、その制定又は改廃に伴い合理的に必要と判断される範囲内において、所要の経過措置（罰則に関する経過措置を含む。）を定めることができる。

（昭六〇法一〇九・追加、平六法八四・旧第七十一条の三繰下、平一一法八七・旧第七十一条の四繰下、平一一法一六〇・旧第七十一条の五繰下）

第八章　罰則
（昭二五法一二二・旧第五章繰下、平一八法八四・旧第六章繰下）

第七十一条の七　社会医療法人の役員が、自己若しくは第三者の利益を図り又は社会医療法人に損害を加える目的で、その任務に背く行為をし、当該社会医療法人に財産上の損害を加えたときは、七年以下の懲役若しくは五百万円以下の罰金に処し、又はこれを併科する。

（平一八法八四・追加）

第七十一条の八　社会医療法人の代表社会医療法

人債権者(第五十四条の七において準用する会社法第七百三十六条第一項の規定により選任された代表社会医療法人債権者をいう。第七十一条の十一第一項及び第七十五条の二において同じ。)又は決議執行者(第五十四条の七において準用する同法第七百三十七条第二項に規定する決議執行者をいう。第七十一条の十一第一項及び第七十五条の二において同じ。)が、自己若しくは第三者の利益を図り又は社会医療法人債権者に損害を加える目的で、その任務に背く行為をし、社会医療法人債権者に財産上の損害を加えたときは、五年以下の懲役若しくは五百万円以下の罰金に処し、又はこれを併科する。
(平一八法八四・追加)

第七十一条の九　前二条の罪の未遂は、罰する。
(平一八法八四・追加)

第七十一条の十　社会医療法人の役員又は社会医療法人債を引き受ける者の募集の委託を受けた者が、社会医療法人債を引き受ける者の募集をするに当たり、社会医療法人の事業その他の事項に関する説明を記載した資料若しくは当該募集の広告その他の当該募集に関する文書であつて重要な事項について虚偽の記載のあるものを行使し、又はこれらの書類の作成に代えて電磁的記録(電子的方式、磁気的方式その他人の知覚によつては認識することができない方式で作られる記録であつて、電子計算機による情報処理の用に供されるものとして厚生労働省令で定めるものをいう。以下同じ。)の作成がされている場合における当該電磁的記録であつて重要な事項について虚偽の記録のあるものをその募集の事務の用に供したときは、五年以下の懲役若しくは五百万円以下の罰金に処し、又はこれを併科する。

2　社会医療法人債の売出しを行う者が、その売出しに関する文書であつて重要な事項について虚偽の記載のあるものを行使し、又は当該文書の作成に代えて電磁的記録の作成がされている場合における当該電磁的記録であつて重要な事項について虚偽の記録のあるものをその売出しの事務の用に供したときも、前項と同様とする。
(平一八法八四・追加)

第七十一条の十一　社会医療法人の役員又は代表社会医療法人債権者若しくは決議執行者が、その職務に関し、不正の請託を受けて、財産上の利益を収受し、又はその要求若しくは約束をしたときは、五年以下の懲役又は五百万円以下の罰金に処する。

2　前項の利益を供与し、又はその申込み若しくは約束をした者は、三年以下の懲役又は三百万円以下の罰金に処する。
(平一八法八四・追加)

第七十一条の十二　次に掲げる事項に関し、不正の請託を受けて、財産上の利益を収受し、又はその要求若しくは約束をした者は、五年以下の懲役又は五百万円以下の罰金に処する。
一　社会医療法人債権者集会における発言又は議決権の行使
二　社会医療法人債の総額(償還済みの額を除く。)の十分の一以上に当たる社会医療法人債を有する社会医療法人債権者の権利の行使

2　前項の利益を供与し、又はその申込み若しくは約束をした者も、同項と同様とする。
(平一八法八四・追加)

第七十一条の十三　第七十一条の十一第一項又は前条第一項の場合において、犯人の収受した利益は、没収する。その全部又は一部を没収することができないときは、その価額を追徴する。
(平一八法八四・追加)

第七十一条の十四　第七十一条の七から第七十一条の九まで、第七十一条の十一第一項及び第七十一条の十二第一項の罪は、日本国外においてこれらの罪を犯した者にも適用する。

2　第七十一条の十一第二項及び第七十一条の十

二第二項の罪は、刑法(明治四十年法律第四十五号)第二条の例に従う。
(平一八法八四・追加)

第七十一条の十五 第七十一条の八、第七十一条の十又は第七十一条の十一第一項に規定する者が法人であるときは、これらの規定及び第七十一条の九の規定は、その行為をした取締役、執行役その他業務を執行する役員又は支配人に対してそれぞれ適用する。
(平一八法八四・追加)

第七十二条 第五条第二項若しくは第二十五条第二項若しくは第四項の規定による診療録若しくは助産録の提出又は同条第一項若しくは第三項の規定による診療録若しくは助産録の検査に関する事務に従事した公務員又は公務員であつた者が、その職務の執行に関して知り得た医師、歯科医師若しくは助産師の業務上の秘密又は個人の秘密を正当な理由がなく漏らしたときは、一年以下の懲役又は五十万円以下の罰金に処する。

2 職務上前項の秘密を知り得た他の公務員又は公務員であつた者が、正当な理由がなくその秘密を漏らしたときも、同項と同様とする。

3 第六条の十三第四項、第六条の二十一、第六条の二十二第二項、第三十条の二十一第四項又は第三十条の二十五第五項の規定に違反した者は、一年以下の懲役又は五十万円以下の罰金に処する。
(平一二法一四一・全改、平一三法一五三・平一八法八四・平二六法八三・一部改正)

第七十三条 次の各号のいずれかに該当する者は、六月以下の懲役又は三十万円以下の罰金に処する。
一 第六条の五第三項、第六条の六第四項、第六条の七第二項又は第七条第一項の規定に違反した者
二 第十四条の規定に違反した者
三 第六条の八第二項、第七条の二第三項、第二十三条の二、第二十四条、第二十八条、第二十九条第一項又は第三十条の十五第六項の規定に基づく命令又は処分に違反した者
(昭六〇法一〇九・追加、平四法八九・平九法一二五・平一二法一四一・平一四法一〇二・平一八法八四・平二六法八三・一部改正)

第七十三条の二 次の各号のいずれかに該当するときは、その違反行為をした医療事故調査・支援センターの役員又は職員は、三十万円以下の罰金に処する。
一 第六条の二十の許可を受けないで、調査等業務の全部を廃止したとき。
二 第六条の二十三の規定による帳簿の記載をせず、虚偽の記載をし、又は帳簿を保存しなかつたとき。
三 第六条の二十四第一項の規定による報告を怠り、若しくは虚偽の報告をし、又は同項の規定による検査を拒み、妨げ、若しくは忌避したとき。
(平二六法八三・追加)

第七十四条 次の各号のいずれかに該当する者は、二十万円以下の罰金に処する。
一 第三条、第四条第三項、第四条の二第三項、第四条の三第三項、第八条、第八条の二第二項、第九条から第十二条まで、第十六条、第十八条、第十九条、第二十一条第一項第二号から第十一号まで若しくは第二項第二号、第二十二条第一号若しくは第四号から第八号まで、第二十二条の二第二号若しくは第五号、第二十二条の三第二号若しくは第五号又は第二十七条の規定に違反した者
二 第五条第二項、第六条の八第一項若しくは第二十五条第一項から第四項までの規定による報告若しくは提出を怠り、若しくは虚偽の報告をし、又は第六条の八第一項若しくは第二十五条第一項若しくは第三項の規定による当該職員の検査を拒み、妨げ、若しくは忌避した者

三　第十四条の二第一項又は第二項の規定による掲示を怠り、又は虚偽の掲示をした者
(昭二四法六七・一部改正、昭二五法一二二・旧第四十四条繰下、昭二九法六二・昭六〇法一〇九・平四法八九・平九法一二五・平一一法八七・平一二法一四一・平一八法八四・平二六法八三・一部改正)

第七十五条　法人の代表者又は法人若しくは人の代理人、使用人その他の従業者が、その法人又は人の業務に関して第七十三条又は前条の違反行為をしたときは、行為者を罰するほか、その法人又は人に対しても各本条の罰金刑を科する。
(昭二五法一二二・旧第四十五条繰下・一部改正、昭六〇法一〇九・平二六法八三・一部改正)

第七十五条の二　社会医療法人の役員、社会医療法人債原簿管理人(第五十四条の七において準用する会社法第六百八十三条に規定する者をいう。)、社会医療法人債管理者、事務を承継する社会医療法人債管理者(第五十四条の七において準用する会社法第七百十一条第一項又は第七百十四条第一項若しくは第三項の規定により社会医療法人債管理者の事務を承継する社会医療法人債管理者をいう。)、代表社会医療法人債権者又は決議執行者は、次の各号のいずれかに該当する場合には、百万円以下の過料に処する。ただし、その行為について刑を科すべきときは、この限りでない。
一　この法律において準用する会社法の規定による公告若しくは通知をすることを怠つたとき、又は不正の公告若しくは通知をしたとき。
二　この法律において準用する会社法の規定に違反して、正当な理由がないのに、書類若しくは電磁的記録に記録された事項を厚生労働省令で定める方法により表示したものの閲覧若しくは謄写又は書類の謄本若しくは抄本の交付、電磁的記録に記録された事項を電磁的方法により提供すること若しくはその事項を記載した書面の交付を拒んだとき。
三　この法律において準用する会社法の規定による調査を拒み、妨げ、又は忌避したとき。
四　社会医療法人債権者集会に対し、虚偽の申述を行い、又は事実を隠ぺいしたとき。
五　社会医療法人債原簿、議事録(第五十四条の七において準用する会社法第七百三十一条第一項の規定により作成する議事録をいう。次号において同じ。)、第五十四条の七において準用する同法第六百八十二条第一項若しくは第六百九十五条第一項の書面若しくは電磁的記録に記載し、若しくは記録すべき事項を記載せず、若しくは記録せず、又は虚偽の記載若しくは記録をしたとき。
六　第五十四条の七において準用する会社法第六百八十四条第一項又は第七百三十一条第二項の規定に違反して、社会医療法人債原簿又は議事録を備え置かなかつたとき。
七　社会医療法人債の発行の日前に社会医療法人債券を発行したとき。
八　第五十四条の七において準用する会社法第六百九十六条の規定に違反して、遅滞なく、社会医療法人債券を発行しなかつたとき。
九　社会医療法人債券に記載すべき事項を記載せず、又は虚偽の記載をしたとき。
十　第五十四条の五の規定に違反して社会医療法人債を発行し、又は第五十四条の七において準用する会社法第七百十一条第一項の規定に違反して事務を承継する社会医療法人債管理者を定めなかつたとき。
(平一八法八四・追加)

第七十五条の三　第三十条の十三第五項の規定による命令に違反した者は、三十万円以下の過料に処する。
(平二六法八三・追加・一部改正)

第七十六条　次の各号のいずれかに該当する場合においては、医療法人の理事、監事又は清算人は、これを二十万円以下の過料に処する。ただし、その行為について刑を科すべきときは、こ

の限りでない。
一　この法律に基づく政令の規定による登記をすることを怠つたとき。
二　第四十六条第二項の規定による財産目録の備付けを怠り、又はこれに記載すべき事項を記載せず、若しくは虚偽の記載をしたとき。
三　第五十条第三項又は第五十二条第一項の規定に違反して、届出をせず、又は虚偽の届出をしたとき。
四　第五十一条の二の規定による書類の備付けを怠り、その書類に記載すべき事項を記載せず、若しくは虚偽の記載をし、又は正当の理由がないのに同条の規定による閲覧を拒んだとき。
五　第五十四条の規定に違反して剰余金の配当をしたとき。
六　第五十五条第五項又は第五十六条の十第一項の規定による破産手続開始の申立てを怠つたとき。
七　第五十六条の八第一項又は第五十六条の十第一項の規定による公告を怠り、又は虚偽の公告をしたとき。
八　第五十八条又は第五十九条第一項若しくは第三項の規定に違反したとき。
九　第六十三条第一項の規定による報告を怠り、若しくは虚偽の報告をし、又は同項の規定による検査を拒み、妨げ、若しくは忌避したとき。
十　第六十四条第二項又は第六十四条の二第一項の規定による命令に違反して業務を行つたとき。
(昭二五法一二二・追加、昭四五法一一一・昭六〇法一〇九・平九法一二五・平一二法一四一・平一六法七六・平一七法八七・平一八法八四・平一八法五〇・一部改正)

第七十七条　第四十条の規定に違反した者は、これを十万円以下の過料に処する。
(昭二五法一二二・追加、昭六〇法一〇九・一部改正)

附則抄　略(一部を除く。)

附則　(平成二七年九月四日法律第六三号)抄
(施行期日)
第一条　この法律は、平成二十八年四月一日から施行する。ただし、次の各号に掲げる規定は、当該各号に定める日から施行する。
一及び二　略
三　附則第百十三条の規定　医療法の一部を改正する法律　(平成二十七年法律第　　号)の公布の日又は公布日のいずれか遅い日

○医療法施行令

昭和二十三年十月二十七日
政令第三百二十六号

(最近改正:平成二七年三月三一日政令第一三八号)

(法の適用に関する特例)
第一条 国の開設する病院、診療所又は助産所に関して医療法(以下「法」という。)を適用するについては、次の表の上欄に掲げる法の規定中の字句で、同表中欄に掲げるものは、それぞれ同表下欄の字句と読み替えるものとする。

第十二条の二第一項、第十二条の三第一項及び第十二条の四第一項	開設者	管理者
第十八条ただし書	ただし、病院又は診療所所在地の都道府県知事の許可を受けた場合は、この限りでない。	ただし、病院又は診療所の管理者においてその必要がないと認めるときは、この限りでない。この場合においては、当該病院又は診療所の管理者は、その病院又は診療所所在地の都道府県知事(診療所にあつては、その開設地が保健所を設置する市又は特別区の区域にある場合においては、当該保健所を設置する市の市長又は特別区の区長)にその旨を通知しなければならない。
第二十三条の二	その開設者	主務大臣
	その人員の増員を命じ、又	その人員の増員を申し出、又は期間を定めて、その業務の全部若しくは一部の停止を申し出
	し、又は期間を定めて、その業務の全部若しくは一部の停止を命ずる	
第二十四条第一項	その開設者	主務大臣
	使用を制限し、若しくは禁止し、又は期限を定めて、修繕若しくは改築を命ずる	使用の制限若しくは停止を申し出、又は期限を定めて、その修繕若しくは改築を申し出
第二十四条第二項	その開設者	主務大臣
	命ずる	申し出
第二十五条第一項	開設者若しくは管理者	管理者
第二十五条第二項	開設者又は管理者	管理者
第二十五条第三項	開設者若しくは管理者	管理者
第二十五条第四項	開設者又は管理者	管理者
第二十八条	開設者	主務大臣
	命ずる	申し出
第二十九条第三項第二号、第四項第二号及び第五項第二号	開設者	管理者

(昭二五政二七三・一部改正、昭二八政二八三・旧第二条繰上・一部改正、昭二九政一一三・昭三八政一六四・昭六〇政三一九・昭六一政二四・平五政七・平八政三一八・平一〇政四六・平一一政三九三・平一二政三〇九・平一三政一六・平一九政九・平二三政四〇七・平二七政四六・平二七政一二八・一部改正)

第二条 都道府県知事、地域保健法 (昭和二十二

年法律第百一号)第五条第一項の規定に基づく政令で定める市(以下「保健所を設置する市」という。)の市長又は特別区の区長が法第二十五条第一項の規定により、当該職員に、刑事施設、少年院、少年鑑別所又は婦人補導院の中に設けられた病院又は診療所に立ち入り、検査をさせる場合には、法務大臣の指定する者を立ち会わせなければならない。

2　前項の規定は、厚生労働大臣が当該職員に法第二十五条第三項又は第七十一条の四第一項の規定による措置を実施させる場合について準用する。

（昭二五政五一・昭二七政三〇五・一部改正、昭二八政二八三・旧第三条繰上、昭三三政一二五・平六政二二三・平八政三一八・平一一政三九三・平一二政三〇九・平一三政一六・平一五政四八三・平一八政一九三・平一九政九・平二七政一二八・一部改正）

第三条　国の開設する病院、診療所又は助産所については、法第二十五条の二、第二十九条第一項、第二項、第三項（第三号に係る部分に限る。）、第四項（第三号に係る部分に限る。）及び第五項（第三号に係る部分に限る。）、第三十条並びに第三十条の十一の規定は、適用しない。

2　刑事施設、少年院、少年鑑別所若しくは婦人補導院又は入国者収容所若しくは地方入国管理局の中に設けられた病院又は診療所については、法第六条の三、第七条第五項、第十四条の二第一項第一号及び第二号、第三十条の十二第一項、第三十条の十三第一項、第三十条の十四第二項、第三十条の十五第一項並びに第三十条の十六第二項の規定は、適用しない。

3　皇室用財産である病院又は診療所については、法第七条第五項、第三十条の十二第一項、第三十条の十三第一項、第三十条の十四第二項、第三十条の十五第一項及び第三十条の十六第二項の規定は、適用しない。

（昭二八政二八三・旧第四条繰上・一部改正、昭二九政一一三・昭三三政一二五・昭六一政二一四・平五政七・平八政三一八・平一一政三九三・平一三政一六・平一八政一九三・平一八政三七一・平一九政九・平二六政三一四・平二七政四六・平二七政一三八・一部改正）

（広告することができる診療科名）

第三条の二　法第六条の六第一項に規定する政令で定める診療科名は、次のとおりとする。
一　医業については、次に掲げるとおりとする。
　イ　内科
　ロ　外科
　ハ　内科又は外科と次に定める事項とを厚生労働省令で定めるところにより組み合わせた名称（医学的知見及び社会通念に照らし不合理な組み合わせとなるものとして厚生労働省令で定めるものを除く。）
　　(1)　頭頸部、胸部、腹部、呼吸器、消化器、循環器、気管食道、肛門、血管、心臓血管、腎臓、脳神経、神経、血液、乳腺、内分泌若しくは代謝又はこれらを構成する人体の部位、器官、臓器若しくは組織若しくはこれら人体の器官、臓器若しくは組織の果たす機能の一部であつて、厚生労働省令で定めるもの
　　(2)　男性、女性、小児若しくは老人又は患者の性別若しくは年齢を示す名称であつて、これらに類するものとして厚生労働省令で定めるもの
　　(3)　整形、形成、美容、心療、薬物療法、透析、移植、光学医療、生殖医療若しくは疼痛緩和又はこれらの分野に属する医学的処置のうち、医学的知見及び社会通念に照らし特定の領域を表す用語として厚生労働省令で定めるもの
　　(4)　感染症、腫瘍、糖尿病若しくはアレルギー疾患又はこれらの疾病若しくは病態に分類される特定の疾病若しくは病態であつて、厚生労働省令で定めるもの
二　イからハまでに掲げる診療科名のほか、次に掲げるもの

(1)　精神科、アレルギー科、リウマチ科、小児科、皮膚科、泌尿器科、産婦人科、眼科、耳鼻いんこう科、リハビリテーション科、放射線科、病理診断科、臨床検査科又は救急科
　　　(2)　(1)に掲げる診療科名とハ(1)から(4)までに定める事項とを厚生労働省令で定めるところにより組み合わせた名称（医学的知見及び社会通念に照らし不合理な組み合わせとなるものとして厚生労働省令で定めるものを除く。）
　二　歯科医業については、次に掲げるとおりとする。
　　イ　歯科
　　ロ　歯科と次に定める事項とを厚生労働省令で定めるところにより組み合わせた名称（歯科医学的知見及び社会通念に照らし不合理な組み合わせとなるものとして厚生労働省令で定めるものを除く。）
　　　(1)　小児又は患者の年齢を示す名称であつて、これに類するものとして厚生労働省令で定めるもの
　　　(2)　矯正若しくは口腔外科又はこれらの分野に属する歯科医学的処置のうち、歯科医学的知見及び社会通念に照らし特定の領域を表す用語として厚生労働省令で定めるもの
２　前項第一号ニ(1)に掲げる診療科名のうち、次の各号に掲げるものについては、それぞれ当該各号に掲げる診療科名に代えることができる。
　一　産婦人科　産科又は婦人科
　二　放射線科　放射線診断科又は放射線治療科
（平一九政九・追加、平二〇政三六・一部改正）

（診療所の病床設置の届出）
第三条の三　法第七条第三項に規定する厚生労働省令で定める場合に該当し、同項の許可を受けないで診療所に病床を設けた者は、当該病床を設けたときから十日以内に、病床数その他厚生労働省令で定める事項を、当該診療所所在地の都道府県知事に届け出なければならない。
（平一八政三七一・追加、平一九政九・旧第三条の二繰下）

（開設者の住所等の変更の届出）
第四条　病院を開設した者、臨床研修等修了医師及び臨床研修等修了歯科医師でない者で診療所を開設したもの又は助産師でない者で助産所を開設したものは、開設者の住所又は氏名その他厚生労働省令で定める事項に変更を生じたときは、十日以内に、当該病院、診療所又は助産所所在地の都道府県知事（診療所又は助産所にあつては、その開設地が保健所を設置する市又は特別区の区域にある場合においては、当該保健所を設置する市の市長又は特別区の区長。第三項及び次条において同じ。）に届け出なければならない。
２　法第七条第三項に規定する厚生労働省令で定める場合に該当し、同項の許可を受けないで病床数その他厚生労働省令で定める事項を変更した者は、当該変更をしたときから十日以内に、当該診療所所在地の都道府県知事に届け出なければならない。
３　診療所を開設した臨床研修等修了医師若しくは臨床研修等修了歯科医師又は助産所を開設した助産師は、法第八条の規定により届け出た事項に変更を生じたときは、十日以内に、当該診療所又は助産所所在地の都道府県知事に届け出なければならない。
（昭三八政一六四・全改、平八政三一八・平一〇政四六・平一二政三〇九・平一三政一六・平一四政四・平一六政四八・平一八政三七一・平一九政九・一部改正）

（開設後の届出）
第四条の二　病院、診療所又は助産所の開設の許可を受けた者は、病院、診療所又は助産所を開設したときは、十日以内に、開設年月日、管理者の住所及び氏名その他厚生労働省令で定める事項を、当該病院、診療所又は助産所所在地の

都道府県知事に届け出なければならない。
2 前項の者は、同項の規定により届け出た事項のうち、管理者の住所及び氏名その他厚生労働省令で定める事項に変更を生じたときは、十日以内に、当該病院、診療所又は助産所所在地の都道府県知事に届け出なければならない。
(昭二八政二八三・追加、昭三八政一六四・平六政三八九・平一二政三〇九・一部改正)

(特定機能病院等に係る変更の届出)
第四条の三 特定機能病院又は臨床研究中核病院の開設者は、厚生労働省令で定める事項に変更を生じたときは、十日以内に、その旨を厚生労働大臣に届け出なければならない。
(平五政七・追加、平一二政三〇九・平二七政四六・一部改正)

(行政処分に関する通知)
第四条の四 次に掲げる者は、法第二十三条の二、第二十四条第一項、第二十八条又は第二十九条第一項から第三項までの規定による処分が行われる必要があると認めるときは、理由を付して、その旨を都道府県知事に通知しなければならない。
一 法第二十五条第一項の規定により、病院、診療所若しくは助産所の開設者若しくは管理者に対し、必要な報告を命じ、又は当該職員に、病院、診療所若しくは助産所に立ち入り、その有する人員若しくは清潔保持の状況、構造設備若しくは診療録、助産録、帳簿書類その他の物件を検査させた保健所を設置する市の市長又は特別区の区長(次号において「保健所設置市長等」という。)
二 法第二十五条第二項の規定により、病院、診療所又は助産所の開設者又は管理者に対し、診療録、助産録、帳簿書類その他の物件の提出を命じた保健所設置市長等
(平一三政一六・全改)

(読替規定)
第四条の五 国の開設する病院、診療所又は助産所に関してこの政令を適用するについては、次の表の上欄に掲げるこの政令の規定中の字句で、同表中欄に掲げるものは、それぞれ同表下欄の字句と読み替えるものとする。

第四条の三	開設者	管理者
前条	法第二十三条の二、第二十四条第一項、第二十八条又は第二十九条第一項から第三項までの規定による処分	第一条の規定により読み替えて適用される法第二十三条の二、第二十四条第一項、第二十八条又は第二十九条第三項(第三号に係る部分を除く。)の規定による申出
	法第二十五条第一項	第一条の規定により読み替えて適用される法第二十五条第一項
	開設者若しくは管理者	管理者
	法第二十五条第二項	第一条の規定により読み替えて適用される第二十五条第二項
	開設者又は管理者	管理者

(昭二八政二八三・追加、昭二九政一一三・昭三八政一六四・一部改正、平五政七・旧第四条の三繰下・一部改正、平八政三一八・平一〇政四六・一部改正、平一一政三九三・旧第四条の四繰下・一部改正、平一二政三〇九・平一三政一六・平一八政三七一・平二三政四〇七・平二七政一二八・一部改正)

(病院の開設等の計画に関して協議を行う独立行政法人等)
第四条の六 法第七条の二第七項に規定する政令で定める独立行政法人は、国立研究開発法人放射線医学総合研究所、独立行政法人航海訓練所、独立行政法人労働者健康福祉機構、独立行政法人国立病院機構、国立研究開発法人国立がん研究センター、国立研究開発法人国立循環器病研究センター、国立研究開発法人国立精神・神経

医療研究センター、国立研究開発法人国立国際医療研究センター、国立研究開発法人国立成育医療研究センター及び国立研究開発法人国立長寿医療研究センターとする。

2　法第七条の二第七項に規定する政令で特に定める場合は、独立行政法人労働者健康福祉機構が病院を開設し、若しくはその開設した病院につき病床数を増加させ、若しくは病床の種別を変更し、又は診療所に病床を設け、若しくは診療所の病床数を増加させ、若しくは病床の種別を変更しようとする場合であつて、病院又は診療所の病床の種別ごとに、当該計画が実施された後の当該計画に係る病床（病床数の増加又は病床の種別の変更に係る計画にあつては、当該計画の実施により病床の増設又は新設があつた後のその病床の種別に属する病床）の利用者の見込数で、労働者災害補償保険の保険関係の成立している事業に使用される労働者で業務上の災害を被つたもの以外の利用者の見込数を除して得た数が、いずれも〇・〇五以下であるときとする。

（昭三九政三二・追加、昭六〇政二四・昭六〇政三一・昭六一政二一四・昭六二政五四・昭六三政二・平一〇政四六・一部改正、平一一政三九三・旧第四条の五繰下、平一二政三三三・平一三政一六・平一五政五一六・平一五政五五六・平一八政三七一・平一九政九・平二二政四一・平二七政七四・一部改正）

（診療等に著しい影響を与える業務）

第四条の七　法第十五条の二に規定する政令で定める業務は、次のとおりとする。

一　人体から排出され、又は採取された検体の微生物学的検査、血清学的検査、血液学的検査、病理学的検査、寄生虫学的検査又は生化学的検査の業務

二　医療機器又は医学的処置若しくは手術の用に供する衣類その他の繊維製品の滅菌又は消毒の業務

三　病院における患者、妊婦、産婦又はじよく婦の食事の提供の業務

四　患者、妊婦、産婦又はじよく婦の病院、診療所又は助産所相互間の搬送の業務及びその他の搬送の業務で重篤な患者について医師又は歯科医師を同乗させて行うもの

五　厚生労働省令で定める医療機器の保守点検の業務

六　医療の用に供するガスの供給設備の保守点検の業務（高圧ガス保安法（昭和二十六年法律第二百四号）の規定により高圧ガスを製造又は消費する者が自ら行わなければならないものを除く。）

七　患者、妊婦、産婦若しくはじよく婦の寝具又はこれらの者に貸与する衣類の洗濯の業務

八　医師若しくは歯科医師の診療若しくは助産師の業務の用に供する施設又は患者の入院の用に供する施設の清掃の業務

（平五政七・追加、平九政二〇・一部改正、平一一政三九三・旧第四条の六繰下、平一二政三〇九・平一三政一六・平一四政四・平一五政五三五・一部改正）

（病院報告の提出）

第四条の八　病院（療養病床を有する診療所を含む。以下この項及び次項において同じ。）の管理者は、厚生労働省令で定めるところにより、その管理する病院に係る患者の状況、従業者の配置の状況その他の事項に関する報告書（以下この条において「病院報告」という。）を厚生労働大臣に提出しなければならない。

2　病院報告は、厚生労働省令で定めるところにより、病院の所在地を管轄する保健所の長に提出するものとする。

3　病院報告の提出を受けた保健所の長は、厚生労働省令の定めるところにより、当該病院報告を当該保健所の所在地の都道府県知事に送付しなければならない。

4　前項の規定による病院報告の送付は、保健所を設置する市又は特別区にあつては、市長又は区長を経由して行うものとする。

5　第三項の規定により病院報告の送付を受けた都道府県知事は、厚生労働省令の定めるところにより、当該病院報告を厚生労働大臣に送付しなければならない。
（平一三政一六・全改）

（罰則）
第五条　医療法施行規則（昭和二十三年厚生省令第五十号）第十六条又は第十七条に掲げる基準に違反した者は、十万円以下の罰金に処する。
（昭二八政二八三・昭六一政二一四・一部改正）

（基準病床数の算定の特例）
第五条の二　法第三十条の四第六項に規定する政令で定める事情は、次に掲げる事情とする。
一　急激な人口の増加が見込まれること。
二　特定の疾病にり患する者が異常に多いこと。
三　その他前二号に準ずる事情として厚生労働省令で定める事情があること。
2　法第三十条の四第六項の規定により、同条第二項第十二号に規定する基準病床数（以下「基準病床数」という。）に関する同条第五項に規定する基準（以下「算定基準」という。）によらないこととする場合の基準病床数は、厚生労働省令で定めるところにより、算定基準に従い算定した数に厚生労働大臣に協議し、その同意を得た数を加えて得た数又は厚生労働大臣に協議し、その同意を得た数とする。
（平一一政三九三・追加、平一二政三〇九・平一三政一六・平一九政九・平二三政一一七・平二三政四〇七・平二六政三一四・一部改正）

第五条の三　法第三十条の四第七項に規定する政令で定める事情は、次に掲げる事情とする。
一　急激な人口の増加が見込まれること。
二　特定の疾病にり患する者が異常に多くなること。
三　その他前二号に準ずる事情として厚生労働省令で定める事情があること。
2　法第三十条の四第七項に規定する政令で定めるところにより算定した数は、算定基準又は前条第二項の規定に従い算定した数に厚生労働大臣に協議し、その同意を得た数を加えて得た数とする。
3　法第三十条の四第七項に規定する政令で定める区域は、同項の申請に係る基準病床数を算定することとされた区域（次条第三項において「基準病床数算定区域」という。）とする。
4　法第三十条の四第七項に規定する政令で定める申請は、病院の開設の許可若しくは病院の病床数の増加若しくは病床の種別の変更の許可又は診療所の病床の設置の許可若しくは診療所の病床数の増加の許可の申請とする。
（平一一政三九三・追加、平一二政三〇九・平一三政一六・平一八政三七一・平一九政九・平二三政一一七・平二三政四〇七・一部改正）

第五条の四　法第三十条の四第八項に規定する政令で定める申請は、同項に規定する厚生労働省令で定める病床を含む病院の開設の許可若しくは病院の病床数の増加若しくは病床の種別の変更の許可又は診療所の病床の設置の許可若しくは診療所の病床数の増加の許可の申請とする。
2　法第三十条の四第八項に規定する政令で定めるところにより算定した数は、算定基準又は第五条の二第二項の規定に従い算定した数に厚生労働大臣に協議し、その同意を得た数を加えて得た数とする。
3　法第三十条の四第八項に規定する政令で定める区域は、同項の申請に係る基準病床数算定区域とする。
（平一一政三九三・追加、平一二政三〇九・平一三政一六・平一八政三七一・平一九政九・平二三政一一七・平二三政四〇七・一部改正）

（社会医療法人に係る認定の申請）
第五条の五　法第四十二条の二第一項の規定による社会医療法人に係る認定を受けようとする医療法人は、当該認定を受けようとする旨及び同項各号に掲げる要件に係る事項として厚生労働

省令で定めるものを記載した申請書を、当該医療法人の主たる事務所の所在地の都道府県知事に提出しなければならない。この場合において、当該申請書には、厚生労働省令で定める書類を添付しなければならない。

（平一九政九・追加）

（社会医療法人債等に関する読替え）

第五条の六 法第五十四条の七の規定において社会医療法人が社会医療法人債を発行する場合における社会医療法人債、募集社会医療法人債、社会医療法人債券、社会医療法人債権者、社会医療法人債管理者、社会医療法人債権者集会又は社会医療法人債原簿について会社法（平成十七年法律第八十六号）の規定を準用する場合における技術的読替えは、次の表のとおりとする。

読み替える会社法の規定	読み替えられる字句	読み替える字句
第六百七十七条第一項	前条の	医療法（昭和二十三年法律第二百五号）第五十四条の三第一項の
	会社の商号	社会医療法人（医療法第四十二条の二第一項に規定する社会医療法人をいう。）の名称
	前条各号	医療法第五十四条の三第一項各号
	法務省令	厚生労働省令
第六百七十七条第二項	前条の	医療法第五十四条の三第一項の
	前条第九号	医療法第五十四条の三第一項第十号
第六百七十七条第三項	電磁的方法	電磁的方法（電子情報処理組織を使用する方法その他の情報通信の技術を利用する方法であって厚生労働省令で定めるものをいう。以下同じ。）
第六百七十七条第四項	法務省令	厚生労働省令
第六百七十八条第一項	前条第二項第二号	医療法第五十四条の七において準用する前条第二項第二号
第六百七十八条第二項	第六百七十六条第十号	医療法第五十四条の三第一項第十一号
第六百七十九条	前二条	医療法第五十四条の七において準用する前二条
第六百八十条第二号	前条	医療法第五十四条の七において準用する前条
第六百八十二条第一項	無記名社債	無記名社会医療法人債（医療法第五十四条の四第四号に規定する無記名社会医療法人債をいう。以下同じ。）
	社債発行会社	社会医療法人債発行法人
	記録された社債原簿記載事項	記録された社会医療法人債原簿記載事項（医療法第五十四条の四各号に掲げる事項をいう。以下同じ。）
	当該社債原簿記載事項	当該社会医療法人債原簿記載事項
	電磁的記録	電磁的記録（電子的方式、磁気的方式その他人の知覚によっては認識することができない方式で作られる記

		録であって、電子計算機による情報処理の用に供されるものとして厚生労働省令で定めるものをいう。以下同じ。)	条第一項		行法人
				社債原簿記載事項	社会医療法人債原簿記載事項
第六百八十二条第二項	社債発行会社	社会医療法人債発行法人	第六百九十条第二項	無記名社債	無記名社会医療法人債
第六百八十二条第三項	社債発行会社	社会医療法人債発行法人	第六百九十一条第一項	社債発行会社	社会医療法人債発行法人
	法務省令	厚生労働省令		社債原簿記載事項	社会医療法人債原簿記載事項
第六百八十三条	社債原簿管理人	社会医療法人債原簿管理人	第六百九十一条第二項	法務省令	厚生労働省令
第六百八十四条第一項	社債発行会社	社会医療法人債発行法人	第六百九十一条第三項	無記名社債	無記名社会医療法人債
	本店(社債原簿管理人	主たる事務所(社会医療法人債原簿管理人	第六百九十三条及び第六百九十四条第一項	社債発行会社	社会医療法人債発行法人
第六百八十四条第二項	法務省令	厚生労働省令	第六百九十五条第一項	前条第一項各号	医療法第五十四条の七において準用する前条第一項各号
	社債発行会社	社会医療法人債発行法人		社債発行会社	社会医療法人債発行法人
	営業時間内	執務時間内	第六百九十五条第二項	社債発行会社	社会医療法人債発行法人
第六百八十四条第三項	社債発行会社	社会医療法人債発行法人	第六百九十五条第三項	社債発行会社	社会医療法人債発行法人
第六百八十五条第一項、第三項及び第四項	社債発行会社	社会医療法人債発行法人		法務省令	厚生労働省令
			第六百九十五条の二第一項	社債発行会社	社会医療法人債発行法人
第六百八十五条第五項	第七百二十条第一項	医療法第五十四条の七において準用する第七百二十条第一項	第六百九十五条の二第二項	第六百八十一条第四号	医療法第五十四条の四第四号
第六百八十八条第一項及び第二項	社債発行会社	社会医療法人債発行法人		社債発行会社	社会医療法人債発行法人
第六百八十八条第三項	無記名社債	無記名社会医療法人債	第六百九十五条の二第三項	第六百八十二条第一項及び第六百九十条第一項	医療法第五十四条の七において読み替えて準用する第六百八十二条第一
第六百九十	社債発行会社	社会医療法人債発			

		項及び第六百九十条第一項
	第六百八十二条第一項中「記録された社債原簿記載事項」	同法第五十四条の七において読み替えて準用する第六百八十二条第一項中「記録された社会医療法人債原簿記載事項(医療法第五十四条の四各号に掲げる事項をいう。以下同じ。)」
	記録された社債原簿記載事項(当該社債権者の有する社債が信託財産に属する旨を含む。)	記録された社会医療法人債原簿記載事項(医療法第五十四条の四各号に掲げる事項をいう。以下同じ。)(当該社会医療法人債権者の有する社会医療法人債が信託財産に属する旨を含む。)
	第六百九十条第一項中「社債原簿記載事項」	同法第五十四条の七において読み替えて準用する第六百九十条第一項中「社会医療法人債原簿記載事項」
	「社債原簿記載事項(当該社債権者の有する社債が信託財産に属する旨を含む。)」	「社会医療法人債原簿記載事項(当該社会医療法人債権者の有する社会医療法人債が信託財産に属する旨を含む。)」
第六百九十六条	社債発行会社	社会医療法人債発行法人
第六百九十七条第一項	社債発行会社	社会医療法人債発行法人
	商号	名称
第六百九十八条	第六百七十六条第七号	医療法第五十四条の三第一項第八号
第七百条	社債発行会社	社会医療法人債発行法人
第七百一条第二項	前条第二項	医療法第五十四条の七において準用する前条第二項
第七百三条	法務省令	厚生労働省令
第七百五条第四項	社債発行会社	社会医療法人債発行法人
第七百六条第一項	第六百七十六条第八号	医療法第五十四条の三第一項第九号
	、再生手続、更生手続若しくは特別清算に関する手続	若しくは再生手続
	前条第一項	医療法第五十四条の七において準用する前条第一項
第七百六条第三項	社債発行会社	社会医療法人債発行法人
	電子公告	電子公告(医療法人が定款又は寄附行為に定めるところにより公告(医療法又は他の法律の規定により官報に掲載する方法によりしなければならないものとされているものを除く。)をする方法のうち、電磁的方法により不特定多数の者が公告すべき内容である情報の提供を受けることができる状態に置く措置であって厚生労働省令で定め

		るものをとる方法をいう。以下同じ。)			第三項
				前条	医療法第五十四条の七において準用する前条
第七百六条第四項	社債発行会社	社会医療法人債発行法人			
			第七百十四条第二項及び第四項	社債発行会社	社会医療法人債発行法人
第七百九条第二項	第七百五条第一項	医療法第五十四条の七において準用する第七百五条第一項			
			第七百十七条第二項	次条第三項	医療法第五十四条の七において準用する次条第三項
第七百十条第一項	この法律	医療法若しくは医療法第五十四条の七において準用するこの法律			
				社債発行会社	社会医療法人債発行法人
第七百十条第二項	社債発行会社	社会医療法人債発行法人	第七百十八条第一項及び第二項	社債発行会社	社会医療法人債発行法人
	法務省令	厚生労働省令	第七百十八条第四項	無記名社債	無記名社会医療法人債
第七百十一条第一項	社債発行会社	社会医療法人債発行法人			
				社債発行会社	社会医療法人債発行法人
第七百十一条第二項	第七百二条	医療法第五十四条の五			
			第七百十九条第四号	法務省令	厚生労働省令
第七百十二条	第七百十条第二項	医療法第五十四条の七において準用する第七百十条第二項	第七百二十条第一項	社債発行会社	社会医療法人債発行法人
	社債発行会社	社会医療法人債発行法人	第七百二十条第三項	前条各号	医療法第五十四条の七において準用する前条各号
	前条第二項	医療法第五十四条の七において準用する前条第二項	第七百二十条第四項	社債発行会社	社会医療法人債発行法人
第七百十三条	社債発行会社	社会医療法人債発行法人		前条各号	医療法第五十四条の七において準用する前条各号
第七百十四条第一項	社債発行会社	社会医療法人債発行法人	第七百二十条第五項	社債発行会社	社会医療法人債発行法人
	第七百三条各号	医療法第五十四条の七において準用する第七百三条各号	第七百二十一条第一項	前条第一項	医療法第五十四条の七において準用する前条第一項
				法務省令	厚生労働省令
	第七百十一条第三項	医療法第五十四条の七において準用する第七百十一条		社債権者集会参考書類	社会医療法人債権者集会参考書類
			第七百二十一条第二項	前条第二項	医療法第五十四条

一条第二項		の七において準用する前条第二項	
	社債権者集会参考書類	社会医療法人債権者集会参考書類	
第七百二十一条第三項	前条第四項	医療法第五十四条の七において準用する前条第四項	
	無記名社債	無記名社会医療法人債	
	社債権者集会参考書類	社会医療法人債権者集会参考書類	
第七百二十一条第四項	社債権者集会参考書類	社会医療法人債権者集会参考書類	
第七百二十二条	第七百十九条第三号	医療法第五十四条の七において準用する第七百十九条第三号	
	第七百二十条第二項	医療法第五十四条の七において準用する第七百二十条第二項	
	法務省令	厚生労働省令	
第七百二十三条第二項	社債発行会社	社会医療法人債発行法人	
第七百二十三条第三項	無記名社債	無記名社会医療法人債	
第七百二十四条第二項	第七百六条第一項各号	医療法第五十四条の七において準用する第七百六条第一項各号	
	第七百六条第一項、第七百三十六条第一項、第七百三十七条第一項ただし書及び第七百三十八条	医療法第五十四条の七において準用する第七百六条第一項、第七百三十六条第一項、第七百三十七条第一項ただし書及び第七百三十八条	
第七百二十四条第三項	第七百十九条第二号	医療法第五十四条の七において準用する第七百十九条第二号	
第七百二十五条第四項	第七百二十条第二項	医療法第五十四条の七において準用する第七百二十条第二項	
第七百二十六条第二項及び第七百二十七条第一項	法務省令	厚生労働省令	
第七百二十七条第二項	第七百二十条第二項	医療法第五十四条の七において準用する第七百二十条第二項	
第七百二十九条第一項	社債発行会社	社会医療法人債発行法人	
	第七百七条	医療法第五十四条の七において準用する第七百七条	
第七百二十九条第二項	社債発行会社	社会医療法人債発行法人	
第七百三十条	第七百十九条及び第七百二十条	医療法第五十四条の七において準用する第七百十九条及び第七百二十条	
第七百三十一条第一項	法務省令	厚生労働省令	
第七百三十一条第二項	社債発行会社	社会医療法人債発行法人	
第七百三十一条第三項	本店	主たる事務所	
	社債発行会社	社会医療法人債発行法人	
	営業時間内	執務時間内	
	法務省令	厚生労働省令	
第七百三十三条	第六百七十六条	医療法第五十四条の三第一項	
	社債発行会社	社会医療法人債発行法人	
第七百三十	社債発行会社	社会医療法人債発	

五条		行法人
第七百三十六条第一項	代表社債権者	代表社会医療法人債権者
第七百三十六条第二項	第七百十八条第二項	医療法第五十四条の七において準用する第七百十八条第二項
第七百三十六条第三項及び第七百三十七条第一項	代表社債権者	代表社会医療法人債権者
第七百三十七条第二項	第七百五条第一項から第三項まで、第七百八条及び第七百九条	医療法第五十四条の七において準用する第七百五条第一項から第三項まで、第七百八条及び第七百九条
	代表社債権者	代表社会医療法人債権者
第七百三十八条	代表社債権者	代表社会医療法人債権者
第七百三十九条	社債発行会社	社会医療法人債発行法人
第七百四十条第一項	第四百四十九条、第六百二十七条、第六百三十五条、第六百七十条、第七百七十九条(第七百八十一条第二項において準用する場合を含む。)、第七百八十九条(第七百九十三条第二項において準用する場合を含む。)、第七百九十九条(第八百二条第二項において準用する場合を含む。)又は第八百十条(第八百十三条第二項において準用する場合を含む。)	医療法第五十九条第一項
第七百四十条第二項	第七百二条	医療法第五十四条の五
第七百四十条第三項	社債発行会社	社会医療法人債発行法人
	第四百四十九条第二項、第六百二十七条第二項、第六百三十五条第二項、第六百七十条第二項、第七百七十九条第二項(第七百八十一条第二項において準用する場合を含む。以下この項において同じ。)、第七百八十九条第二項(第七百九十三条第二項において準用する場合を含む。以下この項において同じ。)、第七百九十九条第二項(第八百二条第二項において準用する場合を含む。以下この項において同じ。)及び第八百十条第二項(第八百十三条第二項において準用する場合を含む。以下この項において同じ。)	医療法第五十九条第一項
	第四百四十九条第二項、第六百二十	同項中「判明している債権者」とあ

	七条第二項、第六百三十五条第二項、第六百七十条第二項、第七百七十九条第二項及び第七百九十九条第二項中「知れている債権者」とあるのは「知れている債権者(社債管理者がある場合にあっては、当該社債管理者を含む。)」と、第七百八十九条第二項及び第八百十条第二項中「知れている債権者(同項の規定により異議を述べることができるものに限る。)」とあるのは「知れている債権者(同項の規定により異議を述べることができるものに限り、社債管理者がある場合にあっては当該社債管理者	るのは、「判明している債権者(社会医療法人債管理者がある場合にあっては、当該社会医療法人債管理者
第七百四十一条第一項	代表社債権者	代表社会医療法人債権者
	社債発行会社	社会医療法人債発行法人
第七百四十一条第二項	代表社債権者	代表社会医療法人債権者
第七百四十一条第三項	代表社債権者	代表社会医療法人債権者
	第七百五条第一項(第七百三十七条第二項	医療法第五十四条の七において準用する第七百五条第一項(同法第五十四条の七において準用する第七百三十七条第二項
第七百四十二条第一項	社債発行会社	社会医療法人債発行法人
第七百四十二条第二項	第七百三十二条	医療法第五十四条の七において準用する第七百三十二条
	社債発行会社	社会医療法人債発行法人
第八百六十五条第三項	代表社債権者	代表社会医療法人債権者
	第七百三十七条第二項	医療法第五十四条の七において準用する第七百三十七条第二項
第八百六十五条第四項	会社法第八百六十五条第一項	医療法(昭和二十三年法律第二百五号)第五十四条の七において準用する会社法(平成十七年法律第八十六号)第八百六十五条第一項
	社債権者	社会医療法人債権者
第八百六十六条	前条第一項又は第三項	医療法第五十四条の七において準用する前条第一項又は第三項
第八百六十七条	第八百六十五条第一項又は第三項	医療法第五十四条の七において準用する第八百六十五条第一項又は第三項
	本店	主たる事務所
第八百六十八条第四項	第七百五条第四項、第七百六条第	医療法第五十四条の七において準用

	四項、第七百七条、第七百十一条第三項、第七百十三条、第七百十四条第一項及び第三項、第七百十八条第三項、第七百三十二条、第七百四十条第一項並びに第七百四十一条第一項	する第七百五条第四項、第七百六条第四項、第七百七条、第七百十一条第三項、第七百十三条、第七百十四条第一項及び第三項、第七百十八条第三項、第七百三十二条、第七百四十条第一項並びに第七百四十一条第一項	第八百七十二条	第八百七十条第一項各号	医療法第五十四条の七において準用する第八百七十条第一項第二号及び第七号から第九号まで	
	本店	主たる事務所		定める者(同項第一号、第三号及び第四号に掲げる裁判にあっては、当該各号に定める者)	定める者	
第八百六十九条	この法律	医療法第五十四条の七において準用するこの法律	第八百七十三条	第八百七十二条	医療法第五十四条の七において準用する第八百七十二条(第四号に係る部分に限る。)	
第八百七十条第一項	この法律の規定(第二編第九章第二節を除く。)	医療法第五十四条の七において準用するこの法律の規定		第八百七十条第一項第一号から第四号まで及び第八号	医療法第五十四条の七において準用する第八百七十条第一項第二号及び第八号	
	第七百三十二条	医療法第五十四条の七において準用する第七百三十二条	第八百七十四条第一号	第八百七十条第一項第一号に規定する一時取締役、会計参与、監査役、代表取締役、委員、執行役若しくは代表執行役の職務を行うべき者、清算人、代表清算人、清算持分会社を代表する清算人、同号に規定する一時清算人若しくは代表清算人の職務を行うべき者、検査役、第五百一条第一項(第八百二十	社会医療法人債管理者の特別代理人又は医療法第五十四条の七において準用する第七百十四条第三項	
	第七百四十条第一項	医療法第五十四条の七において準用する第七百四十条第一項				
	第七百四十一条第一項	医療法第五十四条の七において準用する第七百四十一条第一項				
第八百七十一条	この法律	医療法第五十四条の七において準用するこの法律				
	第八百七十四条各号	医療法第五十四条の七において準用する第八百七十四条第一号及び第四				

	二条第三項において準用する場合を含む。)若しくは第六百六十二条第一項の鑑定人、第五百八条第二項(第八百二十二条第三項において準用する場合を含む。)若しくは第六百七十二条第三項の帳簿資料の保存をする者、社債管理者の特別代理人又は第七百十四条第三項	
第八百七十四条第四号	この法律	医療法第五十四条の七において準用するこの法律
	第八百七十条第一項第九号及び第二項第一号	医療法第五十四条の七において準用する第八百七十条第一項第九号
第八百七十五条及び第八百七十六条	この法律	医療法第五十四条の七において準用するこの法律

(平一九政九・追加、平一九政二〇七・平二四政一九七・平二七政三六・一部改正)

(書面に記載すべき事項等の電磁的方法による提供の承諾等)

第五条の七 次に掲げる規定に規定する事項を電磁的方法(準用会社法(法第五十四条の七において準用する会社法をいう。以下この条及び次条において同じ。)第六百七十七条第三項に規定する電磁的方法をいう。以下この条及び次条において同じ。)により提供しようとする者(次項において「提供者」という。)は、厚生労働省令で定めるところにより、あらかじめ、当該事項の提供の相手方に対し、その用いる電磁的方法の種類及び内容を示し、書面又は電磁的方法による承諾を得なければならない。
　一　準用会社法第六百七十七条第三項
　二　準用会社法第七百二十一条第四項
　三　準用会社法第七百二十五条第三項
　四　準用会社法第七百二十七条第一項
　五　準用会社法第七百三十九条第二項
2　前項の規定による承諾を得た提供者は、同項の相手方から書面又は電磁的方法により電磁的方法による事項の提供を受けない旨の申出があつたときは、当該相手方に対し、当該事項の提供を電磁的方法によつてしてはならない。ただし、当該相手方が再び同項の規定による承諾をした場合は、この限りでない。

(平一九政九・追加)

(電磁的方法による通知の承諾等)

第五条の八 準用会社法第七百二十条第二項の規定により電磁的方法により通知を発しようとする者(次項において「通知発出者」という。)は、厚生労働省令で定めるところにより、あらかじめ、当該通知の相手方に対し、その用いる電磁的方法の種類及び内容を示し、書面又は電磁的方法による承諾を得なければならない。
2　前項の規定による承諾を得た通知発出者は、同項の相手方から書面又は電磁的方法により電磁的方法による通知を受けない旨の申出があつたときは、当該相手方に対し、当該通知を電磁的方法によつて発してはならない。ただし、当該相手方が再び同項の規定による承諾をした場合は、この限りでない。

(平一九政九・追加)

(社会医療法人債に関する法令の適用)

第五条の九 法第五十四条の八に規定する政令で定める法令は、担保付社債信託法(明治三十八年法律第五十二号。同法第二十四条第二項を除く。)及び担保付社債信託法施行令(平成十四年政令第五十一号)とし、社会医療法人債に係るこれらの法令の規定の適用については、社会医

療法人、社会医療法人債権者、代表社会医療法人債権者、社会医療法人債券、社会医療法人債管理者、社会医療法人債原簿又は社会医療法人債権者集会は、それぞれ会社法に規定する会社、社債権者、代表社債権者、社債券、社債管理者、社債原簿又は社債権者集会とみなす。この場合において、次の表の上欄に掲げる法令の規定中の字句で同表の中欄に掲げるものは、それぞれ同表の下欄に掲げる字句と読み替えるものとする。

読み替える法令の規定	読み替えられる字句	読み替える字句
担保付社債信託法（以下この表において「担信法」という。）第二条第三項	会社法（平成十七年法律第八十六号）第七百二条	医療法（昭和二十三年法律第二百五号）第五十四条の五
担信法第十九条第一項第十号	会社法第六百九十八条	医療法第五十四条の七において準用する会社法第六百九十八条
担信法第十九条第一項第十一号	会社法第七百六条第一項第二号	医療法第五十四条の七において準用する会社法第七百六条第一項第二号
担信法第二十四条第一項	会社法第六百七十七条第一項各号	医療法第五十四条の七において準用する会社法第六百七十七条第一項各号
担信法第二十六条	会社法第六百九十七条第一項の規定により記載すべき事項（新株予約権付社債に係る担保付社債券にあっては、同法第二百九十二条第一項の規定により記載すべき事項）	医療法第五十四条の七において準用する会社法第六百九十七条第一項の規定により記載すべき事項
担信法第二十八条	会社法第六百八十一条各号	医療法第五十四条の四各号
担信法第三十一条	会社法第七百十七条第二項、第七百十八条第一項及び第四項、第七百二十条第一項、第七百二十九条第一項並びに第七百三十一条第三項	医療法第五十四条の七において準用する会社法第七百十七条第二項、第七百十八条第一項及び第四項、第七百二十条第一項、第七百二十九条第一項並びに第七百三十一条第三項
担信法第三十二条	会社法第七百二十四条第一項	医療法第五十四条の七において準用する会社法第七百二十四条第一項
担信法第三十三条第一項	会社法第七百三十一条第一項	医療法第五十四条の七において準用する会社法第七百三十一条第一項
担信法第三十四条第一項	会社法第七百三十七条第一項	医療法第五十四条の七において準用する会社法第七百三十七条第一項
	会社法第七百三十七条第二項	医療法第五十四条の七において準用する会社法第七百三十七条第二項
担信法第三十四条第二項	会社法第七百三十六条第一項	医療法第五十四条の七において準用する会社法第七百三十六条

			第一項
担信法第四十三条第二項	担保権の実行の申立てをし、又は企業担保権		又は担保権
担信法第四十七条第一項	会社法第七百四十一条第一項	医療法第五十四条の七において準用する会社法第七百四十一条第一項	
担信法第四十七条第三項	会社法第七百四十一条第三項	医療法第五十四条の七において準用する会社法第七百四十一条第三項	
担信法第四十八条第一項	会社法第七百四十一条第一項	医療法第五十四条の七において準用する会社法第七百四十一条第一項	
担信法第四十八条第三項	会社法第七百四十一条第三項	医療法第五十四条の七において準用する会社法第七百四十一条第三項	

（平一九政九・追加、平一九政二〇七・平一九政三六九・一部改正）

第五条の十　削除
（平二七政一二八）

（医療法人台帳等）

第五条の十一　都道府県知事は、医療法人台帳を備え、当該都道府県の区域内に主たる事務所を有する医療法人について、厚生労働省令で定める事項を記載しなければならない。

2　都道府県知事は、当該都道府県の区域内に主たる事務所を有する医療法人が、他の都道府県の区域内へ主たる事務所を移転したときは、当該医療法人に関する医療法人台帳の記載事項を、当該医療法人の主たる事務所の新所在地の都道府県知事に通知しなければならない。

（昭二八政二八三・追加、昭六一政二一四・昭六三政二・平一一政二六二・一部改正、平一一政三九三・旧第五条の二繰下、平一二政三〇九・一部改正、平一九政九・旧第五条の六繰下、平二七政一二八・一部改正）

（登記の届出）

第五条の十二　医療法人が、組合等登記令（昭和三十九年政令第二十九号）の規定により登記したときは、登記事項及び登記の年月日を、遅滞なく、都道府県知事に届け出なければならない。ただし、登記事項が法第四十四条第一項、第五十条第一項、第五十五条第六項及び第五十七条第五項の規定による都道府県知事の認可に係る事項に該当するときは、登記の年月日を届け出るものとする。

（平一一政三九三・追加、平一九政九・旧第五条の七繰下、平一九政三九・平二六政三一四・一部改正）

（役員変更の届出）

第五条の十三　医療法人は、その役員に変更があつたときは、新たに就任した役員の就任承諾書及び履歴書を添付して、遅滞なく、その旨を都道府県知事に届け出なければならない。

（平一一政三九三・追加、平一九政九・旧第五条の八繰下）

（書類の保存期間）

第五条の十四　都道府県知事は、医療法人台帳及び厚生労働省令で定める書類を、当該医療法人台帳及び厚生労働省令で定める書類に係る医療法人の解散した日から五年間保存しなければならない。

（平一一政三九三・追加、平一二政三〇九・一部改正、平一九政九・旧第五条の九繰下）

第五条の十五　削除
（平二七政一二八）

(都道府県医療審議会)

第五条の十六 都道府県医療審議会(以下「審議会」という。)は、委員三十人以内で組織する。
(昭六一政二一四・追加、平五政七・旧第五条の三繰下、平一一政三九三・旧第五条の四繰下、平一二政三〇九・一部改正、平一九政九・旧第五条の十二繰下)

第五条の十七 委員は、医師、歯科医師、薬剤師、医療を受ける立場にある者及び学識経験のある者のうちから、都道府県知事が任命する。
2 委員の任期は、二年とする。ただし、補欠の委員の任期は、前任者の残任期間とする。
3 委員は、非常勤とする。
(昭六一政二一四・追加、平五政七・旧第五条の四繰下、平一一政三九三・旧第五条の五繰下、平一二政三〇九・一部改正、平一九政九・旧第五条の十三繰下)

第五条の十八 審議会に会長を置く。
2 会長は、委員の互選により定める。
3 会長は、会務を総理する。
4 会長に事故があるときは、委員のうちから互選された者が、その職務を行う。
(昭六一政二一四・追加、平五政七・旧第五条の五繰下、平一一政三九三・旧第五条の六繰下、平一九政九・旧第五条の十四繰下)

第五条の十九 専門の事項を調査審議させるため必要があるときは、審議会に専門委員十人以内を置くことができる。
2 専門委員は、学識経験のある者のうちから、都道府県知事が任命する。
3 専門委員は、当該専門の事項に関する調査審議が終了したときは、解任されるものとする。
4 専門委員は、非常勤とする。
(昭六一政二一四・追加、平五政七・旧第五条の六繰下、平一一政三九三・旧第五条の七繰下、平一二政三〇九・一部改正、平一九政九・旧第五条の十五繰下)

第五条の二十 審議会は、会長が招集する。
2 審議会は、委員の過半数が出席しなければ、議事を開き、議決を行うことができない。
3 議事は、出席した委員の過半数をもって決し、可否同数のときは、会長の決するところによる。
(昭六一政二一四・追加、平五政七・旧第五条の七繰下、平一一政三九三・旧第五条の八繰下、平一九政九・旧第五条の十六繰下)

第五条の二十一 審議会は、その定めるところにより、部会を置くことができる。
2 部会に属すべき委員及び専門委員は、会長が指名する。
3 部会に部会長を置き、その部会に属する委員の互選により定める。
4 審議会は、その定めるところにより、部会の決議をもって審議会の決議とすることができる。
5 第五条の十八第三項及び第四項の規定は、部会長に準用する。
(昭六一政二一四・追加、平五政七・旧第五条の八繰下・一部改正、平一一政三九三・旧第五条の九繰下、平一二政三〇九・一部改正、平一九政九・旧第五条の十七繰下・一部改正)

第五条の二十二 第五条の十六から前条までに定めるもののほか、議事の手続その他審議会の運営に関し必要な事項は、審議会が定める。
(昭六一政二一四・追加、平五政七・旧第五条の十繰下・一部改正、平一一政三九三・旧第五条の十一繰下、平一二政三〇九・旧第五条の十九繰上・一部改正、平一九政九・旧第五条の十八繰下・一部改正)

(指定都市の特例)

第五条の二十三 地方自治法(昭和二十二年法律第六十七号)第二百五十二条の十九第一項の指定都市(以下この条において「指定都市」という。)において、法第七十一条の三の規定により、

指定都市が処理する事務については、地方自治法施行令（昭和二十二年政令第十六号）第百七十四条の三十五に定めるところによる。
（平二七政一二八・追加）

（権限の委任）
第五条の二十四 この政令に規定する厚生労働大臣の権限は、厚生労働省令で定めるところにより、地方厚生局長に委任することができる。
2 前項の規定により地方厚生局長に委任された権限は、厚生労働省令で定めるところにより、地方厚生支局長に委任することができる。
（平一二政三〇九・追加、平一九政九・旧第五条の十九繰下、平二七政一二八・旧第五条の二十三繰下）

附則抄　略

〇医療法施行規則

昭和二十三年十一月五日
厚生省令第五十号
（最近改正：平成二七年九月三〇日
厚生労働省令第一五一号）

第一章　総則
（平二六厚労令一〇八・追加）

第一条　医療法（昭和二十三年法律第二百五号。以下「法」という。）第一条の二第二項の厚生労働省令で定める場所は、次のとおりとする。
一　老人福祉法（昭和三十八年法律第百三十三号）第二十条の四に規定する養護老人ホーム
二　老人福祉法第二十条の五に規定する特別養護老人ホーム
三　老人福祉法第二十条の六に規定する軽費老人ホーム
四　老人福祉法第二十九条第一項に規定する有料老人ホーム
五　前各号に掲げる場所のほか、医療を受ける者が療養生活を営むことができる場所であつて、法第一条の二第二項に規定する医療提供施設以外の場所
（平二六厚労令一〇八・追加）

第一章の二　医療に関する選択の支援等
（平一九厚労令二七・追加、平二六厚労令一〇八・旧第一章繰下）

第一条の二　法第六条の三第一項の規定による都道府県知事への報告は、当該都道府県知事が定める方法により、一年に一回以上、当該都道府県知事の定める日までに行うものとする。
2　法第六条の三第一項の規定により、病院、診療所又は助産所（以下「病院等」という。）の管理者が当該病院等の所在地の都道府県知事に報告しなければならない事項は、別表第一のとおりとする。
（平一九厚労令二七・追加、平二六厚労令一〇八・旧第一条繰下・一部改正）

第一条の二の二　法第六条の三第二項の規定により、病院等の管理者が当該病院等の所在地の都道府県知事に報告を行わなければならない事項は、別表第一第一の項第一号に掲げる基本情報とする。
2　前項の報告は、前条第一項の規定により当該都道府県知事が定める方法により行うものとする。
（平一九厚労令二七・追加、平二六厚労令一〇八・旧第一条の二繰下）

第一条の三　病院等の管理者は、法第六条の三第三項の規定により、同条第一項の規定による書面の閲覧に代えて、当該書面に記載すべき事項を電子情報処理組織を使用する方法その他の情報通信の技術を利用する方法（以下この章において「電磁的方法」という。）であつて次項に掲げるものにより提供するときは、あらかじめ、医療を受ける者に対し、その用いる電磁的方法の種類及びファイルへの記録の方式を示さなければならない。
2　法第六条の三第三項に規定する厚生労働省令で定める方法は、次のとおりとする。
一　電子情報処理組織を利用する方法のうちイ、ロ又はハに掲げるもの
　イ　電磁的記録に記録された情報の内容を出力装置の映像面に表示する方法
　ロ　病院等の管理者の使用に係る電子計算機と医療を受ける者の使用に係る電子計算機とを電気通信回線で接続した電子情報処理組織を使用する方法であつて、当該電気通信回線を通じて情報が送信され、受信者の使用に係る電子計算機に備えられたファイルに当該情報を記録する方法
　ハ　病院等の管理者の使用に係る電子計算機に備えられたファイルに記録された別表第一に掲げる事項を電気通信回線を通じて医療を受ける者の閲覧に供し、当該医療を受

ける者の使用に係る電子計算機に備えられたファイルに当該事項を記録する方法
二　磁気ディスク、シー・ディー・ロムその他これらに準ずる方法により一定の事項を確実に記憶しておくことができるものをもつて調製するファイルに別表第一に掲げる事項を記録したものを交付する方法

（平一九厚労令二七・追加）

第一条の四　都道府県知事は、法第六条の三第五項の規定により、同条第一項及び第二項の規定により報告された事項について、医療を受ける者が病院等の選択に必要な情報を容易に抽出し、適切に比較した上で病院等を選択することを支援するため、病院等に関する情報を容易に検索することができる機能を有するインターネットの利用その他適切な方法により公表しなければならない。

（平一九厚労令二七・追加、平二四厚労令八六・一部改正）

第一条の五　患者の診療を担当する医師又は歯科医師は、法第六条の四第一項の規定により、入院した日から起算して七日以内に同項に規定する書面（以下「入院診療計画書」という。）を作成し、当該患者又はその家族に対し当該書面を交付して適切な説明を行わなければならない。

（平一九厚労令二七・追加）

第一条の六　法第六条の四第一項に規定する厚生労働省令で定める場合は、次に掲げる場合とする。
一　患者が短期間で退院することが見込まれる場合
二　当該書面を交付することにより、当該患者の適切な診療に支障を及ぼすおそれがある場合
三　当該書面を交付することにより、人の生命、身体又は財産に危険を生じさせるおそれがある場合

（平一九厚労令二七・追加）

第一条の七　法第六条の四第一項第五号に規定する厚生労働省令で定める事項は、次のとおりとする。
一　推定される入院期間
二　病院又は診療所の管理者が患者への適切な医療の提供のために必要と判断する事項

（平一九厚労令二七・追加）

第一条の八　病院又は診療所の管理者は、法第六条の四第二項の規定により、入院診療計画書の交付に代えて、当該計画書に記載すべき事項を電磁的方法であつて第三項に掲げるものにより提供するときは、あらかじめ、患者又はその家族に対し、その用いる電磁的方法の種類及びファイルへの記録の方式を示し、承諾を得なければならない。
2　病院又は診療所の管理者は、前項の規定による承諾を得た後に、患者又はその家族から電磁的方法による提供を受けない旨の申出があつたときは、当該方法による提供を行つてはならない。ただし、当該患者又はその家族が再び前項の規定による承諾をした場合は、この限りでない。
3　法第六条の四第二項に規定する厚生労働省令で定める方法は、次のとおりとする。
一　電子情報処理組織を利用する方法のうちイ、ロ又はハに掲げるもの
　イ　電磁的記録に記録された情報の内容を出力装置の映像面に表示する方法
　ロ　病院又は診療所の管理者の使用に係る電子計算機と患者又はその家族の使用に係る電子計算機とを電気通信回線で接続した電子情報処理組織を使用する方法であつて、当該電気通信回線を通じて情報が送信され、受信者の使用に係る電子計算機に備えられたファイルに当該情報を記録する方法
　ハ　病院又は診療所の管理者の使用に係る電子計算機に備えられたファイルに記録された事項を電気通信回線を通じて患者又はその家族の閲覧に供し、当該患者又はその家族の使用に係る電子計算機に備えられたフ

ァイルに当該事項を記録する方法
　二　磁気ディスク、シー・ディー・ロムその他これらに準ずる方法により一定の事項を確実に記憶しておくことができるものをもつて調製するファイルに入院診療計画書に記載すべき事項を記録したものを交付する方法
4　前項各号に掲げる方法は、患者又はその家族がファイルへの記録を出力することにより書面を作成することができるものでなければならない。
（平一九厚労令二七・追加）

第一条の九　法第六条の五第四項及び第六条の七第三項の規定による広告の内容及び方法の基準は、次のとおりとする。
　一　他の病院、診療所又は助産所と比較して優良である旨を広告してはならないこと
　二　誇大な広告を行つてはならないこと
　三　客観的事実であることを証明することができない内容の広告を行つてはならないこと
　四　公の秩序又は善良の風俗に反する内容の広告を行つてはならないこと
（平一九厚労令三九・追加）

（医業に関する診療科名の名称に係る組み合わせの方法等）
第一条の九の二　医療法施行令（昭和二十三年政令第三百二十六号。以下「令」という。）第三条の二第一項第一号ハの規定により内科又は外科と同号ハ(1)から(4)までに定める事項とを組み合わせるに当たつては、当該事項又は当該事項のうち異なる複数の区分に属する事項とを組み合わせることができる。この場合において、同一の区分に属する事項同士を組み合わせることはできない。
2　前項の規定は、令第三条の二第一項第一号ニ(2)の規定により同号ニ(1)に掲げる診療科名と同号ハ(1)から(4)までに定める事項とを組み合わせる場合について準用する。
（平二〇厚労令一三・追加）

第一条の九の三　令第三条の二第一項第一号ハ(1)に規定する厚生労働省令で定める人体の部位、器官、臓器若しくは組織又はこれら人体の器官、臓器若しくは組織の果たす機能は、頭部、頸部、気管、気管支、肺、食道、胃腸、十二指腸、小腸、大腸、肝臓、胆のう、膵臓、心臓、脳又は脂質代謝とする。
2　令第三条の二第一項第一号ハ(2)に規定する厚生労働省令で定める患者の性別又は年齢を示す名称は、周産期、新生児、児童、思春期、老年又は高齢者とする。
3　令第三条の二第一項第一号ハ(3)に規定する厚生労働省令で定める医学的処置は、漢方、化学療法、人工透析、臓器移植、骨髄移植、内視鏡、不妊治療、緩和ケア又はペインクリニックとする。
4　令第三条の二第一項第一号ハ(4)に規定する厚生労働省令で定める疾病又は病態は、性感染症又はがんとする。
（平二〇厚労令一三・追加）

第一条の九の四　令第三条の二第一項第一号ハに規定する厚生労働省令で定める不合理な組み合わせとなる名称は、次の表の上欄に掲げる診療科名の区分に応じてそれぞれ同表の下欄に定める事項とを組み合わせたものとする。

診療科名	不合理な組み合わせとなる事項
内科	整形又は形成
外科	心療

2　令第三条の二第一項第一号ニ(2)に規定する厚生労働省令で定める不合理な組み合わせとなる名称は、次の表の上欄に掲げる診療科名の区分に応じてそれぞれ同表の下欄に定める事項とを組み合わせたものとする。

診療科名	不合理な組み合わせとなる事項
アレルギー科	アレルギー疾患
小児科	小児、老人、老年又は高齢者
皮膚科	呼吸器、消化器、循環器、気管食道、心臓血管、腎臓、脳神経、気管、気管支、肺、食道、胃腸、十二指腸、

		小腸、大腸、肝臓、胆のう、膵臓、心臓又は脳
泌尿器科		頭頸部、胸部、腹部、呼吸器、消化器、循環器、気管食道、心臓血管、脳神経、乳腺、頭部、頸部、気管、気管支、肺、食道、胃腸、十二指腸、小腸、大腸、肝臓、胆のう、膵臓、心臓又は脳
産婦人科		男性、小児又は児童
眼科		胸部、腹部、呼吸器、消化器、循環器、気管食道、肛門、心臓血管、腎臓、乳腺、内分泌、頸部、気管、気管支、肺、食道、胃腸、十二指腸、小腸、大腸、肝臓、胆のう、膵臓又は心臓
耳鼻いんこう科		胸部、腹部、消化器、循環器、肛門、心臓血管、腎臓、乳腺、内分泌、胃腸、十二指腸、小腸、大腸、肝臓、胆のう、膵臓又は心臓

（平二〇厚労令一三・追加）

（歯科医業に関する診療科名の名称に係る組み合わせの方法）

第一条の九の五 第一条の九の二第一項の規定は、令第三条の二第一項第二号ロの規定により歯科と同号ロ(1)及び(2)に定める事項とを組み合わせる場合について準用する。

（平二〇厚労令一三・追加）

第一条の十 法第六条の六第一項の規定による診療科名として麻酔科（麻酔の実施に係る診療科名をいう。以下同じ。）につき同項の許可を受けようとする医師は、次に掲げる事項を記載した申請書を厚生労働大臣に提出しなければならない。

一　申請者の氏名、住所、生年月日、略歴、医籍の登録番号及び医籍の登録年月日
二　申請者の従事先の名称、診療科名及び役職又は地位
三　次に掲げる麻酔の実施に係る業務（以下「麻酔業務」という。）に関する経歴
　　イ　麻酔業務を行つた期間
　　ロ　麻酔を実施した症例数
　　ハ　麻酔業務を行つた施設名
　　ニ　麻酔の実施に関して十分な指導を行うことのできる医師（以下「麻酔指導医」という。）の氏名

2　厚生労働大臣は、前項の申請書の提出があつた場合において、当該医師が次の各号のいずれかの基準を満たしていると認めるときは、法第六条の六第一項の許可を与えるものとする。

一　医師免許を受けた後、麻酔の実施に関して十分な修練（麻酔指導医の実地の指導の下に専ら麻酔の実施に関する医業を行うことをいう。以下同じ。）を行うことのできる病院又は診療所において、二年以上修練をしたこと。
二　医師免許を受けた後、二年以上麻酔の業務に従事し、かつ、麻酔の実施を主に担当する医師として気管への挿管による全身麻酔を三百症例以上実施した経験を有していること。

3　厚生労働大臣は、前項の許可を与えるのに必要と認めるときには、当該医師に対し、当該医師が麻酔を実施した患者に関し、次の各号に掲げる書類の提出を求めることができる。

一　麻酔記録
二　手術記録
三　その他必要な書類

4　前項第一号の麻酔記録には、次に掲げる事項が記載されていなければならない。

一　麻酔を実施した医師の氏名
二　手術を行つた医師の氏名
三　患者の氏名等麻酔記録をそれぞれ識別できる情報
四　麻酔を実施した日
五　麻酔の実施を開始した時刻及び終了した時刻
六　麻酔の方法
七　行つた手術の術式
八　麻酔に使用した薬剤の名称及び量
九　血圧その他の患者の身体状況に関する記録

5　第三項第二号の手術記録には、次に掲げる事項が記載されていなければならない。

一　手術を行つた医師の氏名
二　患者の氏名等手術記録をそれぞれ識別できる情報
三　手術を行つた日
四　手術を開始した時刻及び終了した時刻
五　行つた手術の術式
六　病名

6　法第六条の六第一項の規定による診療科として麻酔科につき同項の許可を受けようとする医師は、第一項の申請書の提出に当たつて必要な場合には、当該医師が現に従事し、又は過去に従事していた病院又は診療所に対し、第三項各号に掲げる書類の提供を求めることができる。
（平一九厚労令三九・追加）

　　第一章の三　医療の安全の確保
　　（平一九厚労令三九・追加、平二六厚労令一〇八・旧第一章の二繰下）

（医療事故の報告）
第一条の十の二　法第六条の十第一項に規定する厚生労働省令で定める死亡又は死産は、次の各号のいずれにも該当しないと管理者が認めたものとする。
一　病院等の管理者が、当該医療が提供される前に当該医療従事者等が当該医療の提供を受ける者又はその家族に対して当該死亡又は死産が予期されることを説明していたと認めたもの
二　病院等の管理者が、当該医療が提供される前に当該医療従事者等が当該死亡又は死産が予期されることを当該医療の提供を受ける者に係る診療録その他の文書等に記録していたと認めたもの
三　病院等の管理者が、当該医療を提供した医療従事者等からの事情の聴取及び第一条の十一第一項第二号の委員会からの意見の聴取（当該委員会を開催している場合に限る。）を行つた上で、当該医療が提供される前に当該医療従事者等が当該死亡又は死産を予期していたと認めたもの

2　法第六条の十第一項の規定による医療事故調査・支援センターへの報告は次のいずれかの方法により行うものとする。
一　書面を提出する方法
二　医療事故調査・支援センターの使用に係る電子計算機と報告をする者の使用に係る電子計算機とを電気通信回線で接続した電子情報処理組織を使用する方法

3　法第六条の十第一項に規定する厚生労働省令で定める事項は、次のとおりとする。
一　病院等の名称、所在地、管理者の氏名及び連絡先
二　医療事故（法第六条の十第一項に規定する医療事故をいう。以下同じ。）に係る医療の提供を受けた者に関する性別、年齢その他の情報
三　医療事故調査（法第六条の十一第一項に規定する医療事故調査をいう。以下同じ。）の実施計画の概要
四　前各号に掲げるもののほか、当該医療事故に関し管理者が必要と認めた情報
（平二七厚労令一〇〇・追加）

（遺族への説明）
第一条の十の三　法第六条の十第二項に規定する厚生労働省令で定める者は、当該医療事故に係る死産した胎児の祖父母とする。
2　法第六条の十第二項に規定する厚生労働省令で定める事項は、次のとおりとする。
一　医療事故が発生した日時、場所及びその状況
二　医療事故調査の実施計画の概要
三　医療事故調査に関する制度の概要
四　医療事故調査の実施に当たり解剖又は死亡時画像診断（磁気共鳴画像診断装置その他の画像による診断を行うための装置を用いて、死体の内部を撮影して死亡の原因を診断することをいう。次条第五号において同じ。）を行う必要がある場合には、その同意の取得に関する事項
（平二七厚労令一〇〇・追加）

(平二七厚労令一〇〇・追加)

(医療事故調査の手法)
第一条の十の四 病院等の管理者は、法第六条の十一第一項の規定により医療事故調査を行うに当たつては、次に掲げる事項について、当該医療事故調査を適切に行うために必要な範囲内で選択し、それらの事項に関し、当該医療事故の原因を明らかにするために、情報の収集及び整理を行うものとする。
一 診療録その他の診療に関する記録の確認
二 当該医療事故に係る医療を提供した医療従事者からの事情の聴取
三 前号に規定する者以外の関係者からの事情の聴取
四 当該医療事故に係る死亡した者又は死産した胎児の解剖
五 当該医療事故に係る死亡した者又は死産した胎児の死亡時画像診断
六 当該医療事故に係る医療の提供に使用された医薬品、医療機器、設備その他の物の確認
七 当該医療事故に係る死亡した者又は死産した胎児に関する血液又は尿その他の物についての検査
2 病院等の管理者は、法第六条の十一第四項の規定による報告を行うに当たつては、次に掲げる事項を記載し、当該医療事故に係る医療従事者等の識別(他の情報との照合による識別を含む。次項において同じ。)ができないように加工した報告書を提出しなければならない。
一 当該医療事故が発生した日時、場所及び診療科名
二 病院等の名称、所在地、管理者の氏名及び連絡先
三 当該医療事故に係る医療を受けた者に関する性別、年齢その他の情報
四 医療事故調査の項目、手法及び結果
3 法第六条の十一第五項の厚生労働省令で定める事項は、前項各号に掲げる事項(当該医療事故に係る医療従事者等の識別ができないようにしたものに限る。)とする。

第一条の十一 病院等の管理者は、法第六条の十二の規定に基づき、次に掲げる安全管理のための体制を確保しなければならない(ただし、第二号については、病院、患者を入院させるための施設を有する診療所及び入所施設を有する助産所に限る。)。
一 医療に係る安全管理のための指針を整備すること。
二 医療に係る安全管理のための委員会を開催すること。
三 医療に係る安全管理のための職員研修を実施すること。
四 医療機関内における事故報告等の医療に係る安全の確保を目的とした改善のための方策を講ずること。
2 病院等の管理者は、前項各号に掲げる体制の確保に当たつては、次に掲げる措置を講じなければならない。
一 院内感染対策のための体制の確保に係る措置として次に掲げるもの(ただし、ロについては、病院、患者を入院させるための施設を有する診療所及び入所施設を有する助産所に限る。)
イ 院内感染対策のための指針の策定
ロ 院内感染対策のための委員会の開催
ハ 従業者に対する院内感染対策のための研修の実施
ニ 当該病院等における感染症の発生状況の報告その他の院内感染対策の推進を目的とした改善のための方策の実施
二 医薬品に係る安全管理のための体制の確保に係る措置として次に掲げるもの
イ 医薬品の使用に係る安全な管理(以下この条において「安全使用」という。)のための責任者の配置
ロ 従業者に対する医薬品の安全使用のための研修の実施
ハ 医薬品の安全使用のための業務に関する手順書の作成及び当該手順書に基づく業務

の実施
　　ニ　医薬品の安全使用のために必要となる情報の収集その他の医薬品の安全使用を目的とした改善のための方策の実施
　三　医療機器に係る安全管理のための体制の確保に係る措置として次に掲げるもの
　　イ　医療機器の安全使用のための責任者の配置
　　ロ　従業者に対する医療機器の安全使用のための研修の実施
　　ハ　医療機器の保守点検に関する計画の策定及び保守点検の適切な実施
　　ニ　医療機器の安全使用のために必要となる情報の収集その他の医療機器の安全使用を目的とした改善のための方策の実施

（平一九厚労令三九・追加、平二七厚労令一五一・一部改正）

第一条の十二　法第六条の十三第三項の厚生労働省令で定める者は、次に掲げる者とする。
　一　一般社団法人又は一般財団法人
　二　前号に掲げる者のほか、法第六条の十三第一項各号に規定する医療安全支援センターの事務を適切、公正かつ中立に実施できる者として都道府県知事、保健所を設置する市の市長又は特別区の区長が認めた者

（平一九厚労令三九・追加、平二〇厚労令一六三・平二七厚労令一五一・一部改正）

第一条の十三　病院等の管理者は、都道府県知事、保健所を設置する市の市長又は特別区の区長が法第六条の十三第一項第一号の規定に基づき行う助言に対し、適切な措置を講じるよう努めなければならない。

（平一九厚労令三九・追加、平二七厚労令一五一・一部改正）

（指定の申請）

第一条の十三の二　法第六条の十五第一項の規定により医療事故調査・支援センターの指定を受けようとする者は、次に掲げる事項を記載した申請書を厚生労働大臣に提出しなければならない。
　一　名称及び住所並びに代表者の氏名
　二　調査等業務を行おうとする主たる事務所の名称及び所在地
　三　調査等業務を開始しようとする年月日
2　前項の申請書には、次に掲げる書類を添付しなければならない。
　一　定款又は寄附行為及び登記事項証明書
　二　申請者が次条各号の規定に該当しないことを説明した書類
　三　役員の氏名及び経歴を記載した書類
　四　調査等業務の実施に関する計画
　五　調査等業務以外の業務を行っている場合には、その業務の種類及び概要を記載した書類

（平二七厚労令一〇〇・追加）

（指定の基準）

第一条の十三の三　次の各号のいずれかに該当する者は、法第六条の十五第一項の指定を受けることができない。
　一　法又は法に基づく命令に違反し、罰金以上の刑に処せられ、その執行を終わり、又は執行を受けることがなくなつた日から二年を経過しない者
　二　法第六条の二十六第一項の規定により法第六条の十五第一項の指定を取り消され、その取消しの日から二年を経過しない者
　三　役員のうちに前二号のいずれかに該当する者がある者

（平二七厚労令一〇〇・追加）

第一条の十三の四　厚生労働大臣は、法第六条の十五第一項の指定の申請があつた場合においては、その申請が次の各号のいずれにも適合していると認めるときでなければ、同項の指定をしてはならない。
　一　営利を目的とするものでないこと。
　二　調査等業務を行うことを当該法人の目的の一部としていること。

三　調査等業務を全国的に行う能力を有し、か
　つ、十分な活動実績を有すること。
四　調査等業務を全国的に、及び適確かつ円滑
　に実施するために必要な経理的基礎を有する
　こと。
五　調査等業務の実施について利害関係を有し
　ないこと。
六　調査等業務以外の業務を行っているときは、
　その業務を行うことによって調査等業務の運
　営が不公正になるおそれがないこと。
七　役員の構成が調査等業務の公正な運営に支
　障を及ぼすおそれがないものであること。
八　調査等業務について専門的知識又は識見を
　有する委員により構成される委員会を有する
　こと。
九　前号に規定する委員が調査等業務の実施に
　ついて利害関係を有しないこと。
十　公平かつ適正な調査等業務を行うことがで
　きる手続を定めていること。
（平二七厚労令一〇〇・追加）

（業務規定の記載事項）
第一条の十三の五　法第六条の十八第一項の厚生労働省令で定める事項は、次のとおりとする。
一　調査等業務を行う時間及び休日に関する事項
二　調査等業務を行う事務所に関する事項
三　調査等業務の実施方法に関する事項
四　医療事故調査・支援センターの役員の選任
　及び解任に関する事項
五　調査等業務に関する秘密の保持に関する事項
六　調査等業務に関する帳簿及び書類の管理及
　び保存に関する事項
七　前各号に掲げるもののほか、調査等業務に
　関し必要な事項
（平二七厚労令一〇〇・追加）

（業務規定の認可の申請）
第一条の十三の六　医療事故調査・支援センターは、法第六条の十八第一項前段の規定により業務規程の認可を受けようとするときは、その旨を記載した申請書に当該業務規程を添えて、これを厚生労働大臣に提出しなければならない。
2　医療事故調査・支援センターは、法第六条の十八第一項後段の規定により業務規程の変更の認可を受けようとするときは、次に掲げる事項を記載した申請書を厚生労働大臣に提出しなければならない。
一　変更の内容
二　変更しようとする年月日
三　変更の理由
（平二七厚労令一〇〇・追加）

（事業計画等）
第一条の十三の七　医療事故調査・支援センターは、法第六条の十九第一項前段の規定により事業計画書及び収支予算書の認可を受けようとするときは、毎事業年度開始の一月前までに（法第六条の十五第一項の指定を受けた日の属する事業年度にあつては、その指定を受けた後遅滞なく）、申請書に事業計画書及び収支予算書を添えて、これを厚生労働大臣に提出しなければならない。
2　医療事故調査・支援センターは、法第六条の十九第一項後段の規定により事業計画書又は収支予算書の変更の認可を受けようとするときは、あらかじめ、変更の内容及び理由を記載した申請書を厚生労働大臣に提出しなければならない。
（平二七厚労令一〇〇・追加）

（事業報告書等の提出）
第一条の十三の八　医療事故調査・支援センターは、法第六条の十九第二項の事業報告書及び収支決算書を毎事業年度終了後三月以内に貸借対照表を添えて厚生労働大臣に提出しなければならない。
（平二七厚労令一〇〇・追加）

（業務の休廃止の許可の申請）
第一条の十三の九　医療事故調査・支援センターは、法第六条の二十の規定により許可を受けよ

うとするときは、その休止し、又は廃止しようとする日の二週間前までに、次に掲げる事項を記載した申請書を厚生労働大臣に提出しなければならない。
一　休止又は廃止しようとする調査等業務の範囲
二　休止又は廃止しようとする年月日及び休止しようとする場合はその期間
三　休止又は廃止の理由
（平二七厚労令一〇〇・追加）

（帳簿の保存）
第一条の十三の十　医療事故調査・支援センターは、法第六条の二十三の規定により、次項に掲げる事項を記載した帳簿を備え、これを最終の記載の日から三年間保存しなければならない。
2　法第六条の二十三の厚生労働省令で定める事項は、次のとおりとする。
一　法第六条の十一第四項の規定により病院等の管理者から医療事故調査の結果の報告を受けた年月日
二　前号の報告に係る医療事故の概要
三　第一号の報告に係る法第六条の十六第一項第一号の規定による整理及び分析結果の概要
（平二七厚労令一〇〇・追加）

第一章の四　病院、診療所及び助産所の開設
（平一九厚労令二七・旧第一章繰下、平一九厚労令三九・旧第一章の二繰下、平二六厚労令一〇八・旧第一章の三繰下）

第一条の十四　法第七条第一項の規定によって病院又は診療所開設の許可を受けようとする者は、次に掲げる事項を記載した申請書を開設地の都道府県知事（診療所又は助産所にあっては、その開設地が地域保健法（昭和二十二年法律第百一号）第五条第一項の規定に基づく政令で定める市（以下「保健所を設置する市」という。）又は特別区の区域にある場合においては、当該保健所を設置する市の市長又は特別区の区長。第三項及び第四項、第二条、第三条、第四条、第五条、第七条から第九条まで並びに第二十三条において同じ。）に提出しなければならない。ただし、病院若しくは診療所の開設者が当該病院若しくは診療所を譲渡し、又は病院若しくは診療所の開設者について相続若しくは合併があつたときは、当該病院若しくは診療所を譲り受けた者又は相続人若しくは合併後存続する法人若しくは合併により設立された法人は、第九号から第十三号までに掲げる事項のうち変更がない事項の記載を省略することができる。
一　開設者の住所及び氏名（法人であるときは、その名称及び主たる事務所の所在地）並びに開設者が臨床研修等修了医師又は臨床研修等修了歯科医師であるときはその旨（臨床研修修了登録証（開設者が医師法（昭和二十三年法律第二百一号）第七条の二第一項の規定による厚生労働大臣の命令又は歯科医師法（昭和二十三年法律第二百二号）第七条の二第一項の規定による厚生労働大臣の命令を受けた者である場合にあつては、臨床研修修了登録証及び再教育研修修了登録証）を提示し、又はそれらの写しを添付すること。）
二　名称
三　開設の場所
四　診療を行おうとする科目
五　開設者が臨床研修等修了医師又は臨床研修等修了歯科医師以外の者であるときは開設の目的及び維持の方法
六　開設者が臨床研修等修了医師又は臨床研修等修了歯科医師であつて現に病院若しくは診療所を開設若しくは管理し、又は病院若しくは診療所に勤務するものであるときはその旨
七　開設者が臨床研修等修了医師又は臨床研修等修了歯科医師であつて、同時に二以上の病院又は診療所を開設しようとするものであるときはその旨
八　医師、歯科医師、薬剤師、看護師その他の従業者の定員
九　敷地の面積及び平面図
十　敷地周囲の見取図

十一　建物の構造概要及び平面図(各室の用途を示し、精神病室、感染症病室、結核病室又は療養病床に係る病室があるときは、これを明示すること。)

十二　病院については、法第二十一条第一項第二号から第八号まで及び第十号に掲げる施設の有無及び構造設備の概要

十二の二　療養病床を有する病院については、法第二十一条第一項第十一号及び第十二号に掲げる施設の構造設備の概要

十三　歯科医業を行う病院又は診療所であつて、歯科技工室を設けようとするときは、その構造設備の概要

十四　病院又は病室のある診療所については、病床数及び病床の種別ごとの病床数並びに各病室の病床数

十五　開設者が法人であるときは、定款、寄附行為又は条例

十六　開設の予定年月

2　法第七条第一項の規定によつて病院開設の許可を受けようとする者であつて当該病院の汚水(河川法施行令 (昭和四十年政令第十四号)第十六条の五第一項に規定する汚水をいう。以下同じ。)を水質汚濁防止法 (昭和四十五年法律第百三十八号)第二条第一項に規定する公共用水域に排出しようとするものは、次に掲げる事項を記載した書類を前項の申請書に添付しなければならない。

一　汚水を排出しようとする公共用水域の種類及び名称

二　汚水を排出しようとする場所

三　汚水の排出の方法

四　排出しようとする汚水の量

五　排出しようとする汚水の水質

六　排出しようとする汚水の処理の方法

七　汚水排出経路概要図(汚水処理系統を含む。)

3　病院を開設した者又は臨床研修等修了医師及び臨床研修等修了歯科医師でない者で診療所を開設したものが、法第七条第二項の規定により都道府県知事の許可を受けなければならない事項は、第一項第五号、第八号、第九号及び第十一号から第十四号までに掲げる事項とする。ただし、同項第十四号に掲げる事項を変更しようとする場合において、病室の病床数を減少させようとするときは、許可を受けることを要しない。

4　前項の者が、令第四条第一項の規定により都道府県知事に届け出なければならない事項は、第一項第一号、第二号、第四号、第六号、第十四号及び第十五号に掲げる事項(同項第十四号に掲げる事項については、前項ただし書に規定するときに係るものに限る。)並びに第二項各号に掲げる事項(病院に係るものに限る。)とする。

5　法第七条第三項の規定によつて病床の設置の許可を受けようとする者は、次に掲げる事項(当該許可の申請が一般病床のみに係るものである場合においては、第三号に掲げる事項に限る。)を記載した申請書を当該診療所所在地の都道府県知事に提出しなければならない。

一　医師、看護師その他の従業者の定員

二　法第二十一条第二項第二号及び第三号に掲げる施設の構造設備の概要

三　病床数及び病床の種別ごとの病床数並びに各病室の病床数

6　診療所に病床を設置した者が、法第七条第三項の規定により都道府県知事の許可を受けなければならない事項は、前項各号に掲げる事項(当該許可により当該診療所に一般病床のみを有することとなる場合においては、第三号に掲げる事項に限る。)とする。

7　法第七条第三項に規定する厚生労働省令で定める場合は、次のとおりとする。ただし、第七号に掲げる場合にあつては、同号に規定する医療の提供を行う期間(六月以内の期間に限る。)に係る場合に限る。

一　法第一条の二第二項に規定する居宅等(第三十条の二十八の四第一号において「居宅等」という。)における医療の提供の推進のために必要な診療所として法第三十条の四第一項の規定により所在地の都道府県が定める医療計画(以下単に「医療計画」という。)に記載され、

又は記載されることが見込まれる診療所に一般病床を設けようとするとき。

二 へき地に設置される診療所として医療計画に記載され、又は記載されることが見込まれる診療所に一般病床を設けようとするとき。

三 前二号に規定するもののほか、小児医療、周産期医療その他の地域において良質かつ適切な医療が提供されるために特に必要な診療所として医療計画に記載され、又は記載されることが見込まれる診療所に一般病床を設けようとするとき。

四 前三号に規定する診療所に一般病床を設置した者が、第五項第三号に掲げる事項を変更しようとする場合において、一般病床の病床数を増加させようとするとき（次号に掲げる場合を除く。）。

五 診療所に一般病床を設置した者が、第五項第三号に掲げる事項を変更しようとする場合において、一般病床の病床数を減少させようとするとき又は一般病床に係る病室の病床数を変更しようとするとき。

六 診療所に療養病床を設置した者が、第五項第三号に掲げる事項を変更しようとする場合において、療養病床に係る病室の病床数を減少させようとするとき。

七 新型インフルエンザ等対策特別措置法（平成二十四年法律第三十一号）第三十八条第一項に規定する特定都道府県の区域内において診療所を開設した者が、同法第三十二条第一項に規定する新型インフルエンザ等緊急事態における医療の提供を行うことを目的として、診療所に病床を設けようとするとき、又は診療所の病床数、病床の種別その他第五項各号に掲げる事項を変更しようとするとき。

8 前項第一号から第三号までに掲げる場合に該当し、診療所に一般病床を設けた者が、令第三条の三の規定により、都道府県知事に届け出なければならない事項は、第五項第三号に掲げる事項とする。

9 第七項第四号から第六号までに掲げる場合に該当し、一般病床の病床数若しくは一般病床に係る病室の病床数を変更し、又は療養病床に係る病室の病床数を減少させた者が、令第四条第二項の規定により都道府県知事に届け出なければならない事項は、第五項第三号に掲げる事項とする。

10 第七項第七号に掲げる場合に該当し、診療所に病床を設けた者が、令第三条の三の規定により都道府県知事に届け出なければならない事項は、第五項各号（当該病床が一般病床のみの場合にあつては、同項第三号）に掲げる事項とする。

11 第七項第七号に掲げる場合に該当し、診療所の病床数、病床の種別の変更その他第五項各号に掲げる事項を変更した者が、令第四条第二項の規定により都道府県知事に届け出なければならない事項は、第五項各号に掲げる事項とする。

12 法第七条第五項の厚生労働省令で定める条件は、当該申請に係る病床において、法第三十条の十三第一項に規定する病床の機能区分（以下「病床の機能区分」という。）のうち、当該申請に係る病院又は診療所の所在地を含む構想区域（医療計画において定める法第三十条の四第二項第七号に規定する構想区域をいう。以下同じ。）における病床の機能区分に応じた既存の病床数が、医療計画において定める当該構想区域における同号イに規定する将来の病床数の必要量（第三十条の二十八の三において「将来の病床数の必要量」という。）に達していないものに係る医療を提供することとする。

(昭二九厚令一三・昭三一厚令一・昭三八厚令二〇・昭四四厚令一七・昭四五厚令五二・昭四六厚令一八・昭六〇厚令四六・昭六一厚令三六・平五厚令三・平八厚令一三・平八厚令六二・平一〇厚令三五・平一〇厚令九九・平一三厚労令八・平一四厚労令一四・平一六厚労令七九・平一八厚労令一九四・平一九厚労令二五・一部改正、平一九厚労令二七・旧第一条繰下・一部改正、平一九厚労令三九・旧第一条の九繰下・一部改正、平二〇厚労令一三・平二三厚労令一五〇・平二六厚労令四五・平二七厚労令五七・一

第二条　法第七条第一項の規定によつて助産所開設の許可を受けようとする者は、次に掲げる事項を記載した申請書を、開設地の都道府県知事に提出しなければならない。ただし、助産所の開設者が当該助産所を譲渡し、又は助産所の開設者について相続若しくは合併があつたときは、当該助産所を譲り受けた者又は相続人若しくは合併後存続する法人若しくは合併により設立された法人は、第五号及び第六号に掲げる事項のうち変更がない事項の記載を省略することができる。
　一　開設者の住所及び氏名（法人であるときはその名称及び主たる事務所の所在地）
　二　名称
　三　開設の場所
　四　助産師その他の従業者の定員
　五　敷地の面積及び平面図
　六　建物の構造概要及び平面図（各室の用途を示し、妊婦、産婦又はじよく婦を入所させる室についてはその定員を明示すること。）
　七　開設者が法人であるときは、定款、寄附行為又は条例
　八　開設の予定年月
2　助産師（保健師助産師看護師法（昭和二十三年法律第二百三号）第十五条の二第一項の規定による厚生労働大臣の命令を受けた者にあつては、同条第三項の規定による登録を受けた者に限る。）でない者で助産所を開設したものが、法第七条第二項の規定により都道府県知事の許可を受けなければならない事項は、前項第四号から第六号までに掲げる事項とする。
3　前項の者が、令第四条第一項の規定により都道府県知事に届け出なければならない事項は、第一項第一号、第二号及び第七号に掲げる事項とする。
（昭二九厚令一三・昭三八厚令二〇・昭四〇厚令一七・昭五四厚令四〇・平八厚令一三・平一三厚労令八・平一四厚労令一四・平二〇厚労令五一・一部改正）

第二条の二　法第七条の二第五項の厚生労働省令で定める基準は、介護保険法（平成九年法律第百二十三号）の規定による介護老人保健施設（以下「介護老人保健施設」という。）の入所定員数に〇・五を乗じて得た数を療養病床又は一般病床に係る既存の病床の数とみなすものとする。
（昭六三厚令一四・追加、平一〇厚令三五・平一一厚令九一・平一三厚労令八・平一八厚労令一九四・平二三厚労令一五〇・一部改正）

第三条　病院、診療所又は助産所の開設の許可を受けた者が、令第四条の二第一項の規定により都道府県知事に届け出なければならない事項は、次のとおりとする。
　一　開設の年月日
　二　管理者の住所及び氏名（臨床研修修了登録証若しくは免許証を提示し、又はそれらの写しを添付すること。）
　三　診療に従事する医師若しくは歯科医師の氏名（免許証を提示し、又はその写しを添付すること。）、担当診療科名、診療日及び診療時間又は業務に従事する助産師の氏名（免許証を提示し、又はその写しを添付すること。）、勤務の日及び勤務時間
　四　薬剤師が勤務するときは、その氏名
　五　分娩を取り扱う助産所については、第十五条の二第一項の医師（以下「嘱託医師」という。）の住所及び氏名（当該医師に嘱託した旨の書類を添付すること。）又は同条第二項の病院又は診療所の住所及び名称（当該病院又は診療所が診療科名中に産科又は産婦人科を有する旨の書類及び当該病院又は診療所に対し、同項に規定する嘱託を行つた旨の書類を添付すること。）並びに同条第三項の嘱託する病院又は診療所の住所及び名称（当該病院又は診療所に嘱託した旨の書類を添付すること。）
2　令第四条の二第二項に規定する厚生労働省令で定める事項は、前項第五号に掲げる事項とする。

（昭二九厚令一三・全改、昭四七厚令一六・平六厚令七七・平八厚令一三・平一二厚令一二七・平一四厚労令一四・平一六厚労令七九・平一九厚労令三九・一部改正）

第三条の二　特定機能病院に係る令第四条の三に規定する厚生労働省令で定める事項は、第六条の三第一項第一号から第五号までに掲げる事項並びに法第二十二条の二第二号に掲げる施設及び第二十二条の四に掲げる施設の構造設備とする。ただし、国の開設する病院にあつては、第六条の三第一項第一号、第二号、第四号及び第五号に掲げる事項を除く。

2　厚生労働大臣は、特定機能病院から第六条の三第二号及び第三号に掲げる事項の変更に係る令第四条の三の届出があつたときは、当該変更に係る事項を公示しなければならない。
（平五厚令三・追加、平五厚令四七・平一〇厚令三五・平一二厚令一二七・平二七厚労令三八・一部改正）

第三条の三　臨床研究中核病院に係る令第四条の三に規定する厚生労働省令で定める事項は、第六条の五の二第一項第一号から第五号までに掲げる事項並びに法第二十二条の三第二号に掲げる施設及び第二十二条の八に掲げる施設の構造設備とする。ただし、国の開設する病院にあつては、第六条の五の二第一項第一号、第二号、第四号及び第五号に掲げる事項を除く。

2　厚生労働大臣は、臨床研究中核病院から第六条の五の二第一項第二号及び第三号に掲げる事項の変更に係る令第四条の三の届出があつたときは、当該変更に係る事項を公示しなければならない。
（平二七厚労令三八・追加）

第四条　診療所を開設した臨床研修等修了医師又は臨床研修等修了歯科医師が、法第八条の規定により都道府県知事に届け出なければならない事項は、次のとおりとする。ただし、診療所の開設者が当該診療所を譲渡し、又は診療所の開設者について相続があつたときは、当該診療所を譲り受けた者又は相続人は、第一条の十四第一項第九号、第十一号及び第十三号に掲げる事項のうち変更がない事項の届出を省略することができる。

一　開設者の住所及び氏名（臨床研修修了登録証（開設者が医師法第七条の二第一項の規定による厚生労働大臣の命令又は歯科医師法第七条の二第一項の規定による厚生労働大臣の命令を受けた者である場合にあつては、臨床研修修了登録証及び再教育研修修了登録証）を提示し、又はそれらの写しを添付すること。）

二　第一条の十四第一項第二号から第四号まで、第六号から第九号まで、第十一号、第十三号及び第十四号に掲げる事項

三　第三条第一項第一号から第四号までに掲げる事項

（昭二五厚令一三・昭二九厚令一三・昭四四厚令一七・昭四七厚令一六・平六厚令七七・平八厚令一三・平一六厚労令七九・平一九厚労令二五・平一九厚労令三九・一部改正）

第五条　助産所を開設した助産師が、法第八条の規定により都道府県知事に届け出なければならない事項は、次のとおりとする。ただし、助産所の開設者が当該助産所を譲渡し、又は助産所の開設者について相続があつたときは、当該助産所を譲り受けた者又は相続人は、第二条第一項第五号及び第六号に掲げる事項のうち変更がない事項の届出を省略することができる。

一　開設者の住所及び氏名（免許証（開設者が保健師助産師看護師法第十五条の二第一項の規定による厚生労働大臣の命令を受けた者にあつては、免許証及び再教育研修修了登録証）を提示し、又はその写しを添付すること。）

二　第二条第一項第二号から第六号までに掲げる事項

三　開設者が現に助産所を開設若しくは管理し、又は病院、診療所若しくは助産所に勤務する

者であるときはその旨
　四　同時に二以上の助産所を開設しようとする
　　　者であるときはその旨
　五　第三条第一項第一号から第三号まで及び第
　　　五号に掲げる事項
（昭二五厚令一三・昭二八厚令一九・昭二九厚令一三・昭四四厚令一七・昭四七厚令一六・昭五四厚令四〇・平六厚令七七・平八厚令一三・平一四厚労令一四・平二〇厚労令五一・一部改正）

第六条　法第四条第一項の規定により地域医療支援病院と称することについての承認を受けようとする者は、次に掲げる事項を記載した申請書を、病院所在地の都道府県知事に提出しなければならない。
　一　開設者の住所及び氏名（法人であるときは、その名称及び主たる事務所の所在地）
　二　名称
　三　所在の場所
　四　病床数
　五　法第二十二条第一号及び第四号から第八号までに掲げる施設及び第二十二条に掲げる施設の構造設備
　2　前項の申請書には、次に掲げる書類を添えなければならない。
　一　他の病院又は診療所から紹介された患者（以下「紹介患者」という。）に対し医療を提供する体制が整備されていることを証する書類
　二　当該病院において、共同利用（病院の建物の全部若しくは一部、設備、器械又は器具を当該病院に勤務しない医師、歯科医師、薬剤師、看護師その他の医療従事者の診療、研究又は研修のために利用させることをいう。以下同じ。）のための体制が整備されていることを証する書類
　三　救急医療を提供する能力を有することを証する書類
　四　地域の医療従事者の資質の向上を図るための研修を行わせる能力を有することを証する書類
　五　診療に関する諸記録の管理方法に関する書類
　六　病院の管理及び運営に関する諸記録の管理方法に関する書類
　七　診療に関する諸記録の閲覧方法に関する書類
　八　病院の管理及び運営に関する諸記録の閲覧方法に関する書類
　九　第九条の十九第一項に規定する委員会の委員の就任承諾書及び履歴書
（昭三八厚令二〇・昭五四厚令四〇・平五厚令三・平一〇厚令三五・平一四厚労令一四・一部改正）

第六条の二　法第四条第一項第四号に規定する厚生労働省令で定める数は二百とする。ただし、都道府県知事が、地域における医療の確保のために必要であると認めたときは、この限りでない。
（平一〇厚令三五・追加、平一二厚令一二七・平一三厚労令八・一部改正）

第六条の三　法第四条の二第一項の規定により特定機能病院と称することについての承認を受けようとする者は、次に掲げる事項を記載した申請書を厚生労働大臣に提出しなければならない。
　一　開設者の住所及び氏名（法人であるときは、その名称及び主たる事務所の所在地）
　二　名称
　三　所在の場所
　四　診療科名
　五　病床数
　六　医師、歯科医師、薬剤師、看護師及び准看護師、管理栄養士その他の従業者の員数
　七　前年度の平均の入院患者、外来患者及び調剤の数
　八　歯科、矯正歯科、小児歯科及び歯科口腔外科の前年度の平均の入院患者及び外来患者の数
　九　法第二十二条第四号から第八号まで及び法第二十二条の二第二号に掲げる施設並びに第二十二条の四に掲げる施設の構造設備
　十　第九条の二十第六号イに規定する紹介率の前年度の平均値

十一　第九条の二十第七号イに規定する逆紹介率の前年度の平均値
2　前項の申請書には、次に掲げる書類を添えなければならない。
　一　高度の医療を提供する能力を有することを証する書類
　二　高度の医療技術の開発及び評価を行う能力を有することを証する書類
　三　高度の医療に関する研修を行わせる能力を有することを証する書類
　四　診療に関する諸記録の管理方法に関する書類
　五　病院の管理及び運営に関する諸記録の管理方法に関する書類
　六　診療に関する諸記録の閲覧方法に関する書類
　七　病院の管理及び運営に関する諸記録の閲覧方法に関する書類
　八　建物の平面図
　九　前項第十号の値が百分の五十を下回る病院にあつては、おおむね五年間に紹介率を百分の五十まで高めるための具体的な年次計画
　十　前項第十一号の値が百分の四十を下回る病院にあつては、おおむね五年間に逆紹介率を百分の四十まで高めるための具体的な年次計画
　十一　第一条の十一第一項各号及び第九条の二十三第一項第一号に掲げる体制を確保していることを証する書類
3　がん、循環器疾患その他の国民の健康に重大な影響のある疾患に関し、高度かつ専門的な医療を提供する特定機能病院に関する前項の規定の適用については、同項第九号中「百分の五十」とあるのは「百分の八十」と、同項第十号中「百分の四十」とあるのは「百分の六十」とする。
4　厚生労働大臣は、第一項の申請書が提出されたときは、遅滞なく、病院所在地の都道府県知事に当該申請書の写しを送付しなければならない。
5　厚生労働大臣は、法第四条の二第一項の承認をしたときは、当該病院の名称、所在地及び承認年月日を公示しなければならない。
（平五厚令三・追加、平五厚令四七・平八厚令四九・一部改正、平一〇厚令三五・旧第六条の二繰下・一部改正、平一二厚令七・平一二厚令一二七・平一四厚労令一四・平一四厚労令一一一・平一五厚労令一六九・平一六厚労令一三三・平二〇厚労令一六三・平二六厚労令四五・一部改正）

第六条の四　特定機能病院は、その診療科名中に内科、外科、精神科、小児科、皮膚科、泌尿器科、産婦人科又は産科及び婦人科、眼科、耳鼻咽喉科、放射線科及び救急科（令第三条の二第一項第一号ハ又はニ(2)の規定によりこれらの診療科名と組み合わせた名称を診療科名とする場合を除く。）、同号ハの規定による脳神経外科及び整形外科、歯科（同項第二号ロの規定により歯科と組み合わせた名称を診療科名とする場合を除く。第四項において同じ。）並びに法第六条の六第一項の規定による診療科名（同項の規定により厚生労働大臣の許可を受けた診療科名に限る。）を含むものとする。
2　内科又は外科において専門的な医療を提供する特定機能病院に関する前項の規定の適用については、同項中「内科、外科」とあるのは「内科（令第三条の二第一項第一号ハの規定により内科と呼吸器、消化器、循環器、腎臓、神経、血液、内分泌、代謝、感染症又はアレルギー疾患とを組み合わせた名称の全ての診療科及びリウマチ科を含む。）、外科（同号ハの規定により外科と呼吸器、消化器、乳腺、心臓、血管、内分泌又は小児とを組み合わせた名称の全ての診療科を含む。）」と、「診療科名と組み合わせた名称」とあるのは「診療科名と組み合わせた名称（当該内科又は外科と組み合わせた名称を除く。）」とする。
3　前項の規定にかかわらず、次の各号に掲げる場合には、その診療科名中に当該各号に定める診療科を含まないことができる。
　一　前項の規定により読み替えて適用される内科と組み合わせた名称の診療科又はリウマチ科に係る医療を他の当該内科と組み合わせた名称の診療科又はリウマチ科その他の診療科で提供する場合　当該医療に係る当該内科と

組み合わせた名称の診療科又はリウマチ科
二　前項の規定により読み替えて適用される外科と組み合わせた名称の診療科に係る医療を他の当該外科と組み合わせた名称の診療科その他の診療科で提供する場合　当該医療に係る当該外科と組み合わせた名称の診療科
4　がん、循環器疾患その他の国民の健康に重大な影響のある疾患に関し、高度かつ専門的な医療を提供する特定機能病院に関する第一項及び第二項の規定の適用については、第一項中「を含む」とあるのは、「のうち十以上の診療科名を含む」とし、「産婦人科又は産科及び婦人科」とあるのは、「産婦人科、産科、婦人科」とする。
5　第一項の規定にかかわらず、歯科医師を有する特定機能病院又は他の病院若しくは診療所との密接な連携により歯科医療を提供する体制が整備されている特定機能病院については、その診療科名中に歯科を含まないことができる。
（平五厚令三・追加、平一〇厚令三五・旧第六条の三繰下、平一九厚労令三九・平二〇厚労令一三・平二六厚労令四五・平二七厚労令三八・一部改正）

第六条の五　法第四条の二第一項第五号に規定する厚生労働省令で定める数は四百とする。
（平五厚令三・追加、平一〇厚令三五・旧第六条の四繰下、平一二厚令一二七・平一三厚労令八・平一六厚労令一〇二・一部改正）

第六条の五の二　法第四条の三第一項の規定により臨床研究中核病院と称することについての承認を受けようとする者は、次に掲げる事項を記載した申請書を厚生労働大臣に提出しなければならない。
一　開設者の住所及び氏名（法人であるときは、その名称及び主たる事務所の所在地）
二　名称
三　所在の場所
四　診療科名
五　病床数
六　医師、歯科医師、薬剤師、看護師その他の従業者の員数
七　法第二十二条第四号から第八号まで及び法第二十二条の三第二号に掲げる施設並びに第二十二条の八に掲げる施設の構造設備
2　前項の申請書には、次に掲げる書類を添えなければならない。
一　特定臨床研究（法第四条の三第一項第一号に規定する特定臨床研究をいう。以下同じ。）に関する計画を立案し、及び実施する能力を有することを証する書類
二　他の病院又は診療所と共同して特定臨床研究を実施する場合にあつては、特定臨床研究の実施の主導的な役割を果たす能力を有することを証する書類
三　他の病院又は診療所に対し、特定臨床研究の実施に関する相談に応じ、必要な情報の提供、助言その他の援助を行う能力を有することを証する書類
四　特定臨床研究に関する研修を行う能力を有することを証する書類
五　診療及び臨床研究に関する諸記録の管理方法に関する書類
六　病院の管理及び運営に関する諸記録の管理方法に関する書類
七　建物の平面図
八　第一条の十一第一項各号及び第九条の二十五各号に掲げる体制を確保していることを証する書類
3　厚生労働大臣は、第一項の申請書が提出されたときは、遅滞なく、病院所在地の都道府県知事に当該申請書の写しを送付しなければならない。
4　厚生労働大臣は、法第四条の三第一項の承認をしたときは、当該病院の名称、所在地及び承認年月日を公示しなければならない。
（平二七厚労令三八・追加）

第六条の五の三　法第四条の三第一項第一号に規定する厚生労働省令で定める基準は、次の各号のいずれかに該当することとする。

一　医薬品の臨床試験の実施の基準に関する省令（平成九年厚生省令第二十八号）、医療機器の臨床試験の実施の基準に関する省令（平成十七年厚生労働省令第三十六号）又は再生医療等製品の臨床試験の実施の基準に関する省令（平成二十六年厚生労働省令第八十九号）に適合する治験（医薬品、医療機器等の品質、有効性及び安全性の確保等に関する法律（昭和三十五年法律第百四十五号）第八十条の二第二項に規定する治験をいう。）であること
二　人を対象とする医学系研究に関する倫理指針（平成二十六年文部科学省・厚生労働省告示第三号）に適合する侵襲及び介入を伴う臨床研究であつて、前号に掲げるもの以外のものであること

（平二七厚労令三八・追加）

第六条の五の四　臨床研究中核病院は、その診療科名中に内科、外科、精神科、小児科、皮膚科、泌尿器科、産婦人科、産科、婦人科、眼科、耳鼻咽喉科、放射線科及び救急科（令第三条の二第一項第一号ハ又はニ(2)の規定によりこれらの診療科名と組み合わせた名称を診療科名とする場合を除く。）、同号ハの規定による脳神経外科及び整形外科、歯科（同項第二号ロの規定により歯科と組み合わせた名称を診療科名とする場合を除く。）並びに法第六条の六第一項の規定による診療科名（同項の規定により厚生労働大臣の許可を受けた診療科名に限る。）のうち十以上の診療科名を含むものとする。

2　内科又は外科において専門的な臨床研究を実施する臨床研究中核病院に関する前項の規定の適用については、同項中「内科、外科」とあるのは「内科（令第三条の二第一項第一号ハの規定により内科と呼吸器、消化器、循環器、腎臓、神経、血液、内分泌、代謝、感染症又はアレルギー疾患とを組み合わせた名称の全ての診療科及びリウマチ科を含む。）、外科（同号ハの規定により外科と呼吸器、消化器、乳腺、心臓、血管、内分泌又は小児とを組み合わせた名称の全ての診療科を含む。）」と、「診療科名と組み合わせた名称」とあるのは「診療科名と組み合わせた名称（当該内科又は外科と組み合わせた名称を除く。）」とする。

3　前項の規定にかかわらず、次の各号に掲げる場合には、その診療科名中に当該各号に定める診療科を含まないことができる。
一　前項の規定により読み替えて適用される内科と組み合わせた名称の診療科又はリウマチ科に係る医療を他の当該内科と組み合わせた名称の診療科又はリウマチ科その他の診療科で提供する場合　当該医療に係る当該内科と組み合わせた名称の診療科又はリウマチ科
二　前項の規定により読み替えて適用される外科と組み合わせた名称の診療科に係る医療を他の当該外科と組み合わせた名称の診療科その他の診療科で提供する場合　当該医療に係る当該外科と組み合わせた名称の診療科

（平二七厚労令三八・追加）

第六条の五の五　法第四条の三第一項第六号に規定する厚生労働省令で定める数は四百とする。

（平二七厚労令三八・追加）

第六条の六　法第十八条の厚生労働省令で定める基準は、病院又は医師が常時三人以上勤務する診療所に専属の薬剤師を置くこととする。

（平二三厚労令一五〇・追加）

第七条　病院又は診療所の開設者が、法第十八条ただし書の規定による許可を受けようとするときは、左に掲げる事項を記載した申請書を、病院又は診療所所在地の都道府県知事に提出しなければならない。
一　当該病院又は診療所の診療科名
二　病院であるときは、病床数
三　専属の薬剤師を置かない理由

（昭三八厚令二〇・平二三厚労令一五〇・一部改正）

第二章　病院、診療所及び助産所の管理

第八条　病院、診療所又は助産所の開設者が、法第十二条第一項ただし書の規定による許可を受けようとするときは、その事由並びに管理者にしようとする者の住所及び氏名を記載した申請書に、管理者にしようとする者の臨床研修修了登録証若しくは医師免許証若しくは歯科医師免許証の写し又は助産師免許証の写し若しくは助産婦名簿の謄本を添えて、病院、診療所又は助産所所在地の都道府県知事に提出しなければならない。
（昭二八厚令三八・平一四厚労令一四・平一六厚労令七九・一部改正）

第九条　病院、診療所又は助産所の開設者が、法第十二条第二項の規定による許可を受けようとするときは、左に掲げる事項を記載した申請書をその病院、診療所又は助産所所在地の都道府県知事に提出しなければならない。
一　当該医師、歯科医師又は助産師が現に管理する病院、診療所又は助産所及び当該医師、歯科医師又は助産師に新たに管理させようとする病院、診療所又は助産所の名称、所在の場所、診療科名、病床数及び従業者の定員
二　当該医師、歯科医師又は助産師に、当該病院、診療所又は助産所を管理させようとする理由
三　現に管理する病院、診療所又は助産所と、新たに管理させようとする病院、診療所又は助産所との距離及び連絡に要する時間
（昭三八厚令二〇・平一四厚労令一四・一部改正）

第九条の二　地域医療支援病院の開設者は、次に掲げる事項を記載した業務に関する報告書を都道府県知事に提出しなければならない。
一　紹介患者に対する医療提供及び他の病院又は診療所に対する患者紹介の実績
二　共同利用の実績
三　救急医療の提供の実績
四　地域の医療従事者の資質の向上を図るための研修の実績
五　診療並びに病院の管理及び運営に関する諸記録の体系的な管理方法
六　診療並びに病院の管理及び運営に関する諸記録の閲覧方法及び閲覧の実績
七　第九条の十九第一項に規定する委員会の開催の実績
八　患者相談の実績
2　前項の報告書は、毎年十月五日までに都道府県知事に提出するものとする。
3　都道府県知事は、法第十二条の二第二項の規定により、第一項の報告書の内容をインターネットの利用その他適切な方法により公表するものとする。
（平一〇厚令三五・追加、平一九厚労令三九・平二四厚労令八六・一部改正）

第九条の二の二　特定機能病院の開設者は、次に掲げる事項を記載した業務に関する報告書を厚生労働大臣に提出しなければならない。
一　高度の医療の提供の実績
二　高度の医療技術の開発及び評価の実績
三　高度の医療に関する研修の実績
四　診療並びに病院の管理及び運営に関する諸記録の体系的な管理方法
五　診療並びに病院の管理及び運営に関する諸記録の閲覧方法及び閲覧の実績
六　紹介患者に対する医療提供及び他の病院又は診療所に対する患者紹介の実績
七　医師、歯科医師、薬剤師、看護師及び准看護師、管理栄養士その他の従業者の員数
八　入院患者、外来患者及び調剤の数
九　歯科、矯正歯科、小児歯科及び歯科口腔外科の入院患者及び外来患者の数
十　第一条の十一第一項各号及び第九条の二十三第一項第一号に掲げる体制の確保の状況
2　前項の報告書は、毎年十月五日までに厚生労働大臣に提出するものとする。
3　厚生労働大臣は、第一項の報告書が提出され

たときは、遅滞なく、病院所在地の都道府県知事に当該報告書の写しを送付しなければならない。
4　前条第三項の規定は、法第十二条の三第二項の規定により、厚生労働大臣が第一項の報告書の内容を公表する場合について準用する。
（平五厚令三・追加、平八厚令四九・一部改正、平一〇厚令三五・旧第九条の二繰下、平一二厚令七・平一二厚令一二七・平一四厚労令一四・平一四厚労令一一一・平一五厚労令一六九・平一六厚労令一三三・平一九厚労令三九・平二〇厚労令一六三・平二六厚労令四五・一部改正）

第九条の二の三　臨床研究中核病院の開設者は、次に掲げる事項を記載した業務に関する報告書を厚生労働大臣に提出しなければならない。
一　特定臨床研究に関する計画の立案及び実施の実績
二　他の病院又は診療所と共同して特定臨床研究を実施する場合にあつては、特定臨床研究の実施の主導的な役割を果たした実績
三　他の病院又は診療所に対し、特定臨床研究の実施に関する相談に応じ、必要な情報の提供、助言その他の援助を行つた実績
四　特定臨床研究に関する研修の実績
五　診療、臨床研究並びに病院の管理及び運営に関する諸記録の体系的な管理方法
六　医師、歯科医師、薬剤師、看護師その他の従業者の員数
七　第一条の十一第一項各号及び第九条の二十五各号に掲げる体制の確保の状況
2　前項の報告書は、毎年十月五日までに厚生労働大臣に提出するものとする。
3　厚生労働大臣は、第一項の報告書が提出されたときは、遅滞なく、病院所在地の都道府県知事に当該報告書の写しを送付しなければならない。
4　第九条の二第三項の規定は、法第十二条の四第二項の規定により、厚生労働大臣が第一項の報告書の内容を公表する場合について準用する。
（平二七厚労令三八・追加）

第九条の三　病院又は診療所の管理者は、法第十四条の二第一項第一号から第三号までに掲げる事項及び次条に掲げる事項を、当該病院又は診療所の入口、受付又は待合所の付近の見やすい場所に掲示しなければならない。
（平五厚令三・追加）

第九条の四　法第十四条の二第一項第四号に規定する厚生労働省令で定める事項は、建物の内部に関する案内（病院の場合に限る。）とする。
（平五厚令三・追加、平一二厚令一二七・一部改正）

第九条の五　助産所の管理者は、法第十四条の二第二項第一号から第三号までに掲げる事項及び次条に掲げる事項を、当該助産所の入口、受付又は待合所の付近の見やすい場所に掲示しなければならない。
（平五厚令三・追加）

第九条の六　法第十四条の二第二項第四号に規定する厚生労働省令で定める事項は、当該助産所の嘱託医師の氏名又は第十五の二第二項の病院若しくは診療所の名称（同項の医師が担当する診療科名を併せて提示すること。）及び当該助産所の嘱託する病院又は診療所の名称とする。
（平五厚令三・追加、平一二厚令一二七・平一九厚労令三九・一部改正）

第九条の七　令第四条の七第五号に規定する厚生労働省令で定める医療機器は、医薬品、医療機器等の品質、有効性及び安全性の確保等に関する法律第二条第八項に規定する特定保守管理医療機器とする。
（平五厚令三・追加、平八厚令一三・平一二厚令一二七・平一三厚労令八・平一七厚労令一七二・平二六厚労令八七・平二七厚労令三八・一部改正）

第九条の八　法第十五条の二の規定による人体から排出され又は採取された検体の微生物学的検

査、血清学的検査、血液学的検査、病理学的検査、寄生虫学的検査及び生化学的検査(以下この条において「検体検査」という。)の業務を病院又は診療所の施設で適正に行う能力のある者の基準は、次のとおりとする。
一　受託する業務(以下「受託業務」という。)の責任者として、検体検査の業務(以下「検査業務」という。)に関し相当の経験を有する医師が受託業務を行う場所に置かれているか、又は受託業務の責任者として検査業務に関し相当の経験を有する臨床検査技師が受託業務を行う場所に置かれ、かつ、受託業務を指導監督するための医師を選任していること。
二　受託業務の従事者として、医師又は臨床検査技師その他の受託業務を行うために必要な知識及び技能を有する者が必要な数受託業務を行う場所に置かれていること。
三　第一号に掲げる受託業務の責任者及び前号に掲げる者のほか、専ら精度管理(検査の精度を適正に保つことをいう。以下同じ。)を職務とする者として、医師又は臨床検査技師(検査業務に関し相当の経験を有し、かつ、精度管理に関し相当の知識及び経験を有する者に限る。)を有すること。
四　電気冷蔵庫、電気冷凍庫及び遠心器のほか、別表第一の二の上欄に掲げる検査にあつては、同表の中欄に掲げる検査の内容に応じ、同表の下欄に掲げる検査用機械器具を有すること。ただし、委託する者の検査用機械器具を使用する場合は、この限りでない。
五　別表第一の三に掲げる事項を記載した標準作業書を常備し、従事者に周知していること。
六　次に掲げる事項を記載した業務案内書を常備していること。
　イ　検査方法
　ロ　基準値及び判定基準
　ハ　病院又は診療所に緊急報告を行うこととする検査値の範囲
　ニ　病院又は診療所の外部で検査を行う場合にあつては、所要日数
　ホ　検査の一部を委託する場合にあつては、実際に検査を行う者の名称
　ヘ　検体の採取条件、採取容器及び採取量
　ト　検体の提出条件
　チ　検査依頼書及び検体ラベルの記載項目
　リ　業務の管理体制
七　従事者に対して、適切な研修を実施していること。
2　法第十五条の二の規定による検体検査の業務を病院又は診療所以外の場所で適正に行う能力のある者の基準は、臨床検査技師等に関する法律(昭和三十三年法律第七十六号)第二十条の三第一項の規定により都道府県知事、保健所を設置する市の市長若しくは特別区の区長の登録を受けた者又は同項の規定により厚生労働大臣の定める施設の開設者であることとする。
(平五厚令三・追加、平八厚令一三・平八厚令六二・平一〇厚令五七・平一二厚令一二七・平一七厚労令一七二・平一八厚労令七五・平一九厚労令二七・平二三厚労令一七・一部改正)

第九条の九　法第十五条の二の規定による医療機器又は医学的処置若しくは手術の用に供する衣類その他の繊維製品の滅菌又は消毒(以下「滅菌消毒」という。)の業務を適正に行う能力のある者の基準は、次のとおりとする。ただし、クリーニング業法(昭和二十五年法律第二百七号)第三条第三項第五号の規定により行う医学的処置若しくは手術の用に供する衣類その他の繊維製品(以下「繊維製品」という。)の消毒のみを委託する場合にあつては、第十三号に掲げる基準とする。
一　受託業務の責任者として、滅菌消毒の業務(以下「滅菌消毒業務」という。)に関し相当の経験を有する医師、歯科医師、薬剤師、看護師、歯科衛生士、臨床検査技師又は臨床工学技士を有すること。ただし、病院、診療所又は助産所の施設で滅菌消毒業務を行う場合は、滅菌消毒業務に関し相当の知識及び経験を有する者を受託業務の責任者とすることができる。

二　受託業務の指導及び助言を行う者として、滅菌消毒業務に関し相当の知識及び経験を有する医師等を選任していること。ただし、病院、診療所又は助産所の施設で滅菌消毒業務を行う場合は、この限りでない。

三　従事者として、滅菌消毒の処理に使用する機器の取扱いその他の受託業務を行うために必要な知識及び技能を有する者を有すること。

四　構造設備が安全かつ衛生的であること。

五　滅菌消毒作業室、繊維製品の洗濯包装作業室、滅菌又は消毒済みの医療機器又は繊維製品の保管室が区分されていること。

六　滅菌消毒作業室は、受託業務を適切に行うことができる十分な広さ及び構造を有すること。

七　滅菌消毒作業室の機器及び設備は、作業工程順に置かれていること。

八　滅菌消毒作業室の床及び内壁の材料は、不浸透性材料（コンクリート、タイル等汚水が浸透しないものをいう。）であること。

九　保管室は、室内の空気が直接外部及び他の区域からの空気により汚染されない構造であること。

十　次に掲げる機器及び装置又はこれらに代替する機能を有する機器及び装置を有すること。
　　イ　高圧蒸気滅菌器
　　ロ　エチレンオキシドガス滅菌器及び強制脱気装置
　　ハ　超音波洗浄器
　　ニ　ウォッシャーディスインフェクター装置（洗浄及び消毒を連続して行う装置をいう。）又はウォッシャーステリライザー装置（洗浄及び滅菌を連続して行う装置をいう。）

十一　汚水処理施設及び排水設備を有すること。ただし、共用の汚水処理施設を利用する場合は、この限りでない。

十二　運搬車並びに密閉性、防水性及び耐貫通性の運搬容器を有すること。ただし、病院、診療所又は助産所の施設で滅菌消毒業務を行う場合は、運搬車を有することを要しない。

十三　クリーニング業法第三条第三項第五号の規定により行う繊維製品の消毒を行う場合にあつては、当該業務を行う施設について、クリーニング業法第五条第一項の規定により、都道府県知事にクリーニング所の開設の届出を行つていること。

十四　次に掲げる事項を記載した標準作業書を常備し、従事者に周知していること。
　　イ　運搬
　　ロ　滅菌消毒の処理の方法
　　ハ　滅菌消毒の処理に使用する機器の保守点検
　　ニ　滅菌消毒の処理に係る瑕疵があつた場合の責任の所在に関する事項

十五　次に掲げる事項を記載した業務案内書を常備していること。
　　イ　取り扱う医療機器及び繊維製品の品目
　　ロ　滅菌消毒の処理の方法
　　ハ　滅菌の確認方法
　　ニ　運搬方法
　　ホ　所要日数
　　ヘ　滅菌消毒を実施する施設の概要
　　ト　業務の管理体制

十六　従事者に対して、適切な研修を実施していること。

2　前項の規定にかかわらず、病院、診療所又は助産所の施設で滅菌消毒業務を行う場合であつて、当該病院、診療所又は助産所が滅菌消毒業務を実施するために、適切な構造及び設備を有していると認められる場合は、同項第四号から第十一号までの規定は適用しない。

（平五厚令三・追加、平一四厚労令一四・平一六厚労令一一二・平一七厚労令一七二・平一八厚労令七五・平二三厚労令一七・一部改正）

第九条の十　法第十五条の二の規定による病院における患者、妊婦、産婦又はじよく婦の食事の提供（以下「患者等給食」という。）の業務を適正に行う能力のある者の基準は、次のとおりとする。

一　調理業務を受託する場合にあつては、受託業務の責任者として、患者等給食の業務に関

し、相当の知識及び経験を有する者が受託業務を行う場所に置かれていること。
二　調理業務を受託する場合にあつては、受託業務の指導及び助言を行う者として、次のいずれかの者を有すること。
　　イ　病院の管理者の経験を有する医師
　　ロ　病院の給食部門の責任者の経験を有する医師
　　ハ　臨床栄養に関する学識経験を有する医師
　　ニ　病院における患者等給食の業務に五年以上の経験を有する管理栄養士
三　調理業務を受託する場合にあつては、栄養士(献立表の作成業務を受託する場合にあつては、治療食(治療又は健康の回復のための食事をいう。)に関する知識及び技能を有する栄養士とする。)が受託業務を行う場所に置かれていること。
四　従事者として、受託業務を行うために必要な知識及び技能を有する者を有すること。
五　調理業務を受託する場合にあつては、前号の従事者(調理業務に従事する者に限る。)が受託業務を行う場所に置かれていること。
六　病院の外部で食器の洗浄業務を行う場合にあつては、食器の消毒設備を有すること。
七　病院の外部で調理業務又は食器の洗浄業務を行う場合にあつては、運搬手段について衛生上適切な措置がなされていること。
八　次に掲げる事項を記載した標準作業書を常備し、従事者に周知していること。
　　イ　適時適温の給食の実施方法
　　ロ　食器の処理方法
　　ハ　受託業務を行う施設内の清潔保持の方法
九　次に掲げる事項を記載した業務案内書を常備していること。
　　イ　人員の配置
　　ロ　適時適温の給食の実施方法及び患者がメニューを選択できる食事を提供することの可否
　　ハ　業務の管理体制
十　受託業務を継続的かつ安定的に遂行できる能力を有すること。
十一　病院が掲げる給食に係る目標について、具体的な改善計画を策定できること。
十二　従事者に対して、適切な健康管理を実施していること。
十三　従事者に対して、適切な研修を実施していること。
(平五厚令三・追加、平八厚令一三・平一二厚令一二七・平一三厚労令二二・平一七厚労令一七二・一部改正)

第九条の十一　法第十五条の二の規定による患者、妊婦、産婦又はじよく婦の病院、診療所又は助産所相互間の搬送の業務及びその他の搬送の業務で重篤な患者について医師又は歯科医師を同乗させて行うものを適正に行う能力のある者の基準は、次のとおりとする。
一　受託業務の責任者として、患者、妊婦、産婦又はじよく婦の搬送に関し相当の知識及び経験を有する者を有すること。
二　従事者として、受託業務を行うために必要な知識及び技能を有する者を有すること。
三　次に掲げる要件を満たす搬送用自動車を有すること。
　　イ　ストレッチャー又は車椅子を確実に固定できること。
　　ロ　自動車電話又は携帯電話を備えていること。
　　ハ　医師を同乗させる場合にあつては、医療上の処置を行うために必要な広さを有すること。
　　ニ　十分な緩衝装置を有すること。
　　ホ　換気及び冷暖房の装置を備えていること。
四　次に掲げる資器材を有すること。
　　イ　担架、枕、敷物、毛布、体温計、膿盆(のう)及び汚物入れ
　　ロ　医師を同乗させる場合にあつては、聴診器、血圧計、心電計、手動又は自動人工呼吸器、酸素吸入器、吸引器及び点滴架設設備

五 次に掲げる事項を記載した標準作業書を常備し、従事者に周知していること。
　イ 搬送途上の患者の急変に対する応急手当の方法
　ロ 患者の観察要領
　ハ 主治医との連携
　ニ 搬送用自動車及び積載する資器材の滅菌又は消毒及び保守管理
六 次に掲げる事項を記載した業務案内書を常備していること。
　イ 利用料金
　ロ 搬送用自動車の構造及び積載する資器材
　ハ 業務の管理体制
七 従事者に対して、適切な研修を実施していること。
（平五厚令三・追加）

第九条の十二 法第十五条の二の規定による第九条の七に定める医療機器の保守点検の業務を適正に行う能力のある者の基準は、次のとおりとする。
一 受託業務の責任者として、相当の知識を有し、かつ、医療機器の保守点検業務に関し三年以上の経験を有する者を有すること。
二 従事者として、次に掲げる業務を行うために必要な知識及び技能を有する者を有すること。
　イ 保守点検
　ロ 高圧酸素その他の危険又は有害な物質を用いて診療を行うための医療機器の保守点検業務を受託する場合にあつては、当該危険又は有害な物質の交換及び配送
　ハ 医療機関との連絡
　ニ 病院、診療所又は助産所の外部で診療の用に供する医療機器の保守点検業務を受託する場合には、患者及び家族との連絡
三 次に掲げる事項を記載した標準作業書を常備し、従事者に周知していること。
　イ 保守点検の方法
　ロ 点検記録
四 次に掲げる事項を記載した業務案内書を常備していること。
　イ 保守点検の方法
　ロ 故障時の連絡先及び対応方法
　ハ 業務の管理体制
五 従事者に対して、適切な研修を実施していること。
（平五厚令三・追加、平八厚令一三・平一七厚労令一七二・一部改正）

第九条の十三 法第十五条の二の規定による医療の用に供するガスの供給設備の保守点検の業務を適正に行う能力のある者の基準は、次のとおりとする。
一 受託業務の責任者として、高圧ガス保安法（昭和二十六年法律第二百四号）の規定による販売主任者又は製造保安責任者の資格を有し、かつ、医療の用に供するガスの供給設備の保守点検業務に関し三年以上の経験を有する者を有すること。
二 従事者として、受託業務を行うために必要な知識を有する者を有すること。
三 圧力計（真空計を含む。）、気密試験用機具、流量計、酸素濃度計その他医療の用に供するガスの供給設備の保守点検に必要な資器材を有すること。
四 次に掲げる事項を記載した標準作業書を常備し、従事者に周知させていること。
　イ 保守点検の方法
　ロ 点検記録
五 次に掲げる事項を記載した業務案内書を常備していること。
　イ 保守点検の方法
　ロ 業務の管理体制
六 従事者に対して、適切な研修を実施していること。
（平五厚令三・追加、平九厚令二四・一部改正）

第九条の十四 法第十五条の二の規定による患者、妊婦、産婦又はじよく婦の寝具又はこれらの者に貸与する衣類（以下「寝具類」という。）の洗濯

の業務を適正に行う能力のある者の基準は、次のとおりとする。ただし、診療所及び助産所における当該業務を委託する場合にあつては、第十号に該当する者であることとする。
一 受託業務を行うために必要な従事者を有すること。
二 洗濯施設は、隔壁等により外部及び居室、便所等の他の施設と区分されていること。
三 寝具類の受取場、洗濯場、仕上場及び引渡場は、洗濯物の処理及び衛生保持に必要な広さ及び構造を有し、かつ、それぞれが区分されていること。
四 洗濯施設は、採光、照明及び換気が十分に行える構造であること。
五 消毒、洗濯、脱水、乾燥、プレスのために必要な機械及び器具を有すること。
六 洗濯物の処理のために使用する消毒剤、洗剤、有機溶剤等を専用に保管する保管庫又は戸棚等を有すること。
七 仕上げの終わつた洗濯物の格納施設が清潔な場所に設けられていること。
八 寝具類の受取場及び引渡場は、取り扱う量に応じた適当な広さの受取台及び引渡台を備えていること。
九 寝具類の運搬手段について、衛生上適切な措置を講じていること。
十 受託業務を行う施設について、クリーニング業法第五条第一項の規定により、都道府県知事にクリーニング所の開設の届出を行つていること。
十一 次に掲げる事項を記載した標準作業書を常備し、従事者に周知していること。
　イ　運搬の方法
　ロ　医療機関から受け取つた洗濯物の処理の方法
　ハ　施設内の清潔保持の方法
十二 次に掲げる事項を記載した業務案内書を常備していること。
　イ　寝具類の洗濯の方法
　ロ　業務の管理体制
十三 従事者に対して、適切な研修を実施していること。
（平五厚令三・追加）

第九条の十五 法第十五条の二の規定による医師若しくは歯科医師の診療若しくは助産師の業務の用に供する施設又は患者の入院の用に供する施設の清掃の業務を適正に行う能力のある者の基準は、次のとおりとする。ただし、診療所又は助産所における当該業務を委託する場合にあつては、この限りではない。
一 受託業務の責任者として、施設の清掃に関し相当の知識及び経験を有する者が受託業務を行う場所に置かれていること。
二 従事者として、受託業務を行うために必要な知識を有する者が受託業務を行う場所に置かれていること。
三 真空掃除機（清潔区域（手術室、集中強化治療室その他の特に清潔を保持する必要のある場所をいう。）の清掃を行う場合にあつては、高性能エアフィルター付き真空掃除機又はこれに代替する機能を有する機器とする。）、床磨き機その他清掃用具一式を有すること。
四 次に掲げる事項を記載した標準作業書を常備し、従事者に周知していること。
　イ　区域ごとの作業方法
　ロ　清掃用具、消毒薬等の使用及び管理の方法
　ハ　感染の予防
五 次に掲げる事項を記載した業務案内書を常備していること。
　イ　業務内容及び作業方法
　ロ　清掃用具
　ハ　業務の管理体制
六 従事者に対して、適切な研修を実施していること。
（平五厚令三・追加、平一三厚労令八・平一四厚労令一四・平一九厚労令三九・一部改正）

第九条の十六 地域医療支援病院の管理者は、次に掲げるところにより、法第十六条の二第一項

第一号から第六号に掲げる事項を行わなければならない。
一　次に掲げるところにより、共同利用を実施すること。
　イ　共同利用の円滑な実施のための体制を確保すること。
　ロ　共同利用に係る医師、歯科医師、薬剤師、看護師その他の医療従事者と協議の上、共同利用の対象となる当該病院の建物、設備、器械又は器具の範囲をあらかじめ定めること。
　ハ　共同利用の対象となる当該病院の建物、設備、器械又は器具の範囲その他の共同利用に関する情報を、当該地域の医師、歯科医師、薬剤師、看護師その他の医療従事者に対し提供すること。
　ニ　共同利用のための専用の病床を常に確保すること。
二　次に掲げるところにより、救急医療を提供すること。
　イ　重症の救急患者に対し医療を提供する体制を常に確保すること。
　ロ　他の病院、診療所等からの救急患者を円滑に受け入れる体制を確保すること。
三　地域の医療従事者の資質の向上を図るために、これらの者に対する生涯教育その他の研修を適切に行わせること。
四　診療並びに病院の管理及び運営に関する諸記録の管理に関する責任者及び担当者を定め、諸記録を適切に分類して管理すること。
五　診療並びに病院の管理及び運営に関する諸記録の閲覧に関する責任者、担当者及び閲覧の求めに応じる場所を定め、当該場所を見やすいよう掲示すること。
六　次に掲げるところにより、紹介患者に対し、医療を提供すること。
　イ　その管理する病院における医療の提供は、原則として紹介患者に対するものであること。
　ロ　必要な医療を提供した紹介患者に対し、その病状に応じて、当該紹介を行つた医療機関その他の適切な医療機関を紹介すること。

（平一〇厚令三五・追加、平一四厚労令一四・平一九厚労令三九・一部改正）

第九条の十七　法第十六条の二第一項第五号に規定する厚生労働省令で定める者は、地方公共団体及び当該地域医療支援病院に患者を紹介しようとする歯科医師とする。

（平一〇厚令三五・追加、平一二厚令一二七・平一九厚労令三九・一部改正）

第九条の十八　法第十六条の二第一項第五号に規定する厚生労働省令で定めるものは、共同利用の実績、救急医療の提供の実績、地域の医療従事者の資質の向上を図るための研修の実績、閲覧実績並びに紹介患者に対する医療提供及び他の病院又は診療所に対する患者紹介の実績の数を明らかにする帳簿とする。

（平一〇厚令三五・追加、平一二厚令一二七・平一九厚労令三九・一部改正）

第九条の十九　法第十六条の二第一項第七号に規定する厚生労働省令で定める事項は、当該病院に勤務しない学識経験者等をもつて主として構成される委員会を当該病院内に設置すること及び当該病院内に患者からの相談に適切に応じる体制を確保することとする。
2　前項の規定により設置される委員会は、地域における医療の確保のために必要な支援に係る業務に関し、当該業務が適切に行われるために必要な事項を審議し、必要に応じて当該病院の管理者に意見を述べるものとする。

（平一〇厚令三五・追加、平一二厚令一二七・平一九厚労令三九・一部改正）

第九条の二十　特定機能病院の管理者は、次に掲げるところにより、法第十六条の三第一項各号に掲げる事項を行わなければならない。

一 次に掲げるところにより、高度の医療を提供すること。
　イ　特定機能病院以外の病院では通常提供することが難しい診療の提供を行うこと。
　ロ　臨床検査及び病理診断を適切に実施する体制を確保すること。
　ハ　第一条の十一第一項各号及び第九条の二十三第一項第一号に掲げる体制を確保すること。
　ニ　第九条の二十三第一項第二号に規定する報告書を作成すること。
二 次に掲げるところにより、高度の医療技術の開発及び評価を行うこと。
　イ　特定機能病院以外の病院では通常提供することが難しい診療に係る技術の研究及び開発を行うこと。
　ロ　医療技術の有効性及び安全性を適切に評価すること。
三 高度の医療に関する臨床研修（医師法第十六条の二第一項及び歯科医師法第十六条の二第一項の規定によるものを除く。）を適切に行わせること。
四 診療並びに病院の管理及び運営に関する諸記録の管理に関する責任者及び担当者を定め、諸記録を適切に分類して管理すること。
五 診療並びに病院の管理及び運営に関する諸記録の閲覧に関する責任者、担当者及び閲覧の求めに応じる場所を定め、当該場所を見やすいよう掲示すること。
六 次に掲げるところにより、紹介患者に対し、医療を提供すること。
　イ　その管理する病院について、紹介患者の数と救急用自動車によつて搬入された患者の数を合計した数を初診の患者の数（休日又は夜間に受診した患者の数を除く。次号イにおいて同じ。）で除して得た数（以下この号において「紹介率」という。）を維持し、当該維持された紹介率を高めるよう努めること。
　ロ　紹介率が百分の五十を下回る病院にあつては、おおむね五年間に紹介率を百分の五十まで高めるよう努めるものとし、そのための具体的な年次計画を作成し、厚生労働大臣に提出すること。
七 次に掲げるところにより、他の病院又は診療所に対する患者紹介を行うこと。
　イ　その管理する病院について、他の病院又は診療所に紹介した患者の数を初診の患者の数で除して得た数（以下この号において「逆紹介率」という。）を維持し、当該維持された逆紹介率を高めるよう努めること。
　ロ　逆紹介率が百分の四十を下回る病院にあつては、おおむね五年間に逆紹介率を百分の四十まで高めるよう努めるものとし、そのための具体的な年次計画を作成し、厚生労働大臣に提出すること。
2　がん、循環器疾患その他の国民の健康に重大な影響のある疾患に関し、高度かつ専門的な医療を提供する特定機能病院に関する前項の規定の適用については、同項第六号ロ中「百分の五十」とあるのは「百分の八十」と、同項第七号ロ中「百分の四十」とあるのは「百分の六十」とする。
（平五厚令三・追加、平八厚令四八・一部改正、平一〇厚令三五・旧第九条の十六繰下・一部改正、平一二厚令七・平一二厚令一二七・平一四厚労令一一一・平一五厚労令一六九・平一六厚労令一〇二・平一六厚労令一三三・平一九厚労令二五・平一九厚労令三九・平二〇厚労令五〇・平二六厚労令四五・平二六厚労令一〇八・一部改正）

第九条の二十一　法第十六条の三第一項第五号に規定する厚生労働省令で定める者は、国、地方公共団体及び当該特定機能病院に患者を紹介しようとする歯科医師とする。
（平五厚令三・追加、平一〇厚令三五・旧第九条の十七繰下・一部改正、平一二厚令一二七・平一九厚労令三九・一部改正）

第九条の二十二　法第十六条の三第一項第五号に

規定する厚生労働省令で定めるものは、従業者数を明らかにする帳簿、高度の医療の提供の実績、高度の医療技術の開発及び評価の実績、高度の医療の研修の実績、閲覧実績、紹介患者に対する医療提供及び他の病院又は診療所に対する患者紹介の実績、入院患者、外来患者及び調剤の数並びに次条第一項第一号及び第一条の十一第一項各号に掲げる体制の確保の状況を明らかにする帳簿とする。

(平五厚令三・追加、平一〇厚令三五・旧第九条の十八繰下・一部改正、平一二厚令七・平一二厚令一二七・平一五厚労令一六九・平一六厚労令一三三・平一九厚労令三九・平二〇厚労令一二七・平二六厚労令四五・一部改正)

第九条の二十三 法第十六条の三第一項第七号に規定する厚生労働省令で定める事項は、次のとおりとする。
一 次に掲げる体制を確保すること。
　イ 専任の医療に係る安全管理を行う者及び専任の院内感染対策を行う者を配置すること。
　ロ 医療に係る安全管理を行う部門を設置すること。
　ハ 当該病院内に患者からの安全管理に係る相談に適切に応じる体制を確保すること。
二 次に掲げる医療機関内における事故その他の報告を求める事案(以下「事故等事案」という。)が発生した場合には、当該事案が発生した日から二週間以内に、次に掲げる事項を記載した当該事案に関する報告書(以下「事故等報告書」という。)を作成すること。
　イ 誤つた医療又は管理を行つたことが明らかであり、その行つた医療又は管理に起因して、患者が死亡し、若しくは患者に心身の障害が残つた事例又は予期しなかつた、若しくは予期していたものを上回る処置その他の治療を要した事案
　ロ 誤つた医療又は管理を行つたことは明らかでないが、行つた医療又は管理に起因して、患者が死亡し、若しくは患者に心身の障害が残つた事例又は予期しなかつた、若しくは予期していたものを上回る処置その他の治療を要した事案(行つた医療又は管理に起因すると疑われるものを含み、当該事案の発生を予期しなかつたものに限る。)
　ハ イ及びロに掲げるもののほか、医療機関内における事故の発生の予防及び再発の防止に資する事案
2 事故等報告書には、次に掲げる事項を記載するものとする。
一 事故等事案が発生した日時、場所及び診療科名
二 性別、年齢、病名その他の事故等事案に係る患者に関する情報
三 職種その他の事故等事案に係る医療関係者に関する情報
四 事故等事案の内容に関する情報
五 前各号に掲げるもののほか、事故等事案に関し必要な情報

(平一六厚労令一三三・全改、平一九厚労令三九・一部改正)

第九条の二十四 臨床研究中核病院の管理者は、次に掲げるところにより、法第十六条の四各号に掲げる事項を行わなければならない。
一 次に掲げるところにより、特定臨床研究に関する計画を立案し、及び実施すること。
　イ 第六条の五の三各号に規定する基準に従つて行うこと。
　ロ 第一条の十一第一項各号及び第九条の二十五各号に掲げる体制を確保すること。
　ハ 特定臨床研究の実施件数を維持し、当該維持された実施件数を増加させるよう努めること。
二 他の病院又は診療所と共同して特定臨床研究を実施する場合にあつては、次のいずれかに掲げるところにより、特定臨床研究の実施の主導的な役割を果たすこと。
　イ 当該臨床研究中核病院において、当該特

定臨床研究の実施に関する業務を統括する責任者を定めること。
　　ロ　当該他の病院又は診療所に対し、当該特定臨床研究の実施に関する包括的な支援を行うこと。
　三　他の病院又は診療所に対し、特定臨床研究の実施に関する相談に応じ、必要な情報の提供、助言その他の援助を適切に行い、当該援助の実施件数を維持し、当該維持された実施件数を増加させるよう努めること。
　四　特定臨床研究に関する研修を適切に行うこと。
　五　診療、臨床研究並びに病院の管理及び運営に関する諸記録の管理に関する責任者及び担当者を定め、諸記録を適切に分類して管理すること。
（平二七厚労令三八・追加）

第九条の二十五　法第十六条の四第六号に規定する厚生労働省令で定める事項は、次のとおりとする。
　一　次に掲げる特定臨床研究を適正に実施するための体制を確保すること。
　　イ　特定臨床研究の適正な実施の確保のための委員会の設置その他の管理体制を確保すること。
　　ロ　特定臨床研究の適正な実施の確保のための規程及び手順書を定めること。
　　ハ　特定臨床研究の適正な実施に疑義が生じた場合の情報提供を受け付けるための窓口を設置すること。
　二　次に掲げる特定臨床研究を支援する体制を確保すること。
　　イ　特定臨床研究の実施の支援を行う部門を設置すること。
　　ロ　専従の特定臨床研究の実施の支援に係る業務に従事する者を配置すること。
　　ハ　特定臨床研究の実施の支援に係る業務に関する規程及び手順書を定めること。
　三　次に掲げる特定臨床研究を実施するに当たり統計的な解析等に用いるデータの管理を行う体制を確保すること。
　　イ　特定臨床研究を実施するに当たり統計的な解析等に用いるデータの管理を行う部門を設置すること。
　　ロ　専従の特定臨床研究を実施するに当たり統計的な解析等に用いるデータの管理を行う者を配置すること。
　　ハ　特定臨床研究を実施するに当たり統計的な解析等に用いるデータの管理に関する規程及び手順書を定めること。
　四　次に掲げる安全管理のための体制を確保すること。
　　イ　医療に係る安全管理を行う部門を設置すること。
　　ロ　専任の医療に係る安全管理を行う者、専任の特定臨床研究において用いられる医薬品等の管理を行う者及び特定臨床研究に係る安全管理を行う者を配置すること。
　　ハ　特定臨床研究に係る安全管理業務に関する規程及び手順書を定めること。
　五　次に掲げる特定臨床研究の倫理的及び科学的な妥当性に関する審査体制を確保すること。
　　イ　当該臨床研究中核病院が実施しようとする特定臨床研究が倫理的及び科学的に妥当であるかどうかについて審査するための委員会を設置すること。
　　ロ　専従のイに規定する委員会に係る事務を行う者を二人以上配置すること。
　　ハ　イに規定する委員会が行う審査に係る規程及び手順書を定めること。
　六　次に掲げる特定臨床研究に係る金銭その他の利益の収受及びその管理の方法に関する審査体制を確保すること。
　　イ　特定臨床研究に係る金銭その他の利益の収受及びその管理の方法が妥当であるかどうかについて審査するための委員会を設置すること。
　　ロ　イに規定する委員会に係る事務を行う者を配置すること。
　　ハ　イに規定する委員会が行う審査に係る規

程及び手順書を定めること。
七　次に掲げる特定臨床研究に係る知的財産の適切な管理及び技術の移転の推進のための体制を確保すること。
　イ　専従の知的財産の管理及び技術の移転に係る業務を行う者を配置すること。
　ロ　知的財産の管理及び技術の移転に係る業務に関する規程及び手順書を定めること。
八　次に掲げる広報及び啓発並びに特定臨床研究の対象者等からの相談に応じるための体制を確保すること。
　イ　臨床研究に関する広報及び啓発に関する活動を行う体制を確保すること。
　ロ　臨床研究に関する実施方針を定め、公表すること。
　ハ　特定臨床研究の実施状況に関する資料を公表すること。
　ニ　当該病院が実施する特定臨床研究に関し、研究の対象者又はその家族からの相談に適切に応じる体制を確保すること。
（平二七厚労令三八・追加）

第十条　病院、診療所又は助産所の管理者は、患者、妊婦、産婦又はじよく婦を入院させ、又は入所させるに当たり、次の各号に掲げる事項を遵守しなければならない。ただし、第一号から第三号までに掲げる事項については、臨時応急のため入院させ、又は入所させるときは、この限りでない。
一　病室又は妊婦、産婦若しくはじよく婦を入所させる室（以下「入所室」という。）には定員を超えて患者、妊婦、産婦又はじよく婦を入院させ、又は入所させないこと。
二　病室又は入所室でない場所に、患者、妊婦、産婦又はじよく婦を入院させ、又は入所させないこと。
三　精神病患者又は感染症患者をそれぞれ精神病室又は感染症病室でない病室に入院させないこと。
四　同室に入院させることにより病毒感染の危険のある患者を他の種の患者と同室に入院させないこと。
五　病毒感染の危険のある患者を入院させた室は消毒した後でなければこれに他の患者を入院させないこと。
六　病毒感染の危険ある患者の用に供した被服、寝具、食器等で病毒に汚染し又は汚染の疑あるものは、消毒した後でなければこれを他の患者の用に供しないこと。
（昭二九厚令一三・平一〇厚令九九・平一三厚労令八・一部改正）

第十一条　第九条の二十三第一項第二号の規定は、次に掲げる病院であつて特定機能病院でないもの（以下「事故等報告病院」という。）の管理者について、準用する。
一　国立ハンセン病療養所
二　独立行政法人国立病院機構、国立研究開発法人国立がん研究センター、国立研究開発法人国立循環器病研究センター、国立研究開発法人国立精神・神経医療研究センター、国立研究開発法人国立国際医療研究センター、国立研究開発法人国立成育医療研究センター及び国立研究開発法人国立長寿医療研究センターの開設する病院
三　学校教育法（昭和二十二年法律第二十六号）に基づく大学の附属施設である病院（病院分院を除く。）
（平一六厚労令一三三・追加、平一九厚労令二七・旧第十一条の二繰下、平一九厚労令三九・旧第十一条の四繰上、平二二厚労令三八・平二七厚労令五六・一部改正）

第十二条　特定機能病院及び事故等報告病院の管理者は、事故等事案が発生した場合には、当該事故等事案に係る事故等報告書を当該事故等事案が発生した日から原則として二週間以内に、事故等分析事業（事故等事案に関する情報又は資料を収集し、及び分析し、その他事故等事案に関する科学的な調査研究を行うとともに、当

該分析の結果又は当該調査研究の成果を提供する事業をいう。以下同じ。)を行う者であつて、厚生労働大臣の登録を受けたもの(以下「登録分析機関」という。)に提出しなければならない。
(平一六厚労令一三三・全改)

第十二条の二 前条の登録は、事故等分析事業を行おうとする者の申請により行う。
2 前条の登録を受けようとする者は、次に掲げる事項を記載した申請書を厚生労働大臣に提出しなければならない。
一 申請者の氏名又は名称並びに法人にあつては、その代表者の氏名
二 事故等分析事業を行おうとする主たる事務所の名称及び所在地
三 事故等分析事業を開始しようとする年月日
3 前項の申請書には、次に掲げる書類を添付しなければならない。
一 申請者が個人である場合は、その住民票の写し
二 申請者が法人である場合は、その定款又は寄附行為及び登記事項証明書
三 申請者が次条各号の規定に該当しないことを説明した書類
四 第十二条の四第一項第八号に規定する委員の氏名及び略歴
五 申請者が法人である場合は、その役員の氏名及び略歴を記載した書類
六 事故等分析事業以外の業務を行っている場合には、その業務の種類及び概要を記載した書類
(平一六厚労令一三三・追加、平一七厚労令二五・平二四厚労令九七・一部改正)

第十二条の三 次の各号のいずれかに該当する者は、第十二条の登録を受けることができない。
一 法又は法に基づく命令に違反し、罰金以上の刑に処せられ、その執行を終わり、又は執行を受けることがなくなつた日から二年を経過しない者
二 第十二条の十三の規定により第十二条の登録を取り消され、その取消しの日から二年を経過しない者
三 法人であつて、その業務を行う役員のうちに前二号のいずれかに該当する者がある者
(平一六厚労令一三三・追加)

第十二条の四 厚生労働大臣は、第十二条の二の規定により登録を申請した者が次に掲げる要件のすべてに適合しているときは、その登録をしなければならない。
一 営利を目的とするものでないこと。
二 法人にあつては、医療に係る安全管理その他の医療機関の機能について分析又は評価を行い、その改善を支援することを当該法人の目的の一部としていること。
三 医療に係る安全管理その他の医療機関の機能について分析又は評価を全国的に行う能力を有し、かつ、十分な活動実績を有すること。
四 事故等分析事業を全国的に、及び適確かつ円滑に実施するために必要な経理的基礎を有すること。
五 事故等分析事業の実施について利害関係を有しないこと。
六 事故等分析事業以外の業務を行っているときは、その業務を行うことによって事故等分析事業の運営が不公正になるおそれがないこと。
七 法人にあつては、役員の構成が事故等分析事業の公正な運営に支障を及ぼすおそれがないものであること。
八 事故等事案の分析について専門的知識又は識見を有する委員により構成される委員会を有すること。
九 前号に規定する委員が事故等分析事業の実施について利害関係を有しないこと。
十 公平かつ適正な事故等分析事業を行うことができる手続を定めていること。
2 登録は、登録分析機関登録簿に次に掲げる事項を記載してするものとする。
一 登録年月日及び登録番号

二　登録分析機関の氏名又は名称及び住所並びに法人にあつては、その代表者の氏名
三　登録分析機関が事故等分析事業を行う主たる事業所の名称及び所在地
（平一六厚労令一三三・追加）

第十二条の五　第十二条の登録は、五年ごとにその更新を受けなければ、その期間の経過によつて、その効力を失う。
2　前三条の規定は、前項の登録の更新について準用する。
（平一六厚労令一三三・追加）

第十二条の六　登録分析機関は、特定機能病院又は事故等報告病院から、第十二条の規定により、事故等報告書の提出があつたときは、正当な理由がある場合を除き、遅滞なく、事故等分析事業を行わなければならない。
2　登録分析機関は、公正に事故等分析事業を実施しなければならない。
（平一六厚労令一三三・追加）

第十二条の七　登録分析機関は、第十二条の二第二項第一号及び第二号に掲げる事項を変更しようとするときは、変更しようとする日の二週間前までに、その旨を厚生労働大臣に届け出なければならない。
（平一六厚労令一三三・追加）

第十二条の八　登録分析機関は、事故等分析事業の業務の開始前に、次に掲げる事項を記載した事故等分析事業に関する規程を定め、厚生労働大臣に届け出なければならない。これを変更しようとするときも、同様とする。
一　事故等分析事業の実施方法
二　事故等分析事業に関する書類及び帳簿の保存に関する事項
三　第十二条の十第二項第二号及び第四号の請求に係る費用に関する事項
四　前各号に掲げるもののほか、事故等分析事業の実施に関し必要な事項
（平一六厚労令一三三・追加）

第十二条の九　登録分析機関は、事故等分析事業の全部又は一部を休止し、又は廃止しようとするときは、その休止し、又は廃止しようとする日の二週間前までに、次に掲げる事項を厚生労働大臣に届け出なければならない。
一　休止又は廃止の理由及びその予定期日
二　休止しようとする場合にあつては、休止の予定期間
（平一六厚労令一三三・追加）

第十二条の十　登録分析機関は、毎事業年度経過後三月以内に、その事業年度の財産目録、貸借対照表及び損益計算書又は収支計算書並びに事業報告書（その作成に代えて電磁的記録（電子的方式、磁気的方式その他の人の知覚によつては認識することができない方式で作られる記録であつて、電子計算機による情報処理の用に供されるものをいう。以下同じ。）の作成がされている場合における当該電磁的記録を含む。次項において「財務諸表等」という。）を作成し、五年間事務所に備えて置かなければならない。
2　特定機能病院、事故等報告病院その他の利害関係人は、登録分析機関の業務時間内は、いつでも、次に掲げる請求をすることができる。ただし、第二号又は第四号の請求をするには、登録分析機関の定めた費用を支払わなければならない。
一　財務諸表等が書面をもつて作成されているときは、当該書面の閲覧又は謄写の請求
二　前号の書面の謄本又は抄本の請求
三　財務諸表等が電磁的記録をもつて作成されているときは、当該電磁的記録に記録された事項を紙面又は出力装置の映像面に表示する方法により表示したものの閲覧又は謄写の請求
四　前号の電磁的記録に記録された事項を電磁的方法であつて次のいずれかのものにより提供することの請求又は当該事項を記載した書

面の交付の請求
イ 送信者の使用に係る電子計算機と受信者の使用に係る電子計算機とを電気通信回線で接続した電子情報処理組織を使用する方法であつて、当該電気通信回線を通じて情報が送信され、受信者の使用に係る電子計算機に備えられたファイルに当該情報が記録されるもの
ロ 磁気ディスクその他これに準ずる方法により一定の情報を確実に記録しておくことができる物をもつて調製するファイルに情報を記録したものを交付する方法
(平一六厚労令一三三・追加、平一八厚労令一一六・一部改正)

第十二条の十一 厚生労働大臣は、登録分析機関が第十二条の四第一項各号のいずれかに適合しなくなつたと認めるときは、その登録分析機関に対し、これらの規定に適合するため必要な措置をとるべきことを命ずることができる。
(平一六厚労令一三三・追加)

第十二条の十二 厚生労働大臣は、登録分析機関が第十二条の六の規定に違反していると認めるときは、当該登録分析機関に対し、事故等分析事業を行うべきこと又は事故等分析事業の実施方法その他の業務の方法の改善に関し必要な措置を採るべきことを命ずることができる。
(平一六厚労令一三三・追加)

第十二条の十三 厚生労働大臣は、登録分析機関が次の各号のいずれかに該当するときは、その登録を取り消し、又は期間を定めて事故等分析事業の全部若しくは一部の停止を命ずることができる。
一 第十二条の三第一号又は第三号に該当するに至つたとき。
二 第十二条の七から第十二条の九まで、第十二条の十第一項又は次条の規定に違反したとき。
三 正当な理由がないのに、第十二条の十第二項各号の規定による請求を拒んだとき。
四 第十二条の十一又は第十二条の十二の規定による命令に違反したとき。
五 不正の手段により第十二条の登録を受けたとき。
(平一六厚労令一三三・追加)

第十二条の十四 登録分析機関は、事故等分析事業を実施したときは、次に掲げる事項を記載した帳簿を備え、これを最終の記載の日から三年間保存しなければならない。
一 第十二条の規定により特定機能病院又は事故等報告病院から事故等報告書の提出を受けた年月日
二 前号の事故等報告書に係る事故等事案の概要
三 第一号の事故等報告書に係る事故等事案の分析結果の概要
(平一六厚労令一三三・追加)

第十二条の十五 厚生労働大臣は、事故等分析事業の実施のため必要な限度において、登録分析機関に対し、事故等分析事業の事務又は経理の状況に関し報告させることができる。
(平一六厚労令一三三・追加)

第十二条の十六 厚生労働大臣は、次の場合には、その旨を公示しなければならない。
一 第十二条の登録をしたとき。
二 第十二条の七の規定による届出があつたとき。
三 第十二条の九の規定による届出があつたとき。
四 第十二条の十三の規定により第十二条の登録を取り消し、又は事故等分析事業の停止を命じたとき。
(平一六厚労令一三三・追加)

第十三条 令第四条の八第一項及び第二項の規定による病院報告の提出は、別記様式第一及び別記様式第一の二(診療所にあつては別記様式第一)により行うものとし、別記様式第一による病院報告の提出にあつては毎月五日までに(休止

し、又は廃止した病院に関しては、休止又は廃止の日から五日以内に)、別記様式第一の二による病院報告の提出にあつては毎年十月五日までに病院所在地を管轄する保健所長に対して行うものとする。
2 　令第四条の八第三項の規定による病院報告の送付は、提出のあつた日から五日以内に行うものとする。
3 　令第四条の八第五項の規定による病院報告の送付は、提出のあつた日から十日以内に行うものとする。
（平一三厚労令八・全改）

第十三条の二　前条第一項に規定する別記様式第一又は別記様式第一の二による報告書については、これらの報告書の各欄に掲げる事項を記録したフレキシブルディスクをもつてこれらの報告書に代えることができる。
（平一一厚令五五・追加）

第十三条の三　前条のフレキシブルディスクは、工業標準化法（昭和二十四年法律第百八十五号）に基づく日本工業規格（以下「日本工業規格」という。）Ｘ 六二二三号に適合する九十ミリメートルフレキシブルディスクカートリッジでなければならない。
（平一一厚令五五・追加）

第十三条の四　第十三条の二のフレキシブルディスクへの記録は、次に掲げる方式に従つてしなければならない。
一　トラックフォーマットについては、日本工業規格Ｘ 六二二四号又は日本工業規格Ｘ 六二二五号に規定する方式
二　ボリューム及びファイル構成については、日本工業規格Ｘ〇六〇五号に規定する方式
（平一一厚令五五・追加）

第十三条の五　第十三条の二のフレキシブルディスクには、日本工業規格Ｘ 六二二三号に規定するラベル領域に、次に掲げる事項を記載した書面をはり付けなければならない。
一　病院報告である旨
二　当該報告の年月
三　病院又は診療所の名称及びその所在地
四　当該病院又は診療所の所在地を管轄する保健所名及び当該保健所所在地の都道府県名
（平一一厚令五五・追加）

第十四条　病院又は診療所の管理者はその病院又は診療所に存する医薬品、再生医療等製品及び用具につき医薬品、医療機器等の品質、有効性及び安全性の確保等に関する法律の規定に違反しないよう必要な注意をしなければならない。
（昭三六厚令一・平一七厚労令一七二・平二六厚労令八七・一部改正）

第十五条　病院、診療所又は助産所の管理者は、法又はこの省令の規定を守るために必要と認めるときは、当該病院、診療所又は助産所の開設者に対し病院、診療所又は助産所の構造又は設備の改善を要求しなければならない。
2 　病院、診療所又は助産所の開設者は、前項の規定による要求を受けたときは、直ちに必要な措置をなすものとする。

第十五条の二　分娩を取り扱う助産所の開設者は、分娩時等の異常に対応するため、法第十九条の規定に基づき、病院又は診療所において産科又は産婦人科を担当する医師を嘱託医師として定めておかなければならない。
2 　前項の規定にかかわらず、助産所の開設者が、診療科名中に産科又は産婦人科を有する病院又は診療所に対して、当該病院又は診療所において産科又は産婦人科を担当する医師のいずれかが前項の対応を行うことを嘱託した場合には、嘱託医師を定めたものとみなすことができる。
3 　助産所の開設者は、嘱託医師による第一項の対応が困難な場合のため、診療科名中に産科又は産婦人科及び小児科を有し、かつ、新生児へ

の診療を行うことができる病院又は診療所（患者を入院させるための施設を有するものに限る。）を嘱託する病院又は診療所として定めておかなければならない。

（平一九厚労令三九・追加）

第三章　病院、診療所及び助産所の構造設備

第十六条　法第二十三条第一項の規定による病院又は診療所の構造設備の基準は、次のとおりとする。ただし、第九号及び第十一号の規定は、患者を入院させるための施設を有しない診療所又は九人以下の患者を入院させるための施設を有する診療所（療養病床を有する診療所を除く。）には適用しない。

一　診療の用に供する電気、光線、熱、蒸気又はガスに関する構造設備については、危害防止上必要な方法を講ずることとし、放射線に関する構造設備については、第四章に定めるところによること。

二　病室は、地階又は第三階以上の階には設けないこと。ただし、第三十条の十二に規定する病室にあつては、地階に、主要構造部（建築基準法（昭和二十五年法律第二百一号）第二条第五号に規定する主要構造部をいう。以下同じ。）を耐火構造（建築基準法第二条第七号に規定する耐火構造をいう。以下同じ。）とする場合は、第三階以上に設けることができる。

二の二　療養病床に係る一の病室の病床数は、四床以下とすること。

三　病室の床面積は、次のとおりとすること。

　イ　病院の病室及び診療所の療養病床に係る病室の床面積は、内法による測定で、患者一人につき六・四平方メートル以上とすること。

　ロ　イ以外の病室の床面積は、内法による測定で、患者一人を入院させるものにあつては六・三平方メートル以上、患者二人以上を入院させるものにあつては患者一人につき四・三平方メートル以上とすること。

四　小児だけを入院させる病室の床面積は、前号に規定する病室の床面積の三分の二以上とすることができること。ただし、一の病室の床面積は、六・三平方メートル以下であつてはならない。

五　機械換気設備については、感染症病室、結核病室又は病理細菌検査室の空気が風道を通じて病院又は診療所の他の部分へ流入しないようにすること。

六　精神病室の設備については、精神疾患の特性を踏まえた適切な医療の提供及び患者の保護のために必要な方法を講ずること。

七　感染症病室及び結核病室には、病院又は診療所の他の部分及び外部に対して感染予防のためにしや断その他必要な方法を講ずること。

八　第二階以上の階に病室を有するものにあつては、患者の使用する屋内の直通階段を二以上設けること。ただし、患者の使用するエレベーターが設置されているもの又は第二階以上の各階における病室の床面積の合計がそれぞれ五十平方メートル（主要構造部が耐火構造であるか、又は不燃材料（建築基準法第二条第九号に規定する不燃材料をいう。以下同じ。）で造られている建築物にあつては百平方メートル）以下のものについては、患者の使用する屋内の直通階段を一とすることができる。

九　前号に規定する直通階段の構造は、次のとおりとすること。

　イ　階段及び踊場の幅は、内法を一・二メートル以上とすること。

　ロ　けあげは〇・二メートル以下、踏面は〇・二四メートル以上とすること。

　ハ　適当な手すりを設けること。

十　第三階以上の階に病室を有するものにあつては、避難に支障がないように避難階段を二以上設けること。ただし、第八号に規定する直通階段のうちの一又は二を建築基準法施行令（昭和二十五年政令第三百三十八号）第百二十三条第一項に規定する避難階段としての構造とする場合は、その直通階段の数を避難

階段の数に算入することができる。
十一　患者が使用する廊下の幅は、次のとおりとすること。
　イ　精神病床及び療養病床に係る病室に隣接する廊下の幅は、内法による測定で、一・八メートル以上とすること。ただし、両側に居室がある廊下の幅は、内法による測定で、二・七メートル以上としなければならない。
　ロ　イ以外の廊下（病院に係るものに限る。）の幅は、内法による測定で、一・八メートル以上とすること。ただし、両側に居室がある廊下（病院に係るものに限る。）の幅は、内法による測定で、二・一メートル以上としなければならない。
　ハ　イ以外の廊下（診療所に係るものに限る。）の幅は、内法による測定で、一・二メートル以上とすること。ただし、両側に居室がある廊下（診療所に係るものに限る。）の幅は、内法による測定で、一・六メートル以上としなければならない。
十二　感染症病室又は結核病室を有する病院又は診療所には、必要な消毒設備を設けること。
十三　歯科技工室には、防塵設備その他の必要な設備を設けること。
十四　調剤所の構造設備は次に従うこと。
　イ　採光及び換気を十分にし、かつ、清潔を保つこと。
　ロ　冷暗所を設けること。
　ハ　感量十ミリグラムのてんびん及び五百ミリグラムの上皿てんびんその他調剤に必要な器具を備えること。
十五　火気を使用する場所には、防火上必要な設備を設けること。
十六　消火用の機械又は器具を備えること。
2　前項に定めるもののほか、病院又は診療所の構造設備の基準については、建築基準法の規定に基づく政令の定めるところによる。
（昭二六厚令一・昭三一厚令一・昭三四厚令一一・昭三七厚令四八・昭五九厚令三二・昭六〇厚令三七・平五厚令三・平一〇厚令三五・平一〇厚令九九・平一三厚労令八・平二三厚労令一五〇・一部改正）

第十七条　法第二十三条第一項の規定による助産所の構造設備の基準は、次の通りとする。
一　入所室は、地階又は第三階以上の階には設けないこと。ただし、主要構造部を耐火構造とする場合は、第三階以上に設けることができる。
二　入所室の床面積は、内法によつて測定することとし、一母子を入所させるためのものにあつては六・三平方メートル以上、二母子以上を入所させるためのものにあつては一母子につき四・三平方メートル以上とすること。
三　第二階以上の階に入所室を有するものにあつては、入所する母子が使用する屋内の直通階段を設けること。
四　第三階以上の階に入所室を有するものにあつては、避難に支障がないように避難階段を二以上設けること。ただし、前号に規定する直通階段を建築基準法施行令第百二十三条第一項に規定する避難階段としての構造とする場合は、その直通階段の数を避難階段の数に算入することができる。
五　入所施設を有する助産所にあつては、床面積九平方メートル以上の分べん室を設けること。
六　火気を使用する場所には、防火上必要な設備を設けること。
七　消火用の機械又は器具を備えること。
2　前項に定めるもののほか、助産所の構造設備の基準については、建築基準法の規定に基く政令の定めるところによる。
（昭三一厚令一・全改、昭三四厚令一一・昭五九厚令三二・昭六〇厚令三七・平一三厚労令八・一部改正）

第十八条　削除
（昭二九厚令一三）

第十九条　法第二十一条第一項第一号の規定による病院に置くべき医師及び歯科医師の員数の標準は、次のとおりとする。
　一　医師　精神病床及び療養病床に係る病室の入院患者の数を三をもって除した数と、精神病床及び療養病床に係る病室以外の病室の入院患者(歯科、矯正歯科、小児歯科及び歯科口腔外科の入院患者を除く。)の数と外来患者(歯科、矯正歯科、小児歯科及び歯科口腔外科の外来患者を除く。)の数を二・五(精神科、耳鼻咽喉科又は眼科については、五)をもって除した数との和(以下この号において「特定数」という。)が五十二までは三とし、特定数が五十二を超える場合には当該特定数から五十二を減じた数を十六で除した数に三を加えた数
　二　歯科医師
　　イ　歯科医業についての診療科名のみを診療科名とする病院にあつては、入院患者の数が五十二までは三とし、それ以上十六又はその端数を増すごとに一を加え、さらに外来患者についての病院の実状に応じて必要と認められる数を加えた数
　　ロ　イ以外の病院にあつては、歯科、矯正歯科、小児歯科及び歯科口腔外科の入院患者の数が十六までは一とし、それ以上十六又はその端数を増すごとに一を加え、さらに歯科、矯正歯科、小児歯科及び歯科口腔外科の外来患者についての病院の実状に応じて必要と認められる数を加えた数
2　法第二十一条第三項の厚生労働省令で定める基準(病院の従業者及びその員数に係るものに限る。次項において同じ。)であつて、都道府県が条例を定めるに当たつて従うべきものは、次のとおりとする。
　一　薬剤師　精神病床及び療養病床に係る病室の入院患者の数を百五十をもって除した数と、精神病床及び療養病床に係る病室以外の病室の入院患者の数を七十をもって除した数と外来患者に係る取扱処方箋の数を七十五をもって除した数とを加えた数(その数が一に満たないときは一とし、その数に一に満たない端数が生じたときは、その端数は一として計算する。)
　二　看護師及び准看護師　療養病床、精神病床及び結核病床に係る病室の入院患者の数を四をもって除した数と、感染症病床及び一般病床に係る病室の入院患者(入院している新生児を含む。)の数を三をもって除した数とを加えた数(その数が一に満たないときは一とし、その数に一に満たない端数が生じたときは、その端数は一として計算する。)に、外来患者の数が三十又はその端数を増すごとに一を加えた数。ただし、産婦人科又は産科においてはそのうちの適当数を助産師とするものとし、また、歯科、矯正歯科、小児歯科又は歯科口腔外科においてはそのうちの適当数を歯科衛生士とすることができる。
　三　看護補助者　療養病床に係る病室の入院患者の数が四又はその端数を増すごとに一
　四　栄養士　病床数百以上の病院にあつては、一
3　法第二十一条第三項の厚生労働省で定める基準であつて、都道府県が条例を定めるに当たつて参酌すべきものは、次のとおりとする。
　一　診療放射線技師、事務員その他の従業者　病院の実状に応じた適当数
　二　理学療法士及び作業療法士　療養病床を有する病院にあつては、病院の実状に応じた適当数
4　医師法施行規則　(昭和二十三年厚生省令第四十七号)第十一条第一項又は歯科医師法施行規則　(昭和二十三年厚生省令第四十八号)第十一条に規定する施設については、当該施設で診療に関する実地修練又は診療及び口腔衛生に関する実地修練を行おうとする者を適当数置くものとする。
5　第一項及び第二項の入院患者、外来患者及び取扱処方箋の数は、前年度の平均値とする。ただし、新規開設又は再開の場合は、推定数による。
(昭二八厚令八・昭三一厚令一・昭三七厚令四八・昭三八厚令二〇・昭四三厚令四〇・昭五三厚令六

八・平五厚令三・平八厚令四九・平一〇厚令九四・平一三厚労令八・平一四厚労令一四・平一五厚労令一三九・平一八厚労令一三三・平二三厚労令一五〇・平二六厚労令四五・一部改正）

第二十条 法第二十一条第一項第二号から第六号まで、第八号、第九号及び第十一号の規定による施設及び記録は、次の各号による。
一　各科専門の診察室については、一人の医師が同時に二以上の診療科の診療に当たる場合その他特別の事情がある場合には、同一の室を使用することができる。
二　手術室は、診療科名中に外科、整形外科、形成外科、美容外科、脳神経外科、呼吸器外科、心臓血管外科、小児外科、皮膚科、泌尿器科、産婦人科、産科、婦人科、眼科及び耳鼻いんこう科の一を有する病院又は歯科医業についての診療科名のみを診療科名とする病院においてはこれを有しなければならない。
三　手術室は、なるべく準備室を附設しじんあいの入らないようにし、その内壁全部を不浸透質のもので覆い、適当な暖房及び照明の設備を有し、清潔な手洗いの設備を附属して有しなければならない。
四　処置室は、なるべく診療科ごとにこれを設けることとする。ただし、場合により二以上の診療科についてこれを兼用し、又は診療室と兼用することができる。
五　臨床検査施設は、喀痰（かくたん）、血液、尿、ふん便等について通常行われる臨床検査のできるものでなければならない。
六　前号の規定にかかわらず、臨床検査施設は、法第十五条の二の規定により検体検査の業務を委託する場合にあつては、当該検査に係る設備を設けないことができる。
七　エックス線装置は、内科、心療内科、リウマチ科、小児科、外科、整形外科、形成外科、美容外科、脳神経外科、呼吸器外科、心臓血管外科、小児外科、泌尿器科、リハビリテーション科及び放射線科の一を有する病院又は歯科医業についての診療科名のみを診療科名とする病院には、これを設けなければならない。
八　給食施設は入院患者のすべてに給食することのできる施設とし、調理室の床は耐水材料をもつて洗浄及び排水又は清掃に便利な構造とし、食器の消毒設備を設けなければならない。
九　前号の規定にかかわらず、給食施設は、法第十五条の二の規定により調理業務又は洗浄業務を委託する場合にあつては、当該業務に係る設備を設けないことができる。
十　診療に関する諸記録は、過去二年間の病院日誌、各科診療日誌、処方せん、手術記録、看護記録、検査所見記録、エックス線写真、入院患者及び外来患者の数を明らかにする帳簿並びに入院診療計画書とする。
十一　療養病床を有する病院の一以上の機能訓練室は、内法による測定で四十平方メートル以上の床面積を有し、必要な器械及び器具を備えなければならない。
（昭二五厚令三八・昭二六厚令五七・昭二九厚令一三・昭四〇厚令三二・昭五〇厚令二三・昭五三厚令六八・昭六〇厚令三七・平五厚令三・平八厚令一三・平八厚令四九・平一〇厚令三五・平一三厚労令八・平一七厚労令一二・平一九厚労令二七・平一九厚労令三九・平二〇厚労令一三・一部改正）

第二十一条 法第二十一条第三項の厚生労働省令で定める基準（病院の施設及びその構造設備に係るものに限る。）であつて、都道府県が条例を定めるに当たつて参酌すべきものは、次の各号に掲げる施設の区分に応じ、当該各号に定める構造設備を有することとする。
一　消毒施設及び洗濯施設（法第十五条の二の規定により繊維製品の滅菌消毒の業務又は寝具類の洗濯の業務を委託する場合における当該業務に係る設備を除く。）　蒸気、ガス若しくは薬品を用い又はその他の方法により入院患者及び職員の被服、寝具等の消毒を行うことができるものでなければならないこと（消

毒施設を有する病院に限る。)。
二　談話室(療養病床を有する病院に限る。)　療養病床の入院患者同士や入院患者とその家族が談話を楽しめる広さを有しなければならないこと。
三　食堂(療養病床を有する病院に限る。)　内法による測定で、療養病床の入院患者一人につき一平方メートル以上の広さを有しなければならないこと。
四　浴室(療養病床を有する病院に限る。)　身体の不自由な者が入浴するのに適したものでなければならないこと。
(平五厚令三・全改、平一三厚労令八・平二三厚労令一五〇・一部改正)

第二十一条の二　法第二十一条第二項第一号の規定による療養病床を有する診療所に置くべき医師の員数の標準は、一とする。
2　法第二十一条第三項の厚生労働省で定める基準(療養病床を有する診療所の従業者及びその員数に係るものに限る。次項において同じ。)であつて、都道府県が条例を定めるに当たつて従うべきものは、次のとおりとする。
一　看護師及び准看護師　療養病床に係る病室の入院患者の数が四又はその端数を増すごとに一
二　看護補助者　療養病床に係る病室の入院患者の数が四又はその端数を増すごとに一
3　法第二十一条第三項の厚生労働省令で定める基準であつて、都道府県が条例を定めるに当たつて参酌すべきものは、事務員その他の従業者を療養病床を有する診療所の実状に応じた適当数置くこととする。
4　第十九条第五項の規定は、第二項各号に掲げる事項について準用する。
(平一〇厚令三五・追加、平一三厚労令八・平一四厚労令一四・平一八厚労令一三三・平二三厚労令一五〇（平二四厚労令三三）・一部改正)

第二十一条の三　法第二十一条第二項第二号に規定する機能訓練室は、機能訓練を行うために十分な広さを有し、必要な器械及び器具を備えなければならない。
(平一三厚労令八・全改)

第二十一条の四　法第二十一条第三項の厚生労働省令で定める基準(療養病床を有する診療所の施設及びその構造設備に係るものに限る。)であつて、都道府県が条例を定めるに当たつて参酌すべきものについては、第二十一条第二号から第四号までの規定を準用する。
(平一〇厚令三五・追加、平一三厚労令八・平二三厚労令一五〇・一部改正)

第二十一条の五　法第二十二条第一号から第八号までの規定による施設及び記録は、次のとおりとする。
一　集中治療室、化学、細菌及び病理の検査施設並びに病理解剖室は、当該病院の実状に応じて適当な構造設備を有していなければならない。
二　診療に関する諸記録は、過去二年間の病院日誌、各科診療日誌、処方せん、手術記録、看護記録、検査所見記録、エツクス線写真、紹介状、退院した患者に係る入院期間中の診療経過の要約及び入院診療計画書とする。
三　病院の管理及び運営に関する諸記録は、共同利用の実績、救急医療の提供の実績、地域の医療従事者の資質の向上を図るための研修の実績、閲覧実績並びに紹介患者に対する医療提供及び他の病院又は診療所に対する患者紹介の実績を明らかにする帳簿とする。
(平一〇厚令三五・追加、平一九厚労令二七・一部改正)

第二十二条　法第二十二条第九号の規定による施設は、救急用又は患者輸送用自動車及び医薬品情報管理室(医薬品に関する情報の収集、分類、評価及び提供を行うための室をいう。第二十二条の四において同じ。)とする。

(平一〇厚令三五・一部改正)

第二十二条の二　法第二十二条の二第一号の規定による特定機能病院に置くべき医師、歯科医師、薬剤師、看護師その他の従業者の員数は、次に定めるところによる。
一　医師　入院患者(歯科、矯正歯科、小児歯科及び歯科口腔外科の入院患者を除く。)の数と外来患者(歯科、矯正歯科、小児歯科及び歯科口腔外科の外来患者を除く。)の数を二・五をもって除した数との和を八で除した数(第三項において「医師の配置基準数」という。)
二　歯科医師　歯科、矯正歯科、小児歯科及び歯科口腔外科の入院患者の数が八又はその端数を増すごとに一以上とし、さらに歯科、矯正歯科、小児歯科及び歯科口腔外科の外来患者についての病院の実状に応じて必要と認められる数を加えた数
三　薬剤師　入院患者の数が三十又はその端数を増すごとに一以上とし、調剤数八十又はその端数を増すごとに一を標準とする。
四　看護師及び准看護師　入院患者(入院している新生児を含む。)の数が二又はその端数を増すごとに一と外来患者の数が三十又はその端数を増すごとに一を加えた数以上。ただし、産婦人科又は産科においてはそのうちの適当数を助産師とするものとし、また、歯科、矯正歯科、小児歯科又は歯科口腔外科においてはそのうちの適当数を歯科衛生士とすることができる。
五　管理栄養士　一以上
六　診療放射線技師、事務員その他の従業者　病院の実状に応じた適当数
2　前項の入院患者及び外来患者の数は、前年度の平均値とする。ただし、再開の場合は、推定数による。
3　第一項の特定機能病院に置くべき医師については、同項第一号の規定による医師の配置基準数の半数以上が、内科、外科、精神科、小児科、皮膚科、泌尿器科、産婦人科、眼科、耳鼻咽喉科、放射線科、救急科、脳神経外科、整形外科又は麻酔科の専門の医師でなければならない。
(平五厚令三・追加、平八厚令四九・平一三厚労令八・平一四厚労令一四・平一五厚労令一三九・平一八厚労令九八・平二六厚労令四五・一部改正)

第二十二条の三　法第二十二条の二第二号から第四号までの規定による施設及び記録は、次のとおりとする。
一　集中治療室は、集中治療管理を行うにふさわしい広さを有し、人工呼吸装置その他の集中治療に必要な機器を備えていなければならない。
二　診療に関する諸記録は、過去二年間の病院日誌、各科診療日誌、処方せん、手術記録、看護記録、検査所見記録、エックス線写真、紹介状、退院した患者に係る入院期間中の診療経過の要約及び入院診療計画書とする。
三　病院の管理及び運営に関する諸記録は、過去二年間の従業者数を明らかにする帳簿、高度の医療の提供の実績、高度の医療技術の開発及び評価の実績、高度の医療の研修の実績、閲覧実績、紹介患者に対する医療提供及び他の病院又は診療所に対する患者紹介の実績、入院患者、外来患者及び調剤の数並びに第九条の二十三第一項第一号並びに第一条の十一第一項に規定する体制の確保及び同条第二項に規定する措置の状況を明らかにする帳簿とする。
(平五厚令三・追加、平一四厚労令一一一・平一五厚労令一六九・平一六厚労令一三三・平一九厚労令二七・平一九厚労令三九・平二六厚労令四五・一部改正)

第二十二条の四　法第二十二条の二第六号の規定による施設は、無菌状態の維持された病室及び医薬品情報管理室とする。
(平五厚令三・追加、平一〇厚令三五・一部改正)

第二十二条の四の二　法第二十三条の二に規定す

る適正な医療の提供に著しい支障が生ずる場合として厚生労働省令で定める場合は、医師、歯科医師、看護師その他の従業者の員数が第十九条若しくは第二十一条の二に規定する員数の標準又は都道府県の条例で定める員数の二分の一以下である状態が二年を超えて継続している場合であつて、都道府県医療審議会が法第二十三条の二の規定により都道府県知事が措置を採ることが適当であると認める場合とする。

（平一三厚労令八・追加、平一四厚労令一四・平二三厚労令一五〇・一部改正）

第二十二条の五　法第二十五条の二の規定による診療所に関する通知は、毎年十月三十一日までに、その年の十月一日現在における次に掲げる事項を記載した書面により行うものとする。
　一　名称
　二　所在の場所
　三　開設者の住所及び氏名（法人であるときは、その名称及び主たる事務所の所在地）
　四　診療科名
　五　病床数
2　法第二十五条の二の規定による助産所に関する通知は、毎年十月三十一日までに、その年の十月一日現在における次に掲げる事項を記載した書面により行うものとする。
　一　名称
　二　所在の場所
　三　開設者の住所及び氏名（法人であるときは、その名称及び主たる事務所の所在地）
　四　妊婦、産婦又はじよく婦を入所させる室の定員

（平八厚令六二・追加、平一三厚労令八・一部改正）

第二十二条の六　法第二十二条の三第一号の規定による臨床研究に携わる医師、歯科医師、薬剤師、看護師その他の従業者の員数は、次に定めるところによる。
　一　医師又は歯科医師　五以上
　二　薬剤師　十以上
　三　看護師　十五以上
　四　専従の臨床研究の実施に係る支援を行う業務に関する相当の経験及び識見を有する者　十二以上
　五　専従の臨床研究に関するデータの管理に関する相当の経験及び識見を有する者　三以上
　六　専従の生物統計に関する相当の経験及び識見を有する者　二以上
　七　専従の薬事に関する審査に関する相当の経験及び識見を有する者　一以上

（平二七厚労令三八・追加）

第二十二条の七　法第二十二条の三第二号から第四号までの規定による施設及び記録は、次のとおりとする。
　一　集中治療室は、集中治療管理を行うにふさわしい広さを有し、人工呼吸装置その他の集中治療に必要な機器を備えていなければならない。
　二　診療及び臨床研究に関する諸記録は、過去二年間の病院日誌、各科診療日誌、処方せん、手術記録、看護記録、検査所見記録、エックス線写真及び研究対象者に対する医薬品等の投与及び診療により得られたデータその他の記録とする。
　三　病院の管理及び運営に関する諸記録は、過去二年間の従業者数を明らかにする帳簿、特定臨床研究の計画の立案及び実施の実績、他の病院又は診療所と共同して特定臨床研究を実施する場合にあつては、特定臨床研究の実施の主導的な役割を果たした実績、他の病院又は診療所に対し、特定臨床研究の実施に関する相談に応じ、必要な情報の提供、助言その他の援助を行つた実績、特定臨床研究に関する研修の実績、第一条の十一第一項各号及び第九条の二十五各号に規定する体制の確保の状況を明らかにする帳簿とする。

（平二七厚労令三八・追加）

第二十二条の八　法第二十二条の三第六号の規定

による施設は、検査の正確性を確保するための設備を有する臨床検査施設とする。
(平二七厚労令三八・追加)

第二十三条 都道府県知事は病院、診療所又は助産所の開設者から法第二十七条の規定による検査を受けたい旨の申出があつたときは、特別の事情がない限りその申出を受けた日から十日以内に同条の検査を行わなければならない。

第四章 診療用放射線の防護
(昭三七厚令四八・全改)

第一節 届出
(昭三七厚令四八・全改)

(法第十五条第三項の厚生労働省令で定める場合)
第二十四条 法第十五条第三項の厚生労働省令で定める場合は、次に掲げる場合とする。
一 病院又は診療所に、診療の用に供する一メガ電子ボルト以上のエネルギーを有する電子線又はエツクス線の発生装置(以下「診療用高エネルギー放射線発生装置」という。)を備えようとする場合
二 病院又は診療所に、診療の用に供する陽子線又は重イオン線を照射する装置(以下「診療用粒子線照射装置」という。)を備えようとする場合
三 病院又は診療所に、放射線を放出する同位元素若しくはその化合物又はこれらの含有物であつて放射線を放出する同位元素の数量及び濃度が別表第二に定める数量(以下「下限数量」という。)及び濃度を超えるもの(以下「放射性同位元素」という。)で密封されたものを装備している診療の用に供する照射機器で、その装備する放射性同位元素の数量が下限数量に千を乗じて得た数量を超えるもの(第六号に定める機器を除く。以下「診療用放射線照射装置」という。)を備えようとする場合
四 病院又は診療所に、密封された放射性同位元素を装備している診療の用に供する照射機器でその装備する放射性同位元素の数量が下限数量に千を乗じて得た数量以下のもの(第六号に定める機器を除く。以下「診療用放射線照射器具」という。)を備えようとする場合
五 病院又は診療所に、診療用放射線照射器具であつてその装備する放射性同位元素の物理的半減期が三十日以下のものを備えようとする場合
六 病院又は診療所に、前号に規定する診療用放射線照射器具を備えている場合
七 病院又は診療所に、密封された放射性同位元素を装備している診療の用に供する機器のうち、厚生労働大臣が定めるもの(以下「放射性同位元素装備診療機器」という。)を備えようとする場合
八 病院又は診療所に、医薬品又は医薬品、医療機器等の品質、有効性及び安全性の確保等に関する法律第二条第十七項に規定する治験の対象とされる薬物(以下この号において「治験薬」という。)である放射性同位元素で密封されていないもの(放射性同位元素であつて、陽電子放射断層撮影装置による画像診断(以下「陽電子断層撮影診療」という。)に用いるもの(以下「陽電子断層撮影診療用放射性同位元素」という。)のうち、医薬品又は治験薬であるものを除く。以下「診療用放射性同位元素」という。)を備えようとする場合又は陽電子断層撮影診療用放射性同位元素を備えようとする場合
九 病院又は診療所に、診療用放射性同位元素又は陽電子断層撮影診療用放射性同位元素を備えている場合
十 第二十四条の二第二号から第五号までに掲げる事項を変更した場合
十一 第二十五条第二号から第五号まで(第二十五条の二の規定により準用する場合を含む。)に掲げる事項、第二十六条第二号から第四号までに掲げる事項、第二十七条第一項第二号から第四号までに掲げる事項、第五号に

該当する場合における第二十七条第一項第三号及び第四号並びに同条第二項第二号に掲げる事項、第二十七条の二第二号から第四号までに掲げる事項又は第二十八条第一項第三号から第五号までに掲げる事項を変更しようとする場合

十二　病院又は診療所に、エックス線装置、診療用高エネルギー放射線発生装置、診療用粒子線照射装置、診療用放射線照射装置、診療用放射線照射器具又は放射性同位元素装備診療機器を備えなくなつた場合

十三　病院又は診療所に、診療用放射性同位元素又は陽電子断層撮影診療用放射性同位元素を備えなくなつた場合

（平一二厚令七七・追加、平一二厚令一二七・平一六厚労令一一九・平一七厚労令九九・平一九厚労令三九・平二〇厚労令五〇・平二四厚労令三三・平二六厚労令八七・一部改正）

（エックス線装置の届出）

第二十四条の二　病院又は診療所に診療の用に供するエックス線装置（定格出力の管電圧（波高値とする。以下同じ。）が十キロボルト以上であり、かつ、その有するエネルギーが一メガ電子ボルト未満のものに限る。以下「エックス線装置」という。）を備えたときの法第十五条第三項の規定による届出は、十日以内に、次に掲げる事項を記載した届出書を提出することによつて行うものとする。

一　病院又は診療所の名称及び所在地
二　エックス線装置の製作者名、型式及び台数
三　エックス線高電圧発生装置の定格出力
四　エックス線装置及びエックス線診療室のエックス線障害の防止に関する構造設備及び予防措置の概要
五　エックス線診療に従事する医師、歯科医師、診療放射線技師又は診療エックス線技師の氏名及びエックス線診療に関する経歴

（昭三七厚令四八・全改、昭四三厚令四一・一部改正、平一二厚令七七・旧第二十四条繰下・一部改正）

（診療用高エネルギー放射線発生装置の届出）

第二十五条　第二十四条第一号に該当する場合の法第十五条第三項の規定による届出は、あらかじめ、次に掲げる事項を記載した届出書を提出することによつて行うものとする。

一　病院又は診療所の名称及び所在地
二　診療用高エネルギー放射線発生装置の製作者名、型式及び台数
三　診療用高エネルギー放射線発生装置の定格出力
四　診療用高エネルギー放射線発生装置及び診療用高エネルギー放射線発生装置使用室の放射線障害の防止に関する構造設備及び予防措置の概要
五　診療用高エネルギー放射線発生装置を使用する医師、歯科医師又は診療放射線技師の氏名及び放射線診療に関する経歴
六　予定使用開始時期

（昭三七厚令四八・全改、昭四三厚令四一・昭六三厚令五六・平一二厚令七七・一部改正）

（診療用粒子線照射装置の届出）

第二十五条の二　前条の規定は、診療用粒子線照射装置について準用する。

（平二〇厚労令五〇・追加）

（診療用放射線照射装置の届出）

第二十六条　第二十四条第三号に該当する場合の法第十五条第三項の規定による届出は、あらかじめ、次に掲げる事項を記載した届出書を提出することによつて行うものとする。

一　病院又は診療所の名称及び所在地
二　診療用放射線照射装置の製作者名、型式及び個数並びに装備する放射性同位元素の種類及びベクレル単位をもつて表した数量
三　診療用放射線照射装置、診療用放射線照射装置使用室、貯蔵施設及び運搬容器並びに診療用放射線照射装置により治療を受けている

患者を入院させる病室の放射線障害の防止に関する構造設備及び予防措置の概要
四　診療用放射線照射装置を使用する医師、歯科医師又は診療放射線技師の氏名及び放射線診療に関する経歴
五　予定使用開始時期
(昭三七厚令四八・全改、昭四三厚令四一・昭六三厚令五六・平五厚令三・平八厚令一三・平一二厚令七七・平一二厚令一四九・平一六厚労令一一九・平二〇厚労令五〇・一部改正)

(診療用放射線照射器具の届出)
第二十七条　第二十四条第四号に該当する場合の法第十五条第三項の規定による届出は、あらかじめ、次に掲げる事項を記載した届出書を提出することによつて行うものとする。
一　病院又は診療所の名称及び所在地
二　診療用放射線照射器具の型式及び個数並びに装備する放射性同位元素の種類及びベクレル単位をもつて表した数量
三　診療用放射線照射器具使用室、貯蔵施設及び運搬容器並びに診療用放射線照射器具により治療を受けている患者を入院させる病室の放射線障害の防止に関する構造設備及び予防措置の概要
四　診療用放射線照射器具を使用する医師、歯科医師又は診療放射線技師の氏名及び放射線診療に関する経歴
五　予定使用開始時期
2　前項の規定にかかわらず、第二十四条第五号に該当する場合の法第十五条第三項の規定による届出は、あらかじめ、前項第一号、第三号及び第四号に掲げる事項のほか、次に掲げる事項を記載した届出書を提出することによつて行うものとする。
一　その年に使用を予定する診療用放射線照射器具の型式及び箇数並びに装備する放射性同位元素の種類及びベクレル単位をもつて表した数量
二　ベクレル単位をもつて表した放射性同位元素の種類ごとの最大貯蔵予定数量及び一日の最大使用予定数量
3　第二十四条第六号に該当する場合の法第十五条第三項の規定による届出は、毎年十二月二十日までに、翌年において使用を予定する当該診療用放射線照射器具について第一項第一号及び前項第一号に掲げる事項を記載した届出書を提出することによつて行うものとする。
(昭三七厚令四八・全改、昭六三厚令五六・平一二厚令七七・平一二厚令一四九・平一三厚労令八・平一六厚労令一一九・平二〇厚労令五〇・一部改正)

(放射性同位元素装備診療機器の届出)
第二十七条の二　第二十四条第七号に該当する場合の法第十五条第三項の規定による届出は、あらかじめ、次に掲げる事項を記載した届出書を提出することによつて行うものとする。
一　病院又は診療所の名称及び所在地
二　放射性同位元素装備診療機器の製作者名、型式及び台数並びに装備する放射性同位元素の種類及びベクレル単位をもつて表した数量
三　放射性同位元素装備診療機器使用室の放射線障害の防止に関する構造設備及び予防措置の概要
四　放射線を人体に対して照射する放射性同位元素装備診療機器にあつては当該機器を使用する医師、歯科医師又は診療放射線技師の氏名及び放射線診療に関する経歴
五　予定使用開始時期
(昭六三厚令五六・追加、平一二厚令七七・平一六厚労令一一九・平二〇厚労令五〇・一部改正)

(診療用放射性同位元素又は陽電子断層撮影診療用放射性同位元素の届出)
第二十八条　第二十四条第八号に該当する場合の法第十五条第三項の規定による届出は、あらかじめ、次に掲げる事項を記載した届出書を提出することによつて行うものとする。
一　病院又は診療所の名称及び所在地

二　その年に使用を予定する診療用放射性同位元素又は陽電子断層撮影診療用放射性同位元素の種類、形状及びベクレル単位をもつて表した数量

三　ベクレル単位をもつて表した診療用放射性同位元素又は陽電子断層撮影診療用放射性同位元素の種類ごとの最大貯蔵予定数量、一日の最大使用予定数量及び三月間の最大使用予定数量

四　診療用放射性同位元素使用室、陽電子断層撮影診療用放射性同位元素使用室、貯蔵施設、運搬容器及び廃棄施設並びに診療用放射性同位元素又は陽電子断層撮影診療用放射性同位元素により治療を受けている患者を入院させる病室の放射線障害の防止に関する構造設備及び予防措置の概要

五　診療用放射性同位元素又は陽電子断層撮影診療用放射性同位元素を使用する医師又は歯科医師の氏名及び放射線診療に関する経歴

2　第二十四条第九号に該当する場合の法第十五条第三項の規定による届出は、毎年十二月二十日までに、翌年において使用を予定する診療用放射性同位元素又は陽電子断層撮影診療用放射性同位元素について前項第一号及び第二号に掲げる事項を記載した届出書を提出することによつて行うものとする。

（昭三七厚令四八・全改、昭六三厚令五六・平一二厚令七七・平一二厚令一四九・平一三厚労令八・平一六厚労令一一九・平二〇厚労令五〇・一部改正）

（変更等の届出）

第二十九条　第二十四条第十号又は第十二号に該当する場合の法第十五条第三項の規定による届出は、十日以内に、その旨を記載した届出書を提出することによつて行うものとする。

2　第二十四条第十一号に該当する場合の法第十五条第三項の規定による届出は、あらかじめ、その旨を記載した届出書を提出することによつて行うものとする。

3　第二十四条第十三号に該当する場合の法第十五条第三項の規定による届出は、十日以内にその旨を記載した届出書を、三十日以内に第三十条の二十四各号に掲げる措置の概要を記載した届出書を提出することによつて行うものとする。

（平一二厚令七七・全改、平二〇厚労令五〇・一部改正）

第二節　エックス線装置等の防護
（昭三七厚令四八・全改）

（エックス線装置の防護）

第三十条　エックス線装置は、次に掲げる障害防止の方法を講じたものでなければならない。

一　エツクス線管の容器及び照射筒は、利用線錐以外のエツクス線量が次に掲げる自由空気中の空気カーマ率（以下「空気カーマ率」という。）になるようにしやへいすること。

イ　定格管電圧が五十キロボルト以下の治療用エツクス線装置にあつては、エツクス線装置の接触可能表面から五センチメートルの距離において、一・〇ミリグレイ毎時以下

ロ　定格管電圧が五十キロボルトを超える治療用エツクス線装置にあつては、エツクス線管焦点から一メートルの距離において十ミリグレイ毎時以下かつエツクス線装置の接触可能表面から五センチメートルの距離において三百ミリグレイ毎時以下

ハ　定格管電圧が百二十五キロボルト以下の口内法撮影用エツクス線装置にあつては、エツクス線管焦点から一メートルの距離において、〇・二五ミリグレイ毎時以下

ニ　イからハまでに掲げるエツクス線装置以外のエツクス線装置にあつては、エツクス線管焦点から一メートルの距離において、一・〇ミリグレイ毎時以下

ホ　コンデンサ式エツクス線高電圧装置にあつては、充電状態であつて、照射時以外のとき、接触可能表面から五センチメートル

の距離において、二十マイクログレイ毎時以下
二　エツクス線装置には、次に掲げる利用線錐の総濾過となるような附加濾過板を付すること。
　　イ　定格管電圧が七十キロボルト以下の口内法撮影用エツクス線装置にあつては、アルミニウム当量一・五ミリメートル以上
　　ロ　定格管電圧が五十キロボルト以下の乳房撮影用エツクス線装置にあつては、アルミニウム当量〇・五ミリメートル以上又はモリブデン当量〇・〇三ミリメートル以上
　　ハ　輸血用血液照射エツクス線装置、治療用エツクス線装置及びイ及びロに掲げるエツクス線装置以外のエツクス線装置にあつては、アルミニウム当量二・五ミリメートル以上

2　透視用エックス線装置は、前項に規定するもののほか、次に掲げる障害防止の方法を講じたものでなければならない。
一　透視中の患者への入射線量率は、患者の入射面の利用線錐の中心における空気カーマ率が、五十ミリグレイ毎分以下になるようにすること。ただし、操作者の連続した手動操作のみで作動し、作動中連続した警告音等を発するようにした高線量率透視制御を備えた装置にあつては、百二十五ミリグレイ毎分以下になるようにすること。
二　透視時間を積算することができ、かつ、透視中において一定時間が経過した場合に警告音等を発することができるタイマーを設けること。
三　エツクス線管焦点皮膚間距離が三十センチメートル以上になるような装置又は当該皮膚焦点間距離未満で照射することを防止するインターロックを設けること。ただし、手術中に使用するエツクス線装置のエツクス線管焦点皮膚間距離については、二十センチメートル以上にすることができる。
四　利用するエツクス線管焦点受像器間距離において、受像面を超えないようにエツクス線照射野を絞る装置を備えること。ただし、次に掲げるときは、受像面を超えるエツクス線照射野を許容するものとする。
　　イ　受像面が円形でエツクス線照射野が矩形の場合において、エツクス線照射野が受像面に外接する大きさを超えないとき。
　　ロ　照射方向に対し垂直な受像面上で直交する二本の直線を想定した場合において、それぞれの直線におけるエツクス線照射野の縁との交点及び受像面の縁との交点の間の距離（以下この条において「交点間距離」という。）の和がそれぞれ焦点受像器間距離の三パーセントを超えず、かつ、これらの交点間距離の総和が焦点受像器間距離の四パーセントを超えないとき。
五　利用線錐中の蛍光板、イメージインテンシファイア等の受像器を通過したエツクス線の空気カーマ率が、利用線錐中の蛍光板、イメージインテンシファイア等の受像器の接触可能表面から十センチメートルの距離において、百五十マイクログレイ毎時以下になるようにすること。
六　透視時の最大受像面を三・〇センチメートル超える部分を通過したエツクス線の空気カーマ率が、当該部分の接触可能表面から十センチメートルの距離において、百五十マイクログレイ毎時以下になるようにすること。
七　利用線錐以外のエツクス線を有効にしやへいするための適切な手段を講じること。

3　撮影用エツクス線装置（胸部集検用間接撮影エツクス線装置を除く。）は、第一項に規定するもののほか、次に掲げる障害防止の方法（CTエツクス線装置にあつては第一号に掲げるものを、骨塩定量分析エツクス線装置にあつては第二号に掲げるものを除く。）を講じたものでなければならない。
一　利用するエツクス線管焦点受像器間距離において、受像面を超えないようにエツクス線照射野を絞る装置を備えること。ただし、次に掲げるときは受像面を超えるエツクス線照

射野を許容するものとし、又は口内法撮影用エツクス線装置にあつては照射筒の端におけるエツクス線照射野の直径が六・〇センチメートル以下になるようにするものとし、乳房撮影用エツクス線装置にあつてはエツクス線照射野について患者の胸壁に近い患者支持器の縁を超える広がりが五ミリメートルを超えず、かつ、受像面の縁を超えるエツクス線照射野の広がりが焦点受像器間距離の二パーセントを超えないようにするものとすること。

イ　受像面が円形でエツクス線照射野が矩形の場合において、エツクス線照射野が受像面に外接する大きさを超えないとき。

ロ　照射方向に対し垂直な受像面上で直交する二本の直線を想定した場合において、それぞれの直線における交点間距離の和がそれぞれ焦点受像器間距離の三パーセントを超えず、かつ、これらの交点間距離の総和が焦点受像器間距離の四パーセントを超えないとき。

二　エツクス線管焦点皮膚間距離は、次に掲げるものとすること。ただし、拡大撮影を行う場合（ヘに掲げる場合を除く。）にあつては、この限りでない。

イ　定格管電圧が七十キロボルト以下の口内法撮影用エツクス線装置にあつては、十五センチメートル以上

ロ　定格管電圧が七十キロボルトを超える口内法撮影用エツクス線装置にあつては、二十センチメートル以上

ハ　歯科用パノラマ断層撮影装置にあつては、十五センチメートル以上

ニ　移動型及び携帯型エツクス線装置にあつては、二十センチメートル以上

ホ　CTエツクス線装置にあつては、十五センチメートル以上

ヘ　乳房撮影用エツクス線装置（拡大撮影を行う場合に限る。）にあつては、二十センチメートル以上

ト　イからヘまでに掲げるエツクス線装置以外のエツクス線装置にあつては、四十五センチメートル以上

三　移動型及び携帯型エツクス線装置及び手術中に使用するエツクス線装置にあつては、エツクス線管焦点及び患者から二メートル以上離れた位置において操作できる構造とすること。

4　胸部集検用間接撮影エツクス線装置は、第一項に規定するもののほか、次に掲げる障害防止の方法を講じたものでなければならない。

一　利用線錐が角錐型となり、かつ、利用するエツクス線管焦点受像器間距離において、受像面を超えないようにエツクス線照射野を絞る装置を備えること。ただし、照射方向に対し垂直な受像面上で直交する二本の直線を想定した場合において、それぞれの直線における交点間距離の和がそれぞれ焦点受像器間距離の三パーセントを超えず、かつ、これらの交点間距離の総和が焦点受像器間距離の四パーセントを超えないときは、受像面を超えるエツクス線照射野を許容するものとすること。

二　受像器の一次防護しやへい体は、装置の接触可能表面から十センチメートルの距離における自由空気中の空気カーマ（以下「空気カーマ」という。）が、一ばく射につき一・〇マイクログレイ以下になるようにすること。

三　被照射体の周囲には、箱状のしやへい物を設けることとし、そのしやへい物から十センチメートルの距離における空気カーマが、一ばく射につき一・〇マイクログレイ以下になるようにすること。ただし、エツクス線装置の操作その他の業務に従事する者が照射時に室外へ容易に退避することができる場合にあつては、この限りでない。

5　治療用エツクス線装置（近接照射治療装置を除く。）は、第一項に規定する障害防止の方法を講ずるほか、濾過板が引き抜かれたときは、エツクス線の発生を遮断するインターロックを設けたものでなければならない。

（昭三七厚令四八・全改、昭六三厚令五六・平一二厚令一四九・平一四厚労令四四・一部改正）

（診療用高エネルギー放射線発生装置の防護）
第三十条の二　診療用高エネルギー放射線発生装置は、次に掲げる障害防止の方法を講じたものでなければならない。
　一　発生管の容器は、利用線錐(すい)以外の放射線量が利用線錐(すい)の放射線量の千分の一以下になるようにしやへいすること。
　二　照射終了直後の不必要な放射線からの被ばくを低減するための適切な防護措置を講ずること。
　三　放射線発生時にその旨を自動的に表示する装置を付すること。
　四　診療用高エネルギー放射線発生装置使用室の出入口が開放されているときは、放射線の発生を遮断するインターロックを設けること。
（昭三七厚令四八・全改、昭六三厚令五六・平一二厚令一四九・一部改正）

（診療用粒子線照射装置の防護）
第三十条の二の二　前条の規定は、診療用粒子線照射装置について準用する。この場合において、同条第一号中「発生管」とあるのは「照射管」と、同条第三号中「発生時」とあるのは「照射時」と、同条第四号中「診療用高エネルギー放射線発生装置使用室」とあるのは「診療用粒子線照射装置使用室」と、「発生を」とあるのは「照射を」と読み替えるものとする。
（平二〇厚労令五〇・追加）

（診療用放射線照射装置の防護）
第三十条の三　診療用放射線照射装置は、次に掲げる障害防止の方法を講じたものでなければならない。
　一　放射線源の収納容器は、照射口が閉鎖されているときにおいて、一メートルの距離における空気カーマ率が七十マイクログレイ毎時以下になるようにしやへいすること。
　二　放射線障害の防止に必要な場合にあつては、照射口に適当な二次電子濾過板を設けること。
　三　照射口は、診療用放射線照射装置使用室の室外から遠隔操作によつて開閉できる構造のものとすること。ただし、診療用放射線照射装置の操作その他の業務に従事する者を防護するための適当な装置を設けた場合にあつては、この限りでない。
（昭三七厚令四八・全改、昭六三厚令五六・平一二厚令一四九・一部改正）

　　　第三節　エックス線診療室等の構造設備
　　　　（昭三七厚令四八・全改）

（エックス線診療室）
第三十条の四　エックス線診療室の構造設備の基準は、次のとおりとする。
　一　天井、床及び周囲の画壁（以下「画壁等」という。）は、その外側における実効線量が一週間につき一ミリシーベルト以下になるようにしやへいすることができるものとすること。ただし、その外側が、人が通行し、又は停在することのない場所である画壁等については、この限りでない。
　二　エックス線診療室の室内には、エックス線装置を操作する場所を設けないこと。ただし、第三十条第四項第三号に規定する箱状のしやへい物を設けたとき、又は近接透視撮影を行うとき、若しくは乳房撮影を行う等の場合であつて必要な防護物を設けたときは、この限りでない。
　三　エックス線診療室である旨を示す標識を付すること。
（昭三七厚令四八・全改、昭六三厚令五六・平一二厚令一四九・一部改正）

（診療用高エネルギー放射線発生装置使用室）
第三十条の五　診療用高エネルギー放射線発生装置使用室の構造設備の基準は、次のとおりとする。
　一　画壁等は、その外側における実効線量が一週間につき一ミリシーベルト以下になるようにしやへいすることができるものとすること。

ただし、その外側が、人が通行し、又は停在することのない場所である画壁等については、この限りでない。
二　人が常時出入する出入口は、一箇所とし、当該出入口には、放射線発生時に自動的にその旨を表示する装置を設けること。
三　診療用高エネルギー放射線発生装置使用室である旨を示す標識を付すること。
（昭三七厚令四八・全改、昭六三厚令五六・平一二厚令一四九・一部改正）

（診療用粒子線照射装置使用室）
第三十条の五の二　前条の規定は、診療用粒子線照射装置使用室について準用する。この場合において、同条第二号中「発生時」とあるのは、「照射時」と読み替えるものとする。
（平二〇厚労令五〇・追加）

（診療用放射線照射装置使用室）
第三十条の六　診療用放射線照射装置使用室の構造設備の基準は、次のとおりとする。
一　主要構造部等（主要構造部並びにその場所を区画する壁及び柱をいう。以下同じ。）は、耐火構造又は不燃材料を用いた構造とすること。
二　画壁等は、その外側における実効線量が一週間につき一ミリシーベルト以下になるようにしやへいすることができるものとすること。ただし、その外側が、人が通行し、又は停在することのない場所である画壁等については、この限りでない。
三　人が常時出入する出入口は、一箇所とし、当該出入口には、放射線発生時に自動的にその旨を表示する装置を設けること。
四　診療用放射線照射装置使用室である旨を示す標識を付すること。
（昭三七厚令四八・全改、昭五九厚令三二・昭六三厚令五六・平一二厚令一四九・平一三厚労令二〇一・一部改正）

（診療用放射線照射器具使用室）
第三十条の七　診療用放射線照射器具使用室の構造設備の基準は、次のとおりとする。
一　画壁等は、その外側における実効線量が一週間につき一ミリシーベルト以下になるようにしやへいすることができるものとすること。ただし、その外側が、人が通行し、又は停在することのない場所である画壁等については、この限りでない。
二　人が常時出入する出入口は、一箇所とすること。
三　診療用放射線照射器具使用室である旨を示す標識を付すること。
（昭三七厚令四八・全改、昭六三厚令五六・平一二厚令一四九・一部改正）

（放射性同位元素装備診療機器使用室）
第三十条の七の二　放射性同位元素装備診療機器使用室の構造設備の基準は、次のとおりとする。
一　主要構造部等は、耐火構造又は不燃材料を用いた構造とすること。
二　扉等外部に通ずる部分には、かぎその他閉鎖のための設備又は器具を設けること。
三　放射性同位元素装備診療機器使用室である旨を示す標識を付すること。
四　間仕切りを設けることその他の適切な放射線障害の防止に関する予防措置を講ずること。
（昭六三厚令五六・追加）

（診療用放射性同位元素使用室）
第三十条の八　診療用放射性同位元素使用室の構造設備の基準は、次のとおりとする。
一　主要構造部等は、耐火構造又は不燃材料を用いた構造とすること。
二　診療用放射性同位元素の調剤等を行う室（以下「準備室」という。）とこれを用いて診療を行う室とに区画すること。
三　画壁等は、その外側における実効線量が一週間につき一ミリシーベルト以下になるようにしやへいすることができるものとすること。ただし、その外側が、人が通行し、又は停在

することのない場所である画壁等については、この限りでない。
四　人が常時出入する出入口は、一箇所とすること。
五　診療用放射性同位元素使用室である旨を示す標識を付すること。
六　内部の壁、床その他放射性同位元素によつて汚染されるおそれのある部分は、突起物、くぼみ及び仕上材の目地等のすきまの少ないものとすること。
七　内部の壁、床その他放射性同位元素によつて汚染されるおそれのある部分の表面は、平滑であり、気体又は液体が浸透しにくく、かつ、腐食しにくい材料で仕上げること。
八　出入口の付近に放射性同位元素による汚染の検査に必要な放射線測定器、放射性同位元素による汚染の除去に必要な器材及び洗浄設備並びに更衣設備を設けること。
九　準備室には、洗浄設備を設けること。
十　前二号に規定する洗浄設備は、第三十条の十一第一項第二号の規定により設ける排水設備に連結すること。
十一　準備室に気体状の放射性同位元素又は放射性同位元素によつて汚染された物のひろがりを防止するフード、グローブボックス等の装置が設けられているときは、その装置は、第三十条の十一第一項第三号の規定により設ける排気設備に連結すること。
（昭三七厚令四八・全改、昭六三厚令五六・平一二厚令一四九・平一三厚労令二〇一・平一六厚労令一一九・平一七厚労令九九・一部改正）

（陽電子断層撮影診療用放射性同位元素使用室）
第三十条の八の二　陽電子断層撮影診療用放射性同位元素使用室の構造設備の基準は、次のとおりとする。
一　主要構造部等は、耐火構造又は不燃材料を用いた構造とすること。
二　陽電子断層撮影診療用放射性同位元素の調剤等を行う室（以下「陽電子準備室」という。）、これを用いて診療を行う室及び陽電子断層撮影診療用放射性同位元素が投与された患者等が待機する室に区画すること。
三　画壁等は、その外側における実効線量が一週間につき一ミリシーベルト以下になるようにしやへいすることができるものとすること。ただし、その外側が、人が通行し、又は停在することのない場所である画壁等については、この限りでない。
四　人が常時出入する出入口は、一箇所とすること。
五　陽電子断層撮影診療用放射性同位元素使用室である旨を示す標識を付すること。
六　陽電子断層撮影診療用放射性同位元素使用室の室内には、陽電子放射断層撮影装置を操作する場所を設けないこと。
七　内部の壁、床その他放射性同位元素によつて汚染されるおそれのある部分は、突起物、くぼみ及び仕上材の目地等のすきまの少ないものとすること。
八　内部の壁、床その他放射性同位元素によつて汚染されるおそれのある部分の表面は、平滑であり、気体又は液体が浸透しにくく、かつ、腐食しにくい材料で仕上げること。
九　出入口の付近に放射性同位元素による汚染の検査に必要な放射線測定器、放射性同位元素による汚染の除去に必要な器材及び洗浄設備並びに更衣設備を設けること。
十　陽電子準備室には、洗浄設備を設けること。
十一　前二号に規定する洗浄設備は、第三十条の十一第一項第二号の規定により設ける排水設備に連結すること。
十二　陽電子準備室に気体状の放射性同位元素又は放射性同位元素によつて汚染された物のひろがりを防止するフード、グローブボックス等の装置が設けられているときは、その装置は、第三十条の十一第一項第三号の規定により設ける排気設備に連結すること。
（平一六厚労令一一九・追加）

（貯蔵施設）

第三十条の九 診療用放射線照射装置、診療用放射線照射器具、診療用放射性同位元素又は陽電子断層撮影診療用放射性同位元素を貯蔵する施設（以下「貯蔵施設」という。）の構造設備の基準は、次のとおりとする。

一 貯蔵室、貯蔵箱等外部と区画された構造のものとすること。

二 貯蔵施設の外側における実効線量が一週間につき一ミリシーベルト以下になるようにしやへいすることができるものとすること。ただし、貯蔵施設の外側が、人が通行し、又は停在することのない場所である場合は、この限りでない。

三 貯蔵室は、その主要構造部等を耐火構造とし、その開口部には、建築基準法施行令第百十二条第一項に規定する特定防火設備に該当する防火戸を設けること。ただし、診療用放射線照射装置又は診療用放射線照射器具を耐火性の構造の容器に入れて貯蔵する場合は、この限りでない。

四 貯蔵箱等は、耐火性の構造とすること。ただし、診療用放射線照射装置又は診療用放射線照射器具を耐火性の構造の容器に入れて貯蔵する場合は、この限りでない。

五 人が常時出入する出入口は、一箇所とすること。

六 扉、ふた等外部に通ずる部分には、かぎその他閉鎖のための設備又は器具を設けること。

七 貯蔵施設である旨を示す標識を付すること。

八 貯蔵施設には、次に定めるところに適合する貯蔵容器を備えること。ただし、扉、ふた等を開放した場合において一メートルの距離における実効線量率が百マイクロシーベルト毎時以下になるようにしやへいされている貯蔵箱等に診療用放射線照射装置又は診療用放射線照射器具を貯蔵する場合は、この限りでない。

イ 貯蔵時において一メートルの距離における実効線量率が百マイクロシーベルト毎時以下になるようにしやへいすることができるものとすること。

ロ 容器の外における空気を汚染するおそれのある診療用放射性同位元素又は陽電子断層撮影診療用放射性同位元素を入れる貯蔵容器は、気密な構造とすること。

ハ 液体状の診療用放射性同位元素又は陽電子断層撮影診療用放射性同位元素を入れる貯蔵容器は、こぼれにくい構造であり、かつ、液体が浸透しにくい材料を用いること。

ニ 貯蔵容器である旨を示す標識を付し、かつ、貯蔵する診療用放射線照射装置若しくは診療用放射線照射器具に装備する放射性同位元素又は貯蔵する診療用放射性同位元素若しくは陽電子断層撮影診療用放射性同位元素の種類及びベクレル単位をもって表した数量を表示すること。

九 受皿、吸収材その他放射性同位元素による汚染のひろがりを防止するための設備又は器具を設けること。

（昭三七厚令四八・全改、昭六三厚令五六・平一二厚令九九・平一二厚令一四九・平一三厚労令二〇一・平一六厚労令一一九・平一七厚労令九九・一部改正）

（運搬容器）

第三十条の十 診療用放射線照射装置、診療用放射線照射器具、診療用放射性同位元素又は陽電子断層撮影診療用放射性同位元素を運搬する容器（以下「運搬容器」という。）の構造の基準については、前条第八号イからニまでの規定を準用する。

（昭三七厚令四八・全改、平一二厚令一四九・平一六厚労令一一九・一部改正）

（廃棄施設）

第三十条の十一 診療用放射性同位元素、陽電子断層撮影診療用放射性同位元素又は放射性同位元素によつて汚染された物（以下「医療用放射性汚染物」という。）を廃棄する施設（以下「廃棄施

設」という。)の構造設備の基準は、次のとおりとする。
一　廃棄施設の外側における実効線量が一週間につき一ミリシーベルト以下になるようにしやへいすることができるものとすること。ただし、廃棄施設の外側が、人が通行し、又は停在することのない場所である場合は、この限りでない。
二　液体状の医療用放射性汚染物を排水し、又は浄化する場合には、次に定めるところにより、排水設備(排水管、排液処理槽その他液体状の医療用放射性汚染物を排水し、又は浄化する一連の設備をいう。以下同じ。)を設けること。
　イ　排水口における排液中の放射性同位元素の濃度を第三十条の二十六第一項に定める濃度限度以下とする能力又は排水監視設備を設けて排水中の放射性同位元素の濃度を監視することにより、病院又は診療所の境界(病院又は診療所の境界に隣接する区域に人がみだりに立ち入らないような措置を講じた場合には、その区域の境界とする。以下同じ。)における排水中の放射性同位元素の濃度を第三十条の二十六第一項に定める濃度限度以下とする能力を有するものであること。
　ロ　排液の漏れにくい構造とし、排液が浸透しにくく、かつ、腐食しにくい材料を用いること。
　ハ　排液処理槽は、排液を採取することができる構造又は排液中における放射性同位元素の濃度が測定できる構造とし、かつ、排液の流出を調節する装置を設けること。
　ニ　排液処理槽の上部の開口部は、ふたのできる構造とするか、又はさくその他の周囲に人がみだりに立ち入らないようにするための設備(以下「さく等」という。)を設けること。
　ホ　排水管及び排液処理槽には、排水設備である旨を示す標識を付すること。
三　気体状の医療用放射性汚染物を排気し、又は浄化する場合には、次に定めるところにより、排気設備(排風機、排気浄化装置、排気管、排気口等気体状の医療用放射性汚染物を排気し、又は浄化する一連の設備をいう。以下同じ。)を設けること。ただし、作業の性質上排気設備を設けることが著しく困難である場合であつて、気体状の放射性同位元素を発生し、又は放射性同位元素によつて空気を汚染するおそれのないときは、この限りでない。
　イ　排気口における排気中の放射性同位元素の濃度を第三十条の二十六第一項に定める濃度限度以下とする能力又は排気監視設備を設けて排気中の放射性同位元素の濃度を監視することにより、病院又は診療所の境界の外の空気中の放射性同位元素の濃度を第三十条の二十六第一項に定める濃度限度以下とする能力を有するものであること。
　ロ　人が常時立ち入る場所における空気中の放射性同位元素の濃度を第三十条の二十六第二項に定める濃度限度以下とする能力を有するものとすること。
　ハ　気体の漏れにくい構造とし、腐食しにくい材料を用いること。
　ニ　故障が生じた場合において放射性同位元素によつて汚染された物の広がりを急速に防止することができる装置を設けること。
　ホ　排気浄化装置、排気管及び排気口には、排気設備である旨を示す標識を付すること。
四　医療用放射性汚染物を焼却する場合には、次に掲げる設備を設けること。
　イ　次に掲げる要件を満たす焼却炉
　　(1)　気体が漏れにくく、かつ、灰が飛散しにくい構造であること。
　　(2)　排気設備に連結された構造であること。
　　(3)　当該焼却炉の焼却残さの搬出口が廃棄作業室(医療用放射性汚染物を焼却したのちその残さを焼却炉から搬出し、又はコンクリートその他の固型化材料により固型化(固型化するための処理を含

む。)する作業を行う室をいう。以下この号において同じ。)に連結していること。
ロ　次に掲げる要件を満たす廃棄作業室
　(1)　当該廃棄作業室の内部の壁、床その他放射性同位元素によって汚染されるおそれのある部分が突起物、くぼみ及び仕上材の目地等のすきまの少ない構造であること。
　(2)　当該廃棄作業室の内部の壁、床その他放射性同位元素によって汚染されるおそれのある部分の表面が平滑であり、気体又は液体が浸透しにくく、かつ、腐食しにくい材料で仕上げられていること。
　(3)　当該廃棄作業室に気体状の医療用放射性汚染物の広がりを防止するフード、グローブボックス等の装置が設けられているときは、その装置が排気設備に連結していること。
　(4)　廃棄作業室である旨を示す標識が付されていること。
ハ　次に掲げる要件を満たす汚染検査室(人体又は作業衣、履物、保護具等人体に着用している物の表面の放射性同位元素による汚染の検査を行う室をいう。)
　(1)　人が通常出入りする廃棄施設の出入口の付近等放射性同位元素による汚染の検査を行うのに最も適した場所に設けられていること。
　(2)　当該汚染検査室の内部の壁、床その他放射性同位元素によって汚染されるおそれのある部分がロの(1)及び(2)に掲げる要件を満たしていること。
　(3)　洗浄設備及び更衣設備が設けられ、汚染の検査のための放射線測定器及び汚染の除去に必要な器材が備えられていること。
　(4)　(3)の洗浄設備の排水管が排水設備に連結していること。
　(5)　汚染検査室である旨を示す標識が付されていること。

五　医療用放射性汚染物を保管廃棄する場合(次号に規定する場合を除く。)には、次に定めるところにより、保管廃棄設備を設けること。
イ　外部と区画された構造とすること。
ロ　保管廃棄設備の扉、ふた等外部に通ずる部分には、かぎその他閉鎖のための設備又は器具を設けること。
ハ　保管廃棄設備には、第三十条の九第八号ロ及びハに定めるところにより、耐火性の構造である容器を備え、当該容器の表面に保管廃棄容器である旨を示す標識を付すること。
ニ　保管廃棄設備である旨を示す標識を付すること。
六　陽電子断層撮影診療用放射性同位元素(厚生労働大臣の定める種類ごとにその一日最大使用数量が厚生労働大臣の定める数量以下であるものに限る。以下この号において同じ。)又は陽電子断層撮影診療用放射性同位元素によって汚染された物を保管廃棄する場合には、陽電子断層撮影診療用放射性同位元素又は陽電子断層撮影診療用放射性同位元素によって汚染された物以外の物が混入し、又は付着しないように封及び表示をし、当該陽電子断層撮影診療用放射性同位元素の原子の数が一を下回ることが確実な期間として厚生労働大臣が定める期間を超えて管理区域内において行うこと。
2　前項第二号イ又は第三号イに規定する能力を有する排水設備又は排気設備を設けることが著しく困難な場合において、病院又は診療所の境界の外における実効線量を一年間につき一ミリシーベルト以下とする能力を排水設備又は排気設備が有することにつき厚生労働大臣の承認を受けた場合においては、同項第二号イ又は第三号イの規定は適用しない。この場合において、排水口若しくは排水監視設備のある場所において排水中の放射性同位元素の数量及び濃度を監視し、又は排気口若しくは排気監視設備のある場所において排気中の放射性同位元素の数量及

び濃度を監視することにより、病院又は診療所の境界の外における実効線量を一年間につき一ミリシーベルト以下としなければならない。
3　前項の承認を受けた排水設備又は排気設備がその能力を有すると認められなくなつたときは、厚生労働大臣は当該承認を取り消すことができる。
4　第一項第六号の規定により保管廃棄する陽電子断層撮影診療用放射性同位元素又は陽電子断層撮影診療用放射性同位元素によつて汚染された物については、同号の厚生労働大臣が定める期間を経過した後は、陽電子断層撮影診療用放射性同位元素又は放射性同位元素によつて汚染された物ではないものとする。
（昭三七厚令四八・全改、昭六三厚令五六・平八厚令一三・平一二厚令一二七・平一二厚令一四九・平一三厚労令二〇一・平一六厚労令一一九・平一七厚労令九九・一部改正）

（放射線治療病室）
第三十条の十二　診療用放射線照射装置、診療用放射線照射器具、診療用放射性同位元素又は陽電子断層撮影診療用放射性同位元素により治療を受けている患者を入院させる病室（以下「放射線治療病室」という。）の構造設備の基準は、次のとおりとする。
一　画壁等の外側の実効線量が一週間につき一ミリシーベルト以下になるように画壁等その他必要なしやへい物を設けること。ただし、その外側が、人が通行し、若しくは停在することのない場所であるか又は放射線治療病室である画壁等については、この限りでない。
二　放射線治療病室である旨を示す標識を付すること。
三　第三十条の八第六号から第八号までに定めるところに適合すること。ただし、第三十条の八第八号の規定は、診療用放射線照射装置又は診療用放射線照射器具により治療を受けている患者のみを入院させる放射線治療病室については、適用しない。
（昭三七厚令四八・全改、昭六三厚令五六・平一二厚令一四九・平一三厚労令八・平一六厚労令一一九・一部改正）

第四節　管理者の義務
（昭三七厚令四八・全改）

（注意事項の掲示）
第三十条の十三　病院又は診療所の管理者は、エックス線診療室、診療用高エネルギー放射線発生装置使用室、診療用粒子線照射装置使用室、診療用放射線照射装置使用室、診療用放射線照射器具使用室、放射性同位元素装備診療機器使用室、診療用放射性同位元素使用室、陽電子断層撮影診療用放射性同位元素使用室、貯蔵施設、廃棄施設及び放射線治療病室（以下「放射線取扱施設」という。）の目につきやすい場所に、放射線障害の防止に必要な注意事項を掲示しなければならない。
（昭三七厚令四八・全改、昭六三厚令五六・平一六厚労令一一九・平二〇厚労令五〇・一部改正）

（使用の場所等の制限）
第三十条の十四　病院又は診療所の管理者は、次の表の上欄に掲げる業務を、それぞれ同表の中欄に掲げる室若しくは施設において行い、又は同欄に掲げる器具を用いて行わなければならない。ただし、次の表の下欄に掲げる場合に該当する場合は、この限りでない。

| エックス線装置の使用 | エックス線診療室 | 特別の理由により移動して使用する場合又は特別の理由により診療用高エネルギー放射線発生装置使用室、診療用粒子線照射装置使用室、診療用放射線照射装置使用室、診療用放射線照射器具使用室、診療用放射性同位元素使用室若しくは陽電子断層 |

		撮影診療用放射性同位元素使用室において使用する場合(適切な防護措置を講じた場合に限る。)			上で集中強化治療室若しくは心疾患強化治療室において一時的に使用する場合
診療用高エネルギー放射線発生装置の使用	診療用高エネルギー放射線発生装置使用室	特別の理由により移動して手術室で使用する場合(適切な防護措置を講じた場合に限る。)	放射性同位元素装備診療機器の使用	放射性同位元素装備診療機器使用室	第三十条の七の二に定める構造設備の基準に適合する室において使用する場合
診療用粒子線照射装置の使用	診療用粒子線照射装置使用室		診療用放射性同位元素の使用	診療用放射性同位元素使用室	手術室において一時的に使用する場合、移動させることが困難な患者に対して放射線治療病室において使用する場合、適切な防護措置及び汚染防止措置を講じた上で集中強化治療室若しくは心疾患強化治療室において一時的に使用する場合又は特別の理由により陽電子断層撮影診療用放射性同位元素使用室で使用する場合(適切な防護措置を講じた場合に限る。)
診療用放射線照射装置の使用	診療用放射線照射装置使用室	特別の理由によりエツクス線診療室、診療用放射性同位元素使用室又は陽電子断層撮影診療用放射性同位元素使用室で使用する場合(適切な防護措置を講じた場合に限る。)			
診療用放射線照射器具の使用	診療用放射線照射器具使用室	特別の理由によりエツクス線診療室、診療用放射線照射装置使用室、診療用放射性同位元素使用室若しくは陽電子断層撮影診療用放射性同位元素使用室で使用する場合(適切な防護措置を講じた場合に限る。)、手術室において一時的に使用する場合、移動させることが困難な患者に対して放射線治療病室において使用する場合又は適切な防護措置及び汚染防止措置を講じた	陽電子断層撮影診療用放射性同位元素の使用	陽電子断層撮影診療用放射性同位元素使用室	
			診療用放射線照射装置、診療用放射線照射器具、診療用放射性同位元素又は陽電子断層撮影診療用放射性同位元素の	貯蔵施設	

貯蔵		
診療用放射線照射装置、診療用放射線照射器具、診療用放射性同位元素又は陽電子断層撮影診療用放射性同位元素の運搬	運搬容器	
医療用放射性汚染物の廃棄	廃棄施設	

（昭三七厚令四八・全改、昭六三厚令五六・平一二厚令一四九・平一四厚労令四四・平一六厚令一一・平一六厚労令一一九・平二〇厚労令五〇・一部改正）

（診療用放射性同位元素等の廃棄の委託）

第三十条の十四の二 病院又は診療所の管理者は、前条の規定にかかわらず、医療用放射性汚染物の廃棄を、次条に定める位置、構造及び設備に係る技術上の基準に適合する医療用放射性汚染物の詰替えをする施設（以下「廃棄物詰替施設」という。）、医療用放射性汚染物を貯蔵する施設（以下「廃棄物貯蔵施設」という。）又は廃棄施設を有する者であつて別に厚生労働省令で指定するものに委託することができる。

2 前項の指定を受けようとする者は、次の事項を記載した申請書を厚生労働大臣に提出しなければならない。
　一　氏名又は名称及び住所並びに法人にあつては、その代表者の氏名
　二　廃棄事業所の所在地
　三　廃棄の方法
　四　廃棄物詰替施設の位置、構造及び設備
　五　廃棄物貯蔵施設の位置、構造、設備及び貯蔵能力
　六　廃棄施設の位置、構造及び設備

3 第一項の指定には、条件を付することができる。

4 前項の条件は、放射線障害を防止するため必要最小限度のものに限り、かつ、指定を受ける者に不当な義務を課することとならないものでなければならない。

5 厚生労働大臣は、第一項の指定を受けた者が第三項の指定の条件に違反した場合又はその者の有する廃棄物詰替施設、廃棄物貯蔵施設若しくは廃棄施設が第一項の技術上の基準に適合しなくなつたときは、その指定を取り消すことができる。

（昭五七厚令三六・追加、平一二厚令一二七・平一三厚労令二〇一・平一六厚労令一一九・一部改正）

第三十条の十四の三 廃棄物詰替施設の位置、構造及び設備に係る技術上の基準は、次のとおりとする。
　一　地崩れ及び浸水のおそれの少ない場所に設けること。
　二　建築基準法第二条第一号に規定する建築物又は同条第四号に規定する居室がある場合には、その主要構造部等は、耐火構造又は不燃材料を用いた構造とすること。
　三　次の表の上欄に掲げる実効線量をそれぞれ同表の下欄に掲げる実効線量限度以下とするために必要なしやへい壁その他のしやへい物を設けること。

施設内の人が常時立ち入る場所において人が被ばくするおそれのある実効線量	一週間につき一ミリシーベルト
廃棄事業所の境界（廃棄事業所の境界に隣接する区域に人がみだりに立ち入らないような措置を講じた場合には、その区域の境界）及び廃棄事業所内の人が居住する区域における実効線量	三月間につき二百五十マイクロシーベルト

　四　医療用放射性汚染物で密封されていないものの詰替をする場合には、第三十条の十一第

一項第四号ロに掲げる要件を満たす詰替作業室及び同号ハに掲げる要件を満たす汚染検査室を設けること。
五　管理区域(外部放射線の線量、空気中の放射性同位元素の濃度又は放射性同位元素によつて汚染される物の表面の放射性同位元素の密度が第三十条の二十六第三項に定める線量、濃度又は密度を超えるおそれのある場所をいう。以下同じ。)の境界には、さく等を設け、管理区域である旨を示す標識を付すること。
六　放射性同位元素を経口摂取するおそれのある場所での飲食又は喫煙を禁止する旨の標識を付すること。
2　廃棄物貯蔵施設の位置、構造及び設備に係る技術上の基準は、次のとおりとする。
一　地崩れ及び浸水のおそれの少ない場所に設けること。
二　第三十条の九第三号本文に掲げる要件を満たす貯蔵室又は同条第四号本文に掲げる要件を満たす貯蔵箱を設け、それぞれ貯蔵室又は貯蔵箱である旨を示す標識を付すること。
三　前項第三号に掲げる要件を満たすしやへい壁その他のしやへい物を設けること。
四　次に掲げる要件を満たす医療用放射性汚染物を入れる貯蔵容器を備えること。
　イ　容器の外における空気を汚染するおそれのある医療用放射性汚染物を入れる貯蔵容器は、気密な構造とすること。
　ロ　液体状の医療用放射性汚染物を入れる貯蔵容器は、液体がこぼれにくい構造とし、かつ、液体が浸透しにくい材料を用いること。
　ハ　液体状又は固体状の医療用放射性汚染物を入れる貯蔵容器で、き裂、破損等の事故の生ずるおそれのあるものには、受皿、吸収材その他医療用放射性汚染物による汚染の広がりを防止するための設備又は器具を設けること。
　ニ　貯蔵容器である旨を示す標識を付すること。
五　貯蔵室又は貯蔵箱の扉、ふた等外部に通ずる部分には、かぎその他の閉鎖のための設備又は器具を設けること。
六　管理区域の境界には、さく等を設け、管理区域である旨を示す標識を付すること。
七　放射性同位元素を経口摂取するおそれのある場所での飲食又は喫煙を禁止する旨の標識を付すること。
3　前条第一項に掲げる廃棄施設の位置、構造及び設備に係る技術上の基準は、次のとおりとする。
一　地崩れ及び浸水のおそれの少ない場所に設けること。
二　主要構造部等は、耐火構造又は不燃材料を用いた構造とすること。
三　第一項第三号に掲げる要件を満たすしやへい壁その他のしやへい物を設けること。
四　液体状又は気体状の医療用放射性汚染物を廃棄する場合には、第三十条の十一第一項第二号に掲げる要件を満たす排水設備又は同項第三号に掲げる要件を満たす排気設備を設けること。
五　医療用放射性汚染物を焼却する場合には、第三十条の十一第一項第三号に掲げる要件を満たす排気設備、同項第四号イに掲げる要件を満たす焼却炉、同号ロに掲げる要件を満たす廃棄作業室及び同号ハに掲げる要件を満たす汚染検査室を設けること。
六　医療用放射性汚染物をコンクリートその他の固型化材料により固型化する場合には、次に掲げる要件を満たす固型化処理設備(粉砕装置、圧縮装置、混合装置、詰込装置等医療用放射性汚染物をコンクリートその他の固型化材料により固型化する設備をいう。)を設けるほか、第三十条の十一第一項第三号に掲げる要件を満たす排気設備、同項第四号ロに掲げる要件を満たす廃棄作業室及び同号ハに掲げる要件を満たす汚染検査室を設けること。
　イ　医療用放射性汚染物が漏れ又はこぼれにくく、かつ、粉じんが飛散しにくい構造とすること。
　ロ　液体が浸透しにくく、かつ、腐食しにく

い材料を用いること。
　七　医療用放射性汚染物を保管廃棄する場合には、次に掲げる要件を満たす保管廃棄設備を設けること。
　　イ　外部と区画された構造とすること。
　　ロ　扉、ふた等外部に通ずる部分には、かぎその他の閉鎖のための設備又は器具を設けること。
　　ハ　耐火性の構造で、かつ、前項第四号に掲げる要件を満たす保管廃棄容器を備えること。ただし、放射性同位元素によって汚染された物が大型機械等であつてこれを容器に封入することが著しく困難な場合において、汚染の広がりを防止するための特別の措置を講ずるときは、この限りでない。
　　ニ　保管廃棄設備である旨を示す標識を付すること。
　八　管理区域の境界には、さく等を設け、管理区域である旨を示す標識を付すること。
　九　放射性同位元素を経口摂取するおそれのある場所での飲食又は喫煙を禁止する旨の標識を付すること。
４　第三十条の十一第二項及び第三項の規定は、前項第四号から第六号までの排水設備又は排気設備について準用する。この場合において、同条第二項中「前項第二号イ」とあるのは「前項第四号から第六号までに掲げる排水設備又は排気設備について、第三十条の十一第一項第二号イ」と、「病院又は診療所」とあるのは「廃棄施設」と読み替えるものとする。
（平一三厚労令二〇一・追加、平一六厚労令一一九・一部改正）

（患者の入院制限）
第三十条の十五　病院又は診療所の管理者は、診療用放射線照射装置若しくは診療用放射線照射器具を持続的に体内に挿入して治療を受けている患者又は診療用放射性同位元素若しくは陽電子断層撮影診療用放射性同位元素により治療を受けている患者を放射線治療病室以外の病室に入院させてはならない。ただし、適切な防護措置及び汚染防止措置を講じた場合にあつては、この限りでない。
２　病院又は診療所の管理者は、放射線治療病室に、前項に規定する患者以外の患者を入院させてはならない。
（昭三七厚令四八・全改、昭六三厚令五六・平一二厚令一四九・平一三厚労令八・平一六厚労令一一九・一部改正）

（管理区域）
第三十条の十六　病院又は診療所の管理者は、病院又は診療所内における管理区域に、管理区域である旨を示す標識を付さなければならない。
２　病院又は診療所の管理者は、前項の管理区域内に人がみだりに立ち入らないような措置を講じなければならない。
（昭三七厚令四八・全改、昭六三厚令五六・平一二厚令一四九・平一三厚労令二〇一・一部改正）

（敷地の境界等における防護）
第三十条の十七　病院又は診療所の管理者は、放射線取扱施設又はその周辺に適当なしやへい物を設ける等の措置を講ずることにより、病院又は診療所内の人が居住する区域及び病院又は診療所の敷地の境界における線量を第三十条の二十六第四項に定める線量限度以下としなければならない。
（昭三七厚令四八・全改、昭六三厚令五六・平一二厚令一四九・一部改正）

（放射線診療従事者等の被ばく防止）
第三十条の十八　病院又は診療所の管理者は、第一号から第三号までに掲げる措置のいずれか及び第四号から第六号までに掲げる措置を講ずるとともに、放射線診療従事者等（エツクス線装置、診療用高エネルギー放射線発生装置、診療用粒子線照射装置、診療用放射線照射装置、診療用放射線照射器具、放射性同位元素装備診療機器、診療用放射性同位元素又は陽電子断層撮影診療

用放射性同位元素(以下この項において「エツクス線装置等」という。)の取扱い、管理又はこれに付随する業務に従事する者であつて管理区域に立ち入るものをいう。以下同じ。)が被ばくする線量が第三十条の二十七に定める実効線量限度及び等価線量限度を超えないようにしなければならない。

一　しやへい壁その他のしやへい物を用いることにより放射線のしやへいを行うこと。

二　遠隔操作装置又は鉗子を用いることその他の方法により、エツクス線装置等と人体との間に適当な距離を設けること。

三　人体が放射線に被ばくする時間を短くすること。

四　診療用放射性同位元素使用室、陽電子断層撮影診療用放射性同位元素使用室、貯蔵施設、廃棄施設又は放射線治療病室において放射線診療従事者等が呼吸する空気に含まれる放射性同位元素の濃度が第三十条の二十六第二項に定める濃度限度を超えないようにすること。

五　診療用放射性同位元素使用室、陽電子断層撮影診療用放射性同位元素使用室、貯蔵施設、廃棄施設又は放射線治療病室内の人が触れるものの放射性同位元素の表面密度が第三十条の二十六第六項に定める表面密度限度を超えないようにすること。

六　放射性同位元素を経口摂取するおそれのある場所での飲食又は喫煙を禁止すること。

2　前項の実効線量及び等価線量は、外部放射線に被ばくすること(以下「外部被ばく」という。)による線量及び人体内部に摂取した放射性同位元素からの放射線に被ばくすること(以下「内部被ばく」という。)による線量について次に定めるところにより測定した結果に基づき厚生労働大臣の定めるところにより算定しなければならない。

一　外部被ばくによる線量の測定は、一センチメートル線量当量及び七十マイクロメートル線量当量(中性子線については、一センチメートル線量当量)を放射線測定器を用いて測定することにより行うこと。ただし、放射線測定器を用いて測定することが、著しく困難である場合には、計算によつてこれらの値を算出することができる。

二　外部被ばくによる線量は、胸部(女子(妊娠する可能性がないと診断された者及び妊娠する意思がない旨を病院又は診療所の管理者に書面で申し出た者を除く。以下この号において同じ。)にあつては腹部)について測定すること。ただし、体幹部(人体部位のうち、頭部、けい部、胸部、上腕部、腹部及び大たい部をいう。以下同じ。)を頭部及びけい部、胸部及び上腕部並びに腹部及び大たい部に三区分した場合において、被ばくする線量が最大となるおそれのある区分が胸部及び上腕部(女子にあつては腹部及び大たい部)以外であるときは、当該区分についても測定し、また、被ばくする線量が最大となるおそれのある人体部位が体幹部以外の部位であるときは、当該部位についても測定すること。

三　第一号の規定にかかわらず、前号ただし書により体幹部以外の部位について測定する場合は、七十マイクロメートル線量当量(中性子線については、一センチメートル線量当量)を測定すれば足りること。

四　外部被ばくによる線量の測定は、管理区域に立ち入つている間継続して行うこと。

五　内部被ばくによる線量の測定は、放射性同位元素を誤つて吸入摂取し、又は経口摂取した場合にはその都度、診療用放射性同位元素使用室、陽電子断層撮影診療用放射性同位元素使用室その他放射性同位元素を吸入摂取し、又は経口摂取するおそれのある場所に立ち入る場合には三月を超えない期間ごとに一回(妊娠中である女子にあつては、本人の申出等により病院又は診療所の管理者が妊娠の事実を知つた時から出産までの間一月を超えない期間ごとに一回)、厚生労働大臣の定めるところにより行うこと。

(昭三七厚令四八・全改、昭六三厚令五六・平一

二厚令一二七・平一二厚令一四九・平一六厚労令一一九・平二〇厚労令五〇・一部改正）

(患者の被ばく防止)
第三十条の十九　病院又は診療所の管理者は、しやへい壁その他のしやへい物を用いる等の措置を講ずることにより、病院又は診療所内の病室に入院している患者の被ばくする放射線（診療により被ばくする放射線を除く。）の実効線量が三月間につき一・三ミリシーベルトを超えないようにしなければならない。
（昭三七厚令四八・全改、昭六三厚令五六・平一二厚令一四九・平一三厚労令八・一部改正）

(取扱者の遵守事項)
第三十条の二十　病院又は診療所の管理者は、医療用放射性汚染物を取り扱う者に次に掲げる事項を遵守させなければならない。
一　診療用放射性同位元素使用室、陽電子断層撮影診療用放射性同位元素使用室又は廃棄施設においては作業衣等を着用し、また、これらを着用してみだりにこれらの室又は施設の外に出ないこと。
二　放射性同位元素によつて汚染された物で、その表面の放射性同位元素の密度が第三十条の二十六第六項に定める表面密度限度を超えているものは、みだりに診療用放射性同位元素使用室、陽電子断層撮影診療用放射性同位元素使用室、廃棄施設又は放射線治療病室から持ち出さないこと。
三　放射性同位元素によつて汚染された物で、その表面の放射性同位元素の密度が第三十条の二十六第六項に定める表面密度限度の十分の一を超えているものは、みだりに管理区域からもち出さないこと。
2　病院又は診療所の管理者は、放射線診療を行う医師又は歯科医師に次に掲げる事項を遵守させなければならない。
一　エックス線装置を使用しているときは、エックス線診療室の出入口にその旨を表示すること。
二　診療用放射線照射装置、診療用放射線照射器具、診療用放射性同位元素又は陽電子断層撮影診療用放射性同位元素により治療を受けている患者には適当な標示を付すること。
（昭三七厚令四八・全改、昭六三厚令五六・平一四厚労令四四・平一六厚労令一一九・一部改正）

(エツクス線装置等の測定)
第三十条の二十一　病院又は診療所の管理者は、治療用エックス線装置、診療用高エネルギー放射線発生装置、診療用粒子線照射装置及び診療用放射線照射装置について、その放射線量を六月を超えない期間ごとに一回以上線量計で測定し、その結果に関する記録を五年間保存しなければならない。
（昭三七厚令四八・全改、昭六三厚令五六・平二〇厚労令五〇・一部改正）

(放射線障害が発生するおそれのある場所の測定)
第三十条の二十二　病院又は診療所の管理者は、放射線障害の発生するおそれのある場所について、診療を開始する前に一回及び診療を開始した後にあつては一月を超えない期間ごとに一回（第一号に掲げる測定にあつては六月を超えない期間ごとに一回、第二号に掲げる測定にあつては排水し、又は排気する都度（連続して排水し、又は排気する場合は、連続して））放射線の量及び放射性同位元素による汚染の状況を測定し、その結果に関する記録を五年間保存しなければならない。
一　エツクス線装置、診療用高エネルギー放射線発生装置、診療用粒子線照射装置、診療用放射線照射装置又は放射性同位元素装備診療機器を固定して取り扱う場合であつて、取扱いの方法及びしやへい壁その他しやへい物の位置が一定している場合におけるエツクス線診療室、診療用高エネルギー放射線発生装置使用室、診療用粒子線照射装置使用室、診療用放射線照射

装置使用室、放射性同位元素装備診療機器使用室、管理区域の境界、病院又は診療所内の人が居住する区域及び病院又は診療所の敷地の境界における放射線の量の測定

二　排水設備の排水口、排気設備の排気口、排水監視設備のある場所及び排気監視設備のある場所における放射性同位元素による汚染の状況の測定

2　前項の規定による放射線の量及び放射性同位元素による汚染の状況の測定は、次の各号に定めるところにより行う。

一　放射線の量の測定は、一センチメートル線量当量率又は一センチメートル線量当量について行うこと。ただし、七十マイクロメートル線量当量率が一センチメートル線量当量率又は一センチメートル線量当量の十倍を超えるおそれのある場所においては、七十マイクロメートル線量当量率について行うこと。

二　放射線の量及び放射性同位元素による汚染の状況の測定は、これらを測定するために最も適した位置において、放射線測定器を用いて行うこと。ただし、放射線測定器を用いて測定することが著しく困難である場合には、計算によつてこれらの値を算出することができる。

三　前二号の測定は、次の表の上欄に掲げる項目に応じてそれぞれ同表の下欄に掲げる場所について行うこと。

項目	場所
放射線の量	イ　エツクス線診療室、診療用高エネルギー放射線発生装置使用室、診療用粒子線照射装置使用室、診療用放射線照射装置使用室、診療用放射線照射器具使用室、放射性同位元素装備診療機器使用室、診療用放射性同位元素使用室及び陽電子断層撮影診療用放射性同位元素使用室 ロ　貯蔵施設 ハ　廃棄施設 ニ　放射線治療病室 ホ　管理区域の境界 ヘ　病院又は診療所内の人が居住する区域 ト　病院又は診療所の敷地の境界
放射性同位元素による汚染の状況	イ　診療用放射性同位元素使用室及び陽電子断層撮影診療用放射性同位元素使用室 ロ　診療用放射性同位元素又は陽電子断層撮影診療用放射性同位元素により治療を受けている患者を入院させる放射線治療病室 ハ　排水設備の排水口 ニ　排気設備の排気口 ホ　排水監視設備のある場所 ヘ　排気監視設備のある場所 ト　管理区域の境界

(昭六三厚令五六・追加、平一二厚令一四九・平一三厚労令八・平一六厚労令一一九・平二〇厚労令五〇・一部改正)

(記帳)

第三十条の二十三　病院又は診療所の管理者は、帳簿を備え、次の表の上欄に掲げる室ごとにそれぞれ同表の中欄に掲げる装置又は器具の一週間当たりの延べ使用時間を記載し、これを一年ごとに閉鎖し、閉鎖後二年間保存しなければならない。ただし、その室の画壁等の外側における実効線量率がそれぞれ同表の下欄に掲げる線量率以下になるようにしやへいされている室については、この限りでない。

治療用エックス線装置を使用しないエックス線診療室	治療用エックス線装置以外のエックス線装置	四十マイクロシーベルト毎時
治療用エックス線装置を使用するエックス線診療室	エックス線装置	二十マイクロシーベルト毎時
診療用高エネルギー放射線発生装置使用室	診療用高エネルギー放射線発生装置	二十マイクロシーベルト毎時
診療用粒子線照射	診療用粒子線	二十マイクロシ

装置使用室	照射装置	一ベルト毎時
診療用放射線照射装置使用室	診療用放射線照射装置	二十マイクロシーベルト毎時
診療用放射線照射器具使用室	診療用放射線照射器具	六十マイクロシーベルト毎時

2 病院又は診療所の管理者は、帳簿を備え、診療用放射線照射装置、診療用放射線照射器具、診療用放射性同位元素又は陽電子断層撮影診療用放射性同位元素の入手、使用及び廃棄並びに放射性同位元素によって汚染された物の廃棄に関し、次に掲げる事項を記載し、これを一年ごとに閉鎖し、閉鎖後五年間保存しなければならない。

一 入手、使用又は廃棄の年月日
二 入手、使用又は廃棄に係る診療用放射線照射装置又は診療用放射線照射器具の型式及び個数
三 入手、使用又は廃棄に係る診療用放射線照射装置又は診療用放射線照射器具に装備する放射性同位元素の種類及びベクレル単位をもつて表した数量
四 入手、使用若しくは廃棄に係る医療用放射性汚染物の種類及びベクレル単位をもつて表わした数量
五 使用した者の氏名又は廃棄に従事した者の氏名並びに廃棄の方法及び場所

(昭三七厚令四八・全改、昭六三厚令五六・平一二厚令七七・平一二厚令一四九・平一六厚労令一一九・平一七厚労令九九・平二〇厚労令五〇・一部改正)

(廃止後の措置)

第三十条の二十四 病院又は診療所の管理者は、その病院又は診療所に診療用放射性同位元素又は陽電子断層撮影診療用放射性同位元素を備えなくなつたときは、三十日以内に次に掲げる措置を講じなければならない。

一 放射性同位元素による汚染を除去すること。
二 放射性同位元素によつて汚染された物を譲渡し、又は廃棄すること。

(昭三七厚令四八・全改、平一六厚労令一一九・一部改正)

(事故の場合の措置)

第三十条の二十五 病院又は診療所の管理者は、地震、火災その他の災害又は盗難、紛失その他の事故により放射線障害が発生し、又は発生するおそれがある場合は、ただちにその旨を病院又は診療所の所在地を管轄する保健所、警察署、消防署その他関係機関に通報するとともに放射線障害の防止につとめなければならない。

(昭三七厚令四八・全改)

第五節　限度
(昭六三厚令五六・改称)

(濃度限度等)

第三十条の二十六 第三十条の十一第一項第二号イ及び第三号イに規定する濃度限度は、排液中若しくは排水中又は排気中若しくは空気中の放射性同位元素の三月間についての平均濃度が次に掲げる濃度とする。

一 放射性同位元素の種類(別表第三に掲げるものをいう。次号及び第三号において同じ。)が明らかで、かつ、一種類である場合にあつては、別表第三の第一欄に掲げる放射性同位元素の種類に応じて、排液中又は排水中の濃度については第三欄、排気中又は空気中の濃度については第四欄に掲げる濃度
二 放射性同位元素の種類が明らかで、かつ、排液中若しくは排水中又は排気中若しくは空気中にそれぞれ二種類以上の放射性同位元素がある場合にあつては、それらの放射性同位元素の濃度のそれぞれの放射性同位元素についての前号の濃度に対する割合の和が一となるようなそれらの放射性同位元素の濃度
三 放射性同位元素の種類が明らかでない場合にあつては、別表第三の第三欄又は第四欄に掲げる排液中若しくは排水中の濃度又は排気中若しくは空気中の濃度(それぞれ当該排液

中若しくは排水中又は排気中若しくは空気中に含まれていないことが明らかである放射性物質の種類に係るものを除く。）のうち、最も低いもの

四　放射性同位元素の種類が明らかで、かつ、当該放射性同位元素の種類が別表第三に掲げられていない場合にあつては、別表第四の第一欄に掲げる放射性同位元素の区分に応じて排液中又は排水中の濃度については第三欄、排気中又は空気中の濃度については第四欄に掲げる濃度

2　第三十条の十一第一項第三号ロ及び第三十条の十八第一項第四号に規定する空気中の放射性同位元素の濃度限度は、一週間についての平均濃度が次に掲げる濃度とする。

一　放射性同位元素の種類（別表第三に掲げるものをいう。次号及び第三号において同じ。）が明らかで、かつ、一種類である場合にあつては、別表第三の第一欄に掲げる放射性同位元素の種類に応じて、第二欄に掲げる濃度

二　放射性同位元素の種類が明らかで、かつ、空気中に二種類以上の放射性同位元素がある場合にあつては、それらの放射性同位元素の濃度のそれぞれの放射性同位元素についての前号の濃度に対する割合の和が一となるようなそれらの放射性同位元素の濃度

三　放射性同位元素の種類が明らかでない場合にあつては、別表第三の第二欄に掲げる濃度（当該空気中に含まれていないことが明らかである放射性物質の種類に係るものを除く。）のうち、最も低いもの

四　放射性同位元素の種類が明らかで、かつ、当該放射性同位元素の種類が別表第三に掲げられていない場合にあつては、別表第四の第一欄に掲げる放射性同位元素の区分に応じてそれぞれ第二欄に掲げる濃度

3　管理区域に係る外部放射線の線量、空気中の放射性同位元素の濃度及び放射性同位元素によつて汚染される物の表面の放射性同位元素の密度は、次のとおりとする。

一　外部放射線の線量については、実効線量が三月間につき一・三ミリシーベルト

二　空気中の放射性同位元素の濃度については、三月間についての平均濃度が前項に規定する濃度の十分の一

三　放射性同位元素によつて汚染される物の表面の放射性同位元素の密度については、第六項に規定する密度の十分の一

四　第一号及び第二号の規定にかかわらず、外部放射線に被ばくするおそれがあり、かつ、空気中の放射性同位元素を吸入摂取するおそれがあるときは、実効線量の第一号に規定する線量に対する割合と空気中の放射性同位元素の濃度の第二号に規定する濃度に対する割合の和が一となるような実効線量及び空気中の放射性同位元素の濃度

4　第三十条の十七に規定する線量限度は、実効線量が三月間につき二百五十マイクロシーベルトとする。

5　第一項及び前項の規定については、同時に外部放射線に被ばくするおそれがあり、又は空気中の放射性同位元素を吸入摂取し若しくは水中の放射性同位元素を経口摂取するおそれがあるときは、それぞれの濃度限度又は線量限度に対する割合の和が一となるようなその空気中若しくは水中の濃度又は線量をもつて、その濃度限度又は線量限度とする。

6　第三十条の十八第一項第五号並びに第三十条の二十第一項第二号及び第三号に規定する表面密度限度は、別表第五の左欄に掲げる区分に応じてそれぞれ同表の右欄に掲げる密度とする。
（昭六三厚令五六・全改、平一二厚令一四九・平一三厚労令二〇一・一部改正）

（線量限度）

第三十条の二十七　第三十条の十八第一項に規定する放射線診療従事者等に係る実効線量限度は、次のとおりとする。ただし、放射線障害を防止するための緊急を要する作業に従事した放射線診療従事者等（女子については、妊娠する可能性

がないと診断された者及び妊娠する意思がない旨を病院又は診療所の管理者に書面で申し出た者に限る。次項において「緊急放射線診療従事者等」という。)に係る実効線量限度は、百ミリシーベルトとする。
一　平成十三年四月一日以後五年ごとに区分した各期間につき百ミリシーベルト
二　四月一日を始期とする一年間につき五十ミリシーベルト
三　女子(妊娠する可能性がないと診断された者、妊娠する意思がない旨を病院又は診療所の管理者に書面で申し出た者及び次号に規定する者を除く。)については、前二号に規定するほか、四月一日、七月一日、十月一日及び一月一日を始期とする各三月間につき五ミリシーベルト
四　妊娠中である女子については、第一号及び第二号に規定するほか、本人の申出等により病院又は診療所の管理者が妊娠の事実を知つた時から出産までの間につき、内部被ばくについて一ミリシーベルト
2　第三十条の十八第一項に規定する放射線診療従事者等に係る等価線量限度は、次のとおりとする。
一　眼の水晶体については、四月一日を始期とする一年間につき百五十ミリシーベルト(緊急放射線診療従事者等に係る眼の水晶体の等価線量限度は、三百ミリシーベルト)
二　皮膚については、四月一日を始期とする一年間につき五百ミリシーベルト(緊急放射線診療従事者等に係る皮膚の等価線量限度は、一シーベルト)
三　妊娠中である女子の腹部表面については、前項第四号に規定する期間につき二ミリシーベルト

(昭六三厚令五六・全改、平一二厚令一四九・一部改正)

第四章の二　基本方針
　　(平二六厚労令一〇八・追加)

(厚生労働大臣による情報提供の求め)
第三十条の二十七の二　厚生労働大臣は、法第三十条の三の二の規定により、法第三十条の十三第一項に規定する病床機能報告対象病院等の開設者又は管理者に対し、第三十条の三十三の六第二項に規定する受託者(以下この条において「受託者」という。)を経由して、同項に規定するファイル等に記録する方法又は同条第三項に規定するレセプト情報による方法により受託者に報告された情報の提供を求めるものとする。
(平二六厚労令一〇八・追加、平二七厚労令五七・一部改正)

第四章の二の二　医療計画
　　(昭六一厚令四四・追加、平二六厚労令一〇八・旧第四章の二繰下)

(法第三十条の四第二項第四号の厚生労働省令で定める疾病)
第三十条の二十八　法第三十条の四第二項第四号に規定する厚生労働省令で定める疾病は、がん、脳卒中、急性心筋梗塞、糖尿病及び精神疾患とする。
(平一九厚労令三九・追加、平二四厚労令三三・一部改正)

(法第三十条の四第二項第七号に規定する厚生労働省令で定める基準)
第三十条の二十八の二　法第三十条の四第二項第七号に規定する厚生労働省令で定める基準は、同項第十二号に規定する区域を基本として、人口構造の変化の見通しその他の医療の需要の動向並びに医療従事者及び医療提供施設の配置の状況の見通しその他の事情を考慮して、一体の区域として地域における病床の機能の分化及び連携を推進することが相当であると認められる区域を単位として設定することとする。
(平二七厚労令五七・追加)

（将来の病床数の必要量の算定）
第三十条の二十八の三　構想区域における将来の病床数の必要量は、病床の機能区分ごとに別表第六の一の項に掲げる式により算定した数とする。この場合において、同一都道府県における当該数の合計数は、病床の機能区分ごとに同表の二の項に掲げる式により算定した数の当該同一都道府県における合計数をそれぞれ超えないものとする。
2　都道府県知事は、法第三十条の四第十五項の規定により当該都道府県の医療計画が公示された後に、当該医療計画において定める前項の規定により算定した構想区域（厚生労働大臣が認めるものに限る。）における慢性期機能の将来の病床数の必要量の達成が特別な事情により著しく困難となつたときは、当該将来の病床数の必要量について、厚生労働大臣が認める方法により別表第六の備考に規定する補正率を定めることができる。
（平二七厚労令五七・追加）

（法第三十条の四第二項第七号ロの厚生労働省令で定める事項）
第三十条の二十八の四　法第三十条の四第二項第七号ロの厚生労働省令で定める事項は、次のとおりとする。
一　構想区域における将来の居宅等における医療の必要量
二　その他厚生労働大臣が必要と認める事項
（平二七厚労令五七・追加）

（特殊な医療）
第三十条の二十八の五　法第三十条の四第二項第十三号に規定する特殊な医療は、特殊な診断又は治療を必要とする医療であつて次の各号のいずれかに該当するものとする。
一　先進的な技術を必要とするもの
二　特殊な医療機器の使用を必要とするもの
三　発生頻度が低い疾病に関するもの
四　救急医療であつて特に専門性の高いもの

（昭六一厚令四四・追加、平一九厚労令三九・旧第三十条の二十八繰下・一部改正、平二三厚労令五六・平二六厚労令一〇八・一部改正、平二七厚労令五七・旧第三十条の二十八の二繰下・一部改正）

（区域の設定に関する基準）
第三十条の二十九　法第三十条の四第六項に規定する区域の設定に関する基準は、次のとおりとする。
一　法第三十条の四第二項第十二号に規定する区域については、地理的条件等の自然的条件及び日常生活の需要の充足状況、交通事情等の社会的条件を考慮して、一体の区域として病院及び診療所における入院に係る医療（前条に規定する特殊な医療並びに療養病床及び一般病床以外の病床に係る医療を除く。）を提供する体制の確保を図ることが相当であると認められるものを単位として設定すること。
二　法第三十条の四第二項第十三号に規定する区域については、都道府県の区域を単位として設定すること。ただし、当該都道府県の区域が著しく広いことその他特別な事情があるときは、当該都道府県の区域内に二以上の当該区域を設定し、また、当該都道府県の境界周辺の地域における医療の需給の実情に応じ、二以上の都道府県の区域にわたる区域を設定することができる。
（昭六一厚令四四・追加、平一三厚労令八・平一九厚労令三九・平二三厚労令五六・平二三厚労令一五〇・平二六厚労令一〇八・平二七厚労令五七・一部改正）

（基準病床数の算定）
第三十条の三十　法第三十条の四第二項第十四号に規定する基準病床数（以下「基準病床数」という。）は、次の各号に定める区分ごとに当該各号に定める数とする。
一　療養病床及び一般病床　前条第一号に規定する区域ごとに別表第七の一の項に掲げる式

によりそれぞれの病床の種別に応じ算定した数の合計数。この場合において、同一都道府県における当該数の合計数は、同表の二の項に掲げる式により算定した数の当該同一都道府県における合計数(当該都道府県の区域以外の区域に所在する病院(療養病床を有する診療所を含む。以下この号において同じ。)の入院患者のうち当該都道府県の区域に住所を有する者の数(以下「都道府県外入院患者数」という。)が当該都道府県の区域に所在する病院の入院患者のうち当該都道府県の区域以外の区域に住所を有する者の数(以下「都道府県内入院患者数」という。)よりも大きい都道府県にあつては、当該合計数に都道府県外入院患者数から都道府県内入院患者数を控除した数の三分の一を限度として都道府県知事が適当と認める数(以下「流出超過加算数」という。)を加えて得た数)を超えないものとする。
二　精神病床　都道府県の区域ごとに別表第七の三の項に掲げる式により算定した数。この場合において、当該区域に所在する病院の入院患者のうち当該区域に住所を有する者の数が同表の四の項に掲げる式により算定した数を下回る区域においては、都道府県外入院患者数を厚生労働大臣の定める病床利用率で除して得た数の三分の一を限度として都道府県知事が適当と認める数を加えることができるものとする。
三　結核病床　都道府県の区域ごとに結核の予防及び結核患者に対する適正な医療の提供を図るため必要なものとして都道府県知事が定める数
四　感染症病床　都道府県の区域ごとに感染症の予防及び感染症の患者に対する医療に関する法律（平成十年法律第百十四号）第三十八条第一項の規定に基づき厚生労働大臣の指定を受けている特定感染症指定医療機関の感染症病床並びに同条第二項の規定に基づき都道府県知事の指定を受けている第一種感染症指定医療機関及び第二種感染症指定医療機関の感染症病床の数を合算した数を基準として都道府県知事が定める数

（平一三厚労令八・全改、平一七厚労令一一九・平一九厚労令三九・平二三厚労令五六・平二六厚労令一〇八・平二七厚労令五七・一部改正）

第三十条の三十一　令第五条の二第一項第三号に規定する厚生労働省令で定める事情は、次に掲げる事情とする。
一　高度の医療を提供する能力を有する病院が集中すること。
二　その他前号に準ずる事情として厚生労働大臣が認める事情があること。
2　令第五条の二第二項に規定する算定基準によらないこととする場合の基準病床数は、次の各号に掲げる場合の区分に応じ、当該各号に定める数とする。
一　令第五条の二第一項第一号及び第二号の場合　前条の規定により算定した数に厚生労働大臣に協議し、その同意を得た数を加えて得た数
二　前項の場合　厚生労働大臣に協議し、その同意を得た数

（平一二厚令七七・全改、平一二厚令一二七・平一三厚労令八・平二三厚労令一五〇・一部改正）

（特定の病床等に係る特例）
第三十条の三十二　令第五条の三第一項第三号に規定する厚生労働省令で定める事情は、次に掲げる事情とする。
一　山間地、離島等の交通条件に恵まれない地域において病院の病床又は診療所の療養病床の確保が必要になること。
二　その他前号に準ずる事情として厚生労働大臣が認める事情があること。

（平一二厚令七七・追加、平一二厚令一二七・平一三厚労令八・一部改正）

第三十条の三十二の二　法第三十条の四第九項に規定する厚生労働省令で定める病床は、次に掲

げる病床とする。
一　専らがんその他の悪性新生物又は循環器疾患に関し、診断及び治療、調査研究並びに医療関係者の研修を行う病院又は診療所の病床並びにこれに準ずる機能及び性格を有する病院又は診療所の病床（高度ながん診療施設又は循環器疾患診療施設が不足している地域における高度ながん診療又は循環器疾患診療を行う病院又は診療所の当該機能に係る病床に限る。）
二　専ら小児疾患に関し、診断及び治療、調査研究並びに医療関係者の研修を行う病院又は診療所並びにこれに準ずる機能及び性格を有する病院又は診療所の当該機能に係る病床
三　専ら周産期疾患に関し、診断及び治療、調査研究並びに医療関係者の研修を行う病院又は診療所並びにこれに準ずる機能及び性格を有する病院又は診療所の当該機能に係る病床
四　専らリハビリテーションに関し、診断及び治療、調査研究並びに医療関係者の研修を行う病院又は診療所並びにこれに準ずる機能及び性格を有する病院又は診療所の当該機能（発達障害児の早期リハビリテーションその他の特殊なリハビリテーションに係るものに限る。）に係る病床
五　救急医療体制において不可欠な診療機能を有する病院又は診療所の当該機能に係る病床
六　アルコールその他の薬物による中毒性精神疾患、老人性精神疾患、小児精神疾患その他厚生労働大臣の定める疾患に関し、特殊の診療機能を有する病院の当該機能に係る病床
七　神経難病にり患している者を入院させ、当該疾病に関し、診断及び治療並びに調査研究を行う病院又は診療所の当該機能に係る病床
八　専ら末期のがんその他の悪性新生物の患者を入院させ、緩和ケアを行う病院又は診療所の当該機能に係る病床
九　病院又は診療所の建物の全部又は一部、設備、器械及び器具を当該病院又は診療所に勤務しない医師又は歯科医師の診療、研究又は研修のために利用させる病院又は診療所の当該機能に係る病床
十　後天性免疫不全症候群に関し、診断及び治療、調査研究並びに医療関係者の研修を行う病院又は診療所の当該機能に係る病床
十一　新興感染症又は再興感染症に関し、診断及び治療、調査研究並びに医療関係者の研修を行う病院の当該機能に係る病床
十二　削除
十三　医薬品、医療機器等の品質、有効性及び安全性の確保等に関する法律第二条第十七項に規定する治験を行う病院又は診療所の当該機能に係る病床
十四　診療所の病床（平成十年三月三十一日に現に存する病床（同日までに行われた診療所の開設の許可若しくは診療所の病床数の変更の許可の申請に係る病床又は同日までに建築基準法第六条第一項の規定により行われた確認の申請に係る診療所の病床を含む。）に限る。）を転換して設けられた療養病床
2　前項第十四号の病床に係る令第五条の四第一項の規定による申請がなされた場合においては、当該申請に係る診療所の療養病床の設置又は診療所の療養病床の病床数の増加に係る病床数が、医療法施行規則等の一部を改正する省令（平成十三年厚生労働省令第八号。以下「平成十三年改正省令」という。）による改正前の医療法施行規則第三十条の三十二の二第二項の規定に基づき都道府県医療審議会の議を経て算定した数を超えない場合に限り、法第三十条の四第九項の規定の適用があるものとする。
（昭六一厚令四四・追加、平三厚令三六・平一〇厚令三五・一部改正、平一二厚令七七・旧第三十条の三十二繰下・一部改正、平一二厚令一二七・平一三厚労令八・平一四厚労令一一七・平一六厚労令四九・平一七厚労令一三七・平一八厚労令一五七・平一八厚労令一九四・平一九厚労令三九・平二〇厚労令五〇・平二三厚労令五六・平二六厚労令八七・平二七厚労令五七・一部改正）

（既存病床数及び申請病床数の補正）
第三十条の三十三　病院の開設の許可、病院の病床数の増加若しくは病床の種別の変更の許可若しくは診療所の病床の設置の許可、診療所の病床数の増加若しくは病床の種別の変更の許可の申請がなされた場合又は法第七条の二第三項の規定による命令若しくは法第三十条の十二第一項において読み替えて準用する法第七条の二第三項の規定による要請(以下この項及び次項において「命令等」という。)をしようとする場合において、都道府県知事が当該申請又は命令等に係る病床の種別に応じ第三十条の三十に規定する区域における既存の病床の数及び当該申請に係る病床数を算定するに当たつて行わなければならない補正の基準は、次のとおりとする。

一　国の開設する病院若しくは診療所であつて、宮内庁、法務省若しくは防衛省が所管するもの、独立行政法人労働者健康福祉機構の開設する病院若しくは診療所であつて、労働者災害補償保険の保険関係の成立している事業に使用される労働者で業務上の災害を被つたもののみの診療を行うもの、特定の事務所若しくは事業所の従業員及びその家族の診療のみを行う病院若しくは診療所、児童福祉法（昭和二十二年法律第百六十四号）第四十二条第二号に規定する医療型障害児入所施設若しくは障害者の日常生活及び社会生活を総合的に支援するための法律（平成十七年法律第百二十三号）第五条第六項に規定する療養介護を行う施設である病院又は独立行政法人自動車事故対策機構法（平成十四年法律第百八十三号）第十三条第三号に規定する施設である病院若しくは診療所の病床については、病床の種別ごとに既存の病床の数又は当該申請に係る病床数に次の式により算定した数(次の式により算定した数が、〇・〇五以下であるときは〇)を乗じて得た数を既存の病床の数及び当該申請に係る病床数として算定すること。

当該病床の利用者のうち職員及びその家族以外の者、隊員及びその家族以外の者、業務上の災害を被つた労働者以外の者、従業員及びその家族以外の者又は入院患者以外の者の数／当該病床の利用者の数

二　放射線治療病室の病床、無菌病室の病床又は集中強化治療室若しくは心疾患強化治療室の病床であつて、当該病室の入院患者が当該病室における治療終了後の入院のために専ら用いる他の病床が同一病院内に確保されているものについては、既存の病床の数及び当該申請に係る病床数に算定しないこと。

三　介護老人保健施設の入所定員については、当該介護老人保健施設の入所定員数に〇・五を乗じて得た数を療養病床又は一般病床に係る既存の病床の数として算定すること。

四　国立及び国立以外のハンセン病療養所である病院の病床については、既存の病床の数に算定しないこと。

五　心神喪失等の状態で重大な他害行為を行つた者の医療及び観察等に関する法律（平成十五年法律第百十号）第十六条第一項の規定により厚生労働大臣の指定を受けた指定入院医療機関である病院の病床(同法第四十二条第一項第一号又は第六十一条第一項第一号の決定を受けた者に対する同法による入院による医療に係るものに限る。)については、既存の病床の数に算定しないこと。

2　前項第一号の当該病床の利用者のうち職員及びその家族以外の者、隊員及びその家族以外の者、従業員及びその家族以外の者、業務上の災害を被つた労働者以外の者又は入院患者以外の者の数並びに当該病床の利用者の数並びに同項第二号の放射線治療病室の病床、無菌病室の病床又は集中強化治療室若しくは心疾患強化治療室の病床であつて、当該病室の入院患者が当該病室における治療終了後の入院のために専ら用いる他の病床が同一病院内に確保されているものの数は、病院の開設の許可、病院の病床数の増加若しくは病床の種別の変更の許可若しくは

診療所の病床の設置の許可、診療所の病床数の増加若しくは病床の種別の変更の許可の申請があつた日前又は命令等をしようとする日前の直近の九月三十日における数によるものとする。この場合において、当該許可の申請があつた日前又は当該命令等をしようとする日前の直近の九月三十日において業務が行われなかつたときは、当該病院又は診療所における実績、当該病院又は診療所と機能及び性格を同じくする病院又は診療所の実績等を考慮して都道府県知事が推定する数によるものとする。

3　当該申請に係る病床数についての第一項第一号の当該病床の利用者のうち職員及びその家族以外の者、従業員及びその家族以外の者又は入院患者以外の者の数並びに当該病床の利用者の数並びに同項第二号の放射線治療病室の病床、無菌病室の病床又は集中強化治療室若しくは心疾患強化治療室の病床であつて、当該病室の入院患者が当該病室における治療終了後の入院のために専ら用いる他の病床が同一病院内に確保されることが見込まれるものの数は、前項の規定にかかわらず当該申請に係る病院の機能及び性格、当該病院に当該申請に係る病床の種別の既存の病床がある場合における当該既存の病床における実績、当該病院と機能及び性格を同じくする病院の実績等を考慮して都道府県知事が推定する数によるものとする。

（昭六一厚令四四・追加、昭六二厚令一二・昭六二厚令一五・昭六三厚令一四・平三厚令三六・平八厚令二二・平一〇厚令三五・平一一厚令九一・平一二厚令一二七・平一三厚労令八・平一五厚労令一六九・平一六厚労令五六・平一六厚労令一六二・平一八厚労令一九四・平一九厚労令二・平二三厚労令七一・平二三厚労令一二七・平二三厚労令一五〇・平二四厚労令四〇・平二五厚労令四・平二七厚労令五七・平二七厚労令一五一・一部改正）

第四章の二の三　地域における病床の機能の分化及び連携の推進

（平二六厚労令一〇八・追加）

（病床の機能の区分）

第三十条の三十三の二　法第三十条の十三第一項の厚生労働省令で定める区分は、次の各号に掲げるとおりとし、その定義は当該各号に定めるとおりとする。

一　高度急性期機能　急性期の患者に対し、当該患者の状態の早期安定化に向けて、診療密度の特に高い医療を提供するもの

二　急性期機能　急性期の患者に対し、当該患者の状態の早期安定化に向けて、医療を提供するもの（前号に該当するものを除く。）

三　回復期機能　急性期を経過した患者に対し、在宅復帰に向けた医療又はリハビリテーションの提供を行うもの（急性期を経過した脳血管疾患、大腿骨頸部骨折その他の疾患の患者に対し、ADL（日常生活における基本的動作を行う能力をいう。）の向上及び在宅復帰を目的としたリハビリテーションの提供を集中的に行うものを含む。）

四　慢性期機能　長期にわたり療養が必要な患者（長期にわたり療養が必要な重度の障害者（重度の意識障害者を含む。）、筋ジストロフィー患者、難病患者その他の疾患の患者を含む。）を入院させるもの

（平二六厚労令一〇八・追加、平二七厚労令五七・一部改正）

（法第三十条の十三第一項第一号の厚生労働省令で定める日）

第三十条の三十三の三　法第三十条の十三第一項第一号の厚生労働省令で定める日は、同項の規定による報告（第三十条の三十三の六及び第三十条の三十三の九において「病床機能報告」という。）を行う日の属する年の七月一日とする。

（平二六厚労令一〇八・追加、平二七厚労令五七・一部改正）

（法第三十条の十三第一項第二号の厚生労働省

令で定める期間)

第三十条の三十三の四　法第三十条の十三第一項第二号の厚生労働省令で定める期間は、六年間とする。

(平二六厚労令一〇八・追加、平二七厚労令五七・一部改正)

(法第三十条の十三第一項第四号の厚生労働省令で定める報告事項)

第三十条の三十三の五　法第三十条の十三第一項第四号の厚生労働省令で定める事項は、構造設備及び人員の配置その他必要な事項とする。

(平二六厚労令一〇八・追加、平二七厚労令五七・一部改正)

(報告方法)

第三十条の三十三の六　病床機能報告は、厚生労働大臣が定めるところにより、次に掲げる方法により、一年に一回、十月一日から同月三十一日までに行うものとする。

一　ファイル等に記録する方法
二　レセプト情報による方法

2　前項第一号の「ファイル等に記録する方法」とは、厚生労働大臣の委託を受けて病床機能報告の内容その他の必要な情報について管理及び集計を行う者(以下この項及び次項において「受託者」という。)を経由する方法(この場合における受託者への報告は、次のイからハまでに掲げる方法により行うものとする。)をいう。

イ　送信者の使用に係る電子計算機に備えられたファイルに記録された情報の内容を電気通信回線を通じて情報の提供を受ける者の閲覧に供し、当該情報の提供を受ける者の使用に係る電子計算機に備えられたファイルに当該情報を記録する方法
ロ　磁気ディスクその他これに準ずる方法により一定の情報を確実に記録しておくことができる物をもって調製するファイルに情報を記録したものを交付する方法
ハ　書面を交付する方法

3　第一項第二号の「レセプト情報による方法」とは、受託者を経由する方法(この場合における受託者への報告は、療養の給付及び公費負担医療に関する費用の請求に関する省令(昭和五十一年厚生省令第三十六号)第五条第一項に規定するレセプトコンピュータに記録されている情報について、同令第一条第一項及び高齢者の医療の確保に関する法律施行規則(平成十九年厚生労働省令第百二十九号)第五条第三項の規定による方法を活用して行われるものとする。)をいう。

(平二六厚労令一〇八・追加)

(報告事項の変更)

第三十条の三十三の七　法第三十条の十三第二項の厚生労働省令で定めるときは、同条第一項に規定する病床機能報告対象病院等の管理者が、地域における医療の需要の実情その他の実情を踏まえ、同項の規定により報告した基準日後病床機能と異なる病床の機能区分に係る医療の提供が必要と判断したときとする。

2　法第三十条の十三第二項の規定による報告は、前条第一項の規定により厚生労働大臣が定める方法により行うものとする。

(平二六厚労令一〇八・追加、平二七厚労令五七・一部改正)

(報告の公表)

第三十条の三十三の八　都道府県知事は、法第三十条の十三第四項の規定により、同条第一項及び第二項の規定により報告された事項について、厚生労働大臣が定めるところにより、インターネットの利用その他適切な方法により公表しなければならない。

(平二七厚労令五七・追加)

(法第三十条の十五第一項の厚生労働省令で定める場合等)

第三十条の三十三の九　法第三十条の十五第一項の厚生労働省令で定める場合は、病床機能報告

に係る基準日病床機能と基準日後病床機能とが異なる場合とする。

2　法第三十条の十五第一項の厚生労働省令で定める事項は、当該病床機能報告に係る基準日病床機能と基準日後病床機能とが異なる理由及び当該基準日後病床機能の具体的な内容とする。

3　法第三十条の十五第四項の厚生労働省令で定めるときは、次のとおりとする。
一　法第三十条の十五第二項の協議の場における協議が調わないとき。
二　法第三十条の十五第二項の規定により都道府県知事から求めがあつた報告病院等の開設者又は管理者が同項の協議の場に参加しないことその他の理由により当該協議の場における協議を行うことが困難であると認められるとき。

（平二七厚労令五七・追加）

（法第三十条の十六第一項の厚生労働省令で定めるとき）

第三十条の三十三の十　法第三十条の十六第一項の厚生労働省令で定めるときは、次のとおりとする。
一　法第三十条の十四第一項に規定する協議の場（以下この条において「協議の場」という。）における協議が調わないとき。
二　法第三十条の十四第一項に規定する関係者（次号において「関係者」という。）が協議の場に参加しないことその他の理由により協議の場における協議を行うことが困難であると認められるとき。
三　関係者が協議の場において関係者間の協議が調つた事項を履行しないとき。

（平二七厚労令五七・追加）

　　第四章の三　医療従事者の確保等に関する施策等
　　　（平二〇厚労令五〇・章名追加）

第三十条の三十三の十一　法第三十条の二十一第二項の厚生労働省令で定める者は、同条第一項各号に掲げる事務を適切、公正かつ中立に実施できる者として都道府県知事が認めた者とする。

（平二六厚労令一〇八・追加、平二七厚労令五七・旧第三十条の三十三の八繰下・一部改正）

第三十条の三十三の十二　法第三十条の二十三第一項第八号に規定する厚生労働省令で定める者は、次の各号に掲げるものとする。
一　独立行政法人国立病院機構
二　独立行政法人地域医療機能推進機構
三　地域の医療関係団体
四　関係市町村
五　地域住民を代表する団体

2　都道府県は、法第三十条の二十三第一項の規定により、当該都道府県において必要とされる医療の確保に関する事項に関する必要な施策として、医師派遣（一の病院又は診療所において、当該病院又は診療所に所属する医師以外の医師（以下この項及び次項において「他の医師」という。）を労働者派遣事業の適正な運営の確保及び派遣労働者の保護等に関する法律（昭和六十年法律第八十八号。次条において「労働者派遣法」という。）第二条第二号に規定する派遣労働者として診療に従事させることをいう。）に関することを定めようとするときは、病院又は診療所の開設者が行うものを定めるものとする。

3　前項に規定する一の病院又は診療所において他の医師を診療に従事させるに当たつては、法第三十条の二十三第一項に規定する協議を経るものとする。

（平一九厚労令二七・追加、平一九厚労令一四八・平二四厚労令一一四・平二六厚労令三九・一部改正、平二六厚労令一〇八・旧第三十条の三十三の二繰下・一部改正、平二七厚労令五七・旧第三十条の三十三の九繰下・一部改正）

第三十条の三十三の十三　法第三十条の二十五第三項の厚生労働省令で定める者は、同項に規定する地域医療支援事務を適切、公正かつ中立に

実施できる者として都道府県知事が認めた者とする。ただし、医師についての職業紹介事業の事務を委託する場合にあつては職業安定法(昭和二十二年法律第百四十一号)第三十条第一項又は第三十三条第一項の許可を受けて職業紹介事業を行う者に限り、医業についての労働者派遣事業の事務を委託する場合にあつては労働者派遣法第五条第一項の許可を受けて労働者派遣事業を行う者に限る。
(平二六厚労令一〇八・追加、平二七厚労令五七・旧第三十条の三十三の十繰下・一部改正、平二七厚労令一四九・一部改正)

　　　第五章　医療法人
　　　　(昭二五厚令三八・追加)

(医療法人の資産)
第三十条の三十四　医療法人は、その開設する病院、診療所又は介護老人保健施設の業務を行うために必要な施設、設備又は資金を有しなければならない。
(昭六一厚令三六・追加、昭六一厚令四四・旧第三十条の二十八繰下、昭六三厚令二・平六厚令三七・平一一厚令九一・平一二厚令一二七・平一五厚労令一六九・平一九厚労令三九・一部改正)

(医療法人の社員等と特殊の関係がある者)
第三十条の三十五　法第四十二条の二第一項第一号、第二号及び第三号に規定する役員、社員又は評議員(以下「社員等」という。)と厚生労働省令で定める特殊の関係がある者は、次に掲げる者とする。
一　親族関係を有する社員等と婚姻の届出をしていないが事実上婚姻関係と同様の事情にある者
二　親族関係を有する社員等の使用人及び使用人以外の者で当該社員等から受ける金銭その他の財産によつて生計を維持しているもの
三　前二号に掲げる者の親族でこれらの者と生計を一にしているもの

(平一〇厚令三五・追加、平一二厚令一二七・平一三厚労令八・平一四厚労令一四・平一五厚労令一六九・平一九厚労令三九・一部改正)

(社会医療法人の認定要件)
第三十条の三十五の二　法第四十二条の二第一項第六号に規定する公的な運営に関する厚生労働省令で定める要件は、次の各号のいずれにも該当するものであることとする。
一　当該医療法人の運営について、次のいずれにも該当すること。
　イ　当該医療法人の理事の定数は六人以上とし、監事の定数は二人以上とすること。
　ロ　当該医療法人が社団である医療法人である場合にあつては当該社団である医療法人の理事及び監事は社員総会の決議によつて、当該医療法人が財団である医療法人である場合にあつては当該財団である医療法人の理事及び監事は評議員会の決議によつて選任されること。
　ハ　当該医療法人が財団である医療法人である場合にあつては、当該医療法人の評議員は理事会において推薦した者につき、理事長が委嘱すること。
　ニ　他の同一の団体(公益社団法人又は公益財団法人その他これに準ずるもの(以下「公益法人等」という。)を除く。)の理事又は使用人である者その他これに準ずる相互に密接な関係にある理事の合計数が理事の総数の三分の一を超えないものであること。監事についても、同様とすること。
　ホ　その理事、監事及び評議員に対する報酬等(報酬、賞与その他の職務遂行の対価として受ける財産上の利益及び退職手当をいう。以下同じ。)について、民間事業者の役員の報酬等及び従業員の給与、当該医療法人の経理の状況その他の事情を考慮して、不当に高額なものとならないような支給の基準を定めているものであること。
　ヘ　その事業を行うに当たり、社員、評議員、

理事、監事、使用人その他の当該医療法人の関係者に対し特別の利益を与えないものであること。
ト　その事業を行うに当たり、株式会社その他の営利事業を営む者又は特定の個人若しくは団体の利益を図る活動を行う者に対し、寄附その他の特別の利益を与える行為を行わないものであること。ただし、公益法人等に対し、当該公益法人等が行う公益目的の事業のために寄附その他の特別の利益を与える行為を行う場合は、この限りでない。
チ　当該医療法人の毎会計年度の末日における遊休財産額は、直近に終了した会計年度の損益計算書に計上する事業（法第四十二条の規定に基づき同条各号に掲げる業務として行うもの及び法第四十二条の二第一項の規定に基づき同項に規定する収益業務として行うものを除く。）に係る費用の額を超えてはならないこと。
リ　他の団体の意思決定に関与することができる株式その他の財産を保有していないものであること。ただし、当該財産の保有によって他の団体の事業活動を実質的に支配するおそれがない場合は、この限りでない。
ヌ　当該医療法人につき法令に違反する事実、その帳簿書類に取引の全部若しくは一部を隠ぺいし、又は仮装して記録若しくは記載をしている事実その他公益に反する事実がないこと。
ニ　当該医療法人の事業について、次のいずれにも該当すること。
イ　社会保険診療（租税特別措置法（昭和三十二年法律第二十六号）第二十六条第二項に規定する社会保険診療をいう。以下同じ。）に係る収入金額（労働者災害補償保険法（昭和二十二年法律第五十号）に係る患者の診療報酬（当該診療報酬が社会保険診療報酬と同一の基準によっている場合又は当該診療報酬が少額（全収入金額のおおむね百分の十以下の場合をいう。）の場合に限る。）を含む。）、健康増進法（平成十四年法律第百三号）第六条各号に掲げる健康増進事業実施者が行う同法第四条に規定する健康増進事業（健康診査に係るものに限る。以下同じ。）に係る収入金額（当該収入金額が社会保険診療報酬と同一の基準により計算されている場合に限る。）及び助産（社会保険診療及び健康増進事業に係るものを除く。）に係る収入金額（一の分娩に係る助産に係る収入金額が五十万円を超えるときは、五十万円を限度とする。）の合計額が、全収入金額の百分の八十を超えること。
ロ　自費患者（社会保険診療に係る患者又は労働者災害補償保険法に係る患者以外の患者をいう。以下同じ。）に対し請求する金額が、社会保険診療報酬と同一の基準により計算されること。
ハ　医療診療（社会保険診療、労働者災害補償保険法に係る診療及び自費患者に係る診療をいう。）により収入する金額が、医師、看護師等の給与、医療の提供に要する費用（投薬費を含む。）等患者のために直接必要な経費の額に百分の百五十を乗じて得た額の範囲内であること。
2　前項第一号チに規定する遊休財産額は、当該医療法人の業務のために現に使用されておらず、かつ、引き続き使用されることが見込まれない財産の価額の合計額として、直近に終了した会計年度の貸借対照表に計上する当該医療法人の保有する資産の総額から次に掲げる資産のうち保有する資産の明細表に記載されたものの帳簿価額の合計額を控除した額に、純資産の額（貸借対照表上の資産の額から負債の額を控除して得た額をいう。）の資産の総額に対する割合を乗じて得た額とする。
一　当該医療法人が開設する病院、診療所又は介護老人保健施設の業務の用に供する財産
二　法第四十二条各号に規定する業務の用に供する財産
三　法第四十二条の二第一項に規定する収益業

務の用に供する財産
四　前三号の業務を行うために保有する財産（前三号に掲げる財産を除く。）
五　第一号から第三号までに定める業務を行うための財産の取得又は改良に充てるために保有する資金
六　将来の特定の事業（定款又は寄附行為に定められた事業に限る。）の実施のために特別に支出する費用に係る支出に充てるために保有する資金

（平二〇厚労令五〇・追加、平二〇厚労令一六三・一部改正）

（社会医療法人に係る認定の申請事項）
第三十条の三十六　社会医療法人の認定を受けようとする医療法人が、令第五条の五に基づき、社会医療法人の要件に係る事項として申請書に記載すべき事項は、次に掲げる事項とする。
一　当該医療法人の業務のうち、法第四十二条の二第一項第五号の要件に該当するものが法第三十条の四第二項第五号に掲げる医療のいずれに係るものであるかの別
二　前号の業務を行つている病院又は診療所の名称及び所在地
2　令第五条の五に規定する厚生労働省令で定める書類は、次に掲げる書類とする。
一　定款又は寄附行為の写し
二　法第四十二条の二第一項第五号の厚生労働大臣が定める基準に係る会計年度について同号の要件に該当する旨を説明する書類
三　法第四十二条の二第一項第一号から第四号まで及び第六号に掲げる要件に該当する旨を説明する書類

（平一九厚労令三九・追加、平二〇厚労令五〇・一部改正）

（基金）
第三十条の三十七　社団である医療法人（持分の定めのあるもの、法第四十二条の二第一項に規定する社会医療法人及び租税特別措置法第六十七条の二第一項に規定する特定の医療法人を除く。社団である医療法人の設立前にあつては、設立時社員。以下この条において「社団医療法人」という。）は、基金（社団医療法人に拠出された金銭その他の財産であつて、当該社団医療法人が拠出者に対して本条及び次条並びに当該医療法人と当該拠出者との間の合意の定めるところに従い返還義務（金銭以外の財産については、拠出時の当該財産の価額に相当する金銭の返還義務）を負うものをいう。以下同じ。）を引き受ける者の募集をすることができる旨を定款で定めることができる。この場合においては、次に掲げる事項を定款で定めなければならない。
一　基金の拠出者の権利に関する規定
二　基金の返還の手続
2　前項の基金の返還に係る債権には、利息を付することができない。

（平一九厚労令三九・追加、平二〇厚労令五〇・一部改正）

第三十条の三十八　基金の返還は、定時社員総会の決議によつて行わなければならない。
2　社団医療法人は、ある会計年度に係る貸借対照表上の純資産額が次に掲げる金額の合計額を超える場合においては、当該会計年度の次の会計年度に関する定時社員総会の日の前日までの間に限り、当該超過額を返還の総額の限度として基金の返還をすることができる。
一　基金（次項の代替基金を含む。）の総額
二　資産につき時価を基準として評価を行つている場合において、その時価の総額がその取得価額の総額を超えるときは、時価を基準として評価を行つたことにより増加した貸借対照表上の純資産額
三　資本剰余金の価額
3　基金の返還をする場合には、返還をする基金に相当する金額を代替基金として計上しなければならない。
4　前項の代替基金は、取り崩すことができない。

（平一九厚労令三九・追加）

（持分の定めのある医療法人から持分の定めのない医療法人への移行）

第三十条の三十九　社団である医療法人で持分の定めのあるものは、定款を変更して、社団である医療法人で持分の定めのないものに移行することができる。

2　社団である医療法人で持分の定めのないものは、社団である医療法人で持分の定めのあるものへ移行できないものとする。

（平一〇厚令三五・追加、平一九厚労令三九・旧第三十条の三十六繰下・一部改正、平二〇厚労令一二七・一部改正）

（設立の認可の申請）

第三十一条　法第四十四条第一項の規定により、医療法人設立の認可を受けようとする者は、申請書に次の書類を添付して、その主たる事務所の所在地を管轄する都道府県知事（以下「都道府県知事」という。）に提出しなければならない。

一　定款又は寄附行為
二　設立当初において当該医療法人に所属すべき財産の財産目録
三　設立決議録
四　不動産その他の重要な財産の権利の所属についての登記所、銀行等の証明書類
五　当該医療法人の開設しようとする病院、法第三十九条第一項に規定する診療所又は介護老人保健施設の診療科目、従業者の定員並びに敷地及び建物の構造設備の概要を記載した書類
六　法第四十二条第四号又は第五号に掲げる業務を行おうとする医療法人にあつては、当該業務に係る施設の職員、敷地及び建物の構造設備の概要並びに運営方法を記載した書類
七　設立後二年間の事業計画及びこれに伴う予算書
八　設立者の履歴書
九　設立代表者を定めたときは、適法に選任されたこと並びにその権限を証する書類
十　役員の就任承諾書及び履歴書
十一　開設しようとする病院、診療所又は介護老人保健施設の管理者となるべき者の氏名を記載した書面

（昭二五厚令三八・追加、昭三一厚令一・昭五二厚令三四・昭六一厚令三六・昭六三厚令二・平四厚令四三・平一〇厚令三五・平一一厚令九一・平一二厚令一二七・平一九厚労令三九・一部改正）

（残余財産の帰属すべき者となることができる者）

第三十一条の二　法第四十四条第五項に規定する厚生労働省令で定めるものは、次のとおりとする。

一　法第三十一条に定める公的医療機関の開設者又はこれに準ずる者として厚生労働大臣が認めるもの
二　財団である医療法人又は社団である医療法人であつて持分の定めのないもの

（平一九厚労令三九・追加、平二〇厚労令一六三・一部改正）

（一人又は二人の理事を置く場合の認可の申請）

第三十一条の三　法第四十六条の二第一項ただし書の規定による認可を受けようとする者は、次の各号に掲げる事項を記載した申請書を都道府県知事に提出しなければならない。

一　当該医療法人の開設する病院、診療所又は介護老人保健施設の数
二　常時勤務する医師又は歯科医師の数
三　理事を一人又は二人にする理由

（昭六一厚令三六・追加、昭六三厚令二・平一一厚令九一・一部改正、平一九厚労令三九・旧第三十一条の二繰下・一部改正）

（医師又は歯科医師以外でない理事のうちから理事長を選出する場合の認可の申請）

第三十一条の四　法第四十六条の三第一項ただし書の規定による認可を受けようとする者は、次の各号に掲げる事項を記載した申請書を都道府県知事に提出しなければならない。

一　当該理事の住所及び氏名

二　理事長を医師又は歯科医師でない理事のうちから選出する理由

(昭六一厚令三六・追加、平一九厚労令三九・旧第三十一条の三繰下・一部改正)

(管理者の一部を理事に加えない場合の認可の申請)

第三十一条の五　法第四十七条第一項ただし書の規定による認可を受けようとする者は、次に掲げる事項を記載した申請書を都道府県知事に提出しなければならない。
一　理に加えない管理者の住所及び氏名並びに当該管理者の管理する病院、診療所又は介護老人保健施設の名称及び所在地
二　当該管理者を理事に加えない理由

(昭六一厚令三六・追加、昭六三厚令二・平一一厚令九一・一部改正、平一九厚労令三九・旧第三十一条の四繰下・一部改正)

(定款等の変更の認可)

第三十二条　法第五十条第一項の規定により、定款又は寄附行為の変更の認可を受けようとするときは、申請書に次の書類を添付して、都道府県知事に提出しなければならない。
一　定款又は寄附行為変更の内容(新旧対照表を添付すること。)及びその事由を記載した書類
二　定款又は寄附行為に定められた変更に関する手続を経たことを証する書類

2　定款又は寄附行為の変更が、当該医療法人が新たに病院、法第三十九条第一項に規定する診療所又は介護老人保健施設を開設しようとする場合に係るものであるときは、前項各号の書類のほか、第三十一条第五号及び第十一号に掲げる書類並びに定款又は寄附行為変更後二年間の事業計画及びこれに伴う予算書を、前項の申請書に添付しなければならない。

3　定款又は寄附行為の変更が、当該医療法人が法第四十二条各号に掲げる業務を行う場合に係るものであるときは、第一項各号の書類のほか、第三十一条第六号に掲げる書類並びに定款又は寄附行為変更後二年間の事業計画及びこれに伴う予算書を、第一項の申請書に添付しなければならない。

4　定款又は寄附行為の変更が、社会医療法人である医療法人が法第四十二条の二第一項の収益業務を行う場合に係るものであるときは、第一項各号の書類のほか、収益業務の概要及び運営方法を記載した書類並びに定款又は寄附行為変更後二年間の事業計画及びこれに伴う予算書を、第一項の申請書に添付しなければならない。

(昭二五厚令三八・追加、昭六一厚令三六・昭六三厚令二・平四厚令四三・平六厚令三七・平一〇厚令三五・平一一厚令九一・平一九厚労令三九・一部改正)

第三十二条の二　法第五十条第一項に規定する厚生労働省令で定める事項は、法第四十四条第二項第四号及び第十一号に掲げる事項とする。

(昭四五厚令四六・追加、平六厚令三七・平一二厚令一二七・平一九厚労令三九・一部改正)

(法第五十一条第一項の厚生労働省令で定める書類等)

第三十三条　法第五十一条第一項に規定する厚生労働省令で定める書類は次に掲げる書類とする。
一　社会医療法人については、法第四十二条の二第一項第一号から第六号までの要件に該当する旨を説明する書類
二　社会医療法人債発行法人(法第五十四条の二第一項に規定する社会医療法人債を発行した医療法人をいい、当該社会医療法人債の総額について償還済みであるものを除く。次項及び第三項において同じ。)については次に掲げる書類
イ　前号に掲げる書類(当該社会医療法人債発行法人が社会医療法人である場合に限る。)
ロ　純資産変動計算書、キャッシュ・フロー計算書及び附属明細表

2　社会医療法人債発行法人は、法第五十一条第一項の規定に基づき、同項に規定する事業報告

書等のうち、財産目録、貸借対照表、損益計算書及び前項第二号ロに掲げる書類を作成するに当たつては、別に厚生労働省令で定めるところにより作成するものとする。
3 　法第五十一条第三項に規定する社会医療法人は、社会医療法人債発行法人である社会医療法人とする。
（平一九厚労令三九・全改）

（事業報告書等の届出等）
第三十三条の二　法第五十二条第一項の規定に基づく届出を行う場合には、同項各号に掲げる書類（前条第一項第一号に規定する書類については、法第四十二条の二第一項第五号の要件に該当する旨を説明する書類、第三十条の三十五の二第一項第一号ホに規定する支給の基準を定めた書類及び同条第二項に規定する保有する資産の明細表に限る。）には、副本を添付しなければならない。
2 　法第五十二条第二項の閲覧は、同条第一項の届出に係る書類（前条第一項第一号に規定する書類については、法第四十二条の二第一項第五号の要件に該当する旨を説明する書類、第三十条の三十五の二第一項第一号ホに規定する支給の基準を定めた書類及び同条第二項に規定する保有する資産の明細表に限る。）であつて過去三年間に届け出られた書類について行うものとする。
（平一九厚労令三九・追加、平二〇厚労令五〇・一部改正）

（募集事項等）
第三十三条の三　法第五十四条の三第一項第十三号に規定する厚生労働省令で定める事項は、次に掲げる事項とする。
一　数回に分けて募集社会医療法人債と引換えに金銭の払込みをさせるときは、その旨及び各払込みの期日における払込金額（法第五十四条の三第一項第十号に規定する払込金額をいう。以下この条において同じ。）
二　募集社会医療法人債と引換えにする金銭の払込みに代えて金銭以外の財産を給付する旨の契約を締結するときは、その契約の内容
三　法第五十四条の五の規定による委託に係る契約において法に規定する社会医療法人債管理者の権限以外の権限を定めるときは、その権限の内容
四　法第五十四条の七において準用する会社法（平成十七年法律第八十六号）第七百十一条第二項本文に規定するときは、同項本文に規定する事由
2 　法第五十四条の三第二項に規定する厚生労働省令で定める事項は、次に掲げる事項とする。
一　二以上の募集（法第五十四条の三第一項の募集をいう。以下同じ。）に係る同項各号に掲げる事項の決定を委任するときは、その旨
二　募集社会医療法人債の総額の上限（前号に規定する場合にあつては、各募集に係る募集社会医療法人債の総額の上限の合計額）
三　募集社会医療法人債の利率の上限その他の利率に関する事項の要綱
四　募集社会医療法人債の払込金額の総額の最低金額その他の払込金額に関する事項の要綱
（平一九厚労令三九・追加）

（社会医療法人債の種類）
第三十三条の四　法第五十四条の四第一号に規定する厚生労働省令で定める事項は、次に掲げる事項とする。
一　社会医療法人債の利率
二　社会医療法人債の償還の方法及び期限
三　利息支払の方法及び期限
四　社会医療法人債券を発行するときは、その旨
五　社会医療法人債権者が法第五十四条の七において準用する会社法第六百九十八条の規定による請求の全部又は一部をすることができないこととするときは、その旨
六　社会医療法人債管理者が社会医療法人債権者集会の決議によらずに法第五十四条の七において準用する会社法第七百六条第一項第二号に掲げる行為をすることができることとす

るときは、その旨
七　社会医療法人債管理者を定めたときは、その名称及び住所並びに法第五十四条の五の規定による委託に係る契約の内容
八　社会医療法人債原簿管理人を定めたときは、その氏名又は名称及び住所
九　社会医療法人債が担保付社会医療法人債であるときは、法第五十四条の八において準用する担保付社債信託法（明治三十八年法律第五十二号）第十九条第一項第一号、第十一号及び第十三号に掲げる事項
（平一九厚労令三九・追加）

（社会医療法人債原簿記載事項）
第三十三条の五　法第五十四条の四第七号に規定する厚生労働省令で定める事項は、次に掲げる事項とする。
一　募集社会医療法人債と引換えにする金銭の払込みに代えて金銭以外の財産の給付があつたときは、その財産の価額及び給付の日
二　社会医療法人債権者が募集社会医療法人債と引換えにする金銭の払込みをする債務と社会医療法人に対する債権とを相殺したときは、その債権の額及び相殺をした日
（平一九厚労令三九・追加）

（社会医療法人債管理者を設置することを要しない場合）
第三十三条の六　法第五十四条の五に規定する厚生労働省令で定める場合は、ある種類（法第五十四条の四第一号に規定する種類をいう。以下この条において同じ。）の社会医療法人債の総額を当該種類の各社会医療法人債の金額の最低額で除して得た数が五十を下回る場合とする。
（平一九厚労令三九・追加）

（申込みをしようとする者に対して通知すべき事項）
第三十三条の七　法第五十四条の七において読み替えて準用する会社法第六百七十七条第一項第三号に規定する厚生労働省令で定める事項は、次に掲げる事項とする。
一　社会医療法人債管理者を定めたときは、その名称及び住所
二　社会医療法人債原簿管理人を定めたときは、その氏名又は名称及び住所
（平一九厚労令三九・追加）

（電磁的方法）
第三十三条の八　法第五十四条の七において読み替えて準用する会社法第六百七十七条第三項に規定する電子情報処理組織を使用する方法その他の情報通信の技術を利用する方法であつて厚生労働省令で定めるものは、次に掲げる方法とする。
一　電子情報処理組織を使用する方法のうちイ又はロに掲げるもの
　イ　送信者の使用に係る電子計算機と受信者の使用に係る電子計算機とを接続する電気通信回線を通じて送信し、受信者の使用に係る電子計算機に備えられたファイルに記録する方法
　ロ　送信者の使用に係る電子計算機に備えられたファイルに記録された情報の内容を電気通信回路を通じて情報の提供を受ける者の閲覧に供し、当該情報の提供を受ける者の使用に係る電子計算機に備えられたファイルに当該情報を記録する方法
二　磁気ディスクその他これに準ずる方法により一定の情報を確実に記録しておくことができる物をもつて調製するファイルに情報を記録したものを交付する方法
2　前項各号に掲げる方法は、受信者がファイルへの記録を出力することにより書面を作成することができるものでなければならない。
（平一九厚労令三九・追加）

（申込みをしようとする者に対する通知を要しない場合）
第三十三条の九　法第五十四条の七において読み

替えて準用する会社法第六百七十七条第四項に規定する厚生労働省令で定める場合は、次に掲げる場合であつて、社会医療法人が同条第一項の申込みをしようとする者に対して同項各号に掲げる事項を提供している場合とする。
一 当該社会医療法人が証券取引法（昭和二十三年法律第二十五号）の規定に基づき目論見書に記載すべき事項を電磁的方法（法第五十四条の七において読み替えて準用する会社法第六百七十七条第三項に規定する電磁的方法をいう。以下この章において同じ。）により提供している場合
二 当該社会医療法人が外国の法令に基づき目論見書その他これに相当する書面その他の資料を提供している場合
（平一九厚労令三九・追加）

（電磁的記録）
第三十三条の十　法第五十四条の七において読み替えて準用する会社法第六百八十二条第一項に規定する厚生労働省令で定めるものは、磁気ディスクその他これに準ずる方法により一定の情報を確実に記録しておくことができる物をもつて調製するファイルに情報を記録したものとする。
（平一九厚労令三九・追加）

（電子署名）
第三十三条の十一　法第五十四条の七において読み替えて準用する会社法第六百八十二条第三項及び第六百九十五条第三項に規定する厚生労働省令で定める署名又は記名押印に代わる措置は、電子署名とする。
2　前項に規定する「電子署名」とは、電磁的記録（法第五十四条の七において読み替えて準用する会社法第六百八十二条第一項に規定する電磁的記録をいう。以下この章において同じ。）に記録することができる情報について行われる措置であつて、次の要件のいずれにも該当するものをいう。
一 当該情報が当該措置を行つた者の作成に係るものであることを示すためのものであること。
二 当該情報について改変が行われていないかどうかを確認することができるものであること。
（平一九厚労令三九・追加）

（閲覧権者）
第三十三条の十二　法第五十四条の七において読み替えて準用する会社法第六百八十四条第二項に規定する厚生労働省令で定める者は、社会医療法人債権者その他の社会医療法人債発行法人の債権者及び社員とする。
（平一九厚労令三九・追加）

（電磁的記録に記録された事項を表示する方法）
第三十三条の十三　法第五十四条の七において読み替えて準用する会社法第六百八十四条第二項第二号及び第七百三十一条第三項第二号に規定する厚生労働省令で定める方法は、これらの規定の電磁的記録に記録された事項を紙面又は映像面に表示する方法とする。
（平一九厚労令三九・追加）

（社会医療法人債原簿記載事項の記載等の請求）
第三十三条の十四　法第五十四条の七において読み替えて準用する会社法第六百九十一条第二項に規定する厚生労働省令で定める場合は、次に掲げる場合とする。
一 社会医療法人債取得者（社会医療法人債を社会医療法人債発行法人以外の者から取得した者（当該社会医療法人債発行法人を除く。）をいう。）が社会医療法人債権者として社会医療法人債原簿に記載若しくは記録がされた者又はその一般承継人に対して当該社会医療法人債取得者の取得した社会医療法人債に係る法第五十四条の七において準用する会社法第六百九十一条第一項の規定による請求をすべきことを命ずる確定判決を得た場合において、当該確定判決の内容を証する書面その他の資料を提供して請求をしたとき。
二 社会医療法人債取得者が前号の確定判決と

同一の効力を有するものの内容を証する書面その他の資料を提供して請求をしたとき。
三　社会医療法人債取得者が一般承継により当該医療法人の社会医療法人債を取得した者である場合において、当該一般承継を証する書面その他の資料を提供して請求をしたとき。
四　社会医療法人債取得者が当該医療法人の社会医療法人債を競売により取得した者である場合において、当該競売により取得したことを証する書面その他の資料を提供して請求をしたとき。

2　前項の規定にかかわらず、社会医療法人債取得者が取得した社会医療法人債が社会医療法人債券を発行する定めがあるものである場合には、法第五十四条の七において読み替えて準用する会社法第六百九十一条第二項に規定する厚生労働省令で定める場合は、社会医療法人債取得者が社会医療法人債券を提示して請求をした場合とする。
(平一九厚労令三九・追加)

（社会医療法人債管理者の資格）
第三十三条の十五　法第五十四条の七において読み替えて準用する会社法第七百三条第三号に規定する厚生労働省令で定める者は、次に掲げる者とする。
一　担保付社債信託法第三条の免許を受けた者
二　株式会社商工組合中央金庫
三　農業協同組合法（昭和二十二年法律第百三十二号）第十条第一項第二号及び第三号の事業を併せ行う農業協同組合連合会
四　信用協同組合又は中小企業等協同組合法（昭和二十四年法律第百八十一号）第九条の九第一項第一号の事業を行う協同組合連合会
五　信用金庫又は信用金庫連合会
六　労働金庫連合会
七　長期信用銀行法（昭和二十七年法律第百八十七号）第二条に規定する長期信用銀行
八　保険業法（平成七年法律第百五号）第二条第二項に規定する保険会社
九　農林中央金庫
(平一九厚労令三九・追加、平一九厚労令一一八・平二〇厚労令一二四・一部改正)

（電子公告を行うための電磁的方法）
第三十三条の十六　法第五十四条の七において読み替えて準用する会社法第七百六条第三項に規定する不特定多数の者が公告すべき内容である情報の提供を受けることができる状態に置く措置であつて厚生労働省令で定めるものは、第三十三条の八第一項第一号ロに掲げる方法のうち、インターネットに接続された自動公衆送信装置を使用する方法とする。
(平一九厚労令三九・追加)

（特別の関係）
第三十三条の十七　法第五十四条の七において読み替えて準用する会社法第七百十条第二項第二号（法第五十四条の七において準用する会社法第七百十二条において準用する場合を含む。）に規定する厚生労働省令で定める特別の関係は、次に掲げる関係とする。
一　法人の総社員又は総株主の議決権の百分の五十を超える議決権を有する者（以下この条において「支配社員」という。）と当該法人（以下この条において「被支配法人」という。）との関係
二　被支配法人とその支配社員の他の被支配法人との関係

2　支配社員とその被支配法人が合わせて他の法人の総社員又は総株主の議決権の百分の五十を超える議決権を有する場合には、当該他の法人も、当該支配社員の被支配法人とみなして前項の規定を適用する。
(平一九厚労令三九・追加)

（社会医療法人債権者集会の招集の決定事項）
第三十三条の十八　法第五十四条の七において読み替えて準用する会社法第七百十九条第四号に規定する厚生労働省令で定める事項は、次に掲

げる事項とする。
一　次条の規定により社会医療法人債権者集会参考書類に記載すべき事項
二　書面による議決権の行使の期限（社会医療法人債権者集会の日時以前の時であつて、法第五十四条の七において準用する会社法第七百二十条第一項の規定による通知を発した時から二週間を経過した時以後の時に限る。）
三　一の社会医療法人債権者が同一の議案につき法第五十四条の七において準用する会社法第七百二十六条第一項（同法第七百十九条第三号に掲げる事項を定めた場合にあつては、同法第七百二十六条第一項又は第七百二十七条第一項）の規定により重複して議決権を行使した場合において、当該同一の議案に対する議決権の行使の内容が異なるものであるときにおける当該社会医療法人債権者の議決権の行使の取扱いに関する事項を定めるときは、その事項
四　第三十三条の二十第一項第三号の取扱いを定めるときは、その取扱いの内容
五　法第五十四条の七において準用する会社法第七百十九条第三号に掲げる事項を定めたときは、次に掲げる事項
　　イ　電磁的方法による議決権の行使の期限（社会医療法人債権者集会の日時以前の時であつて、法第五十四条の七において準用する会社法第七百二十条第一項の規定による通知を発した時から二週間を経過した時以後の時に限る。）
　　ロ　法第五十四条の七において準用する会社法第七百二十条第二項の承諾をした社会医療法人債権者の請求があつた時に当該社会医療法人債権者に対して同法第七百二十一条第一項の規定による議決権行使書面（同項に規定する議決権行使書面をいう。以下同じ。）の交付（当該交付に代えて行う同条第二項の規定による電磁的方法による提供を含む。）をすることとするときは、その旨
（平一九厚労令三九・追加）

（社会医療法人債権者集会参考書類）
第三十三条の十九　社会医療法人債権者集会参考書類には、次に掲げる事項を記載しなければならない。
一　議案
二　議案が代表社会医療法人債権者の選任に関する議案であるときは、次に掲げる事項
　　イ　候補者の氏名又は名称
　　ロ　候補者の略歴又は沿革
　　ハ　候補者が社会医療法人債発行法人又は社会医療法人債権者と特別の利害関係があるときは、その事実の概要
2　社会医療法人債権者集会参考書類には、前項に定めるもののほか、社会医療法人債権者の議決権の行使について参考となると認める事項を記載することができる。
3　同一の社会医療法人債権者集会に関して社会医療法人債権者に対して提供する社会医療法人債権者集会参考書類に記載すべき事項のうち、他の書面に記載している事項又は電磁的方法により提供している事項がある場合には、これらの事項は、社会医療法人債権者集会参考書類に記載することを要しない。
4　同一の社会医療法人債権者集会に関して社会医療法人債権者に対して提供する招集通知（法第五十四条の七において準用する会社法第七百二十条第一項又は第二項の規定による通知をいう。以下この章において同じ。）の内容とすべき事項のうち、社会医療法人債権者集会参考書類に記載している事項がある場合には、当該事項は、招集通知の内容とすることを要しない。
（平一九厚労令三九・追加）

（議決権行使書面）
第三十三条の二十　法第五十四条の七において読み替えて準用する会社法第七百二十一条第一項の規定により交付すべき議決権行使書面に記載すべき事項又は法第五十四条の七において読み替えて準用する会社法第七百二十二条第一項若

しくは第二項の規定により電磁的方法により提供すべき議決権行使書面に記載すべき事項は、次に掲げる事項とする。
一　各議案についての賛否(棄権の欄を設ける場合にあつては、棄権を含む。)を記載する欄
二　第三十三条の十八第三号ハに掲げる事項を定めたときは、当該事項
三　第三十三条の十八第三号ニに掲げる事項を定めたときは、第一号の欄に記載がない議決権行使書面が招集者(法第五十四条の七において読み替えて準用する会社法第七百十九条に規定する招集者をいう。以下この条において同じ。)に提出された場合における各議案についての賛成、反対又は棄権のいずれかの意思の表示があつたものとする取扱いの内容
四　議決権の行使の期限
五　議決権を行使すべき社会医療法人債権者の氏名又は名称及び行使することができる議決権の数
2　第三十三条の十八第五号ロに掲げる事項を定めた場合には、招集者は、法第五十四条の七において準用する会社法第七百二十条第二項の承諾をした社会医療法人債権者の請求があつた時に、当該社会医療法人債権者に対して、法第五十四条の七において準用する会社法第七百二十一条第一項の規定による議決権行使書面の交付(当該交付に代えて行う同条第二項の規定による電磁的方法による提供を含む。)をしなければならない。
3　同一の社会医療法人債権者集会に関して社会医療法人債権者に対して提供する議決権行使書面に記載すべき事項(第一項第二号から第四号までに掲げる事項に限る。)のうち、招集通知の内容としている事項がある場合には、当該事項は、社会医療法人債権者に対して提供する議決権行使書面に記載することを要しない。
4　同一の社会医療法人債権者集会に関して社会医療法人債権者に対して提供する招集通知の内容とすべき事項のうち、議決権行使書面に記載している事項がある場合には、当該事項は、社会医療法人債権者に対して提供する招集通知の内容とすることを要しない。
(平一九厚労令三九・追加、平二〇厚労令五〇・一部改正)

(書面による議決権行使の期限)
第三十三条の二十一　法第五十四条の七において読み替えて準用する会社法第七百二十六条第二項に規定する厚生労働省令で定める時は、第三十三条の十八第二号の行使の期限とする。
(平一九厚労令三九・追加)

(電磁的方法による議決権行使の期限)
第三十三条の二十二　法第五十四条の七において読み替えて準用する会社法第七百二十七条第一項に規定する厚生労働省令で定める時は、第三十三条の十八第五号イの行使の期限とする。
(平一九厚労令三九・追加、平二〇厚労令五〇・一部改正)

(社会医療法人債権者集会の議事録)
第三十三条の二十三　法第五十四条の七において読み替えて準用する会社法第七百三十一条第一項の規定による社会医療法人債権者集会の議事録の作成については、この条の定めるところによる。
2　社会医療法人債権者集会の議事録は、書面又は電磁的記録をもつて作成しなければならない。
3　社会医療法人債権者集会の議事録は、次に掲げる事項を内容とするものでなければならない。
一　社会医療法人債権者集会が開催された日時及び場所
二　社会医療法人債権者集会の議事の経過の要領及びその結果
三　法第五十四条の七において準用する会社法第七百二十九条第一項の規定により社会医療法人債権者集会において述べられた意見があるときは、その意見の内容の概要
四　社会医療法人債権者集会に出席した社会医療法人債発行法人の代表者又は社会医療法人

五　社会医療法人債権者集会に議長が存するときは、議長の氏名
六　議事録の作成に係る職務を行つた者の氏名又は名称
(平一九厚労令三九・追加、平二〇厚労令五〇・一部改正)

(医療法施行令に係る電磁的方法)
第三十三条の二十四　令第五条の七第一項及び第五条の八第一項の規定により示すべき電磁的方法の種類及び内容は、次に掲げるものとする。
一　次に掲げる方法のうち、送信者が使用するもの
　イ　電子情報処理組織を使用する方法のうち次に掲げるもの
　　(1)　送信者の使用に係る電子計算機と受信者の使用に係る電子計算機とを接続する電気通信回線を通じて送信し、受信者の使用に係る電子計算機に備えられたファイルに記録する方法
　　(2)　送信者の使用に係る電子計算機に備えられたファイルに記録された情報の内容を電気通信回線を通じて情報の提供を受ける者の閲覧に供し、当該情報の提供を受ける者の使用に係る電子計算機に備えられたファイルに当該情報を記録する方法
　ロ　磁気ディスクその他これに準ずる方法により一定の情報を確実に記録しておくことができる物をもつて調製するファイルに情報を記録したものを交付する方法
二　ファイルへの記録の方式
(平一九厚労令三九・追加)

(解散の認可の申請)
第三十四条　法第五十五条第六項の規定により、解散の認可を受けようとするときは、申請書に次の書類を添付して、都道府県知事に提出しなければならない。

一　理由書
二　法、定款又は寄附行為に定められた解散に関する手続を経たことを証する書類
三　財産目録及び貸借対照表
四　残余財産の処分に関する事項を記載した書類
(昭二五厚令三八・追加、平一九厚労令三九・平二〇厚労令一六三・一部改正)

(合併の認可の申請)
第三十五条　法第五十七条第五項の規定により、合併の認可を受けようとするときは、申請書に次の書類を添付して、都道府県知事に提出しなければならない。
一　理由書
二　法第五十七条第一項又は第三項の手続を経たことを証する書類
三　合併契約書の写し
四　法第六十条の場合においては、申請者が同条の規定により選任された者であることを証する書面
五　合併後存続する医療法人又は合併によつて設立する医療法人の定款又は寄附行為
六　合併前の各医療法人の定款又は寄附行為
七　合併前の各医療法人の財産目録及び貸借対照表
八　合併後存続する医療法人又は合併によつて設立する医療法人について、第三十一条第七号、第十号及び第十一号に掲げる書類(この場合において、同条第七号中「設立後」とあるのは「合併後」と、第十号中「役員」とあるのは「新たに就任する役員」と読み替えるものとする。)
2　合併前の医療法人のいずれもが持分の定めのある医療法人である場合であつて、前項第五号の合併後存続する医療法人の定款において残余財産の帰属すべき者に関する規定を設けるときは、法第四十四条第五項の規定にかかわらず、同項に規定する者以外の者を規定することができる。
(昭二五厚令三八・追加、昭六一厚令三六・平一

九厚労令三九・平二〇厚労令一六三・平二四厚労令八六・平二六厚労令一〇八・一部改正）

（副本の添付）
第三十六条　第三十一条、第三十二条、第三十四条及び第三十五条に規定する申請書及びこれに添付する書類並びに第三十一条の三から第三十一条の五までに規定する申請書には、それぞれ副本を添付しなければならない。
（昭二五厚令三八・追加、昭六一厚令三六・平一九厚労令三九・一部改正）

第三十七条　削除
（平一二厚令七七）

（医療法人台帳の記載事項）
第三十八条　令第五条の十一第一項の医療法人台帳に記載しなければならない事項は、次のとおりとする。
　一　名称
　二　事務所の所在地
　三　理事長の氏名
　四　開設する病院、診療所又は介護老人保健施設の名称及び所在地
　五　法第四十二条各号に掲げる業務を行う場合はその業務
　六　設立認可年月日及び設立登記年月日
　七　設立認可当時の資産
　八　役員に関する事項
　九　法第四十二条の二第一項の収益業務を行う場合はその業務
　十　その他必要な事項
2　前項各号の記載事項に変更を生じたときは、都道府県知事は、遅滞なく訂正しなければならない。
（昭二五厚令三八・追加、昭二九厚令一三・昭五四厚令四〇・昭六三厚令二・平一〇厚令三五・平一一厚令九一・平一二厚令七七・平一九厚労令三九・一部改正）

（都道府県知事が保存すべき書類）
第三十九条　令第五条の十四の厚生労働省令で定める書類は、法及びこの章の規定により提出された書類（法第五十二条第一項の規定により届け出られたものを除く。）とする。
（平一二厚令七七・全改、平一二厚令一二七・平一九厚労令三九・一部改正）

　　　　第六章　雑則
　　（昭二五厚令三八・旧第五章繰下）

第四十条　法第六条の八第三項の規定による当該職員の身分を示す証明書は、別記様式第二による。
（平一九厚労令三九・追加）

第四十条の二　法第二十五条第五項において準用する法第六条の八第三項の規定による当該職員の身分を示す証明書は、別記様式第三による。
（昭二五厚令三八・旧第三十一条繰下、昭三一厚令一・平一二厚令七七・平一三厚労令八・一部改正、平一九厚労令三九・旧第四十条繰下・一部改正）

第四十一条　法第二十六条の規定により厚生労働大臣が命ずる医療監視員は、医療に関する法規及び病院、診療所又は助産所の管理について相当の知識を有する者でなければならない。
（昭二五厚令三八・旧第三十二条繰下、平一二厚令七七・平一三厚労令八・一部改正）

第四十二条　医療監視員が立入検査をした場合には病院、診療所又は助産所の構造設備の改善、管理等について必要な事項の指導を行うものとする。
（昭二五厚令三八・旧第三十三条繰下）

第四十二条の二　法第六十三条第二項において準用する法第六条の八第三項の規定による当該職員の身分を示す証明書は、別記様式第四による。
（昭六一厚令三六・追加、平一二厚令七七・平一

三厚労令八・平一九厚労令三九・一部改正)

第四十三条　国の開設する病院、診療所又は助産所について、特別の事情により、第十六条又は第十七条の規定を適用しがたいものについては、別に定めるところによる。
2　国の開設する病院、診療所又は助産所に関し、この省令を適用するについては、第二十三条中「開設者」とあるのは、「管理者」と読み替えるものとする。
（昭二九厚令一三・全改、昭三四厚令一一・昭三七厚令四八・平八厚令二二・平一二厚令一二七・平一三厚労令八・平二七厚労令五五・一部改正）

第四十三条の二　医学を履修する課程を置く大学に附属する病院（特定機能病院及び精神病床のみを有する病院を除く。）又は百人以上の患者を入院させるための施設を有し、その診療科名中に内科、外科、産婦人科、眼科及び耳鼻いんこう科（令第三条の二第一項第一号ハ又はニ(2)の規定によりこれらの診療科名と組み合わせた名称を診療科名とする場合を除く。）を含む病院（特定機能病院を除く。）であつて、精神病床を有するものについては、第十六条第一項第十一号イ中「二・七メートル」とあるのは「二・一メートル」と、第十九条第一項第一号及び第二項第一号中「精神病床及び療養病床」とあるのは「療養病床」と、同条第二項第二号中「精神病床及び結核病床」とあるのは「結核病床」と、「感染症病床及び一般病床」とあるのは「結核病床及び療養病床以外の病床」と読み替えるものとする。
（平一三厚労令八・追加、平二〇厚労令一三・平二三厚労令一五〇・一部改正）

（大都市の特例）
第四十三条の三　令第五条の二十三の規定により地方自治法（昭和二十二年法律第六十七号）第二百五十二条の十九第一項の指定都市が医療に関する事務を処理する場合においては、第一条の十四第一項、第三項及び第四項、第三条第一項、第七条から第九条まで、第二十三条並びに附則第五十条中「都道府県知事」とあるのは「指定都市の市長」と、第十九条第二項及び第三項、第二十一条並びに第二十二条の四の二中「都道府県」とあるのは「指定都市」と読み替えるものとする。
（平二七厚労令五五・追加）

（権限の委任）
第四十三条の四　法第七十一条の五第一項及び令第五条の二十四第一項の規定により、次に掲げる厚生労働大臣の権限は、地方厚生局長に委任する。ただし、厚生労働大臣が第二号から第四号までに掲げる権限を自ら行うことを妨げない。
一　法第十二条の三に規定する権限
二　法第二十五条第三項及び第四項に規定する権限
三　法第二十六条第一項に規定する権限
四　法第七十一条の四第一項に規定する権限
2　法第七十一条の五第二項及び令第五条の二十四第二項の規定により、前項第一号から第三号までに掲げる権限のうち地方厚生支局の管轄区域に係るものは、地方厚生支局長に委任する。
（平一二厚令一二七・追加、平一三厚労令八・旧第四十三条の二繰下、平一三厚労令二〇一・平一六厚労令七九・平一九厚労令三九・平二一厚労令一六七・一部改正、平二七厚労令五五・旧第四十三条の三繰下・一部改正）

附則抄

第四十四条　この省令は、公布の日から、これを施行する。
（昭二五厚令三八・旧第三十五条繰下）

第四十五条　診療用エツクス線装置取締規則（昭和十二年内務省令第三十二号）は、これを廃止する。
（昭二五厚令三八・旧第三十六条繰下）

第四十八条　平成十二年四月一日以後に介護保険法第九十四条の規定による開設の許可又は入所定員の増加に係る変更の許可を受けた介護老人保健施設（第三項において「平成十二年四月一日以後に開設許可等を受けた介護老人保健施設」という。）及び平成三年六月二十六日以後に介護保険法施行法（平成九年法律第百二十四号）第二十四条の規定による改正前の老人保健法（昭和五十七年法律第八十号）第四十六条の六の規定による開設の許可又は入所定員の増加に係る変更の許可を受けた老人保健施設であつて介護保険法施行法第八条第一項の規定によりその開設者が介護保険法第九十四条第一項の許可を受けたものとみなされた介護老人保健施設（第三項において「平成三年六月二十六日以後に開設許可等を受けたみなし介護老人保健施設」という。）の入所定員（入所定員の増加に係る変更の場合は、当該増加部分に限る。）については、当分の間、第二条の二及び第三十条の三十三第一項第三号の規定は適用しない。

2　前項の規定にかかわらず、介護老人保健施設の人員、施設及び設備並びに運営に関する基準（平成十一年厚生省令第四十号）附則第八条に規定する病床転換による介護老人保健施設の入所定員（同条の転換に係る部分に限る。）については、当分の間、第二条の二及び第三十条の三十三第一項第三号中「入所定員数に〇・五を乗じて得た数」とあるのは、「入所定員数」とする。

3　第一項の規定は、医療法施行規則の一部を改正する省令（平成十七年厚生労働省令第百十九号）による改正後の第三十条の三十一第一号の規定に基づき療養病床及び一般病床に係る基準病床数を算定した都道府県における平成十二年四月一日以後に開設許可等を受けた介護老人保健施設及び平成三年六月二十六日以後に開設許可等を受けたみなし介護老人保健施設以外の介護老人保健施設の入所定員について準用する。

4　第二項の規定にかかわらず、前項に規定する都道府県における第二項に規定する入所定員については、第一項の規定を準用する。

5　介護老人保健施設の人員、施設及び設備並びに運営に関する基準附則第十三条の療養病床の転換を行つた介護老人保健施設の入所定員（同条の転換に係る部分に限る。）については、当該転換を行つた日から同日以後最初の第三十条の三十一号の規定に基づき療養病床及び一般病床に係る基準病床数を都道府県において算定する日までの間に限り、第一項の規定にかかわらず、第二条の二及び第三十条の三十三第一項第三号中「入所定員に〇・五を乗じて得た数」とあるのは、「入所定員数」とする。

（平三厚令三六・追加、平一一厚令九一・平一三厚労令八・平一五厚労令一四・平一九厚労令一〇五・一部改正）

第四十九条　療養病床を有する病院であつて、療養病床の病床数の全病床数に占める割合が百分の五十を超えるものについては、当分の間、第十九条第一項第一号（第四十三条の二の規定により読み替えて適用する場合を含む。）、第五十二条第一項及び平成十三年改正省令附則第十六条第二項第一号中「五十二までは三とし、特定数が五十二を超える場合には当該特定数から五十二を減じた数を十六で除した数に三を加えた数」とあるのは「三十六までは二とし、特定数が三十六を超える場合には当該特定数から三十六を減じた数を十六で除した数に二を加えた数」とする。

（平一〇厚令三五・追加、平一三厚労令八・平一四厚労令一四・平一五厚労令一三九・平一八厚労令一三三・一部改正）

第五十条　都道府県知事は、当分の間、次に掲げる要件のすべてに該当する病院から法第七条第二項の許可の申請（第一条の十四第一項第八号に掲げる事項のうち医師の定員を三年間に限つて減じようとするものに限る。）があつたときは、第十九条第一項第一号の規定にかかわらず、都道府県医療審議会の意見を聴いて、法第七条第

二項の許可をすることができる。
一 次に掲げる地域をその区域内に有する市町村又はこれに準ずる市町村の区域に所在する病院であること。
　イ　離島振興法（昭和二十八年法律第七十二号）第二条第一項の規定により離島振興対策実施地域として指定された離島の地域
　ロ　辺地に係る公共的施設の総合整備のための財政上の特別措置等に関する法律（昭和三十七年法律第八十八号）第二条第一項に規定する辺地
　ハ　山村振興法（昭和四十年法律第六十四号）第七条第一項の規定により振興山村として指定された山村
　ニ　過疎地域自立促進特別措置法（平成十二年法律第十五号）第二条第一項に規定する過疎地域
二　その所在する地域における医療提供施設の整備の状況等からみて、当該地域の医療を確保する上で当該病院が不可欠であると認められる病院であること。
三　必要な医師を確保するための取組を行つているにもかかわらず、なお医師の確保が著しく困難な状況にあると認められる病院であること。
2　前項の規定による申請をするには、申請書に医師の確保に向けた取組、病院の機能の見直し等当該病院における医師の充足率（当該病院が現に有する医師の員数の第十九条第一項第一号の規定により当該病院が有すべき医師の員数の標準に対する割合をいう。）の改善に向けた取組を記載した計画書を添付しなければならない。
3　第一項の規定により法第七条第二項の許可を受けた病院については、当該許可を受けた日から起算して三年を経過する日までの間は、第十九条第一項第一号中「三を加えた数」とあるのは、「三を加えた数に十分の九を乗じた数（その数が三に満たないときは三とする。）」とする。
4　第一項の規定により法第七条第二項の許可を受けた病院であつて、前条の規定の適用を受け

るものについては、前項中「第十九条第一項第一号」とあるのは「第四十九条」と、「三を加えた数」とあるのは「二を加えた数」と、「三を加えた数に十分の九を乗じた数（その数が三に満たないときは三とする。）」とあるのは「二を加えた数に十分の九を乗じた数（その数が二に満たないときは二とする。）」とする。
5　第一項の規定により法第七条第二項の許可を受けた病院であつて、平成十三年改正省令附則第十五条、第十六条第二項又は第十七条の規定の適用を受けるものについては、第一項及び第三項中「第十九条第一項第一号」とあるのは、「平成十三年改正省令附則第十五条第一号、第十六条第二項第一号又は第十七条第一号」とする。
（平一六厚労令一二三・追加、平一九厚労令三九・一部改正）

第五十一条　精神病床（健康保険法等の一部を改正する法律（平成十八年法律第八十三号）附則第百三十条の二第一項の規定によりなおその効力を有するものとされた介護保険法施行令（平成十年政令第四百十二号）第四条第二項に規定する病床に係るものに限る。以下この条及び次条において同じ。）又は療養病床を有する病院の開設者が、当該病院の精神病床又は療養病床の転換（当該精神病床又は療養病床の病床数を減少させるとともに、当該病院の施設を介護老人保健施設、軽費老人ホーム（老人福祉法第二十条の六に規定する軽費老人ホームをいう。）その他の要介護者、要支援者その他の者を入所又は入居させるための施設の用に供することをいう。以下同じ。）を行おうとして、平成二十四年三月三十一日までの間にその旨を開設地の都道府県知事に届け出た場合には、当該届出に係る病床（以下この条及び次条において「転換病床」という。）に係る病室に隣接する廊下については、当該転換が完了するまでの間（平成三十年三月三十一日までの間に限る。）は、第十六条第一項第十一号イ中「一・八メートル」とあるのは「一・二メートル」と、「二・七メートル」とあるのは

「一・六メートル」とする。

(平一八厚労令一三三・追加、平二四厚労令三三・平二六厚労令一〇八・一部改正)

第五十二条 精神病床又は療養病床を有する病院の開設者が、当該病院の精神病床又は療養病床の転換を行おうとして、平成二十四年三月三十一日までの間にその旨を開設地の都道府県知事に届け出た場合には、当該病院に置くべき医師の員数の標準は、当該転換が完了するまでの間(平成三十年三月三十一日までの間に限る。)は、第十九条第一項第一号の規定にかかわらず、次の各号に掲げる数を合算して得た数(以下この項において「特定数」という。)が五十二までは三とし、特定数が五十二を超える場合には当該特定数から五十二を減じた数を十六で除した数に三を加えた数とする。

一　転換病床以外の精神病床及び療養病床に係る病室の入院患者の数を三をもって除した数

二　転換病床に係る病室の入院患者の数を六をもって除した数

三　精神病床及び療養病床に係る病室以外の病室の入院患者(歯科、矯正歯科、小児歯科及び歯科口腔外科の入院患者を除く。)の数

四　外来患者(歯科、矯正歯科、小児歯科及び歯科口腔外科の外来患者を除く。)の数を二・五(耳鼻いんこう科又は眼科については、五)をもって除した数

2　第五十条第一項の規定により法第七条第二項の許可を受けた病院であつて前項の規定の適用を受けるものについての第五十条第三項の規定の適用については、同項中「第十九条第一項第一号」とあるのは、「第五十二条第一項」とする。

3　転換病床のみを有する病院に係る第一項の規定の適用については、同項中「次の各号」とあるのは「第二号及び第四号」と、「五十二までは三とし、特定数が五十二を超える場合には当該特定数から五十二を減じた数を十六で除した数に三を加えた数」とあるのは「三十六までは二とし、特定数が三十六を超える場合には当該特定数から三十六を減じた数を十六で除した数に二を加えた数」とする。

4　第五十条第四項の規定は、前項の規定の適用を受ける病院について準用する。この場合において、第五十条第四項中「前条」とあるのは「前条及び第五十二条第三項」と、「第四十九条」とあるのは「第五十二条第三項」と読み替えるものとする。

5　第一項及び第三項に規定する病院に適用される都道府県が条例を定めるに当たつて従うべき看護師及び准看護師の員数の基準は、当該病院の転換が完了するまでの間(平成三十年三月三十一日までの間に限る。)は、第十九条第二項第二号の規定にかかわらず、次の各号に掲げる数を合算して得た数(その数が一に満たないときは一とし、その数に一に満たない端数が生じたときは、その端数は一として計算する。)に、外来患者の数が三十又はその端数を増すごとに一を加えた数とする。ただし、産婦人科又は産科においてはそのうちの適当数を助産師とするものとし、また、歯科、矯正歯科、小児歯科又は歯科口腔外科においてはそのうちの適当数を歯科衛生士とすることができる。

一　療養病床(転換病床を除く。)に係る病室の入院患者の数を六をもって除した数

二　転換病床に係る病室の入院患者の数を九をもって除した数

三　精神病床(転換病床を除く。)及び結核病床に係る病室の入院患者の数を四をもって除した数

四　感染症病床及び一般病床に係る病室の入院患者(入院している新生児を含む。)の数を三をもって除した数

6　前項の病院に適用される都道府県が条例を定めるに当たつて従うべき看護補助者の員数の基準は、当該病院の転換が完了するまでの間(平成三十年三月三十一日までの間に限る。)は、第十九条第二項第三号の規定にかかわらず、療養病床(転換病床を除く。)に係る病室の入院患者の数を六をもって除した数と転換病床(療養病

床に係るものに限る。）に係る病室の入院患者の数を九をもつて除した数に二を乗じて得た数を加えた数（その数が一に満たないときは一とし、その数に一に満たない端数が生じたときは、その端数は一とする。）とする。
（平一八厚労令一三三・追加、平二四厚労令三三・一部改正）

第五十三条 療養病床を有する病院であつて、医療法施行規則等の一部を改正する省令（平成二十四年厚生労働省令第三十三号。次条及び第五十五条において「平成二十四年改正省令」という。）の施行の際現に、健康保険法等の一部を改正する法律第二十六条の規定による改正前の介護保険法第四十八条第一項第三号の指定を受けている同法第八条第二十六項に規定する介護療養型医療施設（前条第一項及び第三項に規定する病院であるものを除く。以下この条、次条及び附則第五十五条において「特定介護療養型医療施設」という。）又は看護師及び准看護師並びに看護補助者の員数（以下「看護師等の員数」という。）が第十九条第二項第二号及び第三号に掲げる数に満たない病院（以下この条において「特定病院」という。）であるものの開設者が、平成二十四年六月三十日までの間に、特定介護療養型医療施設であること又は特定病院であることを開設地の都道府県知事に届け出た場合には、当該病院に適用される都道府県が条例を定めるに当たつて従うべき看護師等の員数の基準は、平成二十四年四月一日から平成三十年三月三十一日までの間は、第十九条第二項第二号及び第三号の規定にかかわらず、次のとおりとする。
一 看護師及び准看護師　療養病床に係る病室の入院患者の数を六をもつて除した数と、精神病床及び結核病床に係る病室の入院患者の数を四をもつて除した数と、感染症病床及び一般病床に係る病室の入院患者（入院している新生児を含む。）の数を三をもつて除した数とを加えた数（その数が一に満たないときは一とし、その数に一に満たない端数が生じたときは、その端数は一として計算する。）に、外来患者の数が三十又はその端数を増すごとに一を加えた数。ただし、産婦人科又は産科においてはそのうちの適当数を助産師とするものとし、また、歯科、矯正歯科、小児歯科又は歯科口腔外科においてはそのうちの適当数を歯科衛生士とすることができる。
二 看護補助者　療養病床に係る病室の入院患者の数が六又はその端数を増すごとに一
（平二四厚労令三三・追加）

第五十四条 療養病床を有する診療所であつて、平成二十四年改正省令の施行の際現に、特定介護療養型医療施設又は看護師等の員数が第二十一条の二第二項第一号及び第二号に掲げる数に満たない診療所（以下この条において「特定診療所」という。）であるものの開設者が、平成二十四年六月三十日までの間に、特定介護療養型医療施設であること又は特定診療所であることを開設地の都道府県知事（その開設地が保健所を設置する市又は特別区の区域にある場合においては、当該保健所を設置する市の市長又は特別区の区長とする。次条において同じ。）に届け出た場合には、当該診療所に適用される都道府県が条例を定めるに当たつて従うべき看護師等の員数の基準は、平成二十四年四月一日から平成三十年三月三十一日までの間は、第二十一条の二第二項第一号及び第二号の規定にかかわらず、次のとおりとする。
一 看護師及び准看護師　療養病床に係る病室の入院患者の数が六又はその端数を増すごとに一
二 看護補助者　療養病床に係る病室の入院患者の数が六又はその端数を増すごとに一
（平二四厚労令三三・追加）

第五十五条 療養病床を有する診療所であつて、平成二十四年改正省令の施行の際現に、特定介護療養型医療施設又は看護師等の員数が平成十三年改正省令附則第二十三条第二号に掲げる数

に満たない診療所(以下この条において「特定診療所」という。)であるものの開設者が、平成二十四年六月三十日までの間に、特定介護療養型医療施設であること又は特定診療所であることを開設地の都道府県知事に届け出た場合には、当該診療所に適用される都道府県が条例を定めるに当たつて従うべき看護師等の員数の基準は、平成二十四年四月一日から平成三十年三月三十一日までの間は、同号の規定にかかわらず、療養病床に係る病室の入院患者の数が三又はその端数を増すごとに一(そのうちの一については、看護師又は准看護師)とする。
(平二四厚労令三三・追加)

(移行計画の認定)
第五十六条　良質な医療を提供する体制の確立を図るための医療法等の一部を改正する法律(平成十八年法律第八十四号。以下「平成十八年改正法」という。)附則第十条の三第一項の規定により移行計画(同項に規定する移行計画をいう。以下同じ。)が適当である旨の認定を受けようとする経過措置医療法人(平成十八年改正法附則第十条の二に規定する経過措置医療法人をいう。)は、附則様式第一による移行計画認定申請書に移行計画を添付して、厚生労働大臣に提出しなければならない。
2　移行計画は、附則様式第二によるものとする。
3　平成十八年改正法附則第十条の三第二項第五号の厚生労働省令で定める事項は、次のとおりとする。
一　合併の見込み
二　出資者による持分の放棄又は払戻しの見込み
三　平成十八年改正法附則第十条の七の資金の融通のあつせんを受ける見込み
(平二六厚労令一〇八・追加)

(移行計画に添付する書類)
第五十七条　平成十八年改正法附則第十条の三第三項第一号に掲げる定款には、同条第一項の認定を受ける旨を記載しなければならない。

2　平成十八年改正法附則第十条の三第三項第二号に規定する出資者名簿は、附則様式第三によるものとする。
3　平成十八年改正法附則第十条の三第三項第三号の厚生労働省令で定める書類は、次のとおりとする。
一　社員総会の議事録
二　直近の三会計年度(法第五十三条に規定する会計年度をいう。)に係る貸借対照表及び損益計算書
(平二六厚労令一〇八・追加)

(移行計画の変更)
第五十八条　平成十八年改正法附則第十条の四第一項の規定により移行計画の変更の認定を受けようとする認定医療法人(同項に規定する認定医療法人をいう。以下同じ。)は、附則様式第四による移行計画変更認定申請書を厚生労働大臣に提出しなければならない。
2　前項の移行計画変更認定申請書には、次に掲げる書類を添付しなければならない。
一　変更後の移行計画
二　変更前の移行計画の写し
三　平成十八年改正法附則第十条の三第一項の認定を受けたことを証明する書類の写し
四　社員総会の議事録
五　その他参考となる書類
3　移行計画の趣旨の変更を伴わない軽微な変更は、平成十八年改正法附則第十条の四第一項の変更の認定を要しないものとする。
(平二六厚労令一〇八・追加)

(移行計画の認定の取消し)
第五十九条　平成十八年改正法附則第十条の四第二項の厚生労働省令で定めるときは、次のとおりとする。
一　平成十八年改正法附則第十条の三第一項の認定を受けた日から三ヶ月以内に、当該認定を受けた旨の定款の変更について、法第五十条第一項の認可を受けなかつたとき。

二 認定医療法人が合併以外の理由により解散したとき。
三 認定医療法人が合併により消滅したとき。
四 認定医療法人が不正の手段により移行計画の認定を受けたことが判明したとき。
五 認定医療法人が平成十八年改正法附則第十条の四第一項の規定に違反したとき。
六 認定医療法人が平成十八年改正法附則第十条の八の規定による報告をせず、又は虚偽の報告をしたとき。
（平二六厚労令一〇八・追加）

（厚生労働大臣への報告）
第六十条 平成十八年改正法附則第十条の八の報告をしようとする認定医療法人は、次の各号に掲げる期間に係る附則様式第五による実施状況報告書を、当該各号に定める日までに厚生労働大臣に提出しなければならない。
一 平成十八年改正法附則第十条の三第一項の認定（以下この号及び次号において「認定」という。）を受けた日から同日以後一年を経過する日までの期間　認定を受けた日から起算して一年三月を経過する日
二 認定を受けた日以後一年を経過する日の翌日から同日以後一年を経過する日までの期間　認定を受けた日から起算して二年三月を経過する日
2 前項に定める場合のほか、認定医療法人は、平成十八年改正法附則第十条の三第一項の認定を受けた旨又は新医療法人（平成十八年改正法附則第十条の二に規定する新医療法人をいう。）へ移行する旨の定款の変更について、法第五十条第一項の認可を受けた場合にあつては、当該認可を受けた日から三月を経過する日までに、その旨を厚生労働大臣に報告しなければならない。この場合において、認定医療法人は、附則様式第五による実施状況報告書に次に掲げる書類を添付して、厚生労働大臣に提出するものとする。
一 変更後の定款及び当該変更に係る新旧対照表
二 定款変更の認可書の写し
三 社員総会の議事録
3 前二項のほか、認定医療法人は、出資者による持分の放棄その他の処分があつた場合にあつては、当該処分のあつた日から三月を経過する日までに、その旨を厚生労働大臣に報告しなければならない。この場合において、認定医療法人は、附則様式第五による実施状況報告書に次に掲げる書類を添付して、厚生労働大臣に提出するものとする。
一 出資者名簿
二 附則様式第六による出資持分の状況報告書
三 その他持分の処分の詳細を明らかにする書類
4 前項の場合において、出資者による持分の放棄があつたときは、認定医療法人は、前項各号の書類に加えて、附則様式第七による出資持分の放棄申出書も添付しなければならない。
（平二六厚労令一〇八・追加）

附則様式第1から第7まで　略

附則　略

別記様式第一から第四まで　略

別表第一（第一条の二関係）
（平一九厚労令二七・追加、平二〇厚労令五〇・平二〇厚労令一六三・平二〇厚労令一五六（平二〇厚労令一六三）・平二六厚労令一〇八・一部改正）
第一 管理、運営及びサービス等に関する事項
一 基本情報
イ 共通事項（(6)、(7)及び(8)については助産所を、(9)については歯科診療所及び助産所を除く。）
(1) 病院等の名称
(2) 病院等の開設者
(3) 病院等の管理者
(4) 病院等の所在地
(5) 病院等の案内用の電話番号及びファ

クシミリの番号
(6) 診療科目
(7) 診療科目別の診療日
(8) 診療科目別の診療時間
(9) 病床種別及び届出又は許可病床数
ロ 助産所
(1) 就業日
(2) 就業時間
二 病院等へのアクセス
イ 共通事項((5)及び(6)については助産所を、(7)については歯科診療所及び助産所を、(8)については歯科診療所を除く。)
(1) 病院等までの主な利用交通手段
(2) 病院等の駐車場
 (ⅰ) 駐車場の有無
 (ⅱ) 駐車台数
 (ⅲ) 有料又は無料の別
(3) 案内用ホームページアドレス
(4) 案内用電子メールアドレス
(5) 診療科目別の外来受付時間
(6) 予約診療の有無
(7) 時間外における対応として厚生労働大臣が定めるもの
(8) 面会の日及び時間帯
ロ 助産所
(1) 外来受付時間
(2) 予約の有無
(3) 助産所の業務形態として厚生労働大臣が定めるもの
(4) 時間外における対応の有無
三 院内サービス等
イ 共通事項((1)については助産所を除く。)
(1) 院内処方の有無
(2) 対応することができる外国語の種類
(3) 障害者に対するサービス内容として厚生労働大臣が定めるもの
(4) 車椅子利用者に対するサービス内容として厚生労働大臣が定めるもの
(5) 受動喫煙を防止するための措置として厚生労働大臣が定めるもの

ロ 病院
(1) 医療に関する相談に対する体制の状況
 (ⅰ) 医療に関する相談窓口の設置の有無
 (ⅱ) 相談員の人数
(2) 入院食の提供方法として厚生労働大臣が定めるもの
(3) 病院内の売店又は食堂(外来者が使用するものに限る。)の有無
ハ 診療所
(1) 医療に関する相談員の配置の有無及び人数
ニ 歯科診療所
(1) 医療に関する相談員の配置の有無及び人数
四 費用負担等
イ 共通事項((1)については助産所を、(2)(ⅳ)及び(ⅴ)については診療所を、(2)及び(3)については歯科診療所及び助産所を除く。)
(1) 保険医療機関、公費負担医療機関及びその他の病院等の種類として厚生労働大臣が定めるもの
(2) 選定療養
 (ⅰ) 「特別の療養環境の提供」に係る病室差額料が発生する病床数及び金額
 (ⅱ) 「予約に基づく診察」に係る特別の料金の徴収の有無及び金額
 (ⅲ) 「保険医療機関が表示する診療時間以外の時間における診察」に係る特別の料金の徴収の有無及び金額
 (ⅳ) 「病床数が二百以上の病院について受けた初診」に係る特別の料金の徴収の有無及び金額
 (ⅴ) 「病床数が二百以上の病院について受けた再診」に係る特別の料金の徴収の有無及び金額
(3) 治験の実施の有無及び契約件数
(4) クレジットカードによる料金の支払いの可否
ロ 病院

　　　　(1)　先進医療の実施の有無及び内容
第二　提供サービスや医療連携体制に関する事項
　一　診療内容、提供保健・医療・介護サービス
　　イ　病院
　　　(1)　医師、歯科医師、薬剤師、看護師その他の医療従事者の専門性に関する資格の種類として厚生労働大臣が定めるもの及びその種類毎の人数
　　　(2)　保有する施設設備として厚生労働大臣が定めるもの
　　　(3)　併設する介護施設として厚生労働大臣が定めるもの
　　　(4)　対応することができる疾患又は治療の内容として厚生労働大臣が定めるもの
　　　(5)　対応することができる短期滞在手術として厚生労働大臣が定めるもの
　　　(6)　専門外来の有無及び内容
　　　(7)　健康診査及び健康相談の実施
　　　　(i)　健康診査の実施の有無及び内容
　　　　(ii)　健康相談の実施の有無及び内容
　　　(8)　対応することができる予防接種として厚生労働大臣が定めるもの
　　　(9)　対応することができる在宅医療に関する対応として厚生労働大臣が定めるもの
　　　(10)　対応することができる介護サービスとして厚生労働大臣が定めるもの
　　　(11)　主治医以外の医師による助言(以下「セカンドオピニオン」という。)に関する状況
　　　　(i)　セカンドオピニオンのための診療に関する情報提供の有無
　　　　(ii)　セカンドオピニオンのための診察の有無及び料金
　　　(12)　地域医療連携体制
　　　　(i)　医療連携体制に関する窓口の設置の有無
　　　　(ii)　患者が治療を受ける医療機関の間で共有する、治療開始から在宅復帰までの全体的な治療計画(以下「地域連携クリティカルパス」という。)の有無
　　　(13)　地域の保健医療サービス又は福祉サービスを提供する者との連携に対する窓口設置の有無
　　ロ　診療所
　　　(1)　医師、歯科医師、薬剤師、看護師その他の医療従事者の専門性に関する資格の種類として厚生労働大臣が定めるもの及びその種類毎の人数
　　　(2)　併設する介護施設として厚生労働大臣が定めるもの
　　　(3)　対応することができる疾患又は治療の内容として厚生労働大臣が定めるもの
　　　(4)　対応することができる短期滞在手術として厚生労働大臣が定めるもの
　　　(5)　専門外来の有無及び内容
　　　(6)　健康診査及び健康相談の実施
　　　　(i)　健康診査の実施の有無及び内容
　　　　(ii)　健康相談の実施の有無及び内容
　　　(7)　対応することができる予防接種として厚生労働大臣が定めるもの
　　　(8)　対応することができる在宅医療に関する対応として厚生労働大臣が定めるもの
　　　(9)　対応することができる介護サービスとして厚生労働大臣が定めるもの
　　　(10)　セカンドオピニオンに関する状況
　　　　(i)　セカンドオピニオンのための診療に関する情報提供の有無
　　　　(ii)　セカンドオピニオンのための診察の有無及び料金
　　　(11)　地域医療連携体制
　　　　(i)　地域連携クリティカルパスの有無
　　　(12)　地域の保健医療サービス又は福祉サービスを提供する者との連携に対する窓口設置の有無
　　ハ　歯科診療所
　　　(1)　医師、歯科医師、薬剤師、看護師その他の医療従事者の専門性に関する資格の種類として厚生労働大臣が定めるもの及びその種類毎の人数
　　　(2)　対応することができる疾患又は治療

の内容として厚生労働大臣が定めるもの
　　(3)　専門外来の有無及び内容
　　(4)　健康診査、健康相談の実施
　　　(i)　健康診査の実施の有無及び内容
　　　(ii)　健康相談の実施の有無及び内容
　　(5)　対応することができる在宅医療に関する対応として厚生労働大臣が定めるもの
　ニ　助産所
　　(1)　家族付き添い室の有無
　　(2)　妊産婦等に対する相談又は指導として厚生労働大臣が定めるもの
第三　医療の実績、結果等に関する事項
　一　医療の実績、結果等に関する事項
　　イ　病院
　　(1)　病院の人員配置
　　　(i)　医療従事者のうち厚生労働大臣が定めるものの人員数
　　　(ii)　外来患者を担当する医療従事者のうち厚生労働大臣が定めるものの人員数
　　　(iii)　入院患者を担当する医療従事者のうち厚生労働大臣が定めるものの人員数
　　(2)　看護師の配置状況
　　(3)　法令上の義務以外の医療安全対策
　　　(i)　医療安全についての相談窓口の設置の有無
　　　(ii)　医療安全管理者の配置の有無及び専任又は兼任の別
　　　(iii)　安全管理部門の設置の有無及び部門の構成員の職種
　　　(iv)　医療事故情報収集等事業への参加の有無
　　(4)　法令上の義務以外の院内感染対策
　　　(i)　院内感染対策を行う者の配置の有無及び専任又は兼任の別
　　　(ii)　院内感染対策部門の設置の有無及び部門の構成員の職種
　　　(iii)　院内における感染症の発症率に関する分析の実施の有無
　　(5)　入院診療計画策定時における院内の連携体制の有無
　　(6)　診療情報管理体制
　　　(i)　厚生労働大臣が定めるものについてのオーダリングシステムの導入の有無及び導入状況
　　　(ii)　ICDコードの利用の有無
　　　(iii)　電子カルテシステムの導入の有無
　　　(iv)　診療録管理専任従事者の有無及び人数
　　(7)　情報開示に関する窓口の有無
　　(8)　症例検討体制
　　　(i)　臨床病理検討会の有無
　　　(ii)　予後不良症例に関する院内検討体制の有無
　　(9)　治療結果情報
　　　(i)　死亡率、再入院率、疾患別・治療行為別の平均在院日数その他の治療結果に関する分析の有無
　　　(ii)　死亡率、再入院率、疾患別・治療行為別の平均在院日数その他の治療結果に関する分析結果の提供の有無
　　(10)　患者数
　　　(i)　病床の種別ごとの患者数
　　　(ii)　外来患者の数
　　　(iii)　在宅患者の数
　　(11)　平均在院日数
　　(12)　患者満足度の調査
　　　(i)　患者満足度の調査の実施の有無
　　　(ii)　患者満足度の調査結果の提供の有無
　　(13)　財団法人日本医療機能評価機構（平成七年七月二十七日に財団法人日本医療機能評価機構という名称で設立された法人をいう。以下同じ。）による認定の有無
　　(14)　診療科名中に産婦人科、産科又は婦人科を有する病院にあつては、財団法人日本医療機能評価機構が定める産科医療補償制度標準補償約款と同一の産科医療

　　　　補償約款に基づく補償の有無
　ロ　診療所
　　(1)　診療所の人員配置
　　　(i)　医療従事者のうち厚生労働大臣が定めるものの人員数
　　(2)　看護師の配置状況
　　(3)　法令上の義務以外の医療安全対策
　　　(i)　医療事故情報収集等事業への参加の有無
　　(4)　法令上の義務以外の院内感染対策
　　　(i)　院内での感染症の発症率に関する分析の実施の有無
　　(5)　電子カルテシステムの導入の有無
　　(6)　情報開示に関する窓口の有無
　　(7)　治療結果情報
　　　(i)　死亡率、再入院率、疾患別・治療行為別の平均在院日数その他の治療結果に関する分析の有無
　　　(ii)　死亡率、再入院率、疾患別・治療行為別の平均在院日数その他の治療結果に関する分析結果の提供の有無
　　(8)　患者数
　　　(i)　病床の種別ごとの患者数
　　　(ii)　外来患者の数
　　　(iii)　在宅患者の数
　　(9)　平均在院日数
　　(10)　患者満足度の調査
　　　(i)　患者満足度の調査の実施の有無
　　　(ii)　患者満足度の調査結果の提供の有無
　　(11)　診療科名中に産婦人科、産科又は婦人科を有する診療所にあつては、財団法人日本医療機能評価機構が定める産科医療補償制度標準補償約款と同一の産科医療補償約款に基づく補償の有無
　ハ　歯科診療所
　　(1)　歯科診療所の人員配置
　　　(i)　医療従事者のうち厚生労働大臣が定めるものの人員数
　　(2)　情報開示に関する窓口の有無

　　(3)　患者数
　　　(i)　外来患者の数
　　(4)　患者満足度の調査
　　　(i)　患者満足度の調査の実施の有無
　　　(ii)　患者満足度の調査結果の提供の有無
　ニ　助産所
　　(1)　助産所の人員配置
　　　(i)　医療従事者のうち厚生労働大臣が定めるものの人員数
　　(2)　分娩取扱数
　　(3)　妊産婦等満足度の調査
　　　(i)　妊産婦等満足度の調査の実施の有無
　　　(ii)　妊産婦等満足度の調査結果の提供の有無
　　(4)　財団法人日本医療機能評価機構が定める産科医療補償制度標準補償約款と同一の産科医療補償約款に基づく補償の有無
第四　その他厚生労働大臣の定める事項

別表第一の二(第九条の八関係)

（平二三厚労令一七・全改）

微生物学的検査	細菌培養同定検査	一　ふ卵器
		二　顕微鏡
	薬剤感受性検査	三　高圧蒸気滅菌器
	病原体遺伝子検査	一　遺伝子増幅装置
		二　遺伝子増幅産物検出装置
		三　高速冷却遠心器
		四　安全キャビネット
血清学的検査	血清学検査	一　恒温水槽
		二　水平振盪器
	免疫学検査	自動免疫測定装置又はマイクロプレート用ウォッシャー及びマイクロプレート用リーダー
血液学的検査	血球算定検査	一　自動血球計数器
	血液像検査	二　顕微鏡

	出血・凝固検査	自動凝固検査装置
	細胞性免疫検査	フローサイトメーター
	染色体検査	一 CO_2 インキュベーター 二 クリーンベンチ 三 写真撮影装置又は画像解析装置
	生殖細胞系列遺伝子検査 体細胞遺伝子検査(血液細胞による場合)	一 遺伝子増幅装置 二 遺伝子増幅産物検出装置 三 高速冷却遠心器 四 安全キャビネット
病理学的検査	病理組織検査 免疫組織化学検査	一 顕微鏡 二 ミクロトーム 三 パラフィン溶融器 四 パラフィン伸展器 五 染色に使用する器具又は装置
	細胞検査	顕微鏡
	分子病理学的検査	蛍光顕微鏡
	体細胞遺伝子検査(血液細胞によらない場合)	一 遺伝子増幅装置 二 遺伝子増幅産物検出装置 三 高速冷却遠心器 四 安全キャビネット
寄生虫学的検査	寄生虫学的検査	顕微鏡
生化学的検査	生化学検査	一 天びん 二 純水製造器 三 自動分析装置又は分光光度計
	尿・糞便等一般検査	顕微鏡

備考
一 検査用機械器具は、代替する機能を有する他の検査用機械器具をもつてこれに代えることができる。
二 二以上の内容の異なる検査をする者にあつては、検査用機械器具を兼用のものとすることができる。ただし、微生物学的検査をするために必要な検査用機械器具は、専用のものでなければならない。

別表第一の三(第九条の八関係)

(平五厚令三・追加、平八厚令一三・旧別表第一の二繰下、平一〇厚令五七・一部改正、平一七厚労令一七二・旧別表第一の三繰上、平一九厚労令二七・旧別表第一の二繰下、平二〇厚労令一五六・一部改正)

作成すべき標準作業書の種類	記載すべき事項
検体受付及び仕分標準作業書	一 検体を受け付け、及び仕分けるときの確認に関する事項 二 検体受付及び仕分作業日誌の記入要領 三 作成及び改定年月日
血清分離標準作業書	一 血清分離作業前の検査用機械器具の点検方法 二 血清分離室の温度条件 三 遠心器の回転数並びに遠心分離を行う時間及び温度条件 四 遠心分離に関して特に配慮を要する検査項目及び当該配慮すべき事項 五 血清分離作業日誌の記入要領 六 作成及び改定年月日
検査機器保守管理標準作業書	一 常時行うべき保守点検の方法 二 定期的な保守点検に関する計画 三 測定中に故障が起こつた場合の対応(検体の取扱いを含む。)に関する事項 四 検査機器保守管理作業日誌の記入要領 五 作成及び改定年月日
測定標準作業書	一 受託業務を行う場所の温度及

		び湿度条件
		二　受託業務を行う場所において検体を受領するときの取扱いに関する事項
		三　測定の実施方法
		四　管理試料及び標準物質の取扱方法
		五　検査用機械器具の操作方法
		六　測定に当たつての注意事項
		七　基準値及び判定基準（形態学的検査及び画像認識による検査の正常像及び判定基準を含む。）
		八　異常値を示した検体の取扱方法（再検査の実施基準を含む。）
		九　精度管理の方法及び評価基準
		十　測定作業日誌の記入要領
		十一　作成及び改定年月日

備考
一　血清分離のみを行う者にあつては、検体受付及び仕分標準作業書並びに測定標準作業書を作成することを要しない。
二　血清分離を行わない者にあつては、血清分離標準作業書を作成することを要しない。

別表第二から第七まで　略

○遺伝子治療等臨床研究に関する指針
　　　　　　　平成二十七年八月十二日
　　　　　　　厚生労働省告示第三百四十四号

第一章　総則

第一　目的
　この指針は、遺伝子治療等の臨床研究(以下「遺伝子治療等臨床研究」という。)に関し遵守すべき事項を定め、もって遺伝子治療等臨床研究の医療上の有用性及び倫理性を確保し、社会に開かれた形での適正な実施を図ることを目的とする。

第二　用語の定義
一　この指針において「遺伝子治療等」とは、疾病の治療や予防を目的として遺伝子又は遺伝子を導入した細胞を人の体内に投与することをいう。
二　この指針において「被験者」とは、遺伝子治療等臨床研究において、遺伝子治療等の対象となる者をいう。
三　この指針において「研究者」とは、遺伝子治療等臨床研究を実施する者をいう。
四　この指針において「研究責任者」とは、研究機関において、遺伝子治療等臨床研究を実施する研究者に必要な指示を行うほか、遺伝子治療等臨床研究を総括する立場にある研究者をいう。
五　この指針において「総括責任者」とは、他の研究機関と共同して実施する遺伝子治療等臨床研究において、研究者及び研究責任者に必要な指示を行うほか、当該遺伝子治療等臨床研究に係る業務を総括する研究責任者をいう。
六　この指針において「研究機関」とは、遺伝子治療等臨床研究を実施する法人、行政機関及び個人事業主をいう。
七　この指針において「研究機関の長」とは、遺伝子治療等臨床研究を実施する法人の代表者、行政機関の長及び個人事業主をいう。
八　この指針において「共同研究機関」とは、研究計画書に基づいて遺伝子治療等臨床研究を共同して実施する研究機関をいう。
九　この指針において「倫理審査委員会」とは、遺伝子治療等臨床研究の実施又は継続の適否その他遺伝子治療等臨床研究に関し必要な事項について、倫理的及び科学的な観点から調査審議するために設置された合議制の機関をいう。
十　この指針において「試料」とは、血液、体液、組織、細胞、排泄物及びこれらから抽出したDNA等、人の体の一部であって研究に用いられるもの(死者に係るものを含む。)をいう。
十一　この指針において「研究に用いられる情報」とは、被験者の診断及び治療を通じて得られた傷病名、投薬内容、検査又は測定の結果等、人の健康に関する情報その他の情報であって研究に用いられるもの(死者に係るものを含む。)をいう。
十二　この指針において「試料・情報」とは、試料及び研究に用いられる情報をいう。
十三　この指針において「インフォームド・コンセント」とは、被験者又はその代諾者(以下「被験者等」という。)が、実施又は継続されようとする遺伝子治療等臨床研究に関して、当該遺伝子治療等臨床研究の目的及び意義並びに方法、被験者に生じる負担、予測される結果(リスク及び利益を含む。)等について十分な説明を受け、それらを理解した上で自由意思に基づいて研究責任者等(研究責任者又は研究責任者の指示を受けた医師である研究者をいう。以下同じ。)に対し与える、当該遺伝子治療等臨床研究(試料・情報の取扱いを含む。)を実施又は継続されることに関する同意をいう。
十四　この指針において「代諾者」とは、被験者の意思及び利益を代弁できると考えられる者であって、当該被験者がインフォームド・コンセントを与える能力を欠くと客観的に判断される場合に、当該被験者の代わりに、研究責任者等に対してインフォームド・コンセントを与えることができる者をいう。
十五　この指針において「インフォームド・アセント」とは、インフォームド・コンセントを与える能力を欠くと客観的に判断される被験者が、実施又は継続されようとする遺伝子

治療等臨床研究に関して、その理解力に応じた分かりやすい言葉で説明を受け、当該遺伝子治療等臨床研究を実施又は継続されることを理解し、賛意を表することをいう。

十六　この指針において「最終産物」とは、被験者に投与する最終的に作製された疾病の治療又は予防のための遺伝子が組み込まれたDNA又はこれを含むウイルスその他の粒子（以下「組換え遺伝子等」という。）等をいう。

十七　この指針において「個人情報」とは、生存する個人に関する情報であって、当該情報に含まれる氏名、生年月日その他の記述等により特定の個人を識別することができるものをいい、他の情報と容易に照合することができ、それにより特定の個人を識別することができることとなるものを含む。

十八　この指針において「個人情報等」とは、個人情報に加えて、死者について特定の個人を識別することができる情報を含めたものをいう。

十九　この指針において「匿名化」とは、特定の個人（死者を含む。以下同じ。）を識別することができることとなる記述等の全部又は一部を取り除き、代わりに当該個人と関わりのない符合又は番号を付すことをいう。なお、個人情報等のうち、それ自体では特定の個人を識別することができないものであっても、他で入手できる情報と照合することにより特定の個人を識別することができる場合には、照合に必要な情報の全部又は一部を取り除いて、特定の個人を識別することができないようにすることを含むものとする。

二十　この指針において「連結可能匿名化」とは、必要な場合に特定の個人を識別することができるように、当該個人と新たに付された符合又は番号との対応表を残す方法による匿名化をいう。

二十一　この指針において「有害事象」とは、実施された遺伝子治療等臨床研究との因果関係の有無を問わず、被験者に生じた全ての好ましくない若しくは意図しない傷病又はその徴候（臨床検査値の異常を含む。）をいう。

二十二　この指針において「重篤な有害事象」とは、有害事象のうち、次に掲げるいずれかに該当するものをいう。
① 死に至るもの
② 生命を脅かすもの
③ 治療のための入院又は入院期間の延長が必要となるもの
④ 永続的又は顕著な障害・機能不全に陥るもの
⑤ 子孫に先天異常を来すもの

二十三　この指針において「モニタリング」とは、遺伝子治療等臨床研究が適正に行われることを確保するため、遺伝子治療等臨床研究がどの程度進捗しているか並びにこの指針及び研究計画書に従って行われているかについて、研究責任者が指定した者に行わせる調査をいう。

二十四　この指針において「監査」とは、遺伝子治療等臨床研究の結果の信頼性を確保するため、遺伝子治療等臨床研究がこの指針及び研究計画書に従って行われたかについて、研究責任者が指定した者に行わせる調査をいう。

第三　適用範囲

一　適用される研究

　　この指針は、我が国の研究機関により実施され、又は日本国内において実施される遺伝子治療等臨床研究を対象とする。ただし、第十二から第三十四までの規定は、医薬品、医療機器等の品質、有効性及び安全性の確保等に関する法律（昭和35年法律第145号）に定める治験に該当する遺伝子治療等臨床研究及び遺伝子を導入した細胞を人の体内に投与する遺伝子治療等臨床研究については、適用しない。

二　日本国外において実施される研究

1　我が国の研究機関が日本国外において遺伝子治療等臨床研究を実施する場合（海外の研究機関と共同して遺伝子治療等臨床研究を実施する場合を含む。）は、この指針に従うとともに、実施地の法令、指針等の基準を遵守しなければならない。ただし、この指針の規定と比較して実施地の法令、指針等の基準の規定が厳格な場合には、この指針の規定に代えて当該実施地の法令、指針等の基準の規定により遺伝子治療等臨床

研究を実施するものとする。
　2　この指針の規定が日本国外の実施地における法令、指針等の基準の規定より厳格であり、この指針の規定により遺伝子治療等臨床研究を実施することが困難な場合であって、次に掲げる事項が研究計画書に記載され、当該遺伝子治療等臨床研究の実施について倫理審査委員会の意見を聴いて我が国の研究機関の長が許可したときには、この指針の規定に代えて当該実施地の法令、指針等の基準の規定により遺伝子治療等臨床研究を実施することができるものとする。
　　①　インフォームド・コンセントについて適切な措置が講じられる旨
　　②　遺伝子治療等臨床研究の実施に伴って取得される個人情報等の保護について適切な措置が講じられる旨

第四　遺伝子治療等臨床研究の対象の要件
　遺伝子治療等臨床研究の対象は、次のすべての要件に適合するものに限る。
　1　遺伝子治療等臨床研究による治療・予防効果が、現在可能な他の方法と比較して同等以上であることが十分予測されるものであること。
　2　被験者にとって遺伝子治療等臨床研究により得られる利益が、不利益を上回ることが十分予測されるものであること。また、当該遺伝子治療等臨床研究が予防を目的とする場合には、利益が不利益を大きく上回ることが十分予測されるものであること。

第五　有効性及び安全性
　遺伝子治療等臨床研究は、有効かつ安全なものであることが十分な科学的知見に基づき予測されるものに限る。

第六　品質等の確認
　遺伝子治療等臨床研究に使用される遺伝子その他の人に投与される物質については、医薬品の臨床試験の実施の基準に関する省令（平成9年厚生省令第28号）第17条若しくは再生医療等製品の臨床試験の実施の基準に関する省令（平成26年厚生労働省令第89号）第25条において求められる水準に達している施設又は再生医療等の安全性の確保等に関する法律（平成25年法律第85号）第2条第8項の特定細胞加工物製造事業者が、同法第35条第1項の許可若しくは同法第39条第1項の認定を受けた又は第40条第1項の規定による届出をした細胞培養加工施設において製造され、その品質、有効性及び安全性が確認されているものに限る。

第七　生殖細胞等の遺伝的改変の禁止
　人の生殖細胞又は胚（一の細胞又は細胞群であって、そのまま人又は動物の胎内において発生の過程を経ることにより一の個体に成長する可能性のあるもののうち、胎盤の形成を開始する前のものをいう。以下同じ。）の遺伝的改変を目的とした遺伝子治療等臨床研究及び人の生殖細胞又は胚の遺伝的改変をもたらすおそれのある遺伝子治療等臨床研究は、行ってはならない。

第八　適切な説明に基づくインフォームド・コンセントの確保
　遺伝子治療等臨床研究は、適切な説明に基づくインフォームド・コンセントが確実に確保されて実施されなければならない。

第九　公衆衛生上の安全の確保
　遺伝子治療等臨床研究は、公衆衛生上の安全が十分確保されて実施されなければならない。

第十　情報の公開
　遺伝子治療等臨床研究は、第十九の一に規定するデータベースに登録され、その情報は適切かつ正確に公開されなければならない。

第十一　被験者の選定
　被験者の選定に当たっては、人権保護の観点から、病状、年齢、同意能力等を考慮し、慎重に検討しなければならない。

第二章　研究者等の責務等

第十二　研究者の基本的責務等
　一　研究者は、次の業務を行わなければならない。
　　1　被験者等への配慮
　　　(1)　研究者は、被験者の生命、健康及び人権を尊重して、遺伝子治療等臨床研究を実施しなければならない。
　　　(2)　研究者は、遺伝子治療等臨床研究を実施するに当たっては、あらかじめインフォー

ムド・コンセントを受けなければならない。
- (3) 研究者は、被験者等及びその関係者からの相談、問合せ、苦情等（以下「相談等」という。）に適切かつ迅速に対応しなければならない。
- (4) 研究者は、遺伝子治療等臨床研究の実施に携わる上で知り得た情報を正当な理由なく漏らしてはならない。遺伝子治療等臨床研究の実施に携わらなくなった後も、同様とする。
- (5) 研究者は、遺伝子治療等臨床研究に関連する情報の漏えい等、被験者等の人権を尊重する観点又は遺伝子治療等臨床研究の実施上の観点から重大な懸念が生じた場合には、速やかに研究機関の長及び研究責任者に報告しなければならない。

2 遺伝子治療等臨床研究の倫理的妥当性及び科学的合理性の確保等
- (1) 研究者は、法令、指針等を遵守し、倫理審査委員会及び厚生労働大臣の意見を尊重し、研究機関の長が許可した研究計画書に従って、適正に研究を実施しなければならない。
- (2) 研究者は、研究責任者を補助し遺伝子治療等臨床研究の研究計画に関する資料を作成するとともに、当該計画を実施し、研究責任者に対し必要な報告を行わなければならない。
- (3) 研究者は、遺伝子治療等臨床研究の倫理的妥当性若しくは科学的合理性を損なう事実若しくは情報又は損なうおそれのある情報を得た場合（(4)に該当する場合を除く。）には、速やかに研究責任者に報告しなければならない。
- (4) 研究者は、遺伝子治療等臨床研究の実施の適正性若しくは研究結果の信頼を損なう事実若しくは情報又は損なうおそれのある情報を得た場合には、速やかに研究責任者又は研究機関の長に報告しなければならない。

3 教育・研修
研究者は、遺伝子治療等臨床研究の実施に先立ち、遺伝子治療等臨床研究に関する倫理並びに当該遺伝子治療等臨床研究の実施に必要な知識及び技術に関する教育・研修を受けなければならない。また、研究期間中も適宜継続して、教育・研修を受けなければならない。

二 研究者は、遺伝子治療等臨床研究を適正に実施するために必要な専門的知識又は臨床経験を有する者とする。

第十三 研究責任者の責務

一 研究責任者は、次の業務を行わなければならない。

1 研究計画書の作成及び研究者に対する遵守徹底
- (1) 研究責任者は、遺伝子治療等臨床研究の実施に関して国内外の入手し得る資料及び情報に基づき、遺伝子治療等臨床研究の医療上の有用性及び倫理性について検討を行い、その検討の結果を踏まえて、遺伝子治療等臨床研究の遂行に必要な体制を整え、あらかじめ、研究計画書を作成し、研究機関の長の許可を求めなければならない。研究計画書を変更するときも同様とする。
- (2) 研究責任者は、当該遺伝子治療等臨床研究に関連して被験者に生じた健康被害に対する補償を行うために、あらかじめ、保険への加入その他の必要な措置を適切に講じなければならない。
- (3) 研究責任者は、第十九の規定により、研究の概要その他の遺伝子治療等臨床研究に関する情報を適切に登録するとともに、遺伝子治療等臨床研究の結果については、これを公表しなければならない。
- (4) 研究責任者は、研究計画書に従って遺伝子治療等臨床研究が適正に実施され、その結果の信頼性が確保されるよう、当該遺伝子治療等臨床研究の実施に携わる研究者を指導・管理しなければならない。

2 遺伝子治療等臨床研究の進捗状況の管理・監督及び有害事象等の把握・報告
- (1) 研究責任者は、遺伝子治療等臨床研究

の実施に係る必要な情報を収集するなど、遺伝子治療等臨床研究の適正な実施及び研究結果の信頼性の確保に努めなければならない。
⑵　研究責任者は、遺伝子治療等臨床研究の倫理的妥当性若しくは科学的合理性を損なう事実若しくは情報又は損なうおそれのある情報であって遺伝子治療等臨床研究の継続に影響を与えると考えられるものを得た場合(⑶に該当する場合を除く。)には、速やかに、研究機関の長及び総括責任者に対して報告し、必要に応じて、遺伝子治療等臨床研究を停止し、若しくは中止し、又は研究計画書を変更しなければならない。
⑶　研究責任者は、遺伝子治療等臨床研究の実施の適正性若しくは研究結果の信頼を損なう事実若しくは情報又は損なうおそれのある情報を得た場合には、速やかに研究機関の長及び総括責任者に報告し、必要に応じて、遺伝子治療等臨床研究を停止し、若しくは中止し、又は研究計画書を変更しなければならない。
⑷　研究責任者は、遺伝子治療等臨床研究の実施において、当該遺伝子治療等臨床研究により期待される利益よりも予測されるリスクが高いと判断される場合又は当該遺伝子治療等臨床研究により十分な成果が得られた若しくは十分な成果が得られないと判断される場合には、当該遺伝子治療等臨床研究を中止しなければならない。
⑸　研究責任者は、研究計画書に定めるところにより、遺伝子治療等臨床研究の進捗状況及び遺伝子治療等臨床研究の実施に伴う有害事象の発生状況等を、研究機関の長、総括責任者及び倫理審査委員会に文書で報告しなければならない。この場合において、進捗状況に関しては少なくとも、年１回以上、報告する。
⑹　研究責任者は、遺伝子治療等臨床研究を終了(中止の場合を含む。以下同じ。)したときは、研究機関の長及び総括責任者に必要な事項について報告しなければならない。
⑺　研究責任者は、他の研究機関と共同で遺伝子治療等臨床研究を実施する場合には、共同研究機関の研究責任者に対し当該遺伝子治療等臨床研究に関連する必要な情報を共有しなければならない。
３　遺伝子治療等臨床研究の実施後の被験者への対応
⑴　研究責任者は、遺伝子治療等臨床研究の実施後においても、被験者が当該遺伝子治療等臨床研究の成果を含め必要な最善の予防、診断及び治療を受けることができるよう努めなければならない。
⑵　研究責任者は、遺伝子治療等臨床研究の実施後においても、安全性及び有効性の確保の観点から、遺伝子治療等による効果及び副作用について適当な期間の追跡調査その他の必要な措置を講ずるように努めなければならない。また、その結果については、研究機関の長及び総括責任者に報告しなければならない。
４　研究責任者は、１から３までに定めるもののほか、自らの研究機関における遺伝子治療等臨床研究を総括するにあたって必要な措置を講じなければならない。
二　研究責任者は、１件の遺伝子治療等臨床研究について１研究機関につき１名とし、一に掲げる業務を適確に実施できる者とする。

第十四　総括責任者の責務

一　総括責任者は、次の業務を行わなければならない。

１　総括責任者は、遺伝子治療等臨床研究の実施に関して国内外の入手し得る資料及び情報に基づき、遺伝子治療等臨床研究の医療上の有用性及び倫理性について検討を行い、その検討の結果を踏まえて、あらかじめ、研究計画書を作成し、自らが所属する研究機関の長の許可を求めなければならない。研究計画書を変更するときも同様とする。
２　総括責任者は、遺伝子治療等臨床研究を総括し、他の研究責任者に必要な指示を与

えるとともに、適宜、他の研究責任者に対する教育及び研修を行わなければならない。

3　総括責任者は、第十三の一の 2(2)又は(3)の規定により報告を受けた場合は、自らが所属する研究機関の長及び全ての研究責任者に対し、速やかに、その旨を報告しなければならない。

4　総括責任者は、1から3までに定めるもののほか、遺伝子治療等臨床研究を総括するに当たって必要な措置を講じなければならない。

二　他の研究機関と共同して実施する遺伝子治療等臨床研究において、総括責任者は、遺伝子治療等臨床研究1件につき1名とし、各研究機関の研究責任者の中から1名に限り選任するものとする。

三　総括責任者は、研究責任者の業務を行うとともに、他の研究責任者から依頼された第十九の一の規定による遺伝子治療等臨床研究の研究概要等の登録を代表して行うことができる。この場合には、当該遺伝子治療等臨床研究を実施する全ての研究機関に関する情報も登録しなければならない。

第十五　研究機関

研究機関は、次のすべての要件を満たさなければならない。

一　十分な臨床観察及び検査並びにこれらの結果の分析及び評価を行うことができる人的能力及び施設機能を備えたものであること。

二　被験者の病状に応じた必要な措置を採ることができる人的能力及び施設機能を備えたものであること。

第十六　研究機関の長の責務

研究機関の長は、次の業務を行わなければならない。

一　研究に対する総括的な監督

1　研究機関の長は、実施を許可した遺伝子治療等臨床研究について、適正に実施されるよう必要な監督を行うとともに、最終的な責任を負うものとする。

2　研究機関の長は、研究者に、被験者の生命、健康及び人権を尊重して遺伝子治療等臨床研究を実施することを周知徹底しなければならない。

3　研究機関の長は、その業務上知り得た情報を正当な理由なく漏らしてはならない。その業務に従事しなくなった後も、同様とする。

4　研究機関の長は、遺伝子治療等臨床研究に関する業務の一部を委託する場合には、委託を受けた者が遵守すべき事項について、文書による契約を締結するとともに、委託を受けた者に対する必要かつ適切な監督を行わなければならない。

二　遺伝子治療等臨床研究の実施のための体制・規程の整備等

1　研究機関の長は、遺伝子治療等臨床研究を適正に実施するために必要な体制・規程を整備しなければならない。

2　研究機関の長は、当該研究機関の実施する遺伝子治療等臨床研究に関連して被験者に健康被害が生じた場合、これに対する補償その他の必要な措置が適切に講じられることを確保しなければならない。

3　研究機関の長は、研究結果等、遺伝子治療等臨床研究に関する情報が適切に公表されることを確保しなければならない。

4　研究機関の長は、当該研究機関における遺伝子治療等臨床研究がこの指針に適合していることについて、必要に応じ、自ら点検及び評価を行い、その結果に基づき適切な対応をとらなければならない。

5　研究機関の長は、遺伝子治療等臨床研究に関する倫理並びに遺伝子治療等臨床研究の実施に必要な知識及び技術に関する教育・研修を当該研究機関の研究者が受けることを確保するための措置を講じなければならない。また、自らもこれらの教育・研修を受けなければならない。

6　研究機関の長は、当該研究機関において定められた規程により、この指針に定める権限又は事務を当該研究機関内の適当な者に委任することができる。

三　研究の許可等

1　研究機関の長は、研究責任者から、遺伝

子治療等臨床研究の実施又は当該遺伝子治療等臨床研究の重大な変更の許可を求められたときは倫理審査委員会及び厚生労働大臣に、その他の当該遺伝子治療等臨床研究の変更の許可を求められたときは倫理審査委員会に意見を求め、その意見を尊重し、当該許可又は不許可その他研究に関し必要な措置について決定しなければならない。なお、他の研究機関と共同して実施する遺伝子治療等臨床研究について厚生労働大臣に意見を求める場合には、一括して意見を求めることができる。

2 研究機関の長は、遺伝子治療等臨床研究の継続に影響を与えると考えられる事実又は情報について報告を受けた場合には、必要に応じて倫理審査委員会に意見を求め、その意見を尊重するとともに、必要に応じて速やかに、遺伝子治療等臨床研究の停止、原因の究明等、適切な対応をとらなければならない。なお、研究機関の長は、倫理審査委員会の意見を聴く前に、必要に応じ、研究責任者に対し、遺伝子治療等臨床研究の中止又は暫定的な措置を講ずるよう、指示することができる。

3 研究機関の長は、倫理審査委員会及び厚生労働大臣が行う調査に協力しなければならない。

4 研究機関の長は、遺伝子治療等臨床研究の実施の適正性若しくは研究結果の信頼を損なう事実若しくは情報又は損なうおそれのある情報について報告を受けた場合には、速やかに必要な措置を講じなければならない。

5 研究機関の長は、研究責任者から遺伝子治療等臨床研究の終了について報告を受けたときは、当該遺伝子治療等臨床研究に関する審査を行った倫理審査委員会に必要な事項について報告をしなければならない。

四 厚生労働大臣への報告等

1 研究機関の長は、遺伝子治療等臨床研究の進捗状況及び研究結果について、研究責任者又は倫理審査委員会から報告又は意見を受け、必要に応じ、研究責任者に対しその留意事項、改善事項等に関して指示を与えるとともに厚生労働大臣に対し報告を行わなければならない。

2 研究機関の長は、研究責任者から受理した総括報告書の写しを速やかに厚生労働大臣に提出しなければならない。

3 研究機関の長は、第十二の一の1(5)又は第十三の一の2(2)若しくは(3)の規定による報告を受けた場合等、遺伝子治療等臨床研究の継続に影響を与えると考えられる事実又は情報について、速やかに厚生労働大臣に報告しなければならない。

4 研究機関の長は、当該研究機関が実施している又は過去に実施した遺伝子治療等臨床研究について、この指針に適合していないことを知った場合には、速やかに倫理審査委員会の意見を聴き、必要な対応を行うとともに、不適合の程度が重大な場合であるときは、その対応の状況・結果を厚生労働大臣に報告し、公表しなければならない。

第三章 研究計画書

第十七 研究計画書に関する手続

一 研究計画書の作成・変更

1 研究責任者は遺伝子治療等臨床研究を実施(研究計画書を変更して実施する場合を含む。第二十四の一を除き以下同じ。)しようとするときは、あらかじめ研究計画書を作成し、研究機関の長の許可を受けなければならない。

2 研究責任者は、他の研究機関と共同して遺伝子治療等臨床研究を実施しようとする場合には、各共同研究機関の研究責任者の役割及び責任を明確にした上で、第十四の一の1の規定により総括責任者が作成する研究計画書を踏まえて研究計画書を作成しなければならない。

3 研究責任者は、当該研究責任者の所属する研究機関における遺伝子治療等臨床研究に関する業務の一部について委託しようとする場合には、当該委託業務の内容を定めた上

で研究計画書を作成しなければならない。
二　倫理審査委員会への付議
　1　研究機関の長は、研究責任者から、当該研究機関における遺伝子治療等臨床研究の実施の許可を求められたときは、当該遺伝子治療等臨床研究の実施の適否について、倫理審査委員会の意見を聴かなければならない。
　2　研究機関の長は、他の研究機関と共同して実施する遺伝子治療等臨床研究について倫理審査委員会の意見を聴く場合には、共同研究機関における遺伝子治療等臨床研究の実施の許可、他の倫理審査委員会における審査結果及び当該遺伝子治療等臨床研究の進捗に関する状況等の審査に必要な情報についても倫理審査委員会へ提供しなければならない。
　3　研究機関の長は、他の研究機関と共同して実施する遺伝子治療等臨床研究に係る研究計画書について、一つの倫理審査委員会による一括した審査を求めることができる。
三　研究機関の長による許可
　　研究機関の長は、倫理審査委員会及び厚生労働大臣の意見を尊重し、遺伝子治療等臨床研究の実施の許可又は不許可その他遺伝子治療等臨床研究について必要な措置を決定しなければならない。この場合において、研究機関の長は、倫理審査委員会又は厚生労働大臣が研究の実施について不適当である旨の意見を述べたときには、当該研究の実施を許可してはならない。
四　研究中の手続
　1　研究責任者は、研究計画書に定めるところにより、遺伝子治療等臨床研究の進捗状況及び遺伝子治療等臨床研究の実施に伴う有害事象の発生状況等を、研究機関の長、総括責任者及び倫理審査委員会に文書で報告しなければならない。この場合において、進捗状況に関しては少なくとも年1回以上の報告とする。
　2　研究機関の長は、遺伝子治療等臨床研究の進捗状況及び遺伝子治療等臨床研究の実施に伴う有害事象の発生状況等について、研究責任者又は倫理審査委員会から報告又は意見を受け、必要に応じ、研究責任者に対しその留意事項、改善事項等に関して指示を与えるとともに、厚生労働大臣に対し報告を行わなければならない。
五　研究終了後の対応
　1　研究責任者は、遺伝子治療等臨床研究の終了後直ちに次の事項を記載した総括報告書を作成し、速やかに研究機関の長（総括責任者を置く場合にあっては、研究機関の長及び総括責任者。）に報告しなければならない。
　　①　遺伝子治療等臨床研究の名称
　　②　研究責任者及びその他の研究者（他の研究機関と共同して研究を実施する場合には、総括責任者及び共同研究機関の研究責任者を含む。）の氏名
　　③　研究機関及び共同研究機関の名称及び所在地
　　④　遺伝子治療等臨床研究の目的及び意義
　　⑤　遺伝子治療等臨床研究の実施方法及び期間
　　⑥　遺伝子治療等臨床研究の結果及び考察
　　⑦　その他必要な事項
　2　研究機関の長は、研究責任者から1の規定による報告を受けたときは、当該遺伝子治療等臨床研究に関する審査を行った倫理審査委員会に、遺伝子治療等臨床研究が終了した旨及びその結果の概要を文書により報告するとともに、総括報告書の写しを速やかに厚生労働大臣に提出しなければならない。

第十八　研究計画書の記載事項
一　第十七の一の1の研究計画書には、次の事項を記載しなければならない。
　①　遺伝子治療等臨床研究の名称
　②　研究責任者及びその他の研究者（他の研究機関と共同して研究を実施する場合には、総括責任者及び共同研究機関の研究責任者を含む。）の氏名並びに当該遺伝子治療等臨床研究において果たす役割
　③　研究機関及び共同研究機関の名称及びその所在地
　④　遺伝子治療等臨床研究の目的及び意義

遺伝子治療等臨床研究に関する指針

⑤　遺伝子治療等臨床研究の実施方法及び期間
⑥　対象疾患及びその選定理由
⑦　被験者の選定方針
⑧　導入する遺伝子及び遺伝子の導入方法
　⑴　開発の経緯
　⑵　導入する遺伝子
　⑶　遺伝子の導入方法
　⑷　被験者に投与する最終産物の組成
⑨　特性解析と品質試験
⑩　被験者への投与に用いられる特殊な機器及び医療材料
⑪　非臨床試験における安全性及び有効性の評価
　⑴　臨床的有効性を予測するための試験
　⑵　生体内分布
　⑶　非臨床試験における安全性の評価
　⑷　非臨床試験の成績の総括
⑫　遺伝子治療等臨床研究の実施が可能であると判断した理由
⑬　第二十二の規定によるインフォームド・コンセントを受ける手続等(同規定による説明及び同意に関する事項を含む。)
⑭　個人情報等の取扱い(匿名化する場合にはその方法を含む。)
⑮　被験者に生じる負担並びに予測されるリスク及び利益、これらの総合的評価並びに当該負担及びリスクを最小化する対策
⑯　試料・情報(研究に用いられる情報に係る資料を含む。)の保管及び廃棄の方法
⑰　研究機関の長及び倫理審査委員会への報告内容及び方法
⑱　研究の資金源等、研究機関の遺伝子治療等臨床研究に係る利益相反及び個人の収益等、研究者の遺伝子治療等臨床研究に係る利益相反に関する状況
⑲　遺伝子治療等臨床研究に関する情報公開の方法
⑳　被験者等及びその関係者からの相談等への対応
㉑　代諾者からインフォームド・コンセントを受ける場合には、第二十三の規定による手続(第二十二及び第二十三の規定による代諾者の選定方針並びに説明及び同意に関する事項を含む。)
㉒　インフォームド・アセントを得る場合には、第二十三の規定による手続(説明に関する事項を含む。)
㉓　被験者に経済的負担又は謝礼がある場合には、その旨及びその内容
㉔　重篤な有害事象が発生した際の対応
㉕　遺伝子治療等臨床研究によって生じた健康被害に対する補償の有無及びその内容
㉖　被験者への遺伝子治療等臨床研究の実施後における医療の提供に関する対応
㉗　遺伝子治療等臨床研究の実施に伴い、被験者の健康、子孫に受け継がれ得る遺伝的特徴等に関する重要な知見が得られる可能性がある場合には、被験者に係る研究結果(偶発的所見を含む。)の取扱い
㉘　遺伝子治療等臨床研究に関する業務の一部を委託する場合には、当該業務内容及び委託先の監督方法
㉙　被験者から取得された試料・情報について、被験者等から同意を受ける時点では特定されない将来の研究のために用いられる可能性又は他の研究機関に提供する可能性がある場合には、その旨と同意を受ける時点において想定される内容
㉚　第三十三の規定によるモニタリング及び監査の実施体制及び実施手順
㉛　その他必要な事項

二　一の研究計画書には、次の資料を添付しなければならない。
　①　研究者の略歴及び研究業績
　②　研究機関の施設設備の状況
　③　研究機関における当該遺伝子治療等臨床研究に関する有効性を示唆する試験及び安全性に関する研究の成果がある場合には、当該試験及び研究の成果
　④　遺伝子治療等臨床研究に関連する研究機関以外の国内外の研究状況
　⑤　インフォームド・コンセントにおける説明文書及び同意文書の様式
　⑥　その他必要な資料

三　研究計画書には、その概要を可能な限り平易な用語を用いて記載した要旨を添付しなければならない。

第十九　研究に関する登録・公表
一　研究の概要及び結果の登録

研究責任者(他の研究機関と共同して実施する遺伝子治療等臨床研究の場合にあっては、総括責任者又は研究責任者。)は、遺伝子治療等臨床研究について、国立大学附属病院長会議、一般財団法人日本医薬情報センター又は公益社団法人日本医師会が設置している公開データベースに、当該遺伝子治療等臨床研究の概要をその実施に先立って登録し、研究計画書の変更及び遺伝子治療等臨床研究の進捗に応じて適宜更新しなければならず、また、遺伝子治療等臨床研究を終了したときは、遅滞なく、当該遺伝子治療等臨床研究の結果を登録しなければならない。ただし、被験者等及びその関係者の人権又は研究者及びその関係者の権利利益の保護のため非公開とすることが必要な内容として、倫理審査委員会の意見を受けて研究機関の長が許可したものについては、この限りでない。

二　研究結果の公表

研究責任者は、遺伝子治療等臨床研究を終了したときは、遅滞なく、被験者等及びその関係者の人権又は研究者及びその関係者の権利利益の保護のために必要な措置を講じた上で、当該遺伝子治療等臨床研究の結果を公表しなければならない。また、結果の最終の公表を行ったときは、遅滞なく研究機関の長へ報告しなければならない。

第四章　倫理審査委員会

第二十　倫理審査委員会の設置等
一　倫理審査委員会の設置の要件

倫理審査委員会の設置者は、次に掲げる要件を満たしていなければならない。
① 審査に関する事務を的確に行う能力があること。
② 倫理審査委員会を継続的に運営する能力があること。
③ 倫理審査委員会を中立的かつ公正に運営する能力があること。

二　倫理審査委員会の設置者の責務

1　倫理審査委員会の設置者は、当該倫理審査委員会の組織及び運営に関する規程を定め、当該規程により、倫理審査委員会の委員及びその事務に従事する者に業務を行わせなければならない。

2　倫理審査委員会の設置者は、当該倫理審査委員会が審査を行った遺伝子治療等臨床研究に関する審査資料を当該遺伝子治療等臨床研究の終了について報告された日から10年を経過した日まで適切に保管しなければならない。

3　倫理審査委員会の設置者は、当該倫理審査委員会の運営を開始するに当たって、倫理審査委員会の構成、組織及び運営並びに公開その他遺伝子治療等臨床研究の審査に必要な手続に関する規則を定め、倫理審査委員会報告システムにおいて公表しなければならない。また、倫理審査委員会の設置者は、年1回以上、当該倫理審査委員会の開催状況及び審査の概要について、倫理審査委員会報告システムにおいて公表しなければならない。ただし、審査の概要のうち、被験者等及びその関係者の人権又は研究者及びその関係者の権利利益の保護のため非公開とすることが必要な内容として倫理審査委員会が判断したものについては、この限りでない。

4　倫理審査委員会の設置者は、当該倫理審査委員会の委員及びその事務に従事する者が審査及び関連する業務に関する教育・研修を受けることを確保するため必要な措置を講じなければならない。

5　倫理審査委員会の設置者は、当該倫理審査委員会の組織及び運営がこの指針に適合していることについて、厚生労働大臣又はその委託を受けた者が実施する調査に協力しなければならない。

第二十一　倫理審査委員会の役割・責務等

一　役割・責務
　1　倫理審査委員会は、研究機関の長から遺伝子治療等臨床研究の実施の適否等について意見を求められたときは、この指針に基づき、倫理的観点及び科学的観点から、研究機関及び研究者の利益相反に関する情報も含めて中立的かつ公正に審査を行い、文書により意見を述べなければならない。
　2　倫理審査委員会は、審査が公正に行われるようその活動の自由及び独立が保障されていなければならない。
　3　倫理審査委員会は、1の規定により審査を行った遺伝子治療等臨床研究について、倫理的観点及び科学的観点から必要な調査を行い、研究機関の長に対して、研究計画書の変更、当該遺伝子治療等臨床研究の中止その他当該遺伝子治療等臨床研究に関し必要な意見を述べることができる。
　4　倫理審査委員会は、1の規定により審査を行った遺伝子治療等臨床研究について、当該遺伝子治療等臨床研究の実施の適正性及び研究結果の信頼性を確保するために必要な調査を行い、研究機関の長に対して、研究計画書の変更、当該遺伝子治療等臨床研究の中止その他当該遺伝子治療等臨床研究に関し必要な意見を述べることができる。
　5　倫理審査委員会の委員及びその事務に従事する者は、その業務上知り得た情報を正当な理由なく漏らしてはならない。その業務に従事しなくなった後も同様とする。
　6　倫理審査委員会の委員及びその事務に従事する者は、1の規定により審査を行った遺伝子治療等臨床研究に関連する情報の漏えい等、被験者等の人権を尊重する観点並びに当該遺伝子治療等臨床研究の実施上の観点及び審査の中立性又は公正性の観点から重大な懸念が生じた場合には、速やかに倫理審査委員会の設置者に報告しなければならない。
　7　倫理審査委員会の委員及びその事務に従事する者は、審査及び関連する業務に先立ち、倫理的観点及び科学的観点からの審査等に必要な知識を習得するための教育・研修を受けなければならない。また、その後も、適宜継続して教育・研修を受けなければならない。

二　構成及び会議の成立要件等
　1　倫理審査委員会の構成は、研究計画書の審査等の業務を適切に実施できるよう、次に掲げる要件の全てを満たさなければならず、①から③までに掲げる者については、それぞれ他を同時に兼ねることはできない。また、会議の成立についても同様の要件とする。
　　①　分子生物学、細胞生物学、遺伝学、臨床薬理学、病理学等の専門家及び遺伝子治療等臨床研究の対象となる疾患に係る臨床医が含まれていること。
　　②　法律に関する専門家及び生命倫理に関する意見を述べるにふさわしい識見を有する者を含めて構成されるものであること。
　　③　被験者の観点も含めて一般の立場から意見を述べることのできる者が含まれていること。
　　④　倫理審査委員会の設置者の所属機関に所属しない者が複数含まれていること。
　　⑤　男女両性で構成されていること。
　　⑥　5名以上であること。
　2　審査の対象となる遺伝子治療等臨床研究の実施に携わる研究者は、倫理審査委員会の審議及び意見の決定に同席してはならない。ただし、当該倫理審査委員会の求めに応じて、その会議に出席し、当該遺伝子治療等臨床研究に関する説明を行うことはできる。
　3　審査を依頼した研究機関の長は、倫理審査委員会の審議及び意見の決定に参加してはならない。ただし、倫理審査委員会における当該審査の内容を把握するために必要な場合には、当該倫理審査委員会の同意を得た上で、その会議に同席することができる。
　4　倫理審査委員会は、審査の対象、内容等に応じて有識者に意見を求めることができる。
　5　倫理審査委員会は、特別な配慮を必要とする者を被験者とする研究計画書の審査を行い、意見を述べる際は、必要に応じてこ

れらの者について識見を有する者に意見を求めなければならない。
6　倫理審査委員会の意見は、全会一致をもって決定するよう努めなければならない。
三　迅速審査
倫理審査委員会は、次に掲げるいずれかに該当する審査について、当該倫理審査委員会が指名する委員による審査(以下「迅速審査」という。)を行い、意見を述べることができる。迅速審査の結果は倫理審査委員会の意見として取り扱うものとし、当該審査結果は全ての委員に報告されなければならない。
①　他の研究機関と共同して実施される遺伝子治療等臨床研究であって、既に当該遺伝子治療等臨床研究の全体について共同研究機関において倫理審査委員会の審査を受け、その実施について適当である旨の意見を得ている場合の審査
②　研究計画書の軽微な変更に関する審査
四　他の研究機関が実施する研究に関する審査
1　研究機関の長が、自らの研究機関以外に設置された倫理審査委員会に審査を依頼する場合には、当該倫理審査委員会は、遺伝子治療等臨床研究の実施体制について十分把握した上で審査を行い、意見を述べなければならない。
2　倫理審査委員会は、他の研究機関が実施する遺伝子治療等臨床研究について審査を行った後、継続して当該研究機関の長から当該遺伝子治療等臨床研究に関する審査を依頼された場合には、審査を行い、意見を述べなければならない。

第五章　インフォームド・コンセント等

第二十二　インフォームド・コンセントを受ける手続等
一　インフォームド・コンセントを受ける手続等
研究責任者等が遺伝子治療等臨床研究を実施しようとするときは、研究機関の長の許可を受けた研究計画書に定めるところにより、あらかじめ、三の規定による説明事項を記載した文書により、インフォームド・コンセントを受けなければならない。
二　研究計画書の変更
研究責任者等は、研究計画書を変更して遺伝子治療等臨床研究を実施しようとする場合には、変更箇所について、原則として改めて一の規定によるインフォームド・コンセントの手続等を行わなければならない。ただし、倫理審査委員会の意見を受けて研究機関の長が、改めて一の規定によるインフォームド・コンセントの手続等を要しないことについて許可した変更箇所については、この限りでない。
三　説明事項
インフォームド・コンセントを受ける際に被験者等に対し説明すべき事項は、原則として以下のとおりとする。ただし、倫理審査委員会及び厚生労働大臣の意見を受けて研究機関の長が許可した事項については、この限りでない。
①　遺伝子治療等臨床研究の名称及び当該遺伝子治療等臨床研究の実施について研究機関の長の許可を受けている旨
②　研究機関の名称及び研究責任者の氏名(他の研究機関と共同して遺伝子治療等臨床研究を実施する場合には、共同研究機関の名称及び共同研究機関の研究責任者の氏名並びに総括責任者の氏名を含む。)
③　遺伝子治療等臨床研究の目的及び意義
④　遺伝子治療等臨床研究の方法(被験者から取得された試料・情報の利用目的を含む。)及び期間
⑤　被験者として選定された理由
⑥　被験者に生じる負担並びに予測されるリスク及び利益
⑦　遺伝子治療等臨床研究が実施又は継続されることに同意した場合であっても随時これを撤回できる旨(被験者等からの撤回の内容に従った措置を講じることが困難となる場合があるときは、その旨及びその理由。)
⑧　遺伝子治療等臨床研究が実施又は継続されることに同意しないこと又は同意を撤回

することによって被験者等が不利益な取扱いを受けない旨

⑨ 遺伝子治療等臨床研究に関する情報公開の方法

⑩ 被験者等の求めに応じて、他の被験者等の個人情報等の保護及び当該遺伝子治療等臨床研究の独創性の確保に支障がない範囲内で研究計画書及び遺伝子治療等臨床研究の方法に関する資料を入手又は閲覧できる旨並びにその入手又は閲覧の方法

⑪ 個人情報等の取扱い(匿名化をする場合にはその方法を含む。)

⑫ 試料・情報の保管及び廃棄の方法

⑬ 研究の資金源等、研究機関の遺伝子治療等臨床研究に係る利益相反及び個人の収益等、研究者の遺伝子治療等臨床研究に係る利益相反に関する状況

⑭ 被験者等及びその関係者からの相談等への対応

⑮ 被験者等に経済的負担又は謝礼がある場合には、その旨及びその内容

⑯ 他の治療方法等に関する事項

⑰ 被験者への遺伝子治療等臨床研究の実施後における医療の提供に関する対応

⑱ 遺伝子治療等臨床研究の実施に伴い、被験者の健康、子孫に受け継がれ得る遺伝的特徴等に関する重要な知見が得られる可能性がある場合には、被験者に係る研究結果(偶発的所見を含む。)の取扱い

⑲ 遺伝子治療等臨床研究によって生じた健康被害に対する補償の有無及び内容

⑳ 被験者から取得された試料・情報について、被験者等からの同意を受ける時点では特定されない将来の研究のために用いられる可能性又は他の研究機関に提供する可能性がある場合には、その旨と同意を受ける時点において想定される内容

㉑ 被験者の秘密が保全されることを前提として、モニタリングに従事する者及び監査に従事する者、倫理審査委員会並びに厚生労働大臣が、必要な範囲内において当該被験者に関する試料・情報を閲覧する旨

四 同意を受ける時点で特定されなかった研究への試料・情報の利用の手続研究責任者等は、被験者等から同意を受ける時点で想定される試料・情報の利用目的等について可能な限り説明した場合であって、その後、利用目的等が新たに特定されたときは、研究計画書を作成又は変更した上で、新たに特定された利用目的等についての情報を被験者等に通知し、又は公開し、研究が実施されることについて、被験者等が同意を撤回できる機会を保障しなければならない。

五 同意の撤回等

研究責任者等は、被験者等から次に掲げるいずれかに該当する同意の撤回又は拒否があった場合には、遅滞なく、当該撤回又は拒否の内容に従った措置を講じるとともに、その旨を当該被験者等に説明しなければならない。ただし、当該措置を講じることが困難な場合であって、当該措置を講じないことについて倫理審査委員会の意見を聴いた上で研究機関の長が許可したときは、この限りでない。なお、その場合、当該撤回又は拒否の内容に従った措置を講じない旨及びその理由について、研究責任者等が被験者等に説明し、理解を得るよう努めなければならない。

① 遺伝子治療等臨床研究が実施又は継続されることに関して与えた同意の全部又は一部の撤回

② 代諾者が同意を与えた遺伝子治療等臨床研究について、被験者からのインフォームド・コンセントの手続における、当該遺伝子治療等臨床研究が実施又は継続されることの全部又は一部に対する拒否

第二十三 代諾者からのインフォームド・コンセントを受ける場合の手続等

一 代諾の要件等

1 研究責任者等が、第二十二の規定による手続において代諾者からインフォームド・コンセントを受ける場合には、次に掲げる要件がいずれも満たされていなければならない。

(1) 研究計画書に次に掲げる事項が記載されていること。

① 代諾者の選定方針
② 代諾者への説明事項(③に関する説明を含む。)
③ (2)①又は②に該当する者を被験者とすることが必要な理由
(2) 被験者が次に掲げるいずれかに該当していること。
① 未成年者であること。
② 成年であって、インフォームド・コンセントを与える能力を欠くと客観的に判断される者であること。
2 研究責任者等が、第二十二の規定による手続において代諾者からインフォームド・コンセントを受ける場合には、1(1)①の選定方針に従って代諾者を選定し、当該代諾者に対して、第二十二の三の規定によるほか1(1)②の説明事項を説明しなければならない。
3 研究責任者等が、代諾者からインフォームド・コンセントを受けた場合であって、被験者が中学校等の課程を修了している又は16歳以上の未成年者であり、かつ、遺伝子治療等臨床研究を実施されることに関する十分な判断能力を有すると判断されるときには、当該被験者からもインフォームド・コンセントを受けなければならない。

二 インフォームド・アセントを得る場合の手続等

1 研究責任者等が、代諾者からインフォームド・コンセントを受けた場合であって、被験者が遺伝子治療等臨床研究を実施されることについて自らの意向を表すことができると判断されるときには、インフォームド・アセントを得るよう努めなければならない。ただし、一の3の規定により被験者からインフォームド・コンセントを受けるときは、この限りでない。
2 研究責任者は、1の規定によるインフォームド・アセントの手続を行うことが予測される遺伝子治療等臨床研究を実施しようとする場合には、あらかじめ被験者への説明事項及び説明方法を研究計画書に記載しなければならない。
3 研究責任者等は、1の規定によるインフォームド・アセントの手続において、被験者が、遺伝子治療等臨床研究が実施又は継続されることの全部又は一部に対する拒否の意向を表した場合には、その意向を尊重するよう努めなければならない。ただし、当該遺伝子治療等臨床研究を実施又は継続することにより被験者に直接の健康上の利益が期待され、かつ、代諾者がそれに同意するときは、この限りでない。

第六章　厚生労働大臣の意見等

第二十四　厚生労働大臣の意見

一 厚生労働大臣は、研究機関の長の求めに応じ、あらかじめ遺伝子治療等臨床研究の実施又は当該遺伝子治療等臨床研究の重大な変更に関し意見を述べるものとする。
二 研究機関の長は、第十六の三の1の規定に基づき厚生労働大臣に対し意見を求めるに当たって、次の書類を提出しなければならない。
① 研究計画書及び当該研究計画書に添付する資料
② 倫理審査委員会における審査の過程及び結果を示す書類
③ 第二十の二の3に定める規則
三 厚生労働大臣は、二の規定に基づき意見を求められた場合において、複数の有識者の意見を踏まえ、当該遺伝子治療等臨床研究が次に掲げる事項のいずれかに該当すると判断するときは、当該遺伝子治療等臨床研究の医療上の有用性及び倫理性について厚生科学審議会の意見を聴くものとする。
① 組換え遺伝子であって、当該遺伝子を細胞内に導入する際に用いられる新規のもの又は新規の遺伝子投与方法を用いていること。
② 新規の疾病を対象としていること。
③ 新規の遺伝子治療等の方法を用いていること(①又は②に該当するものを除く。)。
④ その他個別の審査を必要とするような事項を含んでいること。
四 厚生労働大臣は、三の規定による厚生科学

審議会からの意見の聴取が必要ないと判断する場合には、意見を求められた日から30日以内に、当該遺伝子治療等臨床研究の実施に関し意見を述べるものとする。

第二十五　重篤な有害事象等に係る厚生労働大臣の意見

厚生労働大臣は、第十六の四の3及び第三十の四の3の規定に基づき研究機関の長から報告を受けた場合には、必要に応じ、遺伝子治療等臨床研究に関して意見を述べるものとする。

第二十六　厚生労働大臣の調査等

厚生労働大臣は、第二十四の一又は第二十五の規定に基づき意見を述べるときその他必要があると認めるときは、研究機関の長に対し第二十四の二に定める書類以外の資料の提出を求めるとともに、当該研究機関の長の承諾を得て当該研究機関の調査その他必要な調査を行うものとする。

第七章　個人情報等

第二十七　個人情報等に係る基本的責務

一　個人情報等の保護

1　研究者及び研究機関の長は、個人情報の取扱いに関して、この指針の規定のほか、個人情報の保護に関する法律（平成15年法律第57号）、行政機関の保有する個人情報の保護に関する法律（平成15年法律第58号）、独立行政法人等の保有する個人情報の保護に関する法律（平成15年法律第59号）及び地方公共団体において制定される条例等を遵守しなければならない。

2　研究者及び研究機関の長は、死者の尊厳及び遺族等の感情に鑑み、死者について特定の個人を識別することができる情報に関しても、生存する個人に関するものと同様に、二及び第二十八の規定により適切に取り扱い、必要かつ適切な措置を講じなければならず、また、第二十九の規定に準じて適切に対応し、必要な措置を講じるよう努めなければならない。

二　適正な取得等

1　研究者は、遺伝子治療等臨床研究の実施に当たって、偽りその他不正の手段により個人情報等を取得してはならない。

2　研究者は、原則としてあらかじめ被験者等から同意を受けている範囲を超えて、遺伝子治療等臨床研究の実施に伴って取得された個人情報等を取り扱ってはならない。

第二十八　安全管理

一　適正な取扱い

1　研究者は、遺伝子治療等臨床研究の実施に伴って取得された個人情報等であって当該研究者の所属する研究機関が保有しているもの（委託して保管する場合を含む。以下「保有する個人情報等」という。）について、漏えい、滅失又はき損の防止その他の安全管理のため、適切に取り扱わなければならない。

2　研究責任者は、遺伝子治療等臨床研究の実施に際して、保有する個人情報等が適切に取り扱われるよう、研究機関の長と協力しつつ、当該情報を取り扱う他の研究者に対して、必要な指導・管理を行わなければならない。

二　安全管理のための体制整備、監督等

1　研究機関の長は、保有する個人情報等の漏えい、滅失又はき損の防止その他保有する個人情報等の安全管理のため、必要かつ適切な措置を講じなければならない。

2　研究機関の長は、当該研究機関において遺伝子治療等臨床研究の実施に携わる研究者に保有する個人情報等を取り扱わせようとする場合には、その安全管理に必要な体制及び規程を整備するとともに、研究者に対して、保有する個人情報等の安全管理が図られるよう必要かつ適切な監督を行わなければならない。

第二十九　保有する個人情報の開示等

一　保有する個人情報に関する事項の公表等

1　研究機関の長は、被験者等に係る個人情報に関し、第二十二の規定により、被験者等に説明し、又は個人情報の取扱いを含む遺伝子治療等臨床研究の実施についての情報を被験者等に通知し、若しくは公開している場合を除き、遺伝子治療等臨床研究の

実施に伴って取得された個人情報であって当該研究機関が保有しているもの（委託して保管する場合を含む。以下「保有する個人情報」という。）に関し、次に掲げる事項について、当該個人情報によって識別される特定の個人（以下「本人」という。）又はその代理人が容易に知り得る状態（本人又はその代理人（以下「本人等」という。）の求めに応じて遅滞なく回答する場合を含む。以下同じ。）に置かなければならない。
① 研究機関の名称及び研究機関の長の氏名
② 保有する個人情報の利用目的について、遺伝子治療等臨床研究に用いられる情報にあっては遺伝子治療等臨床研究に用いられる旨（他の研究機関へ提供される場合には、その旨を含む。）、遺伝子治療等臨床研究に用いられる情報でないものにあってはその用途
③ 2又は二の1、3、4若しくは6の規定による求め（以下「開示等の求め」という。）に応じる手続（二の2の規定により手数料の額を定めた場合には、その手数料の額を含む。）
④ 保有する個人情報の取扱いに関する相談等の窓口
2 研究機関の長は、本人等から、保有する個人情報のうちその本人を識別することができるものについて、その利用目的の通知を求められた場合には、その求めをした本人等（以下「請求者」という。）に対し、遅滞なく、これを通知しなければならない。
3 1の②及び2の規定は、次に掲げるいずれかに該当する場合には適用しない。
① 利用目的を容易に知り得る状態に置くこと又は請求者に対して通知することにより、被験者等又は第三者の生命、身体、財産その他の権利利益を害するおそれがある場合
② 利用目的を容易に知り得る状態に置くこと又は請求者に対して通知することにより、当該研究機関の権利又は正当な利益を害するおそれがある場合

4 研究機関の長は、2の規定による利用目的の通知について、3の規定により通知しない旨の決定をした場合には、請求者に対し、遅滞なく、その旨を通知しなければならない。また、請求者に対し、その理由を説明し、理解を得るよう努めなければならない。

二 開示等の求めへの対応
1 研究機関の長は、本人等から、保有する個人情報のうちその本人を識別することができるものについて、開示（保有する個人情報にその本人が識別されるものが存在しない場合に、その旨を通知することを含む。以下同じ。）を求められた場合には、請求者に対し、遅滞なく、該当する個人情報を開示しなければならない。ただし、開示することにより次に掲げるいずれかに該当する場合には、その全部又は一部を開示しないことができる。また、法令の規定により、保有する個人情報の開示について定めがある場合には、当該法令の規定によるものとする。
① 被験者等又は第三者の生命、身体、財産その他の権利利益を害するおそれがある場合
② 研究機関の研究業務の適正な実施に著しい支障を及ぼすおそれがある場合
③ 法令に違反することとなる場合
2 研究機関の長は、一の2の規定による利用目的の通知又は1の規定による開示を求められたときは、その措置の実施に関し、手数料を徴収することができる。ただし、その場合には、実費を勘案して合理的と認められる範囲内において、その手数料の額を定めなければならない。
3 研究機関の長は、本人等から、保有する個人情報のうちその本人を識別することができるものについて、その内容が事実でないという理由によって、当該内容の訂正、追加又は削除（以下「訂正等」という。）を求められた場合には、当該内容の訂正等に関して法令の規定により特別の手続が定められている場合を除き、利用目的の達成に必要な範囲内において、遅滞なく必要な調査

を行い、その結果に基づき、当該内容の訂正等を行わなければならない。

4　研究機関の長は、本人等から、保有する個人情報のうちその本人を識別することができるものについて、第二十七の二の1の規定に反して取得されたものであるという理由又は同2の規定に反して取り扱われているという理由によって、該当する個人情報の利用の停止又は消去(以下「利用停止等」という。)を求められた場合であって、その求めが適正と認められるときは、当該規定に反していることを是正するために必要な限度で、遅滞なく、当該個人情報の利用停止等を行わなければならない。ただし、当該個人情報の利用停止等を行うことが困難な場合であって、当該本人の権利利益を保護するため必要なこれに代わるべき措置をとるときは、この限りでない。

5　研究機関の長は、1の規定により求められた措置の全部若しくは一部について当該措置をとらない旨の決定をした場合又は3若しくは4の規定により求められた措置の全部若しくは一部について当該措置をとった場合若しくは当該措置をとらない旨の決定をした場合には、請求者に対し、遅滞なく、その旨(訂正等を行った場合には、その内容を含む。)を通知しなければならない。また、1、3又は4の規定により、本人等から求められた措置の全部又は一部について、当該措置をとらない旨を通知する場合又は当該措置と異なる措置をとる旨を通知する場合には、請求者に対し、その理由を説明し、理解を得るよう努めなければならない。

6　研究機関の長は、本人等から、匿名化されていない試料・情報であってその本人を識別することができるものが第二十二の規定に反して他の研究機関(共同研究機関を含む。以下同じ。)に提供されているという理由によって、当該試料・情報の他の研究機関への提供の停止を求められた場合であって、その求めが適正と認められるときは、遅滞なく、当該試料・情報の他の研究機関への提供を停止しなければならない。ただし、当該試料・情報の他の研究機関への提供を停止することが困難な場合であって、当該本人の権利利益を保護するため必要なこれに代わるべき措置をとるときは、この限りでない。

7　研究機関の長は、6の規定により提供の停止を求められた匿名化されていない試料・情報の全部又は一部について、他の研究機関への提供を停止した場合又は他の研究機関への提供を停止しない旨の決定をした場合には、請求者に対し、遅滞なく、その旨を通知しなければならない。また、他の研究機関への提供を停止しない旨を通知する場合又は他の研究機関への提供の停止と異なる措置をとる旨を通知する場合には、請求者に対し、その理由を説明し、理解を得るよう努めなければならない。

8　研究機関の長は、開示等の求めに応じる手続として、次に掲げる事項を定めることができる。なお、その場合には本人等に過重な負担を課するものとならないよう、その負担の軽減に努めなければならない。また、本人等が当該手続によらずに開示等の求めを行ったときは、請求者に対し、開示等の求めに応じることが困難である旨を通知することができる。

① 　開示等の求めの申出先

② 　開示等の求めに際して提出すべき書面(電子的方式、磁気的方式その他人の知覚によっては認識することができない方式で作られる記録を含む。)の様式その他の開示等の求めの方式

③ 　開示等の求めをする者が本人等であることの確認の方法

④ 　2の規定により手数料を定めた場合には、その徴収方法

9　研究機関の長は、本人等から開示等の求めがあった場合において、請求者に対し、その対象となる保有する個人情報を特定するに足りる事項の提示を求めることができる。なお、本人等が容易かつ的確に開示等

の求めを行うことができるよう、当該個人情報の特定に資する情報の提供その他本人等の利便を考慮するとともに、本人等に過重な負担を課するものとならないよう配慮しなければならない。

第八章　重篤な有害事象への対応

第三十　重篤な有害事象への対応
一　研究者の対応

研究者は、遺伝子治療等臨床研究の実施において重篤な有害事象の発生を知った場合には、四の1の規定による手順書等に従い、被験者等への説明等、必要な措置を講じるとともに、速やかに研究責任者に報告しなければならない。

二　研究責任者の対応

研究責任者は、遺伝子治療等臨床研究の実施において重篤な有害事象の発生を知った場合には、速やかに、その旨を研究機関の長及び総括責任者に報告するとともに、四の1の規定による手順書等に従い、適切な対応を図らなければならない。また、速やかに当該遺伝子治療等臨床研究の実施に携わる研究者に対して、当該有害事象の発生に係る情報を共有しなければならない。

三　総括責任者の対応

総括責任者は、二の規定により報告を受けた場合は、自らが所属する研究機関の長及び全ての研究責任者に対し、速やかに、その旨を報告しなければならない。

四　研究機関の長の対応

1　研究機関の長は、遺伝子治療等臨床研究を実施しようとする場合には、あらかじめ、重篤な有害事象が発生した際に研究者が実施すべき事項に関する手順書を作成し、当該手順書に従って適正かつ円滑に対応が行われるよう必要な措置を講じなければならない。

2　研究機関の長は、二の規定により研究責任者から重篤な有害事象の発生について報告がなされた場合には、手順書に従って速やかに必要な対応を行うとともに、当該有害事象について倫理審査委員会の意見を聴き、必要な措置を講じなければならない。なお、研究機関の長は、倫理審査委員会の意見を聴く前に、必要に応じ、研究責任者に対し、遺伝子治療等臨床研究の中止又は暫定的な措置を講ずるよう、指示することができる。

3　研究機関の長は、重篤な有害事象について、速やかに厚生労働大臣に報告しなければならない。

第九章　研究の信頼性確保

第三十一　利益相反の管理
一　研究者は、遺伝子治療等臨床研究を実施するときは、個人の収益等、当該遺伝子治療等臨床研究に係る利益相反に関する状況について、その状況を研究責任者に報告し、透明性を確保するよう適切に対応しなければならない。

二　研究責任者は、遺伝子治療等臨床研究を実施するときは、当該遺伝子治療等臨床研究に係る利益相反に関する状況を把握し、研究計画書に記載しなければならない。

三　研究者は、二の規定により研究計画書に記載された利益相反に関する状況を、第二十二に規定するインフォームド・コンセントを受ける手続において被験者等に説明しなければならない。

第三十二　研究に係る試料及び情報等の保管
一　研究者は、遺伝子治療等臨床研究に用いられる情報及び当該情報に係る資料（以下「情報等」という。）を正確なものにしなければならない。

二　研究責任者は、被験者等から取得された試料及び情報等を保管するときは、三の規定による手順書に基づき、研究計画書にその方法を記載するとともに、研究者が情報等を正確なものにするよう指導・管理し、被験者等から取得された試料及び情報等の漏えい、混交、盗難、紛失等が起こらないよう必要な管理を行わなければならない。

三　研究機関の長は、被験者等から取得された試

料及び情報等の保管に関する手順書を作成し、当該手順書に従って、当該研究機関が実施する遺伝子治療等臨床研究に係る被験者等から取得された試料及び情報等が適切に保管されるよう必要な監督を行わなければならない。

四　研究責任者は、三の規定による手順書に従って、二の規定による管理の状況について研究機関の長へ報告しなければならない。

五　研究責任者は、被験者が将来新たに病原体に感染した場合等に、その原因が遺伝子治療等臨床研究に起因するかどうかを明らかにするため、最終産物を一定期間保管するとともに、当該被験者に最終産物を投与する前後の血清等の試料及び情報等について、総括報告書を研究機関の長及び総括責任者に提出した日から少なくとも 10 年以上の必要とされる期間保存するものとする。また、研究機関の長は、当該期間、最終産物等が適切に保管されるよう必要な監督を行わなければならない。また、連結可能匿名化された情報について、当該研究機関が対応表を保管する場合には、対応表の保管についても同様とする。

六　研究機関の長は、被験者等から取得された試料及び情報等を廃棄する場合には、匿名化されるよう必要な監督を行わなければならない。

第三十三　モニタリング及び監査

一　研究責任者は、遺伝子治療等臨床研究の信頼性の確保に努めなければならず、研究機関の長の許可を受けた研究計画書に定めるところにより、モニタリング及び必要に応じて監査を実施しなければならない。

二　研究責任者は、研究機関の長の許可を受けた研究計画書に定めるところにより適切にモニタリング及び監査が行われるよう、モニタリングに従事する者及び監査に従事する者に対して必要な指導・管理を行わなければならない。

三　研究責任者は、監査の対象となる遺伝子治療等臨床研究の実施に携わる者及びそのモニタリングに従事する者に、監査を行わせてはならない。

四　モニタリングに従事する者は、当該モニタリングの結果を研究責任者に報告しなければならない。また、監査に従事する者は、当該監査の結果を研究責任者及び研究機関の長に報告しなければならない。

五　モニタリングに従事する者及び監査に従事する者は、その業務上知り得た情報を正当な理由なく漏らしてはならない。その業務に従事しなくなった後も同様とする。

六　研究機関の長は、一の規定によるモニタリング及び監査の実施に協力するとともに、当該実施に必要な措置を講じなければならない。

第十章　雑則

第三十四　啓発普及

研究者は、あらゆる機会を利用して遺伝子治療等臨床研究に関し、情報の提供等啓発普及に努めるものとする。

第三十五　施行期日

この指針は、平成二十七年十月一日から施行する。

第三十六　経過措置

この指針の施行前に廃止前の遺伝子治療臨床研究に関する指針（平成 16 年文部科学省・厚生労働省告示第 2 号）等の規定によってした手続その他の行為であって、この指針に相当の規定があるものは、この指針の相当の規定によってしたものとみなす。

○ヒトES細胞の分配及び使用に関する指針

平成二十六年十一月二十五日
文部科学省告示第百七十四号

　　第一章　総則

（目的）
第一条　この指針は、ヒトES細胞が、医学及び生物学の発展に大きく貢献する可能性がある一方で、人の生命の萌芽（ほう）であるヒト胚を使用すること、ヒトES細胞が、ヒト胚を滅失して樹立されたものであり、また、全ての細胞に分化する可能性があること等の生命倫理上の問題を有することに鑑み、ヒトES細胞の取扱いにおいて、生命倫理上の観点から遵守すべき基本的な事項を定め、もってその適正な実施の確保に資することを目的とする。

（定義）
第二条　この指針において、次の各号に掲げる用語の意義は、それぞれ当該各号に定めるところによる。
　一　胚　ヒトに関するクローン技術等の規制に関する法律（平成十二年法律第百四十六号。以下「法」という。）第二条第一項第一号に規定する胚をいう。
　二　ヒト胚　ヒトの胚（ヒトとしての遺伝情報を有する胚を含む。）をいう。
　三　ヒト受精胚　法第二条第一項第六号に規定するヒト受精胚をいう。
　四　人クローン胚　法第二条第一項第十号に規定する人クローン胚をいう。
　五　ヒトES細胞　ヒト胚から採取された細胞又は当該細胞の分裂により生ずる細胞であって、胚でないもののうち、多能性（内胚葉、中胚葉及び外胚葉の細胞に分化する性質をいう。）を有し、かつ、自己複製能力を維持しているもの又はそれに類する能力を有することが推定されるものをいう。
　六　分化細胞　ヒトES細胞が分化することにより、その性質を有しなくなった細胞をいう。
　七　生殖細胞　始原生殖細胞から精子又は卵子に至るまでの細胞をいう。
　八　樹立　特定の性質を有する細胞を作成することをいう。
　九　第一種樹立　ヒト受精胚を用いてヒトES細胞を樹立すること（次号に掲げるものを除く。）をいう。
　十　第二種樹立　人クローン胚を作成し、当該人クローン胚を用いてヒトES細胞を樹立することをいう。
　十一　樹立機関　ヒトES細胞を樹立する機関をいう。
　十二　分配機関　ヒトES細胞（基礎的研究の用に供するものに限る。）を使用する第三者に分配することを目的として樹立機関から寄託されたヒトES細胞の分配をし、及び維持管理をする機関をいう。
　十三　使用機関　ヒトES細胞を使用して基礎的研究を行う機関（海外使用機関を除く。）をいう。
　十四　臨床利用機関　法令に基づき、医療（臨床研究及び治験を含む。）に用いることを目的としたヒトES細胞の使用のための手続を経てヒトES細胞を使用する機関をいう。ただし、ヒトES細胞を使用して基礎的研究を行う場合を除く。
　十五　海外使用機関　日本国外にある事業所においてヒトES細胞を使用して基礎的研究を行う機関をいう。
　十六　海外分配計画　分配機関が行うヒトES細胞の海外使用機関に対する分配（基礎的研究の用に供するものに限る。）に関する計画をいう。
　十七　使用計画　使用機関が行うヒトES細胞の使用に関する計画をいう。
　十八　分配責任者　分配機関において、ヒトES細胞の分配を総括する立場にある者をいう。
　十九　使用責任者　使用機関において、ヒトES

細胞の使用を総括する立場にある者をいう。
二十　インフォームド・コンセント十分な説明に基づく自由な意思による同意をいう。

（適用の範囲）
第三条　この指針は、ヒトES細胞の分配（樹立機関が行うものを除く。）及び基礎的研究の用に供する使用について適用する。

（ヒトES細胞に対する配慮）
第四条　ヒトES細胞を取り扱う者は、ヒトES細胞が、人の生命の萌芽であるヒト胚を滅失させて樹立されたものであること及び全ての細胞に分化する可能性があることに配慮し、誠実かつ慎重にヒトES細胞の取扱いを行うものとする。

第二章　ヒトES細胞の分配

第一節　分配の要件

（分配に供されるヒトES細胞の要件）
第五条　分配に供されるヒトES細胞は、次に掲げる要件を満たすものに限るものとする。
一　ヒトES細胞の樹立に関する指針（平成二十六年文部科学省・厚生労働省告示第二号。以下「ES樹立指針」という。）に基づき樹立されたヒトES細胞又はこの指針に基づき海外から分配を受けたヒトES細胞（基礎的研究の用に供するものに限る。）であること。
二　必要な経費を除き、無償で分配、寄託又は譲渡されたものであること。

（使用機関に対する分配の要件）
第六条　使用機関に対するヒトES細胞の分配は、次に掲げる要件を満たす場合に限り、行うことができるものとする。
一　この指針に基づき使用計画を実施する使用機関に対してのみ分配をすること。
二　必要な経費を除き、無償で分配をすること。
2　分配機関は、この指針に基づく使用計画を実施する使用機関がヒトES細胞の分配を要求した場合には、やむを得ない場合を除き、分配をするものとする。

（臨床利用機関に対する分配の要件）
第七条　使用機関からの臨床利用機関に対するヒトES細胞の分配は、分配に供されるヒトES細胞が分配機関から分配を受けたものではない場合であって、次に掲げる要件を満たす場合に限り、行うことができるものとする。
一　次に掲げる要件を満たすことを確保するため、使用機関が臨床利用機関と書面による契約を締結していること。
　イ　ヒトES細胞を使用して作成した胚の人又は動物の胎内への移植その他の方法による個体の生成、ヒト胚及びヒトの胎児へのヒトES細胞の導入並びにヒトES細胞から生殖細胞の作成を行わないこと。
　ロ　分配を受けたヒトES細胞を、他の機関に対して分配又は譲渡をしないこと。
　ハ　ヒトES細胞の使用について遵守すべき倫理的な事項に関する規則が定められていること。
　ニ　ヒトES細胞の使用に関する倫理的な識見を向上させるための教育及び研修を実施するための計画が定められていること。
　ホ　個人情報の保護のための十分な措置が講じられていること。
　ヘ　この条に掲げる要件に反することとなった場合においては、ヒトES細胞の分配をした使用機関にヒトES細胞を返還又は譲渡すること。
　ト　作成した分化細胞を譲渡する場合には、当該分化細胞がヒトES細胞に由来するものであることを譲渡先に通知すること。
　チ　ヒトES細胞の使用を終了したときは、残余のヒトES細胞を廃棄し、又は分配をした使用機関に返還又は譲渡すること。
二　必要な経費を除き、無償で分配をすること。

（海外使用機関に対する分配の要件）
第八条　海外使用機関に対するヒトES細胞の分配は、次に掲げる要件を満たす場合に限り、行うことができるものとする。
　一　第二十条第七項に規定する文部科学大臣の確認を受けた海外分配計画に基づき契約を締結した海外使用機関に対してのみ分配をすること。
　二　必要な経費を除き、無償で分配をすること。

　　　　　第二節　分配機関

（分配機関の基準）
第九条　分配機関は、次に掲げる要件を満たすものとする。
　一　ヒトES細胞の分配等（分配をすること、寄託を受けること及び維持管理をすることをいう。以下同じ。）をするに足りる十分な施設、人員、技術的及び管理的能力並びに財政的基礎を有すること。
　二　ヒトES細胞の分配等について遵守すべき技術的及び倫理的な事項並びにヒトES細胞の管理に関する事項に関する規則が定められていること。
　三　倫理審査委員会が設置されていること。
　四　動物又はヒトの細胞の分配の実績を有すること。
　五　ヒトES細胞の分配等に関する技術的能力及び倫理的な識見を向上させるために必要な教育及び研修（以下「教育研修」という。）を実施するための計画（以下「教育研修計画」という。）が定められていること。

（分配機関の業務等）
第十条　分配機関は、ヒトES細胞の分配等をすることのほか、次に掲げる業務を行うものとする。
　一　一度分配をされたヒトES細胞のうち使用機関において加工されたものを譲り受け、その分配をし、及び維持管理をすること（ヒトES細胞を使用する研究の進展のために合理的である場合に限る。）。
　二　使用計画（当該分配機関が分配したヒトES細胞を用いるものに限る。）を実施する者にヒトES細胞の取扱いに関する技術的研修を行うこと。
2　分配機関は、ヒトES細胞の分配等、返還及び譲受けに関する記録を作成し、これを保存するものとする。
3　分配機関は、ヒトES細胞の分配等、返還及び譲受けに関する資料の提出、調査の受入れその他文部科学大臣が必要と認める措置に協力するものとする。

（分配機関の長）
第十一条　分配機関の長は、次に掲げる業務を行うものとする。
　一　海外分配計画の妥当性を確認し、第二十条の規定に基づき、その実施を了承すること。
　二　ヒトES細胞の分配等、返還及び譲受けの状況を把握し、必要に応じ分配責任者に対しその留意事項、改善事項等に関して指示を与えること。
　三　ヒトES細胞の分配等を監督すること。
　四　分配機関においてこの指針を周知徹底し、これを遵守させること。
　五　樹立機関から寄託を受けたヒトES細胞の分配の実績について、当該樹立機関の長に定期的に報告を行うこと。
　六　ヒトES細胞の分配等に関する教育研修計画を策定し、これに基づき教育研修を実施すること。
　七　前条第一項第二号に規定する技術的研修について、その実施体制を整備すること。
2　分配機関の長は、分配責任者を兼ねることができない。

（分配責任者）
第十二条　分配責任者は、次に掲げる業務を行うものとする。

一　ヒトES細胞の分配等を総括し、及び研究者に対し必要な指示をすること。
二　ヒトES細胞の分配等が適切に実施されていることを随時確認すること。
三　ヒトES細胞の分配等、返還及び譲受けの状況に関し、分配機関の長及び分配機関の倫理審査委員会に対し必要な報告をすること。
四　当該分配機関の設置に関する計画(以下「設置計画」という。)又は海外分配計画を実施する研究者に対し、ヒトES細胞の分配等に関する教育研修計画に基づく教育研修に参加するよう命ずるとともに、必要に応じ、その他のヒトES細胞の分配等に関する教育研修を実施すること。
五　第十条第一項第二号に規定する技術的研修を実施すること。
六　海外分配計画を作成した書類(以下「海外分配計画書」という。)を作成すること。
七　前各号に定めるもののほか、ヒトES細胞の分配等を総括するに当たって必要となる措置を講ずること。

2　分配責任者は、分配機関ごとに一名とし、ヒトES細胞に関する倫理的な識見並びに十分な専門的知識及び技術的能力を有するとともに前項各号に掲げる業務を的確に実施できる者とする。

(設置審査委員会)
第十三条　分配機関の設置に関する倫理審査委員会(以下「設置審査委員会」という。)は、この指針に即して、設置計画の妥当性について総合的に審査を行い、その適否、留意事項、改善事項等に関して分配機関を設置しようとする機関の長に対し意見を提出する業務を行うものとする。
2　設置審査委員会は、前項の審査の過程の記録を作成し、これを保管するものとする。
3　設置審査委員会は、次に掲げる要件を満たすものとする。
一　設置計画の妥当性を総合的に審査できるよう、生物学、医学及び法律に関する専門家、生命倫理に関する意見を述べるにふさわしい識見を有する者並びに一般の立場に立って意見を述べられる者から構成されていること。
二　分配機関を設置しようとする機関が属する法人に所属する者以外の者が二名以上含まれていること。
三　男性及び女性がそれぞれ二名以上含まれていること。
四　当該設置計画を実施する研究者、分配責任者との間に利害関係を有する者及び分配責任者の三親等以内の親族が審査に参画しないこと。
五　設置審査委員会の活動の自由及び独立が保障されるよう適切な運営手続が定められていること。
六　設置審査委員会の構成、組織及び運営並びにその議事の内容の公開その他設置計画の審査に必要な手続に関する規則が定められ、かつ、当該規則が公開されていること。

4　設置審査委員会の運営に当たっては、前項第六号に規定する規則により非公開とすることが定められている事項を除き、議事の内容について公開するものとする。

(分配機関の設置に関する手続)
第十四条　分配機関を設置しようとする機関の長は、設置計画を記載した書類(第三項及び第四項第一号において「設置計画書」という。)を作成し、設置計画のこの指針に対する適合性について、文部科学大臣の確認を受けるものとする。
2　前項の確認を受けようとする機関の長は、あらかじめ、設置審査委員会を設け、設置計画の妥当性について意見を求めるものとする。
3　設置計画書には、次に掲げる事項を記載するものとする。
一　分配機関の名称及び所在地並びに分配機関の長の氏名
二　ヒトES細胞の分配等を行う組織及び人員の体制
三　分配責任者の氏名、略歴、ヒトES細胞に関する取扱実績又は研究業績、教育研修の受講

歴及び分配機関において果たす役割
四　研究者の氏名、略歴、ヒトES細胞に関する取扱実績又は研究業績、教育研修の受講歴及び分配機関において果たす役割
五　ヒトES細胞の分配等を取り扱う施設及び設備並びに管理体制（ヒトES細胞の分配等を取り扱う施設の平面図及び設備の配置図並びに管理システムの配置図を含む。）
六　寄託又は譲渡を受けるヒトES細胞に関する説明
七　ヒトES細胞の分配等について遵守すべき技術的及び倫理的な事項並びにヒトES細胞の管理に関する事項を定めた規則に関する説明
八　倫理審査委員会の体制
九　ヒトES細胞の分配等に関する教育研修計画の内容
十　その他必要な事項
4　第一項の確認を受けようとする機関の長は、次に掲げる書類を文部科学大臣に提出するものとする。
一　設置計画書
二　設置審査委員会における審査の過程及び結果を示す書類
三　設置審査委員会に関する事項を記載した書類及び前条第三項第六号に規定する規則の写し
四　分配機関の倫理審査委員会に関する事項を記載した書類及び第十六条第二項の規定により読み替えて準用する前条第三項第六号に規定する規則の写し
五　ヒトES細胞の分配等について遵守すべき技術的及び倫理的な事項並びにヒトES細胞の管理に関する事項を定めた規則の写し
六　ヒトES細胞の分配等を継続的に行い得る財政的基礎を示す書類
七　動物又はヒトの細胞の分配の実績を示す書類
5　文部科学大臣は、第一項の確認を求められたときは、設置計画のこの指針に対する適合性について、科学技術・学術審議会生命倫理・安全部会の意見を求めるとともに、当該意見に基づき確認を行うものとする。
6　文部科学大臣は、前項の確認を行ったときは、その旨を公表するものとする。

（設置計画の変更）
第十五条　分配機関の長は、前条第三項第二号、第三号、第五号又は第六号に掲げる事項を変更しようとするときは、あらかじめ、当該変更の妥当性について分配機関の倫理審査委員会の意見を聴いた上で、当該変更のこの指針に対する適合性について、文部科学大臣の確認を受けるものとする。この場合において、分配機関の長は、当該変更の内容及び理由について記載した書類並びに当該変更に係る倫理審査委員会における審査の過程及び結果を示す書類を文部科学大臣に提出するものとする。
2　文部科学大臣は、前項の確認を求められたときは、当該変更のこの指針に対する適合性について科学技術・学術審議会生命倫理・安全部会の意見を求めるとともに、当該意見に基づき確認を行うものとする。
3　分配機関の長は、前条第三項第一号、第四号又は第七号から第十号までに掲げる事項を変更したときは、その旨を文部科学大臣に届け出るものとする。この場合において、当該変更が同項第四号又は第七号から第九号までに掲げる事項の変更に係るものであるときは、分配機関の長は、あらかじめ、当該変更の妥当性について分配機関の倫理審査委員会の意見を聴くものとする。
4　文部科学大臣は、前項の届出（前条第三項第一号に掲げる事項の変更に係るものを除く。）があったときは、当該届出に係る事項を科学技術・学術審議会生命倫理・安全部会に報告するものとする。

（分配機関の倫理審査委員会）
第十六条　分配機関の倫理審査委員会は、次に掲

げる業務を行うものとする。
一　この指針に即して、設置計画の変更の妥当性について総合的に審査を行い、その適否、留意事項、改善事項等に関して分配機関の長に対し意見を提出すること。
二　この指針に即して、海外分配計画の妥当性について総合的に審査を行い、その適否、留意事項、改善事項等に関して分配機関の長に対し意見を提出すること。
三　ヒトES細胞の分配等、返還及び譲受けの状況について報告を受け、必要に応じて調査を行い、その留意事項、改善事項等に関して分配機関の長に対し意見を提出すること。
2　第十三条第二項から第四項までの規定は、分配機関の倫理審査委員会の要件及び運営について準用する。この場合において、これらの規定中「設置審査委員会」とあるのは「分配機関の倫理審査委員会」と、「設置計画の妥当性」とあるのは「設置計画の変更及び海外分配計画の妥当性」と、「分配機関を設置しようとする機関」とあるのは「分配機関」と、「当該設置計画を実施する研究者」とあるのは「当該設置計画及び海外分配計画を実施する研究者」と、「設置計画の審査」とあるのは「設置計画の変更及び海外分配計画の審査」と、それぞれ読み替えるものとする。

（分配の進行状況等の報告）
第十七条　分配責任者は、ヒトES細胞の分配等、返還及び譲受けの状況を分配機関の長及び分配機関の倫理審査委員会に随時報告するものとする。
2　分配機関の長は、少なくとも毎年一回、文部科学大臣にヒトES細胞の分配等、返還及び譲受けの状況を報告するものとする。

（分配機関の業務の終了等）
第十八条　分配機関の長は、分配機関の業務を終了し、又は中止しようとするときは、終了後又は中止後のヒトES細胞の取扱いについて、分配機関の倫理審査委員会の意見を求めるとともに、文部科学大臣の確認を受けるものとする。
2　文部科学大臣は、前項の確認を求められたときは、分配機関の業務の終了後又は中止後のヒトES細胞の取扱いの妥当性について、科学技術・学術審議会生命倫理・安全部会の意見を求めるとともに、当該意見に基づき確認を行うものとする。
3　文部科学大臣は、第一項の確認を行ったときは、当該業務が終了し、又は中止された旨を公表するものとする。

第三節　海外使用機関に対する分配

（海外使用機関の基準）
第十九条　海外分配計画については、当分の間、次に掲げる要件を満たす海外使用機関に対する分配について策定するものとする。
一　ヒトES細胞及び分化細胞の取扱いについて、当該海外使用機関が存する国の法令又はこれに類するガイドラインを遵守すること。
二　分配を受けたヒトES細胞を、他の機関に対して分配又は譲渡をしないこと。
三　ヒトES細胞の使用を終了したときは、残余のヒトES細胞を、当該ヒトES細胞の分配をした分配機関との合意に基づき廃棄し、又は当該ヒトES細胞の分配をした分配機関に返還若しくは譲渡すること。
四　ヒトES細胞を使用して作成した胚の人又は動物の胎内への移植その他の方法による個体の生成、ヒト胚及びヒトの胎児へのヒトES細胞の導入並びにヒトES細胞から作成した生殖細胞を用いたヒト胚の作成を行わないこと。
五　商業目的の利用を行わないこと。
六　人体に適用する臨床研究その他医療及びその関連分野における使用を行わないこと。
七　個人情報の保護のための十分な措置が講じられていること。

八　その他ヒトES細胞の適切な取扱いに必要な措置を講ずること。
九　この条に定める海外分配計画の基準に反することとなった場合においては、ヒトES細胞の分配をした分配機関にヒトES細胞を返還又は譲渡すること。

（海外使用機関に対する分配の手続）
第二十条　分配責任者は、海外使用機関にヒトES細胞の分配をするに当たっては、あらかじめ、海外分配計画書を作成し、海外分配計画の実施について当該分配機関の長の了承を求めるものとする。
2　海外分配計画書には、次に掲げる事項を記載するものとする。
一　海外分配計画の名称
二　分配機関の名称及び所在地並びに分配機関の長の氏名
三　分配責任者の氏名
四　分配をする海外使用機関の名称及びその所在地並びに国名
五　分配の方法
六　分配をする海外使用機関の使用の期間
七　分配に供されるヒトES細胞の入手先及びヒトES細胞株の名称
八　海外使用機関の基準に関する説明
九　その他必要な事項
3　分配責任者は、分配をする海外使用機関のヒトES細胞の使用が当該海外使用機関が存する国の法令又はこれに類するガイドラインに基づき承認されたものであることを示す書類の写し及びその日本語による翻訳文を、海外分配計画書に添付するものとする。
4　分配機関の長は、第一項の了承を求められたときは、その妥当性について当該機関の倫理審査委員会の意見を求めるとともに、当該意見に基づき海外分配計画のこの指針に対する適合性を確認するものとする。
5　分配機関の長は、海外分配計画の実施を了承するに当たっては、当該海外分配計画による分配について、当該ヒトES細胞の樹立をした樹立機関の長の同意を求めるものとする。
6　樹立機関の長は、やむを得ない場合を除き、前項の同意をするものとする。
7　分配機関の長は、海外分配計画の実施を了承するに当たっては、第四項及び第五項の手続の終了後、当該海外分配計画のこの指針に対する適合性について、文部科学大臣の確認を受けるものとする。
8　前項の場合には、分配機関の長は、次に掲げる書類を文部科学大臣に提出するものとする。
一　海外分配計画書
二　分配機関の倫理審査委員会における審査の過程及び結果を示す書類
9　文部科学大臣は、海外分配計画のこの指針に対する適合性について、科学技術・学術審議会生命倫理・安全部会の意見を求めるとともに、当該意見に基づき確認を行うものとする。

第三章　ヒトES細胞の使用等

第一節　使用の要件等

（使用の要件）
第二十一条　第一種樹立により得られたヒトES細胞の使用は、次に掲げる要件を満たす場合に限り、行うことができるものとする。
一　次のいずれかに資する基礎的研究を行うものであること。
　イ　ヒトの発生、分化及び再生機能の解明
　ロ　新しい診断法、予防法若しくは治療法の開発又は医薬品等の開発
二　ヒトES細胞を使用することが前号に定める研究において科学的合理性及び必要性を有すること。
2　第二種樹立により得られたヒトES細胞の使用は、次に掲げる要件を満たす場合に限り、行うことができるものとする。
一　特定胚の取扱いに関する指針（平成二十一年文部科学省告示第八十三号）第九条第二項

ヒトES細胞の分配及び使用に関する指針

に規定する基礎的研究を行うものであること。
二 ヒトES細胞を使用することが前号に定める研究において科学的合理性及び必要性を有すること。
3 使用に供されるヒトES細胞は、次に掲げるものに限るものとする。
一 ES樹立指針で定める要件を満たして樹立されたヒトES細胞(生殖細胞の作成の用に供される場合には、生殖細胞の作成を行うことについてのインフォームド・コンセントを受けていることその他のES樹立指針で定める要件を満たして樹立されたヒトES細胞に限る。)
二 外国で樹立されたヒトES細胞で、ES樹立指針と同等の基準に基づき樹立されたものと認められるもの(生殖細胞の作成の用に供される場合には、ES樹立指針と同等の基準に基づき樹立されたものと認められ、かつ、当該外国における法令又はこれに類するガイドライン及びヒトES細胞の提供に関する条件においてヒトES細胞から生殖細胞の作成を行わないこととされていないものに限る。)

(禁止行為)
第二十二条 ヒトES細胞を取り扱う者は、次に掲げる行為をしてはならない。
一 ヒトES細胞を使用して作成した胚の人又は動物の胎内への移植その他の方法によりヒトES細胞から個体を生成すること。
二 ヒト胚へヒトES細胞を導入すること。
三 ヒトの胎児へヒトES細胞を導入すること。
四 ヒトES細胞から生殖細胞の作成を行う場合には、当該生殖細胞を用いてヒト胚を作成すること。

(ヒトES細胞の分配等)
第二十三条 使用機関は、ヒトES細胞の分配又は譲渡をしてはならない。ただし、使用機関において遺伝子の導入その他の方法により加工されたヒトES細胞を当該使用機関が分配又は譲渡する場合及び第七条に規定する場合については、この限りでない。

第二節 使用の体制

(使用機関の基準等)
第二十四条 使用機関は、次に掲げる要件を満たすものとする。
一 ヒトES細胞を使用するに足りる十分な施設、人員及び技術的能力を有すること。
二 ヒトES細胞の使用について遵守すべき技術的及び倫理的な事項に関する規則が定められていること。
三 ヒトES細胞の使用に関する教育研修計画が定められていること。
2 使用機関は、ヒトES細胞の使用に関する記録を作成し、これを保存するものとする。
3 使用機関は、ヒトES細胞の使用に関する資料の提出、調査の受入れその他文部科学大臣が必要と認める措置に協力するものとする。

(使用機関の長)
第二十五条 使用機関の長は、次に掲げる業務を行うものとする。
一 使用計画及びその変更の妥当性を確認し、第二十八条から第三十一条までの規定に基づき、その実施を了承すること。
二 ヒトES細胞の使用の進行状況及び結果を把握し、必要に応じ、使用責任者に対しその留意事項、改善事項等に関して指示を与えること。
三 ヒトES細胞の使用を監督すること。
四 使用機関においてこの指針を周知徹底し、これを遵守させること。
五 ヒトES細胞の使用に関する教育研修計画を策定し、これに基づく教育研修を実施すること。
2 使用機関の長は、使用責任者を兼ねることができない。ただし、前条第一項第二号に規定する規則により前項の業務を代行する者が選任されている場合は、この限りでない。

3　前項ただし書の場合において、この指針の規定(前項を除く。)中「使用機関の長」とあるのは「使用機関の長の業務を代行する者」と読み替えるものとする。

（使用責任者）

第二十六条　使用責任者は、次に掲げる業務を行うものとする。

一　ヒトES細胞の使用に関して、内外の入手し得る資料及び情報に基づき、使用計画又はその変更の科学的妥当性及び倫理的妥当性について検討すること。

二　前号の検討の結果に基づき、使用計画を記載した書類(以下「使用計画書」という。)又は使用計画の変更の内容及び理由を記載した書類(第三十一条第一項、第二項及び第四項において「使用計画変更書」という。)を作成すること。

三　ヒトES細胞の使用を総括し、及び使用計画を実施する研究者に対し必要な指示をすること。

四　ヒトES細胞の使用が使用計画書に従い適切に実施されていることを随時確認すること。

五　使用計画を実施する研究者に対し、ヒトES細胞の使用に関する教育研修計画に基づく教育研修に参加するよう命ずるとともに、必要に応じ、その他のヒトES細胞の使用に関する教育研修を実施すること。

六　前各号に定めるもののほか、使用計画を総括するに当たって必要となる措置を講ずること。

2　使用責任者は、一の使用計画ごとに一名とし、ヒトES細胞に関する倫理的な識見並びに十分な専門的知識及び技術的能力を有するとともに前項各号に掲げる業務を的確に実施できる者とする。

（使用機関の倫理審査委員会）

第二十七条　使用機関に、次に掲げる業務を行うため、倫理審査委員会を設置するものとする。

一　この指針に即して、使用計画又はその変更の科学的妥当性及び倫理的妥当性について総合的に審査を行い、その適否、留意事項、改善事項等に関して使用機関の長に対し意見を提出すること。

二　使用の進行状況及び結果について報告を受け、必要に応じて調査を行い、その留意事項、改善事項等に関して使用機関の長に対し意見を提出すること。

2　前項の規定にかかわらず、使用機関の長は、他の使用機関によって設置された倫理審査委員会をもって、前項の倫理審査委員会に代えることができる。

3　使用機関の倫理審査委員会(前項に規定する他の使用機関によって設置された倫理審査委員会を含む。以下同じ。)は、第一項第一号の審査の記録を作成し、これを保管するものとする。

4　使用機関の倫理審査委員会は、次に掲げる要件を満たすものとする。

一　使用計画の科学的妥当性及び倫理的妥当性を総合的に審査できるよう、生物学、医学及び法律に関する専門家、生命倫理に関する意見を述べるにふさわしい識見を有する者並びに一般の立場に立って意見を述べられる者から構成されていること。

二　当該使用機関が属する法人に所属する者以外の者が二名以上含まれていること。

三　男性及び女性がそれぞれ二名以上含まれていること。

四　当該使用計画を実施する研究者、使用責任者との間に利害関係を有する者及び使用責任者の三親等以内の親族が審査に参画しないこと。

五　使用機関の倫理審査委員会の活動の自由及び独立が保障されるよう適切な運営手続が定められていること。

六　使用機関の倫理審査委員会の構成、組織及び運営並びにその議事の内容の公開その他使用計画の審査に必要な手続に関する規則が定められ、かつ、当該規則が公開されてい

ること。
5 使用機関の倫理審査委員会の運営に当たっては、前項第六号に規定する規則により非公開とすることが定められている事項を除き、議事の内容について公開するものとする。

第三節 使用の手続

(使用機関の長の了承)
第二十八条 使用責任者は、ヒトES細胞の使用に当たっては、あらかじめ、使用計画書を作成し、使用計画の実施について使用機関の長の了承を求めるものとする。
2 使用計画書には、次に掲げる事項を記載するものとする。
一 使用計画の名称
二 使用機関の名称及びその所在地並びに使用機関の長の氏名
三 使用責任者の氏名、略歴、研究業績、教育研修の受講歴及び使用計画において果たす役割
四 研究者(使用責任者を除く。)の氏名、略歴、研究業績、教育研修の受講歴及び使用計画において果たす役割
五 使用の目的及びその必要性
六 使用の方法及び期間
七 使用に供されるヒトES細胞の入手先及びヒトES細胞株の名称
八 ヒトES細胞の使用の終了後におけるヒトES細胞の取扱い(生殖細胞の作成を行う場合には、作成した生殖細胞の取扱いを含む。)
九 使用機関の基準に関する説明
十 使用に供されるヒトES細胞が外国から提供される場合における当該ヒトES細胞の樹立及び譲受けの条件に関する説明
十一 その他必要な事項

(使用機関の倫理審査委員会の意見聴取)
第二十九条 使用機関の長は、前条第一項の規定に基づき、使用責任者から使用計画の実施の了承を求められたときは、科学的妥当性及び倫理的妥当性について使用機関の倫理審査委員会の意見を求めるとともに、当該意見に基づき使用計画のこの指針に対する適合性を確認するものとする。

(文部科学大臣への届出)
第三十条 使用機関の長は、使用計画の実施を了承するに当たっては、前条の手続の終了後、あらかじめ、当該使用計画の実施について文部科学大臣に届け出るものとする。
2 前項の場合には、使用機関の長は、次に掲げる書類を文部科学大臣に提出するものとする。
一 使用計画書
二 使用機関の倫理審査委員会における審査の過程及び結果を示す書類
三 使用機関の倫理審査委員会に関する事項を記載した書類及び第二十七条第四項第六号に規定する規則の写し
四 ヒトES細胞の使用について遵守すべき技術的及び倫理的な事項に関する規則の写し
3 文部科学大臣は、第一項の規定による届出があったときは、当該届出に係る事項を科学技術・学術審議会生命倫理・安全部会に報告するものとする。

(使用計画の変更)
第三十一条 使用責任者は、第二十八条第二項第一号、第三号及び第五号から第十号までに掲げる事項を変更しようとするときは、あらかじめ、使用計画変更書を作成して、使用機関の長の了承を求めるものとする。この場合において、了承を求められた使用機関の長は、当該変更の科学的妥当性及び倫理的妥当性について使用機関の倫理審査委員会の意見を求めるとともに、当該意見に基づき当該変更のこの指針に対する適合性を確認するものとする。
2 使用機関の長は、前項の了承をしたときは、速やかに、使用計画変更書並びに当該変更に係る倫理審査委員会における審査の過程及び結果

を示す書類を添付して、その旨を文部科学大臣に届け出るものとする。
3 使用機関の長は、第二十八条第二項第二号に掲げる事項を変更したときは、速やかに、その旨を文部科学大臣に届け出るものとする。
4 使用責任者は、第二十八条第二項第四号又は第十一号に掲げる事項を変更しようとするときは、あらかじめ、使用計画変更書を作成して、使用機関の長の了承を求めるものとする。
5 使用機関の長は、前項の了承をしたときは、速やかに、使用計画変更書を添付して、その旨を使用機関の倫理審査委員会に報告するとともに、文部科学大臣に届け出るものとする。

（使用の進行状況の報告）
第三十二条 使用責任者は、ヒトES細胞の使用の進行状況を使用機関の長及び倫理審査委員会に随時報告するものとする。
2 生殖細胞の作成を行う使用機関の使用責任者は、前項の報告に加え、少なくとも毎年一回、生殖細胞の作成状況を記載した生殖細胞作成状況報告書を作成し、使用機関の長に提出するものとする。
3 臨床利用機関に対してヒトES細胞を分配した使用責任者は、その都度、分配の状況を記載した報告書を作成し、使用機関の長に提出するものとする。
4 使用機関の長は、前二項の報告書の提出を受けたときは、速やかに、その写しを使用機関の倫理審査委員会及び文部科学大臣に提出するものとする。

（ヒトES細胞の使用の終了）
第三十三条 使用責任者は、ヒトES細胞の使用を終了したときは、速やかに、残余のヒトES細胞を、当該ヒトES細胞の分配をした樹立機関若しくは分配機関との合意に基づき廃棄し、又はこれらの機関に返還し若しくは譲渡するとともに、使用の結果を記載したヒトES細胞使用終了報告書を作成し、使用機関の長に提出するものとする。
2 使用機関の長は、前項のヒトES細胞使用終了報告書の提出を受けたときは、速やかに、その写しを当該ヒトES細胞の分配をした樹立機関又は分配機関、使用機関の倫理審査委員会及び文部科学大臣に提出するものとする。

（研究成果の公開）
第三十四条 ヒトES細胞の使用により得られた研究成果は、原則として公開するものとする。
2 使用機関は、ヒトES細胞の使用により得られた研究成果を公開する場合には、当該ヒトES細胞の使用がこの指針に適合して行われたことを明示するものとする。

第四節 分化細胞の取扱い等

（分化細胞の取扱い）
第三十五条 使用機関は、作成した分化細胞を譲渡する場合には、当該分化細胞がヒトES細胞に由来するものであることを譲渡先に通知するものとする。
2 生殖細胞の作成を行う使用機関は、作成した生殖細胞を譲渡する場合には、前項の通知を行うほか、当該生殖細胞の取扱いについて、譲渡先との契約その他の方法において次に掲げる事項が確保されることを確認しなければならない。
一 生殖細胞は、次のいずれかに資する基礎的研究に用いられること。
　イ ヒトの発生、分化及び再生機能の解明
　ロ 新しい診断法、予防法若しくは治療法の開発又は医薬品等の開発
二 生殖細胞を用いてヒト胚を作成しないこと。
三 生殖細胞を他の機関に譲渡しないこと。
四 生殖細胞を譲渡した機関が、前各号に掲げる生殖細胞の取扱いの状況について、必要に応じ、譲渡先から報告を求めることができること。
3 前項の規定にかかわらず、使用機関は、臨床利用機関に生殖細胞を譲渡してはならない。

4　第二項の規定に基づき使用機関が生殖細胞を譲渡しようとするときは、当該使用機関の使用責任者は、あらかじめ、当該使用機関の長の了承を求めるものとする。

5　使用機関の長は、前項の了承をするに当たっては、作成した生殖細胞の譲渡が第二項の規定に適合していることを確認するものとする。

6　使用機関の長は、第四項の了承をしたときは、速やかに、その旨を使用機関の倫理審査委員会及び文部科学大臣に報告するものとする。

(ヒトES細胞の使用の終了後における生殖細胞の取扱い)

第三十六条　作成した生殖細胞をヒトES細胞の使用の終了後に引き続き使用する機関は、使用機関とみなして、この指針を適用する。この場合において、第二十一条第二項及び第三項、第二十二条第一号から第三号まで、第二十三条、第二十四条第一項第一号及び第二項、第二十八条第一項、第二十九条、第三十条、第三十二条第一項並びに第三十三条の規定は適用せず、第二十一条第一項、第二十四条(第一項第一号及び第二項を除く。以下同じ。)、第二十五条第一項及び第二十六条の規定の適用については、第二十一条第一項中「第一種樹立により得られたヒトES細胞」とあるのは「ヒトES細胞から作成した生殖細胞」と、同項第二号、第二十四条、第二十五条第一項及び第二十六条中「ヒトES細胞」とあるのは「ヒトES細胞から作成した生殖細胞」と、第二十四条第一項第二号中「技術的及び倫理的な」とあるのは「倫理的な」と、同項第三号中「教育研修計画」とあるのは「倫理的な識見を向上させるために必要な教育及び研修(以下「倫理教育研修」という。)を実施するための計画(以下「倫理教育研修計画」という。)」と、第二十五条第一項第五号及び第二十六条第一項第五号中「教育研修計画」とあるのは「倫理教育研修計画」と、「教育研修」とあるのは「倫理教育研修」と、同条第二項中「並びに十分な専門的知識及び技術的能力」とあるのは「及び十分な専門的知識」と読み替えるものとする。

2　前項の規定により使用機関とみなされる機関の使用責任者は、作成した生殖細胞の使用を終了したときは、速やかに、当該生殖細胞を廃棄するとともに、当該生殖細胞の使用の結果を記載した生殖細胞使用終了報告書を作成し、当該機関の長に提出するものとする。

3　前項の生殖細胞使用終了報告書の提出を受けた機関の長は、速やかに、その写しを当該機関の倫理審査委員会及び文部科学大臣に提出するものとする。

第四章　雑則

(関係行政機関との連携)

第三十七条　文部科学大臣は、ヒトES細胞の取扱いが、医療及びその関連分野と密接な関係を持つことに鑑み、情報の提供を行う等厚生労働大臣及び経済産業大臣と密接な連携を図るものとする。

(指針不適合の公表)

第三十八条　文部科学大臣は、ヒトES細胞及びヒトES細胞から作成した生殖細胞の取扱いがこの指針に定める基準に適合していないと認める者があったときは、その旨を公表するものとする。

附則

(施行期日)

第一条　この指針は、平成二十六年十一月二十五日から施行する。

(ヒトES細胞の使用に関する指針の廃止)

第二条　ヒトES細胞の使用に関する指針(平成二十二年文部科学省告示第八十七号。附則第四条において「旧指針」という。)は廃止する。

(経過措置)

第三条　この指針の施行の際現にヒトES細胞の樹立及び分配に関する指針(平成二十一年文部

科学省告示第百五十六号)の規定により文部科学大臣の確認を受けた設置計画又は海外分配計画については、それぞれ第十四条第一項又は第二十条第七項の確認を受けたものとみなす。

第四条　この指針の施行の際現に旧指針の規定により文部科学大臣に届け出た使用計画については、第三十条第一項の届出とみなす。

　（指針の見直し）

第五条　文部科学大臣は、ライフサイエンスにおける研究の進展、社会の動向等を勘案し、必要に応じてこの指針の規定について見直しを行うものとする。

2　前項の見直しは、総合科学技術・イノベーション会議の意見に基づき行うものとする。

○人を対象とする医学系研究に関する倫理指針

平成二十六年十二月二十二日
文部科学省・厚生労働省告示第三号

前文

　人を対象とする医学系研究は、医学・健康科学及び医療技術の進展を通じて、国民の健康の保持増進並びに患者の傷病からの回復及び生活の質の向上に大きく貢献し、人類の健康及び福祉の発展に資する重要な基盤である。また、学問の自由の下に、研究者が適正かつ円滑に研究を行うことのできる制度的枠組みの構築が求められる。その一方で、人を対象とする医学系研究は、研究対象者の身体及び精神又は社会に対して大きな影響を与える場合もあり、様々な倫理的、法的又は社会的問題を招く可能性がある。研究対象者の福利は、科学的及び社会的な成果よりも優先されなければならず、また、人間の尊厳及び人権が守られなければならない。

　このため文部科学省及び厚生労働省においては、研究者が人間の尊厳及び人権を守るとともに、適正かつ円滑に研究を行うことができるよう、日本国憲法、我が国における個人情報の保護に関する諸法令及び世界医師会によるヘルシンキ宣言等に示された倫理規範も踏まえ、平成14年に文部科学省及び厚生労働省で制定し平成19年に全部改正した疫学研究に関する倫理指針(平成19年文部科学省・厚生労働省告示第1号)及び平成15年に厚生労働省で制定し平成20年に全部改正した臨床研究に関する倫理指針(平成20年厚生労働省告示第415号)をそれぞれ定めてきた。しかしながら、近年、これらの指針の適用対象となる研究の多様化により、その目的・方法について共通するものが多くなってきているため、これらの指針の適用範囲が分かりにくいとの指摘等から、今般、これらの指針を統合した倫理指針を定めることとした。

　この指針は、人を対象とする医学系研究の実施に当たり、全ての関係者が遵守すべき事項について定めたものである。また、研究機関の長は研究実施前に研究責任者が作成した研究計画書の適否を倫理審査委員会の意見を聴いて判断し、研究者等は研究機関の長の許可を受けた研究計画書に基づき研究を適正に実施することを求められる。この指針においては、人を対象とする医学系研究には多様な形態があることに配慮して、基本的な原則を示すにとどめている。研究者等、研究機関の長及び倫理審査委員会をはじめとする全ての関係者は高い倫理観を保持し、人を対象とする医学系研究が社会の理解及び信頼を得て社会的に有益なものとなるよう、これらの原則を踏まえつつ、適切に対応することが求められる。

　　　第1章　総則

第1　目的及び基本方針

　この指針は、人を対象とする医学系研究に携わる全ての関係者が遵守すべき事項を定めることにより、人間の尊厳及び人権が守られ、研究の適正な推進が図られるようにすることを目的とする。全ての関係者は、次に掲げる事項を基本方針としてこの指針を遵守し、研究を進めなければならない。
① 　社会的及び学術的な意義を有する研究の実施
② 　研究分野の特性に応じた科学的合理性の確保
③ 　研究対象者への負担並びに予測されるリスク及び利益の総合的評価
④ 　独立かつ公正な立場に立った倫理審査委員会による審査
⑤ 　事前の十分な説明及び研究対象者の自由意思による同意
⑥ 　社会的に弱い立場にある者への特別な配慮
⑦ 　個人情報等の保護
⑧ 　研究の質及び透明性の確保

第2　用語の定義

この指針における用語の定義は、次のとおりとする。
(1) 人を対象とする医学系研究
人（試料・情報を含む。）を対象として、傷病の成因（健康に関する様々な事象の頻度及び分布並びにそれらに影響を与える要因を含む。）及び病態の理解並びに傷病の予防方法並びに医療における診断方法及び治療方法の改善又は有効性の検証を通じて、国民の健康の保持増進又は患者の傷病からの回復若しくは生活の質の向上に資する知識を得ることを目的として実施される活動をいう。この指針において単に「研究」という場合、人を対象とする医学系研究のことをいう。
(2) 侵襲
研究目的で行われる、穿せん刺、切開、薬物投与、放射線照射、心的外傷に触れる質問等によって、研究対象者の身体又は精神に傷害又は負担が生じることをいう。
侵襲のうち、研究対象者の身体及び精神に生じる傷害及び負担が小さいものを「軽微な侵襲」という。
(3) 介入
研究目的で、人の健康に関する様々な事象に影響を与える要因（健康の保持増進につながる行動及び医療における傷病の予防、診断又は治療のための投薬、検査等を含む。）の有無又は程度を制御する行為（通常の診療を超える医療行為であって、研究目的で実施するものを含む。）をいう。
(4) 人体から取得された試料
血液、体液、組織、細胞、排泄せつ物及びこれらから抽出したDNA等、人の体の一部であって研究に用いられるもの（死者に係るものを含む。）をいう。
(5) 研究に用いられる情報
研究対象者の診断及び治療を通じて得られた傷病名、投薬内容、検査又は測定の結果等、人の健康に関する情報その他の情報であって研究に用いられるもの（死者に係るものを含む。）をいう。
(6) 試料・情報
人体から取得された試料及び研究に用いられる情報をいう。
(7) 既存試料・情報
試料・情報のうち、次に掲げるいずれかに該当するものをいう。
① 研究計画書が作成されるまでに既に存在する試料・情報
② 研究計画書の作成以降に取得された試料・情報であって、取得の時点においては当該研究計画書の研究に用いられることを目的としていなかったもの
(8) 研究対象者
次に掲げるいずれかに該当する者（死者を含む。）をいう。
① 研究を実施される者（研究を実施されることを求められた者を含む。）
② 研究に用いられることとなる既存試料・情報を取得された者
(9) 研究機関
研究を実施する法人、行政機関及び個人事業主をいい、試料・情報の保管、統計処理その他の研究に関する業務の一部についてのみ委託を受けて行う場合を除く。
(10) 共同研究機関
研究計画書に基づいて研究を共同して実施する研究機関をいい、当該研究のために研究対象者から新たに試料・情報を取得し、他の研究機関に提供を行う機関を含む。
(11) 試料・情報の収集・分譲を行う機関
研究機関のうち、試料・情報を研究対象者から取得し、又は他の機関から提供を受けて保管し、反復継続して他の研究機関に提供を行う業務を実施する機関をいう。
(12) 研究者等
研究責任者その他の研究の実施（試料・情報の収集・分譲を行う機関における業務の実施を含む。）に携わる関係者をいい、研究機関以外において既存試料・情報の提供のみを行う

者及び委託を受けて研究に関する業務の一部に従事する者を除く。

(13) 研究責任者

研究の実施に携わるとともに、所属する研究機関において当該研究に係る業務を統括する者をいう。

(14) 研究機関の長

研究を実施する法人の代表者、行政機関の長又は個人事業主をいう。

(15) 倫理審査委員会

研究の実施又は継続の適否その他研究に関し必要な事項について、倫理的及び科学的な観点から調査審議するために設置された合議制の機関をいう。

(16) インフォームド・コンセント

研究対象者又はその代諾者等が、実施又は継続されようとする研究に関して、当該研究の目的及び意義並びに方法、研究対象者に生じる負担、予測される結果(リスク及び利益を含む。)等について十分な説明を受け、それらを理解した上で自由意思に基づいて研究者等又は既存試料・情報の提供を行う者に対し与える、当該研究(試料・情報の取扱いを含む。)を実施又は継続されることに関する同意をいう。

(17) 代諾者

生存する研究対象者の意思及び利益を代弁できると考えられる者であって、当該研究対象者がインフォームド・コンセントを与える能力を欠くと客観的に判断される場合に、当該研究対象者の代わりに、研究者等又は既存試料・情報の提供を行う者に対してインフォームド・コンセントを与えることができる者をいう。

(18) 代諾者等

代諾者に加えて、研究対象者が死者である場合にインフォームド・コンセントを与えることができる者を含めたものをいう。

(19) インフォームド・アセント

インフォームド・コンセントを与える能力を欠くと客観的に判断される研究対象者が、実施又は継続されようとする研究に関して、その理解力に応じた分かりやすい言葉で説明を受け、当該研究を実施又は継続されることを理解し、賛意を表することをいう。

(20) 個人情報

生存する個人に関する情報であって、当該情報に含まれる氏名、生年月日その他の記述等により特定の個人を識別することができるものをいい、他の情報と容易に照合することができ、それにより特定の個人を識別することができることとなるものを含む。

(21) 個人情報等

個人情報に加えて、個人に関する情報であって、死者について特定の個人を識別することができる情報を含めたものをいう。

(22) 匿名化

特定の個人(死者を含む。以下同じ。)を識別することができることとなる記述等の全部又は一部を取り除き、代わりに当該個人と関わりのない符号又は番号を付すことをいう。

なお、個人に関する情報のうち、それ自体では特定の個人を識別することができないものであっても、他で入手できる情報と照合することにより特定の個人を識別することができる場合には、照合に必要な情報の全部又は一部を取り除いて、特定の個人を識別することができないようにすることを含むものとする。

(23) 連結可能匿名化

必要な場合に特定の個人を識別することができるように、当該個人と新たに付された符号又は番号との対応表を残す方法による匿名化をいう。

(24) 連結不可能匿名化

特定の個人を識別することができないように、当該個人と新たに付された符号又は番号との対応表を残さない方法による匿名化をいう。

(25) 有害事象

実施された研究との因果関係の有無を問わず、研究対象者に生じた全ての好ましくない又は意図しない傷病若しくはその徴候(臨床検査値の異常を含む。)をいう。

(26) 重篤な有害事象

有害事象のうち、次に掲げるいずれかに該当するものをいう。

① 死に至るもの
② 生命を脅かすもの
③ 治療のための入院又は入院期間の延長が必要となるもの
④ 永続的又は顕著な障害・機能不全に陥るもの
⑤ 子孫に先天異常を来すもの

(27) 予測できない重篤な有害事象

重篤な有害事象のうち、研究計画書、インフォームド・コンセントの説明文書等において記載されていないもの又は記載されていてもその性質若しくは重症度が記載内容と一致しないものをいう。

(28) モニタリング

研究が適正に行われることを確保するため、研究がどの程度進捗しているか並びにこの指針及び研究計画書に従って行われているかについて、研究責任者が指定した者に行わせる調査をいう。

(29) 監査

研究結果の信頼性を確保するため、研究がこの指針及び研究計画書に従って行われたかについて、研究責任者が指定した者に行わせる調査をいう。

第3 適用範囲

1 適用される研究

この指針は、我が国の研究機関により実施され、又は日本国内において実施される人を対象とする医学系研究を対象とする。ただし、他の指針の適用範囲に含まれる研究にあっては、当該指針に規定されていない事項についてはこの指針の規定により行うものとする。

また、次に掲げるいずれかに該当する研究は、この指針の対象としない。

ア 法令の規定により実施される研究
イ 法令の定める基準の適用範囲に含まれる研究
ウ 試料・情報のうち、次に掲げるもののみを用いる研究
　① 既に学術的な価値が定まり、研究用として広く利用され、かつ、一般に入手可能な試料・情報
　② 既に連結不可能匿名化されている情報

2 日本国外において実施される研究

(1) 我が国の研究機関が日本国外において研究を実施する場合(海外の研究機関と共同して研究を実施する場合を含む。)は、この指針に従うとともに、実施地の法令、指針等の基準を遵守しなければならない。ただし、この指針の規定と比較して実施地の法令、指針等の基準の規定が厳格な場合には、この指針の規定に代えて当該実施地の法令、指針等の基準の規定により研究を実施するものとする。

(2) この指針の規定が日本国外の実施地における法令、指針等の基準の規定より厳格であり、この指針の規定により研究を実施することが困難な場合であって、次に掲げる事項が研究計画書に記載され、当該研究の実施について倫理審査委員会の意見を聴いて我が国の研究機関の長が許可したときには、この指針の規定に代えて当該実施地の法令、指針等の基準の規定により研究を実施することができるものとする。

① インフォームド・コンセントについて適切な措置が講じられる旨
② 研究の実施に伴って取得される個人情報等の保護について適切な措置が講じられる旨

第2章 研究者等の責務等

第4 研究者等の基本的責務

1　研究対象者等への配慮
　(1)　研究者等は、研究対象者の生命、健康及び人権を尊重して、研究を実施しなければならない。
　(2)　研究者等は、研究を実施するに当たっては、原則としてあらかじめインフォームド・コンセントを受けなければならない。
　(3)　研究者等は、研究対象者又はその代諾者等(以下「研究対象者等」という。)及びその関係者からの相談、問合せ、苦情等(以下「相談等」という。)に適切かつ迅速に対応しなければならない。
　(4)　研究者等は、研究の実施に携わる上で知り得た情報を正当な理由なく漏らしてはならない。研究の実施に携わらなくなった後も、同様とする。
　(5)　研究者等は、研究に関連する情報の漏えい等、研究対象者等の人権を尊重する観点又は研究の実施上の観点から重大な懸念が生じた場合には、速やかに研究機関の長及び研究責任者に報告しなければならない。

2　研究の倫理的妥当性及び科学的合理性の確保等
　(1)　研究者等は、法令、指針等を遵守し、倫理審査委員会の審査及び研究機関の長の許可を受けた研究計画書に従って、適正に研究を実施しなければならない。
　(2)　研究者等は、研究の倫理的妥当性若しくは科学的合理性を損なう事実若しくは情報又は損なうおそれのある情報を得た場合((3)に該当する場合を除く。)には、速やかに研究責任者に報告しなければならない。
　(3)　研究者等は、研究の実施の適正性若しくは研究結果の信頼を損なう事実若しくは情報又は損なうおそれのある情報を得た場合には、速やかに研究責任者又は研究機関の長に報告しなければならない。

3　教育・研修
　研究者等は、研究の実施に先立ち、研究に関する倫理並びに当該研究の実施に必要な知識及び技術に関する教育・研修を受けなければならない。また、研究期間中も適宜継続して、教育・研修を受けなければならない。

第5 研究責任者の責務

1　研究計画書の作成及び研究者等に対する遵守徹底
　(1)　研究責任者は、研究の実施に先立ち、適切な研究計画書を作成しなければならない。研究計画書を変更するときも同様とする。
　(2)　研究責任者は、研究の倫理的妥当性及び科学的合理性が確保されるよう、研究計画書を作成しなければならない。また、研究計画書の作成に当たって、研究対象者への負担並びに予測されるリスク及び利益を総合的に評価するとともに、負担及びリスクを最小化する対策を講じなければならない。
　(3)　研究責任者は、侵襲(軽微な侵襲を除く。)を伴う研究であって通常の診療を超える医療行為を伴うものを実施しようとする場合には、当該研究に関連して研究対象者に生じた健康被害に対する補償を行うために、あらかじめ、保険への加入その他の必要な措置を適切に講じなければならない。
　(4)　研究責任者は、第9の規定により、研究の概要その他の研究に関する情報を適切に登録するとともに、研究の結果については、これを公表しなければならない。
　(5)　研究責任者は、研究計画書に従って研究が適正に実施され、その結果の信頼性が確保されるよう、当該研究の実施に携わる研究者をはじめとする関係者を指導・管理しなければならない。

2　研究の進捗状況の管理・監督及び有害事象等の把握・報告
　(1)　研究責任者は、研究の実施に係る必要な情報を収集するなど、研究の適正な実施及び研究結果の信頼性の確保に努めなければならない。

(2) 研究責任者は、研究の倫理的妥当性若しくは科学的合理性を損なう事実若しくは情報又は損なうおそれのある情報であって研究の継続に影響を与えると考えられるものを得た場合（(3)に該当する場合を除く。）には、遅滞なく、研究機関の長に対して報告し、必要に応じて、研究を停止し、若しくは中止し、又は研究計画書を変更しなければならない。

(3) 研究責任者は、研究の実施の適正性若しくは研究結果の信頼を損なう事実若しくは情報又は損なうおそれのある情報を得た場合には、速やかに研究機関の長に報告し、必要に応じて、研究を停止し、若しくは中止し、又は研究計画書を変更しなければならない。

(4) 研究責任者は、研究の実施において、当該研究により期待される利益よりも予測されるリスクが高いと判断される場合又は当該研究により十分な成果が得られた若しくは十分な成果が得られないと判断される場合には、当該研究を中止しなければならない。

(5) 研究責任者は、侵襲を伴う研究の実施において重篤な有害事象の発生を知った場合には、速やかに、必要な措置を講じなければならない。

(6) 研究責任者は、研究計画書に定めるところにより、研究の進捗状況及び研究の実施に伴う有害事象の発生状況を研究機関の長に報告しなければならない。

(7) 研究責任者は、研究を終了（中止の場合を含む。以下同じ。）したときは、研究機関の長に必要な事項について報告しなければならない。

(8) 研究責任者は、他の研究機関と共同で研究を実施する場合には、共同研究機関の研究責任者に対し、当該研究に関連する必要な情報を共有しなければならない。

3 研究実施後の研究対象者への対応

研究責任者は、通常の診療を超える医療行為を伴う研究を実施した場合には、当該研究実施後においても、研究対象者が当該研究の結果により得られた最善の予防、診断及び治療を受けることができるよう努めなければならない。

第6 研究機関の長の責務

1 研究に対する総括的な監督

(1) 研究機関の長は、実施を許可した研究について、適正に実施されるよう必要な監督を行うとともに、最終的な責任を負うものとする。

(2) 研究機関の長は、研究の実施に携わる関係者に、研究対象者の生命、健康及び人権を尊重して研究を実施することを周知徹底しなければならない。

(3) 研究機関の長は、その業務上知り得た情報を正当な理由なく漏らしてはならない。その業務に従事しなくなった後も、同様とする。

(4) 研究機関の長は、研究に関する業務の一部を委託する場合には、委託を受けた者が遵守すべき事項について、文書による契約を締結するとともに、委託を受けた者に対する必要かつ適切な監督を行わなければならない。

2 研究の実施のための体制・規程の整備等

(1) 研究機関の長は、研究を適正に実施するために必要な体制・規程を整備しなければならない。

(2) 研究機関の長は、当該研究機関の実施する研究に関連して研究対象者に健康被害が生じた場合、これに対する補償その他の必要な措置が適切に講じられることを確保しなければならない。

(3) 研究機関の長は、研究結果等、研究に関する情報が適切に公表されることを確保しなければならない。

(4) 研究機関の長は、当該研究機関における

研究がこの指針に適合していることについて、必要に応じ、自ら点検及び評価を行い、その結果に基づき適切な対応をとらなければならない。

(5) 研究機関の長は、研究に関する倫理並びに研究の実施に必要な知識及び技術に関する教育・研修を当該研究機関の研究者等が受けることを確保するための措置を講じなければならない。また、自らもこれらの教育・研修を受けなければならない。

(6) 研究機関の長は、当該研究機関において定められた規程により、この指針に定める権限又は事務を当該研究機関内の適当な者に委任することができる。

3 研究の許可等

(1) 研究機関の長は、研究責任者から研究の実施又は研究計画書の変更の許可を求められたときは、倫理審査委員会に意見を求め、その意見を尊重し、当該許可又は不許可その他研究に関し必要な措置について決定しなければならない。

(2) 研究機関の長は、研究責任者をはじめとする研究者等から研究の継続に影響を与えると考えられる事実又は情報について報告を受けた場合には、必要に応じて倫理審査委員会に意見を求め、その意見を尊重するとともに、必要に応じて速やかに、研究の停止、原因の究明等、適切な対応をとらなければならない。

(3) 研究機関の長は、倫理審査委員会が行う調査に協力しなければならない。

(4) 研究機関の長は、研究の実施の適正性若しくは研究結果の信頼を損なう事実若しくは情報又は損なうおそれのある情報について報告を受けた場合には、速やかに必要な措置を講じなければならない。

(5) 研究機関の長は、研究責任者から研究の終了について報告を受けたときは、当該研究に関する審査を行った倫理審査委員会に必要な事項について報告しなければならない。

4 大臣への報告等

(1) 研究機関の長は、当該研究機関が実施している又は過去に実施した研究について、この指針に適合していないことを知った場合には、速やかに倫理審査委員会の意見を聴き、必要な対応を行うとともに、不適合の程度が重大であるときは、その対応の状況・結果を厚生労働大臣(大学等にあっては厚生労働大臣及び文部科学大臣。以下単に「大臣」という。)に報告し、公表しなければならない。

(2) 研究機関の長は、当該研究機関における研究がこの指針に適合していることについて、大臣又はその委託を受けた者(以下「大臣等」という。)が実施する調査に協力しなければならない。

(3) 研究機関の長は、侵襲(軽微な侵襲を除く。)を伴う研究であって介入を行うものの実施において、予測できない重篤な有害事象が発生した場合であって当該研究との直接の因果関係が否定できないときは、3(2)の対応の状況・結果を速やかに厚生労働大臣に報告し、公表しなければならない。

第3章 研究計画書

第7 研究計画書に関する手続

1 研究計画書の作成・変更

(1) 研究責任者は、研究を実施(研究計画書を変更して実施する場合を含む。以下同じ。)しようとするときは、あらかじめ研究計画書を作成し、研究機関の長の許可を受けなければならない。

(2) 研究責任者は、他の研究機関と共同して研究を実施しようとする場合には、各共同研究機関の研究責任者の役割及び責任を明確にした上で研究計画書を作成しなければならない。

(3) 研究責任者は、当該研究責任者の所属す

る研究機関における研究に関する業務の一部について委託しようとする場合には、当該委託業務の内容を定めた上で研究計画書を作成しなければならない。

2　倫理審査委員会への付議
　(1)　研究機関の長は、研究責任者から、当該研究機関における研究の実施の許可を求められたときは、当該研究の実施の適否について、倫理審査委員会の意見を聴かなければならない。ただし、研究機関の長は、公衆衛生上の危害の発生又は拡大を防止するため緊急に研究を実施する必要があると判断する場合には、倫理審査委員会の意見を聴く前に許可を決定することができる。この場合において、研究機関の長は、許可後遅滞なく倫理審査委員会の意見を聴くものとし、倫理審査委員会が研究の停止若しくは中止又は研究計画書の変更をすべきである旨の意見を述べたときは、当該意見を尊重し、研究責任者に対し、研究を停止させ、若しくは中止させ、又は研究計画書を変更させるなど適切な対応をとらなければならない。
　(2)　研究機関の長は、他の研究機関と共同して実施する研究について倫理審査委員会の意見を聴く場合には、共同研究機関における研究の実施の許可、他の倫理審査委員会における審査結果及び当該研究の進捗に関する状況等の審査に必要な情報についても倫理審査委員会へ提供しなければならない。
　(3)　研究機関の長は、他の研究機関と共同して実施する研究に係る研究計画書について、一つの倫理審査委員会による一括した審査を求めることができる。

3　研究機関の長による許可
　　研究機関の長は、倫理審査委員会の意見を尊重し、研究の実施の許可又は不許可その他研究について必要な措置を決定しなければならない。この場合において、研究機関の長は、倫理審査委員会が研究の実施について不適当である旨の意見を述べたときには、当該研究の実施を許可してはならない。

4　研究終了後の対応
　(1)　研究責任者は、研究を終了したときは、その旨及び研究の結果概要を文書により遅滞なく研究機関の長に報告しなければならない。
　(2)　研究機関の長は、研究責任者から(1)の規定による報告を受けたときは、当該研究に関する審査を行った倫理審査委員会に、研究終了の旨及び研究の結果概要を文書により報告しなければならない。

第8　研究計画書の記載事項
　(1)　研究計画書((2)の場合を除く。)に記載すべき事項は、原則として以下のとおりとする。ただし、倫理審査委員会の意見を受けて研究機関の長が許可した事項については、この限りでない。
　　①　研究の名称
　　②　研究の実施体制(研究機関の名称及び研究者等の氏名を含む。)
　　③　研究の目的及び意義
　　④　研究の方法及び期間
　　⑤　研究対象者の選定方針
　　⑥　研究の科学的合理性の根拠
　　⑦　第12の規定によるインフォームド・コンセントを受ける手続等(インフォームド・コンセントを受ける場合には、同規定による説明及び同意に関する事項を含む。)
　　⑧　個人情報等の取扱い(匿名化する場合にはその方法を含む。)
　　⑨　研究対象者に生じる負担並びに予測されるリスク及び利益、これらの総合的評価並びに当該負担及びリスクを最小化する対策
　　⑩　試料・情報(研究に用いられる情報に係る資料を含む。)の保管及び廃棄の方法
　　⑪　研究機関の長への報告内容及び方法
　　⑫　研究の資金源等、研究機関の研究に係る利益相反及び個人の収益等、研究者等の研

究に係る利益相反に関する状況
⑬　研究に関する情報公開の方法
⑭　研究対象者等及びその関係者からの相談等への対応
⑮　代諾者等からインフォームド・コンセントを受ける場合には、第13の規定による手続（第12及び第13の規定による代諾者等の選定方針並びに説明及び同意に関する事項を含む。）
⑯　インフォームド・アセントを得る場合には、第13の規定による手続（説明に関する事項を含む。）
⑰　第12の5の規定による研究を実施しようとする場合には、同規定に掲げる要件の全てを満たしていることについて判断する方法
⑱　研究対象者等に経済的負担又は謝礼がある場合には、その旨及びその内容
⑲　侵襲（軽微な侵襲を除く。）を伴う研究の場合には、重篤な有害事象が発生した際の対応
⑳　侵襲を伴う研究の場合には、当該研究によって生じた健康被害に対する補償の有無及びその内容
㉑　通常の診療を超える医療行為を伴う研究の場合には、研究対象者への研究実施後における医療の提供に関する対応
㉒　研究の実施に伴い、研究対象者の健康、子孫に受け継がれ得る遺伝的特徴等に関する重要な知見が得られる可能性がある場合には、研究対象者に係る研究結果（偶発的所見を含む。）の取扱い
㉓　研究に関する業務の一部を委託する場合には、当該業務内容及び委託先の監督方法
㉔　研究対象者から取得された試料・情報について、研究対象者等から同意を受ける時点では特定されない将来の研究のために用いられる可能性又は他の研究機関に提供する可能性がある場合には、その旨と同意を受ける時点において想定される内容
㉕　第20の規定によるモニタリング及び監査を実施する場合には、その実施体制及び実施手順

(2)　試料・情報を研究対象者から取得し、又は他の機関から提供を受けて保管し、反復継続して他の研究機関に提供を行う業務（以下「収集・分譲」という。）を実施する場合の研究計画書に記載すべき事項は、原則として以下のとおりとする。ただし、倫理審査委員会の意見を受けて研究機関の長が許可した事項については、この限りでない。
①　試料・情報の収集・分譲の実施体制（試料・情報の収集・分譲を行う機関の名称及び研究者等の氏名を含む。）
②　試料・情報の収集・分譲の目的及び意義
③　試料・情報の収集・分譲の方法及び期間
④　収集・分譲を行う試料・情報の種類
⑤　第12の規定によるインフォームド・コンセントを受ける手続等（インフォームド・コンセントを受ける場合には、同規定による説明及び同意に関する事項を含む。）
⑥　個人情報等の取扱い（匿名化する場合にはその方法を含む。）
⑦　研究対象者に生じる負担並びに予測されるリスク及び利益、これらの総合的評価並びに当該負担及びリスクを最小化する対策
⑧　試料・情報の保管及び品質管理の方法
⑨　収集・分譲終了後の試料・情報の取扱い
⑩　試料・情報の収集・分譲の資金源等、試料・情報の収集・分譲を行う機関の収集・分譲に係る利益相反及び個人の収益等、研究者等の収集・分譲に係る利益相反に関する状況
⑪　研究対象者等及びその関係者からの相談等への対応
⑫　研究対象者等に経済的負担又は謝礼がある場合には、その旨及びその内容
⑬　研究の実施に伴い、研究対象者の健康、子孫に受け継がれ得る遺伝的特徴等に関する重要な知見が得られる可能性がある

場合には、研究対象者に係る研究結果(偶発的所見を含む。)の取扱い
⑭ 研究対象者から取得された試料・情報について、研究対象者等から同意を受ける時点では特定されない将来の研究のために他の研究機関に提供する可能性がある場合には、その旨と同意を受ける時点において想定される内容

第9 研究に関する登録・公表
1 研究の概要及び結果の登録

研究責任者は、介入を行う研究について、国立大学附属病院長会議、一般財団法人日本医薬情報センター又は公益社団法人日本医師会が設置している公開データベースに、当該研究の概要をその実施に先立って登録し、研究計画書の変更及び研究の進捗に応じて適宜更新しなければならず、また、研究を終了したときは、遅滞なく、当該研究の結果を登録しなければならない。ただし、研究対象者等及びその関係者の人権又は研究者等及びその関係者の権利利益の保護のため非公開とすることが必要な内容として、倫理審査委員会の意見を受けて研究機関の長が許可したものについては、この限りでない。

2 研究結果の公表

研究責任者は、研究を終了したときは、遅滞なく、研究対象者等及びその関係者の人権又は研究者等及びその関係者の権利利益の保護のために必要な措置を講じた上で、当該研究の結果を公表しなければならない。また、侵襲(軽微な侵襲を除く。)を伴う研究であって介入を行うものについて、結果の最終の公表を行ったときは、遅滞なく研究機関の長へ報告しなければならない。

第4章 倫理審査委員会

第10 倫理審査委員会の設置等
1 倫理審査委員会の設置の要件

倫理審査委員会の設置者は、次に掲げる要件を満たしていなければならない。
① 審査に関する事務を的確に行う能力があること。
② 倫理審査委員会を継続的に運営する能力があること。
③ 倫理審査委員会を中立的かつ公正に運営する能力があること。

2 倫理審査委員会の設置者の責務
(1) 倫理審査委員会の設置者は、当該倫理審査委員会の組織及び運営に関する規程を定め、当該規程により、倫理審査委員会の委員及びその事務に従事する者に業務を行わせなければならない。
(2) 倫理審査委員会の設置者は、当該倫理審査委員会が審査を行った研究に関する審査資料を当該研究の終了について報告される日までの期間(侵襲(軽微な侵襲を除く。)を伴う研究であって介入を行うものに関する審査資料にあっては、当該研究の終了について報告された日から5年を経過した日までの期間)、適切に保管しなければならない。
(3) 倫理審査委員会の設置者は、当該倫理審査委員会の運営を開始するに当たって、倫理審査委員会の組織及び運営に関する規程並びに委員名簿を倫理審査委員会報告システムにおいて公表しなければならない。

また、倫理審査委員会の設置者は、年1回以上、当該倫理審査委員会の開催状況及び審査の概要について、倫理審査委員会報告システムにおいて公表しなければならない。ただし、審査の概要のうち、研究対象者等及びその関係者の人権又は研究者等及びその関係者の権利利益の保護のため非公開とすることが必要な内容として倫理審査委員会が判断したものについては、この限りでない。
(4) 倫理審査委員会の設置者は、当該倫理審査委員会の委員及びその事務に従事する者が審査及び関連する業務に関する教育・研

修を受けることを確保するため必要な措置を講じなければならない。
(5) 倫理審査委員会の設置者は、当該倫理審査委員会の組織及び運営がこの指針に適合していることについて、大臣等が実施する調査に協力しなければならない。

第11 倫理審査委員会の役割・責務等

1 役割・責務
(1) 倫理審査委員会は、研究機関の長から研究の実施の適否等について意見を求められたときは、この指針に基づき、倫理的観点及び科学的観点から、研究機関及び研究者等の利益相反に関する情報も含めて中立的かつ公正に審査を行い、文書により意見を述べなければならない。
(2) 倫理審査委員会は、(1)の規定により審査を行った研究について、倫理的観点及び科学的観点から必要な調査を行い、研究機関の長に対して、研究計画書の変更、研究の中止その他当該研究に関し必要な意見を述べることができる。
(3) 倫理審査委員会は、(1)の規定により審査を行った研究のうち、侵襲(軽微な侵襲を除く。)を伴う研究であって介入を行うものについて、当該研究の実施の適正性及び研究結果の信頼性を確保するために必要な調査を行い、研究機関の長に対して、研究計画書の変更、研究の中止その他当該研究に関し必要な意見を述べることができる。
(4) 倫理審査委員会の委員及びその事務に従事する者は、その業務上知り得た情報を正当な理由なく漏らしてはならない。その業務に従事しなくなった後も同様とする。
(5) 倫理審査委員会の委員及びその事務に従事する者は、(1)の規定により審査を行った研究に関連する情報の漏えい等、研究対象者等の人権を尊重する観点並びに当該研究の実施上の観点及び審査の中立性若しくは公正性の観点から重大な懸念が生じた場合には、速やかに倫理審査委員会の設置者に報告しなければならない。
(6) 倫理審査委員会の委員及びその事務に従事する者は、審査及び関連する業務に先立ち、倫理的観点及び科学的観点からの審査等に必要な知識を習得するための教育・研修を受けなければならない。また、その後も、適宜継続して教育・研修を受けなければならない。

2 構成及び会議の成立要件等
(1) 倫理審査委員会の構成は、研究計画書の審査等の業務を適切に実施できるよう、次に掲げる要件の全てを満たさなければならず、①から③までに掲げる者については、それぞれ他を同時に兼ねることはできない。会議の成立についても同様の要件とする。
① 医学・医療の専門家等、自然科学の有識者が含まれていること。
② 倫理学・法律学の専門家等、人文・社会科学の有識者が含まれていること。
③ 研究対象者の観点も含めて一般の立場から意見を述べることのできる者が含まれていること。
④ 倫理審査委員会の設置者の所属機関に所属しない者が複数含まれていること。
⑤ 男女両性で構成されていること。
⑥ 5名以上であること。
(2) 審査の対象となる研究の実施に携わる研究者等は、倫理審査委員会の審議及び意見の決定に同席してはならない。ただし、当該倫理審査委員会の求めに応じて、その会議に出席し、当該研究に関する説明を行うことはできる。
(3) 審査を依頼した研究機関の長は、倫理審査委員会の審議及び意見の決定に参加してはならない。ただし、倫理審査委員会における当該審査の内容を把握するために必要な場合には、当該倫理審査委員会の同意を得た上で、その会議に同席することができる。

(4)　倫理審査委員会は、審査の対象、内容等に応じて有識者に意見を求めることができる。
　(5)　倫理審査委員会は、特別な配慮を必要とする者を研究対象者とする研究計画書の審査を行い、意見を述べる際は、必要に応じてこれらの者について識見を有する者に意見を求めなければならない。
　(6)　倫理審査委員会の意見は、全会一致をもって決定するよう努めなければならない。
3　迅速審査
　倫理審査委員会は、次に掲げるいずれかに該当する審査について、当該倫理審査委員会が指名する委員による審査(以下「迅速審査」という。)を行い、意見を述べることができる。迅速審査の結果は倫理審査委員会の意見として取り扱うものとし、当該審査結果は全ての委員に報告されなければならない。
　①　他の研究機関と共同して実施される研究であって、既に当該研究の全体について共同研究機関において倫理審査委員会の審査を受け、その実施について適当である旨の意見を得ている場合の審査
　②　研究計画書の軽微な変更に関する審査
　③　侵襲を伴わない研究であって介入を行わないものに関する審査
　④　軽微な侵襲を伴う研究であって介入を行わないものに関する審査
4　他の研究機関が実施する研究に関する審査
　(1)　研究機関の長が、自らの研究機関以外に設置された倫理審査委員会に審査を依頼する場合には、当該倫理審査委員会は、研究の実施体制について十分把握した上で審査を行い、意見を述べなければならない。
　(2)　倫理審査委員会は、他の研究機関が実施する研究について審査を行った後、継続して当該研究機関の長から当該研究に関する審査を依頼された場合には、審査を行い、意見を述べなければならない。

第5章　インフォームド・コンセント等

第12　インフォームド・コンセントを受ける手続等

1　インフォームド・コンセントを受ける手続等
　研究者等が研究を実施しようとするとき、又は既存試料・情報の提供を行う者が既存試料・情報を提供しようとするときは、研究機関の長の許可を受けた研究計画書に定めるところにより、それぞれ次に掲げる手続に従って、原則としてあらかじめインフォームド・コンセントを受けなければならない。ただし、法令の規定による既存試料・情報の提供については、この限りでない。
(1)　新たに試料・情報を取得して研究を実施しようとする場合のインフォームド・コンセント
　ア　侵襲を伴う研究
　　研究者等は、3の規定による説明事項を記載した文書により、インフォームド・コンセントを受けなければならない。
　イ　侵襲を伴わない研究
　　(ｱ)　介入を行う研究
　　　研究者等は、必ずしも文書によりインフォームド・コンセントを受けることを要しないが、文書によりインフォームド・コンセントを受けない場合には、3の規定による説明事項について口頭によりインフォームド・コンセントを受け、説明の方法及び内容並びに受けた同意の内容に関する記録を作成しなければならない。
　　(ｲ)　介入を行わない研究
　　　①　人体から取得された試料を用いる研究
　　　　研究者等は、必ずしも文書によりインフォームド・コンセントを受けることを要しないが、文書によりインフォームド・コンセントを受けない場合には、3の規定による説明事

　　　　項について口頭によりインフォームド・コンセントを受け、説明の方法及び内容並びに受けた同意の内容に関する記録を作成しなければならない。
　　② 人体から取得された試料を用いない研究
　　　　研究者等は、必ずしもインフォームド・コンセントを受けることを要しないが、インフォームド・コンセントを受けない場合には、研究に用いられる情報の利用目的を含む当該研究についての情報を研究対象者等に通知し、又は公開し、研究が実施又は継続されることについて、研究対象者等が拒否できる機会を保障しなければならない。
(2) 自らの研究機関において保有している既存試料・情報を用いて研究を実施しようとする場合のインフォームド・コンセント
　ア 人体から取得された試料を用いる研究
　　　研究者等は、必ずしも文書によりインフォームド・コンセントを受けることを要しないが、文書によりインフォームド・コンセントを受けない場合には、3の規定による説明事項について口頭によりインフォームド・コンセントを受け、説明の方法及び内容並びに受けた同意の内容に関する記録を作成しなければならない。ただし、これらの手続を行うことが困難な場合であって次に掲げるいずれかに該当するときには、当該手続を行うことなく、自らの研究機関において保有している既存試料・情報を利用することができる。
　　(ｱ) 人体から取得された試料が匿名化（連結不可能匿名化又は連結可能匿名化であって当該研究機関が対応表を保有しない場合に限る。）されていること。
　　(ｲ) 人体から取得された試料が(ｱ)に該当しない場合であって、その取得時に当該研究における利用が明示されていない別の研究についての同意のみが与えられているときには、次に掲げる要件を満たしていること。
　　　① 当該研究の実施について人体から取得された試料の利用目的を含む情報を研究対象者等に通知し、又は公開していること。
　　　② その同意が当該研究の目的と相当の関連性があると合理的に認められること。
　　(ｳ) 人体から取得された試料が(ｱ)及び(ｲ)のいずれにも該当しない場合において、次に掲げる要件の全てを満たしていること。
　　　① 当該研究の実施について人体から取得された試料の利用目的を含む情報を研究対象者等に通知し、又は公開していること。
　　　② 研究が実施されることについて、研究対象者等が拒否できる機会を保障すること。
　　　③ 公衆衛生の向上のために特に必要がある場合であって、研究対象者等の同意を受けることが困難であること。
　イ 人体から取得された試料を用いない研究
　　　研究者等は、必ずしもインフォームド・コンセントを受けることを要しないが、インフォームド・コンセントを受けない場合には、研究に用いられる情報が匿名化（連結不可能匿名化又は連結可能匿名化であって当該研究機関が対応表を保有しない場合に限る。）されている場合を除き、利用目的を含む当該研究についての情報を研究対象者等に通知し、又は公開し、研究が実施されることについて、研究対象者等が拒否できる機会を保障し

なければならない。
(3) 他の研究機関に既存試料・情報を提供しようとする場合のインフォームド・コンセント

　他の研究機関に対して既存試料・情報の提供を行う者は、必ずしも文書によりインフォームド・コンセントを受けることを要しないが、文書によりインフォームド・コンセントを受けない場合には、3の規定による説明事項（既存試料・情報を提供する旨を含む。）について口頭によりインフォームド・コンセントを受け、説明の方法及び内容並びに受けた同意の内容に関する記録を作成しなければならない。ただし、これらの手続を行うことが困難な場合であって次に掲げるいずれかに該当するときは、当該手続を行うことなく、既存試料・情報を提供することができる。

　なお、既存試料・情報の提供（イ及びウの場合を除く。）については、既存試料・情報の提供を行う者が所属する機関（以下「既存試料・情報の提供を行う機関」という。）の長がその内容を把握できるようにしておかなければならない。

ア　既存試料・情報が匿名化（連結不可能匿名化又は連結可能匿名化であって対応表を提供しない場合に限る。）されていること。

イ　既存試料・情報がアに該当しない場合において、次に掲げる要件を満たしていることについて、倫理審査委員会の意見を聴いた上で、既存試料・情報の提供を行う機関の長の許可を得ていること。

　(ｱ)　当該研究の実施及び既存試料・情報の提供について、次に掲げる情報をあらかじめ研究対象者等に通知し、又は公開していること。

　　①　既存試料・情報の提供を行う機関外の者への提供を利用目的とする旨

　　②　既存試料・情報の提供を行う機関外の者に提供される個人情報等の項目

　　③　既存試料・情報の提供を行う機関外の者への提供の手段又は方法

　　④　研究対象者又はその代理人の求めに応じて、当該研究対象者を識別することができる個人情報等について、既存試料・情報の提供を行う機関外の者への提供を停止する旨

　(ｲ)　研究が実施されることについて研究対象者等が拒否できる機会を保障すること。

ウ　社会的に重要性の高い研究に用いられる情報が提供される場合であって、当該研究の方法及び内容、研究に用いられる情報の内容その他の理由によりア及びイによることができないときには、必要な範囲で他の適切な措置を講じることについて、倫理審査委員会の意見を聴いた上で、既存試料・情報の提供を行う機関の長の許可を得ていること。なお、この場合において、6(1)の①から④までに掲げる要件の全てに該当していなければならない。また、6(2)①から③までに掲げるもののうち適切な措置を講じなければならない。

(4) (3)の手続に基づく既存試料・情報の提供を受けて研究を実施しようとする場合のインフォームド・コンセント

　研究者等は、必ずしもインフォームド・コンセントを受けることを要しないが、インフォームド・コンセントを受けない場合には、当該研究に用いることについて、既存試料・情報の提供を行う者によって(3)の手続がとられていること及び研究対象者等から受けた同意の内容等を確認しなければならない（法令の規定により提供を受ける場合を除く。）。

　また、匿名化されていない既存試料・情報を用いる場合（研究者等がインフォーム

ド・コンセントを受ける場合を除く。）には、既存試料・情報の取扱いを含む当該研究の実施についての情報を公開し、研究が実施されることについて、研究対象者等が同意を撤回できる機会を保障しなければならない。

2　研究計画書の変更

　研究者等は、研究計画書を変更して研究を実施しようとする場合には、変更箇所について、原則として改めて1の規定によるインフォームド・コンセントの手続等を行わなければならない。ただし、倫理審査委員会の意見を受けて研究機関の長が許可した変更箇所については、この限りでない。

3　説明事項

　インフォームド・コンセントを受ける際に研究対象者等に対し説明すべき事項は、原則として以下のとおりとする。ただし、倫理審査委員会の意見を受けて研究機関の長が許可した事項については、この限りでない。

① 研究の名称及び当該研究の実施について研究機関の長の許可を受けている旨
② 研究機関の名称及び研究責任者の氏名（他の研究機関と共同して研究を実施する場合には、共同研究機関の名称及び共同研究機関の研究責任者の氏名を含む。）
③ 研究の目的及び意義
④ 研究の方法（研究対象者から取得された試料・情報の利用目的を含む。）及び期間
⑤ 研究対象者として選定された理由
⑥ 研究対象者に生じる負担並びに予測されるリスク及び利益
⑦ 研究が実施又は継続されることに同意した場合であっても随時これを撤回できる旨（研究対象者等からの撤回の内容に従った措置を講じることが困難となる場合があるときは、その旨及びその理由）
⑧ 研究が実施又は継続されることに同意しないこと又は同意を撤回することによって研究対象者等が不利益な取扱いを受けない旨
⑨ 研究に関する情報公開の方法
⑩ 研究対象者等の求めに応じて、他の研究対象者等の個人情報等の保護及び当該研究の独創性の確保に支障がない範囲内で研究計画書及び研究の方法に関する資料を入手又は閲覧できる旨並びにその入手又は閲覧の方法
⑪ 個人情報等の取扱い（匿名化する場合にはその方法を含む。）
⑫ 試料・情報の保管及び廃棄の方法
⑬ 研究の資金源等、研究機関の研究に係る利益相反及び個人の収益等、研究者等の研究に係る利益相反に関する状況
⑭ 研究対象者等及びその関係者からの相談等への対応
⑮ 研究対象者等に経済的負担又は謝礼がある場合には、その旨及びその内容
⑯ 通常の診療を超える医療行為を伴う研究の場合には、他の治療方法等に関する事項
⑰ 通常の診療を超える医療行為を伴う研究の場合には、研究対象者への研究実施後における医療の提供に関する対応
⑱ 研究の実施に伴い、研究対象者の健康、子孫に受け継がれ得る遺伝的特徴等に関する重要な知見が得られる可能性がある場合には、研究対象者に係る研究結果（偶発的所見を含む。）の取扱い
⑲ 侵襲を伴う研究の場合には、当該研究によって生じた健康被害に対する補償の有無及びその内容
⑳ 研究対象者から取得された試料・情報について、研究対象者等から同意を受ける時点では特定されない将来の研究のために用いられる可能性又は他の研究機関に提供する可能性がある場合には、その旨と同意を受ける時点において想定される内容
㉑ 侵襲（軽微な侵襲を除く。）を伴う研究であって介入を行うものの場合には、研究対象者の秘密が保全されることを前提として、

モニタリングに従事する者及び監査に従事する者並びに倫理審査委員会が、必要な範囲内において当該研究対象者に関する試料・情報を閲覧する旨

4 同意を受ける時点で特定されなかった研究への試料・情報の利用の手続

　研究者等は、研究対象者等から同意を受ける時点で想定される試料・情報の利用目的等について可能な限り説明した場合であって、その後、利用目的等が新たに特定されたときは、研究計画書を作成又は変更した上で、新たに特定された利用目的等についての情報を研究対象者等に通知し、又は公開し、研究が実施されることについて、研究対象者等が同意を撤回できる機会を保障しなければならない。

5 研究対象者に緊急かつ明白な生命の危機が生じている状況における研究の取扱い

　研究者等は、あらかじめ研究計画書に定めるところにより、次に掲げる要件の全てに該当すると判断したときは、研究対象者等の同意を受けずに研究を実施することができる。ただし、当該研究を実施した場合には、速やかに、3の規定による説明事項を記載した文書によりインフォームド・コンセントの手続を行わなければならない。

① 研究対象者に緊急かつ明白な生命の危機が生じていること。
② 介入を行う研究の場合には、通常の診療では十分な効果が期待できず、研究の実施により研究対象者の生命の危機が回避できる可能性が十分にあると認められること。
③ 研究の実施に伴って研究対象者に生じる負担及びリスクが必要最小限のものであること。
④ 代諾者又は代諾者となるべき者と直ちに連絡を取ることができないこと。

6 インフォームド・コンセントの手続等の簡略化

(1) 研究者等又は既存試料・情報の提供を行う者は、次に掲げる要件の全てに該当する研究を実施しようとする場合には、研究機関の長の許可を受けた研究計画書に定めるところにより、1及び2の規定による手続の一部又は全部を簡略化することができる。

① 研究の実施に侵襲（軽微な侵襲を除く。）を伴わないこと。
② 1及び2の規定による手続を簡略化することが、研究対象者の不利益とならないこと。
③ 1及び2の規定による手続を簡略化しなければ、研究の実施が困難であり、又は研究の価値を著しく損ねること。
④ 社会的に重要性が高い研究と認められるものであること。

(2) 研究者等は、(1)の規定により1及び2の規定による手続が簡略化される場合には、次に掲げるもののうち適切な措置を講じなければならない。

① 研究対象者等が含まれる集団に対し、試料・情報の収集及び利用の目的及び内容（方法を含む。）について広報すること。
② 研究対象者等に対し、速やかに、事後的説明（集団に対するものを含む。）を行うこと。
③ 長期間にわたって継続的に試料・情報が収集され、又は利用される場合には、社会に対し、その実情を当該試料・情報の収集又は利用の目的及び方法を含めて広報し、社会に周知されるよう努めること。

7 同意の撤回等

　研究者等は、研究対象者等から次に掲げるいずれかに該当する同意の撤回又は拒否があった場合には、遅滞なく、当該撤回又は拒否の内容に従った措置を講じるとともに、その旨を当該研究対象者等に説明しなければならない。ただし、当該措置を講じることが困難な場合であって、当該措置を講じないことについて倫理審査委員会の意見を聴いた上で研

究機関の長が許可したときは、この限りでない。なお、その場合、当該撤回又は拒否の内容に従った措置を講じない旨及びその理由について、研究者等が研究対象者等に説明し、理解を得るよう努めなければならない。
① 研究が実施又は継続されることに関して与えた同意の全部又は一部の撤回
② 研究について通知され、又は公開された情報に基づく、当該研究が実施又は継続されることの全部又は一部に対する拒否（第13の1(1)イ(ア)②の拒否を含む。）
③ 5の規定によるインフォームド・コンセントの手続における、研究が実施又は継続されることの全部又は一部に対する拒否
④ 代諾者が同意を与えた研究について、研究対象者からのインフォームド・コンセントの手続における、当該研究が実施又は継続されることの全部又は一部に対する拒否

第13 代諾者等からインフォームド・コンセントを受ける場合の手続等

1 代諾の要件等
(1) 研究者等又は既存試料・情報の提供を行う者が、第12の規定による手続において代諾者等からインフォームド・コンセントを受ける場合には、次に掲げる要件がいずれも満たされていなければならない。
　ア 研究計画書に次に掲げる事項が記載されていること。
　　① 代諾者等の選定方針
　　② 代諾者等への説明事項（イ(ア)又は(イ)に該当する者を研究対象者とする場合には、③に関する説明を含む。）
　　③ イ(ア)又は(イ)に該当する者を研究対象者とする場合には、当該者を研究対象者とすることが必要な理由
　イ 研究対象者が次に掲げるいずれかに該当していること。
　　(ア) 未成年者であること。ただし、研究対象者が中学校等の課程を修了している又は16歳以上の未成年者であり、かつ、研究を実施されることに関する十分な判断能力を有すると判断される場合であって、次に掲げる事項が研究計画書に記載され、当該研究の実施について倫理審査委員会の意見を聴いた上で研究機関の長が許可したときは、代諾者ではなく当該研究対象者からインフォームド・コンセントを受けるものとする。
　　　① 研究の実施に侵襲を伴わない旨
　　　② 研究の目的及び試料・情報の取扱いを含む研究の実施についての情報を公開し、当該研究が実施又は継続されることについて、研究対象者の親権者又は未成年後見人が拒否できる機会を保障する旨
　　(イ) 成年であって、インフォームド・コンセントを与える能力を欠くと客観的に判断される者であること。
　　(ウ) 死者であること。ただし、研究を実施されることが、その生前における明示的な意思に反している場合を除く。
(2) 研究者等又は既存試料・情報の提供を行う者が、第12の規定による手続において代諾者等からインフォームド・コンセントを受ける場合には、(1)ア①の選定方針に従って代諾者等を選定し、当該代諾者等に対して、第12の3の規定によるほか(1)ア②の説明事項を説明しなければならない。
(3) 研究者等又は既存試料・情報の提供を行う者が、代諾者からインフォームド・コンセントを受けた場合であって、研究対象者が中学校等の課程を修了している又は16歳以上の未成年者であり、かつ、研究を実施されることに関する十分な判断能力を有すると判断されるときには、当該研究対象者からもインフォームド・コンセントを受けなければならない。
2 インフォームド・アセントを得る場合の手

続等
(1) 研究者等又は既存試料・情報の提供を行う者が、代諾者からインフォームド・コンセントを受けた場合であって、研究対象者が研究を実施されることについて自らの意向を表することができると判断されるときには、インフォームド・アセントを得るよう努めなければならない。ただし、1(3)の規定により研究対象者からインフォームド・コンセントを受けるときは、この限りでない。
(2) 研究責任者は、(1)の規定によるインフォームド・アセントの手続を行うことが予測される研究を実施しようとする場合には、あらかじめ研究対象者への説明事項及び説明方法を研究計画書に記載しなければならない。
(3) 研究者等及び既存試料・情報の提供を行う者は、(1)の規定によるインフォームド・アセントの手続において、研究対象者が、研究が実施又は継続されることの全部又は一部に対する拒否の意向を表した場合には、その意向を尊重するよう努めなければならない。ただし、当該研究を実施又は継続することにより研究対象者に直接の健康上の利益が期待され、かつ、代諾者がそれに同意するときは、この限りでない。

第6章 個人情報等

第14 個人情報等に係る基本的責務
1 個人情報等の保護
(1) 研究者等及び研究機関の長は、個人情報の取扱いに関して、この指針の規定のほか、個人情報の保護に関する法律（平成15年法律第57号）、行政機関の保有する個人情報の保護に関する法律（平成15年法律第58号）、独立行政法人等の保有する個人情報の保護に関する法律（平成15年法律第59号）及び地方公共団体において制定される条例等を遵守しなければならない。
(2) 研究者等及び研究機関の長は、死者の尊厳及び遺族等の感情に鑑み、死者について特定の個人を識別することができる情報に関しても、生存する個人に関するものと同様に、2及び第15の規定により適切に取り扱い、必要かつ適切な措置を講じなければならず、また、第16の規定に準じて適切に対応し、必要な措置を講じるよう努めなければならない。
2 適正な取得等
(1) 研究者等は、研究の実施に当たって、偽りその他不正の手段により個人情報等を取得してはならない。
(2) 研究者等は、原則としてあらかじめ研究対象者等から同意を受けている範囲を超えて、研究の実施に伴って取得された個人情報等を取り扱ってはならない。

第15 安全管理
1 適正な取扱い
(1) 研究者等は、研究の実施に伴って取得された個人情報等であって当該研究者等の所属する研究機関が保有しているもの（委託して保管する場合を含む。以下「保有する個人情報等」という。）について、漏えい、滅失又はき損の防止その他の安全管理のため、適切に取り扱わなければならない。
(2) 研究責任者は、研究の実施に際して、保有する個人情報等が適切に取り扱われるよう、研究機関の長と協力しつつ、当該情報を取り扱う他の研究者等に対して、必要な指導・管理を行わなければならない。
2 安全管理のための体制整備、監督等
(1) 研究機関の長は、保有する個人情報等の漏えい、滅失又はき損の防止その他保有する個人情報等の安全管理のため、必要かつ適切な措置を講じなければならない。
(2) 研究機関の長は、当該研究機関において研究の実施に携わる研究者等に保有する個

人情報等を取り扱わせようとする場合には、その安全管理に必要な体制及び規程を整備するとともに、研究者等に対して、保有する個人情報等の安全管理が図られるよう必要かつ適切な監督を行わなければならない。

第16　保有する個人情報の開示等

1　保有する個人情報に関する事項の公表等
  (1)　研究機関の長は、研究対象者等に係る個人情報に関し、第12の規定により、研究対象者等に説明し、又は個人情報の取扱いを含む研究の実施についての情報を研究対象者等に通知し、若しくは公開している場合を除き、研究の実施に伴って取得された個人情報であって当該研究機関が保有しているもの(委託して保管する場合を含む。以下「保有する個人情報」という。)に関し、次に掲げる事項について、当該個人情報によって識別される特定の個人(以下「本人」という。)又はその代理人が容易に知り得る状態(本人又はその代理人(以下「本人等」という。)の求めに応じて遅滞なく回答する場合を含む。以下同じ。)に置かなければならない。
    ①　研究機関の名称及び研究機関の長の氏名
    ②　保有する個人情報の利用目的について、研究に用いられる情報にあっては研究に用いられる旨(他の研究機関へ提供される場合には、その旨を含む。)、研究に用いられる情報でないものにあってはその用途
    ③　(2)又は2(1)、(3)、(4)若しくは(6)の規定による求め(以下「開示等の求め」という。)に応じる手続(2(2)の規定により手数料の額を定めた場合には、その手数料の額を含む。)
    ④　保有する個人情報の取扱いに関する相談等の窓口
  (2)　研究機関の長は、本人等から、保有する個人情報のうちその本人を識別することができるものについて、その利用目的の通知を求められた場合には、その求めをした本人等(以下「請求者」という。)に対し、遅滞なく、これを通知しなければならない。
  (3)　(1)②及び(2)の規定は、次に掲げるいずれかに該当する場合には適用しない。
    ①　利用目的を容易に知り得る状態に置くこと又は請求者に対して通知することにより、研究対象者等又は第三者の生命、身体、財産その他の権利利益を害するおそれがある場合
    ②　利用目的を容易に知り得る状態に置くこと又は請求者に対して通知することにより、当該研究機関の権利又は正当な利益を害するおそれがある場合
  (4)　研究機関の長は、(2)の規定による利用目的の通知について、(3)の規定により通知しない旨の決定をした場合には、請求者に対し、遅滞なく、その旨を通知しなければならない。また、請求者に対し、その理由を説明し、理解を得るよう努めなければならない。

2　開示等の求めへの対応
  (1)　研究機関の長は、本人等から、保有する個人情報のうちその本人を識別することができるものについて、開示(保有する個人情報にその本人が識別されるものが存在しない場合に、その旨を通知することを含む。以下同じ。)を求められた場合には、請求者に対し、遅滞なく、該当する個人情報を開示しなければならない。ただし、開示することにより次に掲げるいずれかに該当する場合には、その全部又は一部を開示しないことができる。また、法令の規定により、保有する個人情報の開示について定めがある場合には、当該法令の規定によるものとする。
    ①　研究対象者等又は第三者の生命、身体、財産その他の権利利益を害するおそれが

ある場合
② 研究機関の研究業務の適正な実施に著しい支障を及ぼすおそれがある場合
③ 法令に違反することとなる場合

(2) 研究機関の長は、1(2)の規定による利用目的の通知又は(1)の規定による開示を求められたときは、その措置の実施に関し、手数料を徴収することができる。ただし、その場合には、実費を勘案して合理的と認められる範囲内において、その手数料の額を定めなければならない。

(3) 研究機関の長は、本人等から、保有する個人情報のうちその本人を識別することができるものについて、その内容が事実でないという理由によって、当該内容の訂正、追加又は削除（以下「訂正等」という。）を求められた場合には、当該内容の訂正等に関して法令の規定により特別の手続が定められている場合を除き、利用目的の達成に必要な範囲内において、遅滞なく必要な調査を行い、その結果に基づき、当該内容の訂正等を行わなければならない。

(4) 研究機関の長は、本人等から、保有する個人情報のうちその本人を識別することができるものについて、第14の2(1)の規定に反して取得されたものであるという理由又は同(2)の規定に反して取り扱われているという理由によって、該当する個人情報の利用の停止又は消去（以下「利用停止等」という。）を求められた場合であって、その求めが適正と認められるときは、当該規定に反していることを是正するために必要な限度で、遅滞なく、当該個人情報の利用停止等を行わなければならない。ただし、当該個人情報の利用停止等を行うことが困難な場合であって、当該本人の権利利益を保護するため必要なこれに代わるべき措置をとるときは、この限りでない。

(5) 研究機関の長は、(1)の規定により求められた措置の全部若しくは一部について当該措置をとらない旨の決定をした場合又は(3)若しくは(4)の規定により求められた措置の全部若しくは一部について当該措置をとった場合若しくは当該措置をとらない旨の決定をした場合には、請求者に対し、遅滞なく、その旨（訂正等を行った場合には、その内容を含む。）を通知しなければならない。また、(1)、(3)又は(4)の規定により、本人等から求められた措置の全部又は一部について、当該措置をとらない旨を通知する場合又は当該措置と異なる措置をとる旨を通知する場合には、請求者に対し、その理由を説明し、理解を得るよう努めなければならない。

(6) 研究機関の長は、本人等から、匿名化されていない試料・情報であってその本人を識別することができるものが第12の規定に反して他の研究機関（共同研究機関を含む。以下同じ。）に提供されているという理由によって、当該試料・情報の他の研究機関への提供の停止を求められた場合であって、その求めが適正と認められるときは、遅滞なく、当該試料・情報の他の研究機関への提供を停止しなければならない。ただし、当該試料・情報の他の研究機関への提供を停止することが困難な場合であって、当該本人の権利利益を保護するため必要なこれに代わるべき措置をとるときは、この限りでない。

(7) 研究機関の長は、(6)の規定により提供の停止を求められた匿名化されていない試料・情報の全部又は一部について、他の研究機関への提供を停止した場合又は他の研究機関への提供を停止しない旨の決定をした場合には、請求者に対し、遅滞なく、その旨を通知しなければならない。また、他の研究機関への提供を停止しない旨を通知する場合又は他の研究機関への提供の停止と異なる措置をとる旨を通知する場合には、請求者に対し、その理由を説明し、理解を

得るよう努めなければならない。
(8) 研究機関の長は、開示等の求めに応じる手続として、次に掲げる事項を定めることができる。なお、その場合には本人等に過重な負担を課するものとならないよう、その負担の軽減に努めなければならない。また、本人等が当該手続によらずに開示等の求めを行ったときは、請求者に対し、開示等の求めに応じることが困難である旨を通知することができる。
① 開示等の求めの申出先
② 開示等の求めに際して提出すべき書面(電子的方式、磁気的方式その他人の知覚によっては認識することができない方式で作られる記録を含む。)の様式その他の開示等の求めの方式
③ 開示等の求めをする者が本人等であることの確認の方法
④ (2)の規定により手数料を定めた場合には、その徴収方法
(9) 研究機関の長は、本人等から開示等の求めがあった場合において、請求者に対し、その対象となる保有する個人情報を特定するに足りる事項の提示を求めることができる。なお、本人等が容易かつ的確に開示等の求めを行うことができるよう、当該個人情報の特定に資する情報の提供その他本人等の利便を考慮するとともに、本人等に過重な負担を課するものとならないよう配慮しなければならない。

第7章 重篤な有害事象への対応

第17 重篤な有害事象への対応

1 研究者等の対応
　研究者等は、侵襲を伴う研究の実施において重篤な有害事象の発生を知った場合には、3(1)の規定による手順書等に従い、研究対象者等への説明等、必要な措置を講じるとともに、速やかに研究責任者に報告しなければならない。

2 研究責任者の対応
(1) 研究責任者は、侵襲を伴う研究の実施において重篤な有害事象の発生を知った場合には、速やかに、その旨を研究機関の長に報告するとともに、3(1)の規定による手順書等に従い、適切な対応を図らなければならない。また、速やかに当該研究の実施に携わる研究者等に対して、当該有害事象の発生に係る情報を共有しなければならない。
(2) 研究責任者は、他の研究機関と共同で実施する侵襲を伴う研究の実施において重篤な有害事象の発生を知った場合には、速やかに当該研究を実施する共同研究機関の研究責任者に対して、当該有害事象の発生に係る情報を共有しなければならない。

3 研究機関の長の対応
(1) 研究機関の長は、侵襲を伴う研究を実施しようとする場合には、あらかじめ、重篤な有害事象が発生した際に研究者等が実施すべき事項に関する手順書を作成し、当該手順書に従って適正かつ円滑に対応が行われるよう必要な措置を講じなければならない。
(2) 研究機関の長は、2(1)の規定により研究責任者から重篤な有害事象の発生について報告がなされた場合には、手順書に従って速やかに必要な対応を行うとともに、当該有害事象について倫理審査委員会の意見を聴き、必要な措置を講じなければならない。
(3) 侵襲(軽微な侵襲を除く。)を伴う研究であって介入を行うものの実施において予測できない重篤な有害事象が発生し、当該研究との直接の因果関係が否定できない場合には、当該有害事象が発生した研究機関の長は、速やかに、厚生労働大臣に報告するとともに、(2)の規定による対応の状況及び結果を公表しなければならない。

第8章 研究の信頼性確保

第18　利益相反の管理
(1)　研究者等は、研究を実施するときは、個人の収益等、当該研究に係る利益相反に関する状況について、その状況を研究責任者に報告し、透明性を確保するよう適切に対応しなければならない。
(2)　研究責任者は、医薬品又は医療機器の有効性又は安全性に関する研究等、商業活動に関連し得る研究を実施する場合には、当該研究に係る利益相反に関する状況を把握し、研究計画書に記載しなければならない。
(3)　研究者等は、(2)の規定により研究計画書に記載された利益相反に関する状況を、第12に規定するインフォームド・コンセントを受ける手続において研究対象者等に説明しなければならない。

第19　研究に係る試料及び情報等の保管
(1)　研究者等は、研究に用いられる情報及び当該情報に係る資料(以下「情報等」という。)を正確なものにしなければならない。
(2)　研究責任者は、人体から取得された試料及び情報等を保管するときは、(3)の規定による手順書に基づき、研究計画書にその方法を記載するとともに、研究者等が情報等を正確なものにするよう指導・管理し、人体から取得された試料及び情報等の漏えい、混交、盗難、紛失等が起こらないよう必要な管理を行わなければならない。
(3)　研究機関の長は、人体から取得された試料及び情報等の保管に関する手順書を作成し、当該手順書に従って、当該研究機関が実施する研究に係る人体から取得された試料及び情報等が適切に保管されるよう必要な監督を行わなければならない。
(4)　研究責任者は、(3)の規定による手順書に従って、(2)の規定による管理の状況について研究機関の長へ報告しなければならない。
(5)　研究機関の長は、当該研究機関の情報等について、可能な限り長期間保管されるよう努めなければならず、侵襲(軽微な侵襲を除く。)を伴う研究であって介入を行うものを実施する場合には、少なくとも、当該研究の終了について報告された日から5年を経過した日又は当該研究の結果の最終の公表について報告された日から3年を経過した日のいずれか遅い日までの期間、適切に保管されるよう必要な監督を行わなければならない。また、連結可能匿名化された情報について、当該研究機関が対応表を保有する場合には、対応表の保管についても同様とする。
(6)　研究機関の長は、人体から取得された試料及び情報等を廃棄する場合には、匿名化されるよう必要な監督を行わなければならない。

第20　モニタリング及び監査
(1)　研究責任者は、研究の信頼性の確保に努めなければならず、侵襲(軽微な侵襲を除く。)を伴う研究であって介入を行うものを実施する場合には、研究機関の長の許可を受けた研究計画書に定めるところにより、モニタリング及び必要に応じて監査を実施しなければならない。
(2)　研究責任者は、研究機関の長の許可を受けた研究計画書に定めるところにより適切にモニタリング及び監査が行われるよう、モニタリングに従事する者及び監査に従事する者に対して必要な指導・管理を行わなければならない。
(3)　研究責任者は、監査の対象となる研究の実施に携わる者及びそのモニタリングに従事する者に、監査を行わせてはならない。
(4)　モニタリングに従事する者は、当該モニタリングの結果を研究責任者に報告しなければならない。また、監査に従事する者は、当該監査の結果を研究責任者及び研究機関の長に報告しなければならない。
(5)　モニタリングに従事する者及び監査に従事する者は、その業務上知り得た情報を正当

な理由なく漏らしてはならない。その業務に従事しなくなった後も同様とする。
(6) 研究機関の長は、(1)の規定によるモニタリング及び監査の実施に協力するとともに、当該実施に必要な措置を講じなければならない。

第9章　その他

第21　施行期日
この指針は、平成27年4月1日から施行する。ただし、第20の規定は、平成27年10月1日から施行する。

第22　経過措置
(1) この指針の施行の際現に廃止前の疫学研究に関する倫理指針又は臨床研究に関する倫理指針の規定により実施中の研究については、なお従前の例によることができる。
(2) この指針の施行前において、現に廃止前の疫学研究に関する倫理指針又は臨床研究に関する倫理指針の規定により実施中の研究について、研究者等及び研究機関の長又は倫理審査委員会の設置者が、それぞれ、この指針の規定により研究を実施し又は倫理審査委員会を運営することを妨げない。

第23　見直し
この指針は、必要に応じ、又は施行後5年を目途としてその全般に関して検討を加えた上で、見直しを行うものとする。

索 引

<ア行>

暗示的　313
安全性の確保等　11
委員の構成要件　135
医学医術に関する学術団体　118
遺失　86
遺族　39
逸脱　217
一般の立場の者　131
遺伝子治療製品　18
遺伝子の導入　18
遺伝子の発現　18
異物　312
医薬品医療機器総合機構　173
医療　13
医療機関　35
応急の措置　101

<カ行>

外国製造再生医療等製品　18
外国特例承認　19
回収　324
加工　25, 406
学校法人　118
幹細胞　27
間葉系幹細胞　29
管理　198
管理単位　206
記述　313
技術専門委員　152, 153
希少疾病用再生医療等製品　266
羈束行為　165
毀損　86
規程　126
業　77

行政不服審査法　177
共同研究機関　53
業務責任者　201
業務を行う役員　167
許可　159
許可事業者　161
虚偽　313
区分　197
血球成分　21
権限の委任　242
検体採取記録　205
検定　305
検定機関　305
原薬等登録原簿　373
公開データベース　80
広告　313
公示　134
公職　120
更新　170
厚生科学審議会　95
公表　100
国立大学法人　119
個人情報　85
個人情報取扱実施規程　48
誇大　313

<サ行>

再審査　282
再生医療等　14
再生医療等技術　17
再生医療等製品　17, 264
再生医療等提供機関　68
再生医療等提供基準　33
再生医療等提供計画　50
再生医療等について十分な科学的知見及び医療上の識見を有する者　131
再生医療等に用いる細胞　38
再評価 285

細胞　24
細胞加工物　25
細胞治療製品　18
細胞提供者　36
細胞培養加工施設　25
細胞培養加工に関する識見を有する者　131
裁量行為　165
作業管理区域　194
作業所　193
始原生殖細胞　400
資材　193
施設管理者　161
事前　418
実施責任者　34
実地　198
実地の調査　169
指定再生医療等製品　319
収去　331
出席委員の大多数　155
主務大臣　406
樹立　400
樹立機関　401
樹立機関の長　407
樹立計画　411
樹立責任者　411
使用機関　401
商業目的　430
条件・期限付承認　19
照査　215
使用動物　195
承認　18
書面による調査　169
神経幹細胞　29
人工多能性幹細胞　27
人工多能性幹細胞様細胞　27
審査等業務　53
審査請求　177
診療所　34

請求　230
精子　21
清浄度管理区域　208
生殖細胞　400
製造　25
製造管理基準書　203
製造件数　223
製造手順等　215
製造販売　18, 265
製造・品質管理業務　200
製造部門　200
生物統計その他の臨床研究に関する識見を有する者　131
生命倫理に関する識見を有する者　131
説明実施書　421
前年度　162
造血幹細胞　29
相同利用　29
その他の人文・社会科学の有識者　131

<タ行>

第一種再生医療等　26
第二種再生医療等　29
第三種再生医療等　31
第一種再生医療等技術　26
第二種再生医療等技術　29
第三種再生医療等技術　31
第一種再生医療等提供計画　69
第二種再生医療等提供計画　76
第三種再生医療等提供計画　117
第一種樹立　400
第二種樹立　400
第一種樹立機関　401
第二種樹立機関　401
第一種提供医療機関　401
第二種提供医療機関　401
体細胞　26
体細胞提供機関　401

代諾者　37
治験　14, 266
遅滞なく　72
地方独立行政法人　119, 173
地方厚生局　242
地方厚生支局　245
地方薬事審議会　267
直接の被包　307
直接の容器　307
通知　176
提供機関管理者　41
提供者が置かれている立場　418
手順書等　203
撤回　150
電気通信　339
電子情報処理組織　249
同意の能力を欠く者　418
当該職員　106
同種　28
特定細胞加工物　25
特定細胞加工物概要書　41
特定細胞加工物概要書記載事項　202
特定細胞加工物製造事業者　32
特定細胞加工物生物由来原料　207
特定細胞加工物等　206
特定細胞加工物に係る生物学的知識を有する
　者　198
特定細胞加工物の製造に関する記録　209
特定電気通信　339
特定電気通信役務提供者　339
特定非営利活動法人　119
独立行政法人　119
独立行政法人医薬品医療機器総合機構　173
特例承認　19
届出　186
届出事業者　191
ドナー動物　195
ドナー識別情報　210

ドナースクリーニング（動物）　207
ドナースクリーニング（人）　207
取消　150

<ナ行>

名宛人　352
何人も　313
認定　118, 178
認定委員会設置者　134
認定再生医療等委員会　134
認定事業者　180

<ハ行>

胚　399
廃棄　321
販売の停止　321
必要的付議事項　240
人クローン胚　400
ヒト体性幹細胞　29
ヒト受精胚　400
ヒト除核卵　22
ヒトとしての遺伝情報　400
人の胚性幹細胞　27
ヒト胚　400
ヒト ES 細胞　22, 400
秘密　144
病院　34
病原微生物　312
品質管理基準書　204
品質情報　218
品質部門　200
品質リスクマネジメント　200
不潔な物質　312
付着　312
フレキシブルディスク等　256
分化細胞　400
分子生物学、細胞生物学、遺伝学、臨床薬理
　学又は病理学の専門家　131

紛失　86
分配　401
分配機関　401
変質　312
変敗　312
法律に関する専門家　131
補償　48
保存　418
本邦　178

<マ行>

未受精卵　21
未承認再生医療等製品　387
無菌操作等区域　208
明示的　313
滅失　86

<ヤ・ラ・ワ行>

薬事　261
薬事法　14
輸出用　361
利害関係　132, 153
流出　86
臨床医　131
臨床試験　14
臨床利用機関　401
流布　313
連結可能匿名化　48
漏えい　85
ロット　206

<アルファベット>

GCTP　36, 274
GQP　36
GVP　42

●本書に記載されている内容以外のご質問には一切お答えできません。あらかじめ ご了承ください。

團野　浩（だんの　ひろし）　ドーモ代表取締役

主な著書　逐条解説薬事法(ぎょうせい)
　　　　　逐条解説食品衛生法(ぎょうせい)
　　　　　逐条解説化審法(ぎょうせい)
　　　　　よくわかるQ&A改正薬事法のポイント(ぎょうせい)
　　　　　よくわかるQ&A再生医療関係法のポイント(ぎょうせい)
　　　　　これからの治療薬〈全8巻〉(薬事日報社)
　　　　　よくわかる生活習慣病の薬(薬事日報社)
　　　　　よくわかる一般用医薬品(薬事日報社)
　　　　　登録販売者研修テキスト(薬事日報社)
　　　　　登録販売者試験対策問題集(薬事日報社)
　　　　　登録販売者試験過去問正解(薬事日報社)
　　　　　詳説薬機法(ドーモ)

ドーモの主な編集書籍　カラー図解　よくわかる改正薬事法(薬事日報社)
　　　　　カラー図解　よくわかる改正薬事法　医療機器編(薬事日報社)
　　　　　カラー図解　よくわかる改正薬事法　販売制度編(薬事日報社)
　　　　　カラー図解　よくわかる改正薬事法　再生医療等製品編(薬事日報社)

詳説　再生医療法

発行	2015年11月25日
編著	團野　浩
出版	株式会社ドーモ　http://do-mo.jp/ 東京都千代田区永田町2-9-6 電話03-5510-7923
印刷	モリモト印刷株式会社

ISBN978-4-9906155-6-7 C3047

広告

平成26年11月25日施行の医薬品医療機器法（改正薬事法）の逐条解説書
条文・条項ごとに、詳細解説を加えた"本格派"の解説書です。

医薬品、医療機器等の品質、有効性及び安全性の確保等に関する法律

詳説 薬機法 第3版

薬事法から医薬品医療機器法へ

①添付文書の届出制度　②再生医療等製品の新規制

③医薬品のインターネット販売規制

④医療機器・体外診断用医薬品の規制の大改正　⑤危険ドラッグ対策

【改正法の主なキーワード】

添付文書等記載事項　薬局医薬品　要指導医薬品　毒薬指定品目　劇薬指定品目　濫用等のおそれのある医薬品
15条登録販売者　140条登録販売者　正当な理由　薬学的指導　特定販売　分置された倉庫　登録製造業者　設計業
貸与業　プログラム医療機器　使用成績評価　製品群区分　認証の承継　業務規程の認可　高度管理医療機器等の認証
追加的調査　特定高度管理医療機器　再生医療等製品　細胞治療製品　遺伝子治療製品　GCTP　指定再生医療等製品
条件・期限付承認　感染症定期報告　回収状況の報告　安全性速報　再委託安全確保業務　再受託安全管理実施責任者
危険ドラッグ　指定薬物の包括指定　麻薬取締官（員）　指定薬物の所持・購入・譲受の禁止

発行：2014年11月19日
著者：團野　浩
出版：株式会社ドーモ
装丁：B5版　924ページ
ISBN：978-4990615543
定価：~~8,800円＋（税）~~

特別価格：8,200円＋（税）
※特別価格は当社への直接注文でのみ適用されます。

※本書籍に関するお問い合わせ
株式会社ドーモ
住所　〒100-0014 東京都千代田区永田町2-9-6 十全ビル4階
電話　03-5510-7923　FAX　03-5510-7922
ホームページ　http://do-mo.jp/　又は「詳説薬機法」で検索

掲載する薬機法・令・則の最近改正
〔薬機法〕　平成25年5月17日法律第17号、平成25年6月14日法律第44号、
　　　　　平成25年11月27日法律第84号、平成25年12月13日法律第103号、
　　　　　平成26年11月27日法律第122号（＊巻末収載）
〔施行令〕　平成26年2月5日政令第25号、平成26年3月24日政令第71号、
　　　　　平成26年7月4日政令第250号、平成26年7月30日政令第269号
〔施行規則〕平成26年7月31日厚生労働省令第92号、
　　　　　平成26年9月26日厚生労働省令第109号、
　　　　　平成26年11月21日厚生労働省令第128号、
　　　　　平成26年12月10日厚生労働省令第134号（＊巻末収載）、
　　　　　平成26年12月26日厚生労働省令第145号、
　　　　　平成27年1月9日厚生労働省令第1号、
　　　　　平成27年1月16日厚生労働省令第7号

著者：團野　浩（株式会社ドーモ 代表取締役）
主な著書：逐条解説薬事法（ぎょうせい）、よくわかるQ＆A 再生医療関係法（ぎょうせい）
ドーモの主な編集書籍：カラー図解 よくわかる改正薬事法 再生医療等製品編（薬事日報社）

※当社Webサイトに内容サンプルを掲載しています。
http://do-mo.jp/newsrelease/yakkihou.html

（試読可・商品到着後30日以内返品可。返送料のみご負担ください）

「詳説 薬機法 第3版」注文申込書

＜送料無料＞　注文FAX送信先　03-5510-7922

冊数	冊	合計金額	円（税抜）	お支払い方法	代引き ・ 銀行振込
発送先　住所　（〒　　－　　）					
				TEL	
会社名・部署・お名前・連絡事項等					

再療1511
□ □ □

●代引きの場合：ヤマト運輸のコレクトで発送いたします。代引手数料840円が加算されます。
●銀行振込の場合：送料無料です。ご請求書をお送りしますので、商品が到着後お振込み下さい。
●当社ホームページからもご注文いただけます。備考欄に「再療1511」と入力いただきますと割引となります。
●本申込書に記載の事項は、当社からの書籍等のご案内に利用させていただくことがあります。